实用中西医结合急救医学

主编

熊旭东　施　荣

上海科学技术出版社

图书在版编目（CIP）数据

实用中西医结合急救医学 / 熊旭东，施荣主编. --
上海 ：上海科学技术出版社，2024. 9. -- ISBN 978-7
-5478-6765-5

Ⅰ. R459.7

中国国家版本馆CIP数据核字第2024V0H154号

实用中西医结合急救医学

主编　熊旭东　施　荣

上海世纪出版(集团)有限公司　出版、发行
上 海 科 学 技 术 出 版 社

（上海市闵行区号景路 159 弄 A 座 9F - 10F）

邮政编码 201101　www.sstp.cn

上海盛通时代印刷有限公司印刷

开本 787×1092　1/16　印张 31

字数：650 千字

2024 年 9 月第 1 版　2024 年 9 月第 1 次印刷

ISBN 978 - 7 - 5478 - 6765 - 5/R · 3072

定价：198.00 元

本书如有缺页、错装或坏损等严重质量问题，请向工厂联系调换

内容提要

全书共 6 篇 42 章,在系统介绍急救基本技术(包括院前急救技术及院内急救技术)的基础上,重点阐述了 15 种急救病症、19 种常见急危重症,以及急性中毒和中暑的急救与临床诊治,内容侧重急救医学的中西医结合策略,既阐述了西医的病因、发病机制、诊断思路和治疗措施,又系统探讨了中医的病因病机和辨证论治,体现了中西医结合的广度与深度。此外,还介绍了重症康复与管理,包括气道康复管理、认知功能康复、运动处方及中医康复和调理。

本书突出中西医结合的基础理论及临床实践的实用性和可操作性,适合从事中医、西医和中西医结合专业的医务工作者,以及医学规培生、专培生及高年资医学生(研究生)学习和参考。

编委会名单

主 编

熊旭东　施　荣

副主编

李　剑　钱义明　俞晓飞　费爱华　李淑芳　孙燕妮　闫国良

盛凯辉　耿佩华

学术秘书

陈莉云　谢　芳

编写者

（以姓氏笔画为序）

王　炜　上海市长宁区天山中医医院

王　毅　上海中医药大学附属普陀医院

王知兵　河北省沧州中西医结合医院

王馨璐　上海中医药大学附属市中医医院

朱晓锋　广东省第二中医院（广东省中医药工程技术研究院）

刘　涛　上海市闵行区医疗急救中心

刘玉旗　上海交通大学医学院附属新华医院

闫国良　上海中医药大学附属市中医医院

孙燕妮　上海市宝山区吴淞中心医院

杨丽梦　上海市浦东新区中医医院

李　轶　上海中医药大学附属曙光医院

李　剑　上海中医药大学附属第七人民医院

李淑芳　上海中医药大学附属曙光医院

吴国芳　上海市松江区方塔中医医院

吴慧珍　上海交通大学医学院附属新华医院

何　淼　上海中医药大学附属曙光医院

邹　亚　上海交通大学医学院附属儿童医院

汪海慧　上海中医药大学附属市中医医院

沈　东　云南省中医医院

沈　敏　上海中医药大学附属曙光医院

张　涛　上海中医药大学附属曙光医院

张　超　上海中医药大学附属宝山医院

张　璇　上海中医药大学附属第七人民医院

张立敏　上海中医药大学附属龙华医院

张国辉　上海中医药大学附属岳阳中西医结合医院

张迪铭　上海市宝山区吴淞中心医院

张怡洁　上海中医药大学附属曙光医院

张春霞　义乌市中医医院

陈　浩　上海中医药大学附属龙华医院

陈　乾　河南省中医院

陈　静　上海中医药大学附属市中医医院

陈迪平　上海市闵行区医疗急救中心

陈莉云　上海中医药大学附属曙光医院

陈恩卓　上海中医药大学附属龙华医院

陈锋华　上海市闵行区医疗急救中心

季新军　上海市闵行区医疗急救中心

周晓燕　河北省沧州中西医结合医院

赵　媛　上海中医药大学附属曙光医院

赵　颖　海军军医大学第二附属医院（上海长征医院）

俞晓飞　上海中医药大学附属龙华医院

施　荣　上海中医药大学附属曙光医院

施宇一　上海市闵行区医疗急救中心

费爱华　上海交通大学医学院附属新华医院

费雪洁　同济大学附属上海市第四人民医院

耿佩华　上海中医药大学附属曙光医院

夏一春　上海中医药大学附属岳阳中西医结合医院

钱义明　上海中医药大学附属岳阳中西医结合医院

徐　杰　上海市松江区方塔中医医院

郭　健　上海中医药大学附属岳阳中西医结合医院

黄晓婷　义乌市中医医院

梅佳玮　上海交通大学医学院附属新华医院

盛凯辉　上海市闵行区医疗急救中心

鲁　成　上海中医药大学附属第七人民医院

谢　芳　上海中医药大学附属曙光医院

谢雅婷　江苏省苏州市工业园区星塘医院

谭美春　上海中医药大学附属宝山医院

熊旭东　上海中医药大学附属曙光医院

主编简介

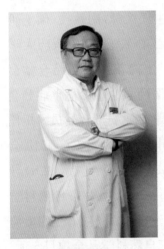

熊旭东

上海中医药大学附属曙光医院主任医师,教授,博士研究生导师,重症医学学术带头人。曾任曙光医院大内科副主任、急诊科主任。现任上海市中西医结合学会急救医学专业委员会名誉主任委员、上海市中西医结合学会抗感染专业委员会名誉主任委员。曾任中国中西医结合学会重症医学专业委员会副主任委员、上海市中西医结合学会重症医学专业委员会副主任委员。主编高校统编教材6部、专著5部、科普图书5部,参编图书十余部。曾获中国中西医结合学会科学技术奖三等奖,上海市科技进步奖二等奖、三等奖,上海中西医结合科学技术奖一等奖、二等奖和三等奖,教育部科技成果奖和上海市教育委员会教材成果奖等。作为第一作者/通讯作者发表论文100多篇。担任多种中医、西医和中西医结合杂志编委。

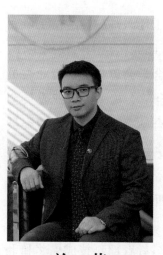

施 荣

上海中医药大学附属曙光医院主任医师,副教授,硕士研究生导师,重症医学科副主任(主持工作)。上海中医药大学"杏林学者"、第九批优秀援藏干部。上海市中西医结合学会抗感染专业委员会主任委员、中华中医药学会急诊危重症分会委员、上海市中西医结合学会重症医学专业委员会委员。担任 *Frontiers in Pharmacology* 杂志主审专家、美国心脏协会(American Heart Association,AHA)基础生命支持(BLS)导师。主持国家自然科学基金面上项目 2 项、上海市自然科学基金项目 2 项、上海中医药大学课程建设项目 3 项。主编上海中医药大学立项教材 1 部。参与国家自然科学基金项目 5 项、省部级科研项目 4 项、局级课题 5 项。

副主编简介

李剑　主任医师、硕士研究生导师,上海市中医药大学附属第七人民医院党委副书记、副院长。曾任上海市中西医结合学会理事、上海市中西医结合学会微循环专业委员会副主任委员等。现任上海市中医药学会理事、中华医学会急症专业委员会委员。作为第一作者于核心期刊发表论文10余篇,被SCI收录5篇;主持完成局级及以上课题10余项;获省部级科技奖3项;主编专著2部,参编2部。

钱义明　主任医师、教授、博士研究生导师,上海中医药大学附属岳阳中西医结合医院急诊科主任。国家优势专科重症医学科负责人、中医管理局重点学科急诊医学科负责人、上海市优势学科重症医学科负责人。现任上海市中西医结合学会急救专业委员会主任委员,上海医师协会急诊科医师分会副会长。获上海中西医结合科学技术奖三等奖、上海中西医结合科学技术奖科普奖等荣誉。主编专著5部,副主编专著3部,发表论文70余篇。

俞晓飞　主任医师、教授、硕士生导师,上海中医药大学附属龙华医院神经内科学术带头人、脑病二科主任。现任中国医师协会中西医结合医师分会常务委员、神经病学专家委员会主任委员,中华中医药学会脑病分会副主任委员,上海市中西医结合学会神经科专业委员会候任主任委员,上海卒中学会神经病学分会常务委员。获中国中西医结合学会科学技术奖一等奖、上海中医药科技奖一等奖、上海中西医结合科学技术奖科普奖。

费爱华　上海交通大学医学院附属新华医院主任医师,全科医学科主任。现任上海市中西医结合学会第二届抗感染专业委员会副主任委员、中国老年保健协会家庭医生分会常务委员、上海市中西医结合学会全科医学科专业委员会常务委员。副主编专著2部,发表论文十余篇。

李淑芳　主任医师、副教授、硕士研究生导师，上海中医药大学附属曙光医院重症医学科副主任。现任上海市中西医结合学会急救专业委员会副主任委员、中国中医药研究促进会急诊分会常务理事、中国中西医结合学会第六届急性胰腺炎专业委员会常务委员。获得上海中西医结合科学技术奖二等奖2项、中国中西医结合学会科学技术奖三等奖2项。参与编写大学教材2部，参与编写专著5部，发表论文30余篇。

孙燕妮　主任医师、教授，上海市宝山区吴淞中心医院急诊科主任、感染性疾病科主任，上海市巾帼建功标兵。现任上海市中西医结合学会微循环专业委员会常务委员、抗感染专业委员会副主任委员、急救专业委员会副主任委员。主持并完成国家自然科学基金面上项目和青年项目各1项，其他各级各类课题数十项，获上海中医药科技奖二等奖、上海中西医结合科学技术奖三等奖，发表论文30余篇。

闫国良　上海中医药大学附属市中医医院主任医师，急诊与重症医学科主任。现任中国中医药研究促进会急诊分会副会长、中华中医药学会急诊分会常务委员、世界中医药联合会急诊分会常务理事、中国民族医药学会热病分会常务理事、上海市中医急诊联合体副主席、上海市中西医结合学会重症医学专业委员会副主任委员、上海市中医药学会重症分会常务委员。发表学术论文20余篇，主持或参与各级课题23项。

盛凯辉　上海市闵行区医疗急救中心应急培训科科长。现任美国心脏协会（AHA）BLS/ACLS主任导师、上海市红十字应急救护培训讲师、上海市"医苑新星"健康科普讲师。荣获全国急救技能比赛十强、第二届"仁心医者·上海市仁心医师奖"、上海市五一劳动奖章、上海市青年五四奖章、上海市卫生应急技能标兵等荣誉。

耿佩华　医学硕士，副主任医师，现任上海中医药大学附属曙光医院医务处副处长。上海市名中医邵长荣工作室学术继承人、上海市名中医张惠勇工作室学术继承人。兼任上海市中医药学会肺系病分会委员、上海市中西医结合学会呼吸系统疾病专业委员会委员、中国老年学和老年医学学会中西医结合分会委员。副主编专著1部，参编图书6部，发表学术论文30余篇，其中SCI收录1篇。获上海医学科技奖1项。

序 言

    中西医结合急救医学以其独特的理论和临床实践为急危重症的救治开拓了新的研究领域,丰富了急救医学的学术内容,在日常急诊救治和重大公共卫生事件中做出了重要的贡献。《实用中西医结合急救医学》的出版,不仅是对这一领域实践和研究的基本总结,更是对中西医结合理念的生动诠释。

    中医药学在几千年的历史长河中,积累了丰富的临床经验。在疾病预防、治疗和康复中具有确切疗效,在急救医学领域也彰显了其独特作用与科技潜力。以重症医学专家熊旭东教授领衔的编写团队汇聚了众多中医、西医及中西医结合领域的专家学者,凭借他们丰富的临床经验和深厚的理论功底,将中西医的精华有机结合、融会贯通,为读者呈现了一部全面、系统、实用的急救医学临床指南。

    本书不仅从西医的角度详细阐述了常见急症和急危重症的病因、发病机制、诊断思路、救治原则和治疗措施,更系统地从中医视角探讨了病因病机和辨证论治,体现了中西医结合的广度与深度。其内容从院前急救到院内急救,从常见急危重症的诊治到急性中毒及物理因素所致疾病的处理,再到重症康复与管理的实践,覆盖了急救医学各环节的主要领域,为临床医生提供了宝贵的指导和参考。

    在当前科技日新月异的大环境下,医学急救技术也快速发展。中西医结合急救医学不仅提升了急危重症患者的救治效率,还能在急危重症的预防和康复中发挥重要作用。《实用中西医结合急救医学》的出版,无疑为该专科的学术进步注入了新的推力,也会激发读者对中西医结合急救医学进行积极的探索和深入思考。

    我衷心希望本书能够成为广大医务工作者、医学生及对急救医学感兴趣的医学专业人员的案头工具书。开卷有益,常学常新,希望他们在中西医结合急救医学的道路上不断探索和提高,为中西医结合事业做出更大的贡献。

张伯礼

国医大师

中国工程院院士

中国中医科学院名誉院长

天津中医药大学名誉校长

2024 年 6 月于天津静海团泊湖畔

前　言

急救医学是现代医学的重要组成部分。多年来,中西医结合医学模式被广泛应用于急救之中。当今急救医学不断发展和壮大,已逐步发展为院前急救、院内急救和重症监护三位一体、多学科协作的"一站式医疗服务体系",更加凸显中西医结合急救医学模式的必要性。中西医结合诊治不是简单的中医加西医,而是从不同的理论体系和诊治视角来研究和探讨疾病的发生、发展、治疗和转归。

本书共有6篇42章,内容涵盖急救基本技术、院前急救、院内急救、常见急危重症的诊治、急性中毒及物理因素所致疾病的处理,以及重症康复等六个方面,每一章节都紧扣中西医结合的治疗理念,通过精心的编排和翔实的讲解,探索中西医结合急救医学的结合点和切入点,以达到提升疗效、缩短疗程的目的,为急救医学的发展提供新的视角和思路。

本书编写过程中,编者本着科学严谨的态度,无论是讨论病因分类、急救措施,还是介绍基本急救技术的适应证、禁忌证和操作过程,都力求详尽而准确,确保读者能够掌握关键信息和技能。特别值得一提的是,本书在讲述各类疾病及其治疗方法时,不仅详细介绍了西医的诊断标准和治疗原则,更融入了中医的病因病机、辨证施治等内容。

本书由五十余位在急诊医学、危重症医学等领域工作多年,且有丰富理论基础和实践经验的中医、西医和中西医结合专家编写,适合从事中医、西医和中西医结合专业的医务工作者,以及医学规培生、专培生和高年资医学生参考。

本书不仅能够帮助读者系统地学习和掌握急救医学的基础知识和急救技能,更能激发读者对中西医结合领域的探索和研究。在阅读本书时,我们建议读者根据自己的兴趣和需要选择相应的章节深入学习,同时结合实际案例和实践经验去理解和应用书中的知识。

　　让我们一同开启这段探索医学新境界的旅程，为中西医结合急救医学贡献我们的智慧。

熊旭东

2024 年 6 月

目 录

第二篇
院前急救
———————— 079 ————————

第三篇
院内急救
———————— 097 ————————

第四篇
常见急危重症
215

第五篇
急性中毒及物理因素所致疾病
381

第六篇

重症康复

453

绪　　论

　　急救医学是一门以多种医学专业知识为基础,具有自身专业特点的医疗体系,凡在急救范围内的各种疾患和治疗都属于急救医学范畴。完整的急救医疗服务体系(emergency medical service system,EMSS)包含院前急救、医院急诊和重症监护三部分,三部分有机衔接是急危重症患者救治的关键保障(图1)。几十年来,急诊医学模式经历了从“分诊通道”到“早期救治”,再到院前急救、医院急诊和重症监护三位一体、多学科协作的“一站式医疗服务体系”的发展过程。EMSS建设水平很大程度上反映出一个国家、一个地区的综合医疗服务水平和管理水平。随着疾病谱的变化,突发性疾病、突发公共卫生事件的发生愈加频繁,以及我国人口老龄化问题的到来,急性胸痛、急性卒中、多发性创伤等一系列时间高依赖性疾病的发病率呈逐年增加趋势。据报道,每年在新发急性心肌梗死患者中,仅有5%得到有效救治。近年来,国家卫生健康行政主管部门十分重视急危重症患者的救治工作,大力推进院前与院内一体化救治体系的建设。同时在EMSS基础上为患者提供早期康复的重要性和必要性也日益受到业界重视。大量临床实践证明,重症监护室中的早期康复在改善患者预后、提高患者生活质量和促进患者回归正常生活方面都有显著的效果。

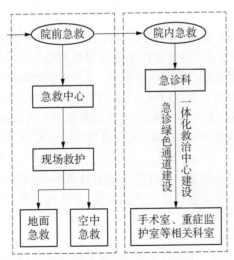

图1　院前与院内急救示意图

(一) 院前急救

　　院前急救医疗服务不仅满足了需要急诊、急救医疗服务的患者及其家属的需求,同时也为院内急救医疗提供了更好的疗效保证。院前急救客观上带动了院内急救与危重症监护专业的发展,而院内急救与危重症监护发展又提高了院前急救的医疗水平,为急救医学三环理论(院前急救环、院内急救环、重症监护治疗环)建立与完善奠定了基础。

急救医学有迫切的时间性,不管是院前急救,还是灾难现场紧急医学救援及院内急救,各种急、危、重患者和伤员的救治都有一个"黄金时段",在此"黄金时段"给予必要的救治,可以最大程度地降低患者和伤员的病死率,因此抓住"黄金时段"是抢救成功的关键。心脏猝死 5 min 后出现脑的不可逆死亡,6 min 之内心肺复苏的成功率不到 40%,每延长 1 min 施救,存活率降低 10%。公众启动除颤计划(PAD)是抢救心脏猝死最有效的理想手段之一,使更多的心脏猝死第一发现者能够及时利用自动除颤器(AED)抢救患者生命,及时进行首次医疗干预,从而实现对心脏猝死的及时有效抢救。

随着现代交通、建筑的迅速发展,工矿事故、战争、恐怖事件及地震等的发生,创伤的发病率逐年增加,创伤和灾害已成为死亡的主要原因之一。死亡原因主要为脑、脑干、高位脊髓的严重创伤,或心脏、主动脉等大血管撕裂,血气胸,肝脾破裂等。伤后 1 h 是院前急救的"黄金时间",如缺乏现场必要的复苏及初步有效的处理,以单纯转送为目的,使一些重伤员未得到最初的急救,到达医院后已失去抢救时机。

院前急救有两个重要原则,第一个原则是"对症治疗"(deal with symptoms),院前急救是对"症"而不对"病",也就是说,院前急救的主要目的不是为了"治病",而是为了"救命"。第二个原则是"拉起就跑"(scoop and run),对一些无法判断、无法采取措施或即使采取措施也无济于事的危重伤病,应该尽快将患者送到有条件治疗的医院,不要在现场做无价值的抢救。

(二) 院内急救

院内急救应该包括医院急诊(绿色通道)和加强监护病房(intensive care unit, ICU)两部分。

由于许多急危重症大多是时间高依赖性疾病,现代急诊医疗服务对救治时间的把控也越来越严苛,对救治时间轴和时间窗控制越好,患者的预后就越好。为此,近年来我国广泛推广急诊急救"绿色通道"。二、三级医院几乎都成立了胸痛中心、卒中中心,提高对"时间就是心肌""时间就是大脑"的认识,胸痛的时间窗可以改善 PCI 治疗后的心肌损伤;卒中的时间窗可以争取溶栓的机会。

从总体上说,医院急诊不应分科,急诊外科是医院急救的重要组成部分,急诊创伤救治中心的发展反映了医院急救学科的发展。严重创伤患者在创伤中心可以得到最快速度的止血、止痛、复苏、手术等治疗。有报道称严重创伤患者在创伤中心治疗死亡率降低程度可以超过 50%。

另外,随着科学技术的高速发展,各种新技术的不断涌现,提高了急救医学的迅速发展,更加要求急救医学从业人员掌握先进的诊疗技术,提高急救水平。近几年,院内急救大多开展了体外膜肺氧合(ECMO)、床旁即时超声(POCUS)、高通量测序等技术,大大提高了抢救的成功率。

(三) 急救康复

近几年,在"急诊三环"的基础上又引进了急救康复的理念,早期介入康复治疗有助于患者的恢复,提高愈后的生活质量。早期进行认知功能锻炼、个体化运动处方、心理调摄治疗、针灸推拿等,有利于缩短病程、提高疗效。

(四) 中西医结合急救医学

中西医结合急救医学发始于 20 世纪 50 年代,逐步构建了自身的理论体系,是中西医结合医学发展与创新的重要体现和标志。中西和西医有各自的理论体系,中西医结合不是中医加西医的理论,或者中药加西药的治疗。中西医结合临床是在不同的理论指导下,根据临床发挥各自的特点和优势,寻找临床的切入点。目前推崇的思维模式是"病证结合"模式。"病证结合"思维模式以西医疾病的分类进行辨病和以中医理论体系进行辨证相结合的思维模式,包括诊断、治疗、预后三个方面。辨病是对疾病病理变化全过程的认识,辨证是对疾病阶段性病情状态的整体认识。在中西医结合临床实践过程中,既要充分运用现代医学科学技术,从局部微观表现入手,正确诊断疾病与病理分型,又要积极发挥中医辨证论治优势,从整体方面认识疾病,合理分析病因病机,做到准确辨证,充分发挥中西医的优势,更加全面地认识疾病,丰富临床治疗手段与病后调护措施,提高临床疗效。

（熊旭东）

参考文献

[1] 熊旭东,胡祖鹏.实用危重病急救与进展[M].北京:中国中医药出版社,2014.
[2] 罗之谦,姚津剑,陈松,等."大急诊、大急救、大平台"是"人民至上,生命至上"理念最直接的医学实践[J].中国急救医学,2021,41(7):573 - 577.
[3] 于学忠.急诊医学的发展与发展中的急诊医学[J].实用医院临床杂志,2012,9(1):1 - 5.
[4] 苏宇,李刚,陈琢,等.院前与院内急救一体化救治构建体系与实践[J].中国医院管理,42(5):52 - 54.
[5] 于学忠.中国急诊医学三十年[J].协和医学杂志,2013,4(3):221 - 223.
[6] 范铁兵,杨志旭.中西医结合急救医学临床思维模式探讨[J].中国中医急症,2018,27(7):1289 - 1292,1303.
[7] 王阶,熊兴江,张兰凤.病证结合模式及临床运用探索[J].中国中西医结合杂志,2012,32(30):297 - 299.
[8] 魏明刚.中西医结合临床思维方法探讨辨证优化疗法[J].时珍国医国药,2012,23(5):1251 - 1252.
[9] 卢云,焦旭."西学中用""病证结合"治疗危急重症[J].中国中医急症,2016,25(6):1018 - 1022.

第一篇

急救基本技术

第一章 · 院前急救基本技术

第一节 · 心 肺 复 苏

已有大量实验研究和临床实践证实,心肺复苏(cardiopulmonary resuscitation,CPR)是抢救心搏骤停(cardiac arrest,CA)最有效的措施。一旦发现发生心搏骤停者,必须争分夺秒,采取现场心肺复苏,才有可能挽救心搏骤停者的生命。近50年来,随着心肺复苏指南的更新和持续的质量改进,"早期识别求救、早期CPR、早期除颤、早期救治"生存链模式的广泛应用,显著提高了心脏性猝死(sudden cardiac death,SCD)患者的存活率,挽救了世界各地成千上万人的生命。

CPR是一系列提高CA后生存机会的抢救措施,主要包括基础生命支持(basic life support,BLS)和高级心血管生命支持(advanced cardiovascular life support,ACLS)。由于施救者、患者和可利用资源的差异,最佳CPR方法可能不同,但CPR的关键是如何尽早和有效地实施。成功的CPR需要一整套协调的措施,各个环节紧密衔接,即组成6环生存链(chain of survival),生存链每个环节的成功依赖于前面环节的效果。2020年美国心脏协会(AHA)心肺复苏指南继续强调先进行胸外按压(C),再行保持气道通畅(A)和人工呼吸(B)的操作,即CPR的程序是C-A-B。但如果明确是由于窒息而造成CA,应进行传统CPR程序即A-B-C。

(一)适应证

CA系指患者心脏有效泵血功能突然丧失,造成全身血液循环中断、呼吸停止和意识丧失。CA发作突然,如能在4～6 min黄金时段及时救治可获存活,贻误者将发生生物学死亡,且罕见自发逆转者,通常会导致死亡。

CA最常见的原因包括心脏类疾病,如冠心病、心绞痛、心律失常、心肌炎,许多非心脏类疾病也会导致心搏骤停,常见的比如支气管哮喘,严重电解质紊乱,如低钾血症、高钾血症,还有窒息、触电、手术意外、药物中毒、严重创伤等。

(二)急救措施

CA的治疗就是通过人工的方法维持中枢神经系统、心脏和其他重要脏器的有效血液供应,同时尽快恢复自主循环。CPR的基础是高质量胸外按压。

1. **基础生命支持(BLS)** · BLS是CA后挽救生命的基础,主要是指徒手实施CPR。BLS的基本内容包括识别CA、呼叫急救系统、尽早开始CPR、迅速使用自动体外除颤器(automated external defibrillator,AED)除颤。2020年AHA更新了BLS医务人员成人心搏骤停救治流程(图1-1),供经CPR训练的医务人员、警察和消防队员等采用,未经训练的施救者要求尽快识别CA并呼叫急救系统,随之进行快速有力的胸外按压。BLS流程能帮助单个施救者来区分优先次序,但如由多个施救者组成的团队进行CPR,应同时进行各种措施。

(1)确认环境安全,做好自我防护:施救者要快速观察周围环境,判断是否存在潜在危险,并采取相应的自身和患者安全保护与防护措施。

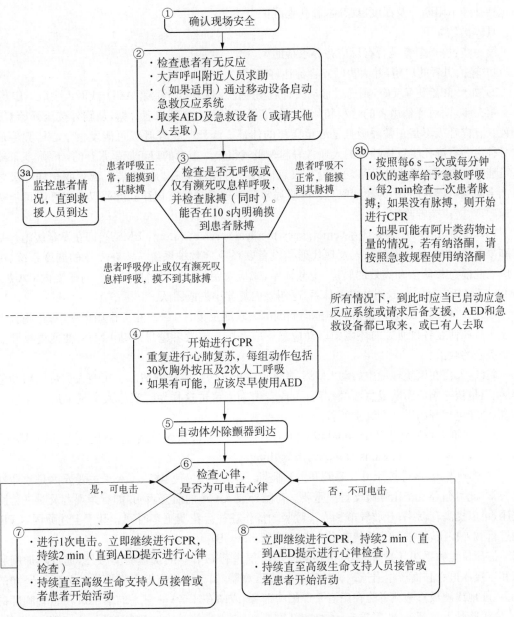

图1-1　BLS医务人员成人心搏骤停救治流程

（2）识别心搏骤停：心搏骤停的诊断一般不成问题，但需迅速判断。出现较早而可靠的临床征象是意识的突然丧失伴以大动脉（如颈动脉和股动脉）搏动消失，有这两者的存在，心搏骤停的诊断即可成立。一般主张施救者轻拍患者、呼唤患者，同时判断有无循环征象（包括有无扪及颈动脉搏动和患者任何肢体活动等）。对于婴儿患者，应拍打足底来判断意识。判断循环时间应限定在5～10 s。若两者均消失，即可肯定心搏骤停的诊断而应立即施行 CPR。

在成人中以心音消失诊断心搏骤停并不可靠，血压测不出也未必都是心搏骤停，因此对怀疑心搏骤停的患者反复听诊或测血压，反而会浪费宝贵的时间而延误复苏的进行，影响复苏后的存活率。瞳孔变化的可靠性也较小：瞳孔缩小不能排除心搏骤停，尤其是在应用过阿片制剂或老年患者中；而瞳孔显著扩大不一定发生在心搏骤停时，当心输出量显著降低、严重缺氧、应用某些药物包括神经节阻断药及深度麻醉时,瞳孔也可扩大。

具体操作如下。

第一步:检查患者是否有反应并寻求帮助

1)轻拍患者的肩膀,并大声呼唤:"你还好吗?"

2)如果患者没有反应,则通过移动设备启动应急反应系统。取来 AED,或派人去取 AED。

第二步:同时评估患者的呼吸和脉搏。如果没有明确地摸到患者脉搏,从胸外按压开始 CPR。濒死叹息样呼吸不是正常呼吸且是心搏骤停的体征。濒死叹息样呼吸可能发生于心搏骤停后的数分钟内。有濒死叹息样呼吸的人通常看起来吸气很快。患者的口可能是张开的,下颌、头部或颈部可能随着濒死叹息样呼吸移动。濒死叹息样呼吸可能显得有力或微弱。濒死叹息样呼吸之间可能会间隔一段时间,因为濒死叹息样呼吸通常速率较慢且没有规律。濒死叹息样呼吸可能听起来像哼声、鼾声或呻吟声。

(3)启动急救医疗服务体系(emergency medical service system,EMSS):即在不延缓施行基础心肺复苏的同时,设法通过他人及现代通信设备联系急症救护系统。需要专业的调度系统、快速反应的院前急救队伍和高效的转运、抢救体系,来应对院外 CA 患者的抢救。对于院内 CA 患者,EMSS 还包括启动院内专用的应急体系,呼叫院内复苏小组或团队。

院外:启动 EMSS 通常是指大声地向周围的人求助及拨打120。在工作场所中,每位施救者都应该了解如何在各自所处的环境中启动应急反应系统。施救者越早启动 EMSS,便能更早开始下一个级别的救治。

院内:如何在医院环境中启动 EMSS,具体取决于各医疗机构的情况。实施人员可以启动急救程序、召集快速响应团队或急诊医疗团队,或者请别人帮忙这样做。实施人员越早启动应急反应系统,便能更早开始下一个级别的救治。

(4)高质量心肺复苏(high-quality CPR):其主要措施包括胸外按压、开放气道、重建呼吸,简称为 CAB(chest compressions,airway,breathing)。

1)胸外按压:胸外按压可为心脏和大脑提供一定量的血流。成人 CA 最主要原因是致命性心律失常,此时循环支持比呼吸支持更重要。对院外成人 CA 的研究表明,如有旁观者及时进行胸外按压,可以提高存活率;开放气道和人工呼吸的操作往往会花费更多时间。基于上述原因,CPR 应先进行胸外按压,再进行开放气道和人工呼吸(C-A-B)。

按压位置和手法:胸外按压是指在胸骨下半部进行有节奏的快速有力按压,通过增加胸腔内压和直接压迫心脏而产生血流。为达到最佳按压效果,如有可能应把患者仰卧位放置于坚硬的平面上(硬地或硬板);施救者跪在患者一侧的胸部旁,或站在床旁;一只手的掌根放在患者胸部的中央,位于胸骨下半部分,两手重叠,手指离开胸部;以掌根部为着力点进行按压,身体稍前倾,使肩、肘、腕位于同一轴线上,并与患者身体平面垂直;用上身重力按压,按压与放松时间相同。对于婴儿患者,按压位置在双乳连线下方,采用双指按压、双拇指按压。

按压速率和深度:急救者应该意识到胸外按压的重要性,遵循"快速按压、有力按压"的原则,按压速率100~120次/min。以足够的速率和幅度进行按压,保证每次按压后胸廓完全回复,放松时手掌不离开胸壁。按压深度成人至少为5cm,使用 CPR 质量反馈装置,有助于达到最佳的按压深度,即5~6cm。婴儿和儿童的按压幅度至少为胸部前后径的1/3(婴儿大约为4cm,儿童大约为5cm)。

胸外按压中断:在 CPR 期间,按压患者胸部可以将血液从心脏泵送到脑部,并输送到身体的其他部位。每次停止胸外按压时,从心脏向大脑和其他器官输送的血流量会显著减少。继续进行胸外按压后,需要按压数次,才能使血流量恢复到按压中断前的水平。因此,胸外按压中断越频繁、时间越长,输送到大脑和重要器官的血液就越少。胸外按压中断时间越短,预后越好。施救者应尽量避免因检查患者而中断胸外按压,按压分数(即胸外按压时间占整个 CPR 时间的比例 CCF)为60%或更高时,恢复自主循环的概率、电击成功率及出院存活率更大。在搬动患者时很难进行胸外按压,因此一般都尽量就地行 CPR,除非环境不安全。在援助人员到达现场时,心肺复苏团队可根据当地急救规程,继续在现场进行 CPR,或者将患者转移到合适的机构(在转移患者的过程中必须继续进行救治)。在进行心肺复苏期间,高质量的 BLS 始终是关键所在。

具体操作如下。

第一步:在患者身体一侧就位。确保患者仰卧在坚实、平坦的表面上。如果患者处于俯卧位,请将患者的身体小心地翻转过来。如果怀疑患者有头部或颈部损伤,则在翻转患者身体至仰卧位时,应尽量使其头部、颈部和躯干保持在一条直线上。最好在别人的协助下翻转患者的身体。

第二步:施救者正确摆放自己的双手和体位来对成人进行胸外按压。①将一只手的掌根放在患者胸部的中央,位于胸骨下半部分(图 1-2);②将另一只手的掌根置于自己的第一只手上;③伸直双臂,使双肩位于双手的正上方。

第三步:按照 100~120 次/min 的速率进行胸外按压。

第四步:每次按压的深度至少为 5 cm;这需要很大力气。每次进行胸外按压时,确保垂直按压患者的胸骨(图 1-3)。

第五步:每次按压结束时,务必让胸廓完全回弹。在两次胸外按压之间,避免倚靠患者胸部。

第六步:应尽量减少胸外按压中断。

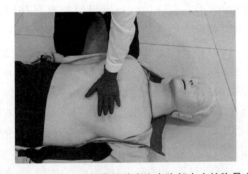
图 1-2　将一只手的掌根放在患者胸部中央的胸骨上

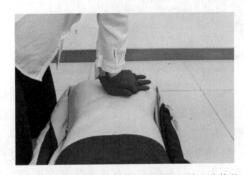
图 1-3　施救者在进行胸外按压期间的正确体位

2) 开放气道:意识丧失患者的舌常后移而堵塞气道,若要进行有效的人工呼吸,必须开放患者的气道。开放气道的两种方法包括仰头提颏法和推举下颌法。通常施救者一手置于患者前额加压使头后仰,另一手向上抬颏,便可使下颌前移而舌根离开咽喉后壁,气道便可通畅,勿用力压迫下颌部软组织,以免反致气道梗阻。如果怀疑患者有头部或颈部损伤,请使用推举下颌法,以减少颈部和脊椎的运动。如果推举下颌法未能开放气道,则使用仰头提颏手法。如果现场有多名施救者,则由一名施救者实施推举下颌法,另一名施救者使用球囊面罩装置行通气。第三名施救者进行胸外按压。

具体操作如下。

A. 仰头提颏法(图 1-4):①将一只手放在患者的额头上,用手掌推动,使头部后仰;②将另一只手的手指放在靠近颏的下颌骨下方;③提起下颌,使颏上抬。

B. 推举下颌法(图 1-5):如果仰头提颏法没能开放患者气道,或者怀疑患者有脊髓损伤,请使用推举下颌法。①在患者的头侧就位;②两只手分别置于患者头部两侧,双肘部可置于患者仰卧的平面上;③手指置于患者的下颌角下方并用双手提起下颌,使下颌前移;④如果患者双唇紧闭,请用拇指推开下唇,使患者嘴唇张开。

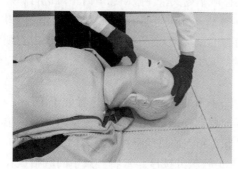

图 1-4 仰头提颏法

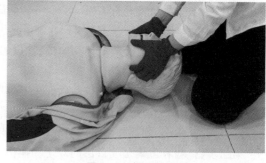

图 1-5 推举下颌法

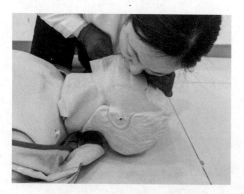

图 1-6 口对口人工呼吸

3) 人工呼吸

A. 口对口人工呼吸:如患者自主呼吸已停止,则应做人工呼吸,以口对口呼吸的效果最好。操作时,在上述开放气道的基础上,用置于患者前额的拇指与示指捏住其鼻孔,操作者的口唇与患者口唇的外缘密合后用力吹气,确保通气时可见胸壁隆起(图 1-6)。患者如有义齿可不必取出,因有利于口对口呼吸时的密合;但若义齿松动,则以取出为宜。若患者牙关紧闭,可改为口对鼻呼吸,即用口唇密合于患者鼻孔的四周后吹气。在进行人工呼吸时,需注意观察患者胸壁的起伏,感觉吹气时患者呼吸道的阻力和在吹气间歇有无呼气。

B. 便携面罩人工呼吸:使用便携面罩时,使自己位于患者身体一侧。这是实施单人施救 CPR 的理想位置。处于这个位置,每次交替进行人工呼吸以及胸外按压时,就无需重新调整自己的位置。采用仰头提颏法开放患者气道,并使用便携面罩进行人工呼吸:①在患者身体一侧就位;②以鼻梁作为参照,将便携面罩正确放置在患者面部;③使面罩与面部之间保持密闭;④施以 1 s 的吹气,以使患者的胸廓隆起。

C. 球囊面罩人工呼吸:根据患者选择合适尺寸的面罩,使面罩恰好从鼻梁延伸到颏部下边缘的上方,覆盖口鼻,确保面罩不会压到眼睛。

操作步骤:采用仰头提颏法开放患者气道,并使用球囊面罩装置对患者进行通气:①到患者头部的正上方位置;②以鼻梁作为参照,将面罩正确放置在患者面部。在提起下颌以保持气道开放时,使用 E-C 钳手法,将面罩固定到正确位置(图 1-7);③挤压球囊进行通气,同时观察胸廓是否隆起。不论是否连接辅助供氧装置,每次通气都需要持续 1 s。

所有人工呼吸(无论是口对口,口对面罩,球囊-面罩,或球囊对高级气道)均应持续吹气 1 s 以上,吹气量为 6~7 mL/kg(500~600 mL),以保证有足量气体进入

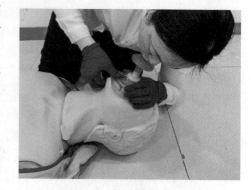

图 1-7 球囊面罩人工呼吸

并使胸廓有明显抬高,这样可使患者呼吸道内维持一个正压。

注意事项:在中断胸外按压,使用隔离装置给予2次通气时,确保每次通气持续1s,每次通气时,患者的胸廓都可见隆起,在10s之内继续进行胸外按压。

4) 体外除颤:成人心搏骤停时的心律主要是心室颤动(简称室颤),除颤复律的速度是CPR成功的关键。在可能的条件下,应在气管插管和建立静脉通道前先予以立即电除颤。当可以立即取得自动体外除颤仪(AED)时,对于有目击的成人心搏骤停,应尽快使用AED除颤。若成人在未被目击的情况下发生心搏骤停,或不能立即取得AED时,应该在他人前往获取及准备AED的时候开始CPR;而且视患者情况,应在设备可供使用后尽快尝试进行除颤。AED应配置于公共场所,为及早除颤提供条件。性能改进的AED使首次电击即有很高的成功率。当首次电击失败,继续给予胸外按压可以改善氧供和养分运送至心肌,使得随后进行的电击成功率增加。

操作AED的通用步骤:打开AED。如有需要,请开启电源。在尝试进行心肺复苏期间,请遵循AED的提示。这些提示可能是电子语音提示,也有可能是数码显示屏上的提示。

遵循AED的提示,将AED电极片贴到患者裸露的胸部。避免将电极片贴在衣物、药贴或植入式装置上。遵循电极片上的放置方式示意图(图1-8)。让所有人远离患者,以便AED分析患者心律。

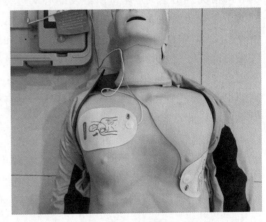

图1-8　贴片放置位置

如果AED建议电击,则会提示让所有人远离患者,然后给予电击。电击将造成患者肌肉的突然挛缩。

对于有心电监护的患者,从室颤到给予电击的时间不应超过3 min。在除颤前充电期间仍应持续胸外按压和口对口人工呼吸等基础CPR措施。若及时CPR,并在6~10 min内除颤,仍能保持神经系统的功能。

2. 高级心血管生命支持(ACLS)　ACLS是指由专业急救、医护人员应用急救器材和药品所实施的一系列复苏措施,主要包括人工气道的建立、机械通气、循环辅助仪器、药物和液体的应用、除颤复律和(或)起搏、病情和疗效评估、复苏后脏器功能的维持等。良好的BLS是ACLS的基础。

(1) 气道管理和通气:建立气道的方法包括气囊-面罩、口咽通气管、鼻咽通气管和气管插管等。CA期间气道管理的最佳方法要根据施救者经验和患者具体情况而定,应权衡气管插管的利弊。紧急气管插管的指征:①对无意识的患者不能用气囊-面罩提供充足的通气;②气道保护反射丧失。

建立人工气道期间应避免长时间中断胸外按压。气管插管后每分钟给予通气10次,成人CPR时的潮气量需500~600 mL(6~7 mL/kg),即为1 L气囊的1/2或2 L气囊的1/3。气道建立后的短时间内可给予100%纯氧。气管插管后有条件可应用CO_2波形图确定气管插管的位置,并根据呼出气体中CO_2分压值判断CPR的质量和自主循环是否恢复。

(2) CA的高级处理:CA主要由4种心律失常引起,即心室颤动、无脉性室性心动过速(简称无脉性室速)、心室停搏和无脉性电活动。高质量的CPR和在最初几分钟内对室颤成功除颤是ACLS成功的基础。

1) 致CA心律失常的处理

A. 室颤或无脉性室速:抢救人员应立即应用除颤仪给予一次电击,适合的除颤能量取决于所使用的除颤器类型是双向波还是单向波。能量单相波为 360 J,双相波使用制造商建议的能量(如 120～200 J 的初始能量);如果未知,请使用允许的最大能量剂量。前-侧位是首选的电极位置,在不同情况下电极贴选择前-后、前-左肩胛下和前-右肩胛下位均是合理的。电击后立即从胸外按压开始继续进行 2 min CPR,再检查心律,如需要可再次电击。如果电击后室颤终止,但稍后室颤又复发,可按前次能量再次电击。第二次和随后的能量剂量应相当,而且可考虑使用更高的剂量。治疗室颤或无脉性室速期间,医务人员必须保证 CPR 的其他操作如胸外按压和人工通气与电除颤之间的有效协调。在准备除颤器时不要停止 CPR 的操作,这一点十分重要。

当至少 1 次除颤和 2 min CPR 后室颤或无脉性室速仍持续时,可给予肾上腺素。当室颤或无脉性室速对 CPR、除颤和血管活性药均无反应时,可给予胺碘酮或利多卡因。

B. 心室停搏或无脉性电活动:一旦明确 CA 是由于严重心动过缓、心室停搏和电-机械分离所致,即无指征进行体外电除颤。正确的处理是给予继续人工胸外按压和机械通气,并尽量设法改善低氧血症和酸中毒。给予静注或骨内途径注射肾上腺素。但这几种类型 CA 的预后很差,唯一例外的情况是由于气道阻塞所继发的心动过缓或心室停搏。此时如能及时去除气道异物,或必要时给予气管插管抽吸气道中阻塞的分泌物,CA 有望立即恢复。

2) CPR 质量的监测:应常规行心电监测和脉搏血氧饱和度监测。建议有条件单位应用以下生理参数进行实时监测 CPR 质量,如按压频率及幅度、胸廓回弹恢复、按压中断持续时间、通气频率及幅度、呼气末二氧化碳分压($P_{ET}CO_2$)。对于插管患者,如果经 20 min CPR 后,二氧化碳波形图检测的 $P_{ET}CO_2$,仍不能达到 10 mmHg 以上,可将此作为决定停止复苏的多模式方法中的一个因素,但不能单凭此点就做决定。

冠脉灌注压是 CPR 质量评价的"金标准",但在临床实践中常难以获得,通常以舒张期的有创动脉血压作为参考和替代。脑部血氧饱和度监测可以了解 CPR 过程中实时的脑灌注及脑组织供氧情况,但还需进一步临床验证。心电滤波技术能够将按压干扰波形从心电监测的波形中滤除,在无须停止按压的情况下,即可判断心律失常类型,可显著提高按压分数及除颤成功率。

3) CA 急救的常用药物:CA 期间药物治疗的主要目的是促进自主心律的恢复和维持,药物应用可提高自主循环恢复率,并增加将患者送至医院进一步抢救的机会和比例,但不能改善脑功能恢复良好患者的长期存活率。

A. 肾上腺素:主要作用为激动 α 肾上腺素能受体提高 CPR 期间的冠状动脉和脑灌注压。在 1 次电除颤和至少 2 min CPR 后,每 3～5 min 应经静脉或骨髓腔注射一次 1 mg 肾上腺素。递增肾上腺素剂量的方法不能提高患者存活率。因不可电击心律失常引发心搏骤停者,应尽早给予肾上腺素。大型的观察性研究发现,及早给予肾上腺素可以提高自主循环恢复率、存活出院率和神经功能完好存活率。

B. 胺碘酮:可以用于对 CPR、除颤和血管活性药治疗无反应的室颤或无脉性室速,与安慰剂或利多卡因相比,胺碘酮能增加将患者送至医院进一步抢救的机会和比例。首剂为 300 mg 经静脉或经骨髓腔内注射,用 5% 葡萄糖溶液 20 mL 稀释后快速推注,随后电除颤 1 次,如仍未转复,可于 10～15 min 后再次应用 150 mg。

C. 利多卡因:若是因室颤或无脉性室速导致 CA,恢复自主循环后,可以考虑立即继续给予利多卡因。初始剂量为 1～1.5 mg/kg 静脉注射,如果室颤或无脉性室速,每隔 5～10 min 后可再用 0.5～0.75 mg/kg 静脉注射,直到最大量为 3 mg/kg。药物应用不应干扰 CPR 和电除颤的进行。

D. 硫酸镁:仅用于尖端扭转型室速和伴有低镁血症的 VF/VT。负荷剂量为 1～2 g 并稀释在

10 mL 溶液(如 D5W,生理盐水)中且通常在超过 20 min 后以静脉/骨内推注的方式给药。必须注意,硫酸镁快速给药有可能导致严重低血压和 CA。

3. 心脏复苏后的综合管理　心脏复苏成功后,需继续维持有效的循环和呼吸,防治脑缺氧和脑水肿,维持水和电解质平衡,防治急性肾衰竭及继发感染。自主循环恢复后,系统的综合管理能改善存活患者的生命质量。CA 后综合管理对减少早期由于血流动力学不稳定导致的死亡,晚期多脏器功能衰竭及脑损伤有重要意义。

(1) 优化通气和氧合:在患者自主循环恢复(ROSC)之后,应立即确保气道通畅及呼吸支持。对于无意识/无反应的患者,需要建立高级气道并给予机械通气支持。使用连续的定量二氧化碳波形图来确认并监测气管插管的正确放置。患者氧合情况要用脉搏血氧饱和度测定仪持续监测。在复苏初始阶段可使用 100%纯氧,但要逐步调整吸氧浓度到较低水平,以维持脉搏血氧饱和度在 92%～98%。确保输送足够的氧,也应避免组织内氧过多。当血氧饱和度为 100%时,应适当调低输入氧的浓度,避免肺或其他脏器发生氧中毒。当调节吸入氧不可行时(如在院外环境下),依经验使用 100%氧直至患者到达急诊科是合理的。避免对患者过度通气(切勿通气太快或太多),通气开始时的速率应为 10 次/min,然后调整至获得 35～45 mmHg 的动脉二氧化碳分压($PaCO_2$)。

(2) 心脏节律和血流动力学监测和管理:应评估生命体征及监测心律失常复发。在自主循环恢复后、转运及住院期间都要进行连续心电监护直至临床上认为不再需要。如果患者有低血压(收缩压低于 90 mmHg 或平均动脉压低于 65 mmHg),可进行液体推注。如果患者容量足够,则可开始注射血管活性药物如肾上腺素、多巴胺、去甲肾上腺素等并调整到至少为 90 mmHg 或以上的收缩压或 65 mmHg 或以上的平均动脉压。一些专家建议达到更高的平均动脉压来增加脑血流。

遵循以下方法治疗低血压:①静脉滴注 1～2 L 生理盐水或乳酸林格液;②去甲肾上腺素:每分钟 0.1～0.5 μg/kg(对于 70 kg 成人,7～35 μg/min),静脉输注并调节至获得大于 90 mmHg 的最低收缩压或>65 mmHg 的平均动脉压;③肾上腺素:2～10 μg/min,静脉输注并调节至获得>90 mmHg 的最低收缩压或>65 mmHg 的平均动脉压,肾上腺素可用于治疗没有心搏骤停发作但需要正性肌力或血管收缩药物支持的患者;④多巴胺:5～20 μg/min,静脉输注并调节至获得>90 mmHg 的最低收缩压或>65 mmHg 的平均动脉压。

(3) 亚低温治疗:目标体温管理(TTM)是唯一经过证实的在心搏骤停后能改善神经系统恢复的干预措施。所有在 ROSC 后仍处于昏迷而对口头命令无反应(即对语言指令缺乏有意义的反应)的成年患者都应采用目标温度管理,选定在 32～37.5 ℃,最佳持续时间至少维持 24 h,复温时应将升温速度控制在 0.25～0.50 ℃/h。降温方法可采用冰毯、大量冰袋,或输注冰冷、等张、不含葡萄糖的液体(30 mL/kg)等方法,但应用上述方法前应接受相关培训。脑损伤和心血管不稳定性是决定心搏骤停存活率的主要因素。

(4) 冠脉介入治疗:院内和院外医务人员应在 ROSC 后尽快描记 12 导联 ECG,以识别有STEMI 或高度疑似 AMI 的患者。EMS 工作人员应将这些患者运送到能够提供这种治疗的医疗机构,并在途中提前通知急诊医院。对于所有 ST 段抬高的患者,以及非 ST 段抬高但血流动力学或心电不稳定、明显心肌损伤迹象或持续缺血,休克,疑似心血管病变的患者,建议紧急冠状动脉血管造影,有问题者即行冠脉介入治疗,无论是否昏迷或接受 TTM。

(5) 病因治疗:针对各种导致 CA 病因如低血容量、低氧血症、酸中毒、高钾或低钾血症、体温过低、中毒、心脏压塞、张力性气胸、冠脉栓塞或肺栓塞等进行治疗。

(6) 血糖控制:并不清楚对心搏骤停 ROSC 后的成人患者进行任何特定目标范围血糖管理的

效果。可以对心搏骤停自主循环恢复后的患者使用与一般危重患者相同的方法管理血糖水平。例如，需要将血糖控制在 8.3～10 mmol/L 时，使用胰岛素治疗。

（7）神经学诊断、管理及预测：缺氧缺血性脑损伤是引起院外心搏骤停（OHCA）存活者发病和死亡的主要原因，也是院内心搏骤停（IHCA）复苏后预后不良的一小部分但很重要的原因。心搏骤停后脑损伤导致的大多数死亡是由于在预期神经功能预后不良的基础上主动停止维持生命的治疗。神经系统预后准确对于原本可获得有意义的神经功能恢复的患者而言，可避免不恰当地停止生命维持治疗，也可在预后不良不可避免的情况下，避免无效治疗。

CA 后用神经保护药物并不能改善预后。目前推荐使用的神经功能评估方法有临床症状、体征（瞳孔、肌阵挛等）、神经电生理检查（床旁脑电图、体感诱发电位等）、影像学检查及血液标志物（如星形胶质源性蛋白、神经元特异性烯醇化酶等）检测。在昏迷且未经亚低温治疗的成人患者中，CA 发生 72 h 后仍无瞳孔对光反射及角膜反射是预后恶劣的可靠指标。对于实施亚低温治疗的患者，在体温恢复正常 72 h 后需再次评估。

（季新军 刘 涛）

第二节 · 气道异物梗阻解救术

气道是外界气体进出体内的必经之道。由于异物进入气道使得呼吸通道被完全或部分堵塞，引起通气障碍，氧气不能吸入，二氧化碳不能排出，机体因为缺氧而出现面色发青、意识不清、四肢抽搐等，严重者会引起心搏骤停。

气道异物梗阻是一种急症，一般是指食物或其他物体进入气道后会导致呼吸通道不同程度的阻塞，阻止空气进入肺部，造成机体缺氧，出现呼吸困难等症状，如不及时治疗，严重者数分钟内即可导致窒息甚至死亡。据报道，美国每年死于气道异物的患者为 2 500～3 900 例，在所有事故死亡病因中位列第 6。我国目前还没有这方面的统计，但估计因气道异物梗阻致死的患者会远远超过这个数字。因此，气道异物梗阻解救应引起我们重视。气道异物梗阻解救术是和心肺复苏术同等重要的救命技术之一。

（一）易发人群

发生气道异物梗阻风险比较大的人群包括：意识障碍者、药物中毒和（或）酒精中毒者、患影响吞咽和咳嗽反射的神经功能缺损者（如中风、帕金森综合征、脑瘫、痴呆等疾病患者）、患呼吸道疾病者、牙齿不好者，以及婴儿、儿童和老年人。

（二）异物种类与梗阻原因

1. 异物种类 · 气道异物的种类有许多，婴儿、儿童以花生米、瓜子、玉米粒、豆类为多见，其次有圆珠笔帽、眼药瓶盖等塑料制品，还有纽扣、硬币、玻璃球、橡胶嘴及较小的玩具。成年人以进食大块食物如鸡块、排骨、面包、点心，或是光滑的异物如糖果、葡萄、桂圆较为多见。

2. 梗阻原因 · 任何人突然发生心搏骤停都应考虑到气道异物梗阻，尤其是年轻人呼吸突然停止，出现发绀，无任何原因的意识丧失。昏迷伤病员在充分开放气道后，人工口对口吹气时感到有较大的阻力，无法将空气吹入肺内，不能看到胸廓起伏，也应高度怀疑气管异物梗阻。

成人气道异物梗阻常发生于进餐时由于食物阻塞导致，肉食类是造成梗阻的最常见的原因。发生梗阻的诱因有：试图吞咽过量或大块难以咀嚼的食物、进食时大声说笑、醉酒后。有义齿和吞咽困难的老年患者（尤其是中风者）在饮水和进食时极易发生呛咳和异物梗阻。

婴儿和儿童的气道异物梗阻往往发生于进食或玩耍时,常为食物或其他物体(如硬币、果核或玩具等)阻塞导致。在一般情况下婴幼儿有父母或他人在身边,且患儿往往处于清醒状态,如果及时采取有效措施,通常能解除梗阻状况。

(1)进食不慎:大多发生在进餐时,因饮食太急太快,尤其是在吃年夜饭、庆功宴时,因为心情高兴,边吃边笑或大声说话,在吃肉块、肉丸时易吸入呼吸道。

(2)酒精中毒:大量饮酒时,由于血液中酒精浓度升高,使咽喉部肌肉松弛而吞咽失灵、神经反射迟钝,食物或醉酒的呕吐物极易误吸入呼吸道。

(3)咽喉反射差:一些脑中风和中风后遗症的患者、老年痴呆的患者、昏迷的伤病员,因咳嗽反射和吞咽功能差,进食时容易呛入气道;或是呕吐物咽部不懂咽下而堵塞咽喉;或是无力咳痰致痰液凝固形成痰栓堵塞气管和支气管,都能形成气道梗阻。

(4)玩闹惊吓:儿童或精神病患者喜欢把一些细小的东西如玻璃球、螺丝钉、纽扣等含在口中,如果此时不慎摔倒或者被骂、打,惊恐之下,一次深吸气,口中物体就会吸入气道引起梗阻。

(5)生理原因:据统计,50%~80%的气道异物发生在3岁以下的婴幼儿。这是因为婴幼儿白齿未生,不能将食物完全咬烂,而且婴幼儿吞咽、咳嗽反射等发育不完善,咽喉保护功能差,容易在进食花生、饼干、果冻等食物时发生误吸。

(6)家长失误:家长随便把一些容易引起气道梗阻的食物放在婴幼儿很容易抓到的地方,是造成意外的最大原因。还有一些是由于家长喂食时没有把食物弄碎,或是边喂边逗小儿玩耍,或是喂食时为让婴幼儿听话而故意恐吓,都容易造成小儿气道异物的发生。

(三)梗阻的表现

气道异物梗阻的识别是抢救成功的关键,异物可以引起气道部分或完全梗阻。患者表现为突然的剧烈呛咳、反射性呕吐、声音嘶哑、呼吸困难、发绀,常常不由自主地以一手紧贴于颈前喉部,以示痛苦和求救,被称为"V"形手势,这也是一个特殊典型的体征,国际通用,用来表示气道异物梗阻需要救助。

1. **完全性气道异物梗阻** 较大的异物完全堵住喉部、气道处,患者面色灰暗、发绀、不能说话、不能咳嗽、不能呼吸,很快发生意识丧失、昏迷倒地、窒息、呼吸停止。如果不能及时解除梗阻,患者很快因缺氧而发生死亡。

2. **不完全性气道异物梗阻** 气道被部分堵塞时,患者可以说话或发出声音,有剧烈咳嗽、喘气或咳嗽微弱无力,呼吸困难,张口吸气时可以听到异物冲击性的高啼声,面色青紫,皮肤、甲床和口腔黏膜发绀。

(四)现场急救原则

气道异物梗阻的患者发病突然,病情严重,短时间内危及生命,在现场就要立即进行正确有效的急救方法,才能挽救生命。当怀疑意识清楚的人发生气道异物梗阻时,要询问:"你被卡(呛)了吗?"清醒的患者会点头示意表示认同,同意实施救治。施救者现场即刻实施救治,同时尽快呼叫,寻求帮助,拨打急救电话。

1. **成人和大于1岁儿童的现场急救**

(1)如果患者表现出轻度的气道梗阻症状:应鼓励患者用力咳嗽,争取排出异物。不要马上进行叩击背部、冲击腹部和胸部等损伤性治疗,因为有可能导致严重的并发症,或导致气道梗阻更加严重。但应严密观察是否发生严重的气道梗阻。一旦伤病员不能配合吐出或咳出异物,应立即采取其他方法帮助解救。

(2)如果患者表现为严重的气道梗阻症状,但意识清楚:应进行背部叩击法解除梗阻,最多5次;如果5次背部叩击法不能解除气道梗阻,改用腹部冲击法5次。如果梗阻仍没有解除,继续交替进行 5 次背部叩击和 5 次腹部冲击。需要检查每次背部叩击及腹部冲击是否解除了气道梗阻。如果解除了梗阻,不是都要做满 5 次。

(3) 如果患者开始意识不清或已无意识:支撑住患者,小心地平放在地上;立即启动急救系统,并进行心肺复苏。

2. 婴儿(≤1 岁)的现场急救

(1) 如果患儿表现出轻度的气道梗阻症状:暂时不做治疗,继续观察症状变化。积极的背部叩击和胸部冲击治疗可能引起潜在的严重并发症和使气道梗阻恶化。

(2) 如果患儿表现为严重的气道梗阻症状,但意识清楚:应进行背部叩击法解除梗阻,最多 5 次;如果 5 次背部叩击法不能解除气道梗阻,改用 5 次胸部冲击。如果梗阻仍未解除,继续交替进行 5 次背部叩击和 5 次胸部冲击。需要检查每次背部叩击及胸部冲击是否解除了气道梗阻。如果解除了梗阻,不是都要做满 5 次。

(3) 如果患儿开始意识不清或已无意识:将患儿放在一个坚硬的平面上。开放气道,给予 2～5 次人工呼吸。在第一次尝试人工呼吸后,如果患儿胸部没有隆起,重新调整患儿头位置,再次开放气道做第二次尝试。此后立即进行心肺复苏。

(五) 梗阻的急救方法

1. 成人急救法

(1) 背部叩击法:适用于意识清楚、有严重气道梗阻症状的患者。

1) 施救者站到患者一边,稍靠近患者身后。

2) 用一只手支撑患者胸部,排除异物时让患者前倾(腰部向前弯曲,让患者头部保持在胸部水平或低于胸部水平,否则异物可能被拍击掉入气道更深处),利于异物从口中排出,而不是顺呼吸道下滑。

3) 用另一只手的掌根部在患者两肩胛之间用力叩击 5 次。

4) 背部叩击法最多进行 5 次,但如果通过叩击减轻梗阻,不一定要做满 5 次。

(2) 腹部冲击法(海氏冲击法):适用于意识清醒,伴严重气道梗阻症状,5 次背部叩击法不能解除气道梗阻的患者。这种抢救方法是美国著名医学家亨利·海默立克(Henry J Heimlich)发明的。腹部冲击法利用突然冲击腹部和膈肌软组织,产生向上的压力,压迫两肺下部,从而驱使肺部残留空气形成一股气流,长驱直入气管,将堵塞气管、喉部的食物块等异物冲击而出。

1) 患者立位或坐位。

2) 施救者双脚前后分开站在患者身后,前脚成弓步,后脚伸直成箭步,双臂从患者腋下穿过自后向前环绕患者腰部,患者双脚左右分开与肩同宽,让患者弯腰,头部前倾。

3) 施救者一手握空心拳,握拳手的拇指侧紧抵患者剑突和脐之间(脐上两横指)。

4) 另一手握紧此拳头,用力快速向内、向上冲击 5 次。

5) 最多重复 5 次,如果梗阻没有解除,继续交替进行 5 次背部叩击和 5 次腹部冲击。

(3) 胸部冲击法:适用于不宜采用腹部冲击法的患者,如妊娠后期、明显肥胖者等。施救者无法环抱患者的腰部,应采用胸部冲击法代替腹部冲击法。

1) 施救者如腹部冲击法般站在患者身后,两臂从患者腋下自后向前环绕其胸部。

2) 一手握空心拳,拇指置于患者胸骨中部,注意避开肋骨缘及剑突。

3) 另一只手紧握此拳,用力收紧手臂向内、向上有节奏冲击 5 次。

(4) 胸部按压法:适用于无意识或在腹部冲击时发生意识丧失的气道梗阻患者。操作方法同成人心肺复苏。患者仰卧位,施救者位于患者一侧;按压部位与心肺复苏时胸外按压部位相同。

(5) 流程:见图 1-9。

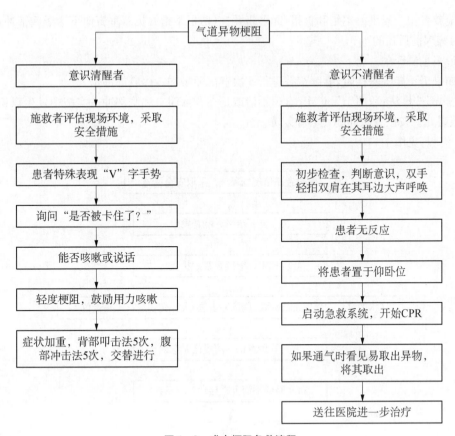

图1-9　成人梗阻急救流程

2. 儿童急救法

（1）操作方法：同成人急救法。

（2）流程：同成人急救流程。

3. 婴儿急救法

（1）背部叩击法

1）施救者取坐位或蹲位，将婴儿抱起，用一只手保护婴儿的头颈部，将其头低脚高放于前臂上。

2）用另一只手固定婴儿下颌角，并使婴儿头部轻度后仰，打开气道。

3）两前臂将婴儿固定，翻转呈俯卧位，保持头向下、俯卧的体位，头低于身体，利用重力帮助移除异物。

4）用一只手的大拇指固定支撑婴儿的头，另外1个或2个手指放在下颌的另一边，保持下颌的角度，不要挤压下颌软组织。

5）用另一手的掌根部在肩胛骨之间给予5次快速的叩击。

6）检查每次叩击背部是否解除了气道梗阻，如解除，不一定要做满5次。

（2）胸部冲击法：适用于意识清醒，伴严重气道梗阻症状，5次背部叩击法不能解除气道梗阻的婴儿。

1）施救者坐位或蹲位，用两手及前臂将婴儿固定，翻转为仰卧的体位，头部向下；保持婴儿沿着施救者手臂的方向，头低脚高顺放（或横放）在大腿上。

2）找到冲击按压部位，胸部正中、两乳头连线下方水平（婴儿胸外按压的位置）。

3）施救者用一只手的中指和食指/无名指并拢（两根手指并拢），垂直向下给予胸部冲击按压，深度约为胸廓前后径的 1/3。

4）最多重复 5 次。

5）如果仍不能解除梗阻，继续交替进行 5 次背部叩击和 5 次胸部冲击。

（3）胸部按压法：适用于无意识、意识不清或是在背部叩击和胸部冲击实施中发生意识丧失的气道梗阻婴儿。按压方法同婴儿心肺复苏。

（4）流程：见图 1-10。

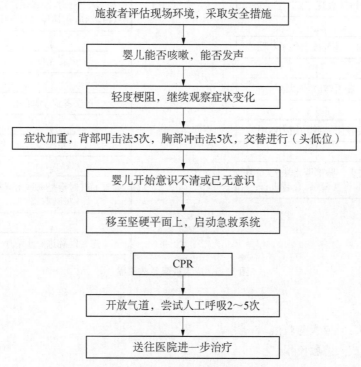

图 1-10　婴儿梗阻急救流程

上述方法，在实际运用中，应根据抢救对象的不同情况予以选择使用。原则是尽快施行，冲击越晚，肺内气体就会被吸收而减少越多，冲击异物的作用越弱，异物越不易排出。

（六）婴幼儿气道异物梗阻的预防

（1）婴儿要采用正确的哺乳位置哺乳，儿童要坐着吃饭。

（2）不要给 3～5 岁以下的幼儿吃花生、瓜子、豆类、玉米等食物。如果幼儿一定要吃时，必须将上述食物碾碎后送入幼儿口中。切记不能切成小块，切成小块后更易引起气道梗阻。

（3）教育幼儿养成良好的就餐习惯，进食时严禁使孩子嬉笑、哭闹。

（4）严禁幼儿在行走、玩耍、跑步时嘴里含有食物或物体。发现幼儿有这些物体时不要打骂，应诱导自己吐出。

（5）把容易引起幼儿异物梗阻的物品收好，不要让幼儿拿到。

（6）不要采用捏住幼儿鼻子的方法给幼儿灌药水。

（七）注意事项

（1）及早发现、尽快识别气道异物梗阻是抢救成功的关键，我们应当了解气道异物梗阻的表现,迅速作出判断,及时采取正确的方法进行解救。

(2) 实施腹部冲击,定位要准确,不要把手放在胸骨的剑突上或肋缘下。

(3) 腹部冲击时要注意胃反流导致误吸。

(4) 预防气道异物梗阻的发生,如将食物切成小条,缓慢完全咀嚼,儿童口含食物时不要跑步或玩耍等。

(5) 需要随时检查每次背部叩击和胸、腹部冲击是否解除了梗阻,如果解除,不必做满 5 次。如未解除,解救应当持续进行,不要放弃,直到气道异物排出或因为时间过长、患者意识丧失。如果伤病员意识丧失、呼吸心跳停止,则应立即进行心肺复苏。

(6) 避免盲目使用手指清理呼吸道,除非可以明确看见异物,再用手指移除,清除婴儿口腔异物要用小手指。

(7) 气道异物梗阻急救结束后,即使看起来状态良好的患者,也应该尽快进行医疗检查,以确保没有损伤气道或其他内脏器官。

(8) 气道梗阻患者独自一人时,可采用自救的方法。患者一只手握拳,用拳头的拇指侧紧抵剑突和肚脐之间(脐上两横指),另一只手紧握此拳头,用力快速向上、向内冲击 5 次,每次冲击动作要明显分开,重复冲击直至异物排出。还可选择将上腹部抵压在一块坚硬的平面上,如椅背、桌缘、走廊栏杆等处,弯腰并连续向内、向上冲击,从而使异物排出。重复操作若干次,直到把气道内异物清除为止。

切记:当异物卡喉时,千万不要离开有他人在场的房间,可用"V"字手势表示气道异物梗阻征象,以示气道梗阻进行求救。

(盛凯辉 刘 涛)

第三节 · 紧急气道管理

在临床危重病患者急救过程中,建立和维持完整而通畅的气道是保证病人正常通气和氧合的前提,也是保证患者安全和进行后续治疗的先决条件。气道管理技术是临床医生在处理危重病患者时所必须具备的基本技能,尤其是院前急救医生、急诊科、加强监护病房(ICU)和麻醉科医生。

1. 正常和异常呼吸 · 成人在休息时的平均呼吸频率约为 12～20 次/min。6～8 mL/kg 的正常潮气量可保持正常氧合并排出二氧化碳。呼吸急促即呼吸频率高于 20 次/min,而呼吸过慢即呼吸频率低于 12 次/min。如果呼吸频率低于 6 次/min(通气不足),则需要使用球囊面罩装置或高级气道给予 100% 氧气进行辅助通气。

2. 根据严重程度确定呼吸问题 · 识别呼吸问题的严重程度有助于确定最合适的干预措施。注意呼吸窘迫和呼吸衰竭体征。

(1) 呼吸窘迫:呼吸窘迫是一种以异常呼吸频率或呼吸用力为特征的临床状态,呼吸用力可能增强(如呼吸急促、鼻翼扇动、吸气性凹陷及辅助呼吸肌的使用)或不足(如通气不足或呼吸过慢)。

呼吸窘迫的严重程度从轻度到重度,出现轻度呼吸急促、呼吸用力稍微增加且气道声音发生变化的患者可能表现为轻度呼吸窘迫;呼吸急促显著、呼吸用力显著增加、肤色变差、精神状态发生变化的患者为重度呼吸窘迫。重度呼吸窘迫可能是呼吸衰竭的征象。

呼吸窘迫通常包括以下体征中的部分或全部,但各体征的严重程度不同:呼吸急促;呼吸用力增强(如鼻翼扇动、吸气性凹陷);呼吸用力不足(如通气不足或呼吸过慢);气道声音异常(如喘鸣、哮鸣音、呼噜声);心动过速;皮肤苍白变凉(然而呼吸窘迫的一些原因如脓毒症,则可能导致皮肤变暖、发红发汗);意识水平的变化/焦躁;使用腹肌辅助呼吸。

呼吸窘迫是患者尝试保持充分气体交换的表现,由于气道梗阻、肺顺应性降低、肺组织疾病或代谢需求增加(脓毒症或酮症酸中毒)所致。当这些患者感到疲劳,或当呼吸功能、呼吸用力,或两者均发生恶化时,则无法维持充分的气体交换并出现呼吸衰竭的临床体征。

(2)呼吸衰竭:呼吸衰竭是氧合、通气或两者都不充足的一种临床状态。呼吸衰竭通常是呼吸窘迫的终末状态。如果患者存在中枢神经系统对呼吸控制的异常或肌无力,尽管已经发生呼吸衰竭,则可能仅表现为少许或没有呼吸用力。在这种情况下,可能需要结合临床检查结果来识别呼吸衰竭。根据客观测量值确认诊断,如脉搏血氧饱和度或血气分析。

如果出现下面的一些体征,则怀疑可能是呼吸衰竭:明显呼吸急促;呼吸过慢、呼吸暂停;无呼吸用力;胸部活动不良或消失;心动过速(初期);心动过缓(晚期);发绀;恍惚、昏迷(晚期)。

上或下呼吸道梗阻、肺组织疾病及呼吸控制紊乱都会引起呼吸衰竭(如呼吸暂停或微弱、呼吸缓慢)。当呼吸用力不足时,可能会出现呼吸衰竭但不伴有呼吸窘迫的一般体征。对于呼吸衰竭,需要采取干预措施,以防止其恶化为心搏骤停。呼吸衰竭可能伴随动脉二氧化碳水平上升(高碳酸血症)或血氧合下降(低氧血症),或两种情况同时出现。

呼吸窘迫可导致呼吸衰竭,而呼吸衰竭则可导致呼吸骤停。

(3)呼吸骤停:呼吸骤停是指没有呼吸,通常由溺水或头部损伤等事件引起。对于呼吸骤停的成人患者,给予$500\sim600\,mL$($6\sim7\,mL/kg$)或足以实现可见胸廓隆起的潮气量。

气道梗阻或肺顺应性不良的患者可能需要高压以实现可见的胸廓隆起。复苏球囊面罩装置上的减压阀会妨碍给这些患者提供足够的潮气量,因此要确保球囊面罩装置的减压阀关闭,并使用高压(如有必要)以实现可见的胸廓隆起。

(一)影响气道通畅的常见原因及处理原则

临床上,凡是能引起上至口咽部,下至支气管等部位的气道狭窄或梗阻的因素,都是影响解剖气道通畅的原因。

1. 分泌物、出血、血液凝块及异物阻塞 是急诊患者气道梗阻的常见原因,在意识不清的患者中更容易出现。咽喉部分泌物多或有异物时,常引起不完全性呼吸道阻塞,表现为吸气性呼吸困难,听诊时可听到患者喉头部和(或)胸部有痰鸣音和高调的哮鸣音。

处理原则:尽快清除分泌物或异物。在气道通畅前,应力争保留患者的咳嗽反射和自主呼吸,防止分泌物或异物向下呼吸道移行,造成气道的完全性梗阻。分泌物过多或咽喉部有血液时,应及时以负压吸引器吸除;当异物或血凝块阻塞气道时,可将患者舌体拉出,用手或其他辅助器械将其清理干净;当暴露或操作困难时,可在直接喉镜下吸引或将异物取出,以恢复气道通畅。

2. 舌后坠 是临床上气道梗阻最常见的原因,多发生于意识不清、使用镇静镇痛药时。患者仰卧位时,在重力作用下下颌骨和颏舌肌松弛,可造成舌体坠向咽后壁而阻塞气道。当舌后坠引起不完全性气道梗阻时,最明显的表现为随呼吸发出的强弱不等的鼾声及喉头拖曳征;当舌后坠引起完全性气道梗阻时,鼾声消失,患者早期即出现明显的胸腹反常呼吸、三凹征和口鼻部的呼吸气流完全中断,随即出现脉搏血氧饱和度(SpO_2)进行性下降和发绀等,此时必须紧急处理。

处理原则:可采用仰头抬颏法或推举下颌法,或放置口咽或鼻咽通气管(详见本节紧急气道管理的方法部分)。

3. 喉痉挛 喉痉挛是由于咽喉部应激性增高,支配喉部的迷走神经兴奋性增加,使声门关闭、活动增强所致。多发生在喉部受到刺激,比如冷空气、刺激性气体等。临床表现为吸气性呼吸困难,可伴有干咳及典型的高调吸气性喉鸣音。轻度喉痉挛仅假声带挛缩,声门变窄,吸气时出现喉鸣;中度喉痉挛时,真假声带均发生挛缩,但声门未完全关闭,吸气和呼气时都出现喉鸣音;重度喉痉挛时,声门紧闭,呼吸道完全梗阻,呼吸音消失,SPO_2 迅速下降,患者发绀。

处理原则:轻度的喉痉挛一般在刺激解除后可自行缓解,可以选择给予纯氧吸入,也可以给予高频通气;中度者需以面罩加压给氧,必要时行紧急气管插管以解除梗阻;如果是紧急出现的喉痉挛,可以轻提下颌部位,如此反复操作;当情况更危急时,可用粗针头等锐器紧急行环甲膜穿刺,然后再准备行气管内插管或气管切开术。

4. 支气管痉挛· 常因过敏、呕吐物反流误吸、分泌物过多及气管内插管或异物刺激气管黏膜而引起。临床表现以呼气性呼吸困难为特征,患者呼气期延长且费力,听诊两肺满布哮鸣音,常伴有窦性心动过速甚至更严重的心律失常。最严重的情况下,患者肺部的呼吸气流完全中断,听诊肺部哮鸣音反而消失,出现"寂静肺"。机械通气时,最显著的特征为气道压显著升高,甚至难以通气。

处理原则:轻度支气管痉挛通过吸氧或以面罩加压给氧即可缓解。中重度时一般需用药物治疗,如沙丁胺醇或异丙托溴铵气雾剂吸入、静脉注射或雾化吸入糖皮质激素等。

5. 药物残余作用所致通气障碍· 除了神经肌肉系统的病变可导致限制性通气功能障碍外,能抑制中枢神经系统的麻醉类药物及镇静类药物、抗癫痫类药、抗精神病药的应用过量、蓄积或残余作用等,也可造成患者的通气功能障碍,表现为低氧血症和高碳酸血症。

处理原则:轻者可应用简易呼吸器辅助呼吸,重者宜气管插管辅助/控制呼吸。

(二) 紧急气道管理的方法

目前已有多种方法可用于控制气道。针对患者的不同情况,在选择何种方法控制气道时,所遵循的基本原则是:选择最简便、有效、安全而又被操作者所熟悉的方法。临床上,多数需紧急气道处理的患者都需要医生及时处理气道,争取宝贵的救治时机。在院前急救救治过程中,一些简单的清理气道、手法辅助通气及简便的人工气道建立方法,常常可以发挥难以估量的作用。

1. 吸引· 吸引是维护患者气道通畅的一个基本操作。吸引装置包括便携式和固定在墙上的装置。院前急救处置过程中,选择便携性装置,包括脚踏式吸引器和电动吸引器。便携式吸引装置易于运输,但可能无法提供足够的吸引力。通常需要 $-120 \sim -80$ mmHg 的吸引力。如果患者在大量分泌物、血液或呕吐物,应立即吸引气道。在吸引过程中,监测患者心率、脉搏、血氧饱和度及临床表现。如果出现心动过缓、血氧饱和度下降或临床表现恶化,则应立即中止吸引。给予高流量吸氧直至心率恢复至正常且临床情况得到改善。如有必要,进行辅助通气。

2. 开放气道· 对于无反应的患者,上呼吸道梗阻的最常见病因是喉部肌肉张力丧失。基础开放气道技术可缓解有舌头或上呼吸道肌肉松弛引起的气道梗阻,这一技术需要使头部后仰并抬起下颏:仰头提颏法。对疑似颈部损伤的创伤患者,尝试使用不必伸展头部的推举下颌法。

(三) 球囊面罩通气

球囊面罩通气(mask ventilation)技术是各级临床医生必须掌握的一项基本技能。其设备要求简单、操作方便、通气效果确切,且可提供较高浓度的氧疗;在无明显呼吸道梗阻的情况下,其通气效果与气管内插管相似。因此,在紧急气道处理和危重病救治中,至今仍发挥着不可替代的作用,是不可或缺的急救通气设备。

球囊面罩装置包括一个与面罩相连的通气球囊。球囊面罩装置是提供正压通气的最常见方法。使用球囊面罩装置时用大约 1 s 给予 $500 \sim 600$ mL 的潮气量就使胸廓隆起。在心肺复苏(CPR)过程中,不建议单人抢救时使用球囊面罩通气方法进行通气(如果可行,单人施救者应使用便携面罩给予通气)。

1. 适应证· ①气管插管前为患者预充氧去氮;②紧急情况下进行辅助或控制呼吸,如心肺复苏的现场急救。

2. 操作方法

(1) 物品的准备：选择大小合适的透明通气面罩，以使面罩能紧贴鼻梁、面颊和口，并可观察到口唇颜色和分泌物情况。检查贮气球囊，使之与供氧管相连接，并确保无漏气。应备有适当的口咽通气管、鼻咽通气管，以及负压吸引装置等。

(2) 面罩的放置：1 名施救者使用球囊面罩装置(图 1-11)：施救者位于患者头顶侧，大拇指和示指环绕面罩正面(形成一个"C")适当用力以保持面罩的气密性，同时用中指、无名指和小指(形成一个"E")托起下颌，即 E-C 钳手法。

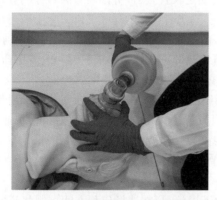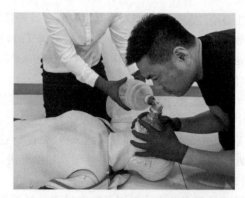

图 1-11　E-C 钳手法用于在提起下颌的　　　　图 1-12　两名施救者使用球囊面罩装置
　　　　　　同时固定面罩

　　两名施救者使用球囊面罩装置(图 1-12)：两名训练有素、经验丰富的施救者可更轻松地完成球囊面罩通气。站在患者头顶位置的施救者使患者头部后仰，并用双手大拇指和示指形成一个"C"将面罩贴在患者面部，以使面罩边缘完全贴合，施救者用剩余的 3 根手指(形成一个"E")托起下颌(此动作可保持气道打开)。第二名施救者缓慢挤压球囊(大约 1 s)直至胸廓隆起。两名实施人员应同时观察胸廓隆起。

3. 辅助或控制呼吸的操作要点·在操作者用单手或由助手行辅助或控制呼吸时，应通过观察或手感来判断患者胸廓起伏的幅度和通气阻力的大小，并评估通气效果。可通过使患者头部略后仰、抬起颏部或托起下颌的方法，使患者下颌骨向前上抬起并张口，来改善通气效果(图 1-13)。必要时可置入口咽或鼻咽通气管。缓慢而均匀地供气可最大限度地避免胃膨胀的发生。

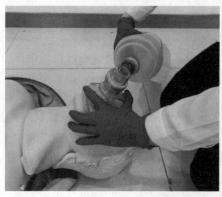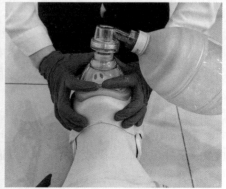

图 1-13　面罩通气的手法

(四) 基本气道辅助装置

如需较长时间解除梗阻或手法托举无效时,可放置口咽通气管或鼻咽通气管,以帮助开放气道。

1. 口咽通气管·口咽通气管(oropharyngeal airway, OPA)是用金属、硬橡胶或硬塑料制成的、外观略呈 J 形、中空的人工气道(图 1-14),放置在舌面,可将舌与柔软的下咽结构固定,使它们远离咽后壁。

(1) 适应证:①由于舌头或上呼吸道肌肉松弛引起气道梗阻危险的患者;②其他手法(如仰头提颏法或推举下颌法)无法保持其气道通畅的无意识患者;③协助插管患者口腔和咽喉的吸引;④防止患者咬到并阻塞气管插管。

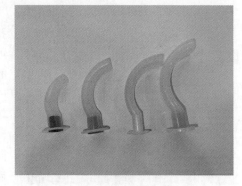

图 1-14　口咽气道

(2) 操作方法

1) 如果可能,通过使用硬质咽部吸头装置抽吸清理口腔和咽腔中的分泌物、血液及呕吐物。

2) 依据患者的体型选择适当尺寸的 OPA,将其紧贴脸部的一侧(图 1-15)。当 OPA 的突缘在口角时,尖端位于下颌角。向患者头侧方向将通气管的前端(其凹面朝向头端)插入口腔,其弧形向上朝向硬腭。

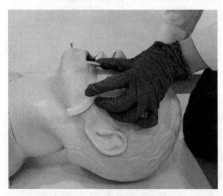

图 1-15　口咽气道装置测量

3) 当 OPA 通过口腔并靠近咽后壁时,将装置旋转 180°至适当位置。也可以与口部成 90°角的方向将 OPA 置入口腔,然后在将装置推入时,朝咽后部旋转直至咽腔。此方法可避免在推送通气管的过程中将舌体推向口腔深部,造成置管困难。两种方法的目的都在于将口咽通气管的弯曲弧线恰好与患者舌体的自然弧度贴合。

(3) 注意事项

1) 有意识或半清醒的患者使用口咽通气管时,可出现恶心、呕吐、呛咳、喉痉挛和支气管痉挛等反射,因此只适用于不咳嗽或无咽反射的非清醒的患者;在使用 OPA 前,应评估患者是否存在咳嗽或咽反射。如果有,请勿使用 OPA。

2) 过大的 OPA 可能会阻塞喉头或引起喉部结构创伤;过小的 OPA 或置入不正确可能会向后推动舌底并阻塞气道。

3) 应小心地置入 OPA,以避免对嘴唇和舌头造成软组织创伤。

2. 鼻咽通气管·鼻咽通气管(nasopharyngeal airway, NPA)是用橡胶或塑料等制成的软质中空导管(图 1-16),外形与气管导管相似。其前端斜口较短而钝圆,不带套囊。可作为鼻孔和咽部之间的气流通道。

(1) 适应证:与经口气道不同,NPA 可用于有意识、半清醒或无意识的患者(咳嗽和有完全咽反射的患者)。当置入 OPA 有技术困难或危险时,例如有咽反射、牙关紧闭、口周大面积创伤或使用牙箍的患者,适合使用

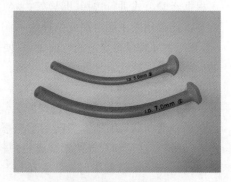

图 1-16　鼻咽气道

NPA,NPA主要用于解除舌后坠等所致的上呼吸道梗阻,也可用于神经受损伴有咽部肌张力和协调性不足导致上呼吸道梗阻的患者。由于患者对其耐受性好,较少发生恶心、呕吐和喉痉挛。

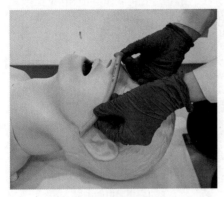

图1-17 鼻咽气道装置测量

（2）操作方法

1）选择尺寸合适的NPA:将NPA的外周长与内鼻孔进行比较,NPA不应过大,以免造成鼻腔持续压迫,也可以将患者小指的直径作为参照来选择合适尺寸。NPA的插入长度应与患者鼻尖至耳垂的距离相同(图1-17)。

2）使用水溶性润滑剂或麻醉药凝胶(导管胶)润滑气道。

3）通气管必须沿下鼻道插入,以垂直于面部的角度向后通过鼻孔置入气道,沿着鼻咽底部轻轻地插入气道。插入动作应轻柔、缓慢,以免造成损伤出血,如遇有阻力不应强行插入,可稍稍旋转导管直至无阻力感后再继续推进,或尝试通过另外一个鼻孔置入。

（3）注意事项

1）由于通气管是由患者的鼻孔插入,且管径较大,易致出血,因此,对于凝血功能异常、颅底骨折、鼻咽腔感染或鼻中隔外伤移位等患者禁忌使用。

2）经常进行重新评估,通过使用仰头提颏或推举下颌法保持头部后仰。黏液、血液、呕吐物或咽部软组织都可能阻塞内径较小的NPA。可能有必要经常评估并吸引气道以确保气道通畅。

（五）气管插管术

气管插管是将人工气道与解剖气道连接的最可靠的方法,也是院前急救医生和院内急诊医生(包括ICU医生)、麻醉医生所必须掌握的基本技能之一。

1. 适应证 气管插管可保持患者呼吸道通畅,防止异物进入呼吸道,便于及时吸出气管内分泌物或血液;进行有效的人工或机械通气。因各种原因需要进行机械通气者、心肺复苏及新生儿严重窒息时,都是气管内插管的适应证。

2. 插管前准备 插管前必须准备好所有设备和器材,院前急救常用器械包括:喉镜(麻醉喉镜、电子喉镜)、气管导管、牙垫或口塞、管芯固定胶带及负压吸引装置等。

（1）喉镜的选择和检查:临床上可供选择的直接喉镜种类较多,其用途和使用方法也各不相同。目前最常用的仍是最传统的Macintosh喉镜(弯喉镜片)。使用前须检查喉镜电池的电量是否充足、喉镜片前端的灯泡或光纤是否明亮。选择合适大小的喉镜片。

（2）气管导管的选择和检查:成人一般选择内径7.0～7.5 mm的气管导管,小儿气管导管内径可根据经验公式进行选择,即导管内径(mm) = 患儿年龄(岁)/4 + 4。检查导管套囊是否漏气,并将导管前端用医用润滑剂或生理盐水润滑;将导管芯置于气管导管腔内,根据患者的喉部位置情况,将气管导管保持合适的弯曲度,以便提高插管的成功率。导管芯前端不能超出气管导管。所有的操作均应保持气管导管的无菌状态。

3. 气管插管方法

（1）插管的体位:自患者的口腔至气管之间可以人为地划出三条解剖轴线:口轴线为口腔至咽后壁的轴线(OA),咽轴线为咽后壁至喉头的轴线(PA),喉轴线为喉腔至气管上段的轴线(LA)。患者仰卧时,这三轴线彼此相交成角,并不处于一条支线。如果在患者枕下垫一薄枕,使患者的头部垫高约10 cm,并使头后仰("嗅花位"),可以使患者咽、口、喉三轴线接近重叠,插管径路接近为一条直线,利于显露声门。

（2）插管操作方法：操作者左手持喉镜柄，右手提颏张口并拨开上下唇。从患者右侧口角置入喉镜片，沿患者的舌背面向下滑行，在将喉镜片逐渐移至口正中部的同时，将舌体略压向左侧。显露悬雍垂后，继续沿舌背部的曲线轻柔地将喉镜片向下滑入，直至看见会厌软骨。使用弯喉镜片时，在明视下将喉镜片的前端伸入舌根与会厌软骨根部之间的会厌谷，再向上、略向前方上提喉镜，使会厌向上翘起紧贴喉镜片，以显露声门。注意上提喉镜时，用力的方向应与喉镜柄的方向一致，即朝向患者脚部上方天花板的方向，大致为前上方 45°。这时注意不要弯曲自己的腕部或将喉镜片在患者的牙齿上撬动，以免损伤牙齿或软组织。

置管时右手以持笔式持气管导管，在明视声门的情况下将气管导管沿患者的右口角置入，避免导管阻挡操作者的视野，亦不要使牙齿刮破导管套囊。气管导管进入声门后，将导管内的导芯拔出，继续置管，直到气管导管的套囊进入声带下 3～4 cm 的位置。使用注射器将导管套囊充气，最佳充气标准是使套囊内压力为手控呼吸下套囊周围无漏气时的最小压力。成年人置管平均深度（即气管导管前端至门齿距离）为 20～24 cm。然后将牙垫置入患者的门齿之间，退出喉镜。

（3）气管导管位置的判定：理想的导管位置其前端应位于气管的中段，隆突上 3～7 cm。确认气管导管位置的常用方法包括：①将气管导管与二氧化碳探测器或呼气末二氧化碳（$P_{ET}CO_2$）监测相连，行数次人工通气，以检测气道内出现的二氧化碳；出现正常的 $P_{ET}CO_2$ 波形是气管导管位于气管内的可靠指标；②以听诊器依次置于患者上腹部、双侧肺尖、双侧肺底，听诊并观察正压通气时双肺的呼吸音和胸廓起伏幅度是否一致、是否有上腹部气过水声。插管后若患者一侧肺呼吸音消失，提示导管可能过深而进入了另一侧主支气管，需要缓慢地退管，直到双肺呼吸音对称。上腹部如有气过水声，提示导管置入消化道，需退出重新插管。

（4）气管导管的固定：最好采用专用的导管固定器来固定导管；也可采用胶带或气管导管固定带固定导管。

（5）注意事项：①喉镜的着力点应始终位于喉镜片的顶端，并采用上提喉镜的手法，严禁将上门齿作为支点，以防损伤牙齿；②导管插入声门时必须动作轻柔，避免使用暴力。

4. 气插管的常见并发症

（1）气管插管所引起的创伤：气管插管可能造成口唇、舌、牙齿、咽喉或气管黏膜的损伤，偶可引起环杓关节脱位或声带损伤。只要细心操作，避免暴力，一般不会发生或症状轻微。

（2）气管导管不畅：气管导管扭曲、导管气囊充气过多阻塞导管开口、俯卧位时头部扭曲、头过度后仰等体位使导管前端斜开口处贴向气管壁，以及导管衔接处内径过细等多种原因，均可导致气道不同程度地阻塞。此时应根据原因做好预防。一旦发生，经处理仍不能解除时，立即更换气管内导管。

（3）痰液过多：痰液过多阻塞气管导管常见于小儿。在充气套囊上方的气管与导管之间的缝隙内可存留较多的分泌物或痰液，一旦套囊放气，即可能流入气道内引起气道梗阻，所以要定期清理干净。

（4）气管导管插入过深阻塞一侧支气管：气管导管插入过深容易误入一侧支气管而使另一侧支气管无通气，特别是在插管后头部位置变动时易发生。最好的诊断方法是听诊两肺呼吸音和观察两侧胸部呼吸幅度。一旦发生应及时调整好气管导管的位置。

（盛凯辉　刘　涛）

第四节 · 急救绿色通道管理

急救绿色通道是指医院为急危重症患者提供快捷高效的服务系统,包括在分诊、接诊、检查、治疗、手术及住院等环节上,实施快速、有序、安全、有效的急救服务。急救绿色通道的建立是救治危重症患者最有效的机制,能有效缩短救治时间,降低伤残率和病死率,提高患者的救治成功率和生存质量。

(一) 急救绿色通道的范围

急救绿色通道是急救的"生命通道",是为了缩短患者抢救时间,将传统的从院前急救,到院内分诊、就诊,再到各辅助部门的检查、配药等流程串起来,为患者赢得宝贵的抢救时间。它的范围包括各种急危重症需紧急处理的患者。根据国家制定的相关政策,急诊绿色通道救治范围:需要进入急救绿色通道的患者是指在短时间内发病,所患疾病可能在短时间内(<6 h)危及患者生命。

(1) 严重创伤:严重的创伤、严重多发伤/复合伤、开放性骨折、开放性胸部外伤、心穿孔伤、内脏破裂出血、急性脑损伤、张力性气胸、电击伤。

(2) 急性脑血管疾病:急性缺血性卒中或出血性卒中。

(3) 急性心血管疾病:急性心肌梗死、急性肺栓塞。

(4) 孕产妇急症:异位妊娠破裂出血、产科大出血、羊水阻塞、妊高征。

(5) 其他急危重症:严重哮喘持续状态、急性呼吸衰竭、大咯血、消化道大出血、各种原因导致的休克、昏迷或心搏骤停、重症酮症酸中毒、重症胰腺炎、甲亢危象、气道异物、急性中毒。

(6) 突发性公共卫生事件:如车祸、灾害、食物中毒、群殴事件或社会事件中的患者。

(二) 急救绿色通道的要求

急救绿色通道是一个多部门的协作,把一个"串联"的抢救生命的过程变成了一个"并联"的过程,缩短患者抢救时间。因此它对医院各部门也是有特定的要求。

(1) 医院建立急救绿色通道管理制度,明确绿色通道救治范围、救治流程,以及医护人员资质职责与培训要求。建立急救绿色通道应急预案,定期组织模拟演练。

(2) 医院急诊设置"绿色通道"专线电话,与院前急救专线联系;要求医务人员在电话铃响3声内接通电话;随着通信设备的发达,现在除了有院前急救专线电话,医院的急诊还有远程心电监护监控与急救中心和急救车实时连线,便于医护人员在患者还没有到院时,就了解患者病情,做好抢救准备。

(3) 急诊入口保持通畅,设有救护车专用通道,预留急救车专用停车位。

(4) 急救绿色通道以抢救患者生命为首要原则,先抢救后检查,先救治后收费,所有环节优先诊治,全程陪护。急救绿色通道涉及的所有工作人员,均应为进入急诊绿色通道的患者提供快速、有序、安全、有效的诊疗服务。

(5) 院区内有醒目的"急救绿色通道"路标指引和标识,收费处、检验科、药房和各辅助检查科室应张贴"绿色通道优先"告示。

(6) 医疗机构应明确授权开通急救绿色通道的岗位,依据急救绿色通道救治范围,为进入急救绿色通道患者的各类申请单冠以"绿色通道"标记。各相关部门凭"绿色通道"标识,优先办理诊疗相关业务。

(7) 急救所需的基本设施、设备、药品、器材均应处于完好备用状态。

(8) 实行"五区四级"的分区救治、建立住院和手术的"急救绿道",建立创伤、急性心肌梗死、脑卒中、急性呼吸衰竭等重点病种的急诊服务流程与规范,保障患者获得连贯的医疗服务。

（9）实行首诊负责、无缝衔接与院前急救建立急诊、急救转接服务制度。首诊负责制包括医院、科室、医生三级。首诊负责制是指第一位接诊（首诊医生）对其接诊患者，特别是急危重患者的检查、诊断、治疗、会诊、转科、转院等工作负责到底的制度。

（三）急救绿色通道的救治

1. 院前急救 · 对患者进行必要的处理后，尽快转运至医院，在转运过程中通知医院做好人员、仪器设备、药物的准备。

2. 院内急救

（1）医护人员接到院前急救电话后，根据患者病情备齐相应的抢救物品，做好相应抢救准备。

（2）救护车到院后，与院前急救人员做好规范的病情交接。

（3）患者到院后立即进入绿色通道，落实各项抢救操作。

（4）患者在抢救过程中，及时进行医患沟通，做好患者知情同意制度。

（5）进入绿色通道后，需要相关科室会诊时，相应专业医师接到会诊通知后在15 min内到达现场，如有医疗工作暂不能离开者，要指派本专业有相应资质的医师前往。

（6）药学、医学影像（普通放射、CT、MRI、超声等）、临床检验、输血、介入部门应为进入绿色通道患者进行优先检查、检验。

（7）待患者病情稳定，根据患者病情情况由专人护送至手术室、监护室、病房进行后续治疗。

（8）在抢救结束后6 h内，及时将各种抢救记录信息补齐。同时护士在执行抢救时，可以执行医生的口头医嘱，但是要护士复述，医护双方再次确认后方可执行。

（四）患者转运

（1）经抢救患者生命体征平稳，需要转往其他医疗机构治疗时，急诊值班医师应电话联系欲转往的医疗机构，告知其值班医师病情，交代准备事项，并派医护人员携带转运途中必要物品，送达转往的医疗机构，双方交接患者和病情后，签字确认。

（2）经评估者需要转入重症监护病房或专科病房继续治疗时，急诊值班医师应电话通知病房值班人员做好接收患者的准备，依据患者病情可能出现的最高风险，按响应分级进行转运，急诊医护人员共同护送转入重症监护病房或专科病房，双方完成交接，记录并保存。

（3）经过专科会诊实行急诊手术的患者，手术医生电话告知手术室患者病情。手术室值班人员立即通知手术相关人员到场，10 min内做好手术室和相关物品准备，急诊医护人员共同护送患者转运至手术室，在手术医师到达手术室之前由急诊科医师、麻醉医师共同给予患者必要的医疗处置，手术医师到达后，同麻醉医师、手术室护士、急诊医护人员共同交接患者及患者病情，记录并签字确认。

（4）经抢救患者体征平稳，经评估无需住院治疗者，可转至留观区继续治疗，患者满足出院条件时，可办理离院手续。

（5）急诊医师与转送医疗机构、临床科室完成急救绿色通道交接手续后，可关闭该患者急救绿色通道。

（沈　敏）

第五节·急救护理

急救护理工作包含现场急救、患者转运、院内救护三个部分。现场急救是指对危重患者就地进行抢救处置，将患者从危险的环境中解救出来；患者转运则是指将患者及时、安全、合理地疏散转运到有条件的医院接受进一步治疗；院内救护是指由院内急救团队，通过专业急救设备和药品，快速、高效地对患者进行急救，最大限度地保护患者生命安全。

随着时代的不断发展，急救护理的范围更加广泛、复杂、难度更大，对急救人员的要求也更高。如何进行专业的救护，降低患者的病死率和伤残率变得至关重要。

（一）院前急救

急救现场的情况瞬息万变，且情况复杂，但不管情况如何变化，抢救患者的目的都是挽救患者的生命，保证患者生命体征的平稳，维持其基本生理功能，等待进一步治疗。

1. 现场急救的目的　①维持生命；②有效止血，防止休克；③妥善包扎，保护伤口；④固定骨折，减少二次伤害；⑤防止并发症及伤势恶化——脊髓损伤、肢体坏死等；⑥迅速转运。

2. 现场急救的原则

（1）沉着冷静、胆大心细。

（2）在评估患者病情前，首先要评估现场环境，确保现场环境安全，其次要确保患者和自身的安全。

（3）分清疾病的轻重缓急，要在"先救治、后治伤；先危后重、先急后缓"的原则下进行施救。

（4）尽最大可能减轻患者的痛苦。

（5）充分利用身边可支配使用的人力和物力资源，协助救护。

3. 现场初步评估　现场初步评估要迅速而轻柔，不同病因患者评估的侧重点不同，这有赖于评估者的经验和选择，但绝不可因为评估而延误抢救时机。

（1）立即判断现场环境是否有异常情况，自身和伤者及旁观人群是否身处险境等。不管后续急救治疗如何，首先要保证自身的安全。

（2）及时评估事件或疾病的发起原因、受伤人数及严重程度，现场有哪些可利用资源，需要何种支援及可采取的行动等。

（3）可能情况下，应使用呼吸面罩、呼吸膜、医用手套、眼罩等个人防护用品。

4. 病情判断　按照先重后轻的抢救原则进行病情评估。可以从"6个是否"方面来判断患者的病情。

（1）意识是否清晰：判断患者的意识状态，呼唤轻拍推动，观察患者神志是否清醒，无反应则表明意识丧失，已陷入危险。

（2）气道是否通畅：梗阻者不能说话及咳嗽。

（3）呼吸是否正常：正常成人 12～18 次/min，儿童 20～30 次/min，危重者呼吸变快、变浅、不规则、叹息样或停止。

（4）循环体征是否良好：看皮肤、黏膜颜色是否苍白或青紫；数脉搏，正常成人 60～100 次/min，以判断有无心脏危险信号。

（5）瞳孔是否有反应：判断有无颅脑损伤、脑疝、脑水肿或药物中毒。

（6）是否有外伤：对于外伤患者可以按照（CRASHPLAN）顺序来检查，即心脏（cardiac）、呼吸（respiration）、腹部（abdomen）、脊柱（spine）、头颅（head）、骨盆（pelvis）、四肢（limb）、动脉（arteries）、神经（nerves）。

5. 现场救护　在对患者进行大致的病情评估，判断病情后，立即开展救护。

（1）在不影响急救处理的前提下，妥善安置患者体位。

1）心搏骤停者：采用心肺复苏体位，即平卧位。

2）意识不清昏迷患者或舌后坠伴呕吐患者：头偏向一侧平卧位或屈膝侧俯卧。

3）休克患者：取休克体位，即头和躯干抬高 20°～30°，下肢抬高 15°～20°的中凹卧位，使患者放松并保持呼吸道通畅。

4）面部朝下患者：必须移动时，应采用"轴线翻身法"整体翻转，即头、肩、躯干同时转动，始终保持在同一轴面上，避免躯干扭曲。需要注意的是这种翻身方法通常一人是无法完成，如果现场急救只有一人的话，不建议使用这种方法。

（2）保持患者呼吸道通畅：清理痰液和分泌物，有条件可以给予吸氧、进行口对口人工呼吸、气管插管等措施。

（3）维持循环系统功能：测量患者的生命体征包括心率、血压等；心搏骤停患者，应立即进行胸外心脏按压，必要时进行电除颤及体外心脏按压。

（4）维持中枢神经系统功能：在进行现场急救的同时，即可开始注意脑复苏，及早头部降温，以提高脑细胞对缺氧的耐受性，保护血脑屏障、减轻脑水肿、降低颅内压、减少脑细胞的损害。

（5）对症处理：包括止血、包扎、固定及搬运，应用药物或其他方法，进行降温、引流、解毒、解痉、止痛、止吐、平喘、止血等。

（6）及时脱去患者衣物：在院外现场/处理猝死、窒息、创伤、烧伤等患者时，为便于紧急救治，在保护患者隐私的前提下，均需适当脱去患者的某些衣、裤、鞋、帽等。

（7）保存离断的肢体：及时妥善处理好离断肢体。如手指或肢体被截断时，将断离面用生理盐水冲洗后，用无菌纱布包好放入塑料袋内，同时将碎冰放在塑料袋外面，带到医院以供再植。注意不可将断离肢体直接放入碎冰中，可使断离的黏膜组织无法修复再植。

（8）做好心理疏导：需要现场急救的患者大多数都是发病突然、意外、病情复杂、病势凶险，对于突如其来的变故，患者和其家属大多毫无准备。在这种情况下，患者的心理往往充斥着不安、惶恐、紧张、焦虑。这时候救护者的任何一个举动都会直接或间接地影响患者和家属的心理，及时做好患者心理疏导，给患者带来安全感和信任感，帮助他们更好地应对疾病，积极配合抢救和治疗。

6. 患者转运·现场急救只是整个院前急救的一部分，在对患者做好初步评估和判断后，如何安全地将患者转运到设备齐全的医院接受进一步后续治疗是很关键的。所以掌握一定的搬运和转运技术，避免在搬运和转运过程中对患者造成二次伤害，增加患者的痛苦。

（1）搬运技术：现场初步救治患者后，必须尽快护送，搬运是转运患者必不可少的重要环节。搬运不是一种简单的体力劳动，如何正确、稳妥、迅速地搬运对患者的救治和预后情况至关重要。现场搬运患者的基本原则是及时、迅速、安全地将患者搬运至安全地带。

1）普通患者搬运法：①担架搬运法：担架搬运法是最常用的搬运方法，对于转运路途较长、病情较重的躯干或下肢骨折、急危重症的患者最为适宜。②徒手搬运法：在现场找不到担架，转运路程较近，可采用徒手搬运法。此法对患者和搬运者双方都比较劳累，病情重的患者，不宜采用此法。

2）特殊患者搬运法：如遇到一些特殊患者，比如内脏脱出、脊柱、颈椎有损伤的患者，需要采用一些特殊搬运方法和搬运技巧。①腹部内脏脱出的患者：先进行包扎以保护脱出的内脏，然后搬运；②昏迷患者：患者平卧或俯卧于担架上，头偏向一侧，以利于呼吸道分泌物引流；③骨盆损伤的患者：应先将骨盆用三角巾或大块包扎材料做环形包扎，然后让患者卧于门板或硬质担架上，双膝微屈，下部加垫，再进行搬运；④脊柱损伤的患者：搬运时严防颈部和躯干前屈或扭转；⑤异物刺入体内的患者：若刀子、匕首、钢筋、铁棍及其他异物因意外刺入体内后，切忌拔出异物再包扎。异物可能刺中重要器官或血管，如果盲目将异物拔出，会造成出血不止，甚至导致更严重的伤情发生，应包扎后搬运。搬运时应避免挤压。刺入物外露部位较长时，要有专人负责保护刺入物。途中严禁震动，以防刺入物脱出或渗入。

（2）转运技术：转运的目的不是简简单单将患者从一个地方转移到另一个地方，而是为了帮助患者寻求或完成更好的诊疗措施，让其尽可能最快地获得更专业更精细的治疗，最大限度地挽救患者的生命,减轻伤残。但转运存在风险,只有当获益大于风险的情况下才推荐转运,如果不能达到上述目的,则应重新评估转运方式的必要性。

1) 转运的基本原则:①迅速观察受伤现场和判断伤情;②对生命体征不稳定者,或在转运途中有生命危险的患者,应暂缓转运;③做好患者现场的救护,先救命后治伤;④应先止血、包扎、固定后再搬运;⑤患者体位要适宜;⑥不要无目的地盲目移动患者;⑦保持脊柱及肢体在一条轴线上,防止损伤加重;⑧动作要轻巧、迅速,避免不必要的振动;⑨注意伤情变化,并及时做急救处理,如行驶中不能操作,应立即停车急救。

2) 转运前准备:转运前除了评估患者自身条件适合与否,其他工作也要做好充足的准备,比如转运的路线,交通工具、通信设备等都要做好准备才可出发。

3) 转运途中的监护:转运危重患者有很多不确定因素,因此转运中的监护和生命支持是不可缺少的。若呼吸、心跳突然出现危象或骤停,应在安全环境中立即进行心肺复苏;若肢体包扎过紧,造成肢体缺血而使手指、足趾变凉发紫,则应立即调整包扎;远距离长时间转运患者,止血带需定时放松;患者频繁剧烈的抽搐、呕吐等,需立即作相应处理。若病情变化,车辆行进影响操作,应立即停车急救。

(二) 院内救护

患者安全转运到医院后,急诊医护人员应对患者进行再次评估并快速分诊。

1. 院内病情评估 · 患者入院后,医护人员需要迅速为患者病情进行详细评估。发现致命性的问题及时处理,以维持生命体征稳定为目的进行急救,并确定救护方案。评估的信息可以从患者、家属、警察、消防员或专业救护人员处获得。同时,快速有效地对患者进行全面体格检查,为患者后续抢救提供帮助。

(1) 头面部:除了进行伤口评估,还要判断以下几方面。

1) 头皮及头部:有无出血、血肿、撕裂伤、挫伤、骨折等。

2) 眼睛:视力、瞳孔大小、对光反射、有无结膜及眼底出血、穿刺伤、晶状体移位,有无因眼眶骨折造成的眼球活动受限。

3) 鼻、耳、口腔:有无出血,有无异常的渗出液,如有无脑脊液鼻漏、耳漏,有无眼眶周围淤血、耳后乳突区瘀血等颅底骨折之征象,牙齿有无松动、脱落及咬合不正。

(2) 颈椎及颈部:判断有无气管移位,有无颈动脉搏动。①颈椎:检查颈椎及颈部有无伤口;②颈部:通过视诊、触诊、听诊,判断有无颈椎压痛、气管偏移、喉管骨折、皮下气肿等。

(3) 胸部及背部

1) 视诊:观察患者有无伤口、有无开放性气胸及大范围连枷胸、呼吸频率及呼吸深度是否异常,发生肋骨骨折时,胸式呼吸减弱;胸廓不对称可能提示有连枷胸。

2) 触诊:完整触摸整个胸廓,包括锁骨、肋骨及胸骨,观察胸廓起伏是否正常;胸骨加压有无疼痛,如有大量胸腔积液、气胸可出现一侧胸廓扩张度降低、语音震颤减弱或消失。

3) 叩诊:呼吸音降低、叩诊呈高度鼓音提示张力性气胸的可能,需立即做胸部减压处理。

4) 听诊:对于气胸可于前胸部高位听出,而血胸可于后底部听出。心音遥远、脉压减小可能提示心脏压塞,心脏压迫张力性气胸可出现颈静脉怒张,而低血容量可使颈静脉怒张降低或消失。

(4) 腹部

1) 视诊:观察腹部是否对称,有无伤口、瘀血、开放性伤口,腹式呼吸减弱或消失常见于急性腹痛、消化性溃疡穿孔所致的急性腹膜炎。

2) 听诊:肠鸣音是否正常,肠鸣音亢进次数多且呈响亮、高亢的金属音为机械性肠梗阻的表现。

3）叩诊:肝浊音消失代之以鼓音是急性胃肠道穿孔的重要体征。胆囊区叩击痛是胆囊炎的重要体征。

4）触诊:检查腹部有无疼痛、反跳痛,位于脐与右髂前上棘连线中外 1/3 交界处的麦氏点压痛为阑尾病变的标志。

（5）会阴、直肠、阴道

1）会阴:检查是否有挫伤、血肿、撕裂伤及尿道出血,由于骨盆骨折可造成骨盆容积增加,引起难以控制的出血并导致致命性的失血,必须及时予以评估并处置。髂骨、耻骨、阴唇或阴囊出现瘀血要怀疑骨盆骨折。对于清醒患者,骨盆环触压疼痛是骨盆骨折的一项重要体征,对于昏迷患者,采用前后压迫方式,用手轻柔地压髂前上棘及耻骨联合,若造成骨盆活动则要考虑骨盆环分离。

2）直肠:放尿管之前应先做直肠指检,检查肠道管腔内有无血液、有无前列腺损伤、骨盆骨折、直肠壁损伤,以及检查肛门括约肌张力。

3）阴道:女性患者要检查阴道穹窿有无血液,查看有无阴道撕裂伤。

（6）脊柱、关节、四肢:在评估脊柱和四肢的时候,不管是评估者还是助手,一定要动作轻柔,以防对已经受伤的脊柱关节造成二次损伤,增加患者的痛苦。

1）脊柱:视诊脊柱有无侧突、畸形,有无脊柱活动度异常,脊柱触诊有压痛及叩击痛,多见脊椎外伤或骨折。

2）关节:检视肢体有无挫伤或变形,触摸骨骼,检查有无压痛或不正常的活动。韧带破裂会造成关节不稳定,肌肉及肌腱的损伤会影响受创关节的主要活动。

3）四肢:观察四肢是否有畸形,手部、腕部、足部等骨折在急诊室再次评估中通常不能被诊断出,只有在患者已经恢复意识以后,或其他主要的伤害已经解决,患者才能指出这些区域的疼痛。

（7）神经系统:评估患者意识、瞳孔大小、Glasgow 昏迷指数评分,检查早期神经状况改变。感觉丧失、麻痹或无力可提示脊柱或周边神经系统可能有重大伤害。使用颈部固定仪器的患者,必须持续使用,直到脊髓损伤已经排除。

2. **病情分级** · 根据《急诊预检分诊专家共识》,医院急诊通常将患者的病情按照急危、急重、急症、亚急症和非急症分为五个级别,并分别安排在急诊相对应的四个诊疗区域内,同时借助代表性颜色来识别分诊级别,以起到警示作用。

Ⅰ级（急危-复苏区-红色）:正在或即将发生的生命威胁或病情恶化,需要立即进行积极干预;必须立即进行评估和救治;如心搏/呼吸停止或节律不稳定、气道不能维持、休克、明确心肌梗死、癫痫持续状态、复合伤、急性药物过量、严重休克的儿童或婴儿、小儿惊厥等。

Ⅱ级（急重-抢救区-橙色）:病情危重或迅速恶化,如短时间内不能进行治疗则危及生命或造成严重的器官功能衰竭;或者在短时间内进行治疗可对预后产生重大影响的,比如溶栓、解毒等;需要立即监护生命体征,10 min 内得到救治;如昏睡、类似心脏因素的胸痛、急性脑卒中、不明原因的严重疼痛伴大汗、高度怀疑的急性心肌梗死和急性肺栓塞、主动脉夹层、异位妊娠、消化道穿孔等。

Ⅲ级（急症-优先诊疗区-黄色）:存在潜在的生命威胁,如短时间内不进行干预,病情可进展至威胁生命或产生十分不利的结局,安排患者在优先诊疗区候诊,30 min 内接诊,若候诊时间＞30 min,需再次评估;如急性哮喘、头外伤、中等程度外伤、持续呕吐/脱水、稳定的新生儿等。

Ⅳ级（亚急症-普通诊疗区-绿色）:存在潜在的严重性,如患者一定时间内没有给予治疗,患者情况可能会恶化或出现不利的结局;以及症状将会加重或持续时间延长,按顺序就诊,60 min 内得到接诊,若候诊时间＞60 min,需再次评估;如吸入异物无呼吸困难、呕吐或腹泻无脱水、轻微出血等。

Ⅴ级（非急症-普通诊疗区-绿色）:慢性或非常轻微的症状,即便等待一段时间再进行治疗也不会对结局产生大的影响,按来院顺序就诊,除非病情变化,候诊时间较长(2～4 h);若候诊时间>4 h,可再次评估;如微小伤口、稳定恢复期患者复诊、仅开药、仅开具医疗证明等。

通过急诊"五级四区"分诊方法可以让真正需要急救的患者得到优先诊治。

3. 院内急救护理

(1)护士应了解病情,做好患者接收准备工作;备好氧气装置、吸引装置、监护仪、呼吸机、抢救药品等。

(2)严密观察患者病情变化,监测患者的意识、生命体征、氧饱和度等。

(3)做好气道管理,保持呼吸道通畅及各种置管的在位通畅,必要时做好紧急气管插管准备。

(4)做好神经、呼吸、循环、肾脏系统病情观察及评估,准确记录 24 h 出入量。

(5)对昏迷神志不清、意识障碍、无自主能力的重症患者,必须执行 2 种以上(含 2 种)识别患者的方法。

(6)及时正确执行医嘱,认真落实各项护理措施。口头医嘱要准确、清楚,尤其是药名、剂量、给药途径与时间等,护士要复述一遍,医生确认无误后方可执行,并及时记录于抢救记录单上,抢救后 6 h 内补开处方。

(7)各种急救药物的安瓿、输液空瓶、输血空袋等用完后暂行保留,以便统计与查对,避免医疗差错。

(8)对于经抢救病情稳定或需转入病房或手术室治疗的患者,应派人护送。

(9)严格执行各项操作规程及无菌原则,抢救结束后物品按消毒技术规范处理。

(10)一切抢救工作均要做好记录,要求及时、准确、清楚、扼要、完整,并必须注明执行时间。

(三)中医急救护理

说到急救,基本联想到的都是输液、吸氧、吸痰等现代西医急救方法,其实中医在急救方面也有一些方法,通过辨证施治,将针灸、刮痧、中药方剂等运用到急救中。

1. 针灸疗法 针灸不仅可以用于治疗各类常见病,还具有急救的作用;常用于晕厥、抽搐、胃痛、腹痛、胆绞痛、头痛等急症的治疗。

(1)十大急救穴位:人中、合谷、内关、公孙、足三里、神阙、太冲、风池、定喘等。

(2)适应急症

1)昏厥:突然昏倒、不省人事、颜面苍白,汗出肢冷为主要特点的病症。

2)胃疼:又称"胃脘痛",是指以上腹胃脘部疼痛为主要表现的病症,常伴有胃脘部的痞闷或胀满、恶心呕吐、食欲不振、吞酸嘈杂等。

3)胆绞痛:常见的一种急腹症,以突发性右上腹剧痛,持续性绞痛、阵发性加剧为主要特征,疼痛部位拒按、压痛或叩击痛,并向右肩背部放射。

(3)护理要点

1)针灸对晕厥有立竿见影之效,但患者苏醒后要特别注意查找病因,明确诊断,积极治疗原因,以免贻误病情。

2)针灸具有良好的镇痛作用,若经治疗疼痛不能缓解,应查明原因,给予相应的处理。

3)急救时患者应去枕平卧,注意保暖,保持气道通畅,应动作迅速,沉着冷静,不慌不乱。

4)饮食调理、生活规律和精神调节养成良好的生活习惯,保持心情舒畅。

2. 刮痧疗法 "刮痧"是用刮痧板蘸刮痧油反复刮动,摩擦患者某处皮肤,以治疗疾病的一种方法。

(1)工具选择:刮痧板(牛角类、砭石类等刮痧类板或匙),介质(刮痧油、清水、润肤乳等)。

(2)适应证:感冒、发热、头痛、中暑、哮喘、心绞痛、颈椎病、小儿消化不良等。

（3）禁忌证：有严重心血管疾病、肝肾功能不全、全身水肿、孕妇的腹部和腰骶部急性扭伤、接触性皮肤病、有出血倾向者等。

（4）刮痧手法：有补法、泻法、平补平泻法。①补法：运板压力小，速度慢，每一板的刺激时间较长；②泻法：运板压力大，速度快，每一板的刺激时间短；③平补平泻：运板手法柔和，板压轻重适中，速度不快不慢，是介于补法与泻法之间的一种通调经络、气血的刮痧运板法。

（5）护理要点

1）空腹及饱食后不宜进行刮痧术。

2）刮痧不配合者，如醉酒、精神分裂症、抽搐者不宜进行刮痧术。

3）刮痧过程中若出现头晕、目眩、心慌、出冷汗、面色苍白、恶心欲吐，甚至神昏扑倒等晕刮现象，应立即停止刮痧，取平卧位。

4）刮痧时注意室内保暖，尤其是在冬季应避免寒冷与风口，夏季应回避风扇直吹，刮痧后 1 h 内忌洗澡。

5）前一次刮痧部位瘀斑未退之前，不宜在原处进行再次刮痧出痧，再次刮痧时间需间隔 3～6 天，以皮肤上痧退为标准。

6）刮痧出痧后最好饮一杯温水，并休息 15～20 min。

3. 放血疗法　放血疗法就是指用三棱针、粗毫针或小尖刀刺破穴位浅表脉络，放出少量血液，以外泄内蕴之热毒，达到治疗疾病的效果，具有消肿止痛、祛风止痒、开窍泻热、镇吐止泻、通经活络之功效。

（1）适应证：高热、头痛、痹症、腰痛、各种痛症、跌打损伤、咽痛、齿疾等。

（2）禁忌证：患有血小板减少症、血友病等出血倾向患者；体质虚弱、贫血、孕期、皮肤有感染者。

（3）护理要点

1）放血针必须严格消毒，防止感染。

2）针刺放血时不宜进针过深、创口不宜过大，以免损伤其他组织，划割血管时，宜划破即可，切不可割断血管。

3）一般放血量 5 滴左右，1～2 日一次，一周放血不超过 2 次，1～3 次为一个疗程，如出血不止，可采用压迫止血。

4）本疗法仅急救时应用，待病情缓解后，要全面检查，再进行治疗，切不可滥用放血疗法。

4. 中医急救方剂

（1）独参汤：红参隔水炖。用于失血过多、失血性休克、妇女大出血等。

（2）甘草：水煎服，用于解百毒，适用于各种食物及药物中毒。

（3）藿香正气散：用于胃肠病毒性感冒、上吐下泻等。组成：藿香、大腹皮、白芷、紫苏、半夏、白术、陈皮、厚朴、桔梗，研为细末，姜枣煎汤送服。

（李　轶）

第六节 · 创伤急救四大技术

创伤是指机械性致伤因素作用于人体所造成的组织结构完整性的破坏或功能障碍。在日常生活中，创伤的原因包括物理、化学和生物等因素，如高温、寒冷、烧烫、切割、电击、坠落、动物叮咬、毒气,以及交通事故中发生的撞击、碾压等。根据致伤因素、受伤部位、皮肤完整性及伤情轻重来确定创伤类型。

创伤在急诊中是比较常见的,同时也是造成青壮年死亡或者伤残的第一大危险因素。严重创伤可引起全身反应,局部表现有伤区疼痛、肿胀、压痛,骨折脱位时有畸形及功能障碍,还可能导致致命性大出血、休克、窒息及意识障碍。

创伤急救是急诊医学的重要组成部分,提高救治反应能力和水平,可以提高伤员存活率,减少伤残率。创伤急救是急诊医学、急救护理学的重要组成部分,反映了现代医学进步和经济发展的必然需求。创伤急救要求急救人员到达致伤现场,即对伤员进行初级创伤生命支持,应先维持生命指征,防治休克,对伤口止血、包扎,伤肢固定,将伤员安全、迅速地转送到医院进一步治疗。院内急救包括急诊抢救和后续相关专科治疗,主要目的是对伤员进行高级创伤生命支持,平稳生命体征,同时由创伤专科会诊决定手术治疗。

（一）创伤救护的目的和原则

创伤救护的目的是挽救伤员生命、防止伤病恶化、减轻伤员痛苦和促进伤员恢复,救护时遵循"先救命,后治伤"的原则,按照先抢后救、先重后轻、先急后缓、先近后远、先止血后包扎、先固定后搬运的原则施救。在现场尽快处理危及伤员生命的外伤,如大出血、窒息等,争取在最佳时机、最佳地点、尽最大努力去救护最多的伤员。

当发生紧急情况时,如周围有人受伤或发生意外伤害,对危及伤员生命的外伤应及时处理,如止住大出血、保持呼吸道通畅等。并在救护的同时及时拨打急救电话,寻求专业急救人员的帮助。在专业急救人员到达现场之前,施救者不应盲目做过多的现场处理,如复位骨折、拔出插入伤口的较大异物等,防止造成更为严重的"二次损伤"。

（二）现场伤员的初步检查

在应急救护时,确保环境安全的条件下,迅速、有序地对伤员进行初步检查和评估伤情,按顺序检查伤员气道(airway)、呼吸(breathing)、循环(circulation)、清醒程度(disability)和详细检查伤情(exposure),常用简明记忆法是"ABCDE"。在伤员伤情平稳、现场环境许可的情况下,应充分暴露伤员受伤部位,进一步检查头部、颈部、胸部、腹部、骨盆、脊柱和四肢等部位,发现异常须立即处理。

1. 创伤指数(TI) 经选择受伤部位、损伤类型、循环、呼吸、意识五项参数,按其异常程度记为1分、3分、5分或6分,相加求得积分(5～24分)即为TI值。TI值5～7分为轻伤;8～17分为中重度伤;>17分为极重伤(预计约有50%的死亡率)。TI的分拣标准为>10分,急救人员应将TI>10分的伤员送往创伤中心或医院。创伤指数记分方法见表1-1。

表1-1 创伤指数

指标	1分	3分	5分	6分
部位	肢体	躯干背部	胸腹	头颈
创伤类型	切割伤或挫伤	刺伤	钝挫伤	弹道伤
循环	正常	BP<13.6 kPa P>100次/min	BP<10.6 kPa P>140次/min	无脉搏
意识	倦怠	嗜睡	半昏迷	昏迷
呼吸	胸痛	呼吸困难	发绀	呼吸暂停

2. 创伤评分(trauma scoring)· 创伤评分根据呼吸、循环、中枢神经及毛细血管充盈状况、意识状态等五项生理检测指标积分相加作为创伤评分。

(1) 昏迷评分(GCS评分):14~15分,计为5分,11~13分,计为4分,8~10分,计为3分,5~7分,计为2分,3~4分,计为1分。

(2) 呼吸频率:20~24次/min为4分;25~35次/min为3分;>35次/min为2分;<10次/min为1分;无为0分。

(3) 呼吸困难:无为1分,有为0分。

(4) 收缩压:>90 mmHg为4分,70~89 mmHg为3分,50~69 mmHg为2分,0~49 mmHg为1分,无脉搏为0分。

(5) 毛细血管充盈:正常充盈为2分,延迟2s以上为1分,无充盈为0分。

创伤评分为生理状态正常者为16分,分值愈少,伤情愈重。1~3分:生理功能严重紊乱,死亡率高达96%。4~13分:功能明显紊乱,经救治可能存活。14~16分:功能轻度紊乱,存活率可达96%。

3. 批量伤员分拣方法· 在重大事故现场有大批量伤员等待救援,而急救人员不足时,要按照国际救助优先原则救护伤员。分拣伤员时要识别有生命危险但可以救活的伤员,以便优先进行救治和转运。应用简明检伤分类法可以区分伤员的轻重缓急,按伤病的紧急程度进行救护,使危重而有救治希望的伤员得到优先处理。检伤分类按行动、呼吸、循环和意识的顺序评估伤员的伤情,伤员的分类以醒目的伤标标示,伤标采用红、黄、绿、黑四种颜色。医务人员或救护员根据伤员伤标的颜色即可知道救治或转运顺序(表1-2)。

表1-2　简明检伤分类表

标志	类别	伤　情	判　断
红色	第一优先	伤情危重,有生命危险,如得到紧急救治有生存可能	不能行走,呼吸频率<6次/min或>30次/min,无桡动脉搏动或毛细血管复充盈时间>2s,不能正确回答问题或不能按指令动作
黄色	第二优先	伤情严重但相对稳定,允许在一定时间内救治	不能行走,呼吸频率6~30次/min,有桡动脉搏动或毛细血管复充盈时间<2s,能正确回答问题或能按指令动作
绿色	第三优先	伤员可以自行走动,不需要紧急救治	能自行走动
黑色	死亡	伤员无意识、无呼吸、无脉搏搏动或已死亡	无意识、无呼吸、无脉搏

(三) 创伤急救四大技术

在创伤急救时,需要掌握四项基本技能,即止血、包扎、固定、搬运。这也是创伤处理的基本步骤。

1. 止血· 当事故发生后,现场的伤病员常表现为惊恐慌乱,因此稳定伤者情绪是处理出血伤病员的第一要务,不仅能便于急救措施的顺利开展,同时也能减低因忙乱导致受伤程度进一步加重,导致更为严重的出血,同时,及时、有效的止血往往是抢救伤员生命的关键。

(1) 出血量与主要症状:出血的严重程度与出血量、出血速度、出血性质、出血部位有关。失血量和失血的速度是威胁生命的关键因素,出血速度越快,量越多,病情越严重(表1-3)。出血部位与病情严重程度密切相关,这在内出血中更为明显,如脑出血。

表 1-3 成年人出血量与主要症状对应表

程度	出血量	占体内血液总重量百分比	主要症状
轻度	约 800 mL	20%	口渴、面色苍白、出冷汗、手足湿冷、脉搏快而弱,脉搏可达每分钟 100 次以上
中度	800～1 600 mL	20%～40%	呼吸急促、烦躁不安、脉搏可达每分钟 100 次以上
重度	>1 600 mL	40% 以上	表情淡漠、脉搏细、弱或摸不到,血压测不清,随时可能危及生命

(2)出血的分类

1)外出血:①毛细血管出血:浸润型,小出血,血液向外渗出呈水珠状,颜色鲜红,出血速度缓慢;②静脉血管出血:以"流"的方式出现,血液呈非喷射状涌出,暗红色;③动脉血管出血:以"喷"的方式出现,颜色鲜红,出血量大,短时间内就可致休克。

2)内出血:出血部位隐蔽,不易发现,易被漏诊、误诊而耽误抢救时间。有些出血即使发现了,现场也难以止血,如肝脾破裂出血。有些脏器虽然出血量很少,也可能致命,如脑干出血。

(3)常用的止血材料:敷料、创可贴、绷带、三角巾等。当身边找不到专业救护用品,可就地取材,选用毛巾、手绢、布料衣服、领带、丝巾等代替使用。

(4)注意事项:施救者在对伤处进行止血时,应注意以下几点:①评估环境,保证周围环境安全,并取得患者或其亲友同意;②戴手套、口罩和护目镜,做好个人防护;③在伤口污染,且出血很少时,可以先进行伤口的初步处理,用清水或者肥皂水清拭伤口,用碘伏消毒,再包扎止血,其他伤口应先止血再处理;④多部位出血时,应优先处理出血量大的部位和容易止血的部位;⑤在多种止血方法中,首选直接压迫法,然后再采用包扎止血法或者止血带止血法。

(5)常用止血方法

1)直接压迫止血法:直接压迫止血是直接按压出血部位的止血方法,一般用于小动脉、静脉、毛细血管的出血,是最直接、最快速、最有效的止血方法,但伤口内有碎骨片或刺入物时禁用此法,以免加重损伤。可采用清洁纱布、毛巾、衣服等折叠成相应大小的衬垫,置于出血部位上方,适当加压达到止血的效果。

操作方法:检查伤员伤口是否有异物,如有表浅小异物应将其取出;简单清理伤口后,将敷料或干净的布料覆盖在伤口上,用手直接持续用力压迫止血;如果敷料被血液浸透,在原有的敷料上再加敷料覆盖,继续压迫止血。

2)加压包扎止血:经直接压迫法不能止血时,可用绷带或三角巾加压包扎。

操作方法:首先直接压迫止血,压迫伤口的辅料应超过伤口周边至少 3 cm,再用绷带或三角巾等环绕敷料加压包扎,包扎后检查肢体末端血液循环。如包扎过紧影响血液循环,应重新包扎(图 1-18)。

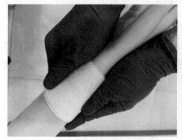 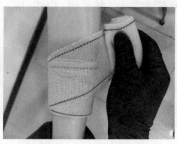 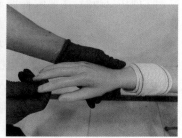

① 伤口盖敷料(超出 3 cm)　② 压迫伤口止血绷带加压包扎　③ 检查血运(不得过紧)

图 1-18 加压包扎止血

3）止血带止血法：四肢大出血，无法用直接压迫法或者加压包扎法止血时，可以使用止血带止血。常用的止血带有橡胶管止血带、充气式止血带、旋压式止血带，也可以用三角巾或者布条自制止血带。

操作方法：结扎止血带的部位应在伤口的近心端，上肢出血在上臂的上1/3处结扎，下肢出血在大腿的中上部结扎；先在上止血带的部位垫一层软布，止血带松紧要适度，以伤口停止出血为度，过紧容易造成肢体损伤或缺血性坏死；结扎好止血带后，要在明显部位标记结扎时间，结扎止血带后应每隔40～50 min或发现伤员远端肢体变凉时松解一次，以暂时恢复远端肢体的供血；解除止血带应在输液、输血与采取其他有效的止血措施后进行，如果止血带以下组织已明显广泛坏死，在截肢前不宜松解止血带；禁止用铁丝、电线、绳索等无弹性的物品做止血带（图1-19）。

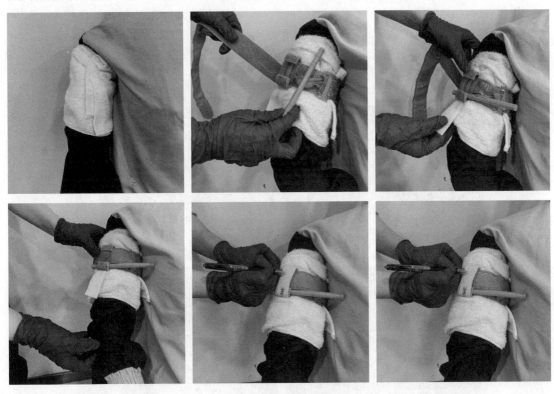

图1-19　止血带止血法

2. 包扎·包扎术是指在受伤之后，应用绷带、三角巾或自制材料采用一定的手法把受伤部位包裹起来，以保护伤口、压迫止血、减少感染、减轻疼痛、防止肿胀、固定敷料和夹板的一种技术。包扎时要"快、准、轻、牢"。快，即动作敏捷、迅速；准，即部位准确、严密；轻，即动作轻柔，不要碰撞伤口；牢，即包扎牢靠，不可过紧，以免影响血液循环，也不能过松，以免纱布脱落。

（1）常用的包扎材料：常见的包扎材料有：创可贴、绷带、三角巾、敷料、干净的毛巾、卫生巾、手绢、布料衣服、床单、胶条、领带等。

（2）注意事项：施救者对伤处进行包扎要注意以下几点：①应当告诉患者将要采取的包扎方法，取得患者的同意和配合；②包扎时要询问患者的感受，是否觉得过紧或过松，如果患者觉得疼痛加剧，则包扎可能过紧，应当重新包扎；③包扎四肢时，手指、脚趾无创伤时应暴露在外，以利于观察肢体末端血液循环情况；④打结时应打平结，不要把结打在颈前、鼻子处，以免压迫气道造成呼吸困难和窒息;也要避免把结打在眼睛处,防止压迫眼球损伤视神经;还应避免把结打在颈动脉处,以免造成头部缺血、缺氧;尽量避免把结打在肱动脉、股动脉处,防止造成肢体坏死;⑤包扎后应密切观察包扎材料是否干净,是否被血浸湿,如果血已浸透敷料,说明包扎太松,应重新包扎;⑥四肢包扎后,应采用压迫甲床的方法检查循环是否良好。要密切观察肢端的血运,以及包扎处远端皮肤、肌肉的颜色,并经常询问患者的感觉。如果发现远端皮肤变得苍白、肿胀、发绀、发冷、麻木,说明包扎太紧,应当适当调整,避免造成肢体缺血、坏死;⑦绷带包扎时,展开绷带的外侧头,背对患部,一边展开,一边缠绕,环形起,环形止,尽量做到松紧适当,平整无褶,美观;⑧不要在伤口上使用消炎粉,也不要涂抹药物。

(3)常用的包扎方法

1)环形包扎法:适用于四肢肢体粗细较均匀的小伤口的包扎,是最基础和最常用的包扎方法。

操作方法:伤处覆盖敷料后,压住敷料展开绷带,一端稍作斜状缠绕;引绷带环绕肢体一圈,将斜出的一角反折;将反折的角压入环形圈内;环形数圈后,固定绷带末端。固定时可以用带扣,也可以用胶布、安全别针固定,或将末端塞入前一圈绷带内固定,或将绷带末端剪开成两股绕伤肢一圈打平结固定;最后检查末梢循环(图1-20)。

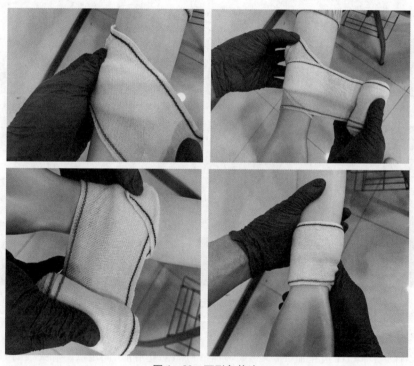

图1-20　环形包扎法

2)螺旋包扎法:适用于四肢粗细相等,有较大伤口或者同一部位有多个邻近的小伤口时的包扎。

操作方法:伤口用敷料覆盖并固定;绷带在伤口远心端环形包扎两圈,固定起始段;从第三圈开始,每环绕一圈压住前一圈的1/2或1/3;包扎完成后最后检查末梢循环(图1-21)。

3)螺旋反折包扎法:适用于四肢粗细差别较大的部位包扎,如前臂、小腿等。

操作方法:伤口用敷料覆盖并固定;绷带在伤口远心端环形包扎两圈,固定起始段;从第三圈开始每圈将绷带反折一次,反折时以一手压住绷带正中处,另一手将绷带向下反折,缠绕包扎,反

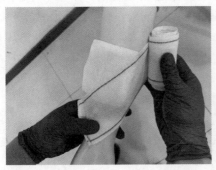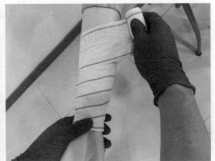

图 1-21　螺旋包扎法

折不要在伤口处；包扎完成后，再环绕两圈，固定绷带末端，最后检查末梢循环（图 1-22）。

4）"8"字包扎法：适用于手掌、手背、足部、踝部、肘关节及膝关节等部位的包扎。

A. 手背部"8"字包扎法。操作方法：伤口用敷料覆盖并固定；绷带在腕部环形包扎两圈，固定起始端；从第三圈斜行经手背至手指，在手指外环形包扎一圈（要暴露小手指末端）；再将绷带自环形圈一侧的最远端斜向腕关节，绕腕关节至手指环形圈对侧的最远端，如此在伤侧手背与腕关节之间做"8"字形包扎；伤口包扎完毕，在腕关节环形两圈，固定绷带末端，最后检查末梢循环。足背部"8"字包扎操作方法同手背（图 1-23）。

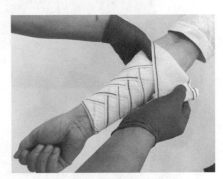

图 1-22　螺旋反折包扎法

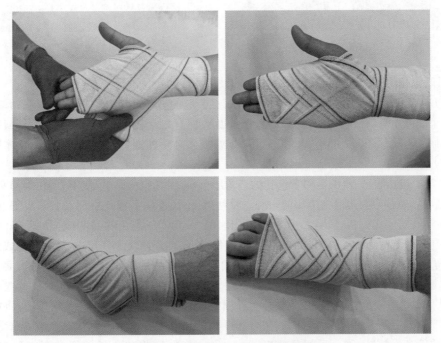

图 1-23　手背、足背部"8"字包扎

B. 关节"8"字包扎。操作方法：伤口用敷料覆盖并固定；绷带在肘关节中央环形两圈；第三圈开始，绷带绕肘向近心端压住环形圈上 1/3，第四圈绷带绕肘向远心端压住环形圈的下 1/3；如此反复在肘窝交叉，直至将伤口包扎完毕，在肘关节上方的外侧固定绷带末端，最后检查末梢循环（图 1-24～图 1-26）。

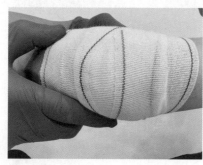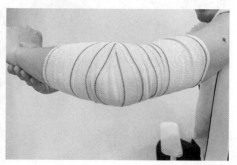

图 1-24 肘关节"8"字包扎

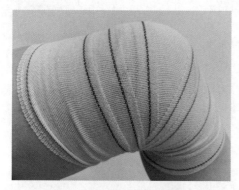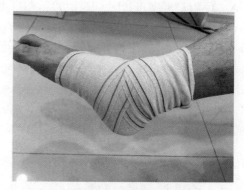

图 1-25 膝关节"8"字包扎　　　　图 1-26 踝关节"8"字包扎

5）回返包扎法：适用于头部、肢体末端或四肢离断伤的包扎。

操作方法：用较厚较大的敷料覆盖伤口；绷带在断肢的近端环绕肢体两圈固定起始端；第三圈绷带垂直于断肢中央与肢体之间拉紧，再将绷带以断肢中央为中心呈扇形向左右反复回返于断肢与肢体之间，直至将断端全部包裹；在断肢最远端绷带环形两圈后，螺旋状包扎至肢体近侧固定（图 1-27）。

6）三角巾包扎法：三角巾是用于包扎的三角形布料，因其操作简单，使用方便，容易掌握，包扎面积大，是现场急救中应用最为广泛的一种急救材料，不仅可用于包扎肩部、胸部、腹部、臀部及悬吊手及前臂，还可固定夹板、敷料和作为止血带使用。三角巾一般由棉布制成，具有良好的吸收及透气性能。将边长约为 1 m 的正方形棉布沿对角线剪开，即成两块大三角巾，如将已制成的三角巾自顶至底边中线剪开，即可成两块小三角巾，三角巾的顶角和一底角处可附加适当长度的带子以利固定。

A. 头顶帽式包扎法：①伤口用敷料覆盖并固定；②三角巾的底边叠 1～2 横指宽，将底边中央置于伤员前额齐眉处，顶角向后；③两底角分别经耳上方拉向头后部枕骨下方压住顶角交叉，再经耳上绕回前额齐眉打结；④一手压住前额，另一手拉紧顶角，将顶角折叠塞入两底角交叉处（图 1-28）。

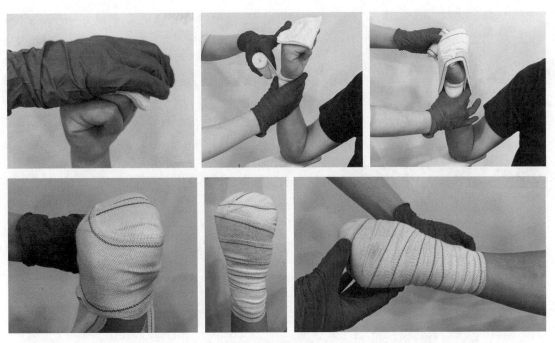

图1-27　回返包扎法

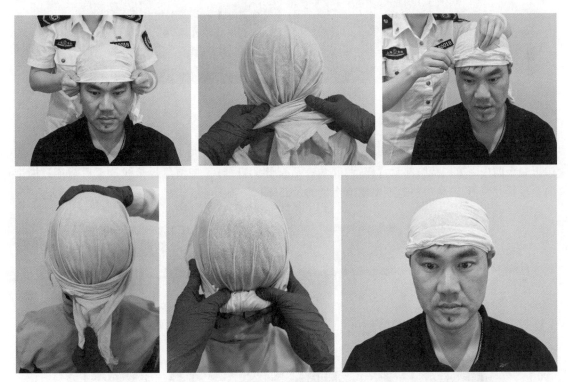

图1-28　头顶帽式包扎

B. 肩部的包扎

• 单肩包扎：①伤口用敷料覆盖并固定，救护员面对伤侧肩部；②三角巾对折，顶角朝伤侧肩后方，有延长线的底角朝向救护员；③救护员一手拿住顶角不动，底边中央的手向后（朝向救护员身

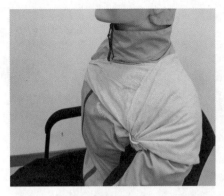

图 1-29 单肩包扎

体方向)错开三角巾,折叠成燕尾式,燕尾夹角约 90°;④燕尾夹角对准伤侧颈部,燕尾大片在肩后,小片在肩前(大片压住小片),覆盖肩部;⑤拉紧两燕尾角,分别经胸、背部至对侧腋前或腋后线处打结;⑥燕尾底边两角包绕上臂上部并打结固定(图 1-29)。

• 双肩包扎:①伤口用敷料覆盖并固定;②三角巾对折,救护员右手拿顶角,左手拿底边中央,有延长线的底角朝向救护员;③救护员左手向后(朝向救护员身体方向)、右手向前(远离救护员身体方向)错开三角巾,使之成为两燕尾角相等的燕尾式,燕尾夹角约 100°;④燕尾夹角对准颈后正中披在双肩上;⑤燕尾角过肩,由前向后分别包住两侧肩部,至两侧腋后与底边打结(图 1-30)。

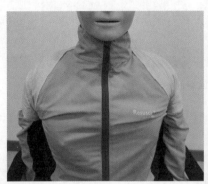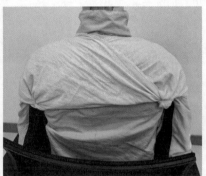

图 1-30 双肩包扎

C. 胸部的包扎

• 单胸包扎:①伤口用敷料覆盖并固定;②将三角巾展开,顶角置于肩上,覆盖伤侧胸部;③底边折叠至肋弓下方围绕胸部至背部,两底角在后背健侧打结;④将顶角延长线拉至后背穿过横带向上反提并系紧,三角巾斜边不要压迫伤员的颈部(图 1-31)。

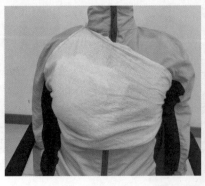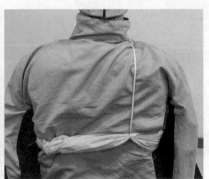

图 1-31 单胸包扎

• 双胸包扎:①伤口用敷料覆盖并固定;②三角巾折叠成燕尾式,两燕尾角相等,燕尾夹角约 90°;③将燕尾底边置于胸部下方,燕尾夹角对准前正中线,顶角及延长线与燕尾底边在侧方打结;

④将两燕尾角向上翻,分别覆盖胸部过肩至后背;⑤有系带的燕尾角拉紧穿过横带后向上提起,与另一燕尾角于后背打结(图1-32)。

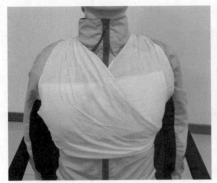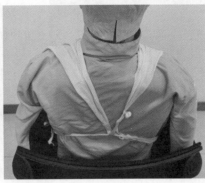

图1-32 双胸包扎

    D. 大悬臂带:①三角巾展开,一底角置于健侧肩部,底边与身体长轴平行,顶角对向伤肢肘关节;②伤肢屈曲放于三角巾中部,末端抬高;③另一底角翻折包绕伤肢至伤侧肩膀,两底角在健侧颈后侧方打结,打结处加衬垫;④将顶角由前向后拧紧掖入肘部,承托伤肢的三角巾底边必须超过掌指关节,露出小指末端,也可将顶角延长线向后绕背部至腋前线与底边相系(图1-33)。

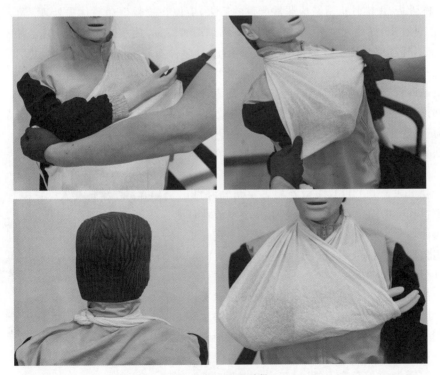

图1-33 大悬臂带

    E. 全腹(臀)部包扎:①伤口用敷料覆盖并固定;②三角巾展开,底边朝上,顶角向下对准两腿之间,底边折叠至腰,斜边与两侧腹股沟(大腿根部)平齐,覆盖腹部;③两底角围绕腹部与腰侧方打结;④会阴部加衬垫,将顶角及延长线从两腿之间用力拉向后上方,与两底角连接处打结;⑤臀部

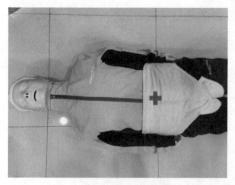

图1-34 全腹（臀）部包扎

包扎时，将三角巾覆盖臀部，操作方法与腹部包扎相同（图1-34）。

3. 固定 灾害事故现场由于碰撞、建筑物倒塌等因素可能造成人员骨折，骨折是灾害事故现场较为常见的创伤，在灾害事故现场需要对骨折部位进行临时固定，主要是为了制动，减少伤员疼痛，减少出血和肿胀，避免损伤周围的血管、神经等周围组织而造成继发性损伤，防止闭合性骨折转化为开放性骨折，便于搬运。

骨折固定的注意事项：①遵循先救命、后治伤的原则；②夹板等固定材料不能直接与皮肤接触，要加衬垫；③骨折固定时先固定骨折的上端（近心端），再固定下端（远心端）；④骨折固定时，上肢为曲肘位，下肢呈伸直位；⑤固定时夹板长度应超过骨折部位上下两端的关节，以扶托整个伤肢；⑥开放性骨折，现场不冲洗、不涂药、不还纳、不复位，应先止血、包扎再固定；⑦肢体如有畸形，可按畸形位置固定；⑧四肢骨折固定时，应尽量露出四肢末端，便于观察血液循环。

常用的固定材料包括：头部固定器、颈托、脊椎板、躯干夹板等，在没有专业急救物品时，也可使用木条、门板、衣服、毛巾、杂志等对伤者进行固定。

（1）常见的骨折固定方法

1）颈椎骨折：颈椎骨折常造成非常严重的后果，应该在抢救生命后优先处理。颈椎骨折患者常有严重的外伤史，如高处坠落，重物打击头、颈、肩或者背部，跳水受伤，地震、塌方事故时被建筑物、泥土、矿石掩埋等。颈椎骨折常有关节严重脱位，多伴有脊髓损伤。表现为：患者自觉颈部疼痛，不能点头和摇头；检查时颈部有压痛，局部症状严重；出现不同程度的瘫痪，如用手掐颈部、胸腹部、四肢皮肤时没有痛觉，肢体不能自主活动；患者呼吸困难或者自主呼吸消失。

颈椎骨折固定术：对于颈椎损伤的患者，施救者应该及时拨打120，并用手法进行固定。使用时应该牢记先稳定自己，再固定患者，避免加重颈椎损伤。

A. 头锁固定法：患者仰卧位，施救者双膝跪在患者头顶位置，并与患者身体成一直线，先固定自己双手手肘（放在大腿上或者地上），双掌放在患者头两侧，拇指轻按额，示指和中指固定其面颊，无名指及小指放在耳下，不可盖住耳朵。另一施救者可用中指指示在胸骨正中，以便施救者调整患者头部位置。调整头部位置时应缓慢轻柔（图1-35）。

B. 胸背锁固定法：患者坐位，如车祸发生后患者仍坐在车内时。施救者位于患者身体一侧，一手肘部及前臂放在患者胸骨之上，拇指及其余四指分开固定于患者颧骨，另一手臂放在背部脊柱上，拇指及其余四指分开锁紧枕骨，双手调整好位置后同时用力使其固定（图

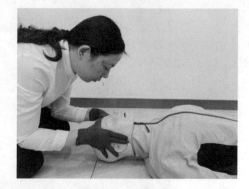

图1-35 头锁固定

1-36）。注意手掌不要遮盖患者口鼻。颈椎损伤时，禁止移动患者，施救者应有一人专职负责固定颈椎，直到120急救人员到达；如果因为周围环境危险，必须移动患者，应该保护好颈椎，采用多人搬运法移动。

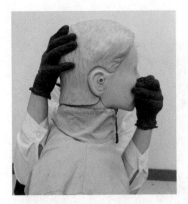

图1-36　胸背锁固定

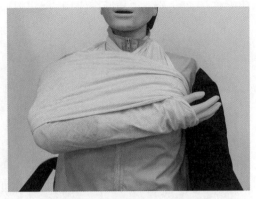

图1-37　上臂骨折无夹板固定

2）上臂（肱骨）骨折

A. 无夹板固定法：用一条三角巾做大悬臂带悬吊，将前臂挂在胸前，于锁骨上窝打结悬吊伤肢；在伤肢与躯干之间塞入衬垫；将三角巾叠成超过骨折上下两端的宽带，其中央正对骨折处，将上臂固定在躯干上；检查末梢循环、运动、感觉（图1-37）。

B. 夹板固定法：用铝塑夹板固定，也可以用木板替代。将夹板打开，在健侧肢体上测量；调节夹板，从腋下经肘关节再反折到肩部，剩余的夹板反折，将夹板塑形成合适形状；将伤者肘关节弯曲，请伤者托住前臂；将夹板放置于伤肢处；用两条三角巾窄带固定夹板，先固定骨折近心端，再固定骨折远心端；用三角巾做大悬臂带悬吊，使手略高于肘；检查末梢循环（图1-38）。

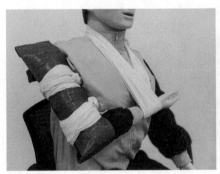
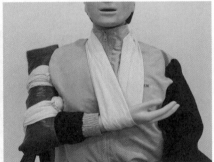

图1-38　上臂骨折夹板固定

3）前臂（尺、桡骨）骨折

A. 无夹板固定法：用一条三角巾做大悬臂带悬吊，将骨折的前臂悬吊于胸前，手略高于肘；用三角巾将上臂带一起固定于胸部，在健侧腋下打结；检查末梢循环（图1-39）。

B. 夹板固定法：将夹板打开，在健侧肢体上测量、对折，调节夹板长度为肘关节至手心，将夹后塑形成合适形状；将受伤的前臂弯曲，请伤者用另一只手托住；将夹板正确放置在伤上；用两条三角巾窄带固定夹板；先固定骨折近心端，再固定骨折远心端；用一条三角巾做大悬臂

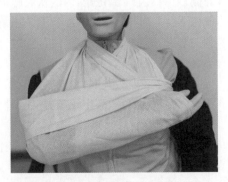

图1-39　前臂骨折无夹板固定

带悬吊,使手略高于肘;检查末梢循环(图1-40)。

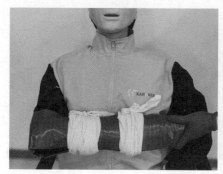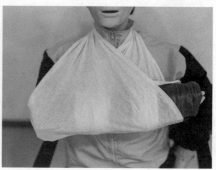

图1-40　前臂骨折夹板固定

4)大腿(股骨)骨折

A. 无夹板固定法:患者仰卧,伤腿伸直,健肢靠近伤肢,双下肢并列,两足对齐;脱去伤员鞋、袜,检查末梢循环;准备四条三角巾,折叠成适当宽度(约10 cm)的条带,三条三角巾宽带从健侧膝关节后穿过,依次放于骨折上端、骨折下端、小腿中段,第四条三角巾宽带从踝关节下方穿过,放于踝关节;依次固定骨折近心端、骨折远心端、小腿、踝关节。固定时,在两膝关节之间、两腿间隙和打结处放衬垫;在双踝之间加衬垫,踝部用"8"字法固定,在足背处加衬垫,打平结;趾端露出,检查末梢血液循环(图1-41)。

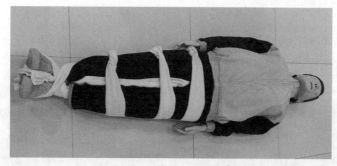

图1-41　大腿骨折无夹板固定

B. 夹板固定法:患者仰卧,伤腿伸直;脱去伤员鞋、袜,检查末梢循环;用两块夹板放于大腿内、外侧;外侧从腋下到足跟,内侧从大腿根内侧到足跟(只有一块夹板则放到外侧),将健肢靠向伤肢,使两下肢并列,两足对齐;准备七条三角巾,折叠成适当宽度(约10 cm)的条带,三条三角巾宽带从膝关节下方穿过,依次放于骨折上端、骨折下端、小腿,另三条三角巾宽带从患者腰下穿过,置于腋下、腰部、髋部,第七条三角巾宽带从踝关节穿过,放于踝关节;依次固定骨折近心端、骨折远心端,再固定腋下、腰部、髋部、小腿、踝部,在关节、两腿间隙之处放衬垫,条带在外侧夹板处打结;用一条三角巾宽带绕足呈"8"字,在足背处加衬垫,打平结;趾端露出,检查末梢血液循环。

5)小腿(胫腓骨)骨折

A. 无夹板固定法:患者仰卧,伤腿伸直,脱去伤员鞋、袜,检查末梢循环,健肢靠近伤肢,双下肢并列,两足对齐;准备四条三角巾,折叠成适当宽度(约10 cm)的条带,三条三角巾宽带从健侧膝关节下方穿过,依次放于大腿中段、骨折近心端、骨折远心端,第四条三角巾宽带从踝关节下方穿过,放于踝关节;依次固定骨折近心端、骨折远心端、大腿和踝部;固定时,在膝关节、两腿间隙之处和打结处放衬垫;在双踝之间加衬垫,宽带绕足呈"8"字,在足背处加衬垫,打平结;趾端露出,检查末梢血液循环(图1-42)。

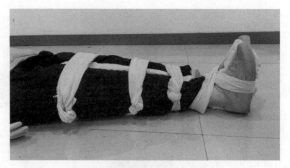

图1-42　小腿骨折无夹板固定

B. 夹板固定法:患者仰卧,伤腿伸直,脱去伤员鞋、袜,检查末梢循环;用两块夹板,对照健侧塑形后放于小腿内、外侧,夹板超过膝关节;准备五条三角巾,折叠成适当宽度(约10 cm)的条带,一条三角巾宽带从腰下穿过、三条三角巾宽带从膝关节后穿过,依次放于髋部、大腿中段、骨折近心端、骨折远心端,第五条三角巾宽带从踝关节穿过,放于踝关节;依次固定骨折近心端、骨折远心端、髋部、大腿、踝部;用"8"字法固定足踝;固定时,在髋关节、大腿内侧、膝关节、踝关节等部位放衬垫保护,空隙处用柔软物品垫实;趾端露出,检查末梢血液循环。

4. 搬运·搬运是指将患者徒手或者利用器材从事发现场搬至安全区域的转送过程。现场急救时,一般就地抢救,不要轻易搬动患者。当环境不安全,或者需要转运至担架、门板、救护车上时,需要搬动患者。搬运是一项重要的急救技术,将搬运视作简单体力劳动是一种非常错误的观念。搬运方法是否正确,对患者的抢救、治疗和预后都是至关重要的。特别是某些病情严重的患者如脊髓损伤的患者,搬运不当可能造成患者瘫痪甚至死亡。

(1) 搬运伤员的目的主要有:①使伤员尽快脱离危险区;②改变伤员所处环境以利于抢救;③安全转送医院进一步治疗。

(2) 搬运护送原则:①搬运应有利于伤员的安全和进一步救治;②搬运前应做必要的伤病处理,如止血、包扎和固定;③根据伤员情况和现场条件选择适当的搬运方法,切勿勉强搬运伤员;④搬运护送中应保证伤员安全,防止发生二次损伤;⑤注意观察伤员伤病变化,及时采取救护措施。

(3) 常用搬运方法

1) 单人搬运方法

A. 单人扶行法:适用于搬运单侧下肢有轻伤但没有骨折,双侧或单侧上肢没有受伤,在救护员帮助下能行走的伤员。救护员站在伤员一侧,将其上肢从救护员颈后绕到肩前;一只手抓住肩前伤员的手,另一只手扶住伤员的腋下或腰部,搀扶伤员前行(图1-43)。

B. 背负法:适用于搬运意识清醒、老弱或年幼、体型较小、体重较轻,两侧上肢没有受伤或仅有轻伤、无骨折的伤员。救护员背向伤员蹲下,让伤员将双臂环抱于救护员胸前;侧手臂,救护员双手抓住伤员大腿,或双手穿过伤员大腿后,再握住伤员双手,慢慢站起前行(图1-44)。

C. 抱持法:适用于搬运年幼体轻、伤病较轻的伤员。救护员面向伤员一侧,让伤员一侧上肢从救护员颈后绕到肩前;救护员半蹲,一手臂经伤员后背,扶住对侧腋下,另一手臂放在伤员双侧大腿下面,将伤员轻轻抱起前行(图1-45)。

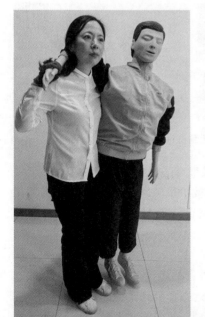

图1-43　单人扶行法

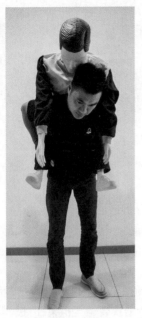
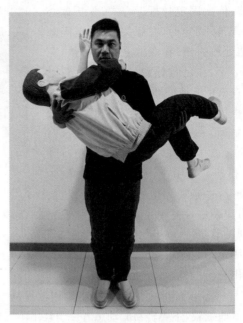

图1-44 背负法　　　　　　　　　　图1-45 抱持法

D. 拖行法:适用于现场环境危险的情况下,搬运不能行走或体重较大的伤员。①腋下拖行法:将伤员的手臂屈曲横放于胸前;救护员双手经伤员的腋下,分别抓紧伤员对侧手臂,将伤员缓慢向后拖行;②衣服拖行法:将患者上衣解开,衣服从后背反折,中间部分托住伤员颈部和头后;救护员抓住衣服缓慢向后拖行;③毛毯拖行法:将伤员放在毛毯上,或用毛毯、床单、被罩等将伤员包裹;救护员抓住毛毯、床单或被罩缓慢向后拖行(图1-46)。

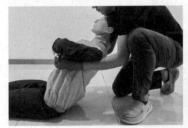
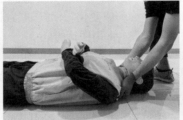
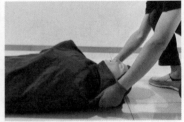

图1-46 拖行法(腋下拖行法、衣服拖行法、毛毯拖行法)

E. 爬行法:适用于空间狭小或有浓烟的环境,搬运两侧上肢没有受伤或仅有轻伤的伤员,低姿势安全脱离现场。伤员仰卧位,用布带将伤员双腕捆绑于胸前;救护员骑跨于伤员躯干两侧,将伤员双手套在救护员颈部;救护员双手着地,使伤的头、颈、肩部离开地面,拖带伤员前行(图1-47)。

2) 双人搬运方法

A. 双人搭椅式:适用于神志清楚、单手或者双手能抓住施救者的患者。两名施救者面对面站在患者两侧,各自伸出一只手互相握住对方手腕;施救者蹲下,让患者坐到紧握的两手上,并搂住施救者颈部;两名施救者另一只手在患者背后交叉,抓住患者腰带;两名施救者同时站起,步调一致移动(图1-48)。

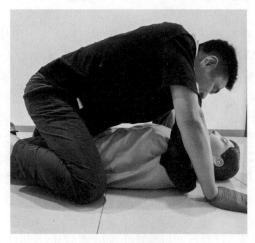

图 1-47　爬行法

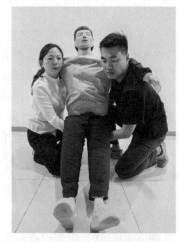

图 1-48　双人搭椅式

B. 双人轿杠式：适用于神志清楚、单手或者双手能抓住施救者的患者。两名施救者面对面站在患者两侧，各自右手紧握自己的左手手腕，再互相用左手紧握另一名施救者的右手手腕，形成口字形；两名施救者蹲下，让患者坐于其上，并搂住施救者颈部；两名施救者同时站起，步调一致移动（图 1-49）。

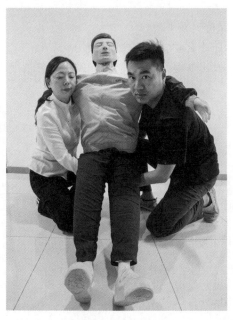

图 1-49　双人轿杠式

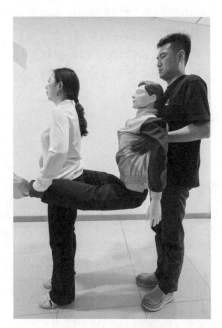

图 1-50　双人拉车式

C. 双人拉车式：适用于狭窄的地方搬运。患者双手前臂放在胸前，双手互握前臂；一名施救者蹲在患者的头端，两手从患者腋下穿过，双手紧抓患者手腕及前臂；另一施救者蹲在患者一侧，可将其两脚交叉，抬起患者踝部；也可蹲在患者两腿之间，左右手分开，分别抓紧患者膝关节下方；两名施救者同时站起，后方施救者发令，步调一致一前一后移动（图 1-50）。

3）多人搬运法：怀疑患者有脊柱受伤，或者是不适合采用单人、双人搬运法，而施救者人手足够时，可以采用多人搬运法。

A．三人平排法：患者平卧，三名施救者单膝跪地，位于同一侧，双手平行插入患者躯体下，手掌向上抓住患者。第一人双手伸入患者颈部、背部，第二人双手伸入患者腰部、臀部，第三人双手伸入患者大腿、小腿；由中间的施救者指挥，三名施救者同时发力，平平抬起患者至施救者大腿上；三名施救者再同时站立，将患者抬起；由站在头端的人发令，三名施救者步调一致，向同一方向移动。

B．四人担架搬运法：对骨折、怀疑脊柱损伤的患者，采用担架搬运。常用的担架有铲式担架、脊柱担架、挑布担架、折叠担架。患者平躺在担架上，必要时系好约束带固定；四各施救者分别站在担架四角，选定有经验者指挥，靠近担架侧的膝竖立；一名施救者指挥，四名施救者同时抬起担架至竖立的大腿上；四名施救者同时站立抬起担架，站立时，头颈和腰部要挺直，用腿部力量支撑以防止扭伤腰部；行走时步调要一致。放下时，应同时立定，同时放下，放下时靠近担架的膝竖立。

（4）注意事项

1）需要移动伤员时，应先检查伤员的伤病是否已经得到初步处理，如止血包扎、骨折固定。

2）应根据伤员的伤病情况、体重、现场环境和条件、救护员的人数和体力及转运路程远近等作出评估，选择适当的搬运护送方法。

3）怀疑伤员有骨折或脊柱损伤时，不可让伤员行走或使伤员身体弯曲，以免加重损伤。

4）对脊柱损伤（或怀疑损伤）的伤员要始终保持其脊柱为一轴线，防止脊髓损伤。转运要用硬担架，不可用帆布担架等软担架。

5）用担架搬运时，必须将伤员固定在担架上，以防途中滑落。一般应头略高于脚，发生休克的伤员应脚略高于头。行进时伤员头在后，以便观察。

6）救护员抬担架时要步调一致，上下台阶时要保持担架平稳。

7）用汽车运送时，伤员和担架都要与汽车固定，防止起动、刹车时加重损伤。

8）护送途中应密切观察伤员的神志、呼吸、脉搏及出血等伤病的变化，如发生紧急情况应立即处理。

（陈锋华　盛凯辉　刘　涛）

参考文献

［1］李文志,姚尚.麻醉学[M].4版.北京:人民卫生出版社,2018.
［2］美国心脏协会.高级心血管生命支持实施人员手册[M].杭州:浙江大学出版社,2021.
［3］沈洪,刘中民.急诊与灾难医学[M].3版.北京:人民卫生出版社,2018.
［4］王海京.创伤救护实操技术手册[M].北京:人民卫生出版社,2019.
［5］王海京.救护师资教程（二）:心肺复苏与创伤救护[M].北京:人民卫生出版社,2015.
［6］王吉耀,葛均波,邹和建,等.实用内科学[M].16版.北京:人民卫生出版社,2022.
［7］张波,桂莉.急危重症护理学[M].3版.北京:人民卫生出版社,2015.
［8］付杰.现场急救行动指南[M].海口:海南出版社,2017.
［9］急诊危重症患者院内转运共识专家组.急诊危重症患者院内转运共识——标准化分级转运方案[J].中华急诊医学杂志.2017,26(05):512-516.
［10］急诊预检分诊专家共识组.急诊预检分诊专家共识[J].中华急诊医学杂志,2018,27(6):599-604.

第二章 · 院内急救基本技术

第一节 · 体外膜肺氧合

体外膜肺氧合(extracorporeal membrane oxygenation，ECMO)是一种心肺生命支持技术，是指利用外科切开或经皮插管途径，将血液引出体外，通过膜式氧合器将血液氧合，达到氧合血红蛋白、清除二氧化碳的目的，然后再输回循环系统中。从血管将血液引出，通过机械泵在体外循环，氧合情况由血流量决定，二氧化碳清除通过调节流经氧合器逆流回路中的气体流量来控制。ECMO循环支持的目的主要有以下几个方面：①保障全身有效的血液灌注；②作为对病变心脏的有效辅助方法，为心脏的进一步诊治恢复赢得宝贵时间；③充当心脏移植的"桥梁"，等待移植供体；④用于器官捐献者等待移植受体。

目前ECMO流转途径主要有两种方式：①静脉-静脉转流(VV)：适合单纯呼吸辅助，无循环辅助功能；②静脉-动脉转流(VA)：可同时呼吸辅助和循环辅助。

(一) 适应证

两种流转途径适应证有所区别。

1. VV-ECMO · VV-ECMO是急性呼吸衰竭患者的首选治疗方法。主要适应证包括：ARDS、肺移植、支气管哮喘、肺栓塞、大气道阻塞、慢性阻塞性肺疾病等原因引起的严重急性呼吸衰竭等。

2. VA-ECMO · VA-ECMO是各种急性双心室功能衰竭合并呼吸衰竭患者的首选治疗方法，也是心搏骤停患者的抢救性辅助治疗手段。主要适应证包括：①各种原因引起的心搏骤停或心源性休克，主要原因有急性心肌梗死、心脏外科术后、暴发性心肌炎、心脏介入治疗突发事件、等待心脏移植、长期慢性心力衰竭患者急性失代偿、药物中毒、溺水及冻伤等；②急性右心功能衰竭：如急性大面积肺栓塞、心脏移植术后合并右心功能不全、接受左心室辅助装置出现急性右心衰竭、严重呼吸衰竭引发的急性肺源性心脏病等；③顽固性室性心律失常。

3. 不同疾病ECMO适应证

(1) 心肺复苏：①年龄18～75周岁；②心搏骤停发生时有目击者，并有旁观者进行心肺复苏，从患者心搏骤停到开始持续不间断高质量心肺复苏开始的时间间隔不超过15 min；③导致心搏骤停的病因为心源性、肺栓塞、严重低温、药物中毒、外伤、ARDS等可逆病因；④传统心肺复苏进行20 min无自主循环恢复、血流动力学不稳定或出现自主循环恢复但自主心律不能维持；⑤心搏骤停患者作为器官捐献的供体或即将接受器官移植的受体。

(2) 暴发性心肌炎：①心脏指数<2 L/(m²·min)；LVEF<40%～45%，左心室短轴缩短率<26%；②动脉血气分析指标：pH<7.15、碱剩余<-5 mmol/L、乳酸>4.0 mmol/L且进行性加重，尿量<0.5 mL/(kg·h)，毛细血管再充盈时间>3 s，中心静脉氧饱和度<50%；③使用2种或2种以上正性肌力药/血管活性药物，且大剂量维持下仍存在低血压，如果以上情况持续达3 h以上，需

紧急启动 ECMO；④出现或反复出现心室颤动、心搏停止或无脉电活动、短阵室性心动过速、三度房室阻滞等严重心律失常，经抗心律失常药物、正性肌力药物或临时心脏起搏器等处理，仍不能维持有效循环者；⑤心搏骤停经传统心肺复苏 15 min 后仍不能维持自主循环者。

（3）心肌梗死合并心源性休克：①收缩压＜90 mmHg，心脏指数＜2.0 L/(m^2·min)；②同时伴随终末器官低灌注的表现，如四肢湿冷，意识状态不稳定，补液复苏后收缩压仍小于 90 mmHg，血清乳酸＞2.0 mmol/L 且进行加重，尿量＜30 mL/h；③依赖 2 种以上的血管活性药或血管升压素，主动脉内球囊反搏支持不足以维持稳定的血流动力学。这些患者只用药物治疗常常难以恢复，应考虑行 VA-ECMO 治疗。

（4）ARDS：①使用机械通气时间＜7 d；②氧合指数＜50 mmHg 超过 3 h；氧合指数＜80 mmHg 超过 6 h；③或呼吸频率上升至 35 次/min，保持平台压≤32 cmH$_2$O 条件下调整机械通气设置，动脉血 pH 仍＜7.25 且伴有动脉血二氧化碳分压＞60 mmHg 超过 6 h。若患者原发性疾病为类似新型冠状病毒感染等急性肺部改变所致 ARDS，重症及危重症 ECMO 指征及时机应该前移。

（二）禁忌证

1. 绝对禁忌证·①严重不可逆的除心脏外的器官衰竭，影响存活（如严重缺氧性脑损伤或转移性肿瘤）；②不考虑移植或长期心室辅助装置的不可逆的心脏衰竭；主动脉夹层。

2. 相对禁忌证·①严重凝血障碍或存在抗凝禁忌证，如严重肝损伤；②严重心功能不全的孕妇；③心脏术后依然合并不能矫治的先天和后天疾病者；④CPR 时间超过 30 min 者；⑤不可恢复性心肺损伤；⑥血管条件不允许（如严重外周动脉疾病、极度肥胖、截肢等）。

（三）术前准备

术前准备主要包括：物品准备、团队人员准备及各种医疗文书准备等。

1. 相关医疗文书准备·主要包括各种知情同意书，如 ECMO 置管知情同意、病危知情同意、气管插管知情同意、输血知情同意等。

2. 物品准备

（1）药物：主要准备药物有①镇静镇痛相关：如米达唑仑、丙泊酚、吗啡、芬太尼、瑞芬太尼等，根据实际配；②液体：各种林格液、白蛋白，根据实际配；③血制品：悬浮红细胞、血浆等；④血管活性药：去甲肾上腺素、肾上腺素、多巴酚丁胺等；⑤抗凝物品：绝大部分首选肝素。

（2）设备：①机器：ECMO 机器（包含泵、主机、架子）、空氧混合器、超声机、水箱、插线板、凝血监测设备，如 ACT 等；②各类耗材：如口罩、帽子、无菌手套、洗必泰/碘伏、卵圆钳、各种无菌碗、若干纱布、各种铺巾、手术衣等；③穿刺物品：如穿刺针、各种导丝、留置用导管、针筒若干、扩张器、静切包/缝合包等。

3. 人员准备·主要包括以下职责人员：负责置管人员、负责指挥人员、负责管理 ECMO 设备耗材人员、负责辅助人员、负责患者病情管理人员等，一般推荐 3～5 人的团队。

（四）操作过程

主要操作要点如下。

（1）置管部位选择与准备：将双侧腹股沟区域充分消毒，选择动脉搏动较强的一侧。VA-ECMO 的血管通常选择同侧或对侧的股动脉和股静脉。通常双侧同时准备，便于失败后更换至对侧。

（2）术野暴露：切口暴露需充分，方便操作。一般选择腹股沟韧带下方斜行切口。切开皮肤、皮下、鞘膜时注意充分止血，浅行血管需结扎止血。

（3）置管：在腹股沟斜行切口下方分别于动静脉走行部位行两处小切口，作为股动静脉插管穿刺入口。VA-ECMO 先行放置股动脉插管，后放置股静脉插管。

(4) 管路连接与主机运转：将完成预冲、夹闭循环的 ECMO 系统转移至床旁，将 ECMO 系统的引血、回血管路由术者分别相连。连接时应注意排出空气。全面、仔细检查 ECMO 系统管路，连接无误、牢固可靠后，打开离心泵及管路上的管钳，开通氧气进行运转。

（五）并发症

1. 出血· 出血发生率高，可达 70%。最常见的出血部位为手术创面、插管部位、口腔、鼻腔、消化道与泌尿道等均为易出血部位，胸、腹腔需注意病情观察，即时床旁超声检查等才能发现。

2. 血栓· ECMO 患者的血栓形成包括体外 ECMO 回路中血栓形成和患者体内血栓形成。血流缓慢、岔流、涡流的部位更易发生血栓。患者因低血压、脉压差减小、搏动性血流消失、左心衰竭、右心衰竭、静脉回流不畅、低氧血症、休克、"南北综合征"等均是患者体内血栓形成的高危因素。

3. 溶血· ECMO 管路扭曲、管路与膜氧合器生物相容性差、机械性动力泵或离心泵转速过大、静脉引流负压过大、回输血液导管管径过细、血栓形成、长时间流量过大、感染等均为溶血的高危因素。

4. 左心室扩张· VA - ECMO 时，因经下腔静脉右心房口引流静脉血可降低右心室前负荷，但经股动脉或腋动脉逆向血流灌注会增加左心室后负荷，从而增加严重左心功能不全患者血液泵出至主动脉的阻力，使得左心室舒张末期压力升高，进一步导致心内膜下缺血和左心室扩张，进而导致左心房压力升高和急性肺水肿；同时，左心室压力负荷过高增加室壁压力和心肌耗氧量，影响心室功能的恢复。

5. 中枢神经系统并发症· 脑出血最为常见且后果严重，出血类型、出血体积、有无脑实质出血对预后判断有参考意义。

6. 肺部并发症· 易出现肺灌注减少、肺组织持续缺氧区加大、肺栓塞、肺纤维化等。

7. 远端肢体缺血、筋膜室综合征· VA - ECMO 通常选择股动脉或腋动脉置入回输管可能造成同侧肢体远端缺血。如不能及时发现，则可能发生远端肢体坏疽、筋膜室综合征，严重者甚至截肢。

8. 感染· 因患者病情严重、免疫力差、营养不良、有创操作多等因素，易导致呼吸机相关感染、尿路感染、血流感染等。ECMO 运行时间越长，感染发生率越高。

9. ECMO 系统问题· ECMO 运行中，因管路或连接器脱落、破裂等，可能引起短时间内大量失血、休克、循环衰竭、大量气体进入循环系统造成严重空气栓塞等并发症。

（六）注意事项

(1) 导管管路应用无菌贴膜覆盖（无明显渗血者三天更换一次），避免管路扭曲和成角，保证引流和回血通畅，防止滑脱等。

(2) 根据报警提示，及时更换离心泵导电胶，保持离心泵稳定，观察离心泵泵头或膜肺是否有凝血等发生。

(3) 及时观察氧合器管路内血颜色，出现异常时及时排除供气管脱落、氧合器血栓、气体流速和血流速不匹配（V/Q 失调）等情况；同时应防止管路进气、漏血或血栓发生。

(4) 密切关注患者出血倾向，血小板低于 50×10^9/L 必须及时输注血小板。

(5) 严格无菌操作，预防感染。

(6) 尽可能给予肠内营养，如必须输注脂肪乳时，需尽量减慢脂肪乳输注速度，尽量避免使用异丙酚镇静。

（施　荣）

第二节 · 重症超声检查

重症超声是在重症医学理论指导下,运用超声技术,以问题导向、多目标整合的动态评估过程,来确定重症治疗尤其是血流动力学治疗方向及调整精细治疗的重要手段。多普勒超声技术可以更加详细地评估血流动力学改变,因而更有助于快速明确循环衰竭的机制与原因。由于可以在很短的几分钟内准确评估血流动力学状态,对于那些休克的患者,超声逐渐成为理想的适合的评估手段之一。因此超声在 ICU 的应用开始逐渐增多。近年来,重症超声的发展使其在 ICU 的应用越来越广泛,血流动力学治疗中的作用也越来越被 ICU 医生所认知,可以说,重症超声已经不仅仅局限于血流动力学监测的范畴,而是成为血流动力学治疗的一个重要组成部分。

(一) 功能评估与参数

1. 容量状态及容量反应性评估 · 超声能够评估患者的容量状态,是传统有创血流动力学监测评估的有益补充,而且可能更加可信可靠。一般情况下,经胸超声已经可以提供足够可用的信息。超声对容量状态的评估一般基于静态指标和动态指标,静态指标即单一的测量腔静脉、心脏内径大小和流量快慢;动态指标用来判断液体反应性,包括流量和内径大小对于动态手段的变化(自主或机械通气时呼吸负荷的变化、被动抬腿试验、容量负荷试验等)。

最常见的指标是通过经胸超声测量下腔静脉(IVC)直径。IVC 直径测量点位于下腔静脉距右心房入口 2 cm 位置,垂直于下腔静脉内膜。超声检查 IVC 内径及其随呼吸的变异率,不但能提供患者容量状态的信息,还能评估液体反应性。IVC 直径<1 cm 明显塌陷,提示容量不足,有容量反应性;IVC 直径>2 cm,明显充盈固定,提示容量过负荷,无容量反应性;IVC 直径 1～2 cm,不能评判容量状态,此时应结合 IVC 变异率动态评估容量状态。在完全控制通气模式下(无自主呼吸,潮气量 8～10 mL/kg),使用 M 模式,取样线置于测量点并垂直于下腔静脉长轴,测量呼气相和吸气相的 IVC 直径宽度,下腔静脉膨胀指数 = [(IVC 直径最大值－IVC 直径最小值)/IVC 直径平均值]×100%,变异率超过 12%～18%,可预测有较好的容量反应性。平稳自主呼吸时,下腔静脉塌陷度也可以判断容量反应性,即[(呼气末 IVC 内径－吸气末 IVC 内径)/呼气末 IVC 内径]×100%,截止值为 50%。

但 IVC 的超声成像有时比较困难,特别是肥胖、腹胀和肠胀气明显的患者,可尝试在腋后线获取经肝下腔静脉图像。IVC 大小还受机械通气患者呼气末正压(PEEP)等的影响。

2. 心功能评估 · 在 ICU 心功能改变非常常见,尤其是心功能抑制或衰竭,此时心室收缩、舒张功能的定性、定量分析对于病情监测、指导治疗和判断预后具有十分重要的临床意义。超声作为无创手段对心脏功能进行评估常包括二维心脏超声、M 型心脏超声、利用几何模型的容量方法、辛普森法、组织多普勒技术、Tei 指数和三维超声等方法。心功能测定包括心脏整体评估、左心和右心收缩(舒张)功能评估。

(1) 心脏整体评估:心脏整体评估以定性评估为主,必要时再行简单测量。主要有两方面:①发现急性心脏事件(如心脏压塞、新发节段性室壁运动异常、腱索断裂、室壁穿孔等情况)需要紧急处理救治;②诊断有无合并慢性心脏疾病,为后续血流动力学治疗提供重要信息。心脏整体评估包括心腔和心包评估、心室壁评估、心瓣膜评估及心脏血流评估。

(2) 左心功能的评估

1) 左心室收缩功能评估:临床以定性评估为主,主要包括①有无左心室收缩功能异常及其程度;②结合左心室结构改变对收缩障碍进行分类:表现为弥漫性左心室收缩障碍,需鉴别有无慢性心脏病类型及有无急性加重因素(如严重脓毒症心肌抑制、心肺复苏后心功能障碍、药物副作用等);表现为左心室节段室壁运动障碍,急性者主要考虑急性冠脉综合征和应激性心肌病,慢性者可能为陈旧性心肌梗死室壁瘤形成,结合心电图及病史等分析。必要时行定量评估,常用测量左心室面积改变分数、左心室缩短分数、二尖瓣环收缩期位移、辛普森法(Simpson)评估射血分数(ejection fraction,EF)及等容收缩期的左心室内压变化速率。射血分数是目前研究最多,且最为临床所接受的心脏功能指标,具有容易获得,可重复性好及能够较早评价全心收缩功能等优点。Simpson测EF值被美国超声学会推荐,但最大的弊病在于对心内膜边缘的确认水平要求高,两腔像与四腔像垂直要求高,而且操作略显繁杂费时。EF值对前后负荷的依赖非常明显,前负荷增加通Frank-Starling机制增加EF值,而后负荷增加抑制EF值,如在没有血管活性药物支持血压仅扩容治疗的感染性休克患者,前负荷稳定或增加同时血压/外周阻力明显下降都会导致EF测量值不准确。

2) 左心室舒张功能评估:左心室肥厚、左心室明显收缩功能不全提示可能存在左心舒张功能不全及左心房压升高。定量诊断存在左心室舒张功能障碍的患者需符合以下标准中的 2 条及以上:①左心房最大容积指数$>34 \text{ mL/m}^2$;②三尖瓣反流峰值流速$>2.8 \text{ m/s}$;③二尖瓣环 e' 峰,室间隔$<7 \text{ cm/s}$,侧壁$<10 \text{ cm/s}$;④平均 $E/e'>14$。

(3) 右心功能评估:多年以来,心脏功能的评估通常是以左心为核心,而重症患者右心容易受累,包括最常见的重症如感染性休克、ARDS 等,在疾病的发生发展中均有右心受累的表现,而右心受累后又易进入到自主恶化的恶性循环,同时由于心室间相互作用的机制,通过评估右心功能可进一步理解左心功能,并协调心室间的相互关联,因此在重症血流动力学治疗过程中,右心功能的评估管理具有重要作用。

1) 右心与容量负荷评估:右心和前负荷的关系与左心并不相同,右心一般在生理情况下处于无张力容积阶段,称为"布口袋"期,此阶段情况下右心并不符合 Starling 曲线。若予正向液体复苏,体循环平均充盈压增加,而右心的舒张末期压力并未出现变化,体循环平均充盈压与 CVP 差增加,静脉回流明显增加。而右心主要通过形状产生变化,将静脉回流的血液泵入肺动脉,心输出量增加;随着静脉回流的进一步增加,右心室舒张末期压力轻度增加,右心室室壁处于低张力期,称为"Starling"期。在此阶段,正向液体复苏可使右心舒张末容积进一步增加,右心室舒张末压上升,心输出量增加。但此阶段压力上升幅度不大,对右心来讲此阶段的范围很窄,是符合"Starling"曲线的阶段。如右心进一步增大,右心室舒张期末压力迅速增高,右心室室壁处于高张力期,称之为"恃弱凌强"期。此阶段中右心室的室壁顺应性明显下降,少量的液体改变会导致压力明显改变,增大的右心会使室间隔左移,通过室间隔和心包压迫左心,使左心舒张末面积缩小,左心舒张末压力增高,导致心输出量下降及肺水肿发生。此时反向液体复苏才是指征,可以增加心输出量。在容量管理过程中,通过超声评估右心相关指标如右心大小、下腔静脉宽度、三尖瓣环收缩期位移(TAPSE)、三尖瓣反流来正确地判断患者右心处于何种张力状态,是决定容量治疗的关键。

2) 右心与肺动脉高压评估:重症疾病中的多种因素(如肺栓塞、肺间质纤维化、慢性阻塞性肺疾病、机械通气等)均可导致肺血管阻力增加,产生明显的梗阻,可引起急性肺心病或慢性肺动脉高压急性加重,表现为右心室急性增大及室间隔矛盾运动,甚至伴有严重的血流动力学不稳定。因此,肺动脉压力的监测非常必要。监测肺动脉压有重症超声和肺动脉漂浮导管两种方式。欧洲目前对循环衰竭监测的专家共识指出,CVP、持续动脉血压和重症超声评估是急性循环衰竭患者的基本快速评估监测。机械通气患者应常规使用重症超声评估右心功能。超声定性评估右心压力增高的严重程度,结合胸骨旁短轴切面、肺动脉长轴切面,以室间隔为基础,由轻至重依次为室间隔运动正常、室间隔抖动、左心室舒张期 D 字征、室间隔矛盾运动。

3) 右心舒张收缩功能评估:重症超声在评估右心舒张功能方面具有不可或缺的地位。评估右心室充盈的指标如右心房压力、右心室厚度、三尖瓣口舒张期血流频谱、三尖瓣环组织多普勒频谱,以及肝静脉的脉冲多普勒频谱、下腔静脉内径及塌陷包括右心房大小等均可有效评估右心舒张功能。CVP作为右心充盈压力的评估指标之一,可用于评估右心舒张功能。TAPSE是反映右心收缩功能的重要参数,是超声心动图检查中常用的评价右心收缩功能的指标。在ARDS的治疗策略中,右心保护应成为循环管理的核心。目前已有专家提出了以右心保护为核心的通气策略,包括限制平台压$<27\,cmH_2O(1\,cmH_2O=0.098\,kPa)$,驱动压$<17\,cmH_2O$及$PaCO_2<60\,mmHg$,同时根据右心功能来滴定呼气末正压,以及在中重度ARDS患者中采用肺复张、俯卧位通气,甚至体外膜肺氧合(ECMO),尽可能降低肺循环阻力,将其对右心的影响降到最低限度。

3. **外周阻力的评估** · 多普勒超声技术评估主要包括间接判断法和排除法。间接判断法主要通过左心室舒张期末面积和收缩期面积相对变化来确定,如果均减小,低血容量可能性大,如果舒张期末面积大,收缩期末面积小,可能存在动脉张力下降(注意排除心脏高动力情况)。如在心脏足够负荷同时左右心脏收缩功能均满意的情况下仍然存在低血压,则提示低外周血管阻力。因此在临床工作中经常根据临床和超声检查结果进行排除诊断。

4. **连续肺部超声B线评估指导肺水肿的治疗** · 当肺组织中的液体量增加时,肺部超声表现为垂直于胸膜的彗星尾征,即B线。B线的条数、密度及分布区域与血管外肺水程度密切相关。B线间隔7mm提示小叶间隔水肿,符合CT发现的增厚的小叶间隔;B线间隔$\leqslant3\,mm$提示肺泡水肿,符合CT发现的毛玻璃样变区,提示弥漫肺水肿。在肺水肿治疗过程中,连续评价肺部B线随着液体负平衡出现的变化,有助于判断治疗的效果,指导治疗的速度及力度。反之,在液体治疗过程中,连续评价肺部B线情况,可早期发现血管外肺水增多,避免液体复苏过度。但是临床应用过程中需要注意肺部感染弥漫肺间质疾病、ARDS等疾病的肺部超声表现亦可为B线,应结合心脏超声及容量状态共同来加以鉴别。

5. **超声评估指导脱机** · 在ICU有许多患者尽管符合脱机标准但仍然脱机失败。脱机时,由于没有正压PEEP和压力支持对吸气作功的支持,左心的前后负荷同时增加。在有左心疾病基础或COPD患者,脱机相关心功能不全往往是造成脱机困难的常见原因。重症超声在脱机过程中对左心室充盈压、血管外肺水半定量评分、容量状态及心功能的监测与评估有助于诊断脱机相关心功能不全,并及时调整治疗。

(二) 注意事项

重症超声具有问题导向、多系统整合、床旁实时及动态滴定的特点。当遇到临床问题时,选择恰当的超声检查及评估方案,根据评估结果临床资料进行有针对性的治疗,然后评估治疗效果,进行滴定和调整。

尽管重症超声可用于血流动力学评估的各个方面,但其并不能完全替代其他的血流动力学评估手段。初始治疗阶段,血压、中心静脉压、尿量、血气分析等常规检测依然不可或缺;而滴定治疗阶段,肺动脉漂浮导管或脉搏指示持续心输出量(PiCCO)监测等连续的定量手段依然起着重要作用。重症超声评估需要与这些血流动力学的评估手段相结合,才能更好地指导血流动力学治疗。

(赵　媛)

第三节 · 支气管镜检查

支气管镜检查是将细长的支气管镜经口或鼻置入患者的下呼吸道,通过声门进入气管和支气管及更远端,直接观察气管和支气管的病变,并根据病变进行相应的检查和治疗。由于支气管镜操作简便安全,患者痛苦少,因而在气道病变的诊断和治疗中具有明显优势,是呼吸系统疾病的重要诊断和治疗手段之一,尤其在急诊科危重患者的抢救及监护治疗中发挥着越来越重要的作用。

（一）适应证

支气管镜检查术作为临床常用技术,适应证范围非常广泛,对于呼吸系统疾病具有广泛的诊疗价值。本章节主要探讨支气管镜在急诊和危重病中的应用。依据《支气管镜在急危重症临床应用专家共识(2016版)》和临床应用情况,支气管镜检查技术在急诊和危重病中主要有以下适应证。

1. **困难插管和调整气管插管中应用**·重症颅脑外伤、颌面部重度损伤致张口困难及颈椎损伤的患者出现呼吸衰竭,但不能耐受经口咽喉镜引导下气管插管者应首选支气管镜引导下的经鼻气管插管,早期开通患者气道,为抢救赢得成功的机会。此外,还有部分患者体型肥胖、颈部短粗、小颌畸形、口咽部及喉部异常,特别是颈部肿物压迫气管,或者口咽部有大量分泌物声门暴露不清导致喉镜插管失败的困难插管者,可行支气管镜引导下的气管插管,同时可以清理局部的分泌物、畅通气道、改善氧合,使患者迅速恢复供氧。

2. **重症肺部感染的病原学诊断和治疗**·重症肺部感染、呼吸机相关性肺炎患者,包括免疫缺陷合并肺部感染者,经验性抗感染治疗效果不理想,痰培养阳性率低、特异度差,难以达到"精确""及时"的抗感染治疗。而经支气管镜无菌操作吸取的分泌物、保护性毛刷刷检物及肺泡灌洗液的细菌学培养敏感度高、特异度好,对于临床抗感染药物的应用有较强的指导作用,是开展病原学科研的好方法。

3. **气道管理和治疗肺不张**·高龄、衰弱、具有多种合并症患者(特别是脑卒中患者)及慢性阻塞性肺疾病的患者发生肺部感染后气道分泌物较多,同时其自主排痰无力,甚至丧失排痰功能,导致痰液引流不畅,严重时阻塞气道引起肺不张,甚至引起呼吸衰竭。支气管镜可以进入患者下呼吸道,便携式支气管镜一般可以到达亚段支气管开口进行吸痰、清除痰栓、痰痂,甚至可以给予局部盐水或药物灌洗治疗,配合拍背排痰,可以达到肺复张的目的。溺水患者的抢救,可以在完成气管插管同时,通过支气管镜充分吸出支气管内的水和分泌物,快速缓解患者症状。

4. **咯血诊断和治疗**·咯血是临床上常见的呼吸系统急症,若救治不及时可能出现窒息、休克,甚至导致患者死亡。一般咯血急性期是支气管镜检查的相对禁忌证,避免支气管镜操作引起咳嗽导致出血加重,但对致命性大出血(一次出血量＞500 mL者)或者医师支气管镜技术掌握娴熟的情况下,可以给予即刻镜下检查和治疗。支气管镜下直视检查可以明确出血部位和出血状况,并且采取针对性的治疗措施,如局部使用止血药物及放置球囊压迫止血等。

5. **气管内异物治疗**·误吸是急诊科经常能够遇到的急症,如吸入牙齿、笔帽、花生等,通过支气管镜检查可以明确气管内异物的性质、嵌顿的位置,以及肉芽组织包被的情况等。有一部分气管内异物可以通过支气管镜直接吸出或钳夹出来,操作简单。异物不能轻易取出者在明确诊断后转入呼吸科全麻后经硬质支气管镜取出,可以明显缩短患者救治时间,减少阻塞性肺炎、肺不张的发生率。

6. **诊断气管食管瘘**·部分重症、高龄、营养状况较差,长期气管插管的患者偶有发现鼻饲时呛咳,或者气道内吸出胃内容物,如鼻饲液等情况,需要排除气管食管瘘。怀疑气管插管球囊压力过大或者长期压迫气道壁导致气管食管瘘时,一般影像学检查往往无法诊断,可在支气管镜直视下观察,较小的气管食管瘘可以通过亚甲蓝试验来证实是否存在:将1∶50～1∶100亚甲蓝溶液口服后,支气管镜下观察气管后壁膜部,如有蓝色色素出现即为阳性,从而为进一步治疗提供诊断依据。

7. **诊断气道狭窄和气管内新生物**·长期气管插管患者因插管远端反复摩擦气道内膜发生肉芽组织增生,部分堵塞气道,导致呼吸困难;或者曾经气管插管、有瘢痕体质的患者出现球囊压迫部分黏膜增生堵塞气道,严重者可致窒息;我国更多见的良性气道狭窄的原因为支气管内膜结核所致。支气管镜检查可明确或者排除该诊断。

（二）禁忌证

可弯曲支气管镜检查术应用至今，已积累了丰富的临床经验，目前无绝对禁忌证，其相对禁忌证范围亦日趋缩小。但下列情况行支气管镜检查术时，发生并发症的风险显著高于一般人群，检查前应慎重权衡利弊。

（1）严重心、肺功能不全，严重呼吸衰竭，心绞痛或急性心肌梗死，未控制的高血压及心律失常患者。

（2）出凝血机制障碍或者长期应用华法林等抗凝药物者。

（3）哮喘急性发作者。

（4）主动脉瘤有破裂危险者。

如果出现致命性气道病变，以上均为相对禁忌证。

（三）术前准备

1. 操作者准备

（1）详细询问患者病史，同时了解患者的药物（局麻、镇静）过敏史，测量血压及进行心、肺评估。

（2）了解病史，确定有无适应证和禁忌证。

（3）仔细阅读影像学资料，听诊患者胸部呼吸音，以便于更精准确定病变部位，有助于决定采样部位及方式。

（4）做好患者解释工作，签署知情同意书，争取患者合作。

2. 患者准备

（1）常规拍摄断层胸部 CT 片，情况紧急时需拍摄 X 线胸片，正和（或）侧位片。

（2）对于拟行支气管镜检查术的患者，建议行血小板计数检查、凝血酶原时间、部分凝血活酶时间以除外严重凝血功能异常。

（3）筛查血源性传播疾病，防止医源性感染。

（4）口服抗凝药物根据检查项目停药。

（5）对高血压或体检有心律失常者应作心电图检查。

（6）若无胃肠动力异常或梗阻，局部麻醉时应在支气管镜检查术前 4 h 开始禁食，术前 2 h 开始禁水。

（7）检查前建议建立静脉通道，以方便术中给予镇静及其他药物，并保留至术后恢复期结束。

3. 物品准备 · 准备好已经消毒的纤维支气管镜、吸引器、灌洗器、毛刷、生理盐水等，配备监护仪，准备必要的抢救药品及球囊、气管插管、呼吸机等抢救设备。

（四）操作过程

患者一般采用仰卧位，也可以根据病情需要选用半卧位或坐位，用无菌巾盖住患者眼睛，以减少患者恐惧。床边持续监测指氧饱和度、心电图和血压。保留自主呼吸者于操作前 15 min 鼻咽部 2% 利多卡因喷雾局麻，或根据患者具体情况，给予适当全身镇静，并用麻黄碱滴鼻液收缩鼻甲，用面罩吸入纯氧充分去氮后，鼻导管高流量吸氧；机械通气状态者，吸氧浓度提高到 80% 以上，气管导管连接 Y 形接头。开启冷光源调节光源亮度，调节纤维支气管镜屈光环以调整视野清晰度。连接负压吸引装置，根据患者情况调节适当的吸力。用无菌润滑剂涂抹镜体前端，将纤维支气管镜缓慢插入气道内，吸除气管、支气管及各肺段内的分泌物，并根据病情需要，在相应病变部位行相关治疗和操作，完成后，负压状态下缓慢退镜，术毕清洗消毒支气管镜。

保护性毛刷的操作：支气管镜到达胸部影像显示浸润病灶最明显或镜下显示有脓性分泌物的

区域,保护性毛刷经支气管镜吸引孔道进入并伸出支气管镜末端 1~2 cm 后从保护性套管再推出毛刷,顶掉保护性毛刷末端的保护塞,毛刷再伸出 2 cm 采集标本,采样后将毛刷缩回到套管中,然后将有套管保护的毛刷从支气管镜中拔出。将毛刷伸出套管并浸入 1 mL 无菌生理盐水中,充分震荡使标本在无菌溶液中均匀分布,然后送实验室进行微生物培养。

支气管肺泡灌洗的方法:在肺部影像显示感染较重的叶段或镜下分泌物较多的叶段灌洗,一般为室温下(25 ℃左右)生理盐水即可。将支气管镜楔入相应肺段或亚段支气管,每次灌入生理盐水 10~20 mL,总量 50~60 mL,后经负压吸引入标本收集瓶,然后送实验室进行微生物培养。

(五) 并发症

1. 喉、气管、支气管痉挛·支气管镜的刺激可能发生广泛的支气管痉挛,导致氧饱和度下降,出现该情况应立即停止检查并吸氧,必要时可使用局部支气管扩张药喷雾,待缓解后再酌情决定是否继续进行操作。

2. 出血·出血是支气管镜检查最常见的并发症。一般血量不大,可自行缓解,偶尔有大出血,甚至引起窒息危及生命。检查前要了解患者是否有凝血功能障碍,活检时要尽量避开血管。出血较多可给予 1∶10 000 肾上腺素和(或)10 U/mL 凝血酶局部止血,并保持出血侧低位,防止血液灌入健侧,并充分抽吸凝血块以防窒息,内镜下见出血停止后方可退镜。

3. 心律失常、心搏骤停·是支气管镜操作时的刺激引起迷走神经反射和缺氧所致,此时应立即进行抢救。

4. 感染·支气管镜检查作为有创检查,支气管黏膜等组织受损不可避免,为细菌入侵创造了条件,部分患者胃内容物反流、误吸,患者操作后可能会出现发热、感染扩散等情况,操作时应动作娴熟迅速,尽量采取先健侧后患侧的检查操作。

5. 气胸·多见于活检钳取活体组织时,或持续高负压吸引状态时。若患者出现胸痛,可能钳取了脏层胸膜,应立即退镜,只有证明活检钳半关闭后仍距胸膜 3~5 mm 方可活检。若发生气胸,气胸量超过 20%,且临床症状危重,予胸腔穿刺抽气或闭式引流。

(六) 注意事项

(1) 操作前对气道行充分的表面麻醉可增加患者对纤维支气管镜操作过程的耐受性,对于自主呼吸良好,但精神紧张或不合作的患者可在术前静脉注射镇静药物。操作者动作要轻柔迅速,入镜速度要快,尽量减少对管壁刺激,若发生支气管痉挛,可通过镜侧活检孔注入 2% 利多卡因或氨茶碱,一旦出现心搏骤停的严重并发症,应马上停止操作,行心肺复苏。

(2) 重症患者病情危重,心肺功能差,缺乏代偿能力,在并发肺不张情况下进行纤维支气管镜操作时,患者肺活量降低,用力呼气流速下降,PaO_2 一般下降 10~20 mmHg,因此在操作前应吸入纯氧增加氧储备。避免持续负压吸引或压力过高。整个操作在 5~10 min 内完成,最多不超过 15 min,并严密监测患者脉搏氧饱和度、血压和心率的变化。如患者术中出现指氧饱和度降至 88% 以下,或心率超过 120 次/min、舒张压超过 100 mmHg 及出现室性心律失常,则应退镜暂停操作,短时间吸入纯氧,待脉搏氧饱和度回升至 98% 以上或血压、心率下降后,再重新进行操作。

(3) 机械通气患者可应用气管导管与呼吸机环路间的 Swiver 聚氯乙烯 Y 形接头装置,在置入纤维支气管镜时,可保证气道内的有效压力和患者的潮气量,降低通气不足的风险,改善氧合。另外,由于插入纤维支气管镜使人工气道变得狭窄,外径为 5.6 mm 的纤维支气管镜使内径 8.0 mm 的气管导管内部通气面积减少 66%,引起气道内吸气峰值压力升高,相当于产生了内源性呼吸末气道正压,故操作时应把呼吸末气道正压降低 50% 以上。操作期间监控气道峰压可预防发生气压伤。

(4) 因操作损伤造成的气道内膜明显出血,应作局部止血处理。如需行支气管灌洗,可采用每次 10～30 mL 生理盐水的小液量冲洗。对有可能出现误吸的患者,操作前禁食 6 h,并酌情肌内注射抗胆碱药物。

(5) 术后患者若无禁忌,应抬高床头至少 30°以上安静休息,一般应在 2 h 之后才可进食饮水,以免因咽喉仍处于麻醉状态而导致误吸。密切监测生命体征,若操作过程中出现气道损伤,须密切关注患者的气道出血情况,以及时处理。机械通气患者及时调整通气参数,及时记录操作过程和检查结果。

(谢 芳)

第四节 · 经鼻高流量湿化氧疗

经鼻高流量湿化氧疗(high-flow nasal cannula oxygen therapy,HFNC)是一种通过无需密封的导管经鼻输入经过加温湿化的高流量混合气体的呼吸治疗方法。HFNC 可有效缓解呼吸困难,对轻中度呼吸衰竭有良好的临床疗效,且操作简便,具有良好的患者耐受性,临床应用越来越广泛。目前,HFNC 已与传统氧疗(conventional oxygen therapy,COT)、无创正压通气(noninvasive ventilation,NIV)及有创机械通气(invasive mechanical ventilation,IMV)共同成为急危重症患者常用的呼吸治疗方式。

HFNC 设备由空氧混合器装置、主动加温装置、加热导丝单回路管路和鼻导管组成,通过专用的连接管亦可用于气管切开的患者。部分品牌呼吸机在有创通气的基础上配备了 HFNC 功能,实现了呼吸支持一体化。

(一) HFNC 临床效应

1. 可控性精准给氧 · 高流量呼吸治疗装置内置空氧混合器,并可提供高至 60～75 L/min 的混合气体流量,大于患者的吸气峰流量,从而保证吸入氧浓度的恒定,并且可高达 100%。需要注意的是,张口呼吸会降低 HFNC 实际 FiO_2。

2. 充分加温湿化,防止黏膜干燥 · HFNC 通过充分加温湿化可提供 37 ℃温度、100% 相对湿度(绝对湿度 44 mgH_2O/L)的高流量气体,以增加黏膜湿度,促进分泌物清除,避免上皮损伤,保护黏膜及纤毛功能,改善患者舒适性。

3. 减少鼻咽部解剖死腔 · HFNC 通过高流速气体持续冲刷鼻咽部死腔,减少呼出气体再吸入,增加肺泡有效通气量,从而提高呼吸效率,改善氧合,缓解呼吸困难,降低呼吸频率。

4. 产生一定的气道正压 · HFNC 通过高流量的气流可在患者气道内产生一定的呼气末正压(positive end-expiratory pressure,PEEP),促进塌陷肺泡复张,且与气体流速呈正相关。张口呼吸时,相应流量产生的 PEEP 较闭口呼吸时约下降 1 cmH_2O。因此在临床中使用必须要求患者口腔闭合好才能达到理想的效果。

5. 增加呼气末肺容积和跨肺压 · HFNC 通过 PEEP 效应促进塌陷的肺泡复张,增加呼气末肺容积,改善氧合并促进 CO_2 排出。

6. 降低呼吸功,改善患者舒适度 · HFNC 可减轻吸气肌肉的负担,从而减少吸气努力,并可提供充分加温加湿的气体满足患者的需要,提高患者的舒适度,改善患者的依从性。

HFNC 被认为是一种介于 COT 和 NIV 之间的一种新型氧疗和呼吸支持方式。HFNC 具有普通鼻导管氧疗和面罩给氧不具备的加温湿化、产生气道正压等效应,且输送氧浓度更精确稳定。且因其良好的加温湿化效果和使用方便,HFNC 比高流量氧气面罩及无创通气有更好的舒适性和耐受性。

(二) 适应证

1. 急性Ⅰ型呼吸衰竭·Ⅰ型呼吸衰竭引起的呼吸困难、呼吸频率加快及低氧是急诊患者最常见的就诊原因之一。对于急性Ⅰ型呼吸衰竭患者,推荐使用 HFNC 替代 COT 以降低气管插管率和呼吸支持升级需求。对于已经接受 NIV 的急性Ⅰ型呼吸衰竭患者,若对 NIV 不耐受可在密切监测下尝试 HFNC。

2. Ⅱ型呼吸衰竭·对于 COPD 合并轻中度高碳酸血症(pH>7.25)的患者,HFNC 可作为初始呼吸支持的选择之一。对于不耐受 NIV 的 COPD 合并中度高碳酸血症(7.25<pH<7.35)的患者,建议使用 HFNC。对于 pH<7.25 的高碳酸血症患者,不建议使用 HFNC。

3. 机械通气拔管后·对于机械通气插管超过 24 h 且具有拔管后呼吸衰竭高危因素的患者,建议在拔管后使用 HFNC 替代 COT。对于临床通常在机械通气拔管后序贯进行 NIV 的患者,建议继续使用 NIV,若对 NIV 不耐受建议使用 HFNC。

4. 外科术后·对于接受心脏或胸腔手术的高风险和(或)肥胖患者,推荐术后立即使用 HFNC 替代 COT,以减少再插管和呼吸支持升级需求。腹部手术患者不建议常规使用 HFNC。

5. 气管插管预氧合·不推荐在气管插管预氧合时常规使用 HFNC,对于气管插管前已接受 HFNC 的患者,预氧合及插管过程中可继续使用 HFNC。

6. 支气管镜检查·对于不伴有呼吸衰竭的急诊患者,推荐使用 HFNC 替代 COT 预防气管镜操作过程中低氧血症的发生。对于合并急性呼吸衰竭的患者,HFNC 可以作为 NIV 的替代用于气管镜操作过程中。

(三) 禁忌证

对于存在呼吸心搏骤停、急性呼吸道梗阻、血流动力学明显不稳定及自主呼吸微弱等情况,应避免使用 HFNC;对存在严重低氧血症(氧合指数<100 mmHg)、明显二氧化碳潴留(pH<7.25)、矛盾呼吸运动、气道分泌物多且无排痰能力、鼻面部手术或创伤、鼻腔明显堵塞等情况,应慎重使用 HFNC。

(四) HFNC 参数设置及使用流程

1. Ⅰ型呼吸衰竭·对于Ⅰ型呼吸衰竭的急诊患者,建议气体流量初始设置为 40~60 L/min,为快速缓解呼吸困难和防止呼吸肌疲劳,在患者耐受的情况下应尽量设置比较高的初始气体流量(如 60 L/min)。初始 FiO_2 为 100%,温度设置为 37℃。以后根据患者呼吸频率和舒适度调节气体流量,以 SpO_2 90%~96% 为目标调节 FiO_2。如果未达到目标呼吸频率(<25~30 次/min)及目标 SpO_2,在流量设置<60 L/min 时建议先上调气体流量每次 5~10 L/min,因为更高的流量可减少患者空气的吸入,并增加气道压力,从而改善肺泡通气。如果 SpO_2 仍未达标,再予上调 FiO_2。根据患者舒适度和痰液黏稠度调节温度设置(31~37℃)。

2. Ⅱ型呼吸衰竭·建议气体流量初始设置为 50~60 L/min,初始 FiO_2 以 SpO_2 88%~92% 为目标设定(FiO_2 一般不超过 0.4),温度设置为 37℃。根据患者呼吸频率、SpO_2、血气分析和舒适度等动态调节。

3. HFNC 监测·HFNC 使用中应密切监测,尽早识别出对 HFNC 治疗反应不佳的患者,以避免延迟呼吸支持升级,导致恶化临床预后。在 HFNC 开始的 1~2 h 内应密切观察,如果出现下列失败预测指标之一:①呼吸频率(RR)>35 次/min;②SpO_2≤88%;③ROX[(SpO_2/FiO_2)/RR]指数<2.85;④胸腹部矛盾;⑤持续使用辅助呼吸肌;⑥Ⅰ型呼吸衰竭出现 pH<7.35 和 $PaCO_2$>45 mmHg;⑦Ⅱ型呼吸衰竭出现 pH<7.25,应及时进行呼吸支持升级(NIV 或有创通气)。若使用 HFNC 48 h 呼吸情况仍无改善,仍存在任何一个上述失败预测指标,或 ROX 指数进行性下降,或

血流动力学不稳定,视为 HFNC 失败,建议升级为有创通气。ROX 指数对 HFNC 治疗肺炎导致的急性呼吸衰竭的结局具有良好的预测作用。在 HFNC 启动的第 2、6 和 12 h,ROX 指数分别 <2.85、<3.47、<3.85 是 HFNC 失败需要有创通气的良好预测指标。目前倾向于将 HFNC 启动后 48 h 作为最大安全时间窗,即如果在使用 HFNC 48 h 患者呼吸情况仍无改善,或仍存在任何一个上述失败预测指标或血流动力学不稳定(心率>140 次/min 或较基线改变超过 20%,收缩压>180 mmHg 或<90 mmHg 或较基线下降>40 mmHg),此时应视为 HFNC 治疗失败,应及时进行呼吸支持升级。

4. HFNC 撤离·在患者原发病得到控制、呼吸情况好转时,可考虑逐步降低 HFNC 条件。首先逐步降低 FiO_2,当Ⅰ型呼吸衰竭 FiO_2 降低到 40% 以下或者Ⅱ型呼吸衰竭 FiO_2 降低到 35% 以下时,逐步降低气体流量(每 1~2 h 降低 5~10 L/min),当气体流量降到 15 L/min 时停用 HFNC,改为 COT。在气体流量下降过程中应密切监测呼吸频率、SpO_2、血气分析、呼吸运动及患者呼吸困难主诉等,若上述指标恶化,则暂缓降低气体流量。

(五) 并发症

HFNC 很少出现并发症,氧中毒可能是因为长时间高流量的吸氧,从而引起身体各项功能失调,出现病理改变。氧中毒发生以后会引起心慌、心率加快、恶心、胸痛、呼吸不畅等症状,严重者甚至危及生命。选择适当给氧方式,正确控制给氧浓度和时间可减少氧中毒的发生。

(六) 注意事项

(1)上机前应和患者充分交流,说明治疗目的的同时取得患者配合,建议半卧位或头高位(>20°)。

(2)选择合适型号的鼻塞,建议选取小于鼻孔内径 50% 的鼻导管。

(3)严密监测患者生命体征、呼吸形式运动及血气分析的变化,及时做出针对性调整。

(4)张口呼吸患者需嘱其配合闭口呼吸,如不能配合者且不伴有二氧化碳潴留,可应用转接头将鼻塞转变为鼻/面罩方式进行氧疗。

(5)舌后坠伴 HFNC 效果不佳者,先予以口咽通气道打开上气道,后将 HFNC 鼻塞与口咽通气道开口处连通,如仍不能改善,可考虑无创通气其他呼吸支持方式。

(6)避免湿化过度或湿化不足,密切关注气道分泌物性状变化,按需吸痰,防止痰堵窒息等紧急事件的发生。

(7)注意管路积水现象并及时处理,警惕误入气道引起呛咳和误吸,应注意患者鼻塞位置高度高于机器和管路水平,一旦报警,应及时处理管路冷凝水。

(8)注意调节鼻塞固定带松紧,避免固定带过紧引起颜面部皮肤损伤。

(9)HFNC 撤离后应对 HFNC 装置进行终末消毒,独立型机器使用自带的消毒回路进行仪器内部消毒。HFNC 管路、鼻导管及湿化罐为一次性物品,按医疗垃圾管理。

(赵 媛)

第五节·机 械 通 气

机械通气是借助呼吸机建立气道口与肺泡间的压力差,给呼吸功能不全的患者以呼吸支持,即利用机械装置来代替、控制或改变自主呼吸运动的一种通气方式。根据是否建立人工气道分为"有创"或"无创"机械通气。机械通气的生理学作用主要包括以下内容:①改善或维持动脉氧合,提高氧输送;②支持肺泡通气,维持肺泡通气量;③维持或增加肺容积;④减少呼吸功,缓解呼吸肌疲劳。因此,应用机械通气可达到以下临床目标:①纠正低氧血症,通过改善肺泡通气量、增加功能残气量、降低氧耗,纠正低氧血症和组织缺氧;②纠正急性呼吸性酸中毒;③缓解缺氧和二氧化碳潴留引起的呼吸窘迫;④防止或改善肺不张;⑤防止或改善呼吸肌疲劳;⑥保证镇静和肌松剂使用的安全性;⑦减少全身和心肌氧耗;⑧胸壁完整性受损的情况下,机械通气可以促进胸壁稳定,维持通气和肺膨胀。

一、无创机械通气

无创正压通气(non-invasive positive pressure ventilation,NIPPV)是指不需要侵入性或有创性的气管插管或气管切开,临床上常通过鼻罩或鼻面罩等方式将患者与呼吸机相连接进行正压辅助通气的技术。NIPPV 主要适用于轻-中度呼吸衰竭的早期救治;也可用于有创-无创通气序贯治疗和辅助撤机。患者须具备:①神志清醒;②能自主清除气道分泌物;③有自主呼吸能力;④血流动力学相对稳定;⑤有良好的配合 NIPPV 的能力。NIPPV 可以减少气管插管或气管切开带来的相应并发症,并减少患者痛苦、提高生活质量,最终有可能改善患者预后。

(一)适应证

1. 慢性阻塞性肺部疾病急性加重(AECOPD)· NIPPV 治疗可改善呼吸性酸中毒,降低呼吸频率,减少呼吸做功,缓解呼吸窘迫,以致避免气管插管。

2. 心源性肺水肿· 心源性肺水肿可以导致呼吸困难和低氧血症,NIPPV(特别是 CPAP)在改善氧合与呼吸困难的同时,通过提高胸腔内压,减少循环的回心血量,减轻心脏的前负荷,从而改善心功能。

3. 间质性肺炎· 间质性肺炎患者并发急性呼吸衰竭在接受有创通气治疗后,常导致呼吸机相关性肺损伤和肺炎的风险增加。NIPPV 治疗可避免插管,减少此类患者的并发症的发生率。对于慢性状态患者,可提供长期氧疗支持。

4. 支气管哮喘急性发作· NIPPV 通过气道内正压直接机械性扩张气道,提高雾化吸入药物的效率和缓解呼吸肌的疲劳,从而改善危重症哮喘患者的肺功能。

5. 有创正压通气的序贯撤机· NIPPV 作为过渡性或降低强度的辅助通气方法,可帮助实现提高撤机和减少撤机失败率,减少机械通气的持续时间。

6. 免疫功能受损合并呼吸衰竭· 免疫功能受损患者如获得性免疫缺陷综合征(AIDS)、恶性血液病、器官移植术后等,一旦气管插管,容易并发呼吸机相关性肺炎(VAP)和气道损伤,且其感染病原体复杂,治疗难度大。因此此类患者尽可能首选 NIPPV,除非氧合状况无法改善。

7. 其他· 如胸壁畸形或神经肌肉疾病导致的肺泡通气量下降和 CO_2 潴留,轻度 ARDS 患者的早期干预、疾病终末期、拒绝气管插管、恶性肿瘤及老年患者的应用等。

(二)禁忌证

1. 绝对禁忌证· 心搏骤停或呼吸停止(微弱),此时需要立即心肺复苏、气管插管等生命支持。

2. 相对禁忌证· ①意识障碍;②无法自主清除气道泌物,有误吸的风险;③严重上消化道出血;④血流动力学不稳定;⑤上呼吸道梗阻;⑥未行引流的气胸或纵隔气肿;⑦无法佩戴面罩的情况如面部创伤或畸形;⑧患者不配合。

(三)操作过程

无创通气的成功实施很大程度上取决于病例的选择及一系列技术环节。在实施过程中需要掌握几条原则。

（1）评估患者，严格掌握适应证和禁忌证。

（2）对患者进行教育，消除其恐惧，争取配合，提高患者的依从性与舒适感。患者常选用半卧位（30～45°）。

（3）选择和试佩戴合适的连接器。通常轻症患者可先使用鼻罩，急性呼吸衰竭患者多需用口鼻罩，老年或无牙齿的患者口腔支撑能力较差，可尝试使用全面罩。建议吸氧状态下先佩戴好面（鼻）罩，摆好位置并调节好松紧度后，再连接呼吸机管道，避免在较高的吸气压力状态下佩戴面（鼻）罩。

（4）开启呼吸机，选择模式、设置参数。

1）通气模式：NIPPV 通气模式以辅助通气为主，临床常用的有持续气道正压（CPAP）、双水平气道正压（BIPAP）及保证平均容量的压力支持（AVAPS）等。

A. CPAP：是在整个呼吸周期中，呼吸机持续给予同一水平的正压支持。吸气时，正压有利于克服气道阻力，减少呼吸肌做功，呼气时，可防止和逆转小气道的闭合及肺萎陷，改善氧合。主要用于呼吸暂停综合征、心源性肺水肿、自主呼吸较强的患者。

B. BIPAP：BIPAP 是时间-压力控制的机械通气模式，可分别调节吸气相气道正压（IPAP）和呼气相气道正压（EPAP）。可分为自主呼吸（spontaneous，S）通气辅助模式、时间控制（timed，T）模式和自主呼吸/时间控制（S/T）模式等。当患者自主呼吸频率＞呼吸机预设频率时，由患者自主呼吸触发，呼吸机与患者呼吸频率保持同步，当患者自主呼吸＜呼吸机预设频率时，由时间触发，呼吸机按照提前预设的频率工作，此种模式使用最为普遍，可适用于各种患者。

C. AVAPS：是一种混合通气模式，其基本原理仍然是压力支持。为达到预定的通气潮气量，吸气压设置在一个范围区间而不是一个固定值。呼吸机根据测量到的通气容积，自动调节 IPAP，以达到预定的通气潮气量。可用于 Ⅱ 型呼衰及 NIPPV 的撤除。

2）参数设置参考值：见表 2-1。

表 2-1 NIPPV 常用通气参数的参考值

参数	常用值
CPAP	6～15 cmH_2O
IPAP	应选择合适潮气量的最小压力，从初始值逐渐增加到合适的水平，一般为 10～30 cmH_2O
EPAP	常用 4～8 cmH_2O，Ⅰ 型呼吸衰竭时需要适当增加 6～12 cmH_2O
吸气时间	0.8～1.2 s
压力上升时间	触发吸气后压力达到目标压力的速度，通常为 0.05～0.1 s
吸氧浓度	选择能使血氧饱和度＞90%的最低氧浓度，一般应低于 50%。
潮气量	7～15 mL/kg（标准体重*）
备用呼吸频率	10～20 次/min

注：* 男性标准体重 = 50 + 0.91［身高（cm）- 152.4］，女性标准体重 = 45.5 + 0.91［身高（cm）- 152.4］

3）初始化参数：通常给予比较低的吸气压力，当患者逐渐适应正压通气后，逐渐增加吸气压。具体方法：从 CPAP（4～5 cmH_2O）或 BIPAP（吸气压 8～10 cmH_2O、呼气压 4～5 cmH_2O）开始，经过 2～20 min 逐渐增加到合适的治疗水平，建议压力支持 10 cmH_2O 以上。

（5）动态监测：整个 NIPPV 治疗过程都需要密切监测，根据患者病情的变化随时调整通气参数。起始治疗后 1～2 h 基于临床表现和动脉血气的变化来评价 NIPPV 是否有效，进而对其后的治疗决策起重要作用。评价 NIPPV 有效的最佳指标:①临床表现:气促改善、辅助呼吸肌运动减轻和反常呼吸消失、呼吸频率减慢、心率改善等;②血气分析:PaO_2 和氧合指数改善,$PaCO_2$ 下降,pH 改善。如果调整后数小时内仍未改善,则提示无创通气失败,应尽快升级为有创机械通气,以免延误病情。

(6) 撤离:NIPPV 的撤离目前主要依据患者临床症状及病情是否稳定。撤除的方法有:①逐渐降低压力支持水平;②逐渐减少通气时间(先减少白天通气时间,再减少夜间通气时间);③使用 AVAPS 模式;④以上方式联合使用。

(四) 并发症

1. **与面罩相关的并发症** · 包括面部不适、鼻梁部红斑、溃疡等。选择合适脸型的面罩并正确放置,在鼻部加垫人工皮肤,使用更加柔软的新型硅胶密封面罩可以改善这些问题。

2. **与设置压力和气流相关的并发症** · 包括面罩漏气所致的结膜刺激症状、压力过高所致耳痛,可调整面罩或降低吸气压力加以改善。长时的高速气流易导致口鼻干燥,除改善漏气刺激外可以使用润滑剂、加温湿化器等。无创通气所致的胃胀气可通过降低支持压力、胃肠减压及调整颈部位置来解决。

3. **人机不同步** · 人机不同步严重损害无创通气效能,增加了患者的呼吸做功,进而导致通气失败。人机不同步可能因患者不耐受、躁动所致,也可能由于面罩不适合、呼吸机触发不良或参数设置不当。应仔细选择并妥善固定面罩,仔细调整通气参数,酌情谨慎予以镇静剂,尽最大努力解决无创通气中每一个技术问题,如通气效果仍不佳,则应及早改行气管插管有创通气。

(五) 注意事项

NIPPV 尚存在以下不足:①缺乏对气道的控制;②通气压力有限;③气道通路难以密闭(漏气、胃胀气);④呼吸道湿化和引流不够充分,口咽干燥,排痰障碍;⑤缺乏完整的监测装置;⑥有误吸的风险;⑦呼吸面罩还可导致面部压伤、恐惧(幽闭症)等。NIPPV 的不良反应发生率不高,不良反应通常比较轻微,但应注意观察和及时防治。

二、有创机械通气

有创机械通气是一种人工的机械通气装置,用以辅助或控制患者的自主呼吸运动,以达到肺内气体交换的功能,降低人体的消耗,以利于呼吸功能的恢复。

(一) 适应证

1. **通气异常**

(1) 呼吸肌肉功能不全或衰竭:如呼吸肌疲劳、胸壁稳定性、结构异常和吉兰-巴雷综合征、重症肌无力、进行性肌营养不良等神经肌肉疾病。

(2) 通气驱动降低:如中枢神经系统损伤、任何原因所致的呼吸心搏骤停、苯二酚类药物中毒、肺性脑病等。

(3) 气道阻力增加和(或)阻塞:如哮喘、慢性阻塞性肺疾病、气道分泌物增加等。

2. **氧合异常** · ①顽固性低氧血症、急性呼吸窘迫综合征;②需要呼气末正压;③呼吸功明显增加。

3. **其他** · 需要使用镇静剂和(或)肌松剂;需要降低全身或心肌氧耗;需要肺复张,防止肺不张。

(二) 禁忌证

有创机械通气无绝对禁忌证,相对禁忌证如下。

1. **严重肺大疱和未经引流的张力性胸** · 这类患者使用呼吸机时应注意患者肺大疱的程度、范围及是否有气胸病史,正压通气的压力应尽可能低,密切观察患者生命体征及肺部体征,一旦发生气胸,应立即进行胸腔闭式引流。

2. 大咯血或严重误吸引起的呼吸衰竭 正压通气会把血块或误吸物压入小支气管而易发生肺不张,对后期治疗和恢复不利。应首先采取措施,保证供氧的同时迅速将大的血块或误吸物清除,再尽快进行正压通气。

3. 急性心肌梗死 此类患者机械通气有可能会影响心脏前后负荷,因此需要选择适当的机械通气模式,将机械通气对循环的影响降到最低。

(三)操作过程

1. 机械通气的参数设置

(1)潮气量(VT)的设定:在容量控制通气模式下,潮气量的选择应保证足够的气体交换及患者的舒适性,通常依据理想体重选择 8～10 mL/kg,并结合呼吸系统的顺应性、阻力进行调整,ARDS 患者应采用小潮气量(如 6 mL/kg),避免气道平台压超过 30～35 cmH$_2$O。在压力控制通气模式时,潮气量主要由预设的压力、吸气时间、呼吸系统的阻力及顺应性决定;最终应根据动脉血气分析进行调整。

(2)呼吸频率的设定:呼吸频率的选择根据分钟通气量及目标 PaCO$_2$ 水平,成人通常设定为 12～20 次/min。急/慢性限制性肺疾病也可超过 20 次/min,准确调整呼吸频率应依据动脉血气分析的变化调整。

(3)吸气时间与吸呼比设置:机械通气患者通常设置吸气时间为 0.8～1.2 s 或吸呼比为 1:(1.5～2)。控制通气患者,为抬高平均气道压改善氧合可适当延长吸气时间及吸呼比,但应注意患者的舒适度、监测呼吸指数及对心血管系统的影响。

(4)流速调节:理想的峰流速应能满足患者吸气峰流速的需要,成人常用的流速设置在 40～60 L/min 之间,根据潮气量和呼吸系统的阻力和肺的顺应性调整,流速波形在临床常用减速波或方波。压力控制通气时流速由选择的压力水平、气道阻力及受患者的吸气努力决定。

(5)触发灵敏度调节:一般情况下,压力触发常为 1～3 cmH$_2$O,流速触发常为 1～2 L/min,合适的触发灵敏度设置将明显使患者更舒适,明显减低患者呼吸功。

(6)吸入氧浓度(FiO$_2$):机械通气初始阶段,可给高 FiO$_2$(100%)以迅速纠正严重缺氧,以后依据氧合情况降低 FiO$_2$,一般情况设定能维持 SaO$_2$>92%～94%的最低 FiO$_2$。

(7)PEEP 的设定:设置 PEEP 的作用是使萎陷的肺泡复张,改善氧合。PEEP 常应用于以 ARDS 为代表的 I 型呼吸衰竭,正常情况下设置 4～6 cmH$_2$O 的生理性 PEEP,ARDS 是需要更高的 PEEP 水平。可根据氧合情况滴定 PEEP。对 COPD 等存在呼气流速受限及 PEEPi 的患者,可将外源性 PEEP 水平设置为 PEEPi 的 80%,以降低辅助通气时的呼吸功。

2. 常用机械通气模式的选择

(1)容量辅助/控制通气:大多数呼吸机均具有容量辅助/控制(A/C)通气模式。使用该模式时,当患者无自主呼吸时,呼吸机按照预设的潮气量、吸气时间及呼吸频率给患者送气。当患者自主呼吸触发呼吸机时,患者的每一次触发均被呼吸机支持,患者呼吸频率可高于设置的机械通气频率。应用容量辅助/控制通气模式需设置以下参数:潮气量、吸气时间、吸气流速、触发灵敏度等。

该模式具有以下优点:既具有控制通气安全性的特点,又使呼吸机与患者呼吸同步,支持患者的每一次呼吸。不足主要表现为:①由于峰值流速不足,在自主呼吸较强的患者易使患者额外作功,总呼吸功增加;②潮气量及吸气时间固定,易出现人机不同步,往往需用镇静剂使患者与呼吸机协同同步;③自主呼吸频率过快的患者常发生过度通气和呼吸性碱中毒;④气道压力不恒定,当患者气道阻力增加、肺顺应性降低或人机对抗时,可出现气道高压报警,潮气量就难以保证。

（2）同步间歇指令通气：同步间歇指令通气（synchronized intermittent mandatory ventilation，SIMV）是呼吸机强制指令通气与患者自主呼吸相结合的通气模式，大多数呼吸机均具有该通气模式。呼吸机强制指令通气的送气方式与容量辅助/控制通气（A/C）类似，一般在触发窗内如患者有吸气触发，则按预设的潮气量、吸气流速、吸气时间给患者送气；如在触发窗内患者无吸气触发，则在触发窗结束后，呼吸机按预设的条件强制送气。在触发窗外患者吸气触发，呼吸机不予支持，则这次呼吸为自主呼吸。当然，SIMV 也允许对触发窗外的自主呼吸进行一定水平的压力支持，即为STMV + PSV 通气，这是临床上最常选用的通气模式。SIMV + PSV 模式需设置下列参数：指令通气的潮气量（或气道压力）、支持压力、吸气流速/吸气时间、频率及触发灵敏度。

SIMV 主要优点包括：①既保证指令通气，又使患者不同程度地通过自主呼吸作功；②通过调节 SIMV 指令通气频率，既可减少患者作功，也能保留患者自主呼吸做功；③SIMV + PSV 是常用的撤机手段之一。

（3）压力控制通气：压力控制通气（pressure control ventilation，PCV）模式是一种预设压力、时间切换的控制通气模式。当患者无自主呼吸时，呼吸机按照预设的气道压力、吸气时间和呼吸频率给患者送气。当患者自主呼吸触发呼吸机时，患者的每一次触发均被呼吸机支持，患者呼吸频率可高于设置的机械通气频率。应用 PCV 模式需设置以下参数：压力控制水平、触发灵敏度、机械通气频率、吸气时间等参数。吸气向呼气切换为时间切换。

该模式具有以下优点：①具有控制通气安全性的特点；②气流模式为减速气流，吸气早期流速较高，有助于使塌陷肺泡复张，同时该气流模式也较符合患者的生理需要。不足主要表现为：①潮气量不稳定是应用 PCV 最需注意的问题，潮气量不仅与 PCV 压力水平有关，还与肺顺应性、气道阻力及患者自主吸气努力、气道阻力等因素有关，因此，应持续监测潮气量；②自主呼吸频率过快的患者易发生过度通气和呼吸性碱中毒。

（4）压力支持通气：压力支持通气（pressure support ventilation，PSV）是一种预设压力、流速切换的辅助通气模式。当患者无自主呼吸时，呼吸机不送气，直至无自主呼吸的时间超过了设置的窒息通气报警时间，呼吸机自动转为预设的窒息通气模式。当患者有自主呼吸触发呼吸机时，呼吸机对患者的每一次触发均给予压力支持。PSV 既可作为自主呼吸较稳定患者的一种辅助通气模式，也可作为一种撤机手段。PSV 需设置的呼吸机参数包括压力支持水平和触发灵敏度。部分呼吸机还可设置吸气时的压力上升速度。

PSV 具有下列优点：①呼吸由患者自己控制，人机对抗少，患者较为舒适；②PSV 水平越高，呼吸机作功越多，患者作功就越少，随着 PSV 支持水平的增加，潮气量逐渐增加，而呼吸频率逐渐降低，因此，可根据患者的潮气量和呼吸频率来选择 PSV 的支持水平；③应用 5～12 cmH$_2$O 的 PSV时，呼吸机做功可完全克服气管插管和按需阀的附加阻力，减少患者做功；④通过调节 PSV 支持水平，患者可完全不做功，也可逐渐增加做功水平，有利于呼吸的锻炼；⑤PSV 有助于撤机困难的患者尽早撤机。PSV 最大的缺陷是潮气量不固定。潮气量不仅与 PSV 压力水平有关，还与肺顺应性、气道阻力、患者吸气力量等因素有关。因此，对于呼吸功能不稳定的患者，应持续监测潮气量。为保证患者的安全，应设置好后备通气（back-up）的各项参数。

（5）持续气道内正压通气：持续气道内正压通气（positive airway pressure ventilation，CPAP）指完全依靠患者自主呼吸，气道内形成持续正压，以增加肺容积、改善氧合。吸入潮气量随患者的吸气努力、肺顺应性和气道阻力等变化。使用 CPAP 时需要设置的参数包括：按需阀系统需设置压力水平和触发灵敏度，持续高流量系统需设置气流域值和基础气流。CPAP 具有下列优点：增加肺容积、促进塌陷的肺泡复张、减少呼吸功、改善氧合。CPAP 的不足表现为：①CPAP 压力水平过高，可引起肺过度充气和呼气功增加；②如使用按需阀系统，PEEP 阀的气流阻力高，可增加呼气做功。

（四）并发症

机械通气是重要的生命支持手段之一,但机械通气也会带来一些并发症甚至是致命的。因此,了解机械通气的并发症,具有重要的临床意义。

1. 气道建立相关的并发症

（1）气管插管相关并发症:包括导管易位、气道损伤、气道梗阻、气道出血、气囊漏气等。

（2）气管切开相关并发症:包括皮下气肿、气胸、出血、切口感染、气管食管瘘、气管套管意外脱出、拔管困难、皮肤气管瘘等。

2. 正压通气相关的并发症

（1）呼吸机相关肺损伤:指机械通气对正常肺组织的损伤或使已损伤的肺组织进一步加重,呼吸机相关肺损伤包括气压伤、容积伤、萎陷伤和生物伤。以上不同类型的呼吸机相关肺损伤相互联系、相互影响,不同原因呼吸衰竭患者可产生程度不同的损伤。为了避免和减少呼吸机相关肺损伤的发生,机械通气应避免高潮气量和高平台压,吸气末平台压不超过 $30\sim35\,cmH_2O$,以避免气压伤、容积伤,同时设定合适呼气末正压,以预防萎陷伤。

（2）呼吸机相关肺炎:是指机械通气 48 h 后发生的院内获得性肺炎。文献报道大约 28% 的机械通气患者发生呼吸机相关肺炎。气管内插管或气管切开导致声门的关闭功能丧失,机械通气患者胃肠内容物反流误吸是发生呼吸机相关肺炎的主要原因。

（3）氧中毒:氧中毒即长时间的吸入高浓度氧导致的肺损伤。FiO_2 越高,肺损伤越重。当患者病情严重必须吸高浓度氧时,应避免长时间吸入,尽量不超过 60%。

（4）呼吸机相关的膈肌功能不全:呼吸机相关的膈肌功能不全是撤机困难的重要原因之一。多种因素(休克、全身性感染、营养不良、电解质紊乱、神经肌肉疾病、药物等)可以导致膈肌功能不全。因此,机械通气患者尽可能保留自主呼吸,加强呼吸肌锻炼,以增加肌肉的强度和耐力,同时加强营养支持可以增强或改善呼吸肌功能。

3. 机械通气对肺外器官功能的影响

（1）对心血管系统的影响:①低血压与休克:正压通气使胸腔内压升高,导致静脉回流减少,心脏前负荷降低,其综合效应是心排出量降低,血压降低。另外,机械通气可导致肺血管阻力增加、肺动脉压力升高,影响右心室功能。同时,由于左心室充盈不足,导致室间隔左偏,又损害左心室功能;②心律失常:机械通气期间,可发生多种类型心律失常,其中以室性和房性期前收缩多见。发生原因与低血压休克、缺氧、酸中毒、碱中毒、电解质紊乱及烦躁等因素有关。

（2）肾功能不全:机械通气引起患者胸腔内压力升高,静脉回流减少,导致抗利尿激素释放增加,导致机体水钠潴留;同时机械通气导致静脉回流减少,使心脏前负荷降低,导致心排出量降低,使肾脏灌注减少,同时使肾小球滤过率下降,可导致肾脏功能不全。因此应注意机械通气对肾脏的影响,避免肾脏功能的恶化。

（3）消化系统功能不全:机械通气患者常出现腹胀、卧床、应用镇静剂、肌松剂等原因可引起肠道蠕动降低和便秘,肠道缺血和应激等因素可导致消化道溃疡和出血。另外,PEEP 的应用可导致肝脏血液回流障碍和胆汁排泄障碍,可出现高胆红素血症和转氨酶轻度升高。

（4）精神障碍:极为常见,表现为紧张、焦虑、恐惧,主要与睡眠差、疼痛、恐惧、交流困难有关,也与对呼吸治疗的恐惧、对治疗的无知及呼吸道管理造成的强烈刺激有关。

（5）镇静与肌松相关的并发症:当机械通气患者不耐受气管插管、人机对抗或自主呼吸影响氧合时,常应用镇静剂。但镇静剂的应用可导致血管扩张和心排出量降低,导致血压降低、心率加快。镇静过度抑制了咳嗽反射,使气道分泌物易发生潴留而导致肺不张和肺部感染。应用肌松剂的患者,通气完全依赖呼吸机,一旦发生呼吸机管道与气管插管脱开或呼吸机发生故障,患者将处于完全无通气的"窒息"状态,将威胁患者生命。机械通气患者一般不推荐使用肌松剂。

(五) 注意事项

(1) 呼吸机操作者应熟练掌握机械性能、使用方法、故障排除等,以免影响治疗效果或损坏机器。

(2) 使用呼吸机的患者应有专人监视、护理,按时填写机械通气治疗记录单。

(3) 呼吸机应有专人负责管理,定期维修、保养。使用前后,呼吸机的外部管道、呼吸活瓣、雾化装置等定期更换消毒。

（赵　媛）

第六节 · 血 液 净 化

血液净化是利用仪器设备将患者血液引出体外,经过一定程序清除体内某些代谢废物或毒素,再将血液引回体内的过程。在重症患者中通常采用的是连续性血液净化(continuous blood purification,CBP),指所有连续、缓慢清除机体过多水分和溶质,对脏器功能起支持作用的治疗方式的总称。

CBP 具有稳定的血流动力学,持续、稳定地控制氮质血症及电解质和水盐代谢,不断清除循环中的毒素和中分子物质,按需提供营养及药物治疗等优势。这些优势为重症患者的救治提供了非常重要的、赖以生存的内稳态的平衡,故在临床上的具有广泛使用价值及确切稳定的疗效,更多的病人在此项技术中受益,已成为危重病抢救治疗的利器。

CBP 技术包括肾脏替代治疗(RRT)、血浆置换(PE)、血液灌流(HP)、连续性血浆滤过吸附等多项技术。

一、连续性肾脏替代治疗

连续性肾脏替代治疗(CRRT)是连续、缓慢清除水和溶质,替代受损的肾脏的一种治疗方式。传统 CRRT 认为应持续治疗 24 h 以上,但临床上可根据患者的治疗需求灵活调整治疗时间。CRRT 清除水和溶质的方式主要有超滤、弥散、对流和吸附。CRRT 根据其清除溶质的原理及清除溶质的分子量大小,基本模式有三类,即血液透析(HD)、血液滤过(HF)和血液透析滤过(HDF)。衍生出多种治疗模式,包括缓慢连续超滤(SCUF)、连续静脉-静脉血液滤过(CVVH)、连续静脉-静脉血液透析(CVVHD)、连续静脉-静脉血液透析滤过(CVVHDF)、连续性高通量透析(CHFD)、配对血浆滤过吸附(CPFA)、高容量血液滤过(HVHF)、脉冲式高容量血液滤过(PHVHF)等。每一种方式都各有特点,且适用于不同疾病或不同状态。

(一) 适应证

急诊和危重病学应用血液净化的目的主要有两大类,一是急性肾损伤伴或不伴有其他脏器功能的损伤;二是非肾脏疾病或非肾损伤的急危重症状态,如器官功能不全的支持、缓慢清除水分和溶质、稳定水电解质等内环境、中毒等。

1. 肾性疾病

(1) 重症急性肾损伤(AKI)伴血流动力学不稳定和需要持续清除过多水或毒性物质,如 AKI 合并严重酸碱代谢失衡、电解质紊乱、心力衰竭、肺水肿、脑水肿、急性呼吸窘迫综合征(ARDS)、外科术后、严重感染等。

（2）慢性肾衰竭（CRF）合并急性肺水肿、尿毒症脑病、心力衰竭、血流动力学不稳定等。

2. 非肾脏疾病 · 包括脓毒症、多器官功能障碍综合征（MODS）、急性呼吸窘迫综合征（ARDS）、挤压综合征、乳酸酸中毒、急性重症胰腺炎、心肺体外循环手术、慢性心力衰竭、肝性脑病、药物或毒物中毒、严重液体潴留、需要大量补液、电解质和酸碱代谢紊乱、肿瘤溶解综合征、高热等。

（二）禁忌证

RRT无绝对禁忌证，但存在以下情况时应慎用：无法建立合适的血管通路；难以纠正的低血压；严重的凝血功能障碍；严重的活动性出血；恶病质，如恶性肿瘤伴全身转移。

（三）术前准备

1. 环境准备 · 保持环境整洁，贯彻执行《医院感染管理规范（试行）》《消毒管理办法》和《消毒技术规范》等有关规范。空气培养细菌数$< 500 \, CFU/m^3$；物品表面细菌数$< 10 \, CFU/cm^2$；对所有的物品表面及地面进行擦洗消毒；明显被污染的表面应使用含有至少$500 \, mg/L$的含氯消毒剂消毒；治疗期间减少人员走动，缩短探视时间。

2. 患者评估

（1）查看病史，了解患者基本信息、主要诊断、明确治疗目的。

（2）监测患者生命体征、出入量、中心静脉压（CVP）等，评估容量状态；查看实验室生化指标，评估出血风险，了解水电解质酸碱平衡情况，确定治疗模式，抗凝方式，透析液置换液配方。

（3）签署知情同意书，宣教及心理沟通。

3. 物品准备 · 仪器定点放置、定时清点、定人负责日常清洁、定期保养维护；使用前查看仪器使用保养登记本，了解使用情况；按照机器使用流程操作，严禁跳过自检程序。准备滤器及管路、置换液、生理盐水、肝素溶液、注射器、消毒液、无菌纱布及棉签等物品。

4. 血管通路建立 · 血管通路是将血液从患者体内引出，进入体外循环装置再回到体内的途径，目前多选择静脉-静脉通路，使用单针双腔静脉导管。置管部位包括颈内静脉、股静脉和锁骨下静脉。颈内静脉和股静脉是最常选择的置管部位。选择原则是最大限度地减少感染，减少血栓形成，避免局部血肿，误穿动脉发生。

5. 模式选择

（1）连续性静脉-静脉血液滤过（CVVH）：是目前最常用的CRRT治疗模式，通过超滤清除水分，并通过对流原理清除中、小分子溶质，尤其对中分子的清除具有优势。根据置换液补充的位置于滤器前后可分为前稀释、后稀释及前后混合稀释的方式。前稀释的置换液补入方式能够稀释滤器中的血液，能减少滤器凝血事件的发生并减少肝素的用量，但由于同时稀释了血液中的溶质，超滤量与溶质清除量并不平行，因此对溶质的清除效率低于后稀释的方式。

（2）连续性静脉-静脉血液透析（CVVHD）：主要通过弥散的原理清除溶质，也存在少量对流。对小分子的清除能力优于CVVH，但对中、大分子的清除能力欠佳。需要不停地补充透析液，而不需要置换液。适用于高分解代谢的肾衰竭患者，而且滤器的使用寿命较长。

（3）连续性静脉-静脉血液透析滤过（CVVHDF）：是CVVH和CVVHD的组合治疗方式，通过对流和弥散清除溶质，在一定程度上兼顾了对不同大小分子溶质的清除能力。需要同时补充置换液和透析液。临床上CVVHDF的使用日趋增多，常采用50%的置换液和50%透析液的配比方式，置换液多采用后稀释的输注方式补入。

（4）缓慢连续超滤（SCUF）：是利用超滤原理清除体内多余的水分，这种方法只是去除水分，因而不需要额外补充置换液及透析液，仅能通过少量的对流对溶质进行清除，效率非常低下，对溶质基本无清除能力。临床上常用于水负荷过重的心功能衰竭、肾病综合征及肝硬化患者。

6. 置换液配制·置换液有成品置换液和根据病情需要自行配制置换液。自行配制置换液需遵循以下原则:无菌和不含致热源;置换液与正常人血浆 pH、渗透压相近;电解质浓度应保持在人体血浆电解质范围之内。

7. 治疗剂量与滤过分数·应依据患者治疗需求和残存肾功能水平选择治疗剂量。推荐采用体重标化的流出液容积作为剂量单位[mL/(kg·h)],治疗剂量建议为 20~25 mL/(kg·h),若采用前稀释治疗模式时,治疗剂量可增加 5%~10%。至少每 24 h 对 CRRT 的处方剂量和达成剂量进行评估,要求达成剂量至少大于处方剂量的 80%。当预计 CRRT 治疗时间不足 24 h 时,需通过增加治疗剂量达到治疗目的。滤过分数(FF)是超滤量与经过滤器血浆流量的比值,一般要求控制在 25%~30% 以内。对于 CVVH 和 CVVHDF 模式,置换液前稀释有利于降低滤过分数,从而延长滤器寿命,而后稀释则具有更高的溶质清除效率。

8. 抗凝策略·恰当的抗凝策略是保证 CRRT 顺利进行的先决条件。在应用过程中必须严密监测患者凝血功能,根据患者病情选择个体化抗凝策略。

2022 年 11 月,CRRT 抗凝管理指南工作组发布了我国最新的 CRRT 抗凝指南,从 CRRT 抗凝评估与监测、局部枸橼酸抗凝 CRRT、系统性抗凝 CRRT 及无抗凝剂 CRRT 四个方面构建了 CRRT 的抗凝管理指南。

(1) CRRT 抗凝评估与监测

1) 患者需要 CRRT 之前,推荐应先全面评估患者抗凝带来的可能获益及风险,再决定抗凝剂的使用种类及方法,并根据患者的病情变化动态调整抗凝方案(ⅠA)。

2) 对于没有合并活动性出血及凝血功能障碍,且未接受系统性抗凝药物治疗的患者,推荐在 CRRT 时使用抗凝药物(ⅠB)。

3) 进行 CRRT 时,只要患者无使用枸橼酸禁忌,推荐使用局部枸橼酸抗凝,而不是肝素(ⅠA)。

4) 进行 CRRT 时,如果患者存在使用枸橼酸禁忌且无出血风险,建议使用普通肝素或者低分子肝素抗凝,而不是其他药物(ⅡC)。

5) 对于合并出血风险且未接受抗凝药物治疗的患者,进行 CRRT 时,只要患者无使用枸橼酸禁忌,建议使用局部枸橼酸抗凝,而不是无抗凝剂模式(ⅡB)。

6) 对于合并出血风险且未接受抗凝药物治疗的患者,进行 CRRT 时,建议不使用局部肝素化的方式抗凝(ⅠA)。

7) 对于合并肝素相关性血小板减少症(HIT)的患者,推荐停用所有正在使用的肝素类药物(ⅠA),并建议使用血栓抑制剂(如阿加曲班或来匹卢定)或者 Xa 因子抑制剂(如达那肝素或磺达肝癸钠),而不是其他抗凝药物或无肝素抗凝方式(ⅡC)。

8) 合并肝硬化或肝衰竭患者在严密监测下可考虑使用局部枸橼酸抗凝,建议治疗模式采用 VVHD 或者 CVVHDF(ⅢC)。

(2) 局部枸橼酸抗凝 CRRT

1) 在局部枸橼酸抗凝中需要监测两种钙离子浓度:体外循环钙离子浓度保持在 0.25~0.40 mmol/L 可以达到良好的局部抗凝效果(ⅡC);体内钙离子浓度保持在正常生理范围 1.1~1.3 mmol/L(ⅡC)。

2) 局部枸橼酸抗凝时,每日至少监测 1 次血清总钙水平,血清总钙与钙离子比值>2.1,应考虑枸橼酸蓄积的可能性;比值>2.5 应高度怀疑枸橼酸蓄积,建议停用局部枸橼酸抗凝,改用其他抗凝方式(ⅡC)。对于高乳酸血症(>4 mmol/L),不推荐采用局部枸橼酸抗凝(ⅡC)。

3) 局部枸橼酸抗凝时,建议采用床旁快速血气分析仪检测钙离子浓度,但应注意不同血气分析仪对测定值的干扰,特别是滤器后钙离子的测定值存在较大差异,需根据临床抗凝效果设置不同的靶目标值(ⅡC)。

4)局部枸橼酸抗凝时,建议初始2h监测体内及滤器后钙离子水平,稳定后每6～8h进行动态监测;对存在枸橼酸蓄积风险的患者可缩短监测间隔时间(ⅡD)。

5)局部枸橼酸抗凝时,可采集滤器前体外循环管路中的血液用于测定pH及电解质浓度;但双腔导管出口及入口端与体外循环管路反接时,建议直接采集外周血(ⅡB)。

6)局部枸橼酸抗凝时,建议使用传统无钙置换液,也可使用含钙置换液(ⅡB)。

7)局部枸橼酸抗凝时,若采用预充枸橼酸的置换液,建议采用前稀释的补入方式(ⅡC)。

8)局部枸橼酸抗凝时,建议采用4%枸橼酸钠抗凝液,也可采用ACD-A血液保存液(ⅡC);对于血糖>10 mmol/L时,不建议使用ACD-A血液保存液(ⅡC)。

9)局部枸橼酸抗凝时,建议使用CVVHDF及CVVHD治疗模式,若使用CVVH,应保证滤过分数控制在25%～30%以内(ⅡC)。

10)局部枸橼酸抗凝时,采用1.5 mmol/L的含钙置换液时,仍然需要外周或体外循环回路补充钙离子,起始钙离子补充速度建议为1.0 mmol/(h·L)(ⅡC)。

（3）系统性抗凝CRRT

1)以普通肝素作为抗凝剂时,建议首剂量为2 000～3 000 IU(30～40 IU/kg),维持剂量为5～10 IU/(kg·h)(ⅡD)。建议监测活化部分凝血活酶时间(APTT),目标是维持APTT延长至基础值的1.2～1.5倍或达到45～60 s(ⅡB)。

2)以达那肝素、那屈肝素等类肝素作为抗凝剂时,建议首剂量为15～25 IU/kg,维持剂量为5 IU/(kg·h)。以依诺肝素等低分子量肝素作为抗凝剂时,建议首剂量为30～40 IU/kg,维持剂量为3～5 IU/(kg·h)。建议监测抗凝血因子Xa活性,目标值为0.25～0.35 IU/mL(ⅡC)。

3)以阿加曲班作为抗凝剂时,建议首剂量为0.1～0.2 mg/kg,维持剂量为0.1 mg/(kg·h),对于肝衰竭患者减量至0.05 mg/(kg·h)(ⅡC),建议维持APTT延长至基础值的1.2～1.5倍或达到45～60 s(ⅡC)。

4)以甲磺酸萘莫司他作为抗凝剂时,可应用于出血高危患者(ⅡB),建议首剂量为0.1～0.5 mg/kg,维持剂量为0.1～0.5 mg/(kg·h),建议维持APTT延长至基础值的1.2～1.5倍或达到45～60 s(ⅡC)。

（4）无抗凝CRRT

1)对于有严重凝血功能障碍、严重活动性出血、有抗凝剂使用禁忌的患者,推荐行无抗凝剂CRRT,但应警惕体外循环管路及滤器凝血的发生(ⅠA)。

2)建议用肝素生理盐水对管路和滤器进行预冲,再用不含肝素的生理盐水冲洗管路,防止患者全身肝素化(ⅢC)。

3)成人患者行无抗凝剂CRRT时,在血管通路通畅的前提下,建议血流量大于200 mL/min(ⅡB)。

4)建议置换方式为前稀释(ⅡB),也可采用前后联合稀释治疗模式(ⅢC)。

5)透析中不建议以生理盐水冲洗管路来达到避免滤器凝血的目的(ⅡB)。

9. 液体平衡·CRRT时,患者的液体平衡应将患者所有入量和所有出量考虑在内。准确评估患者的容量状态,确定液体平衡的方向和程度,即液体应正平衡还是负平衡,最终达到容量治疗目的,避免容量明显波动导致病情变化。

（四）操作过程

1. 治疗前

（1）检查并连接电源,打开机器电源开关。

（2）根据机器显示屏提示步骤，逐步安装 CRRT 血滤器及管路，安放置换液袋，连接置换液、生理盐水预冲液、抗凝用肝素溶液及废液袋，打开各管路夹。

（3）进行管路预冲及机器自检。如未通过自检，应通知技术人员对 CRRT 机进行检修。

（4）CRRT 机自检通过后，检查显示是否正常，发现问题及时对其进行调整。关闭动脉夹和静脉夹。

2. 治疗开始

（1）设置血流量、置换液流速、透析液流速、超滤液流速及肝素输注速度等参数，此时血流量设置在 100 mL/min 以下为宜。

（2）打开患者留置导管封帽，用消毒液消毒导管口，抽出导管内封管溶液并注入生理盐水冲洗管内血液，确认导管通畅后从静脉端给予负荷剂量肝素。

（3）将管路动脉端与导管动脉端连接，打开管路动脉夹及静脉夹，按治疗键，CRRT 机开始运转，放出适量管路预冲液后停止血泵，关闭管路静脉夹，将管路静脉端与导管静脉端连接后，打开夹子，开启血泵继续治疗。如无需放出管路预冲液，则在连接管路与导管时，将动脉端及静脉端一同接好，打开夹子进行治疗即可。用止血钳固定好管路，治疗巾遮盖好留置导管连接处。

（4）逐步调整血流量等参数至目标治疗量，查看机器各监测系统处于监测状态，整理用物。

3. 治疗过程中的监护

（1）检查管路是否紧密、牢固连接，管路上各夹子松开，回路各开口关/开到位。

（2）机器是否处于正常状态：绿灯亮，显示屏开始显示治疗量。

（3）核对患者治疗参数设定是否正确，准确执行医嘱。

（4）专人床旁监测，观察患者状态及管路凝血情况，心电监护，每小时记录一次治疗参数及治疗量，核实是否与医嘱一致。

（5）根据机器提示，及时补充肝素溶液、倒空废液袋、更换管路及透析器。

（6）发生报警时，迅速根据机器提示进行操作，解除报警。如报警无法解除且血泵停止运转，则立即停止治疗，手动回血，并速请维修人员到场处理。

4. 治疗结束

（1）需要结束治疗时，准备生理盐水、消毒液、无菌纱布、棉签等物品。

（2）按结束治疗键，停血泵，关闭管路及留置导管动脉夹，分离管路动脉端与留置导管动脉端，将管路动脉端与生理盐水连接，将血流速减至 100 mL/min 以下，开启血泵回血。

（3）回血完毕停止血泵，关闭管路及留置导管静脉夹，分离管路静脉端与留置导管静脉端。

（4）消毒留置导管管口，生理盐水冲洗留置导管管腔，根据管腔容量封管，包扎固定。

（5）根据机器提示步骤，卸下透析器、管路及各液体袋。关闭电源，擦净机器，推至保管室内待用。

（五）并发症

（1）与技术操作、血管条件等因素有关的并发症有误穿动脉、皮下血肿形成及穿刺局部渗血，穿刺引起气胸、血气胸等。

（2）导管相关感染是 CRRT 导管留置期间常见且严重的并发症之一，其常见表现为发热、寒战、不明原因的低血压且没有其他部位感染表现；局部感染表现为穿刺局部发红、肿胀，局部硬结及局部炎症。实验室检查提示外周血培养结果。

（3）导管固定不当，导管保留时间长，缝线脱落，导管移位。

（4）导管内形成血栓。

（5）滤器凝血。

（六）注意事项

（1）严密观察生命体征、血氧饱和度、中心静脉压，持续给予心电监护，及时发现和处理异常情况并观察疗效。

（2）妥善固定管道，防止滑脱、扭曲，保持通畅，烦躁患者适当给予镇静；置管口局部敷料应保持清洁、干燥，潮湿、污染时要及时予以换药，以减少感染机会。注意观察局部有无渗血、渗液、红肿等。

（3）在使用抗凝剂时，注意观察引流液、大便、创口、牙龈等出血情况，要根据患者的凝血功能进行调整，并密切监测凝血指标，避免出现出血或血栓等并发症。

（4）在进行各项护理技术操作时须严格执行无菌操作原则。如在配液过程中，注意各环节，减少致热反应的发生，做好留置置管的护理，防止医源性感染。

二、血浆置换

血浆置换（plasma exchange，PE）是现代生物医学工程领域中净化血液的重要手段之一。其基本原理是利用血细胞分离机，在体外将患者的血液分离成血浆和血细胞成分（红细胞、白细胞、血小板），然后滤除含有害致病物质的血浆，用等量的置换液代替，再把血细胞成分和血浆置换液一起回输到患者的体内，达到减轻病理损害、清除致病物质的目的。血浆置换已经成为一种常见的体外循环血液净化疗法。

（一）适应证

1. **各种原因引起的中毒**·毒蕈碱中毒、毒蘑菇中毒、有机磷农药中毒、急性药物中毒、毒鼠强中毒、急性重金属中毒（如砷化氢中毒）、毒蛇咬伤中毒及食物中毒等。不论毒素是与蛋白质、血脂结合，还是溶解在患者的血浆中，血浆置换都可以直接将毒素清除，尤其是与蛋白质、血脂结合的毒素，效果更佳。

2. **肾脏疾病**·急进性肾小球肾炎、狼疮性肾炎、紫癜性肾炎、IgA 肾病、膜增殖性肾炎及移植肾的急性排斥反应。上述疾病在用激素或其他免疫抑制剂不能完全控制时，可采用血浆置换治疗，能很好改善临床症状，保护肾功能。

3. **自身免疫性疾病**·系统性红斑狼疮、结节性多动脉炎、皮肌炎、类风湿关节炎等。这类患者体内大多存在自身抗体，以及免疫复合物。血浆置换疗法能去除各种自身抗体和免疫复合物。尤其是患病早期，患者体内存在大量抗体，但尚未引起组织、器官损伤时，应尽早进行血浆置换，以减少组织、器官的损伤，改善症状。对那些用激素和免疫抑制剂效果不好且危及生命的重症患者，血浆置换与免疫抑制剂（如环磷酰胺）合用，可控制病情发展，改善症状。

4. **血液系统疾病**·自身免疫性溶血性贫血、溶血性尿毒症综合征等，利用血浆置换可以迅速清除患者体内的抗红细胞抗体，减轻溶血的发生；对血栓性血小板减少性紫癜，血浆置换是目前最有效的方法，它可以迅速清除患者体内的微小血栓，挽救患者的生命。高黏血综合征患者经血浆置换后，可以清除体内多余的蛋白质和血脂，改善症状。

5. **神经系统疾病**·如重症肌无力、多发性神经根炎、系统性红斑狼疮的神经系统损害和多发性硬化等，用血浆置换可迅速去除血浆中的有害物质，使神经组织的损害降至最低限度，从而使患者快速脱离危险。

6. **急、慢性肝功能衰竭**·如暴发性病毒性肝炎、药物中毒性肝损害、肝昏迷等，血浆置换可以迅速清除体内因肝脏代谢异常而积蓄的代谢废物，缓解病情。

7. **家族性高胆固醇血症**·血浆置换可排除患者体内过多的胆固醇，抑制动脉粥样硬化的发展。

8. 甲状腺危象 · 血浆置换可以清除体内过多的激素,并供给与甲状腺激素自由结合的血浆蛋白质,稳定病情。

(二)禁忌证

血浆置换无绝对禁忌证,相对禁忌证包括:①对血浆、人血清蛋白、肝素等有严重过敏史;②药物难以纠正的全身循环衰竭;③非稳定期的心肌梗死、脑梗死;④脑出血或重度脑水肿伴有脑疝;⑤存在精神障碍不能很好配合治疗者;⑥活动性出血,严重出、凝血障碍者。

(三)术前准备

(1)治疗前充分评估患者有无过敏史、血型、凝血酶原时间及基本生命体征,适应证和禁忌证,确定治疗方案。

(2)床旁备氧气及抢救药物多巴胺、地塞米松、肾上腺素等。做好安全防护,防止意外发生。

(3)进行治疗前做好沟通交流,消除紧张心理,使患者积极配合治疗,签署治疗同意书。

(4)嘱咐患者治疗前进食,防止空腹治疗易发生低血糖。

(5)操作前准备包括透析机的准备、抗凝血药的准备、血浆分离器、管路、新鲜血浆、生理盐水 1 袋 3 000 mL、生理盐水 1 袋 500 mL。

(四)操作过程

(1)建立中心静脉插管通路,类似于 CRRT 管路,需要建立中心静脉穿刺置管,以达到80～250 mL/min 的血液流速,一般以股静脉或颈内静脉为穿刺血管。

(2)安装血浆分离器和体外循环管路,各个接口连接要紧密,防止松动脱落,然后将管路和血浆分离器安装在血浆分离机上。

(3)启动血泵 200 mL/min 流速,用 0.9% 的无菌生理盐水 2 000 mL 冲洗血浆分离器和体外循环管路,排净空气,将血浆分离器的底端用无菌小帽封闭,上端连接消毒胶皮软管,接废液袋。

(4)准备置换液,置换液为新鲜冰冻血浆、人工代血浆(20%白蛋白,5%白蛋白、羟乙基淀粉、低分子右旋糖酐),根据患者体重决定需要置换的血浆量,每次置换血浆量约为患者血浆量的65%～70%,应准备与置换量相等的新鲜冰冻血浆和人工代血浆,放入50℃左右加温器中预热。

(5)建立体外循环,将血浆分离器和动脉端管路与患者中心静脉导管动脉端相连,根据病情决定是否将肝素化的生理盐水预冲液回到患者体内。

(6)开启血泵,血流速 50 mL/min 起步,然后加至 100～150 mL/min,肝素首剂在凝血功能正常者 20～30 mg,每半小时追加 5～10 mg,凝血时间延长者,肝素首剂及追加剂量减半,严重凝血障碍者可无肝素。

(7)待废液袋中有黄色血浆流出后,开放血浆置换液通道,观察动脉压、静脉压、跨膜压等,并调整各种报警设置和参数,保证出血浆量与静脉补置换液的量相平衡。

(8)置换血浆量达预设目标时,可结束治疗。用 0.9% 的无菌生理盐水 200～500 mL 回水。用肝素盐水封深静脉导管。在治疗结束后可输入新鲜血浆或冰冻血浆。

(五)并发症

1. 低血容量性低血压 · 与液体负平衡过多和低蛋白血症(血浆胶体渗透压降低)所致。处理应先减慢血流量,同时补充血容量。

2. 高血容量 · 常见于快速输入 20% 的白蛋白,使血浆胶体渗透压增高,引起组织间隙水分移到血管内。处理应将 20% 白蛋白稀释到 5% 或输注 5% 白蛋白。

3. 过敏反应 · 多由于新鲜冷冻血浆过敏所致。治疗前必须血浆血型符合,使用血浆作为置换液时不建议应用预防性抗过敏药。轻度的过敏反应可立即使用抗过敏药物,如抗组胺药物、钙剂和糖皮质激素等。严重者需立即停止治疗,肌注肾上腺素,使用抗过敏药物,如有休克应积极抗休克治疗。

4. **溶血**·查明原因，予以纠正，特别注意所输注血浆的血型，停止输注可疑血浆；应严密监测血钾，避免发生高血钾等。

5. **心律失常**·主要与患者容量状态及电解质紊乱相关。应维持合适的容量状态，纠正电解质紊乱。

6. **感染**·与 PE 引起免疫球蛋白减少，同时使用免疫抑制剂，留置静脉导管等因素相关。与静脉导管相关则需拔除静脉导管，选用敏感的抗生素进行治疗。

7. **出血倾向**·可由血浆置换过程中血小板破坏、抗凝血药物过量或大量使用，清蛋白置换液置换血浆导致凝血因子缺乏引起。对于高危患者及短期内多次、大量置换者，必须补充适量新鲜血浆。

（六）注意事项

（1）血浆置换治疗中患者输入大量液体，应加温后输入。

（2）血浆置换治疗开始时，全血液速度宜慢，观察 2～5 min，血流量从 50 mL/min 逐渐改为 100～150 mL/min，其间严密观察有无寒战、低血压、出血、消化道症状、变态反应等，无反应后再以正常速度运行。通常血浆分离器的血流速度为 100～150 mL/min。

（3）密切观察机器运行情况，包括全血流速、血浆流速、动脉压、静脉压、跨膜压变化等。

（4）在治疗中严密观察患者的意识状态，监测生命体征，每 30 min 监测生命体征，发现问题及时处理。

（5）治疗后嘱患者卧床休息，观察穿刺部位有无渗血、血肿等。

（谢 芳）

参考文献

[1] 管向东,陈德昌,严静.中国重症医学专科资质培训教材[M].3版.北京:人民卫生出版社,2019.
[2] Dean R Hess, Robert M Kacmarek.机械通气精要[M].袁月华主译.上海:上海科学技术出版社,2023.
[3] 刘大为.实用重症医学[M].2版.北京:人民卫生出版社,2017.
[4] 艾婷婷,刘思捷.体外膜肺氧合治疗相关并发症及其预防[J].国际心血管病杂志,2023,50(06):383-386.
[5] 床旁超声在急危重症临床应用专家共识组.床旁超声在急危重症临床应用的专家共识[J].中华急诊医学杂志,2016,25(1):10-21.
[6] 管向东,陈德昌,严静.中国重症医学专科资质培训教材[M].3版.北京:人民卫生出版社,2019.
[7] 何小军,王勇,郭伟.日本呼吸病学协会无创正压通气指南(第二次修订版)[J].中华急诊医学杂志,2017,26(7):735-738.
[8] 李昊,穆叶赛·尼加提.体外膜肺氧合在成人急性循环衰竭患者中的应用进展[J].中华心力衰竭和心肌病杂志,2020,04(03):212-216.
[9] 刘周,张宏家.机械循环辅助装置研究进展[J].中国胸心血管外科临床杂志,2023,30(09):1355-1361.
[10] 王小亭,刘大为,张宏民,等.重症右心功能管理专家共识[J].中华内科杂志,2017,56(12):962-973.
[11] 血液净化急诊临床应用专家共识组.血液净化急诊临床应用专家共识[J].中华急诊医学杂志,2017,26(1):24-36.
[12] 尹万红,王小亭,刘大为,等.重症超声临床应该技术规范[J].中华内科杂志,2018,57(6):397-417.
[13] 赵新超,钱传运,张劲农,等.无创正压通气急诊临床实践专家共识(2018)[J].临床急诊杂志,2019,20(1):1-12.
[14] 支气管镜在急危重症临床应用的专家共识[J].中华急诊医学杂志,2016,25(9):568-572.
[15] 中国医师协会急诊医师分会,中华医学会急诊医学分会,中国急诊专科医联体,等.急诊成人经鼻高流量氧疗临床应用专家共识[J].中国急救医学,2021,41(9):739-749.
[16] 中华医学会感染病学分会.人工肝血液净化系统治疗指南[J].中华临床感染病杂志,2023,16(6):401-411.
[17] 中华医学会呼吸病分会.成人诊断性可弯曲支气管镜检查术应用指南[J].中华结核和呼吸杂志,2019,42(8):573-

589.

[18] 中华医学会呼吸病分会.一次性支气管镜临床应用专家共识[J].中华结核和呼吸杂志,2023,46(10):977-984.

[19] 中华医学会肾脏病分会.连续性肾脏替代治疗的抗凝管理指南[J].中华肾脏病杂志,2022,38(1):1016-1024.

[20] 中华重症血液净化协作组.血液净化血管通路的建立与应用中国专家共识[J].中华医学杂志,2023,103(17):1280-1295.

[21] Ricarte Bratti JP,Cavayas YA,Noly PE,et al. Modalities of left ventricle decompression during VA-ECMO therapy[J]. Membranes(Basel),2021,11(3):209.

[22] Ostadal P,Rokyta R,Karasek J,et al. Extracorporeal membrane oxygenation in the therapy of cardiogenic shock:results of the ECMO-CS randomized clinical trial[J]. Circulation,2023,147(6):454-464.

第二篇

院 前 急 救

第三章 · 猝 死

猝死(sudden death，SD)是指在平素身体健康或貌似健康，或疾病未严重到可预测突发死亡的个体中，急性症状出现后短时间内发生的非外伤性、不可预测的自然死亡。世界卫生组织定义为 6 h 内发生的非创伤性、不能预期的突然死亡。目前尚无统一标准确定发病到死亡需要多长时间才能被认定为猝死，因多数发生在症状出现 1 h 内，所以更多主张定义为发病后 1 h 内死亡者为猝死。

(一) 病因

一般认为心搏骤停是猝死发生的直接原因。按照院外心搏骤停登记上报的 Utstein 模式的病因可分为以下 6 种类型：①内科疾病：包括临床判定心搏骤停的原因是心源性疾病、其他内科疾病（如过敏反应、哮喘、胃肠道出血等），以及没有明显原因的心搏骤停；②创伤：直接由钝伤、穿透伤或烧伤导致的心搏骤停；③药物过量：由于故意或意外过量服用处方药、毒品或乙醇引起的心搏骤停；④淹溺；⑤触电；⑥窒息：外部原因引起的窒息所致心搏骤停，如异物引起的气道阻塞、自缢或被缢杀。

1. 心源性疾病 · 随着社会经济的发展，我国心血管病患病率仍呈上升趋势，疾病负担依然较重。据《中国心血管健康与疾病报告 2020》显示，我国冠心病患者已达 1 139 万例。

(1) 缺血性心脏病

1) 急性冠脉综合征：急性冠脉综合征(acute coronary syndrome，ACS)是导致心搏骤停的重要病因，包含急性 ST 段抬高型心肌梗死(STEMI)、急性非 ST 段抬高型心肌梗死(NSTEMI)及不稳定型心绞痛(UAP)。

2) 慢性冠脉综合征：2019 年，欧洲心脏病学会(European Society of Cardiology，ESC)发布的《2019 年 ESC 慢性冠脉综合征诊断和管理指南》(以下简称 2019 年 ESC 指南)中提出了"慢性冠脉综合征(chronic coronary syndromes，CCS)"的概念，取代了《2013 年 ESC 稳定性冠状动脉疾病管理指南》中"稳定性冠状动脉疾病"的称呼。2019 年 ESC 指南将冠状动脉疾病分为 ACS 和 CCS 两大类，CCS 是一种动态变化的冠状动脉粥样硬化疾病过程，其临床类型包括：疑似冠心病，伴稳定型心绞痛症状和(或)呼吸困难；新发心力衰竭或左心室功能不全，可能为冠心病；ACS 或冠状动脉血运重建后＜1 年，无症状或症状稳定；初诊或血运重建后＞1 年；怀疑血管痉挛或微血管病变导致心绞痛；筛查时发现的无症状冠心病患者。

(2) 非缺血性心脏病

1) 心肌病：根据 2008 年 ESC 分类，原发性心肌病包括肥厚型心肌病(HCM)、扩张型心肌病(DCM)、致心律失常型右心室心肌病(ARVC)、限制型心肌病(RCM)和未分类型心肌病。HCM 往往以猝死为首发表现，还可以出现心力衰竭、心律失常等并发症；DCM 也是心力衰竭和猝死的常见病因之一。

2）心肌炎：心肌炎是指由于各种病因所引起的心肌的局限性或弥漫性炎性损伤，炎性改变可累及心肌和（或）间质组织，心肌炎的病因可以是各种感染、自身免疫反应或理化因素的损伤。最常见的病因是病毒感染。在我国，病毒性心肌炎可发生在各个年龄段，尤以儿童和 40 岁以下成年人居多，且男性略多于女性。心肌炎症状多样，严重者可发生心源性休克、心搏骤停甚至死亡。暴发性心肌炎是心肌炎最严重的临床类型，病死率最高。

3）心脏瓣膜病：心脏瓣膜病的发病率随着年龄增长逐渐增加，65 岁前发病率＜2.0%，＞75 岁心脏瓣膜病的发病率升至 13.2%。主动脉瓣狭窄是较为常见的心脏瓣膜病，重度主动脉瓣狭窄患者出现症状后病死率显著上升，发生 SD 者高达 15%～20%。

4）先天性心脏病：先天性心脏病是导致 SD 的重要病因，国外研究显示，在先天性心脏病死亡患者中，28.9% 的死亡原因是 SD，而国内 SD 尸检数据显示 35 岁以下 SD 中约有 7.1% 是由先天性心脏病导致。

5）遗传性心律失常：遗传性心律失常是一种与心脏电生理功能紊乱相关的遗传性心脏病，多呈常染色体显性遗传，大部分与离子通道基因突变相关，常发生于心脏结构功能正常的年轻人群。在运动、情绪激动或噪声刺激等情况下易诱发恶性室性心律失常而致晕厥甚至猝死，常见类型为：Brugada 综合征、长 QT 综合征（LQTS）、儿茶酚胺敏感性室性心动过速（CPVT）等。

6）主动脉夹层：基于人口学的主动脉夹层的研究资料较少，部分患者入院前即死亡或误诊，真实发病率难以明确。

（3）心力衰竭：心力衰竭是各种心脏疾病的严重和终末阶段，具有患病率高、病死率高、再住院率高等特点，是我国主要的公共卫生问题。

2. 非心源性疾病

（1）呼吸源性疾病

1）肺栓塞：肺栓塞是以各种栓子阻塞肺动脉或其分支为发病原因的一组疾病或临床综合征的总称，包括肺血栓栓塞症、脂肪栓塞综合征、羊水栓塞、空气栓塞、肿瘤栓塞等，其中 PTE 为肺栓塞的最常见类型。

2）肺动脉高压：肺动脉高压是指由多种异源性疾病（病因）和不同发病机制所致肺血管结构或功能改变，引起肺血管阻力和肺动脉压力升高的临床和病理生理综合征，继而发展为右心衰竭甚至死亡。

3）慢性阻塞性肺疾病：慢性阻塞性肺疾病（COPD）是 2013 年我国居民第三大死亡原因，也是 2017 年影响伤残调整寿命年（DALY）的第三大主要原因。

4）COVID‑19：COVID‑19 的流行严重威胁了人们的生命健康安全。心搏骤停患者中男性居多，最常见的合并症为高血压，最常见的临床特点为气促。

（2）神经源性疾病：在神经源性疾病中，颅内动脉瘤现已成为导致成年人猝死的主要原因之一。未破裂动脉瘤常缺乏特异性临床症状，多为偶然发现，少数因头痛、眼睑下垂等被发现。颅内动脉瘤一旦破裂出血，致死致残率极高，其中 10%～15% 的患者来不及就医而发生心搏骤停，甚至死亡。

（3）高钾血症：血钾浓度过高会导致心肌细胞膜电位异常，抑制心肌收缩，引起心律失常，严重时可导致心搏骤停。

（4）过敏性休克：过敏性休克是一种发病急骤的全身性反应，患者可迅速出皮疹、喘憋、循环障碍等症状，严重时可发生心搏骤停，其发生原因主要为药物、造影剂、食物等。这是医疗工作中需严加防范的重要问题。

（5）创伤性心搏骤停（traumatic cardiac arrest，TCA）：是指创伤后由于大出血、缺氧、张力性气胸、心脏压塞等各种原因导致的心搏骤停。TCA 作为一种特殊类型的心搏骤停,其发生率占所有心搏骤停患者的 10% 左右,患者年龄相对较轻,成人 TCA 以中青年男性为主,病情危重复杂,预后极差。

(6) 药物过量/中毒:《中国卫生健康统计年鉴(2020)》显示,2019 年,损伤和中毒是继恶性肿瘤、心脏病、脑血管疾病、呼吸系统疾病后的第五大死因。

(7) 淹溺:淹溺性心搏骤停(DCA)是淹溺最严重的临床过程。

(8) 电击伤:电击伤,俗称"触电",系超过一定极量的电流通过人体产生的机体损伤或功能障碍,电流通过中枢神经和心脏时,可引起呼吸抑制或心搏骤停。

(9) 窒息:人体的呼吸过程由于某种原因受阻或异常,所产生的全身各器官组织缺氧,二氧化碳潴留而引起的组织细胞代谢障碍、功能紊乱和形态结构损伤的病理状态称为窒息。当人体内严重缺氧时,器官和组织会因为缺氧而广泛损伤、坏死,尤其是大脑。气道完全阻塞造成不能呼吸只要 1 min,心跳就会停止。窒息是危重症最重要的死亡原因之一。

(二) 分类

1. 心脏性猝死(sudden cardiac death,SCD)·2005—2006 年一项包括北京市西城区、广州市越秀区、山西省盂县和新疆维吾尔自治区克拉玛依市 4 个地区的研究表明,我国 SCD 年发病率为 41.8/10 万,占总死亡率的 9.5%。

2. 运动性猝死(sudden motor death,SMD)·是指有或无症状的运动员或体育锻炼者在运动中或运动后 24 h 内的意外死亡。研究发现我国大众运动相关猝死具有以下特点:①男性发生率是女性的 5.7~9.3 倍;②30 岁以下和 50 岁以上为高发年龄段,占 90.3%;③以学生人群和退休人群为主;④与运动强度、运动量、运动竞争性相关;⑤运动性猝死高发月份依次为 3、11、7、4、10、12 月份;⑥病因以心源性疾病为主,其次为脑源性疾病。

3. 其他猝死

(1) 婴儿猝死综合征(SIDS)·指年龄<1 岁的婴儿在睡眠过程中突然意外死亡,经过深入调查(包括完整的尸体、死亡现场检查和临床病史回顾)仍然无法解释其原因。

(2) 青壮年猝死综合征(SMDS),又称不明原因夜间猝死综合征,是指平素身体健康或貌似健康的人在睡眠时发生不明原因的猝死,其中大部分是年轻男性。通过全面系统的尸体解剖检验、组织病理学检查、毒理学分析和死亡现场调查,不能发现可以解释死亡原因的病理变化。

(3) 聚集性猝死:是指非孤立个体散发,带有一定的家族性、遗传性等特点的猝死现象。如呈区域聚集性暴发的"心肌炎",呈家族聚集性发作的遗传物质改变相关性心肌病等案例。

(4) 癫痫猝死(SUDEP)是指癫痫患者突发的意外死亡,应除外创伤、溺水和明确的癫痫持续状态下的死亡,且死后尸检未发现结构性、中毒性的致死原因。

(三) 急救措施

一般认为心搏骤停(cardiac arrest,CA)是猝死发生的直接原因。CA 的治疗就是通过人工的方法维持中枢神经系统、心脏和其他重要脏器的有效血液供应,同时尽快恢复自主循环。大量研究和实践证实,猝死发生时,及时实施有效的心肺复苏是抢救 CA 最有效的措施。近 50 年来,随着心肺复苏指南的更新和持续质量改进,"早期识别求救、早期心肺复苏、早期除颤、早期救治"生存链模式的广泛应用显著提高了 CA 患者的存活率。详见第一章第一节心肺复苏术。

(施宇一　刘　涛)

参考文献

［１］王吉耀,葛均波,邹和建,等.实用内科学［Ｍ］.16 版.北京:人民卫生出版社,2022.

［２］中国心搏骤停与心肺复苏报告编写组,陈玉国,徐峰.中国心搏骤停与心肺复苏报告(2022 年版)概要［Ｊ］.中国循环杂志,2023,38(10):1005－1017.

［３］熊旭东,封启明.实用危重症医学［Ｍ］.上海:上海科学技术出版社,2003.

［４］Andrew Fu Wah Ho, Marcus Eng Hock Ong. Transportation during and after cardiac arrest: who, when, how and where? ［Ｊ］. Curr Opin Crit Care, 2021,27(3):223－231.

［５］Laver S, Farrow C, Turner D, et al. Mode of death after admission to an intensive care unit following cardiac arrest ［Ｊ］. Intensive Care Med, 2004,30(11):2126－2128.

第四章·窒 息

人体的呼吸过程由于某种原因受阻或异常所产生的全身各器官组织缺氧,二氧化碳潴留而引起的组织细胞代谢障碍、功能紊乱和形态结构损伤的病理状态称为窒息。

当人体内严重缺氧时,器官和组织会因为缺氧而广泛损伤、坏死,尤其是大脑。气道完全阻塞造成不能呼吸只要1min,心跳就会停止。只要抢救及时,解除气道阻塞,呼吸恢复,心跳随之恢复。窒息是危重症最重要的死亡原因之一。与窒息有关的死亡凸显了预防和急救措施的重要性。

(一)病因

1. 机械性窒息·因机械作用引起呼吸障碍,如缢、绞、扼颈项部,用物堵塞呼吸道,压迫胸腹部及患急性喉头水肿或食物吸入气管等造成的窒息。

2. 中毒性窒息·如一氧化碳中毒,大量的一氧化碳由呼吸道吸入肺,进入血液,与血红蛋白结合成碳氧血红蛋白,阻碍了氧与血红蛋白的结合与解离,导致组织缺氧造成的窒息。

3. 病理性窒息·如肺炎等引起的呼吸面积的丧失;脑循环障碍引起的中枢性呼吸停止;新生儿窒息及空气中缺氧的窒息(如关进箱、柜内,空气中的氧逐渐减少等)。其症状主要表现为二氧化碳或其他酸性代谢产物蓄积引起的刺激症状和缺氧引起的中枢神经麻痹症状交织在一起。

(二)临床表现

患者表现呼吸极度困难,口唇、颜面青紫,心跳加快而微弱,患者处于昏迷或者半昏迷状态,发绀明显,呼吸逐渐变慢而微弱,继而不规则,直到呼吸停止,心跳随之减慢而停止。瞳孔散大,对光反射消失。病情演变情况多数分为以下五个阶段。

1. 窒息前期·机体发生呼吸障碍,首先是氧气吸入的障碍,因机体内还有一些氧的残留,故短时间机体无症状。此期一般持续仅0.5~1min,身体虚弱的人难以支持,而身健或训练有素的登山、潜水运动员,却可延长3~5min。

2. 吸气性呼吸困难期·机体新陈代谢耗去体内的残余氧并产生大量二氧化碳潴留,使体内缺氧加重,在二氧化碳的刺激下,呼吸加深加快,但以吸气过程最为明显,呼吸呈喘气状,此时心跳加快,血压上升。此期持续1~1.5min。

3. 呼气性呼吸困难期·此期体内二氧化碳持续增加,呼吸加剧,出现呼气强于吸气运动。此时机体颜面青紫、肿胀,颈静脉怒张,呈典型的窒息征象。并可能出现意识丧失、肌肉痉挛,甚至出现排尿、排便现象。此时为呼吸暂停期。此期呼吸中枢由兴奋转为抑制,呼吸变浅、慢,甚至暂时停止,心跳微弱、血压下降,肌肉痉挛消失,状如假死,此期持续约1min。

4. 终末呼吸期·由于严重缺氧和过多的二氧化碳积蓄,呼吸中枢再度受刺激而兴奋,呼吸活动又暂时恢复,呈间歇性吸气状,鼻翼扇动。同时血压下降,瞳孔散大,肌肉松弛。此期持续1min至数分钟。

5. 呼吸停止期·此期呼吸停止,但尚有微弱的心跳,可持续数分钟至数十分钟,最后心跳停止死亡。

需要说明的是,在上述窒息过程的任何阶段,皆可因心跳停止而突然死亡。

(三)急救措施

窒息的原因很多,窒息的急救应根据其病因进行救护。解除了气道阻塞和引起缺氧的原因,部分患者可以迅速恢复。解除窒息的一些方法常常可以挽救生命。

1. 不同类型窒息的救护

(1)呼吸道阻塞的救护:将昏迷患者下颌上抬或压额抬后颈部,使头部伸直后仰,解除舌根后坠,使气道畅通。然后用手指或用吸引器将口咽部呕吐物、血块、痰液及其他异物挖出或抽出。当异物滑入气道时,可使患者俯卧,用拍背或压腹的方法,拍挤出异物。

(2)颈部受扼的救护:应立即松解或剪开颈部的扼制物或绳索。呼吸停止立即进行人工呼吸,如患者有微弱呼吸可给予高浓度吸氧。

(3)浓烟窒息时救护:应立即带伤员离开浓烟环境,如不省人事但呼吸仍正常,将伤员身体置于复原体位;如停止呼吸或呼吸困难,应检查呼吸道是否通畅,清除口腔异物,尽快实施口对口人工呼吸、吸氧。

(4)胸部严重损伤的救护:半卧位法,给予吸痰及血块,保持呼吸道通畅,吸氧,止痛,封闭胸部开放伤口,固定肋骨骨折,速送医院急救。

2. 早期判断窒息

(1)了解部分或完全窒息与哮喘发作、过敏反应和严重过敏及其他可能导致突然呼吸困难的鉴别。

(2)当进食时发生窒息,要注意是否食物阻塞所致的窒息。

(3)要注意反应能力下降、影响吞咽和咳嗽反射等神经功能受损(如中风、帕金森病、脑瘫或痴呆)或呼吸系统疾病的患者所发生的窒息。

(4)吸食毒品、醉酒、牙齿状况不佳者或老年人容易有气道误吸的风险。

3. 成人和儿童(1岁或以上)的急救

(1)轻度窒息:鼓励患者咳嗽以清除堵塞物,监测患者直到情况好转,可能发展成完全的气道阻塞。

(2)严重窒息:如果患者不能咳嗽、说话或呼吸,则在其肩胛骨之间用力击打最多5次。如果背部拍击不成功,则将医者的拳头放在患者的剑突和脐之间(脐上两横指),用另一只手向内向上用力,最多可以做5次腹部冲击。如果腹部冲击不成功,立即求助紧急医疗服务(EMS)。继续交替进行5次背部拍击和5次腹部冲击,直到阻塞清除或患者失去反应。

(3)注意事项:如果患者发生轻度窒息,请避免采取任何行动,因为他们自己可以更有效地清理气道。如果患者失去反应,可进行标准的心肺复苏。仅在可以看到的情况下,用手指清除气道中的固体物,不要盲目地用手指在嘴里清扫。

4. 婴儿(<1岁)的急救

(1)轻度窒息:如果婴儿咳嗽,等着看婴儿是否能通过咳嗽来清理气道。监测婴儿直到他们好转,因为可能发展成完全的气道阻塞。

(2)严重窒息:如果婴儿无法咳嗽或呼吸,在他们的肩胛骨之间用力拍打最多5次。如果拍背不成功,将婴儿翻转过来,在他们的胸部中间用力向下按压,最多进行5次胸部冲击。如果胸部冲击不成功,立即呼叫医疗急救(启动EMS)。继续交替进行5次背部拍击和5次胸部冲击,直到堵塞清除或婴儿失去反应。

(3)注意事项:如果婴儿变得没有反应,开始标准的心肺复苏。仅在可以看到的情况下,用手指清除气道中的固体物。不要盲目地用手指在嘴里清扫。

5. 相关治疗

（1）吸氧治疗：可给予高浓度氧气吸入，一般为 $4\sim6\,L/min$，必要时应用呼吸机辅助呼吸治疗，进行气管插管。

（2）心肺复苏：心跳停止者立即进行心肺脑复苏治疗，并配合除颤进行抢救。

（3）防止脑水肿：可用甘露醇、甘油果糖、白蛋白、呋塞米、地塞米松等药物减轻脑水肿，缓解颅内高压问题。必要时可通过低温疗法保护神经功能。

（4）病因治疗：在抢救的同时尽快寻找病因，并针对病因进行治疗。如气胸者需尽快抽出胸腔内气体，或者通过手术治疗；气管异物者应尽快帮助患者咳出异物，或通过内镜、手术等方法去除异物；中枢性呼吸抑制者，可应用呼吸兴奋剂。

（四）注意事项

（1）窒息经紧急处理治疗后，生活中应注意保暖防止喉部发炎水肿，饮食上应补充一段时间的营养物质，以促进身体功能恢复。同时，对于新生儿窒息患者，家长应特别照顾。

（2）避免辛辣的食物刺激喉咙，少吃油腻食物，多喝水。

（3）日常的生活中出现喉部不适，或是已经产生喉头水肿情况的患者，一定要让声带休息一段时间，尽量少说话，可以吃适量的润喉糖。

（4）对于新生儿窒息患者，治疗后可在医生的指导下恢复喂养，优先选择母乳喂养，喂养时注意少量多次喂养，保持患儿头高脚低位，喂养后轻拍背部以减轻溢乳现象。

（5）要学会识别窒息患者，如老年人在吃饭时发生呛咳或儿童在吃饭时笑打闹，接着突然不能说话，面色、唇色很快青紫发绀，身体不能支持而摔倒；小儿或儿童还可出现翻白眼，不省人事，应提高警惕，并立即拨打急救电话"120"。

（6）若儿童发生窒息后可以咳嗽正常哭泣，可以让患儿先继续咳嗽、继续哭，部分可自行将窒息物咳出。在此过程中，家长要注意千万不要给孩子喂水或者喂食。若呛入食物后患儿双手紧抓脖子，无法正常呼吸，应立即用海姆立克急救法抢救，帮助患儿将异物咳出。

（7）进入高浓度有害气体或通风不良的环境作业前，应进行有效通风换气，并佩戴口罩等防护面具。呼吸不畅时应及时通风换气并可脱离当前环境，去室外呼吸新鲜空气。

（8）生活中注意微小物品的保管，避免小儿误吞入喉引起窒息，同时避免使用容易引起误吸的玩具和食物。选择合适的食物，进食速度宜慢，进食过程中避免谈笑、责骂、哭等情绪波动。

（9）孕妇在怀孕期间要定期做产检，分娩前 $6\,h$ 不要使用对呼吸有抑制性的药物，以避免新生儿窒息。

（陈迪平　盛凯辉　刘　涛）

参考文献

［1］李玲红,蒋正华,张丽华.老年患者进食窒息的急救与护理[J].当代护士(专科版),2011,(07):109 - 110.

［2］周立,席淑华.危重症急救护理程序[M].北京:人民军医出版社,2011.

［3］顾晓洪.大咯血窒息病人 40 例抢救体会[J].临床肺科杂志,2011,16(12):1998 - 1999.

［4］中国红十字会总会.救护员[M].北京:人民卫生出版社,2015.

第五章·昏　迷

　　昏迷是指人体对内外环境不能够认识,由于脑功能受到高度抑制而产生的意识丧失和随意运动消失,并对刺激反应异常或反射活动异常的一种病理状态。

(一) 病因

　　正常情况下,人的意识需要一个完整而正常的中枢神经系统维持,其中较重要的部分为:①上行网状激活系统;②丘脑;③丘脑下部激活系统;④大脑皮质。凡上述各部发生器质性或可逆性病变时,均可导致意识障碍或昏迷。引起昏迷的病因见表 5-1。

表 5-1　昏迷的病因

低氧血症	严重肺部疾病、重症贫血、有害气体/毒物中毒、高原缺氧、溺水
血糖异常	低血糖:酒精性肝病、胰岛素或降糖药过量、胰岛素瘤
	高血糖:糖尿病酮症酸中毒、高渗性高血糖状态
脑低灌注	低血容量休克
	心源性疾病:血管迷走神经性晕厥、心律失常、心肌梗死、瓣膜病、充血性心衰、心脏压塞
	感染:感染性休克、细菌性脑膜炎
	血管/血液疾病:高血压脑病、高颅压性脑病、假性脑瘤、血栓性血小板减少性紫癜、DIC 等
代谢辅因子缺乏/缺陷	维生素 B_1、维生素 B_6、叶酸、氰钴胺素、烟酸缺乏
电解质紊乱与酸碱失调	酸中毒/碱中毒、高钠/低钠血症、高钙/低钙血症、高磷血症、高镁/低镁血症
内分泌疾病	黏液性水肿昏迷、甲亢危象、垂体危象、肾上腺皮质功能减退症、库欣综合征、嗜铬细胞瘤、甲状旁腺功能亢进/减退症
内源性毒物	氨血症、CO_2 潴留、卟啉病、尿毒症等
外源性毒物	乙醇类,酸性毒物(水杨酸、副醛等),抗抑郁药、镇静剂和麻醉剂、镇静催眠药、致幻剂、有毒动植物、挥发性物质;其他包括:氯胺酮、强心苷、抗惊厥药、异烟肼、重金属、有机磷
环境异常与体温调节障碍	低温、中暑、神经抑制恶性综合征、恶性高热、高原脑水肿、减压病
中枢神经系统炎症或浸润	脑膜炎、脑炎、脑病、脑血管炎、蛛网膜下腔出血、类癌性脑膜炎
原发性神经或胶质疾病	Creutzfeldt-Jakob 病、Marchiafava-Bignami 病、肾上腺脑白质营养不良、进行性多灶性脑白质病、脑胶质瘤、脑桥中部髓鞘溶解
中枢神经系统的局灶性损伤	创伤:颅内出血、脑震荡伤、创伤性轴索剪切伤
	卒中:脑梗死、基底动脉夹层、脂肪栓塞、动脉栓塞
	肿瘤:脑干肿瘤、转移瘤、垂体瘤、小脑肿瘤、急性脑积水
	感染:脑脓肿、小脑脓肿
其他	癫病、Reye 综合征、基底动脉性偏头痛、脑干脱髓鞘

1. 昏迷程度

(1) 轻度昏迷:意识大部分丧失,无自主运动,对声、光刺激无反应,对疼痛刺激尚可出现痛苦的表情或肢体退缩等防御反应。角膜反射、瞳孔对光反射、眼球运动、吞咽反射等可存在。

(2) 中度昏迷:对周围事物及各种刺激均无反应,对于剧烈刺激可出现防御反射。角膜反射减弱,瞳孔对光反射迟钝,眼球无转动。

(3) 深度昏迷:全身肌肉松弛,对各种刺激全无反应。深、浅反射均消失。

2. 格拉斯哥昏迷量表(Glasgow coma scale,GCS) · GCS作为昏迷程度的量化标准,是目前临床上最常用的一种判定昏迷的方法,主要根据患者的语言反应、眼球活动及肢体运动反应三项内容将昏迷程度由轻到重分为四级。正常为15分;轻度昏迷为14～12分;中度昏迷为11～9分;8分以下为重度昏迷,其中7～4分者预后极差,3分及以下者,多不能生存(表5-2)。

表5-2　格拉斯哥昏迷量表

检查内容	患者反应	计分
睁眼反应(E)	自动睁眼	4分
	语言刺激睁眼	3分
	疼痛刺激睁眼	2分
	任何刺激不睁眼	1分
言语反应(V)	正常	5分
	答错话	4分
	能理解,不连贯	3分
	难以理解	2分
	不能言语	1分
运动反应(M)(非瘫痪侧)	按指令动作	6分
	刺激能定位	5分
	刺激时有逃避反应	4分
	刺激时有屈曲反应	3分
	刺激时有过伸反应	2分
	肢体无活动	1分
总分		

注:积分范围为3～15分,3分为意识状态最差,15分是正常人的意识状态

(二) 诊断与鉴别诊断

1. 评估 · 对已昏迷的患者,首先要注意可能危及生命的体征,必要时紧急清除气道分泌物及异物,保持呼吸道通畅,进行有效通气和维持循环。尽快依据病史、全面的体格检查和经验评估昏迷的危重程度。

2. 病史与伴随症状 · 涉及昏迷的主诉多来自家属或目击者,所提供信息多不可靠,但既往史(如高血压、肝病、糖尿病、创伤、酗酒等)、昏迷发生的缓急和伴随表现多有参考意义。突然昏迷,应考虑脑出血、脑栓塞或高血压脑病;发热应考虑感染原因;昏迷前如有剧烈头痛、呕吐,可能有颅压增高,应考虑脑肿瘤、脑脓肿、脑出血、脑膜炎等。根据伴随症状鉴别不同病因可能,包括是否存在喷射性呕吐,尿、便失禁,抽搐,高热,低体温,呼吸气味、节律变化,不自主运动及面色异常等。昏迷伴体温升高多见于感染性疾病或中暑;昏迷伴血压升高多见于高血压脑病、中风;昏迷伴面色苍白

及出汗多见于低血糖及休克；昏迷伴口唇青紫多见于严重缺氧、呼吸系统疾病、氰化物或亚硝酸盐中毒；昏迷伴口唇樱桃红色多见于急性一氧化碳中毒；昏迷伴流涎、瞳孔缩小及大蒜气味多见于有机磷中毒；昏迷伴瞳孔缩小，呼吸浅、慢、不规则或呼吸停止多见于阿片类毒品中毒或安眠药中毒；昏迷伴深而快的呼吸多见于代谢性疾病如尿毒症、糖尿病酮症酸中毒、甲亢；昏迷伴面色潮红及酒味多见于酒精中毒等。

3. 生命体征检查

（1）体温：急性昏迷高热达 39 ℃以上多为脑干、脑室出血，此外，脑炎、脑膜炎、脑型疟疾、脑脓肿、败血症等也可有体温升高。糖尿病性昏迷、低血糖昏迷、肝性脑病及某些中毒体温降低。

（2）呼吸：呼吸障碍的性质有时可决定于昏迷发生的病因。呼吸深长（Kussmaul 呼吸）见于糖尿病酸中毒和尿毒症昏迷，并分别伴有烂苹果味和尿有氨味；浅而慢呼吸见于镇静安眠药及成瘾性药物中毒；鼾声呼吸见于脑出血；肝性脑病和酒精中毒患者呼吸分别有肝臭味和酒味；潮式（Cheyne-stokes）呼吸和间歇（Biots）呼吸多见于中枢神经系统疾病，间歇式呼吸患者多预后不良。

（3）脉搏：有助于发现心源性疾病所致昏迷，如心律失常所致脑缺血综合征，昏迷伴有脉搏强弱不等、快慢不均很可能是心房纤颤所致脑栓塞。脑内病变颅压增高者脉搏缓慢，伴发热则脉搏加快。

（4）血压：血压升高见于颅压升高、脑出血、高血压脑病、尿毒症等；血压降低见于感染、糖尿病性昏迷、镇静安眠药和成瘾性药物中毒者。

4. 昏迷诊断的思路·根据患者发病时有无脑局灶体征、脑膜刺激征和脑脊液改变，将昏迷的病因分为：①无脑局灶体征和脑脊液改变；②有脑膜刺激征、脑脊液血性或白细胞增多，常无局部症状；③有脑局灶体征，伴或不伴脑脊液的改变。此分类方法可明确病变的性质，有利于快速治疗。也可根据病史、脑脊液、血糖及生化快速判断昏迷病因。

5. 貌似昏迷的特殊病症

（1）木僵：常见于精神分裂患者，对外界各种刺激均无反应，四肢不动，不语，不吃，不喝，身体呈蜡样屈曲。常伴有自主神经功能紊乱的表现如流涎、尿潴留、低体温等。

（2）精神抑制状态：常见于癔症或严重精神打击之后。起病突然，对外界刺激无反应，僵卧不语，或呼吸急促或闭气，四肢用力伸直或乱动，双目紧闭或睁眼瞪视，双眼睑急速轻眨，翻开上睑可见眼球活动。神经系统检查正常。

（3）闭锁综合征：只有眼睑活动，如闭眼、睁眼及眼球垂直运动。不能言语，四肢不能动。其思维表达方式为眼睑和眼球的活动。

（三）急救措施

（1）对于危及生命的昏迷患者应立即给予有效处置，保持呼吸道通畅，定时吸痰以防止误吸；吸氧，必要时给予球囊面罩、呼吸机、气管插管人工辅助通气等措施，应用呼吸兴奋剂；给予强心升压药物，纠正休克，维持有效循环。

（2）建立静脉通道，连续呼吸、心率、血压和体温监测。GCS≤8 分时，持续昏迷患者应予气道管理。创伤患者除给予液体复苏外，应特别注意脊柱损伤。

（3）急诊行血、尿常规，肝、肾功能，电解质，血气分析等检查。

（4）有颅压增高表现者给 20%甘露醇、呋塞米、甘油果糖等降颅压治疗，必要时行侧脑室穿刺引流。

（5）控制癫痫发作、高血压及高热，预防感染。

（6）昏迷伴呼吸衰竭、休克、心力衰竭及癫痫者应予及时救治；严重颅脑外伤昏迷伴高热、抽搐、去大脑强直发作可用人工冬眠疗法。

(7) 昏迷患者的重要治疗是找出导致昏迷的原因,针对主要疾病进行病因治疗,如低血糖昏迷,立即注射 50% 葡萄糖 40~100 mL;急性中毒,快速清除毒物、采取特效解毒措施等。

(8) 其他治疗

1) 止血:颅内出血、内脏应激性溃疡出血或外伤失血均应给予适当的止血剂,如 6 - 氨基己酸、对羧基苄胺、酚磺乙胺、氨甲环酸或中药。

2) 抗感染:因昏迷患者容易合并感染,应选择抗生素经验性治疗。

3) 促进脑细胞功能恢复:可用促脑细胞代谢剂,如 ATP、辅酶 A、谷氨酸、γ 氨基丁酸和肌苷等。

4) 促醒:常用有纳洛酮、胞磷胆碱、甲氯芬酯、脑活素和醒脑静注射液。

5) 对症支持治疗:昏迷患者多有进食障碍、呕吐及多汗等,需注意补充营养及水、电解质的平衡。有呕吐及呃逆者,应用维生素 B_6、甲氧氯普胺肌内注射。

6) 加强护理:注意口腔、呼吸道、泌尿道及皮肤护理,防止误吸及压疮发生,并留置导尿等。

(9) 转送医院:①及时预报送往医院,必要时实时传输患者生命体征信息;②继续现场治疗措施;③途中密切监察病情,变化时相应处理。

(陈锋华 刘 涛)

参考文献

[1] 万学红,卢雪峰.诊断学[M].9 版.北京:人民卫生出版社,2018.

[2] 沈洪,刘中民.急诊与灾难医学[M].3 版.北京:人民卫生出版社,2018.

第六章 · 多发伤、复合伤

创伤是一种常见的对人体的伤害。以交通事故为例，在我国（2018 年）共报告 841.9 万起交通事故，其中涉及死亡、重伤的交通事故共计 203 049 起，是我国 15～74 岁人群的第一位死因。严重创伤的应急救护需要快速、正确、有效，以挽救伤员的生命，防止损伤加重和减轻伤员的痛苦。

（一）病因

广义而言，创伤是指人体收到外界某些物理性（如机械力、高热、电击等）、化学性（如强酸、强碱及糜烂性毒剂等）或生物性（如虫、蛇、狂犬的咬蜇等）致伤因素作用后所引起的组织结构的破坏。狭义而言，创伤是指机械力能量传给人体后所造成的机体结构完整性的破坏。

创伤的特点是发生率高，危害性大，对严重的创伤如救治不及时，将导致残疾和威胁生命。了解创伤的特点，有助于在早期救治中及时采取有效的措施，以达到挽救生命和减轻伤残的目的。

（二）分类

1. **多发伤** 指人体在单一机械致伤因素作用下，同时或相继累及两个或两个以上解剖部位的损伤，解剖部位划分采用简明损伤定级（AIS）的九部位法，包括头部、面部、颈部、胸部、腹部（包括盆腔脏器）、脊柱（包括颈、胸、腰椎和脊髓）、上肢（包括上肢带骨）、下肢（包括骨盆）、体表（皮肤）共 9 个解剖区域。

（1）颅脑伤：颅脑有完整的颅骨，脑组织存于其间。常见的损伤为颅骨骨折、脑震荡和脑挫伤。

（2）颌面颈部伤：颌面颈部内含气管、食管、甲状腺、甲状旁腺、大血管和神经肌肉等器官和组织。发生损伤时，可不同程度地影响呼吸、语言、进食和内分泌功能。

（3）胸部伤：胸壁的半骨性结构使胸腔保持一定的形状，因而可有效地保护胸腔内心、肺等主要脏器。胸部创伤轻时仅累及胸壁，重则伤及心、肺和大血管，形成气胸、血气胸、心包积血，以致心肺破裂。

（4）腹部伤和骨盆内脏伤：腹部含有许多实质和空腔脏器，腹壁面积大、质地软，易发生损伤；重者可造成内出血、脏器破裂和腹腔感染。盆腔内有泌尿生殖系脏器和消化道末端及两系统的排出口。发生损伤时易引起脏器继发损伤，大小便时伤部易受到污染。

（5）脊柱脊髓伤：脊柱创伤伴有脊髓创伤时，可发生不同高度和范围的截瘫，甚至造成终身残疾。救护时必须让伤员平卧，最好平躺在平板上。

（6）上肢伤：常见的损伤为肱骨、桡骨和尺骨骨折，重者可发生断指或断肢。

（7）下肢伤（包括骨盆）：下肢及骨盆的主要功能是支持和移动身体的重量、保护生殖器官，常见的创伤有股骨和胫腓骨骨折、挤压伤等。

2. **复合伤** 两种或两种以上致伤因子同时或相继作用于人体所产生的损伤称为复合伤（combined injuries）。通常，主要损伤在名称之前，次要损伤在名称之后，如烧冲复合伤是以烧伤为主、冲击伤为次的复合伤。

（1）冷武（兵）器伤：所谓冷武器是与火器相对而言，指不用火药发射，以其利刃或锐利尖端而致伤的武器，如刀、剑、戟等，此类武器所致的损伤称为冷武（兵）器伤。

（2）火器伤：火器伤指各种枪弹、弹片、弹珠等投射物所致的创伤。

（3）烧伤：因热力作用而引起的损伤。因火灾或接触炽热固体或液体（如炽热的烙铁、开水等）也可发生烧伤或烫伤。

（4）冻伤：因寒冷环境而造成的全身或局部性创伤。依损伤性质可将冻伤可分为冻结性损伤和非冻结性损伤两类。前者主要指局部冻伤，后者包括局部冻疮、战壕足、浸泡足和全身冻僵（中心温度低于 35 ℃，即体温过低）。两类损伤的区别在于：发生冻结性损伤的环境温度已达到组织冰点以下，且局部组织有冻结；而非冻结性损伤多发生在环境温度为 0~10 ℃ 的条件下。

（5）冲击伤：冲击伤指在冲击波作用下人体所产生的损伤。冲击波超压常可引起鼓膜破裂、肺出血、肺水肿和其他内脏出血，严重者可引起肺组织和小血管撕裂，导致空气入血，形成气栓，出现致死性后果。动压可造成软组织损伤、内脏破裂和骨折，除空气冲击波可致伤外，水下冲击波和固体冲击波（经固体传导）也可造成各种损伤。此外，冲击波还可使建筑物倒塌或碎片飞散而产生继发性损伤。

（6）化学伤：因受化学战剂染毒而致伤，称为化学伤。例如，糜烂性毒剂芥子气和路易氏剂可使皮肤产生糜烂和水疱；刺激性毒剂西埃斯和亚当氏剂对眼和上呼吸道黏膜有强烈刺激作用；窒息性毒剂光气和双光气作用于呼吸道可引起中毒性肺水肿。

（7）放射损伤：核爆炸时可产生大量的电离辐射，其基本类型有两种：一是电磁波（γ线）辐射，此种射线具有光速和强穿透力；另一为粒子（α、β 和中子）辐射。粒子辐射中，中子的穿透力很强，α 和 β 射线穿透力很弱。爆炸后数秒内释放出来的早期核辐射主要为 γ 射线和中子射线；爆炸后 1 min 的辐射称为残余核辐射，系残留放射性物质的辐射。核裂变反应时将铀和钚变为约 150 种放射性核素，并以落下灰的形式较长时间内不断向四周辐射，落下灰中无中子，有 α、β 和 γ 三种射线，其中 γ 射线的致伤作用最大。接受一定剂量（约 1 Gy）的 γ 射线或中子射线后产生急性轻度放射病；如长期接受小剂量的粒子辐射，可产生慢性放射损伤或慢性放射病。

（三）急救措施

院前救治基本目的是挽救生命，最大限度地恢复伤者的生理功能，减少伤残。提高院前救治水平的基础是建立区域性创伤急救网络，通过合理布局急救站点等，使急救半径在 3.5 km 以内，缩短呼救后反应时间，争取在 12 min 内到达事故现场。

1. 呼救及现场管理 · 当发现创伤患者时，应及时通过"120"等急救电话呼救，并根据患者人数、伤情情况等迅速合理组织急救力量。另外，我国还有"122"（交通事故）、"110"（刑事治安）、"119"（消防系统）等 3 套呼救体系，若为各种事故或灾害造成人员伤亡时，可向其求救，弥补医学救援中的不足。

现场由消防、警察及院前急救人员等协同管理。首先控制现场环境，划出隔离范围，将患者搬运到安全区域，确保不继续发生人身伤害。道路交通事故时除扣留肇事车辆外，其余车辆应迅速疏散；火灾现场应迅速灭火、切断电缆电流；地震现场人员应疏散，从有倒塌危险的建筑物中撤离；保证现场与外界的交通通畅；保管好患者的财物等。

2. 现场检伤 · 检伤的目标是明确需要到医院救治的高危患者，其次是避免非重伤员的过度转运，主要应用于群体伤害事件时。实际工作中应根据不同的形势决定，大型灾害时由于医疗资源有限，救治策略是"最好的医疗资源用于最大量的患者"；平时由于医疗资源充足，救治策略是"最好的医疗资源用于最严重的患者"。以下简述需紧急送往医院患者的伤情评估方法。

（1）生理标准：包括：①GCS 评分<14 分。②收缩压<90 mmHg。③呼吸频率<10 次/min 或者>29 次/min（<1 岁婴幼儿呼吸频率<20 次/min）。如果能够触及颈动脉、股动脉、桡动脉搏动，提示收缩压至少分别有 60~80 mmHg。心音低钝提示心脏压塞。无颈动脉搏动多提示患者心脏、

大血管损伤,或死亡。

(2) 解剖学标准:包括:①所有的头部、颈部、躯干、肘部及膝部近端肢体的穿透伤;②连枷胸;③两处或多处的近端长骨骨折;④挤压伤、撕脱伤或肢体毁损伤;⑤腕关节及踝关节以上的肢体截断;⑥骨盆骨折;⑦开放性或凹陷性颅骨骨折;⑧截瘫。

(3) 损伤机制标准:包括:①坠落:成人坠落高度>6 m,<15 岁儿童坠落高度>3 m 或有 2~3 倍儿童的身高;②汽车碰撞:乘员处轿厢变形>30 cm 或任何位置>46 cm,乘员从车中抛出(部分或完全),同车有乘员死亡;③步行者/骑自行车(>20 km/h)者被汽车撞击,或被抛出、碾过;④摩托车碰撞>20 km/h。

(4) 特殊情况:没有达到生理学、解剖学或损伤机制标准的患者也可能存在潜在重伤的可能,包括:①年龄>55 岁或<15 岁;②抗凝治疗,或凝血功能障碍;③烧伤,没有合并其他致伤机制者转运到烧伤救治机构,合并其他致伤机制者转运到创伤中心;④合并血管伤的肢体损伤;⑤终末期肾病需要透析;⑥妊娠>20 周;⑦急救人员认为需要转运到医院的其他情况。

(5) 简明检伤分类法:此法已在许多国家和地区采用,适用于初步检伤,可将伤员快速分类。此法分为 A、B、C、D 四步完成(图 6-1~图 6-4)。

1) A 步骤

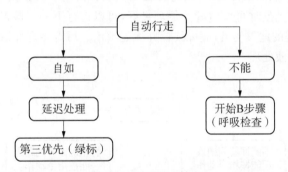

图 6-1　行动能力检查

首先引导行动自如的伤员到轻伤接收站,暂不进行处理或仅提供敷料、绷带等,嘱其自行包扎皮肤挫裂伤,通常不需要急救人员立即处理。但其中仍然有个别伤员可能存在潜在的重伤或可能发展为重伤,故需要复检判定。

2) B 步骤

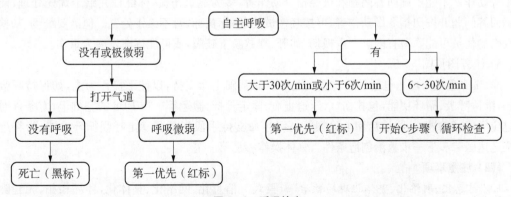

图 6-2　呼吸检查

对不能行走的伤员,在检查呼吸之前须打开气道,同时注意保护颈椎。可采用推举下颌法,尽量不使伤员头后仰(参见第一章第三节)。检查呼吸的方法参见第一章第一节。

检查判定:①没有呼吸者标黑标,暂不处理;②自主呼吸存在,但呼吸次数每分钟超过30次或少于6次者均标红标,属于危重伤员,常需优先处理;③每分钟呼吸次数在6~30次者,开始第三步骤-循环检查。

3) C步骤

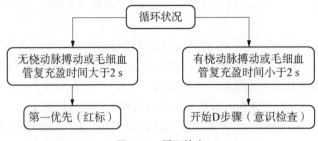

图6-3　循环检查

伤员循环状况的迅速、简单检查,可以通过触及桡动脉搏动和观察指端毛细血管复充盈时间来完成。搏动存在和复充盈时间<2 s者为循环良好,可以进行下一步检查;搏动不存在且复充盈时间>2 s者为循环衰竭的危重伤员,应标红标并优先救治。后者多合并活动性大出血,需立即给予有效的止血措施及补液处理。

4) D步骤

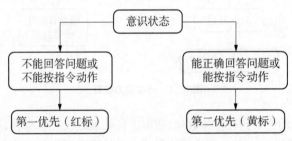

图6-4　意识状态检查

在判断意识状态前,首先应检查伤员是否有头部外伤,然后简单询问并指令其做张口、睁眼、抬手等动作。不能正确回答问题和按照指令动作者,多为危重伤员,标红标并给予优先处理;能够准确回答问题并按照指令做动作者,可按轻伤员处理,标黄标,暂不给予处置。但需要警惕:初检定为轻伤的伤员可能隐藏有内脏严重损伤,如肝、脾被膜下破裂,或可能逐渐发展为重伤。

5) 流程图见图6-5。

3. 院前急救处理 · 包括采用非侵入性干预的基础生命支持,以徒手操作为主,如保持呼吸道通畅,维持呼吸、循环功能,包扎伤口、压迫止血、固定骨折、搬运等。在BLS的基础上,有条件时可通过应用静脉输液、药物治疗和电除颤等高级生命支持手段恢复和稳定呼吸循环功能,为将患者安全送达医院和下一步救治创造条件。具体操作参见第一篇。

(四) 注意事项

1. "信息化、网络化、整体化现场救治"新模式 · 信息化、网络化、整体化,环环相扣、无缝隙连接的现场救治新模式,能整体提高多发伤、复合伤医学救援能力,大大缩短患者获得确定性治疗的

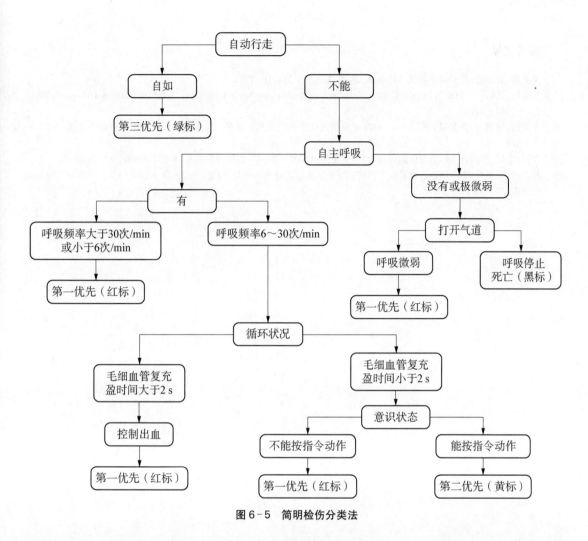

图 6-5　简明检伤分类法

时间,确保群体伤员的安全。对于群体患者现场急救来讲,创建安全有效的绿色抢救通道十分重要;广泛利用先进交通工具,使救治过程信息化、网络化以达到迅速救援;流动便携式 ICU 病房能将救命性处理延伸到事故现场,降低危重症患者的死亡率及伤残率,为伤员现场救治提供新模式和新理论;"院前急救-院前院内无缝衔接-院内多科学协同"的一体化综合救治模式,真正实现院前院内急救的无缝衔接,使得急诊绿色通道更加畅通,患者得到更加快速和有效的救治,做到了信息化、网络化救治。

在院内采用急诊医学系统、损伤控制外科治疗和整体监护治疗等对危重病伤员进行整体化治疗,该整体化治疗模式将急救、手术、ICU 融为一体,从接诊危重症患者即开始急救,同时予以监护和术前准备,快速进行有效复苏和检查,立即进行确定性手术,全程进行 ICU 监护治疗。特重症伤员的全部救治过程均在急救部完成,这是一种快速、高效、新颖的现场急救模式。

2. "流动便携式 ICU"急救车 · 在"流动便携式 ICU"急救车上增加了救命性的手术功能及可移动的自动心肺复苏系统功能,将救命性的处理等延伸到事故现场,即使在城市交通阻塞的情况下,危重症伤员也能在车上得到有效的救治,可明显降低群体伤员的死亡率及伤残率。

（施宇一　刘　涛）

参考文献 ───

［1］吴孟超,吴在德.黄家驷外科学[M].8 版.北京:人民卫生出版社,2020.

［2］Tan H，Zhao F，Hao H，et al. Cost analysis of road traffic crashes in China［J］. Int J Inj Contr Saf Promot，2020，27(3):385 - 391.

［3］张梦鸽,周雅冰,李传苍,等.2010—2019 年中国人群主要伤害死亡水平与变化趋势[J].中华流行病学杂志,2022,43(6):871 - 877.

［4］李阳,李辉,陈驾君,等.多发伤病历与诊断:专家共识(2023 版)[J].创伤外科杂志,2023,25(08):561 - 568.

［5］岳茂兴,梁华平,李奇林,等.批量复合伤伤员卫生应急救援处置原则与抢救程序专家共识(2018)[J].中华卫生应急电子杂志,2018,4(01):1 - 9.

第三篇

院 内 急 救

第七章 · 胸 痛 管 理

胸痛是指胸前区的疼痛和不适感,主要表现为闷痛、紧缩感、烧灼感、针刺样痛、压榨感、撕裂样痛、刀割样痛等,以及一些难以描述的症状。胸痛的部位一般在颈部到胸廓下端的范围内,但有时可以放射至颌面部、牙齿、咽喉部、肩背部、双上肢及上腹部。

胸痛是急诊常见病症,占急诊总量的 4.7%~20%。自从 2011 年我国现代胸痛中心模式创建以来,全国各地医疗机构广泛开展胸痛中心的建设和认证。根据《中国胸痛中心质控报告(2020)》,截至 2020 年 12 月 31 日全国 1672 家胸痛中心的就诊患者中,心源性胸痛占 61.75%,其中急性冠脉综合征(ACS)占 33.57%,主动脉夹层占 1.14%,肺动脉栓塞占 0.36%,非 ACS 的心源性胸痛占 26.68%,其他非心源性胸痛占 38.25%。据研究报道,高达 20%的胸痛患者出院诊断与客观检查结果不符,提示容易漏诊和误诊,需要高度警惕,特别是致命性胸痛一旦漏诊误诊,死亡率高,例如主动脉夹层动脉瘤的误诊,其死亡率超过 90%。

(一) 病因

胸痛病因复杂多样,胸部所有组织器官的病变均可以引起胸痛,包括皮肤、皮下组织、肋间或周围神经、骨骼肌肉、胸膜、气管和肺脏、心脏和血管、食管、胸腺、纵隔、横膈、腹腔脏器,甚至精神心理障碍等。

(二) 分类

由于导致胸痛的疾病众多,严重程度不一,既有致命性的疾病,也有非致命性的,甚至功能性疾病,因此对胸痛患者进行危险评估,并分类处置非常重要。根据胸痛的风险程度可将胸痛分为致命性胸痛和非致命性胸痛,根据病因可分为心源性胸痛和非心源性胸痛(表 7-1)。

表 7-1 胸痛的常见病因和分类

分类	常 见 病 因
致命性胸痛	
心源性	急性冠脉综合征、主动脉夹层、心脏压塞、心脏挤压伤(冲击伤)、急性肺栓塞
非心源性	张力性气胸
非致命性胸痛	
心源性	稳定型心绞痛、急性心包炎、心肌炎、梗阻性肥厚型心肌病、应激性心肌病、主动脉瓣疾病、二尖瓣脱垂等
非心源性	
胸壁疾病	肋软骨炎、肋间神经炎、带状疱疹、急性皮炎、皮下蜂窝组织炎、肌炎、肋骨骨折、血液系统疾病所致骨痛(急性白血病、多发性骨髓瘤)等
呼吸系统疾病	肺动脉高压、胸膜炎、自发性气胸、肺炎、急性气管-支气管炎、胸膜肿瘤、肺癌等
纵隔疾病	纵隔气肿、纵隔肿瘤、纵隔脓肿等
消化系统疾病	胃食管反流病(包括反流性食管炎)、食管痉挛、食管裂孔疝、食管癌、急性胰腺炎、胆囊炎、消化性溃疡和穿孔等

（续表）

分类	常见病因
心理精神源性	抑郁症、焦虑症、惊恐障碍等
其他	过度通气综合征、颈椎病等

（三）发病机制

胸壁和胸腔内脏器及纵隔组织、膈肌、膈下部分脏器在炎症、缺血、外伤、肿瘤、机械压迫、理化刺激等因素的作用下,都可以通过胸部感觉神经纤维产生痛觉冲动,传至大脑皮质的痛觉中枢形成胸痛的主观感觉。胸部的感觉纤维分布主要包括:支配胸壁各层结构和胸膜膈肌周边部分的肋间神经感觉纤维;支配心脏及大血管的交感神经纤维;支配气管、支气管及食管的迷走神经;支配膈肌中央部分心包膈面的膈神经。当内脏病变与相应区域体表的传入神经进入脊髓同一节段可以引起相应体表区域的放射痛或牵涉痛。

（四）诊断思路

1. 病情和危险程度评估 · 诊治胸痛患者首要的是立即检测生命体征,同时询问病史和胸痛的特点,判断胸痛的性质和危险程度,快速排查高危或致命性胸痛。患者如出现以下征象,则提示为高危胸痛,需立即紧急处置:①神志模糊或意识丧失;②面色苍白;③大汗及四肢厥冷;④低血压(血压<90/60 mmHg);⑤呼吸急促或困难;⑥低氧血症(血氧饱和度<90%)。

对于无上述高危临床特征且生命体征稳定的胸痛患者,需要根据患者主诉、病史、体格检查和辅助检查结果进行诊断。病因诊断的关键是要详细询问病史,了解胸痛的部位、性质、诱发和缓解因素、伴随症状等特点。

2. 致命性胸痛的主要症状和体征

（1）主要症状

1）急性冠脉综合征:包括 ST 段抬高型心肌梗死、非 ST 段抬高型心肌梗死和不稳定型心绞痛。不稳定型心绞痛的胸痛为胸骨后憋闷感、紧缩感、烧灼感或压榨感等,并可向颈部、颌面部、肩背部、左上肢或上腹部等放射,胸痛持续时间比典型心绞痛更长、程度更重、发作更频繁,甚至在静息时发作。心肌梗死的胸痛持续时间常>30 min,硝酸甘油治疗效果不佳,可伴有恶心、呕吐、大汗、呼吸困难等表现。需注意高龄、糖尿病等患者症状可能不典型,还有一部分心肌梗死患者以消化道症状为主要表现,尤其多见于下壁心肌梗死。此外,下壁心肌梗死可出现心动过缓、低血压、晕厥等表现,需仔细鉴别。

2）主动脉夹层:患者常以骤然发生的剧烈胸痛为主诉,疼痛多为"撕裂样"或"刀割样",为难以忍受的持续性锐痛,常向背部、腹部或下肢放射,伴有烦躁、面色苍白、大汗、四肢厥冷等休克表现。疼痛的另一特点为转移性,通常与夹层延伸的路径一致。此外,患者还会出现脏器灌注不良表现,症状与主动脉分支血管受累相关。累及心包可能出现呼吸困难、低血压、休克等心脏压塞症状;累及无名动脉或左颈总动脉可导致脑供血不足,出现头晕、晕厥、意识障碍,甚至脑卒中;累及左锁骨下动脉可出现双上肢血压明显差异,受累侧上肢因缺血出现无力、疼痛、苍白、发凉等;累及脊髓动脉时可导致脊髓缺血,出现下肢轻度瘫痪或截瘫;累及一侧或双侧肾动脉可出现血尿、无尿、严重高血压,甚至肾功能衰竭;累及腹腔干、肠系膜上动脉或肠系膜下动脉时可出现胃肠道缺血表现,如腹痛、恶心、呕吐、肠麻痹和肠坏死,部分患者表现为黑便或血便,有时腹腔动脉受累可引起肝脏或脾脏梗死;累及下肢动脉时可出现急性下肢缺血症状,如无力、疼痛、无脉、发凉及间歇性跛行等。症状可能因个体差异而有所不同,临床容易误诊,需要警惕。

3）急性肺栓塞:临床症状缺乏特异性,常有胸痛表现,但呼吸困难及气促是肺栓塞最常见的症状。还可以有咳嗽、咯血、心悸、烦躁不安,甚至濒死感等症状;有时晕厥或意识丧失可以是肺栓塞的首发或唯一症状;严重肺栓塞则低血压和休克可以是主要表现,甚至猝死。

4)心脏压塞:急性心脏压塞一般有急性心肌梗死、主动脉夹层、血管穿刺介入治疗或外伤等病史,主要表现为胸痛、呼吸困难、血压下降,甚至休克,还可以出现恶心、呕吐、出冷汗、心悸、面色苍白等症状。慢性心脏压塞症状与急性相似,但呈逐渐发展的病程。

5)张力性气胸:气胸起病急,患者突感一侧胸痛,针刺样或刀割样,持续时间短暂,继而出现胸闷和呼吸困难,伴刺激性咳嗽。张力性气胸时患者烦躁不安、发绀、冷汗、脉速、心悸,甚至意识不清。

(2) 主要体征

1)急性冠脉综合征:心肌缺血或梗死可导致室性心律失常,甚至室性心动过速和心室颤动;下壁心肌缺血或梗死可见心动过缓、房室传导阻滞;乳头肌缺血时可出现二尖瓣收缩期杂音;大面积心肌梗死或右心室梗死可以出现皮肤湿冷、低血压、休克;心功能障碍时可出现口唇发绀、心浊音界扩大、闻及第三、第四心音、收缩期反流性杂音、双侧肺部湿啰音等;右心室心梗可出现深吸气时颈静脉怒张(Kussmaul 征)。

2)急性肺栓塞:最常见的症状是呼吸急促,其他常见的有发热、心动过速、发绀、颈静脉充盈或异常搏动、肺动脉瓣区第二心音(P2)亢进或分裂、三尖瓣收缩期杂音、肺部湿啰音或哮鸣音等体征,严重时可出现低血压、休克。

3)主动脉夹层:主动脉夹层患者约有 80% 合并高血压,即使出现大汗淋漓、面色苍白、周围性发绀等休克症状,仍可表现为高血压。夹层累及主动脉根部,可导致主动脉瓣关闭不全及反流,查体可闻及主动脉瓣区舒张期杂音;夹层破入心包可引起低血压、心音低弱、颈静脉怒张;夹层累及颈动脉、无名动脉可出现头晕、晕厥、精神或运功和感觉功能障碍;累及肢体动脉时可导致四肢血压差增大、脉搏不对称;累及左锁骨下动脉可以两臂血压明显差异(20 mmHg 以上);累及腹主动脉或髂动脉时可以出现下肢脉搏减弱或消失;若四肢血压均低,则需排除有无夹层破裂或心脏压塞可能。

4)心脏压塞:心包压塞典型特征是出现"Beck 三联征",表现为低血压、心音低弱和颈静脉怒张,可见奇脉、Kussmaul 征等。

5)张力性气胸:典型体征为患侧胸廓饱满,呼吸运动减弱,叩诊呈鼓音;气管向健侧移位,呼吸音减弱或消失。

3. 非致命性胸痛的主要症状和体征

(1) 心源性疾病:患者除了胸痛,常会伴胸闷、心悸等症状,运动常可使症状加重。心包炎的胸痛与呼吸运动相关,常因咳嗽、深呼吸加重,仰卧可使疼痛加重,而坐起则使疼痛减轻;听诊可闻及心包摩擦音或心音减弱。稳定型心绞痛的症状与不稳定型心绞痛症状相似,但持续时间短,一般持续数分钟,休息或含服硝酸甘油后 3～5 min 内可缓解,可伴有心律失常。

(2) 胸壁疾病:与内脏痛不同,胸壁疾病的疼痛一般比较尖锐,部位浅表局限、容易定位。深呼吸、咳嗽、喷嚏等胸廓运动可使胸痛加重。累及皮肤、肋骨、肌肉的疾病,局部多有红肿、触压痛,其中肋软骨炎多见于 25～35 岁女性,单根或多根肋软骨出现局部肿大隆起伴尖锐性疼痛或持续性钝痛,多见于胸骨旁 2、3 肋软骨;肋间神经炎特点为沿肋间神经分布区域的烧灼或针刺样疼痛;带状疱疹可见沿肋间神经,呈带状、簇状分布的丘疹、疱疹;急性皮炎、皮下蜂窝组织炎可见局部皮肤红肿、疼痛,伴皮疹、瘙痒,或弥漫浸润性斑块、皮下脓肿等;肋骨骨折有外伤史;血液系统疾病所致胸肋骨痛有贫血、发热、出血,且疼痛呈持续性、进行性加重等特点。

(3) 呼吸系统疾病:此类胸痛常伴呼吸系统症状和体征。肺动脉高压虽也会有胸痛,但最常见的症状是活动后气促,随着疾病的发展还会出现乏力、下肢水肿、腹胀、咳嗽、咯血等症状。肺动脉瓣区可闻及第二心音(P2)亢进或分裂、Graham-Steell 杂音等。右心衰竭时可见颈静脉怒张。胸膜炎、胸膜肿瘤表现为胸闷、胸部刺痛或牵拉痛,咳嗽和吸气可使疼痛加重,可闻及胸膜摩擦音;胸腔积液多时可以出现呼吸困难、呼吸音减弱。急性气管-支气管炎、肺炎可有发热、咳嗽等症状,肺部呼吸音粗或闻及干、湿啰音。肺癌的胸痛常伴有咳嗽、咳血、贫血、体重减轻等症状,听诊肺部可闻及局部呼吸音减弱或干、湿啰音等;肺癌转移常可扪及左侧锁骨上淋巴结肿大。自发性气胸为激烈活动、咳嗽、用力、大笑时突然出现一侧胸痛伴咳嗽、气促等症状;听诊患侧呼吸音和语颤减弱。

(4) 纵隔疾病:纵隔气肿的胸痛尖锐、强烈,局限在胸骨后,颈胸部及周围均可扪及皮下气肿和捻发感,听诊有捻发音。纵隔肿瘤的胸痛可伴有胸闷、刺激性咳嗽、呼吸困难、吞咽障碍、声音嘶哑、上腔静脉压迫等器官组织压迫症状。纵隔脓肿还可伴寒战、发热。

(5) 消化系统疾病:胸痛的主要特点表现为胸骨后疼痛或烧灼感伴反酸、吞咽疼痛、吞咽困难等症状,餐后、平卧常可使症状加重。食管癌常伴体重下降、呕血、便血;食管癌侵犯相邻部位可引起声嘶、呼吸困难、咯血等症状。急性胰腺炎、胆囊炎、消化性溃疡和穿孔等的疼痛主要在上腹部或剑突下,伴腹胀、恶心、呕吐等症状;查体上腹部有压痛,Murphy 征阳性提示急性胆囊炎,消化性溃疡穿孔时常有肌紧张、反跳痛。

(6) 心理精神源性:胸痛的特点是伴有情绪低落、思维迟缓、自责自罪、自杀念头、幻觉、妄想、焦虑、惊恐发作等各种精神症状。

(7) 其他:过度通气综合征的胸痛多伴有呼吸急促、焦虑、恐惧等精神症状和肢体麻木、头晕等;颈椎病引起的胸痛个体差异非常明显,可以是胸部持久性酸痛、剧痛,或者是剑突下刺痛及压迫痛,或是胸部间断性隐痛,并可以伴有胸闷、心律不齐、肩部疼痛、肋骨部痛,甚至锁骨部位疼痛等。

4. 实验室及其他辅助检查

(1) 心肌损伤标志物:心肌肌钙蛋白(cTn)特别是高敏 cTn(hs-cTn)是胸痛诊断的重要标志物,也是心肌损伤检测首选的标志物。cTn 在心肌梗死后 2~4 h 后由心肌释放入血,10~24 h 达到峰值,持续升高 7~14 天,高敏 cTn 阴性可排除绝大多数心肌梗死。无法早期确诊的胸痛患者如果首次 cTn 阴性,需 1~3 h 后复查以除外心肌梗死。cTn 也是急性肺栓塞危险程度分层的指标之一。倘若无 cTn 检测条件,可以使用肌酸激酶同工酶 MB(CK-MB)作为替代的心肌损伤标志物。但对于有缺血性胸痛症状或心电图改变的患者,不能因等待心肌损伤标志物结果而延误治疗时机。

(2) 脑利尿钠肽(BNP)和 N 末端脑利尿钠肽前体(NT-proBNP):是心室肌细胞在心室扩张或压力负荷增加时合成和分泌的激素。各种可以导致心功能不全的心源性胸痛可见 BNP 和 NT-proBNP 升高。

(3) D-二聚体:为特异性的纤溶过程标志物,可作为急性肺栓塞的筛查指标,但因 D-二聚体升高还常见于肿瘤、严重感染或炎症、妊娠期或住院患者等多种情况,因此不能用于确诊肺栓塞,其应用价值主要在于 D-二聚体 $<500\,\mu g/L$ 时,基本可以排除急性肺血栓栓塞症。但需要注意,随着年龄增加,D-二聚体可呈现生理性增高,对于年龄 >50 岁的患者,D-二聚体年龄校正的临界值计算公式为:年龄(50 岁以上)$\times 10\,\mu g/L$。D-二聚体在急性主动脉夹层的诊断中具有很高的灵敏度,但特异度较低,其水平 $<500\,\mu g/mL$ 有助于排除主动脉夹层。

(4) 其他心血管生物标志物:虽然缺血性胸痛常用的心肌损伤标志物还有肌红蛋白(MYO)、肌球蛋白结合蛋白 C(MYBPC)、肽素、心肌型脂肪酸结合蛋白(H-FABP)、缺血修饰白蛋白(IMA)和髓过氧化物酶(MPO)等,但敏感性、特异性均不如 hs-cTn。

(5) 血气分析:多数急性肺栓塞患者血气分析 $PaO_2<80\,mmHg$ 伴 $PaCO_2$ 下降。其他引起胸痛的各种疾病或并发症,如肺炎、胸膜炎胸腔积液、气胸、肺动脉高压、心衰等也可以出现血气分析结果的异常,但对诊断不具有特异性。

(6) 心电图(ECG):是早期快速识别心源性胸痛,尤其是心肌梗死的重要检查,所有胸痛患者均需进行 ECG 检查。首份 ECG 应在接诊患者 10 min 内完成并采用标准 12 导联 ECG。初始 ECG 正常，但胸痛持续不缓解时，需每间隔 5～10 min 复查 1 次 ECG。ACS 的 ECG 按不同类型通常表现为缺血心肌所对应的导联 ST 段压低或弓背向上抬高、T 波倒置、病理性 Q 波等，并动态演变，其中变异型心绞痛可表现为一过性 ST 段抬高，6 个以上导联 ST 段压低≥0.1 mV 伴有 aVR 和（或）V1 导联 ST 段抬高，提示左主干或三支血管病变。下壁心肌梗死患者建议行右侧胸前导联（V3R 和 V4R）检查明确有无右心室心肌梗死。如果出现 V1～V3 导联 ST 段压低，应行 V7～V9 检查以明确有无后壁心肌梗死。肺栓塞 ECG 多见 V1～V4 导联的 T 波改变和 ST 段异常，部分 ECG 表现可出现 $S_I Q_{III} T_{III}$，即 I 导联出现 S 波或 S 波加深、III 导联出现 Q 波及 T 波倒置，还可见窦性心动过速、肺型 P 波、完全性或不完全性右束支传导阻滞、电轴右偏、顺钟向转位等。主动脉夹层累及冠状动脉时 ECG 会出现类似 ACS 的缺血性改变。心包压塞的 ECG 改变通常是肢体导联 QRS 低电压，QRS 波、P 波、T 波电交替。

（7）X 线胸片：主要用于排查呼吸系统源性胸痛患者，可发现的疾病包括肺炎、纵隔与肺部肿瘤、肺脓肿、气胸、胸椎与肋骨骨折等。纵隔显著增宽提示患者可能有主动脉夹层、心包积液等疾病，但缺乏特异性。肺栓塞可见尖端指向肺门的楔形局部浸润性阴影、肺不张或膨胀不全、右下肺动脉干增宽或伴截断征、肺动脉段膨隆及右心室扩大征、患侧横膈抬高等，但仅凭胸部 X 线片不能确诊或排除肺栓塞。同样，胸部 X 线片诊断主动脉夹层的价值也有限，不作为急诊筛查和确诊手段。

（8）超声心动图：超声心动图也是一项诊断胸痛的重要无创检查，如果发现新发的室壁节段性活动异常、主动脉内游离内膜瓣、肺动脉压力增高、右心扩大等，有助于 ACS、主动脉夹层及急性肺栓塞的诊断。极少数患者可直接发现肺动脉近端血栓或右心血栓。经胸壁和（或）食管超声心动图可辅助诊断部分主动脉夹层累及主动脉根部的患者。舒张期右心房和右心室塌陷为诊断心包压塞最常见的线索。加压静脉超声（CUS）作为无创性检测深静脉血栓的首选方法，联合超声心动图对血流动力学不稳定的肺栓塞患者具有重要诊断价值。对于其他非致命性胸痛，如应激性心肌病、心包积液等，超声心动图也具有重要的诊断价值。

（9）心脏负荷试验：心脏负荷试验包括平板运动试验、负荷超声心动图、负荷心肌核素灌注显像等。近年来，负荷磁共振成像也逐渐投入应用。各类负荷试验均有助于排查缺血性胸痛，但是不稳定型心绞痛、存在血流动力学障碍或致命性的胸痛，以及严重的主动脉瓣狭窄、梗阻性肥厚型心肌病等是心脏负荷试验的禁忌证。对有左束支传导阻滞或预激综合征的患者，心脏负荷心电图无助于判断心肌缺血。

（10）CT 和 CT 血管成像（CTA）：普通 CT 即可清晰显示纵隔和肺组织。胸腹部 CT 对于大部分胸腹腔疾病就可提供直观的诊断依据。注射对比剂选择性 CTA 检查已经成为主动脉夹层、急性肺栓塞等胸痛疾病的首选确诊方法，也是筛查 ACS 的重要手段。当前各医疗机构的胸痛中心已广泛开展一次扫描、一次注射对比剂，同时对冠状动脉、肺动脉及主动脉三种血管进行显像的"一站式"检查，以提高对致命性胸痛鉴别的效率。但是"一站式"检查并非适用于所有患者，对于严重心律失常、肾功能异常、心肌梗死溶栓（TIMI）评分≥5 分、甲状腺功能亢进及对造影剂过敏的患者不适用。对于心率较快（＞65 次/min）、严重冠状动脉钙化的患者准确性降低，会影响对冠脉的评估。

（11）数字减影血管造影（DSA）：冠状动脉 DSA 仍是目前临床诊断冠心病的"金标准"。对于 ACS 患者，如无禁忌应尽早行冠脉造影检查。肺动脉 DSA 是诊断肺栓塞的"金标准"，但不作为首选，仅在 CT 检查难以确诊或排除诊断时，或者患者同时需要血流动力学监测时应用。主动脉 DSA 因无法观察血管腔外的结构，容易漏诊假腔血栓化的患者，故目前主要用在主动脉介入手术的术中辅助和术后评价。

（12）核素通气/灌注（V/Q）显像：肺通气灌注显像辐射剂量低、示踪剂使用少、较少引起过敏反应，也是诊断肺栓塞的重要无创诊断方法，对亚段以下肺栓塞有一定诊断价值，但结果缺乏特异性。

（13）肺动脉造影：常规肺动脉造影主要用于诊断肺栓塞，可以确定栓塞的部位、大小、形态和侧支循环等情况,但有一定的并发症及死亡率,近年来已逐渐被无创的肺血管 CTA(CTPA)所取代。

（14）MRI 和磁共振血管成像(MRA):对于肺栓塞,肺血管 MRA 敏感度低、临床证据少、对仪器设备要求高,急诊难以普及,目前很少应用于肺栓塞的诊断。对于主动脉夹层,主动脉 MRA 具有与 CTA 相近的诊断效率,能准确判断夹层类型,直观显示真假腔、内膜片、内膜撕裂口、假腔血栓、主动脉分支受累情况及与邻近结构的关系,还能对瓣膜功能、内膜运动及真假腔血流进行评价,然而 MRI 检查时间长,不适合循环不稳定的急重症患者。

5. 胸痛的临床评估和诊断流程·见图 7-1。

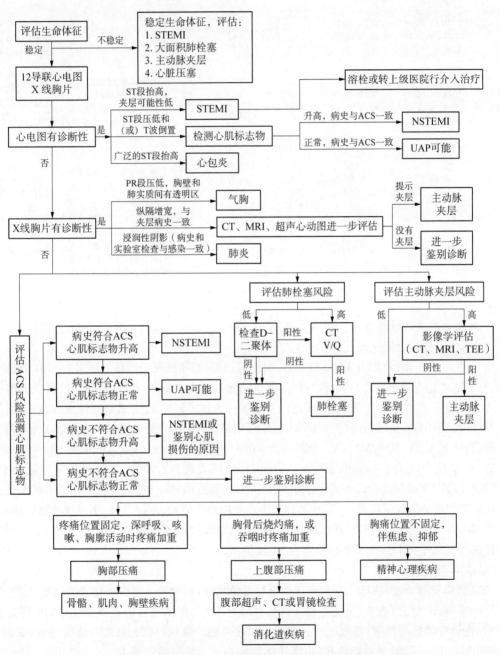

注:V/Q,通气/灌注扫描;TEE,经食管超声心动图;UAP,不稳定型心绞痛

图 7-1　胸痛的临床评估和诊断流程

6. 致命性胸痛的诊断要点 · 见表 7 - 2。

表 7 - 2　常见致命性胸痛的诊断要点

疾病	部位	性质	持续时间	加重或缓解因素	伴随症状和体征	辅助检查
不稳定型心绞痛	胸骨后,可放射至颈部、下颌、上腹部、肩部或上肢(左侧常见)	压迫感、烧灼感、挤压感、沉重感、消化道症状,比心绞痛严重	常<20 min	与心绞痛类似,劳力耐受下降,或静息出现	第三心音或第四心音,或胸痛时有乳头肌功能不全杂音,可出现短暂性心力衰竭	监测心电图动态变化;动态监测心肌标志物
急性心肌梗死	胸骨下,可能像心绞痛样放射	沉重感、压迫感、烧灼感、紧缩感	≥30 min,但可变	休息和硝酸甘油不能缓解	气短、出汗、乏力、恶心、呕吐	监测心电图动态变化;动态监测心肌标志物
肺栓塞(胸痛常不出现)	胸骨下或肺梗死涉及的区域	膜性(与肺梗死相关)或心绞痛样	突然发作,持续数分钟到 1 h	呼吸可能加重	呼吸困难、呼吸频率增快、心动过速、低血压;大面积栓塞时急性右心衰和肺动脉高压的体征;啰音、胸膜摩擦音、咯血	血气:低氧血症、低二氧化碳血症;胸片无肺淤血;心电图:窦性心动过速、T波改变
主动脉夹层	前胸痛,可向背部放射	极痛苦,撕裂样,刀割样	突然发作,不缓解	常见于高血压或有易患因素,如马方综合征	主动脉瓣关闭不全杂音,脉搏或血压不对称;神经功能缺失	X 线胸片可能有纵隔增宽
张力性气胸	单侧	非常尖锐,胸膜性	突然发作,持续数小时	呼吸痛	呼吸困难、烦躁不安、发绀、出冷汗、脉速、甚至意识不清、呼吸衰竭;患侧呼吸音减弱或消失,气管向健侧移位	X 线胸片可以确诊

7. 致命性胸痛的诊断标准

(1) 急性冠脉综合征

1) 急性心肌梗死(STEMI 和 NSTEMI):根据第四版《心肌梗死全球统一定义》,AMI 的诊断标准为:心脏生物标志物出现升高和(或)降低,优选高敏肌钙蛋白(hs - cTn)T 或 I,且至少一次值高于参考上限的第 99 个百分位数,并且满足以下至少一条临床证据:①急性心肌缺血症状;②新的缺血性 ECG 改变:ST 段持续抬高(>20 min)的为 STEMI;ST 段抬高的诊断标准为相邻 2 个导联 J 点后新出现 ST 段抬高,其中 V2～V3 导联≥2.5 mm(男性,<40 岁)或≥2 mm(男性,≥40 岁)或≥1.5 mm(女性,无论年龄),其他导联≥1.0 mm;心电图表现为新发的 ST 段压低或 T 波低平、倒置,或非持续性 ST 段抬高(<20 min)的为 NSTEMI;③新发病理性 Q 波;④新的存活心肌丢失或室壁节段运动异常的影像学证据;⑤冠状动脉造影或腔内影像学检查或尸检证实冠状动脉血栓。

2) 不稳定型心绞痛:主要诊断标准包括:缺血性胸痛症状,cTn 阴性,心电图表现为一过性 ST 段压低或 T 波低平、倒置,变异型心绞痛为 ST 段抬高。

(2) 急性肺栓塞

1) 急性肺栓塞诊断:临床表现和常规检查缺乏特异性,对疑诊为急性肺栓塞的胸痛患者,推荐采用简化的 Wells 评分(表 7 - 3)进行临床评估并联合 D-二聚体进行筛查。简化 Wells 评分总分 0～1 分,则肺栓塞低度可能;总分≥2 分,肺栓塞高度可能。临床评估为低度可能的患者,如果 D-二聚体阴性,可基本除外急性肺栓塞;临床评估高度提示急性肺栓塞或 D-二聚体阳性的患者,需进行影像学检查以确诊。除了简化 Wells 评分,修订的 Geneva 评分量表也可进行肺栓塞风险评估。对于血流动力学不稳定的疑似肺栓塞患者，建议尽快给予床旁经胸超声心动图检查，如果超声心动图提示右心室功能不全，病情相对稳定者应进行 CTPA 检查，如无法进行 CTPA 检查，可按高危肺栓塞处理。对于超声无右心功能不全或 CTPA 阴性的患者应寻找引起休克或血流动力学不稳定的其他原因。

表 7-3 简化 Wells 评分

条　　目	评分
1. 肺血栓栓塞症或深静脉血栓形成病史	1分
2. 4周内制动或手术	1分
3. 活动性肿瘤	1分
4. 心率≥110 次/min	1分
5. 咯血	1分
6. 深静脉血栓形成的症状或体征	1分
7. 其他鉴别诊断的可能性低于肺血栓栓塞症	1分

2）急性肺栓塞排除标准：对于急诊室就诊的疑似肺栓塞低度可能的患者，2019 欧洲心脏病学会《急性肺栓塞诊断和治疗指南》给出急诊患者的肺栓塞排除标准（PERC），即年龄<50 岁，脉搏<100 次/min，动脉血氧饱和度（SaO_2）>94%，无单侧下肢肿胀，无咯血，近期无外伤或手术史，既往无静脉血栓栓塞史，未使用口服激素。如患者符合上述 8 种情况可安全排除急性肺栓塞，从而避免过度使用肺栓塞的诊断检查。此外，该指南对疑似急性肺栓塞的患者也推荐使用 YEARS 临床判断标准排除肺栓塞，即根据 3 个临床指标：深静脉血栓形成（DVT）征象、咯血和肺栓塞的可能性大，联合 D-二聚体值进行判断。如果 3 项指标阴性，且 D-二聚体<1 000 μg/mL；或有至少 1 项指标，且 D-二聚体<500 μg/mL 可排除肺栓塞，不需进行 CTPA 检查。有研究提示，YEARS 评分法的灵敏度高于 Wells 评分，但特异度较低。

（3）主动脉夹层：对于疑诊主动脉夹层的急性胸痛患者，可按表 7-4 进行主动脉夹层危险评分。总分 0 分为低度可疑，1 分为中度可疑，2~3 分为高度可疑。中高度可疑的患者，需进行影像学检查确诊。

表 7-4 主动脉夹层危险评分

条　　目	评分
高危病史	
马方综合征等结缔组织病	1分
主动脉疾病家族史	1分
主动脉瓣疾病	1分
胸主动脉瘤	1分
主动脉介入或外科手术史	1分
高危胸痛特点	
突发疼痛	1分
剧烈疼痛，难以忍受	1分
撕裂样、刀割样尖锐痛	1分

（续表）

条　目	评分
高危体征	
动脉搏动消失或无脉	1分
四肢血压差异明显	1分
局灶性神经功能缺失	1分
新发主动脉瓣杂音	1分
低血压或休克	1分

（五）监测与治疗

1. 监测

（1）致命性胸痛的监测：立即进行心电监护，监测呼吸、心率、心律、血压、血氧饱和度（SaO$_2$）等生命体征及指标；至少到院后10 min内完成第一份ECG及体格检查；迅速进行hs-cTn、D-二聚体、BNP/NT-proBNP三项标志物联合检测或动态监测，并根据病情尽快完善其他血气分析、心脏生物标志物、凝血功能、肾功能、血常规、床旁胸片、床旁超声心动图、"一站式"三联CTA等检查。

对于疑似ACS患者，如果患者首次hs-cTn检测阴性，应间隔1～3 h再次采血检测，并与首次结果比较，即hs-cTn的0/1 h、0/2 h和0/3 h快速诊疗流程，并复查ECG。

对于急性肺栓塞患者应监测血流动力学、心脏生物标志物（cTn、BNP）、右心室功能等，进行病情评估和危险分层。血流动力学不稳定的患者属于高危，主要表现为休克和低血压；血流动力学稳定的患者，则根据是否存在右心室功能不全和（或）心脏生物标志物升高，分为中危和低危。国际指南也有以PESI或sPESI评分作为病情严重程度的评估标准。

（2）胸痛综合危险评分：HEART评分是专为急诊科中广泛的胸痛人群设计的，HEART仅依据入院数据，通常在1 h内完成，HEART评分是急诊科所有胸痛患者的最佳评分。

HEART评分标准共有5项变量指标：病史（history）、心电图（ECG）、年龄（age）、危险因素（risk factor）、肌钙蛋白（troponin）每个变量指标0～2分，总分10分。每个指标分为三个等级：胸痛病史（高度怀疑、中度怀疑和轻度怀疑）；心电图（典型ST段抬高、非特异性复极异常及正常）；年龄（>65岁、45～65岁及<45岁）；危险因素（如糖尿病、吸烟、高血压、高脂血症、肥胖等），危险因素分为（具有2个及以上危险因素、1～2个危险因素和0个）；cTn（>2倍、1～2倍及<标准值）。分别赋值为2分、1分、0分。评分范围：0～3分为低危组，4～6分为中危组，7～10分为高危组。

2. 治疗

（1）致命性胸痛的一般治疗：包括吸氧、维持静脉通路、限制活动、保持大便通畅、避免用力，并根据患者情况进行必要的镇静、镇痛等对症处理。对生命体征不稳定的患者，须积极呼吸和循环支持，必要时予机械辅助通气、心脏临时起搏、主动脉球囊反搏、ECMO等措施。

（2）致命性胸痛原发病的治疗：参见急性冠脉综合征（ACS）、急性肺栓塞、急性主动脉夹层和张力性气胸相关章节。

（李　剑）

参考文献

［1］中国胸痛中心联盟，中国心血管健康联盟，苏州工业园区心血管健康研究院，等.《中国胸痛中心质控报告（2020）》概要

[J].中国介入心脏病学杂志,2021,29(6):313-317.

［2］中华医学会急诊医学分会,中国医疗保健国际交流促进会胸痛分会.急性胸痛急诊诊疗专家共识[J].中华急诊医学杂志,2019,28(4):413-420.

［3］中华医学会,中华医学会杂志社,中华医学会全科医学分会,等.胸痛基层诊疗指南(2019年)[J].中华全科医学杂志,2019,18(10):913-919.

［4］急诊胸痛心血管标志物联合检测共识专家组,中国医疗保健国际交流促进会急诊医学分会.急诊胸痛心血管标志物检测专家共识[J].中华急诊医学杂志,2022,31(4):448-458.

［5］中华医学会呼吸病学分会肺栓塞与肺血管病学组,中国医师协会呼吸医师分会肺栓塞与肺血管病工作委员会,全国肺栓塞与肺血管病防治协作组.肺血栓栓塞症诊治与预防指南[J].中华医学杂志,2018,98(14):1060-1087.

［6］中国医师协会急诊医师分会,国家卫健委能力建设与继续教育中心急诊学专家委员会,中国医疗保健国际交流促进会急诊急救分会.急性冠脉综合征急诊快速诊治指南(2019)[J].临床急诊杂志,2019,20(4):253-262.

［7］中华医学会心血管病学分会,中华心血管病杂志编辑委员会.急性ST段抬高型心肌梗死诊断和治疗指南(2019)[J].中华心血管病杂志,2019,47(10):766-783.

［8］Gulati M,Levy PD,Mukherjee D,et al. 2021 AHA/ACC/ASE/CHEST/SAEM/SCCT/SCMR guideline for the evaluation and diagnosis of chest pain:a report of the American College of Cardiology/American Heart Association Joint Committee on clinical practice guidelines [J]. Circulation,2021,144(22):e368-e454.

［9］Konstantinides SV,Meyer G,Becattini C,et al. 2019 ESC guidelines for the diagnosis and management of acute pulmonary embolism developed in collaboration with the European Respiratory Society (ERS):the task force for the diagnosis and management of acute pulmonary embolism of the European Society of Cardiology (ESC)[J]. Eur Respir J,2019,54(3):1901647. doi:10.1183/13993003.01647-2019.

［10］Ibanez B,James S,Agewall S,et al. 2017 ESC guidelines for the management of acute myocardial infarction in patients presenting with ST-segment elevation:the task force for the management of acute myocardial infarction in patients presenting with ST-segment elevation of the European Society of Cardiology (ESC)[J]. Eur Heart J,2018,39(2):119-177.

第八章 · 卒 中 管 理

卒中俗称"中风",是指各种血管和血液源性病因导致脑血管破裂或堵塞,引起急性脑功能障碍的一类疾病总称。以突然发病、迅速出现的局限性或弥散性脑功能缺损为共同临床特征。具有发病率高、复发率高、致残率高、死亡率高和经济负担重的特点。因其起病急且病情进展迅速,可导致肢体瘫痪、吞咽困难、认知障碍等,严重威胁居民的生命健康和生活质量。

卒中是我国第一位疾病死因,也是急诊常见病症。根据《中国脑卒中防治报告(2023)》,我国40 岁及以上人群脑卒中现患人数达 1 242 万例,且发病人群呈年轻化。我国平均每 10 s 就有 1 人初发或复发脑卒中,每 28 s 就有 1 人因脑卒中离世;幸存者中约 75% 留下后遗症、40% 重度残疾,病患家庭将因此蒙受巨大的经济损失和身心痛苦。

(一) 病因

卒中病因包括①血管壁病变:以高血压性动脉硬化和动脉粥样硬化所致的血管损害最为常见;②心脏病和血流动力学改变:特别是心房纤颤等;③血液成分和血液流变学改变:包括各种原因所致的血液凝固性增加和出血倾向,如红细胞增多症等高黏血症,应用抗凝剂、抗血小板药物等导致的凝血机制异常;④其他病因:包括空气、脂肪、癌细胞等栓子,阻塞脑血液循环或使脑血管破裂。

(二) 分类

卒中分为出血性卒中和缺血性卒中两大类。出血性卒中主要包括:脑出血、蛛网膜下腔出血;缺血性卒中主要包括:短暂性脑缺血发作(TIA)、脑梗死(脑血栓形成、脑栓塞、腔隙性脑梗死)。

(三) 诊断思路

1. 症状 · 卒中临床症状多样,因脑功能受累部位不同而表现各异,大多数症状突然发生,且在发病初期较为明显,常见的临床症状:①运动功能障碍:患者可能突然出现一侧上肢或下肢的无力,严重时可发展为完全瘫痪;②语言障碍:包括失语症、言语不清;③感觉障碍:面部、一侧上肢或下肢感觉麻木或刺痛;④视觉障碍:包括视野缺损或视物模糊;⑤眩晕和共济失调;⑥吞咽困难;⑦认知功能障碍;⑧意识障碍。此外,极少数会出现突然且剧烈的头痛,或突发癫痫。

2. 体征

(1) 生命体征检查:血压、心率、体温和呼吸频率的测量。

(2) 神经系统检查:意识水平的评估使用 GCS 昏迷评分。神经功能缺损程度使用美国国家卫生研究院卒中量表 NIHSS 评估。对于吞咽困难行洼田饮水试验评估。此外,瞳孔大小、对光反射检查,眼底检查,肌力、肌张力检查,共济检查(指鼻、跟膝胫、闭目难立、轮替),深浅反射(腱反射、腹壁反射)和病理征(Babinski 征、Oppenheim 征、Chaddock 征、Gordon 征、Gonda 征、Schaeffer 征、Hoffman 征)作为诊断和评估疾病进展的重要体征。

3. 实验室及其他辅助检查

(1) 实验室检查:对疑似急性脑卒中患者,立刻启动卒中绿色通道,行①～④检查:①血液常规:检测感染、贫血、血小板计数,评估启动溶栓、介入、手术的安全性;②凝血功能(PT、INR、

APTT)：判断凝血功能情况，指导抗凝治疗方案，评估启动溶栓、介入、手术治疗的安全性；③血糖、肝肾功能和电解质：评估全身代谢情况，指导治疗和预后评估；④B 型利尿钠肽、心梗标志物、心肌酶谱、多导联心电图：是否有并发的心脏损伤，识别心律失常、心房颤动、心肌梗死，排查卒中病因及风险。

（2）影像学检查

1）头颅多模 CT（平扫 CT、CT 血管成像、CT 灌注成像）：NECT 可快速识别大面积脑梗死区域，排除绝大多数颅内出血，并帮助鉴别非血管性病变（如脑肿瘤、脑膜瘤），是疑似脑卒中首选检查方法。头颈部 CTA 评价颅内、颅外血管情况，指导血管内取栓。CTP 评估脑组织的血流情况，计算核心梗死及异常灌注区体积，缺血性半暗带为脑梗死核心区与异常灌注区之间的差异区域，CTP 对指导急性脑梗死溶栓治疗及血管内取栓治疗有指导意义。

2）磁共振成像（MRI）：在急性脑梗死病灶识别方面 MRI 优于平扫 CT，但 MRI 检查时间稍长及有相应的禁忌证（如有心脏起搏器、金属植入物或幽闭恐怖症）等局限，急性期需要根据具体情况评估 MRI 检查是否作为首选。磁共振血管造影（MRA）常用评价颅内、颅外血管情况，指导溶栓或血管内取栓治疗时机，在起病早期，应注意避免因检查而贻误治疗时机。磁共振灌注加权成像（PWI）弥散-灌注不匹配提示可能存在缺血半暗带，可计算不匹配概率，指导急性脑梗死溶取栓治疗。

3）血管介入（DSA）检查：DSA 的准确性最高，是血管病变检查的金标准，为血管内取栓治疗或外科手术治疗提供可靠依据。

4. 卒中诊断标准和诊断流程

（1）诊断标准：①急性起病；②局灶神经功能缺损（一侧面部或肢体无力或麻木，语言障碍等），少数为全面神经功能缺损；③影像学出现责任病灶或症状/体征持续 24 h 以上；④排除非血管性病因；⑤脑 CT/MRI 支持卒中诊断。

（2）诊断流程

第一步，是否为脑卒中？排除非血管性疾病。

第二步，卒中严重程度？采用神经功能评价量表评估神经功能缺损程度，GCS 量表评估昏迷程度。

第三步，是缺血性脑卒中？还是出血性脑卒中？进行颅脑多模 CT/MRI 检查。

第四步，是否进行溶栓治疗？是否进行血管内机械取栓治疗？核对适应证和禁忌证。是否进行血肿清除手术？

（四）处置流程

《急性脑卒中患者医疗救治技术方案》明确了急性卒中处置流程的目标、技术要点、考核要点。处置流程见急性脑卒中患者医疗救治流程图（图 8-1）。

1. **具备静脉溶栓医院急诊科处理流程**

（1）目标：①建立院内静脉溶栓的绿色通道；②确认/排除卒中诊断；③及早启动早期静脉溶栓治疗和完善前期准备。

（2）技术要点：①完成交接，妥善记录保管救护车送诊患者的院前急救信息；②到院后急诊接诊医师 10 min 内立即一般评估：生命体征，采集病史和精要查体（包括最后正常的时间点），血标本查血常规、血型、凝血功能、血糖、电解质、肾功能，心电图，急诊头颅 CT，立即通知卒中小组，保证静脉通道开通，给予生理盐水。③其他对症急救处理，维持生命体征稳定，必要时转入急诊抢救室。

（3）考核要点：①疑似卒中患者就诊途径及比例；②急诊接诊到头颅 CT 报告时间及头颅 CT＜25 min 的比例；③急诊接诊到化验报告时间＜35 min 的比例；④卒中小组到达时间及卒中小组到达时间＜10 min 的比例；⑤平均启动静脉药物溶栓的时间；⑥急诊室救治时间。

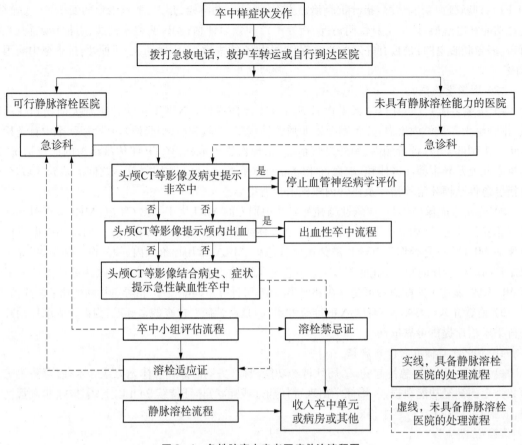

图 8-1　急性脑卒中患者医疗救治流程图

2. 不可行静脉溶栓医院急诊科处理流程

（1）目标：①确认/排除卒中诊断；②及早启动转运需要静脉溶栓患者的，完善转运流程。

（2）技术要点：①完成交接，妥善记录保管救护车送诊患者的院前急救信息；②到院后急诊接诊医师 10 min 内立即一般评估：生命体征，采集病史和精要查体（包括最后正常的时间点），血标本查血常规、血型、凝血功能、血糖、电解质、肾功能，心电图，急诊头颅 CT，保证静脉通道开通，给予生理盐水；③结合头颅结果：CT 及病史提示非卒中，停止血管神经病学评价；CT 提示颅内出血，进入出血性卒中流程；头颅 CT 等影像结合病史、症状提示急性缺血性卒中，评估患者静脉溶栓的禁忌证和适应证，若适合静脉溶栓，结合转运时间转至最近的具备静脉溶栓的医院；④其他对症急救处理，维持生命体征稳定，必要时转入急诊抢救室。

（3）考核要点：①疑似卒中患者就诊途径及比例；②急诊接诊到头颅 CT 报告时间及头颅 CT＜25 min 的比例；③医院就诊至转出时间（DI-DO）；④适合静脉溶栓，转运至最近的具备静脉溶栓的医院患者比例；⑤与具备静脉溶栓的医院的合作的规范的书面流程。

3. 卒中小组评估流程

（1）目标：①建立院内静脉溶栓的绿色通道；②确认/排除卒中诊断；③及早启动早期静脉溶栓治疗。

（2）技术要点：①卒中小组到达，立即神经功能评估。回顾病史，确定发病时间，一般神经功能评估，神经系统检查确定昏迷程度（GCS 昏迷量表），确定卒中严重程度（NIHSS 评分），急诊 CT（＜

25 min);②根据 CT 及症状、病史明确卒中亚型:CT 及病史提示非卒中,停止血管神经病学评价;CT 提示颅内出血,进入出血性卒中流程;头颅 CT 等影像结合病史、症状提示急性缺血性卒中,进入缺血性卒中流程;③迅速评估静脉溶栓治疗的适应证和禁忌证;④签署知情同意书,一键启动静脉溶栓的绿色通道;⑤缩短在家属谈话和知情同意书签署、办理住院手续方面延误静脉溶栓的时间,可在急诊专用床位开展就地静脉溶栓,可住院手续同时办理;⑥收入卒中单元或普通病房或重症监护室等。

(3)考核要点:①卒中小组接到急诊电话到接触患者的时间;②卒中小组接触患者到给予静脉溶栓的比例;③平均启动静脉药物溶栓的时间,接诊到静脉溶栓<60 min 的比例。

4. 出血性卒中处理流程·在急诊对出血性卒中进行初步评价,并根据后续体格检查、病史和检查检验结果判断出血性卒中的病因。

5. 静脉溶栓适应证和禁忌证确认流程

(1)目标:①确认急性缺血性卒中患者是否具有静脉溶栓的时机和指征;②在可行静脉溶栓医院中,确认最后正常的时间点到接诊时间<3.5 h 的患者是否适宜溶栓治疗,并在到院后 1 h 内给予静脉溶栓药物治疗;③在不可行静脉溶栓医院中,确认适宜溶栓治疗,并按流程转运至具备溶栓医院。

(2)技术要点:①通过询问病史及体格检查的信息,确认患者是否具备溶栓指征;②根据时间延误,确定适宜患者是否即刻行溶栓治疗;③溶栓适应证:年龄 18～80 岁;发病 4.5 h 以内(rt‐PA);脑功能损害的体征持续存在超过 1 h,且比较严重;脑 CT 已排除颅内出血,且无早期大面积脑梗死影像学改变;患者或家属签署知情同意书;④禁忌证:既往有颅内出血,包括可疑蛛网膜下腔出血,近 3 个月有头颅外伤史,近 3 周内有胃肠或泌尿系统出血,近 2 周内进行过大的外科手术,近 l 周内有在不易压迫止血部位的动脉穿刺;近 3 个月内有脑梗死或心肌梗死史,但不包括陈旧小腔隙梗死而未遗留神经功能体征;严重心、肝、肾功能不全或严重糖尿病患者;体检发现有活动性出血或外伤(如骨折)的证据;已口服抗凝药,且 INR>1.5;48 h 内接受过肝素治疗(APTT 超出正常范围);血小板计数低于 $100 \times 10^9/L$,血糖<2.7 mmol/L;收缩压>180 mmHg,或舒张压>100 mmHg;妊娠;不合作。

(3)考核指标:静脉溶栓适应证和禁忌证确认的比例。

6. 静脉溶栓流程

(1)目标:规范静脉溶栓的流程。

(2)技术要点

1)确定急性缺血性卒中患者具有溶栓治疗的指征后,签署知情同意书;选择特异性纤溶酶原激活剂。代表药物:阿替普酶(rt‐PA),rt‐PA 使用剂量为 0.9 mg/kg,最大剂量为 90 mg。将总剂量的 10%在注射器内混匀,1 min 内推注。将剩余的 90%混匀后静脉点滴,维持 1 h。记录输注开始及结束时间。输注结束后以 0.9%生理盐水冲管。

2)监测生命体征、神经功能变化。溶栓前将血压控制至 180/100 mmHg 以下,静脉给予 rt‐PA 之后至少最初 24 h 内维持血压低于 180/100 mmHg。任何静脉降压治疗后,均要检查血压每 15 min 一次,要测 2 h,避免血压过低。

3)溶栓后最初 24 h 尽量避免中心静脉穿刺和动脉穿刺;溶栓时或结束至少 30 min 内尽量避免留置导尿管;最初 24 h 尽量避免下鼻饲管;溶栓患者尽量开放两条静脉通道。

4)溶栓后最初 24 h 不使用抗血小板或抗凝制剂,rt‐PA 输注结束 24 h 后复查头 CT/MR,指导抗血小板或抗凝制剂使用。

5)用药后 45 min 时检查舌和唇判定有无血管源性水肿,如果发现血管源性水肿应立即停药,并给予抗组胺药物和糖皮质激素治疗。

6）在卒中后最初 24 h 内持续高血糖（＞7.8 mmol/L）与卒中结局不良相关，溶栓后应注意治疗高血糖，控制血糖水平在 7.8～10.3 mmol/L，并密切监测以避免低血糖。血糖超过 11.1 mmol/L 时，推荐给予胰岛素治疗。

7）不可合并的药物：24 h 内不使用静脉肝素和抗血小板药物，24 h 后重复 CT/MRI 没有发现出血，可以开始使用低分子肝素和（或）抗血小板药物；禁用普通肝素、降纤及其他溶栓药物。

8）溶栓后病情加重处理：溶栓后 24 h 内症状加重，应首先通过影像学确定有无症状性颅内出血（sICH），影像学发现的无症状性或出血性梗死，无需特殊干预，应遵循指南在溶栓后 24 h 常规启动并维持抗血小板治疗，对于 sICH 或脑实质血肿形成，应暂缓使用或停用抗血小板治疗，并积极控制血压，必要时手术清除血肿。对于溶栓后非出血原因导致的症状恶化，或好转后再加重，应通过临床、实验室及神经影像学检查尽可能明确其原因，采取针对性的干预，对于大动脉闭塞或静脉溶栓失败的患者，可以考虑进行补救性动脉内溶栓或血管内治疗。

（3）考核指标：①溶栓治疗占全部急性缺血性卒中患者的比例；②DNT（即急性脑卒中患者从到达医院急诊科大门到开始接受溶栓治疗的时间间隔）＜60 min 的比例；③溶栓后不同类型颅内出血和全身其他系统出血的比例。

（俞晓飞）

参考文献

[1] 王拥军.中国卒中中心建设指南[J].中国卒中杂志，2015，10(5)：440-448.
[2] 中国脑卒中防治报告编写组.中国脑卒中防治报告(2023)[J].2023.

第九章 · 脓 毒 症

脓毒症是机体对感染反应失调,导致危及生命的脏器功能障碍的综合征(MODS),属于危及人类健康的危重疾病。在一项对危重病患者的研究中显示,脓毒症的发病率为 15.7%,其中有 61.1% 的患者进一步发展为 MODS,病死率约 30.6%,已成为临床急危重患者死亡的主要原因之一。

(一) 病因

脓毒症是由各种微生物(包括病毒、细菌、真菌、寄生虫或其他病原体等)侵入人体感染引起的。常见的感染部位有肺炎、肺脓肿、胆道感染、腹腔感染、血流感染、皮肤软组织感染、肾盂肾炎及中枢神经系统感染等。脓毒症的诱因包括高龄、合并有糖尿病、肝硬化、心力衰竭、慢性阻塞性肺疾病等慢性疾病,有肿瘤化疗史、服用免疫抑制剂或激素等免疫低下者更易发生本病。

(二) 发病机制

脓毒症的发病机制尚未完全清楚。总体认为,是过度炎症反应和免疫抑制交织存在的免疫失衡状态,在这个失衡状态中,巨噬细胞、中性粒细胞、内皮细胞、细胞因子和凝血系统等激活为其突出特征,涉及多系统、多器官复杂的病理生理改变。

1. **炎症反应失衡** · 微生物感染人体后,通过模式识别受体(PRR)识别病原相关分子模式(PAMP)和损伤相关分子模式(DAMP),引起宿主炎症反应,产生和释放多种炎性因子(如 TNF-α,IL-1、IL-6 及 IFN-γ 等)。脓毒症中促炎因子产生的同时机体为保护炎症反应造成的损伤,负反馈分泌 IL-4、IL-10、TGF-β 等抗炎因子,来抑制单核/巨噬细胞致炎作用,尝试维持机体平衡状态。在此过程中,多种炎症细胞被激活参与。研究显示,脓毒症中 M1 巨噬细胞通过释放促炎因子来增强炎症反应,而 M2 巨噬细胞释放抗炎因子来减轻炎症反应。中性粒细胞一方面通过释放蛋白酶和活性氧增强炎症反应,另一方面可以通过释放中性粒细胞外捕网(NET),NET 可以诱捕杀死细菌,同时也可以导致炎症反应持续和凝血功能障碍。另外,作为晚期炎症介质的高迁移率蛋白-1(HMGB-1)可以与 TLR4 结合,激活核因子-κB(NF-κB)和 MAPK 等多条信号转导通路,进一步促进细胞产生 TNF-α、IL-1、IL-6 等介质,加剧组织炎症损伤。促炎细胞因子与抗炎细胞因子之间往往失去平衡,若不加以控制,机体发生免疫功能紊乱,加重脓毒症病情进展,进一步导致凝血功能障碍和多器官损伤。

2. **凝血功能障碍** · 凝血系统的激活也被认为是机体对入侵病原体的初始免疫反应,凝血功能障碍除血栓形成外,还表现为与凝血因子、抗凝蛋白和血小板的消耗有关的出血。详见弥散性血管内凝血章节。

3. **内皮细胞受损和血管通透性增加、微血管渗漏** · 血管通透性与内皮细胞屏障完整性相关联。内皮细胞屏障功能受到血管内皮生长因子(VEGF)、氧化应激、肾素-血管紧张素系统等多种因素调控。当机体遭到大量病原体入侵而出现过度的炎症反应时,细胞因子和其他炎症介质通过细胞间连接的分解、细胞骨架结构的改变或直接破坏细胞单层,诱导内皮细胞之间产生间隙,(如血管内皮细胞钙黏蛋白从细胞膜向细胞内部移位,诱导内皮细胞间隙增大)导致微血管渗漏和组织水肿。组织间液体积聚和组织水肿增加氧扩散距离,危及微血管灌注,导致器官缺血缺氧,出现休克和器官衰竭。脓毒症微血管泄漏是其发病和死亡的主要因素。

4. 免疫功能障碍及调节性 T 细胞的作用 · 免疫抑制是进展期脓毒症的重要标志,一方面是抗炎细胞因子的释放;另一方面是免疫细胞数量减少及功能下降,包括巨噬细胞失活、淋巴细胞增殖活性低下等,尤其是 T 淋巴细胞在此过程中起到重要作用。T 淋巴细胞分为 $CD4^+$ 辅助性 T 淋巴细胞及 $CD8^+$ 细胞毒性 T 淋巴细胞,$CD4^+$ T 细胞进一步分为效应 T 细胞(Teff)及调节性 T 细胞(Treg)亚群。近年来研究证实,调节性 T 细胞是具有强免疫抑制活性的 T 细胞亚群之一。在严重创伤及脓毒症病理过程中,Treg 促进了免疫麻痹的发生。Treg 在体内增殖并影响 Teff 及固有免疫细胞的功能,发挥免疫抑制作用,还可通过释放抗炎细胞因子如 TGF-β、IL-10 及 IL-35 来调节免疫反应,从而控制细胞介导免疫的程度,并防止过度免疫诱导的组织损伤,对抑制适应性免疫应答具有重要作用。

另外,脓毒症的发生机制还与肠道菌群失调和基因多态性有关。肠道菌群失调,肠道细菌/内毒素移位,触发机体过度炎症反应与器官功能损害。基因多态性等遗传因素也是影响人体对应激打击易感性与耐受性、临床表现多样性及药物治疗反应差异性的重要因素。

(三) 中医病因病机

脓毒症病因有内因和外因两个方面。引起脓毒症的内因是正气虚,正气是人体的防御机制,关于人体正气虚实在疾病发生中的作用《黄帝内经》早有论述,《素问·金匮真言论》说"夫精者,身之本也,故藏于精者,春不病温",《灵枢·百病始生》云"风雨寒热,不得虚邪,不能独伤人。卒然逢疾风暴雨而不病者,盖无虚"。正气虚损原因很多,有素体虚弱,正气不足;有劳累过度耗伤正气或饮食不节脾胃受损,气血生化乏源;有久病或手术后元气未复,调养失宜等。正气虚则卫外抗邪能力下降,是本病的根本。外因指外感六淫、疠气、虫兽、毒物等侵犯机体,毒邪郁滞,邪正相争,气机逆乱,导致疾病发生。脓毒症之所以发生,其主要在于人体的正气不足。正气虚弱,抗邪无力,使邪气留恋机体内,郁滞成毒,进一步阻滞人体气机升降,气机逆乱,导致脏器功能失调。如肺气郁闭,影响肺宣发肃降的功能出现气促等呼吸道症状。脾胃功能失调出现腹胀、腹泻、恶心、呕吐等。因此,促进脓毒症进一步发展的是毒邪。毒邪既有外来者,来自六淫之邪,时疫之气;又有内生邪毒者,来自体内水精代谢失常。毒邪包括热毒、瘀毒、痰毒等。毒邪伤人致病具有发病急骤,来势凶猛,变化多端,病情险恶的特点,起病突然,传变迅速。毒邪致病多从火化,出现高热、脓肿性疾病,而且临床表现多样,累及部位多,涉及脏腑多。毒邪内伏,营卫失和,气血亏损,脏腑伤败,病程缠绵。毒邪以气血为载体,无所不及,阻滞气机,导致夹湿、夹痰、夹瘀的情况。脓毒症病情深重难愈,变证突起,治疗难度也大,预后差。

总之,脓毒症病因病机为正虚毒损,营卫失和,毒热瘀血痰浊阻滞于内,脉络瘀阻,气机逆乱,脏腑功能失调。

(四) 诊断思路

1. 症状 · 脓毒症的临床表现无特异性,往往有感染表现同时合并有器官功能障碍的征象。大多数表现为发热,其次有呼吸急促、精神萎靡等。发热多为持续高热或弛张热,或有寒战,伴烦躁不安、全身不适、头痛、脉搏增快、食欲丧失等。呼吸急促可出现在发热和寒战之前,表现为呼吸加快加深,甚至不规则,可出现呼吸性碱中毒的临床表现。严重者并发急性肺损伤则出现低氧、呼吸困难、胸闷、发绀等。老年人及原有中枢系统疾病者更容易出现精神萎靡、定向障碍或性格改变,甚至出现意识不清、谵妄及昏迷。病情恶化可出现尿少、周身水肿或皮肤黏膜瘀斑、瘀点;合并休克者可出现四肢厥冷、发绀等。有明确感染灶者,可有相应脏器受损的表现。如肺部感染可出现咳嗽、咳痰、喘促;胆道感染可表现腹痛、呕吐、黄疸等;皮肤软组织感染可有局部的红肿热痛等;中枢神经系统感染可出现头痛、呕吐及神志改变;肝脓肿者则有高热寒战、腹痛或肝区压痛等。

2. **体征** · 体温升高或低体温,呼吸急促、两肺呼吸音粗,可有干、湿啰音;多为心率快,或出现奔马律;腹部胀满不适、有压痛、急腹症者可出现肌紧张、反跳痛等;有胆道感染者可有黄疸、墨菲征阳性;如为脓毒症脑病者可出现意识障碍、昏迷、病理征阳性等。

3. **脓毒症诊断**

(1) 脓毒症临床诊断:感染 + SOFA 评分≥2 分。SOFA 评分全称是序贯器官衰竭评分(具体评分见表 9-1)是反映 ICU 患者器官功能障碍严重程度相对精确的量表。研究显示,与 SOFA 评分增加值<2 分相比,SOFA 评分增加值≥2 分的疑似感染患者死亡风险增加 2~25 倍。

表 9-1　SOFA 评分

项目	评分				
	0 分	1 分	2 分	3 分	4 分
PaO_2/FiO_2[mmHg(kPa)]	≥400(53.3)	<400(53.3)	<300(40.0)	<200(26.7) 且需呼吸支持	<100(13.3) 且需呼吸支持
血小板计数(×$10^3/\mu L$)	≥150	<150	<100	<50	<20
血清胆红素浓度[mg/dL (μmol/L)]	<1.2(20)	1.2~1.9(20~32)	2.0~5.9(33~101)	6.0~11.9 (102~204)	>12.0(204)
心血管功能	MAP≥70 mmHg	MAP≤70 mmHg	多巴胺<5.0 或多巴酚丁胺(任意剂量)[a]	多巴胺 5.0~15.0 或肾上腺素≤0.1 或去甲肾上腺素≤0.1[a]	多巴胺>15.0 或肾上腺素>0.1 或去甲肾上腺素>0.1[a]
Glasgow 昏迷评分[b](分)	15	13~14	10~12	6~9	<6
血清肌酐浓度[mg/dL (μmol/L)]	<1.2(110)	1.2~1.9(110~170)	2.0~3.4(171~299)	3.5~4.9(300~440)	>5.0(>440)
尿量(mL/d)				<500	<200

注:[a] 血管活性药物剂量为 μg·kg^{-1}·min^{-1},使用时间≥1 h;[b]Glasgow 昏迷评分范围为 3~15 分

由于 SOFA 计算复杂,需要临床采血化验检查,不能快速得到结果研究。研究者提出了应用床旁快速 SOFA(qSOFA)来筛查脓毒症,以鉴别预后不良的疑似感染患者。qSOFA 评分是院外、急诊室和普通病房的床旁脓毒症筛查工具,主要包括三项参数,即 Glasgow 昏迷评分≤13 分、呼吸频率≥22 次/min 及收缩压≤100 mmHg。每项若为"是"则为 1 分,"否"则为 0 分。qSOFA≥2 则需要监护治疗,进一步评估 SOFA 评分。qSOFA 评分阳性在早期检测院内死亡、急性器官功能障碍和 ICU 入院方面,具有较高的特异性,但敏感性较低,限制其在预测不良结果中的应用。

(2) 脓毒症患者感染/疑似感染的识别:根据患者的症状、体征结合实验室检查来综合评判。症状、体征见前面所述。脓毒症感染相关炎性指标变化情况:①外周血白细胞升高或异常降低;②CRP:非特异性的炎症反应标志物,敏感性高,特异性差,在自身免疫疾病中作用更大;③血清降钙素原(PCT):PCT 水平升高反映细菌性、真菌等感染的一个参数,是脓毒症和多脏器功能障碍相关的指标,水平低下可以作为停用抗生素的参考,但临床应用争议很大,有待进一步研究;④血清淀粉样蛋白(SAA):肝脏分泌的急相反应蛋白,与 CRP 相仿,但时相早于 CRP,反映感染和炎症的敏感指标;⑤肝素结合蛋白(HBP):由成熟中性粒细胞分泌的蛋白质,反映细菌感染的敏感指标,轻微或局部感染后 1 h 外周血中可以检测到,可用于各类外科手术后感染的鉴别。半衰期短可以迅速反映病情变化和抗感染药物的疗效,>30 ng/mL 反映细菌感染或炎症反应增加。另外,HBP

水平变化与病情程度成正相关,与 PCT、血乳酸比较更好反映疾病预后;⑥微生物检测方法:如 DNA 测序技术,通过获得目的 DNA 片段碱基排列顺序的技术进行分子生物学的研究,用于微生物检测等。现在热门的用于微生物检测的 NGS 技术,在鉴定疑难微生物及难以培养甚至无法分离培养的少见菌属中有优势,但也存在成本高,错误率高及测序得到的基因组数据与疾病之间的关系不能明确等缺点,还需进一步精确分析和挖掘。

(3) 根据不同感染部位,推断可能病原体:脓毒症常见感染部位有呼吸道感染、腹腔感染、血流感染及泌尿道感染。呼吸道感染中以肺部感染为多。我国成人社区获得性肺炎的主要致病菌为 G^+,且以肺炎链球菌为主,其他有金黄色葡萄球菌、流感嗜血杆菌、支原体等。院内获得性肺炎,以 G^- 为主,多为多重耐药菌。腹腔感染也有社区获得性和医院获得性的区别,两者致病菌种类不同。社区获得性腹腔感染,轻中度患者多为革兰阳性菌的单一感染;而重度社区获得性及医院获得性腹腔感染多为混合感染,病原微生物包括消化链球菌和脆弱拟杆菌等厌氧菌,以及肺炎克雷伯杆菌、大肠埃希菌、粪肠球菌等需氧菌。重症监护室的成人脓毒症患者中,腹腔感染的致病菌多为革兰阴性菌,且耐碳青霉烯类的肺炎克雷伯菌比例逐年上升。血流感染中如为导管相关性感染则以革兰阳性菌为主,如果由泌尿道感染、胆道、腹腔等感染导致的血流感染则以革兰阴性菌为主,且多为耐药菌。另外,病原菌种类不同也与以下情况有关:基础疾病(包括糖尿病、慢性结构性肺病、脑血管疾病长期卧床,或者存在误吸、吞咽困难、肿瘤、心血管疾病等);有否侵入性操作(深静脉穿刺、导尿管、肠外营养、手术、气管切开、机械通气等);用药史(糖皮质激素、广谱抗生素、抗肿瘤药、免疫抑制剂等)。

(五) 监测与治疗

1. 监测 · 脓毒症早期需要监测反映机体血流动力学、氧合和微循环灌注的指标,及时发现病情变化。

(1) 中心静脉压(CVP):CVP 反映右心室舒张期末压,是反映前负荷的压力指标,中心静脉导管应该在脓毒症患者中尽早放置。

(2) 动脉血气分析:需要动态监测 pH、$PaCO_2$、PaO_2、BE,计算 PaO_2/FiO_2 值。PaO_2 和 PaO_2/FiO_2 值是否降低是反映脓毒症是否合并 ARDS 的常用指标。动态地监测这些指标有助于评估是否并发呼吸衰竭及判断病情轻重及预后。

(3) 血乳酸、乳酸清除率:血乳酸是反映组织是否处于低灌注状态和是否缺氧的灵敏指标,如乳酸水平高于 4 mmol/L 时死亡率明显升高。而动态监测血乳酸变化或计算乳酸清除率对疾病状态的评估更有价值。

(4) 下腔静脉直径和下腔静脉变异度(VIVC):正常人下腔静脉近心端直径 2~2.4 cm,中段直径 1.9~2.1 cm。下腔静脉变异度即下腔静脉吸气塌陷率,计算公式:(下腔静脉最大直径-下腔静脉最小直径)/下腔静脉最大直径。测量下腔静脉直径和变异度,估测右心房压(RAP)或中心静脉压(CVP),评估机体容量负荷状态及液体的反应性。如果下腔静脉呈现明显塌陷或变异率>50%,则提示患者存在循环容量严重不足,需要补液扩容。如果下腔静脉增宽固定或变异率几乎为零则提示患者容量负荷过重,提示有右心衰,需要利尿治疗或减慢补液速度或减少补液量。

2. 治疗 · "脓毒症集束化治疗"是核心策略,包括监测血乳酸水平、抗生素使用前留取培养标本,静脉使用广谱抗菌素等。具体原则有:去除感染源,积极抗感染,抑制炎症因子风暴,及时有效的液体复苏及防止休克,保护血管内皮及改善凝血,保护脏器功能,免疫调理。

(1) 祛除感染源:有明确感染灶的如坏死性筋膜炎、肝脓肿、化脓性胆囊炎、泌尿道梗阻感染、腹腔感染等,必须及早予以引流、清创、手术切除等处理。有静脉导管植入、骨科植入物等权衡利弊,必要时取出。感染源不祛除,其他综合措施治疗均难以控制病情进展。

(2) 积极抗感染:留取培养标本后,及早开展抗感染治疗,在诊断1h内开始抗感染治疗,与单独根据临床评估相比,不建议使用降钙素原联合临床评估来决定何时开始使用抗菌药。脓毒症的病原体主要以细菌为主,其次为真菌、病毒。根据患者感染部位,结合患者状态推断可能的病原体开展经验性治疗。从覆盖可疑病原体以及在可能感染部位浓度较高的方面选择抗菌药物,推荐静脉应用广谱抗生素。同时,需要考虑患者的年龄、免疫状态、过敏反应等特殊情况,选择既要覆盖病原体,控制感染,又要避免抗菌药物滥用造成耐药菌的增加。

抗菌药物治疗的疗程,如果感染源已经得到控制的患者建议抗生素持续时间尽量短,常规推荐为10～14天。如果最佳疗程尚不清楚的,建议使用降钙素原和临床评估以决定何时停用抗菌药物,不是单独以临床评估来决定。2021年国际脓毒症与脓毒症休克管理指南对于抗生素经验性选择推荐如下。

表9-2　抗生素经验性选择推荐列表

病原菌	推荐意见	备　注
MRSA 高风险	经验性使用覆盖 MRSA 的抗菌药物(最佳实践分享,BPS)	MRSA 危险因素包括:既往 MRSA 感染或定植史、近期静脉应用抗生素、复发皮肤感染或慢性伤口史、是否有侵入性装置、血液透析等
MRSA 低风险	不需要经验性使用覆盖 MRSA 的抗菌药物(弱推荐、低质量证据)	
MDR 高风险	使用两种覆盖革兰阴性菌的抗菌药物经验治疗(弱推荐、很低质量证据)	MDR 危险因素包括:一年内有耐药微生物感染或定植史、当地有耐药微生物流行、医院获得性/医疗保健相关感染、90天内广谱抗生素使用史、90天内前往有高度流行微生物的国家和在国外住院
MDR 低风险	使用一种治疗革兰阴性菌的药物进行经验治疗,不建议选用2种(弱推荐、很低质量证据)	
明确病原体后	不建议双重覆盖革兰阴性菌(弱推荐、很低质量证据)	

(3) 抑制炎症因子风暴:①糖皮质激素:多数研究建议糖皮质激素在脓毒性休克时使用,在不合并休克的脓毒症患者中使用糖皮质激素并不能降低其死亡率。但也有研究显示,早期适量使用糖皮质激素,可抑制炎症细胞因子的分泌和释放。目前已有临床试验证据支持糖皮质激素可以调节脓毒症患者的固有免疫,改善机体炎症反应和器官衰竭的情况;②乌司他丁:是一种蛋白酶抑制剂,具有清除氧自由基和抑制细胞因子释放的作用,抑制心肌抑制因子的产生,脓毒症早期应用乌司他丁可以起到调控细胞因子的作用,晚期出现失控炎症反应时使用弊大于利;③中药制剂:有研究证实某些中药制剂可以调控炎症及免疫反应,抑制血小板聚集,改善微循环等,从而改善脓毒症预后。如热毒宁、血必净和参附注射液等,与西医综合治疗可以防止脓毒症进一步进展,改善脓毒症临床结局;④床旁血液滤过(CRRT):也可以清除脓毒症患者各种细胞因子和炎症介质(具体见急性肾损伤)。

(4) 保证有效循环血容量及防止休克:脓毒症早期出现血管内皮细胞的损害和毛细血管渗漏造成有效循环血容量的不足,组织灌注不足,进而出现微血栓形成,此时给予充分液体补充,即早期目标导向(EGDT)的液体支持,保证有效循环血容量,防止脓毒症病情进一步发展,甚至出现休克等。指南推荐初始补液量30 mL/kg,但证据质量低,临床上液体复苏需要考虑患者心功能和前负荷状态,强调个体化,根据患者对补充液体的反应性,按需补液。液体种类首先选择晶体液,最好选择与细胞外液离子成分、酸碱度相近的晶体液。具体补液方法详见脓毒症休克内容。

（5）抗凝治疗及防止 DIC：脓毒症炎症导致凝血功能障碍，内皮细胞受损及微血栓形成是多脏器功能障碍的重要原因，也易引发弥散性血管内凝血（DIC）。早期抗凝治疗是防止微血栓形成，防止脓毒症进一步发展的措施。抗凝药物主要有：普通肝素和低分子肝素，推荐使用低分子肝素预防血栓形成。其他措施包括血小板显著下降时可以酌情输注血小板、凝血因子等。具体见 DIC 章节。

（6）保护脏器功能：脓毒症最早、最常见的并发症是急性呼吸窘迫综合征（ARDS），其次胃肠功能、肾、肝、心肌和脑受损等。治疗中既对受损脏器加以支持又要积极保护未受损脏器，防止多脏器功能障碍（MODS）发生。

（7）免疫调理：脓毒症免疫抑制在脓毒症预后中起到重要作用，改善脓毒症患者免疫状态可以提高生存率。研究显示，脓毒症存在固有免疫和适应性免疫受到抑制的现象，及时进行免疫调节是预防脓毒症发展的重要环节之一。目前采用的方法包括：使用粒细胞-巨噬细胞集落因子、干扰素-γ调节固有免疫反应，应用胸腺素-α_1 等调节适应性免疫功能。

（六）中医药治疗

1. *中医对脓毒症的认识*·中医没有脓毒症一名，但根据其临床表现属于中医"温毒""热病"等范畴。《伤寒论》对本病病因的认识也逐渐完善，有"太阳病，发热而渴，不恶寒者，为温病。若发汗已，身灼热者，名风温"论述，创立了六经辨证体系，揭示了外感热病传变的规律，且书中的经典方剂，如麻杏石甘汤、白虎汤、承气汤等仍广泛应用于临床。金代刘完素突破了对外感热病必从寒邪立论的观点，认为"火热病邪"是主要病因，主张"热病只能作热治，不能从寒医"，治疗"宜凉不宜温"，予辛凉解表与清里并行之法。《外台秘要》所引《小品方》中记载犀角地黄汤（原名芍药地黄汤）用犀角、地黄、芍药、牡丹皮四味药"疗伤寒及温病，应发汗而不发之，内瘀有蓄血者……此主消化瘀血"，后世用于治疗外感温热病，尤其是后期热邪深入营血、耗血劫阴之证。明清时期温病自成体系，"疠气学说"和明末医家吴又可的《温疫论》的诞生，创造性地提出温病病因是"天地间别有一种异气"，具有现代微生物学的雏形，治疗提倡以"祛邪为第一要义"。叶天士的《温热论》是温病学派形成的标志，创立了温病卫气营血辨证纲领，并制订了"在气汗之可也""到气才可清气""入营犹可透热转气""入血就恐耗血动血，只须凉血散血"的治疗大法。现代医学家王今达教授吸取了"卫气营血"辨证的精华提出了"三证三法"理论，并认为从"毒热证"向"血瘀证"的转化是脓毒症发展中的关键点，"血瘀证"是脓毒症中较重要的证型。另外，也有学者基于脓毒症中医证素的研究提出"正气虚一时，毒邪暴盛"的病机特点，治疗强调攻补兼施。

2. *辨证施治*

（1）辨气血脏腑：将卫气营血辨证与脏腑辨证相结合辨证。卫分证，病变早期，邪气侵犯肌表，表现发热微恶风寒，咽喉疼痛，头痛，咳嗽，舌边尖红、脉浮数等，病位在肺卫。若热邪不解传入脏腑，正气奋起抗邪，邪正交争剧烈，此为气分证。表现为发热不恶寒，汗出，口渴，烦躁，舌红苔黄，脉数有力。热邪壅肺，炼液为痰，肺失清肃，则咳喘、胸痛、痰黄黏稠；热扰胸膈，心神不宁，则心烦懊憹；热结大肠，腑气不通，则便秘腹胀；热郁胆经，胆气上逆，则口苦咽干胸胁满痛，若胆火犯胃，胃失和降，则干呕。邪热进一步内陷，营阴受损，甚至耗血动血，出现营分证和血分证，属于温热病发展过程中较为深重的阶段。表现为身热夜甚、心烦不寐、舌红绛、脉细数，甚者神昏谵语，舌质深绛或见斑疹显露或吐血、衄血、便血、尿血；若邪热燔灼肝经，肝火上炎、引动肝风，导致四肢抽搐；热盛伤阴耗液，则口干咽燥，舌干少苔；阴耗精损，久及肝肾，不能上充脑髓，神窍失养则神疲耳聋，筋脉失濡，虚风内动则手足蠕动，甚或瘛疭。

（2）辨闭脱虚实

1）闭证是指中风或热病邪入营血内闭时出现的证候。主要表现为牙关紧闭,两手握固或昏迷不省、身热肢厥等。《证治汇补》"闭者,邪气闭塞于外,元气犹然在内,但与开关利气,则邪自散",《冷庐医话》"闭证口噤目张,两手握固,痰气壅塞,语言謇涩,宜用开窍通络、清火豁痰之剂。如稀涎散、至宝丹之类"。

外感病的过程中,里热炽盛,热邪深伏,阻隔阳气,不能外达于四肢,则可能出现四肢厥冷,里热炽盛扰乱心神可出现神昏谵语,此时患者临床特征是热、厥、神昏并见,属于热厥,称之为内闭,此时的四肢厥冷是假象,即内真热外假寒,而不是阳气虚脱表现。

2）脱证是阴阳气血严重耗损的综合表现。临床表现有二,一是阳气虚脱不能温煦的征象,如四肢厥冷,畏寒蜷卧等;一是阳气虚脱不能固摄的征象,如大汗淋漓,下利清谷,小便清长,脉微欲绝或散大等。阳气虚脱是阳气向外散失,也叫外脱。外脱缘于内闭,内闭不能及时解除,则会导致外脱,内闭外脱是危重证,预后极差。

若因循失治,体内深伏的热邪不能及时去除,不仅可灼伤津液,同时也耗散阳气,临床表现是热渐减少,厥渐加重,若有厥无热,则变成了寒厥,其临床特征是厥、寒、神昏,这时也可以叫脱证,或外脱,治疗原则是回阳固脱。

（3）证治分类

1）热毒炽盛

证候特征:高热、大汗、恶热喜冷,面红目赤,烦躁,甚则神昏谵语、口渴饮冷、痰涕黄稠,或恶心呕吐,或皮疹发斑,舌红绛,苔黄燥,脉沉数。

治法:清热凉血,泻火解毒。

推荐方药:清瘟败毒饮(《疫疹一得》)。方药组成:生地、黄连、黄芩、石膏、栀子、甘草、竹叶、芍药、丹皮、玄参、犀角、连翘、知母、桔梗。临证加减:大便不通,加生大黄;皮肤发斑,加大青叶、紫草;口渴甚加天花粉、生石膏。

推荐中成药:口服可以选银黄口服液、痰热清胶囊、安宫牛黄丸等。针剂可用热毒宁注射液、痰热清注射液;如有神昏则清开灵或醒脑静溶液静滴;若合并有淤血、发绀者可予以血必净 50～100 mL 静滴。

2）热盛腑实

证候特征:高热恶寒,腹胀腹痛,呕吐,大便秘结,甚则腹胀如鼓,或头痛身痛,或疮痛疔毒红肿热痛,烦躁谵语,面红气促,舌红苔黄燥或黄腻,脉弦数或沉实。

治法:清热解毒,通里攻下。

推荐方药:五味消毒饮(《医宗金鉴》)合大承气汤(《伤寒论》)。方药组成:金银花、野菊花、蒲公英、紫花地丁、紫背天葵子、大黄、枳实、厚朴、芒硝。临证加减:津伤阴虚甚加玄参、地黄、知母;神昏谵语加紫雪丹或安宫牛黄丸。

推荐中成药:牛黄解毒片、三黄片等;针剂可以选用热毒宁注射液等。

3）热入营血

证候特征:气促喘憋、发绀、发热以夜间为甚,烦躁或有意识障碍、口干汗出、气短无力、斑疹隐隐,舌质红绛,苔薄,脉细数。

治法:清营解毒,益气养阴。

推荐方药:清营汤(《温病条辨》)合生脉散(《医学启源》)。方药组成:水牛角、生地、银花、连翘、元参、黄连、竹叶心、丹参、麦冬、人参、五味子。临证加减:如口渴、汗出气分证明显则加石膏、知母、连翘;热盛动风,出现抽搐痉挛等加羚羊角、钩藤,或者合用紫雪丹。

推荐中成药:口服可选用清开灵口服液、紫雪丹、至宝丹等。注射液可选用血必净注射液、丹参注射液、醒脑静注射液等。

4)内闭外脱证

证候特征:高热持续不退,烦躁,神昏,气短、乏力,汗出,四肢不温,甚至厥冷,脉虚无力。

治法:扶正祛邪。

推荐方药:参附汤(《重订严氏济生方》)合清营汤(《温病条辨》)。有出血者用犀角地黄汤(《外台秘要》)。参附汤合清营汤方药组成:人参、熟附子、水牛角、生地、银花、连翘、元参、黄连、竹叶心。犀角地黄汤方药组成:水牛角、芍药、地黄、丹皮。临证加减:大汗淋漓、元气欲脱加煅龙骨、煅牡蛎;出血明显加紫草、白及、三七。

推荐中成药:鼻饲可以选用生脉饮,如高热神昏用安宫牛黄丸。也可选用如血必净注射剂、醒脑静联合生脉或参附注射液。

(4)其他治疗:外治法是中医治疗的另一大特色,包括灌肠、贴敷、针刺等,主要针对无法口服用药的重症患者的治疗。

1)中药灌肠:中药灌肠是将中药汤液通过直肠给药的一种中医外治法。中医认为大肠主传化糟粕,肺主宣发、肃降,大肠与肺相为表里,肺气的肃降有助于大肠糟粕的排泄,而宣发功能则帮助药物输布于五脏六腑、四肢百骸,从而达到整体治疗的作用。研究显示,中药保留灌肠可显著降低肠源性脓毒症大鼠血清 PCT 和 D 乳酸水平,上调肠上皮细胞紧密连接蛋白 occludin、紧密连接蛋白(ZO-1)及下调体内炎症因子 TNF-α、干扰素 γ(INF-γ)的表达,从而修复肠黏膜屏障,中药灌肠方可选择中药大黄、芒硝、红藤、丹参、薏苡仁等。

2)穴位贴敷:穴位贴敷是一种应用中药作用于腧穴的中医外治法,通过经络对机体的调节作用,使药物透过肌表直达病所,迅速在相应组织器官产生较强的药理效应。有研究表明,对比常规西医疗法,联合应用肉桂粉选取神阙穴、中脘穴、关元穴和天枢穴(两侧)贴敷治疗,可有效缓解脓毒症胃肠功能障碍患者临床症状,控制炎症反应,降低 MODS 的发生率。

3)针刺疗法:针刺疗法可减轻脓毒症患者引起的胃肠、肾、脑、心、肺、肝等器官功能损伤,提高临床患者的生存率,对脓毒症凝血障碍也有良好的疗效。临床观察通过针刺足三里可以调控炎症反应,增强机体免疫。动物实验表明,电针足三里和肺俞能有效抑制脓毒症小鼠血浆 TNF-α 和 IL-6 的水平,改善脓毒症的小鼠急性肺损伤。

(李淑芳)

参考文献

[1]单嘉湘,李淑芳.中医治疗脓毒症凝血功能障碍的研究进展[J].中国中医急症,2023,32(04):749-752.

[2]王仲,于学忠,陈玉国,等.中国脓毒症早期预防与阻断急诊专家共识[J].中华急诊医学杂志,2020,29(7):885-895.

[3]霍雁,李淑芳.脓毒症的病因病机及中医治疗进展[J].中国中医急症,2019,28(10):1874-1876.

[4]Mervyn Singer, Clifford S Deutschman, Christopher Warren Seymour, et al. The third international consensus definitions for sepsis and septicshock (sepsis-3) [J]. the Journal of the American Medical Association, 2016,315(8): 801-810.

[5]Rudd KE, Johnson SC, Agesa KM, et al. Global, regional, and national sepsis incidence and mortality, 1990-2017: analysis for the Global Burden of Disease Study [J]. Lancet, 2020,395(10 219):200-211.

[6]Xie J, Wang H, Kang Y, et al. The epidemiology of sepsis in Chinese ICUs: a national cross-sectional survey [J]. Crit Care Med, 2020,48(3):e209-e218.

[7]Wen-Kuang Yu, J Brennan McNeil, Nancy E Wickersham, et al. Vascular endothelial cadherin shedding is more

severe in sepsis patients with severe acute kidney injury [J]. Crit Care, 2019,23(1):18.

[8] Kothiwale VA, Patil P, Gaur S. Correlation of thyroid hormone profile with the acute physiology and chronic health evaluation Ⅱ score as a prognostic marker in patients with sepsis in the intensive care unit [J]. J Assoc Physicians India, 2018,66(7):59-62.

[9] Pong JZ, Koh ZX, Samsudin MI, et al. Validation of the mortality in emergency department sepsis (MEDS) score in a Singaporean cohort [J]. Medicine (Baltimore),2019,98(34):e16962.

第十章 · 休 克

第一节 · 概 述

休克(shock)是由多种致病因素引发且可危及生命的一组临床综合征,其本质是急性循环衰竭和细胞氧代谢障碍,并以血流动力学紊乱为主要表现,以微循环灌注障碍、氧输送与组织氧利用不足而导致多器官功能障碍为特征。血压下降并非贯穿休克整个发展过程的标志性表现,早期识别并及时采取合理措施可以阻断和逆转休克的病理进程,改善预后。对休克发病率的统计,在不同国家和地区受区域内急诊患者病因构成的不同而有很大差异;同时,一些急重病症概念的更新和临床诊查手段的发展,也对不同类型休克的诊出率产生影响。研究估计,目前临床上以分布性休克中的脓毒性休克发病率最高(约可占 50%以上),其次为心源性休克和低血容量性休克(各约占15%),分布性休克中的神经源性休克和过敏性休克的发病率约 5%以下,梗阻性休克最少。

(一)病因

可导致休克发生的病因多样,作用于人体并通过多个机制和途径引起相应的病理生理变化。需要注意的是,临床常可见到患者同时存在 2 种以上可导致不同类型休克的病因,常表现为复合性休克。

1. **分布性休克的常见病因** · 分布性休克包括脓毒性休克、过敏性休克和神经源性休克等。神经源性休克的病因常见脑干损伤、基底动脉血栓形成后的脑缺血、脊髓损伤、药物作用、疼痛及极端精神性因素(惊恐、巨大压力)等,上述病因均可引起自主神经功能严重紊乱,血管收缩和舒张功能严重障碍而导致休克的发生。此外,一些药物过量、蛇、虫毒素、一些毒物、内分泌功能紊乱都可以导致血管收缩-舒张功能紊乱而引发休克。

2. **低血容量性休克的常见病因** · 出血性休克(急性出血而无明显组织损伤)常由急性消化道出血等病因引起;创伤失血性休克(急性失血伴有严重组织损伤)常由严重创伤、大手术等引起;而狭义的低血容量性休克常由脱水、严重营养不良等引起血管内血液介质严重减少。

3. **心源性休克的常见病因** · 包括急性冠脉综合征、各种心肌病、心肌炎、心脏瓣膜病变、严重心律失常等。

4. **梗阻性休克的常见病因** · 包括腔静脉受压综合征、肺动脉栓塞、主动脉夹层、张力性气胸、心包缩窄、心脏压塞、纵隔肿块压迫、机械通气时高 PEEP 水平等。

(二)分类

休克的分类方法较多,各种分类法之间或同一分类方法的各个类型之间均有交叉、重叠,不同角度的分类一定程度上体现了治疗目标的不同侧重点和治疗方法的不同切入点。

1. **按照临床病因诊断的分类** · 可分为出血性休克、创伤性休克、低血容量性休克、心源性休克、脓毒性休克、过敏性休克、神经源性休克等。这是临床上最常用的、较为直观的分类方法,突出了通过针对基础疾病和病因进行治疗以纠正休克的原则。

2. **按照血流动力学异常的表现分类** · 可分为低排高阻型休克和高排低阻型休克。血流动力学异常是休克失代偿期的重要特征之一,因此该分类法正突出了以评估和纠正血流动力学异常为导向的治疗思路。

3. **按照致病因素影响血流动力学机制的分类** · 可分为分布性休克、低血容量性休克、心源性休克和梗阻性休克等四大类。基于对影响血流动力学稳定性的各个环节机制的深入认识,该四分类法不仅可以将按病因诊断区分的各个类型休克涵盖其中,更重要的是,在原先重视对因治疗的基础上进一步强调了不同病因在影响血流动力学机制上存在的共同点及其在急性循环衰竭发生、发展过程中的作用,并使之作为关键性治疗靶点及实现早期器官功能保护的目标在实践中成为可能。

(三)发病机制

可以导致休克发生的致病因素一旦作用于人体,即启动了连续性、进行性发展的病理生理过程,尽管早期可能尚未引起血压下降等明显临床表现,但损伤持续存在并逐渐加重,人体系统、组织、器官和细胞的功能从可以维持功能平衡状态(代偿)逐渐发生功能障碍和失衡(失代偿),直至发生多器官功能衰竭(终末阶段)。休克的核心是急性循环衰竭导致的细胞氧代谢障碍。

1. **休克介导因子** · 休克介导因子是致病因素引起一系列病理生理反应的中间环节和强化因素,主要包括细胞因子、NO、氧自由基、心肌抑制因子等。由单核-巨噬细胞释放的肿瘤坏死因子(TNF)及白细胞介素(IL)参与介导的全身炎症反应综合征(SIRS)直接损伤细胞膜,并引起血管内皮损伤、细胞代谢障碍和器官缺血等,在脓毒性休克的发生中起重要作用。致病因素可使人体多种组织细胞产生诱导型 NO 合成酶,促进血管内皮细胞和神经细胞大量生成 NO,后者导致外周血管扩张、血管反应性降低、毛细血管通透性增加,从而造成体循环阻力明显降低,促进休克的发生。氧自由基的生成主要与组织缺血-再灌注损伤有关,并有很强的细胞毒性作用。心肌抑制因子(MDS)在循环中的水平随内脏器官缺血程度加重而升高,并抑制心室心肌细胞的功能,从而引起心排量下降并促进休克的发生。因此,休克介导因子既是致病因素激活机体各种反应通路而诱导产生的病理产物,也诱导产生新的病理因素从而使损伤的范围和强度进一步扩增。

2. **组织器官低灌注** · 循环系统与血流动力学密切相关的组织结构分别为血液、心脏、阻力血管(动脉和小动脉)、毛细血管、容量血管;平均动脉压(MAP)可以作为平均灌注压的指标。而有效的组织器官灌注需具备以下基本条件:心脏泵功能、正常的血管收缩-舒张能力(维持正常的血管内容积)和充足的血容量。任何致病因素只要作用于上述这些组织结构并发生病理改变,且进一步造成心脏泵功能障碍、血管舒缩功能失调、有效循环血容量的不足,均可使组织器官灌注压明显降低。组织器官低灌注则是加重细胞缺氧及氧代谢障碍的重要环节。

3. **细胞氧代谢障碍** · 直接影响细胞氧代谢的因素主要包含氧供、耗氧量和氧利用功能。

(1)氧供不足:氧供(DO_2)代表循环系统在单位时间内向全身组织输送的氧量,与呼吸系统功能(SaO_2)、血液质量(Hb)、心脏泵功能密切相关,任何可引起这三方面功能紊乱的病因均可导致氧供不足。

(2)耗氧量增加:耗氧量(VO_2)代表组织细胞在单位时间内实际消耗的氧量;VO_2/理论 DO_2 = 细胞摄氧分数(O_2ER);正常情况下细胞摄氧分数(氧利用能力)稳定,一些生理或病理因素尽管使 VO_2 增加,而实际 DO_2 充足,足以满足理论 DO_2 相应增加的需求;而当机体维持正常 DO_2 基本不变的情况下,病理因素导致机体 VO_2 显著增加、实际氧供不能满足理论氧供增加的需求时,则氧供相对不足,O_2ER 可以在一定范围内代偿性增高以满足耗氧量的需求。当病理因素导致 DO_2 显著降低、且 O_2ER 超出代偿范围时,VO_2 低于维持细胞有氧代谢的最低需求水平,细胞转为无氧代谢,无氧酵解产生的大量乳酸导致细胞内酸中毒,细胞损伤、坏死,组织器官功能障碍。

(3)细胞氧利用障碍:O_2ER 可以代表细胞利用氧的能力。在一些情况下,DO_2 能维持正常状态,但病理因素直接损伤细胞及其线粒体等结构,使 O_2ER 明显降低,即细胞的氧利用效率明显降低,有氧代谢显著障碍。

4. 休克的病理分期 · 可分为代偿期、失代偿期和终末期。

（1）代偿期：致病因素引起微循环缺血性缺氧，机体通过交感神经系统兴奋性提高、释放缩血管物质、收缩内脏小血管、收缩动脉和静脉容量血管、增加静脉回心血量、增加心脏前负荷、增加外周血管阻力以维持血流动力学正常（血压无明显下降），并有利于维持细胞氧代谢。

（2）失代偿期：失代偿反应主要是由于致病因素持续存在或加强、机体代偿反应过度，以及因之所产生的一系列病理性反应而导致的功能失衡。这些失代偿反应主要包括：持续氧代谢障碍和酸中毒引起血管扩张和血管通透性增加、外周血管阻力降低、心脏前负荷下降、心肌收缩力减弱等导致血流动力学明显异常，血压进行性下降；间质和细胞水肿，离子跨细胞膜转运障碍，细胞内大量乳酸蓄积，线粒体功能障碍、糖代谢异常及多种酶促反应失活使细胞的氧利用发生严重障碍。

（3）终末期：失代偿反应持续和加重，微循环淤滞或发生弥散性血管内凝血（DIC）等，又称难治期。

（四）中医病因病机

休克的病因多端，邪毒、失血、伤津、脏腑精气衰微等均可致人体气机被遏，或脉络痹阻，或气随津脱/气随血脱，或亡阴/亡阳等而为病；根据其临床表现，休克属中医"厥脱证"范畴，其病机的总纲可概括为阴阳气血逆乱，正如张仲景《伤寒论》所述"阴阳气不相顺接便为厥"，厥脱证正是厥证的变证和危候。

（五）诊断思路

休克的临床诊断应强调早期识别局部器官组织低灌注和氧代谢障碍；诊断休克的要素包括病因、临床表现、血流动力学指标和氧代谢指标。不同类型、病因休克的临床表现特点概括如下（表 10 - 1）。

表 10 - 1 不同类型、病因休克的临床表现特点

分类	病因	临床表现	辅助检查
分布性	严重感染	感染病史，发热，寒战	白细胞、CRP、PCT 增高
	过敏原接触	过敏原接触病史，皮疹，低血压	—
	神经源性	有强烈的神经刺激（如创伤、剧烈疼痛），头晕、面色苍白、胸闷、心悸、呼吸困难，肌力下降	—
	中毒	毒素接触史，瞳孔改变，呼吸有特殊气味	毒理检测结果显示毒素水平增高
	酮症酸中毒	糖尿病症状加重和胃肠症状，酸中毒，深大呼吸和酮臭味	血糖大幅升高，血尿酮体阳性，pH<7.35，HCO_3<22 mmol/L
	甲减危象	甲减病史，黏液性水肿，昏迷，低体温	血清 T3、T4 降低和（或）TSH 明显增高
低血容量性	创伤或出血	创伤病史，腹痛，面色苍白，活动性出血	超声/CT 见肝脾破裂或腹腔积液，腹穿抽出血性液体/血电解质异常
	热射病	头晕、乏力、恶心、呕吐，严重者出现高热，昏迷，抽搐	
	急性胃肠炎、肿瘤化疗、消化道梗阻	严重呕吐、腹泻	
心源性	急性心梗	心前区压榨性疼痛，濒死感，心律失常，心悸、气促、胸闷	ECG：新出现 Q 波及 ST 段抬高和 ST-T 动态演变；心肌坏死标志物升高
	恶性心律失常	胸闷、气短、心悸，活动后出现心悸、心搏加快、心脏杂音	ECG 相应改变
	心肌病变		ECG，心脏超声相应改变
	瓣膜病		ECG，心脏超声相应改变
梗阻性	张力性气胸	极度呼吸困难，端坐呼吸，发绀，可有皮下气肿，气胸体征	胸部 X 线：胸腔大量积气，肺可完全萎陷，气管和心影偏移至健侧
	肺栓塞	呼吸困难，胸痛，咯血，惊恐，咳嗽	D-二聚体升高，ECG：V1～V2 导联的 T 波倒置和 ST 段压低。CTA，肺通气血流比
	心脏压塞	胸痛，呼吸困难，晕厥，奇脉	ECG：低电压；心脏超声：心包积液

注：引自：中国医师协会急诊分会.急性循环衰竭中国急诊临床实践专家共识[J]

1. **症状**·休克发生的早期除了原发病症引起的症状外可能并无明显和特征性的症状;在休克逐步进入高峰期的过程中,常出现诸如头晕、心悸、气促、乏力等非特异性症状,尤以意识改变(烦躁、淡漠、谵妄、昏迷)、充分补液后尿量<0.5 mL/(kg·h)、出冷汗等症状有较重要的意义。

2. **体征**·休克早期,心率增快、脉压减小、呼吸频率增快等提示可能存在机体的代偿反应;皮肤(口唇、甲床)苍白、发绀或出现花斑、皮肤温度下降和潮湿、毛细血管再充盈时间(capillary refill time,CRT)>2 s等是较典型的组织低灌注征象。休克时循环障碍的典型体征为血压降低(收缩压<90 mmHg,或高血压患者的收缩压较基础水平降低幅度超过40 mmHg,并需排除基础低血压、使用利尿剂、β受体阻滞剂等有降压效应的药物、体位改变等因素),此时休克的发展往往已进入高峰期,而在休克早期(代偿期)血压可能正常或轻度升高。因此血压下降与否不能作为休克早期识别或排除诊断的依据。

3. **实验室及其他辅助检查**

(1)动脉血乳酸:动脉血乳酸是反映组织缺氧状况的高敏感性指标之一,其水平升高常较其他休克征象先出现。休克时动脉乳酸常>2.0 mmol/L,但同时需排除非低灌注原因引起的高乳酸血症:如丙酮酸脱氢酶功能低下、糖尿病酮症酸中毒、肝功能损害、药物作用等。

(2)动静脉混合氧饱和度(SvO_2)或上腔静脉血氧饱和度($ScvO_2$):是识别休克早期较为敏感的指标,既能反映在DO_2充足稳定时组织细胞摄氧能力,也可作为重要的疗效指标。SvO_2的正常范围是65%~75%($ScvO_2$较SvO_2高5%~15%)。SvO_2与CO和Hb呈正比,并随SaO_2升高而升高、随VO_2升高而降低。因此,当SvO_2值<65%,往往提示可能存在心排出量降低、心功能不全、贫血、循环容量不足、呼吸功能不全等。SvO_2<60%,提示VO_2升高;SvO_2>75%,则提示细胞氧利用障碍,例如在脓毒性休克发生发展中常由细胞线粒体功能受损所导致。

(3)静动脉血二氧化碳分压差值($Pv\text{-}ACO_2$):上腔静脉与动脉的CO_2分压差值,其实质是组织细胞有氧代谢所产生的CO_2分压,正常值≤5 mmHg。在全身血流灌注不足时,组织因缺氧而使细胞有氧代谢不充分,$Pv\text{-}ACO_2$升高,尤其是脓毒症患者往往存在较高的$ScvO_2$而仍有氧供不足时,$Pv\text{-}ACO_2$升高提示复苏不充分。

(4)动脉血气分析:临床常用和简便快速的检测方法,主要通过判断是否存在代谢性酸中毒来判断全身组织氧代谢的状况,但在应用时需与其他指标相结合,因为引起代谢性酸中毒的原因可能与肾功能不全、糖尿病酮症酸中毒、严重急性酒精中毒等有关。

(5)超声检查:超声检查有助于诊断休克的类型,如通过下腔静脉内径及变异度、左心室舒张期末容积大小等判断是否存在低血容量性休克;通过评价左心室收缩舒张功能判断是否存在心源性休克;通过评价股静脉血栓、右心室大小、室间隔运动、肺动脉压及心包积液等判断是否存在梗阻性休克。

4. **诊断流程**·①存在导致休克的病因;②具备组织低灌注的临床表现,重点关注三个器官:皮肤(温度、色泽改变或毛细血管充盈时间>2 s)、肾(尿量减少)、脑(意识改变);③血乳酸升高(由组织氧供不足导致);④在具备上述诊断休克所需要素的前提下,可结合$ScvO_2$、超声检查等,进一步确定休克的类型。

(六)监测与治疗

1. **监测**

(1)血乳酸水平和血乳酸清除率:通过动态监测血乳酸水平并计算血乳酸清除率,对评估治疗休克的疗效和判断预后更为理想;血乳酸清除率=血乳酸变化值/初始血乳酸值×100%。建议在启动复苏治疗的最初8 h内,每2 h测一次血乳酸水平,若乳酸清除率持续>20%,对降低患者病死率有非常积极的作用。

（2）MAP：最常用的是动态无创血压监测，是最简便的评估休克治疗是否达标的手段之一。非失血性休克的初始复苏目标应在尽快使 MAP 维持在 65～70 mmHg；对于失血性休克的患者，在明显的活动性出血被控制前，只要患者的意识状态、神经系统功能没有明显障碍，治疗的初始 MAP 目标可以控制在不高于 65 mmHg（甚至 40～50 mmHg 即可），以利于出血的控制和防止凝血功能障碍。

（3）$ScvO_2$ 和 $Pv\text{-}_ACO_2$：建议留置中心静脉导管，监测 $ScvO_2$ 和 $Pv\text{-}_ACO_2$，可作为评估复苏治疗后心输出量是否达标及组织缺氧是否纠正的依据。如患者经过早期液体复苏治疗后 $ScvO_2$＞70% 的患者，$Pv\text{-}_ACO_2$ 仍＞5 mmHg 时，需要继续液体复苏治疗。

（4）超声和血流动力学指标监测：超声和血流动力学指标监测有助于评估治疗的反应性。基本血流动力学指标包括有创动脉血压、中心静脉压（CVP）、心输出量、体循环阻力（SVR）、肺动脉压（PAP）、肺动脉楔压（PAWP）及全心舒张期末容积（GEDV）、胸腔内血容量（ITBV）；功能性血流动力学指标包括每搏量变异度（SVV）、脉搏压变异度（PPV）、被动抬腿试验（PLRT）。通常 SVV 或 PPV≥10% 提示容量反应性好，继续扩容能够增加心排血量和血压。PLRT 时抬高下肢 45°可达到类似自体输血 150～300 mL 的效应，若 SV 或心输出量增加 15%，提示容量反应性好。SVV 或 PPV 的测量受自主呼吸和心搏节律的影响，而 PLRT 则不受这两者的影响。

2. 治疗

（1）治疗原则：休克治疗应在早期识别的基础上关注尽快改善循环系统功能和组织灌注（心排出量、血容量、血管收缩-舒张功能）、恢复氧供及维持氧代谢、减轻细胞损伤并保护器官功能，降低死亡风险；同时应积极治疗原发病，延阻休克的发展。因此，休克的治疗包含病因治疗、一般治疗（体位、保暖、重症监护、镇痛镇静等）、复苏治疗、器官功能保护和支持（抗炎、纠正酸碱失衡和内环境紊乱）；其中复苏治疗的"VIP"原则主要涉及通气治疗（ventilate）、液体复苏（infuse）、改善心脏泵功能（pump）等方面。

（2）治疗措施

1）早期液体复苏：分布性休克和低血容量性休克存在明显的循环血容量不足，在诊断成立后应尽早开始液体复苏。液体输注类型首选晶体液；液体输注速度先快后慢，在心、肾功能没有明显损害的情况下，建议在 20～30 min 内静脉输注 300～500 mL 或在开始复苏的最初 3 h 内静脉输注液体量 30 mL/kg。液体复苏的终点目标并没有统一的量化标准，个体化的治疗终点需结合疗效目标和容量负荷风险的评估。心源性休克时因肺循环容量的增加而导致一定程度的容量分布不均一，故适当补充容量也是必要的。

2）输血：不仅是补充血容量的措施，而且提高血液质量有助于增加 DO_2 和改善细胞氧代谢；通过输注浓缩红细胞悬液，使 Hb 达到 100 g/L 以上、HCT 达到 30% 以上，可提升 DO_2 至最佳状态。

3）呼吸支持：针对不同程度的呼吸功能障碍而采用相应的呼吸支持措施，通过维持稳定的 SaO_2 以保证充足的 DO_2，改善细胞氧代谢。

4）血管活性药物：对于血压明显降低（MAP＜65 mmHg）或经过积极液体复苏血压仍持续下降者，应使用血管活性药物，首选去甲肾上腺素（除过敏性休克外）。

A. 去甲肾上腺素：在显著提高 MAP 的同时维持心输出量、不明显增加心率。剂量建议为 0.1～0.2 $\mu g/(kg \cdot min)$。

B. 肾上腺素：小剂量使用以 β 肾上腺素受体激动效应为主，大剂量使用时以 α 受体激动效应为主，是强效的血管活性药物，在过敏性休克的治疗中应作为首选；而在其他休克的治疗中，因其可能增加心律失常风险和明显收缩内脏器官血管而降低血流量，且未发现其有较去甲肾上腺素的优势,故作为二线药物供选择。

C. 血管升压素:对于难治性的分布性休克患者,在去甲肾上腺素治疗的基础上辅助小剂量血管升压素(如垂体后叶素剂量≤0.04 U/min),不仅能有效升高动脉压,还有助于提高糖皮质激素使用者的生存率,使用的安全性也得到证实。

D. 多巴胺:当部分休克患者对于首选的去甲肾上腺素反应性不佳时,可考虑使用多巴胺。多巴胺在治疗休克中的疗效并不优于去甲肾上腺素,且因增加了引发心律失常的比例而不利于预后,又因可能影响内分泌导致免疫抑制而不利于脓毒性休克的预后。

5)正性肌力药物:在经过充分液体复苏的治疗、心脏前负荷良好的情况下,仍无法维持充足的心输出量时,可应用用正性肌力药物,通过提高心输出量而维持充足的 DO_2。应用此类药物首选多巴酚丁胺,对血压的影响较小,也很少引起心动过速;初始静脉应用剂量以 $2\sim3\,\mu g/(kg\cdot min)$ 为宜,并根据患者心功能表现、尿量等情况调整静脉滴注速度。磷酸二酯酶Ⅲ抑制剂(米力农、依诺昔酮等)既具有强心、提高心输出量的作用,又具有扩张血管作用;因为该类药物可能有加重血压降低的不良反应,故在休克治疗中处于辅助性药物的地位,并且在使用时考虑到其半衰期较长(4~6h),一般建议小剂量、间断性、静脉微量泵缓慢推注。

(七)中医药治疗

1. **中医药对休克的认识** · 休克作为临床常见的急重症,病因多端、临床表现特点多样,与其相关的证候表现、病因病机及治则治法在历代中医药专著中均有论及。现代中医药,尤其是通过近四十年来的中医和中西医结合领域的临床研究与文献梳理,目前普遍认同各种病因引起、各个类型的休克总属于中医"厥脱证"范畴。厥脱证往往由邪毒内陷而损伤脏腑精气或亡津失血等原因导致正气耗伤欲脱、气机逆乱、阴阳之气不相顺接的一类危重病证;其临床表现以烦躁不安或神志淡漠、四肢厥冷、汗出不止,甚或脉微欲绝为主症。随着临床研究的不断深入,根据不同病因、类型休克的临床特点,进一步形成了对这些休克类型(如脓毒性休克、心源性休克、过敏性休克等)病因病机、辨治法则的共识,目前临床上亦常按休克的不同类型分别进行辨证论治。

2. **辨证论治** · 根据不同病因、不同类型休克在发生和发展过程中具有的一些的共同特征,以休克的不同分期为线索,按休克早期(代偿期)、休克中期(失代偿期)和休克终末期(不可逆的MOF)进行分期辨证论治,可以较好契合中医厥脱证中气血欲脱、亡阴或亡阳、阴阳俱脱等不同证候轻重程度的变化特点和辨治思路。

(1)早期:为休克代偿期,主要证候以阳气欲脱证和阴血欲脱证最为常见。

1)阳气欲脱证

证候特征:神疲懒言,面色苍白,心悸,冷汗自出,肢冷肤凉,舌质淡,苔薄白,脉沉、细。

治法:大补元气,扶阳固脱。

推荐方药:独参汤(《景岳全书》)。方药组成:人参。随证加减:畏寒明显,排便溏薄者,加白术、干姜、炙甘草;大汗淋漓、烦躁不安,加黄芪、五味子、煅牡蛎等。

2)阴血欲脱证

证候特征:神情淡漠或烦躁,面色唇甲苍白,心悸气短,头晕黑矇,动则汗出,口干时时欲饮,肢冷肤凉,舌质淡而偏干,苔少,脉细或芤、数。

治法:补气养血,敛阴固脱。

推荐方药:人参养荣汤(《三因极一病证方论》)合圣愈汤(《兰室秘藏》)。方药组成:人参、炙黄芪、当归、白术、茯苓、白芍、生地黄、熟地黄、川芎、桂枝、远志、五味子、炙甘草。伴呕血或黑便,加生大黄粉、三七粉、白及粉等;伴尿血、皮下瘀斑等,加仙鹤草、侧柏叶、藕节、小蓟草、大黄等。

(2)中期:为休克失代偿期,主要证候以亡阳证和亡阴证最为常见。

1) 亡阳证

证候特征：神情淡漠、反应迟钝，甚或神识昏糊，气息微弱，面色苍白，唇甲发绀，冷汗淋漓，四肢厥冷甚或身反不恶寒，舌质淡，脉微弱欲绝。

治法：益气通脉，回阳救逆。

推荐方药：四逆加人参汤（《伤寒论》）或通脉四逆汤（《伤寒论》）。方药组成：附子、干姜、炙甘草、人参。心悸怔忡，脉结代者，加桂枝、白芍、煅龙骨、煅牡蛎等。

推荐中成药：参附注射液。

2) 亡阴证

证候特征：神志躁动不宁，心烦身热，汗出如油，四肢肌肤尚温，口渴多饮、饮而渴不解，舌质淡红而干、光剥无苔，脉数、细微欲绝。

治法：育阴潜阳，复脉固脱。

推荐方药：生脉散（《医学启源》）合三甲复脉汤（《温病条辨》）。方药组成：人参、麦冬、五味子、生牡蛎、鳖甲、龟甲、白芍、生地黄、山茱萸、炙甘草。高热不退，加生石膏、知母、薏苡仁等；皮下瘀斑或斑疹隐隐者，加牡丹皮、丹参等。

推荐中成药：生脉注射液。

（3）终末期：为休克失代偿进一步导致的 MOF，中医证型多表现为阴阳离绝的阴阳俱脱证，为厥脱证危候，预后不佳。

证候特征：昏迷，息微欲绝，口开手撒，四肢厥冷，皮肤花斑，脉常不可及。

治法：敛阴固脱，回阳救逆。

推荐方药：四逆加人参汤（《伤寒论》）合三甲复脉汤（《温病条辨》）。方药组成：人参、附子、干姜、炙甘草、生牡蛎、鳖甲、龟甲、麦冬、五味子、生地黄、白芍、山茱萸。

推荐中成药：参附注射液、生脉注射液。

（何 淼）

第二节 · 脓毒性休克

脓毒性休克（septic shock）是指脓毒症患者虽经充分液体复苏仍无法纠正低血压，需依靠升压药物将平均动脉压（MAP）维持在 65 mmHg 以上，且血乳酸＞2 mmol/L。脓毒性休克与脓毒症紧密相关，全球每年大约有不少于 1 900 万人的健康受到脓毒症/脓毒性休克的威胁，且病死率高达 25% 以上。

（一）病因

脓毒性休克的发生即因机体受到感染进而诱发急性循环功能障碍，可以看作脓毒症时多脏器功能障碍综合征以循环系统功能严重损害为突出表现。

（二）发病机制

脓毒性休克以血流分布不均和有效循环血容量不足、心输血量正常或增加而体循环阻力下降、心肌细胞受到抑制且氧摄取不足、组织低灌注和氧代谢障碍为主要病理生理特点。

1. 炎症因子的释放和介导 · 感染诱导机体免疫系统激活，通过多种途径释放各种炎症因子发挥生物学效应，并造成外周血管扩张和体循环阻力下降、血管内皮损伤和毛细血管通透性增加、心肌抑制和收缩力下降等病理生理反应。①在细胞因子 IL-1、TNF-α 等刺激下，中性粒细胞、巨噬细胞、肝细胞、血管平滑肌细胞等均可激活在生理状态下并不表达的诱导型 NO 合成酶(iNOs),导致 NO 迅速而大量合成和释放,从而使外周血管明显扩张,造成体循环阻力下降;②细胞因子直接或间接损伤血管内皮细胞,使毛细血管通透性明显增加,血管内液体漏至血管外,导致有效循环血容量降低;③细胞因子通过经典和旁路途径激活补体系统,其产物可造成毛细血管扩张和通透性增加,导致动-静脉短路和血流分布异常;④患者循环中存在的诸如花生四烯酸代谢物、血小板活化因子、组胺、内啡肽及 TNF-α和 IL-1β 等可直接产生或协同发挥抑制心肌细胞收缩和氧摄取的效应,导致心肌收缩力下降。

2. 氧代谢障碍的发生机制·脓毒性休克时组织细胞的氧代谢障碍主要与组织低灌注和细胞线粒体损伤有关。①毛细血管大量、明显扩张,造成动-静脉短路和静脉分流,回心血量增加使心排量增加;而外周血管阻力下降和静脉分流加重了血流分布异常;②血流分布异常造成不同部位器官之间或者同一器官的不同区域存在组织灌注不均一,部分器官或局部组织低灌注,氧供不足;③细胞线粒体易受到细菌毒素和各种炎症介质的损伤,引起细胞氧利用障碍,因此即使在高血流量和高灌注的组织,细胞仍然存在氧代谢障碍。

(三) 中医病因病机

人体感受外邪,或郁而化热,或感受温邪疫毒,机体正气不足不能抗邪外出,热毒煎熬津液愈甚,热毒内陷入里,入营入血,使阴液耗竭,阴阳不相顺接而发为厥脱证;或有热毒煎熬津液而使血枯成瘀,瘀血阻滞气机,加之心营受扰或邪陷心包使心脉痹阻,真阴被遏而真阳被格于外,阴阳不相顺接,发为厥脱证;或素有脏腑虚弱,温热毒邪进一步损伤正气,致脏腑精气衰微,阴阳不相顺接而发为厥脱证。

(四) 诊断思路

1. 症状·脓毒性休克的症状主要是在原发感染相关症状的基础上,出现符合脓毒症及休克特点的症状。

2. 体征·脓毒性休克的体征主要包括:原发感染的相关体征、急性循环衰竭的体征和其他器官功能损伤/障碍的相关体征。此时的急性循环衰竭体征主要可见:神经系统体征,如意识改变的表现(反应迟钝、构语不清、定向力障碍等);皮肤色泽淡粉色,肢体末梢温暖;尿量减少;常伴随心率增快、呼吸频率增快、出汗、血压降低[收缩压(SBP)<90 mmHg 或 MAP<65 mmHg,或高血压病患者的 SBP 较基础水平降低幅度超过 40 mmHg]等。

3. 实验室及辅助检查·诊断脓毒性休克需要及时、持续完善和评估感染及脓毒症相关的实验室及辅助检查(血常规、CRP、SAA、PCT、HBO、IL 系列、TNF-α、淋巴细胞功能指标、补体、病原学检测、影像学检查等),还需要特别关注以下检查和检测指标。

(1) 血乳酸水平:尽早检测血乳酸既可以帮助确诊脓毒症,也有利于早期识别休克,并且血乳酸水平的变化趋势与预后相关。

(2) 血流动力学指标的检测和监测、床旁超声检查和微循环功能监测:相关内容可参考本章第一节。

4. 诊断标准和流程·主要参照:①《"拯救脓毒症运动"关于脓毒症和脓毒性休克处理的国际指南(2016 版)》;②由中国医师协会急诊医师分会和中国研究型医院学会休克与脓毒症专业委员会共同牵头制订的《中国脓毒症/脓毒性休克急诊治疗指南(2018)》。

(1) 脓毒症诊断的确立:对急性感染或疑似感染患者进行 SOFA 评分,评分较基线增加≥2 分者可诊断为脓毒症。

(2) 脓毒性休克诊断的确立:脓毒症患者出现:①血乳酸水平>2 mmol/L;②充分液体复苏后仍需使用血管活性药物维持 MAP≥65 mmHg。

（五）监测与治疗

1. 监测

（1）病原学检测：在不显著推迟初始使用抗菌药物的前提下，应尽早进行病原微生物培养。在开始抗菌药物治疗前尽早获得病原学依据有利于改善脓毒症和脓毒性休克的预后。

（2）血乳酸水平和血乳酸清除率：启动复苏治疗后 24 h 内的血乳酸水平和乳酸清除率是评估脓毒性休克临床疗效和预后的有效指标，以之为目标导向的治疗策略有利于降低病死率。建议在复苏治疗开始后的 6～8 h 内将血乳酸水平降至＜2 mmol/L，或者乳酸清除率持续＞20%/2 h。

（3）MAP：MAP 能在一定程度上反映了组织灌注水平，通常建议脓毒性休克初始复苏治疗的 MAP 目标为 65 mmHg，有高血压病基础的患者可个体化上调 MAP 目标。建议对于已确定脓毒性休克的患者，在具备条件时采用有创动脉血压监测替代无创监测。

（4）液体复苏治疗的动态血流动力学指标监测和液体反应性评估：在初始液体复苏治疗后，应采用动态检测指标监测血流动力学状态，评估液体反应性并指导进一步的补液治疗方案。常用的动态检测指标包括：被动抬腿试验、容量负荷试验、补液后每搏输出量变异度（SVV）、脉压变异度（PPV）、收缩压变化、机械通气后胸腔内压变化等。

2. 治疗

（1）集束化治疗策略：这一治疗策略是治疗脓毒性休克的重要原则，包括：①血乳酸监测；②在开始抗菌药物治疗前进行血培养；③使用广谱抗菌药物；④快速补充晶体液 30 mL/kg；⑤初始液体复苏中或之后，持续 MAP＜65 mmHg 时，使用血管活性药物维持 MAP 达标。

（2）液体复苏

1）初始复苏：诊断脓毒症和脓毒性休克后应尽早开始液体和复苏，建议在开始的 3 h 内静脉输注晶体液 30 mL/kg，并经评估血流动力学状态后进行后续步的液体输注。

2）复苏液体选择：初始液体复苏和随后的容量替代治疗中均首选晶体液，并建议优先考虑平衡盐晶体液；当需要接受大量晶体液输注时，可考虑加用白蛋白，有助于降低死亡风险。不建议使用羟乙基淀粉。

（3）抗感染治疗：在拟诊为脓毒症时即应尽快（3 h 以内）启动抗菌药物的使用。对于脓毒性休克患者，建议经验性选择广谱抗菌药物；在获得病原学及药敏试验结果后或临床症状明显改善后，应降阶梯治疗。同时，在治疗脓毒性休克中，应基于当前公认的药效学/药代动力学原则及药物的特性优化抗菌药物的剂量，一般疗程 7～10 天。

（4）血管活性药物：成人脓毒性休克使用血管活性药物首选去甲肾上腺素静脉持续输注，剂量建议为 0.1～0.2 μg/(kg·min)，初始治疗目标为 MAP 达到 65 mmHg。如果单独应用去甲肾上腺素后 MAP 仍未达到治疗目标，不应盲目增加其剂量，而建议联合应用小剂量血管升压素（≤0.03 U/min）；若上述两种药物联合使用仍未能使 MAP 达标，可考虑加用肾上腺素。若患者心动过缓，可以将多巴胺作为去甲肾上腺素的替代药物，但仍需关注心律失常的风险；不建议将多巴胺小剂量使用作为肾脏保护的方案。

（5）正性肌力药物：当患者同时伴有心功能不全时，即使容量复苏充足、血压达标，仍会存在组织低灌注，此时可在应用去甲肾上腺素的同时联合应用多巴酚丁胺，后者的初始剂量一般为 2～3 μg/(kg·min)。

（6）糖皮质激素：当脓毒性休克患者经充分液体复苏并使用血管活性药物而仍无法维持稳定的血流动力学时，建议加用糖皮质激素，常用氢化可的松 200 mg/d（50 mg iv q6 h，或者持续静脉输注）。

（7）其他辅助治疗措施

1）输注红细胞：伴有贫血的脓毒性休克患者输注红细胞悬液有利于提高血液质量，增加 DO_2 和改善细胞氧代谢，通常以血红蛋白＜70 g/L 作为输注红细胞的指征，并且须排除急性出血、急性心肌缺血、严重低氧血症等情况。

2）预防性输注血小板：脓毒症/脓毒性休克患者预防性输注血小板有利于降低出血风险，改善预后，并保证手术和有创操作的安全性。预防性输注血小板的指征建议为：血小板计数小于 20×10^9/L 且有高出血风险，或血小板计数＜10×10^9/L。

3）肾脏替代治疗（RRT）：当脓毒性休克合并急性肾损伤（AKI）患者具备 RRT 指征时，建议采用 CRRT；当血流动力学已趋于稳定时也可采用间歇性 RRT。

4）控制血糖：目标血糖值为≤10 mmol/L。初始阶段每 1～2 h 监测血糖一次，有动脉置管的患者可采集动脉血测定血糖值。连续 2 次血糖＞10 mmol/L，开始胰岛素治疗。当血糖值和胰岛素用量均稳定后，可 4 h 监测血糖一次。

5）预防应激性溃疡：对于存在消化道出血危险因素（如凝血障碍、使用糖皮质激素、机械通气超过 48 h 等）的脓毒性休克患者，可进行应激性溃疡的预防，如使用质子泵抑制剂、胃黏膜保护剂等。

6）碳酸氢钠：不建议常规或经验性使用碳酸氢钠来改善脓毒性休克和组织低灌注引致高乳酸血症时的血流动力学状态或降低血管活性药物的用量。应用碳酸氢钠的主要指征包括：pH＜7.2 的严重代谢性酸中毒、AKIN 评分达到 2～3 分的急性肾损伤。

7）营养建议：具备胃肠内喂养条件和指征的患者，应尝试早期（72 h 内）给予其肠内营养。

（六）中医药治疗

1. 中医药对脓毒性休克的认识·脓毒性休克为休克中发病率较高的类型，归属中医"厥脱证"范畴。温热毒邪不断内传入里，耗伤真阴；或热毒煎熬津液使津亏血枯而成瘀，瘀血阻滞气机，加之心营受扰或邪陷心包，心脉痹阻，真阴受遏而真阳格于外；或素体本虚而邪毒进一步损伤脏腑阳气；此数端均可使机体气机逆乱，阴阳不相顺接，发为厥脱证。故脓毒性休克最常见中医证型包括气阴耗竭证（亡阴证）、内闭外脱证和阳气暴脱证（亡阳证）。

2. 辨证论治

（1）气阴耗竭证

证型特征：身热、乏力、气短、烦躁不安，面红，汗出如油，肢体肌肤尚温，口干多饮，舌质淡红而干、光剥无苔，脉数、细微欲绝。

治法：育阴潜阳，益气固脱。

推荐方药：生脉散（《医学启源》）合三甲复脉汤（《温病条辨》）。方药组成：人参、麦冬、五味子、生牡蛎、鳖甲、龟甲、白芍、生地黄、山茱萸、炙甘草。高热不退，加生石膏、水牛角、知母、薏苡仁等；皮下瘀斑或斑疹隐隐，加牡丹皮、赤芍、丹参等。

推荐中成药：生脉注射液。

（2）内闭外脱证

证候特征：高热不退，四肢不温或逆冷，神昏，气短而息弱、汗出不止，或见皮下出血，或呕血，或便血，或尿血，脉数，或有结、代，细微欲绝。

治法：清营解毒，回阳救逆。

推荐方药：清营汤（《温病条辨》）合四逆加人参汤（《伤寒论》）。方药组成：水牛角、生地黄、麦冬、玄参、竹叶、黄连、金银花、连翘、丹参、人参、附子、干姜、炙甘草。肢体抽搐，加羚羊角粉、钩藤等。

推荐中成药：血必净注射液、醒脑静注射液、参附注射液。

（3）阳气暴脱证

证候特征：神情淡漠、反应迟钝，甚或神昏，气促息弱，唇甲发绀，冷汗淋漓，肤凉肢冷，舌质淡，脉细微欲绝。

治法：益气通脉，回阳救逆。

推荐方药：四逆加人参汤（《伤寒论》）或通脉四逆汤（《伤寒论》）。方药组成：附子、人参、干姜、炙甘草。便稀溏者，加白术、茯苓、肉桂、肉豆蔻等；脉结或代者，加桂枝、白芍、煅牡蛎、煅龙骨等。

推荐中成药：参附注射液。

（何 淼）

第三节·过敏性休克

过敏性休克是致敏的机体接触相应的过敏物质后，体内的肥大细胞和嗜碱性粒细胞迅速释放大量的组胺、缓激肽、血小板活化因子等炎症介质，导致出现全身血管扩张和通透性增加，血浆外渗，致使有效循环血量下降。除引起休克的表现外，常伴有喉水肿、气管痉挛等征象。过敏性休克是一种速发的、可危及生命的严重过敏反应，如不紧急处理，常导致死亡。

（一）病因

引起过敏性休克的病因或诱因变化多端，以药物与生物制品常见，其中最常见的为青霉素过敏，青霉素不论肌内注射、皮下注射、皮内注射、划痕试验、滴眼（耳、鼻）、阴道子宫颈上药、牙龈黏膜注射及婴幼儿注射青霉素后的眼泪或尿液污染母体皮肤等均可发生过敏性休克。麻醉药过敏时有发生易被忽视。其他尚有昆虫蜇伤、食物、吸入物及接触物等，个别患者由某些非常特殊的因素造成，如蟑螂的粪便、飞蛾的鳞毛、动物的皮屑、喷涂油漆等。

青霉素类和头孢菌素类是引起过敏性休克的较常见药物。由于分子结构和免疫特征上的相似，它们之间存在交叉反应，但新近文献有学者认为它们之间交叉反应的实际发生率仅约 1%，且反应多较轻微。

（二）发病机制

上述变应原进入机体，刺激机体淋巴细胞或浆细胞产生对变应原具有特异性的 IgE 抗体，后者吸附于组织的肥大细胞和血液中的嗜碱性粒细胞上，此时的抗体处于致敏状态。当患者再次接触变应原时，变应原的抗原决定簇迅速与致敏的抗体结合，使肥大细胞和嗜碱性粒细胞脱颗粒，释放大量的过敏性物质如组胺、5-羟色胺、慢反应物质、缓激肽、血小板活化因子、嗜酸性粒细胞趋化因子、乙酰胆碱等，致使血管舒缩功能发生紊乱，毛细血管通透性增加，血浆外渗，循环血量减少，造成多系统脏器的循环灌注不足而引起休克；平滑肌收缩与腺体分泌增加，导致呼吸道、消化道症状，加重休克。速发型过敏反应见图 10-1。在输血、血浆或免疫球蛋白的过程中，偶然也可发生速发型过敏性休克。

（三）诊断思路

1. 临床特征

（1）临床分型：患者接触变应原后迅速发病。按症状出现与变应原进入的时间不同，可分为两型。

1）急发型过敏性休克：休克出现于变应原接触后 0.5 h 之内，占 80%～90%，多见于药物注射、

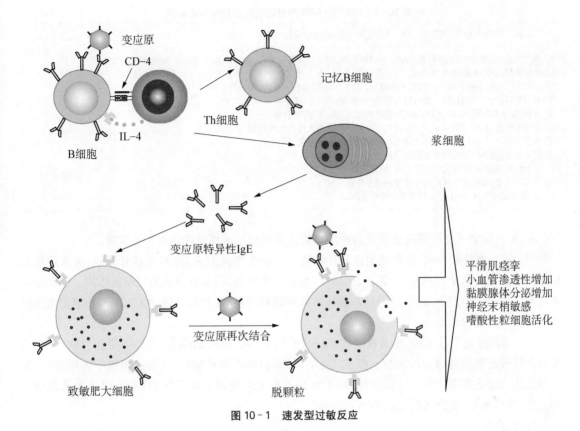

图 10-1　速发型过敏反应

昆虫蜇伤或抗原吸入等途径。此型往往病情紧急，来势凶猛，预后较差。如青霉素类致过敏性休克常呈闪电样发作，出现在给药后即刻或 5 min 内。

2）缓发型过敏性休克：休克出现于变应原接触后 0.5 h 以上，长者可达 24 h 以上，占 10%～20%。多见于服药过敏、食物或接触物过敏。此型病情相对较轻，预后也较好。

（2）临床症状

1）循环危急症候群：数分钟内出现呼吸困难、心率加速、血压下降等循环衰竭症状。临床常见两类，即药物过敏性休克和血清过敏性休克。

2）呼吸道过敏反应：主要表现支气管平滑肌痉挛、喉头水肿、鼻黏膜水肿等。喉头水肿和支气管痉挛是最主要的死亡原因。

3）消化道过敏反应：主要表现胃肠炎症状，如呕吐、腹痛、腹泻等。

4）皮肤过敏反应：主要表现荨麻疹、湿症和血管性水肿。

2. **实验室及其他辅助检查**　过敏性休克的诊断与治疗一般不需要影像学等辅助检查。除常规心电图检查外，辅助检查主要用于评估病情的严重程度或在诊断不详时，用于支持诊断或鉴别诊断。

3. **临床诊断**　严重过敏反应包括过敏性休克。

（1）严重过敏反应临床诊断标准：美国国家变态反应和感染性疾病研究所与食物过敏反应联盟（NIAID/FAAN）制订（表 10-2）。

（2）过敏性休克诊断：根据病情有明确用药史或接触变应原史，迅速发生上述特征性临床表现，就应马上考虑到过敏性休克的可能。不依赖于实验室检查和特殊检查。

表 10 - 2　NIAID/FAAN 严重过敏反应临床诊断标准

符合下列 3 项临床标准中任意 1 项，则高度怀疑严重过敏反应
1. 急性发病（数分钟到数小时）累及皮肤和（或）黏膜组织（如全身荨麻疹、瘙痒或潮红、唇-舌-腭垂肿胀）及至少下列 1 项： ① 呼吸系统受累（如呼吸困难、喘息/支气管痉挛、喘鸣、最大呼气流量降低、低氧血症） ② 血压下降或相关终末器官功能障碍症状［如肌张力减低（昏倒）、晕厥、大小便失禁］ 2. 暴露于可疑变应原后迅速（数分钟到数小时）出现以下≥2 项症状： ① 皮肤-黏膜组织受累（如全身荨麻疹、瘙痒或潮红、唇-舌-腭垂肿胀） ② 呼吸系统受累（如呼吸困难、喘息/支气管痉挛、喘鸣、最大呼气流量降低、低氧血症） ③ 血压下降或相关症状［如肌张力减低（昏倒）、晕厥、大小便失禁］ ④ 持续性胃肠道症状（如痉挛性腹痛、呕吐） 3. 接触已知变应原后（数分钟到数小时）血压下降： ① 婴儿和儿童：低收缩压或收缩压较基线水平下降>30% ② 成人：收缩压<90 mmHg，或较本患者基线下降>30%

4. 鉴别诊断·在诊断时应注意与迷走血管性昏厥和遗传性血管性水肿相鉴别。

（1）迷走血管性昏厥：也称迷走血管性虚脱。多发生在注射后，尤其患者有发热、失水或低血糖倾向时。患者常呈面色苍白、恶心、出冷汗，继而出现昏厥，很易被误诊为过敏性休克。但此症无瘙痒或皮疹、昏厥，经平卧后立即好转，血压虽低但脉搏缓慢，这些与过敏性休克不同。迷走血管性昏厥可用阿托品治疗。

（2）遗传性血管性水肿：患者在一些非特异性因素（如感染、创伤等）刺激下突然发病，表现为皮肤和呼吸道黏膜的血管性水肿。由于气道的堵塞，患者也常有喘鸣、气紧和极度呼吸困难等，与过敏性休克颇为相似。但本症起病较慢，不少患者有家族史或自幼发作史，发病时通常无血压下降，也无荨麻疹等，据此可与过敏性休克鉴别。

（四）治疗

1. 治疗原则·一旦出现过敏性休克，应立即就地抢救，切忌转送患者。

2. 切断过敏原·立即脱离过敏环境，停止经呼吸道或皮肤过敏原的接触，停止静脉输注可疑的药物。

3. 保持呼吸道通畅·即刻使患者取平卧位，松解领、裤等扣带。如患者有呼吸困难，上半身可适当抬高；清除口、鼻、喉、气管分泌物，畅通气道、面罩或鼻导管吸氧（高流量）；如有明显支气管痉挛，可以喷雾吸入 0.5% 沙丁胺醇 0.5 mL，以缓解喘息症状；严重喉水肿须行气管切开术；严重而又未能缓解的气管痉挛，需气管插管和辅助呼吸；如意识丧失，应将头部置于侧位，防止反流误吸，抬起下颌，以防舌根后坠堵塞气道。

4. 药物治疗

（1）肾上腺素：肾上腺素是严重过敏反应和过敏性休克的首选药物。肾上腺素兴奋 α 受体使外周小血管收缩，从而恢复血管的张力和有效血容量；肾上腺素兴奋 β 受体缓解支气管痉挛，阻止肥大细胞和嗜碱细胞的介质释放。肾上腺素同时作用 α 受体和 β 受体，起效快，作用强，是过敏性休克治疗的主要药物。一经确诊，第一时间注射肾上腺素。立即肌内注射 0.1% 肾上腺素 0.3～0.5 mL，小儿 0.02～0.025 mL/kg。如需要可每隔 15～20 min 重复 1 次。如果是由药物引起的过敏性休克，最好在原来注射药物的部位注射，以减缓药物的吸收。肾上腺素最佳使用方式是大腿中外侧肌内注射。肾上腺素皮下注射时，吸收和达到血浆最大浓度的时间均很长，会延缓过敏性休克的抢救时间，影响抢救效果，所以目前不再采用。

极危重患者，如收缩压 0～40 mmHg，或有严重喉头水肿征象，应该静脉给予肾上腺素。取规格为 1 mL：1 mg 的肾上腺素注射液 1 mL，用 0.9% 的氯化钠注射液稀释 10 倍，即 1：10 000 肾上腺素注射液。取1∶10 000肾上腺素静脉注射3～5 mL,缓慢静脉推注至少5 min。或1 mL肾上腺素注射液(1 mL∶1 mg)+5%葡萄糖溶液250 mL静脉滴注,滴速为1～4 μg/min。

（2）糖皮质激素:激素起效不够快,不应该把糖皮质激素作为严重过敏反应的一线治疗。糖皮质激素对速发相反应无明显的治疗效果,但可以阻止迟发相过敏反应的发生。地塞米松10～20 mg或氢化可的松300～500 mg或甲泼尼龙120～240 mg加入5%～10%葡萄糖注射液500 mL中静脉滴注,或先用地塞米松5～10 mg静脉注射后,继以静脉滴注。

（3）补充血容量:因大量液体渗漏,必须补充血容量以维持组织灌注。宜选用乳酸钠林格注射液、低分子右旋糖酐或血浆等,一般先输入500～1 000 mL,以后酌情补液。注意输液速度不宜过快过多,以免诱发肺水肿。

（4）应用升压药:经上述处理后血压仍低者,应给予升压药。常用间羟胺10～20 mg加入0.9%氯化钠100 mL中输注,或多巴胺5～20 μg/(kg·min)速度静脉输注或用去甲肾上腺素1～2 mg加入5%葡萄糖100 mL中4～10 mg/min速度静脉输注。

（5）抗组胺类药物:如异丙嗪25～50 mg肌注或苯海拉明20～40 mg肌内注射;氯雷他定10 mg/d或西替利嗪10 mg/d口服等。国内外指南均未推荐10%葡萄糖酸钙注射液用于严重过敏反应和心肺复苏的抢救。

5.**防治并发症**　过敏性休克可并发肺水肿、脑水肿、心搏骤停或代谢性酸中毒等,应予以积极治疗。严重过敏反应抢救流程见图10-2。

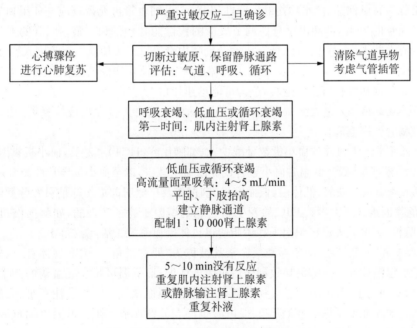

图10-2　严重过敏反应抢救流程

（熊旭东　耿佩华）

第四节 · 失血性休克

失血性休克是指短时间内大量失血引起的急性循环系统功能障碍。通常情况下当失血量超过全身血液总量的20%时,可导致失血性休克的发生。根据失血量占体内总血容量的百分比可将其分为3级:失血量占体内血容量的20%以下为轻度失血;失血量占体内血容量的20%~40%为中度失血;失血量占体内血容量的40%以上为重度失血。失血性休克是创伤患者最常见而严重的并发症,故称之为创伤失血性休克。失血性休克若不能得到及时救治,则很快导致死亡,也可因合并多器官功能衰竭(MOF)或其他并发症导致死亡。创伤失血性休克发生到死亡的中位时间仅有2 h,早期识别失血性休克和迅速采取止血措施是拯救生命的关键。本节以创伤失血性休克为叙述重点。

(一)病因

临床上最常见的失血性休克原因有严重创伤、胃肠道大出血、大咯血、凝血机制障碍、产科大出血等。失血性休克发生的主要原因也随年龄段不同而不同,1~44岁年龄段是交通事故外伤导致失血性休克甚至死亡的重要原因。

(二)发病机制

1. 低血容量的全身性调节反应 · 当血容量丢失超过全身血量的15%时,即可诱发全身性调节反应。包括:①加压感受器反射;②化学感受器反射;③脑缺氧反应;④内源性血管收缩物质的释放;⑤内分泌腺对肾脏储盐、储水功能的反应性调节;⑥毛细血管再充盈反应。如果血容量继续丢失,接近全身血量的50%,即超出全身性调节反应的代偿能力,而使心、脑、肺、肝的血流灌注量减少,因而出现心功能不全、意识障碍、低氧血症及乳酸中毒等进一步加重。至此进入恶性循环,血压更加下降,心排血量进一步减少,全身性组织血流灌注不良及代谢障碍更加严重。如得不到适当治疗,组织细胞的缺血性损害不可逆转,患者可能迅速死亡。

2. 稀释性凝血病 · 大量失血致凝血因子丢失、消耗,随之又以大量液体复苏,浓缩红细胞输入,从而导致稀释性凝血病。

3. 血小板异常 · 失血导致血小板数量减少,血细胞比容(HCT)<20%,血小板黏附性降低;体温<34 ℃,血小板聚集障碍;低温时血小板合成促凝血素减少,以至血小板异常性凝血紊乱。

4. 消耗性凝血病 · 缺氧、低体温、低血容量、脑损伤及广泛肌肉损伤等是引发弥散性血管内凝血(DIC)的危险因素。绝大多数DIC的发生是通过组织因子途径实现的,如脑损伤、长管骨骨折容易发生脂肪栓塞,释放大量组织因子和磷脂使得机体凝血系统激活,诱发DIC。

5. "死亡三角" · 低体温、酸中毒和凝血紊乱被称为"死亡三角"。失血性休克时,外周血管收缩、输入大量低温液体和库血等易导致创伤后机体低体温;而低温可减少凝血酶的产生、血小板血栓和纤维蛋白凝块的形成,同时促进血栓溶解,从而诱发凝血紊乱。组织灌注不足、无氧代谢产生大量乳酸;大量输库血使得血液 pH 降低,促进酸中毒和低钙血症产生。低温可加重酸中毒、促进凝血紊乱,酸中毒易导致凝血紊乱,三者间可相互促进,形成恶性循环。

(三)中医病因病机

祖国医学中虽没有失血性休克的病名,但因失血性休克的临床症状与中医"厥证""脱证"的临床表现有着共同之处,后世医家也因此将失血性休克划为"厥证""脱证"范畴。《伤寒论》厥阴篇言:凡厥者,阴阳气不相顺接便为厥,厥者手足逆冷是也。即是人体阴阳气血逆乱的结果。中医临床辨证中有气、血、痰、食、暑等厥,其中古代医家对"血厥"的描述与失血性休克的临床表现相接近。明代方隅《医林绳墨》提到"血厥"名称,并指出:有血厥者,因而吐衄过多,上竭下厥,先致足冷,有如水洗,冷过腰膝,入腹即死,此血厥而作厥也。皆由阳气妄行于上,阴血无所依附,气血相离,不居本位,它有不死亡理乎? 清代吴谦《医宗金鉴》记载:产后血晕……有因失血过多,血脱而晕者,面唇必色白。《医林绳墨·厥》:有血厥者,因而吐衄过多,上竭下厥,先致足冷,有如水洗,冷过腰膝,入腹即死,此血竭而作厥也。《景岳全书·厥逆》曰:血厥之证有二,以血脱血逆皆能厥也,血脱者,如大崩大吐,或产血尽脱,则气血随之而脱,故致卒仆暴死。又如《类证治裁·脱证》有:下脱者,血崩不止,大下亡阴,交合频而精大泄,即脱阴也。"气为血之帅""血为气之母",即气有化生、推动血液流动和统摄血液在脉中正常运行的作用;血液对气具有濡养和承载的作用,中医认为气为无形之品,血属有形之物,而气血同源、两者相互依存。因此,在大量失血后,气会随血液的丢失而发生气脱导致气血两脱之证,血之温煦濡养、气之固摄作用失职,则出现四肢厥冷、面色苍白无华、口唇绀紫,烦躁,舌质淡,脉细数无力等临床表现。

(四) 诊断思路

1. 临床特征 · 创伤主要包含锐器伤、爆炸伤、坠落伤、挤压伤、冲击伤等。伤情有脏器穿孔或破裂、多发伤、复合伤、广泛性挫裂伤、脑损伤、胸腹联合伤、肝破裂、脾破裂、四肢开放性骨折等。创伤失血性休克目前没有一个公认的(统一的)概念,往往是指创伤造成机体大量失血所致有效循环血量减少、组织灌注不足、细胞代谢紊乱和器官功能受损的临床症候群。一般病情重,出血量大,往往合并脏器损害,死亡率极高。影像学检查可发现不同部位的损伤及出血。

2. 实验室检查及辅助检查

(1) 血常规:由于大量失血后机体"自体输液"代偿机制需要一定的时间,因此患者首次血红蛋白(Hb)/HCT即便正常,也不能排除失血的可能。初始Hb或HCT下降或动态下降,可以反映患者失血量情况,对输血补液治疗起着决定性作用。大量失液患者血液浓缩,红细胞计数、Hb及HCT上升。

(2) 动脉血乳酸:动态监测血乳酸和碱缺失水平对休克的早期诊断、指导治疗及预后评估有重要意义。动脉乳酸正常值为1 mmol/L,在危重患者允许达2 mmol/L。休克和低灌注导致有氧代谢减少,无氧代谢迅速增加,以致血乳酸堆积形成高乳酸血症。反之,高乳酸血症早期迅速恢复正常(12~24 h,或复苏早期有较好的乳酸清除率,常提示有较好的预后)。有专家评估创伤后失血性休克重症患者的复苏指标,发现动态监测血乳酸、混合静脉血氧饱和度与氧输送可作为评估失血性休克的重症患者早期复苏的良好指标。

(3) 凝血功能指标:早期和动态监测凝血功能对了解创伤休克病情变化和治疗方案选择意义重大,检测指标主要包括血小板计数、凝血酶原时间(PT)、活化部分凝血活酶时间(APTT)和国际标准化比值(INR)等。进行性血小板下降、PT和APTT延长、D-二聚体升高常提示凝血机制紊乱。

(4) 胃肠黏膜内PCO_2值和pH:临床上,胃肠道是创伤、休克等导致低灌注状态的最早受累器官,也是由此而来的MODS的始发器官,因此,胃肠黏膜内PCO_2和pH监测对于失血性休克复苏的监测具有重要意义。

(5) 血流动力学:迄今休克的监测与复苏的评估指标,血压、脉搏、脉压差和尿量仍是判断休克和指导复苏常用的指标。但是,在使用这些传统指标时,应注意血压不是反映休克最有效、最敏感的指标。在出现循环紊乱时,机体首先要确保血压稳定,治疗上也常将血压的升高作为工作目标。在未控制出血的特殊情况下,"正常血压"不能视为满意的复苏参数,但必须保持略高于存活所需的最低值(平均动脉压>65 mmHg),在彻底止血后仍应及时充分复苏。合并脑外伤休克时,则应不惜代价避免发生低血压,必须在监控颅内压的同时,维持足够的脑灌注压。实验证明,当心排出量已大幅度下降时,血压至少40 min后才见下降;而心排出量尚未完全恢复时,血压却最先恢复正常。相比之下,维持血压稳定的代偿机制,如心率、脉压差、尿量等变化均较血压敏感。因此,应更重视这些代偿机制的变化,脉率增快、脉压差缩小、尿量少是早期休克和复苏不完全的表现。

调整前负荷对于所有类型休克的复苏均是首先予以考虑的因素。中心静脉压通过压力值间接反映右心容量的多少,是临床普遍采用的容量监测措施。肺毛细血管楔压通过间接反映左心前负荷,被认为更能准确反映全身容量状况。尽管中心静脉压和肺毛细血管楔压在临床上均得到普遍应用,但都是通过压力间接反映容量状况,在复杂情况下其可靠性及临床价值受到一定的限制。

3. 诊断

(1) 诊断标准:尽管失血性休克的原发病因不同,但失血性休克的诊断是相同的。失血性休克共有的诊断标准。

1) 收缩压<85 mmHg。或原有高血压低于原基础水平30 mmHg。仰卧位患者抬高双腿至45°以上,收缩压血压可回升,心率可变缓,重度患者可无变化。

2) 仰卧位时,上肢下垂低于右房水平,表浅静脉微有充盈或不充盈。

3) 有下述一种或多种组织血流灌注不足的现象:①意识异常;②尿量<20 mL/h;③皮肤指压苍白时间延长(>2 s),四肢皮肤湿冷;④代谢性乳酸中毒。除此以外,不同病因有不同的临床表现。

(2) 出血量评估:成人的平均血容量占体重的7%(或70 mL/kg)。一个70 kg体重的人约有5 L的血液。为了指导容量复苏,可将失血分成4级(表10-3)。Ⅰ级是非休克状态,而Ⅳ级是需立即治疗的严重阶段。

表10-3　失血的分级(以体重70 kg为例)

级别	失血量(mL)	失血量(%)	心率(次/min)	血压	呼吸频率(次/min)	尿量(mL/h)	神经系统
Ⅰ	≤750	≤15	≤100	正常	14~20	>30	轻度焦虑
Ⅱ	750~1 500	15~30	>100,≤120	下降	>20,≤30	>20,≤30	中度焦虑
Ⅲ	>1 500,≤2 000	>30,≤40	>120,≤140	下降	>30,≤40	5~20	萎靡
Ⅳ	>2 000	>40	>140	下降	>40	无尿	昏睡

(3) 鉴别诊断:显性出血导致休克,临床容易诊断。闭合性损伤导致的内出血及内脏器官病理性破裂出血,如肝破裂、脾破裂、胸腹腔内出血、异位妊娠等早期出现休克,临床应考虑到内脏出血的可能,及时做相应的影像学检查和穿刺。

(五) 治疗

治疗失血性休克的关键在于及时予以容量复苏。复苏的主要目的是制止出血和恢复循环血量。同时进行积极的病因治疗。

1. 一般处理·应绝对卧床,尽量避免不必要的搬动。对危重患者立即给予生命体征监护,给予吸氧治疗。外伤出血须及时清创包扎、压迫止血。

2. 液体复苏治疗·失血性休克复苏应遵循休克治疗阶段化目标原则,即急救阶段、优化阶段、稳定阶段与降阶梯治疗阶段。液体复苏主要集中在急救阶段,此阶段治疗目标为积极控制出血,最大限度维持生命体征平稳,保证血压、心输出量在安全范围。

(1) 有效血容量:失血性休克救治的首要问题是尽早恢复有效血容量,维持基本组织灌流。低灌流>45 min可发生严重组织细胞缺氧性损害;而重度休克>2 h将发生广泛血管内皮结构和功能损害、出凝血功能障碍,激发全身炎症反应,甚至引起MODS。由此可见,复苏时机是复苏效果的决定性前提。临床上尤其是休克救治的早期很难准确判断失血量的多少。值得强调的是早期扩容治疗重要的是"量"而不是应用何种液体。

（2）复苏时机：一旦确诊失血性休克，便立即迅速地给予大容量的快速输液，是经典的复苏方法。其要求维持血压在正常范围内，直至出血被制止。但目前这个经典方法正在受到挑战。对出血尚未被有效控制的患者进行大容量和快速输液可以导致死亡率增加，其可能原因是：①使已经形成的血栓被冲开，进而造成已经停止的出血再度出血；②血液被严重稀释，在损害氧输送的同时，也损害了凝血功能；③大量输入低温液体容易产生医源性低体温。因此，一些专家提出了损伤控制性复苏（damage control resuscitation，DCR）理念，包括允许性低血压、止血复苏、损伤控制性手术，强调控制出血前减少复苏液体量，注意维护凝血功能。DCR理念同样适合于非战争环境，在降低死亡率的同时也可以大大降低复苏用血量。在一些出血未被控制的实验模型中，不复苏或延迟复苏比立即复苏有更高的早期存活率。当前多数学者认为对不复苏或延迟复苏仍应采取审慎态度，并就此提出边复苏、边后送，但复苏仅应该是"有限的低度干预"，即只给予少量的液体，使血压维持在较低的水平，后者被称作"允许性低血压"。但对于允许性低血压究竟应该维持在什么标准，目前并没有权威的说法。迄今，关于改变经典复苏策略的讨论只限于在出血未被有效控制的失血性休克的患者，其他原因导致的低容量性休克，如广泛的软组织挫伤、大面积烧伤不在此范围内。

（3）复苏液选择

1）胶体与晶体：对于失血性休克而言，采用晶体液复苏的缺点有：平衡盐类晶体液复苏所需液体量将是失血量的7～10倍，扩容效果差。大量的晶体复苏后，血浆胶体成分如人血白蛋白等被稀释，胶体渗透压下降，导致组织水肿，可能加剧组织细胞进一步损伤，引起重要器官功能障碍，影响预后；此外，输入大量的晶体液可稀释血中血小板、凝血因子浓度，可能引起凝血功能障碍，甚至诱发出血部位的再次出血。但另一些研究则提示应用胶体液复苏也可能增加患者死亡率。《创伤失血性休克中国急诊专家共识（2023）》建议：对创伤失血性休克患者首先使用等渗晶体溶液进行液体治疗；建议使用平衡的电解质溶液或0.9%氯化钠溶液（初始剂量0.5～1.0 L）；建议限制使用胶体；在有条件的情况下，对存在大量输血可能性的患者尽早使用2 U血浆，并尽快衔接大量输血治疗。

2）全血与成分输血：创伤失血性休克患者丢失的主要是等比例全血，因此理论上使用全血进行复苏是最为"生理"的。然而由于并发症与经济性的关系，逐渐被成分输血所替代。一般认为患者急性失血量达自身血容量的30%～50%时，需要大量输血治疗。大量输血治疗的概念为24 h内输注≥10 U红细胞或1 h内输注3～4 U以上红细胞。大量输血时选择全血还是成分血仍有较多争议，部分国外创伤中心再次将低免疫活性的全血作为血制品的首选，但基于我国国情，目前获得与使用全血很难在短时间内推广，因此我们仍推荐等比例成分血。《创伤失血性休克中国急诊专家共识（2023）》推荐：大量输血方案的初始阶段，血浆、血小板和红细胞比例控制在1∶1∶1（相当于来自同一采血单位量的成分血，例如200 mL全血可分离出约100 mL血浆、1 U血小板、1 U红细胞）与1∶1∶2之间。

3）血浆：严重失血性休克患者优先给予2 U冰冻血浆，较常规复苏策略可以获得更低的30天死亡率，维持更好的凝血状态。该研究中的血浆剂量很低，相比其有限的扩容作用，血浆在伤后短期内输注可改善患者凝血功能、减缓持续出血、减少炎症反应与内皮活化等，这可能是导致患者预后改善的重要原因。

（4）复苏终点：关于失血性休克液体复苏终点的问题仍然很棘手。传统上以血压、中心静脉压、心排血量等血流动力学指标，以及心率、尿量的恢复作为灌注充分的参数和复苏终点，这些指标在实际救治中发挥着重要作用。但发现部分患者上述指标恢复正常后，最终复苏效果仍不理想。以血压或尿量作为补液的参考指标时超过85%的患者补液是不够的。这可能是当大体生理参数基本正常时组织灌注延迟所致。其他输注终点指标,如氧运输参数、心脏指数、氧耗、乳酸、碱缺失及胃肠黏膜pH均为细胞复苏的敏感指标。

3. **血管活性药物治疗** · 血管活性药物不能代替补充血容量,只是在患者病情危重又不能及时补液时可少量使用,以暂时升压,维持心肺脑血供,但必须在给药同时建立静脉通道及时补液。可选用去甲肾上腺素或多巴胺。合并心脏泵功能不足时可联合正性肌力药物,如多巴酚丁胺。

4. **纠正酸中毒** · 根据动脉血气分析及时纠正代谢性酸中毒,可给予5%$NaHCO_3$。

5. **呼吸支持** · 重症失血性休克患者呼吸支持是必不可少的。提倡无创机械通气,采用双水平正压通气模式;一旦患者意识不清,排痰困难,应尽早气管插管或气管切开机械通气,有利于保护气道、吸痰、维持气道通畅。可采用同步间歇指令通气和(或)压力支持通气模式。

6. **病因治疗** · 失血性休克病因治疗非常重要,见相关章节。

(六) 中医药治疗

1. **中医对失血性休克的认识** · 失血性休克应以西医治疗为主,积极进行止血和补充血容量等治疗,待患者生命体征平稳后,可以运用中医中药的治疗。失血性休克其属于厥脱证中的"血厥虚证"。在大量失血后,气随血液的丢失而发生气脱导致气血两脱之证,血之温煦濡养、气之固摄作用失职。气与血相互依存,治疗失血性休克时强调"虽然有形的血液无法立即恢复,但无形的气应当首先固护,无形之气自然能化生有形之血,气旺则血自盛"的治疗思路。因此,对失血性休克患者的用药原则为"血脱者,当益其气",应重用补气药以达到补益元气、益气固脱的目的。

2. **辨证论治**

(1) 气血两虚证

证候特征:突然昏厥,面色苍白,唇甲苍白,四肢震颤,目陷口张,冷汗肤凉,呼吸微弱,舌淡,脉芤或细数无力。

治法:固元止脱,回阳益气。

推荐方药:参附汤(《校注妇人良方》)。方药组成:附子、人参。继用人参养营汤(《和剂局方》)。方药组成:人参、当归、黄芪、白术、茯苓、肉桂、熟地、五味子、远志、陈皮、杭芍、甘草。

推荐中成药:参附注射液(回阳救逆,益气固脱)、黄芪注射液(益气养元,扶正祛邪)。

(2) 气阴两虚证

证候特征:身热肢冷,烦躁不安,口干欲饮,肌肤干燥,或大汗淋漓,脉细微无力。

治法:益气固脱,复脉救逆。

推荐方药:生脉散(《医学启源》)。方药组成:人参、麦冬、五味子。

推荐中成药:生脉注射液(益气养阴,复脉固脱)。

(熊旭东　杨丽梦　王　毅)

第五节 · 心源性休克

心源性休克(cardiogenic shock,CS)是由于多种原因导致的心脏泵血功能障碍,心输出量显著减少,导致血压下降,重要脏器和组织严重灌注不足,全身微循环功能障碍,从而引起一系列以缺血、缺氧、代谢障碍及重要脏器损害为特征的一种临床综合征。心源性休克的临床定义包括血流动力学改变(持续性的低血压、心脏指数下降、肺毛细血管楔压升高)和低组织灌注(少尿、皮肤湿冷、意识障碍等)两大要素。流行病学调查显示,有 4%～12% 的急性心肌梗死(acute myocardial infarction,AMI)患者发生 CS,在急诊经皮冠状动脉介入治疗(primary percutaneous intervention,PCI)普及之前,急性心肌梗死合并心源性休克(acute myocardial infarction with cardiogenic shock,AMICS)的住院死亡率高达 76%,随着冠状动脉再灌注治疗的不断普及和发展,目前 AMICS 的死亡率有所下降,但 30 天死亡率仍高达 40%～50%。

(一) 病因

任何引起急性严重左右心室功能障碍的疾病都能导致心源性休克。

1. **急性心肌梗死** · AMI 是 CS 的最常见病因,约占整个 CS 病因的 80%,其中大约 75% 为 ST 段抬高型心肌梗死(STEMI),非 ST 段抬高型心肌梗死(NSTEMI)约占 25%。在 STEMI 患者中,CS 通常出现在心肌梗死后 5～6 h 以内,而在 NSTEMI 患者中,CS 的发生则相对较晚,整体而言,75% 的 CS 出现在 AMI 后 24 h 以内。AMI 进展为 CS 的预测因素包括入院心率>75 次/min、糖尿病史、陈旧心肌梗死史、冠状动脉旁路移植术(coronary artery bypass graft,CABG)史、心力衰竭及前壁心肌梗死。此外,高龄、合并肺部感染、陈旧脑梗死及慢性肾功能不全等是 AMICS 的危险因素。AMI 引起的严重泵衰竭是 AMICS 的最主要原因,其他原因还包括机械并发症、右心室心肌梗死导致的低血容量及严重的心电不稳定导致心输出量显著减少等。

2. **其他心肌病变** · 终末期心肌病、暴发性心肌炎、长期缺血导致的心肌顿抑,以及大量使用负性肌力药物、应激性心肌病、严重感染和炎症反应、心肌挫伤及心脏移植排斥反应等。

3. **心脏结构病变** · 心脏瓣膜病(如急性二尖瓣反流、急性主动脉瓣反流、二尖瓣或主动脉瓣狭窄等)、左心房黏液瘤、先天性心脏病及大面积肺栓塞等。

4. **心律失常** · 持续的严重快速性或缓慢性心律失常等。

5. **心包疾病** · 大量心包积液、急性心脏压塞及缩窄性心包炎等。

(二) 发病机制

各种病因引起心输出量下降、组织低灌注、神经内分泌系统激活、系统性免疫炎症反应、微循环障碍及细胞缺氧等形成恶性循环,导致难以纠正的休克,最终可引起患者死亡。

1. **心肌细胞受损引起的心肌收缩和舒张功能障碍导致心输出量下降** · 大部分急性 CS 是由大面积心肌梗死造成的。急性缺血引起的左心室泵衰竭是 AMICS 的主要机制,左心室心肌受损 40% 以上的患者 CS 发生率高。AMI 等病因引起的心肌损伤和坏死直接导致心脏收缩及舒张功能受损,心输出量下降引起系统性低血压和全身组织低灌注,同时引起心动过速,导致冠脉灌注进一步减少,心肌缺血加重,梗死面积扩大,进一步损害存活心肌的舒张和收缩功能。同时,舒张功能障碍引起左心室舒张压力和室壁张力增高,导致左心房压升高,引起肺充血水肿及低氧血症,进一步加重冠状动脉缺血和心室功能障碍。

2. **心脏结构受损导致心输出量下降** · 在 AMICS 中,除缺血引起的心肌损伤和坏死可直接导致心脏收缩及舒张功能受损之外,也可能合并机械并发症进一步加重心脏功能障碍。乳头肌功能不全、腱索断裂导致急性二尖瓣反流,室间隔穿孔及游离壁破裂占急性 CS 的 15%～25%。乳头肌或腱索断裂常见于急性下壁心肌梗死和前侧壁心肌梗死,可引起急性二尖瓣反流,导致左心室容量负荷增加及左心房压升高,最终引起肺淤血。室间隔穿孔可导致血液从左心室向右心室分流,右心室容量负荷增加,肺血流量增加,从而使左心室容量负荷增加,诱发或加重 AMICS。此外游离壁破裂也是极其严重的机械并发症之一,通常在 AMI 后 1 周内出现,表现为休克突然进展、急性心脏压塞及伴有电机械分离的循环衰竭。

3. **代偿性外周血管和其他器官血管收缩加重组织低灌注和缺氧** · 机体的代偿机制被激活,交感神经兴奋,儿茶酚胺类水平升高加快心率,增强心肌收缩力以维持心排出量,但心率和心肌收缩力增加的同时心肌氧耗也随之增加,进一步加重心肌缺血和损伤。另一方面,为代偿心排量下降,外周血管收缩以维持血压和冠状动脉灌注,使心脏后负荷增加,同样可导致心肌耗氧量增加和损伤加重,形成恶性循环。同时,心输出量降低也影响到其他重要脏器的灌注,肾脏低灌注导致肾小球流量减少,并触发肾素-血管紧张素-醛固酮系统的激活,促进钠和水潴留,增加心脏前负荷。

4. 外周阻力血管扩张和血压下降 · 大面积心肌梗死和低灌注状态引发全身炎症反应综合征,这种炎症级联反应导致大量自由基生成、细胞因子及炎症介质释放,一氧化氮合成酶形成增加,大量一氧化氮活化释放导致血管扩张,引起血压及组织灌注进一步下降。

(三) 中医病因病机

心源性休克根据其临床症状以神志淡漠或烦躁不安、大汗淋漓、四肢厥冷及脉微欲绝等为主要表现,将其归属于中医学的"厥脱""胸痹""真心痛"等范畴,其病位在心,涉及肝、脾、肾等脏。本病的发生多与寒邪内侵、饮食失调、情志失节、劳倦内伤及年迈体虚等因素相关。

本病为本虚标实、虚实夹杂之证,本虚者,可为阳虚、气虚、阴虚、血虚等,多为气虚、阳虚,且可阴损及阳,阳损及阴;标实者,可为血瘀、寒凝、痰浊、气滞等,多为血瘀、痰浊,可相兼为病,并可有兼热兼寒的不同,同时病机转化可因实致虚,亦可因虚致实。诸多致病因素导致气机逆乱,升降乖戾,气血阴阳不相顺接而发病,气血阴阳受损,痰瘀阻脉,元气耗竭,阴损及阳,或阳损及阴,以致阴阳不相维系,终至阴阳离决,发为厥脱。

(四) 诊断思路

1. 症状

(1) 血流动力学不稳定引起的组织低灌注表现:①脑组织灌注下降引起神志改变,早期常表现为烦躁不安、恐惧、精神紧张;中期出现神志淡漠、反应迟钝、意识模糊;晚期可出现神志不清、昏迷;②肾脏灌注减少引起急性肾小管坏死,表现为少尿或无尿;③皮肤血管收缩,表现为皮肤湿冷、苍白、发绀和花斑。

(2) 肺淤血和肺水肿症状:表现为呼吸困难、端坐呼吸、阵发性咳嗽伴大量白色或粉红色泡沫痰。

(3) AMICS的特点:早期可表现为反复或进行性药物难以控制的缺血性症状,可出现典型的缺血性胸痛或等同症状,如胸骨后或心前区剧烈的压榨性疼痛,伴或不伴放射性疼痛,也可表现为呼吸困难、恶心、呕吐、出汗及不能解释的疲劳等症状。

2. 体征 · 持续性的低血压状态,表现为在血容量充足的前提下,收缩压(SBP)<90 mmHg 或平均动脉压(MAP)<60 mmHg 持续时间超过 30 min,或 MAP 较基线下降>30 mmHg,或需要应用血管活性药物和(或)循环辅助装置支持下 SBP 维持>90 mmHg。心功能衰竭体征包括:脉搏细数或由于高度心脏传导阻滞引起心动过缓;心尖搏动减弱、心音低钝,S1 减弱,部分可闻及 S3 奔马律;合并机械并发症的患者可有新发心前区杂音,如腱索、乳头肌断裂或室间隔穿孔可闻及全收缩期杂音;合并右心功能不全和心脏压塞的患者可见颈静脉充盈;心肌炎及心包炎患者可能闻及心包摩擦音等;肺淤血和肺水肿表现为呼吸频率增快,两肺干、湿啰音;此外,还可出现其他器官低灌注及功能衰竭表现。

3. 实验室及辅助检查 · 用于心源性休克诊断的生物标志物及辅助检查虽然缺乏特异性,但是可以协助诊断,并为 CS 分期和预后提供信息。

(1) 心肌损伤标志物及 B 型利尿钠肽(BNP):肌钙蛋白是 AMI 不良事件的独立预测因素,对于 AMICS 患者,应优先选择肌钙蛋白作为 AMI 常规心肌损伤标志物检测指标,并宜动态观察心肌损伤标志物的演变。肌钙蛋白水平升高提示 CS 患者延迟就诊。BNP 水平升高可见于任何原因导致的心室和心房应力增加，因而没有确诊价值。不过 BNP 作为心力衰竭指标，有助于判断治疗效果及预后，并可作为 CS 生存率的独立预测因素。

（2）动脉血气分析：及时进行动脉血气分析检测酸碱状态和动脉血氧合有助于评价患者的临床状况、严重程度和治疗反应。乳酸水平升高是线粒体功能不全和细胞低灌注的标志。血乳酸水平>6.5 mmol/L 是 AMICS 患者住院期间死亡率升高的重要独立预测因素。静脉血乳酸水平较动脉血高，因此通常首选动脉血乳酸测定，每隔 2～4 h 动态监测乳酸水平有助于评估低心输出量的严重程度、液体复苏疗效及组织缺氧改善情况等。通过优化血流动力学改善组织灌注治疗后，血乳酸水平应在 1 h 左右开始下降，持续升高者提示预后不佳。除血乳酸水平外，血浆碳酸氢盐水平也可提供重要的预后信息，低碳酸氢盐水平相比高乳酸水平能更有效地预测 CS 患者 30 天死亡率。此外，碱剩余可以反映组织代谢情况及全身酸中毒情况。

（3）肝功能、肾功能等：血尿素氮、肌酐和肝功能等是评估重要器官低灌注的重要指标。IABP - SHOCK Ⅱ研究提示 CS 患者基线肌酐水平>117.6 μmol/L 时死亡率显著增加，而基线血糖水平升高（尤其在没有明确糖尿病史的情况下）也提示预后不良。

（4）心电图：有助于尽快明确是否存在 AMI，以尽快启动血运重建。AMI 致 CS 最常见的心电图表现为 ST 段抬高，约 25% 的患者心电图也可表现为 ST 段压低或非特异性 ST 段改变。对所有疑似或不能排除 AMI 的患者均应在首次医疗接触后 10 min 内记录 12 或 18 导联 ECG，高度怀疑下后壁及右心室心肌梗死者应记录 18 导联 ECG。对有持续性缺血症状但首份 ECG 不能明确诊断的患者，需在 15～30 min 内复查 ECG。

（5）超声心动图：对心源性休克的诊断极有价值，可协助明确休克原因并进行危险分层，可用于诊断乳头肌断裂及室间隔缺损等机械并发症，评估左右心结构和功能、瓣膜狭窄或反流，判断是否存在严重的心室壁节段性运动异常及心肌病相关的弥漫性运动减弱、是否存在室壁瘤及心包积液等情况。在缺少有创血流动力学监测的情况下，可利用多普勒超声心动图推测患者的肺动脉楔压。

（6）床边 X 线胸片和胸部 CT：可评估是否存在心脏增大、肺淤血、肺水肿、胸腔积液和继发肺部感染等情况。

4. 诊断 · 心源性休克的临床诊断标准如下。

（1）存在引起心源性休克的病因。

（2）血流动力学表现

1）在血容量充足的前提下，SBP<90 mmHg 或平均动脉压 MAP<60 mmHg 持续时间超过 30 min，或 MAP 较基线下降>30 mmHg，或需要应用血管活性药物和（或）循环辅助装置支持下 SBP 维持>90 mmHg。

2）心输出量严重降低，心脏指数（CI）<2.2 L/(min · m^2)。

3）心室充盈压升高，肺毛细血管楔压（PCWP）>18 mmHg（参照《2018 年心源性休克诊断和治疗中国专家共识》）。有创血流动力学监测有助于确定心源性休克的诊断。

（3）低组织灌注表现：早期常表现为烦躁不安、胸闷、呼吸困难及尿量减少等；中期除上述表现外，还可出现神志淡漠、意识模糊、四肢湿冷、发绀及尿量进行减少；晚期可出现神志不清、弥散性血管内凝血和多器官功能障碍。

5. 分期 · 参考美国心血管造影和介入学会（Society for Cardiovascular Angiography and Interventions，SCAI）标准，根据患者体格检查、生物标志物和血流动力学等将 CS 分为 A 到 E 期（表 10 - 4）。确定分期对评估患者死亡风险及确定管理策略等都非常重要。

表 10-4　SCAI 心源性休克分期

分期	临床表现	体格检查/床旁检查结果		生物标志物		血流动力学	
		通常包括	可能包括	通常包括	可能包括	通常包括	可能包括
A. 风险期	患者目前未出现 CS 体征或症状,但存在进展为 CS 的风险。可能包括大面积 AMI 或既往心梗和(或)急性或慢性心衰急性发作的患者	正常颈静脉压(JVP)、肢体温暖且灌注良好 · 远端脉搏强劲 · 精神状态正常	肺部呼吸音清晰	乳酸水平正常	实验室指标正常 · 肾功能正常或在基线水平	血压正常 · SBP≥100 mmHg 或在基线水平	若评估有创血流动力学: · 心脏指数(CI)≥2.5 L/(min·m²) · 中心静脉压(CVP)≤10mmHg · 肺毛细血管楔压(PCWP)≤15 mmHg · 肺动脉血氧饱和度(PAsat)≥65%
B. 开始期	患者有血流动力学不稳定(血压相对降低或心动过速)的临床证据,但无低灌注	JVP 升高、肢体温暖且灌注良好 · 远端脉搏强劲 · 精神状态正常	肺部啰音	乳酸水平正常	轻微急性肾功能损害 BNP 升高	低血压 · SBP<90 mmHg · MAP<60 mmHg 或较基线下降>30 mmHg 心动过速 · 心率≥100 次/min	/
C. 典型期	患者表现为低灌注,且除容量复苏外,还需要给予其他干预(药物或机械循环支持)患者通常表现为血压相对降低(但不需要符合低血压标准)	容量超负荷	状态不佳、急性精神状态改变、"末日来临"感,皮肤湿冷、大范围啰音、皮肤灰白、斑驳、晦暗或四肢冰凉、毛细血管再充盈延迟、尿量<30 mL/h	乳酸≥2 mmol/L	肌酐增至基线的 1.5 倍(或 0.3 mg/dL)或肾小球滤过率(GFR)下降超过 50% 肝功能(LFT)指标升高 BNP 升高	若评估有创血流动力学(强烈推荐) · CI<2.2 L/(min·m²) · PCWP>15 mmHg	/
D. 恶化期	与 C 期相似但患者病情恶化、血流动力学恶化或乳酸升高证明初始治策略未能恢复灌注	经过初始治疗,符合 C 期任何一项 · 恶化(或未改善)的低灌注体征/症状		符合 C 期任何一项 · 乳酸升高并持续>2 mmol/L	肾功能恶化 LFT 恶化 BNP 升高	符合 C 期任何一项 · 需要增加血管加压药剂量或和类,或给予子机械循环支持以维持灌注	/
E. 终末期	实际或即将发生的循环衰竭	患者通常昏迷	脉搏近乎消失 心脏衰竭 多次除颤	乳酸≥8 mmol/L	心肺复苏(CPR) 严重酸中毒 · pH<7.2 · 碱缺失>10 mEq/L	尽管有最大的血流动力学支持,但仍出现严重的低血压	需要大剂量血管加压药

（五）监测与治疗

1. 监测

（1）基本监测：密切观察患者的生命体征及一般情况，包括神志、脉搏、心率、心律、呼吸频率、血压、体温、血氧饱和度及 24 h 出入量等。动态记录心电图、心脏彩超及各项实验室指标变化。

（2）血压监测：包括无创及有创血压监测。常用的有创血流动力学监测包括动脉内压力和中心静脉压（CVP）监测。对于病情危重或经过初始治疗后症状改善不明显的患者，建议进行有创心输出量监测，以明确血流动力学不稳定和休克持续的原因，明确是否需要机械循环支持。有创监测的类型取决于当地设施和患者的临床背景，常见监测包括肺动脉导管压力监测和脉搏指数连续心输出量监测。

（3）肺动脉漂浮导管监测：肺动脉漂浮导管能提供 PCWP、肺动脉压、CVP、心输出量、CI 和全身血管阻力（SVR）等血流动力学信息。PCWP 反映左心房平均压，与左心室舒张末压相关，有助于明确左心室功能，评估血容量情况，指导液体管理。

（4）心输出量和心脏指数：CI 可准确反映前后负荷和心脏收缩功能，鉴别心源性休克是否合并有绝对循环血容量不足，对液体管理和血管活性药物使用具有指导作用。根据血流动力学表现可将休克分为湿冷型、干冷型、湿暖型、干暖型 4 类（表 10-5）。大部分 AMICS 表现为湿冷型休克，其血流动力学特征为 CI 降低、PCWP 和 SVR 升高。另两种常见的 AMICS 类型包括干冷型和湿暖型休克，与湿冷型休克的区别体现为 CI 下降、PCWP 和 SVR 不同步升高。干暖型休克一般不属于心源性休克范畴。

表 10-5　休克的血流动力学表现

分型	外周血压	组织灌注	CI	SVR	PCWP
湿冷型	降低	不足或正常	降低	升高	升高
干冷型	降低	不足或正常	降低	升高	正常或降低
湿暖型	降低	不足或正常	降低	正常或降低	升高
干暖型（非 CS）	降低	不足或正常	升高	降低	正常或降低
血压正常型	正常	不足	相对正常	升高	相对正常
右心室[a]	降低	不足或正常	相对正常	正常或升高	相对正常

注：CS，心源性休克；CI，心脏指数；SVR，全身血管阻力；PCWP，肺毛细血管楔压。[a] 右心室休克中心静脉压（CVP）升高，部分患者 CVP/PCWP≥0.8

2. 治疗·应尽快明确引起休克的病因并予以治疗是防止休克最根本的措施。根据休克的病因、机制及病理生理特征，在去除病因的前提下，采取稳定血流动力学、保护重要脏器功能、维持内环境稳定、防治心律失常及改善心肌代谢等综合治疗措施。

（1）病因治疗

1）急性心肌梗死治疗：见急性冠脉综合征章节。

2）其他病因治疗：①急性心肌疾病：如暴发性心肌炎，应根据病情，酌情完善包括心脏磁共振、冠脉造影等检查，采取"以生命支持为依托的综合救治方案"，尽早给予循环支持治疗及糖皮质激素等免疫调节治疗；②心律失常：快速性心律失常（如心房颤动、心房扑动、室性心动过速等）诱发或导致 CS 恶化，建议紧急直流电复律，无法复律者可使用抗心律失常药降低心室率。短期内不能恢复的严重缓慢性心律失常，需行临时起搏器植入治疗；与此同时，需纠正任何可能导致心律失常的电解质和酸碱平衡紊乱，尤其需注意血钾及血镁的水平；③急性心脏压塞：急诊心包穿刺引流术，必要时急诊外科手术治疗;④结构性心脏病:如严重瓣膜病变及梗阻性肥厚型心肌病相关 CS 需行手术治疗去除病因。

(2) 对心源性休克的综合治疗

1) 一般紧急处理:去枕平卧、保持气道通畅、吸氧、快速建立静脉通道、持续床边生命体征监护、留置导尿管监测尿量及根据具体情况行血流动力学监测等。

2) 药物治疗:①镇静镇痛:急性心肌梗死时可应用吗啡镇静镇痛,降低耗氧量及前后负荷,应根据患者的血流动力学状态量身定制方案,避免过度镇静引发心源性休克恶化。咪达唑仑可用于烦躁不安的患者以减轻患者的紧张和心脏负担;②血管活性药物和正性肌力药物:通过提高 MAP 和增强心肌收缩力维持血流动力学稳定,保证脏器得到有效的灌注。通常需要使 MAP 达到 65 mmHg,更高的目标血压可能会伴随更多副作用,原因与此类药物会增加心肌氧消耗和血管收缩、损害微循环并增加后负荷相关。总体原则是以尽可能低的剂量和尽可能短的时间进行给药。同时为了避免外周血管并发症,建议尽量中心静脉给药。血管活性药物常用去甲肾上腺素、多巴胺等。正性肌力药物首选多巴酚丁胺,主要作用于 α_1 受体,其正性肌力作用较多巴胺强,升压作用有限。其他正性肌力药物,如磷酸二酯酶抑制剂(米力农等)具有扩血管效应,可能引起血压进一步下降,且具有致心律失常的可能;新型钙离子增敏剂左西孟旦具有正性肌力作用且对心肌耗氧量、心率均无明显影响,但其扩血管作用可能加重对患者血流动力学的影响。这些药物在心源性休克中使用的获益性及证据级别较低,仍需在大型临床试验中进一步验证;③血管扩张药物:可以减轻心脏前后负荷,降低左心室射血阻力,使心输出量增加,心肌耗氧量减少,从而改善微循环,但因其降低血压,一般宜用于 PCWP>15 mmHg、周围血管收缩及四肢厥冷并伴有发绀的患者,可予硝酸甘油等扩张血管,且可与多巴胺合用,需密切监测血压及 PCWP;④补充血容量:心源性休克合并低血容量状态并不常见,但仍应进行血流动力学监测进行评估,如 CVP 低于 5 cmH$_2$O,则提示存在低血容量。在无急性肺水肿的情况下,可使用等渗容量扩张剂,注意补液量及速度,并监测血压、心率、静脉充盈及尿量等变化情况。如在伴有右心室梗死时,需要更积极的液体复苏,以维持有效的右心室前负荷;⑤纠正酸中毒:心源性休克时可导致代谢性酸中毒,严重的酸中毒可抑制心肌收缩力和致心律失常发生,并降低心脏对血管活性药物的反应性。可予 5%NaHCO$_3$ 静滴,并依据血气分析结果调整用量。

3) 循环辅助治疗:①经皮机械循环辅助(pMCS)是治疗 AMICS 的重要技术之一,具有降低心室负荷,增加全身灌注和心肌灌注,提供血流动力学支持等作用。当患者应用较大剂量血管活性药物后,血流动力学仍然不稳定时,应考虑尽快置入 pMCS 装置;②主动脉内球囊反搏(intra-aortic balloon pump,IABP)是目前最为成熟和普遍应用的 pMCS。然而目前对 AMICS 患者接受 IABP 治疗的获益性依然存疑。早期认为置入 IABP 可使 AMICS 患者死亡率显著下降,但近年来一些大型试验的结果指出 IABP 并不能改善 AMICS 患者 30 天、1 年和 6 年的生存率,故不推荐常规使用 IABP,仅推荐在药物治疗效果不佳且合并机械并发症的 AMICS 患者中使用。但综合考虑到相关临床研究的局限性,并且 IABP 可以增加冠脉血流,改善心肌供血,增加心输出量,并降低左心室后负荷,目前临床上仍将 IABP 作为目前 CS 最有效的循环辅助治疗之一。因此,在血容量充足的前提下,当联合应用较大剂量血管活性药物治疗后,血流动力学仍不能迅速稳定时,应考虑快速启动 IABP 支持治疗;如合并冠状动脉高危病变、严重左心室功能受损时,也应早期启动 IABP;③当 IABP 辅助下仍需较大量血管活性药物维持循环、心电活动仍不稳定、组织灌注不佳或呼吸衰竭不能改善时,应考虑尽早联合启动静脉-动脉体外膜肺氧合(VA-ECMO)、左心室-主动脉辅助装置 Impella 等更高级别的 pMCS 支持等。选择 pMCS 时必须综合考虑患者的血流动力学情况、获益-风险比、技术成熟度、设备获取及治疗终极目标等。

4）其他重要脏器功能支持治疗：包括必要时的机械通气治疗、肾脏替代治疗等。

（六）中医药治疗

1. 中医对心源性休克的认识·心源性休克是内科常见之急症，历代医家一般认为其属于中医学"厥脱""胸痹""真心痛"等范畴，临床以面色苍白、四肢厥逆、出冷汗、脉微欲绝、神情淡漠或烦躁等为特征。

由此可见，历代医家已认识到厥脱、胸痹、真心痛等发病之急重，若救治不力可导致阳气亡脱，或阴精耗竭，最终阴阳离绝而亡。现代中医对本病病因病机认识大同小异，认为心源性休克之"厥脱"为心阳衰微、气血逆乱、气血阴阳难以顺接、痰瘀阻脉、正气耗竭的一类危重病证，根据发病的病因和特点等，以"寒凝心脉、气虚血瘀、气阴两虚、阴脱、阳脱及阴阳俱脱"等为临床常见的证型。

2. 辨证施治·心源性休克是临床中的急危重症，其病机复杂，病情危重且多变，需要及时仔细观察患者的肢温、神志、气息、汗出、二便及舌象、脉象等情况，探求病因分析病机而做出辨证分型以进一步施治，其本质为本虚标实，正气大虚故需补，邪气赢实而必通，故施治需遵"祛实通脉不伤正，扶正补虚不碍邪"之法，同时"急病归肾"，在治疗中要注重采用补肾填精之法。临证应注意审明病因、辨明虚实，必须强调早治、急治及积极综合救治。

（1）辨证要点

1）辨本虚标实：本病总属本虚标实之证，辨证首先辨别虚实，分清标本。本虚应区别阴阳气血亏虚的不同，标实应区别血瘀、寒凝、痰浊、气滞的不同。本虚者心胸隐痛而闷，因劳累而发，伴心悸、气短、乏力，舌淡胖嫩，边有齿痕，脉沉细或结代者，多属心气不足；若绞痛兼见胸闷气短，四肢厥冷，神倦自汗，脉沉细，则为心阳不振；隐痛时作时止，缠绵不休，动则多发，伴口干，舌淡红而少苔，脉沉细而数，则为气阴两虚。标实者刺痛固定不移，痛有定处，夜间多发，舌紫暗或有瘀斑，脉结代或涩，多为心血瘀阻所致；胸痛如绞，遇寒则发，得冷加剧，多伴畏寒肢冷，舌淡苔白，脉细，多为寒凝心脉所致；胸部窒闷而痛，伴唾吐痰涎，苔腻，脉弦滑或弦数者，多属痰浊；闷重而痛轻，兼见胸胁胀满，善太息，苔薄白，脉弦者，多属气滞。

2）辨脱之阴阳：①阴脱：即亡阴，以面唇苍白，潮热烦躁，心悸多汗，口渴喜饮，尿少便秘，肢厥不温，舌红少津，脉细数或沉微欲绝为特征；②阳脱：即亡阳，因久病阳虚或暴病阳气突然脱失所致，亦可由亡阴之后发展而来，其脉证与寒凝心脉相似而更严重。以心悸气短，冷汗淋漓，面色苍白，四肢厥冷，气息微弱，神志模糊或昏迷，小便失禁，舌淡而润，脉沉细或微弱欲绝为特征；③阴阳俱脱：乃厥脱之重者，多见神志昏迷，目呆口张，瞳仁散大，喉中痰鸣，气少息促，汗出如油，舌卷囊缩，周身俱冷，二便失禁，脉微欲绝。

3）辨病情轻重：病情之轻重，当视其胸闷胸痛及厥逆程度、神志、面色、气息、脉象、二便等而定。一般而论，疼痛持续时间长，反复发作者重，持续数小时甚至数日不休者常为危重证候，持续时间短暂，偶尔发作者轻；疼痛遇劳发作，服药后难以缓解者重，休息或服药后能缓解者轻；四肢厥冷愈甚愈久者重，反之较轻；神志昏迷者重，神志清楚者轻；面色苍白、晦暗者重，面色红润者轻；气息急促或微弱者重，气息平和者轻；脉微弱欲绝者重，脉滑数有力者轻；无尿者重，少尿、有尿者轻。

（2）治则治法

1）寒凝心脉

证候特征：胸痛彻背，胸闷气短，神疲乏力，心悸，神情淡漠，四肢厥冷，冷汗淋漓，口不渴，尿少或遗溺，下利清谷，面色晦暗，舌淡苔白，脉微细或沉伏。

治法：温经散寒，回阳救逆。

推荐方药：参附汤（《正体类要》）合四逆汤（《伤寒论》）。方药组成：人参、制附子、干姜、炙甘草。阴盛格阳脉伏者，重用姜、附，加葱白以温阳通脉，加猪胆汁反佐；气短息促，汗冷如水，脉微者，加龙骨、牡蛎;阴寒内盛者加肉桂。若痛剧而四肢厥冷,冷汗淋漓,即刻舌下含服苏合香丸。

推荐中成药:参附注射液。

2)气虚血瘀

证候特征:心胸刺痛,胸闷如窒,气短乏力,心悸汗出,神情淡漠,四肢厥冷,舌体胖大,边有齿痕,舌质紫暗,有瘀斑,苔薄白,脉弦细无力。

治法:益气回阳,活血止痛。

推荐方药:保元汤(《博爱心鉴》)合血府逐瘀汤(《医林改错》)。方药组成:黄芪、人参、肉桂、当归、生地、桃仁、红花、枳壳、赤芍、柴胡、甘草、桔梗、川芎、牛膝。瘀血痹阻重证,胸痛剧烈者,加三七、降香、丹参等;若兼有寒凝血瘀或阳虚血瘀者,加乳香、没药、川芎、细辛、薤白等;若兼有阴虚者,加丹皮、蒲黄等;若兼有气滞者,加沉香、降香、郁金、香附等;若兼有痰浊者,加瓜蒌、薤白、半夏、石菖蒲等。

推荐中成药:参麦注射液、血塞通注射液。

3)气阴两虚

证候特征:心胸隐痛,时作时休,心悸气短,动则益甚,倦怠乏力,声息低微,面色㿠白,易汗出;舌质淡红,舌体胖且边有齿痕,苔薄白,脉虚细缓或结代。

治法:益气养阴,活血通脉。

推荐方药:生脉散(《内外伤辨惑论》)合人参养荣汤(《太平惠民和剂局方》)。方药组成:人参、麦冬、五味子、熟地黄、当归、白芍、白术、茯苓、炙甘草、黄芪、陈皮、五味子、桂心、远志。素体虚弱者,加山萸肉、补骨脂等扶正之品;若气虚明显,加黄精、山药等;若阴虚明显,加生地、玉竹、石斛等;若兼有痰浊者,加瓜蒌、半夏等;若兼有痰热者,加黄连、胆南星、石菖蒲、天竺黄等;若兼血瘀者,加丹参、川芎等。

推荐中成药:生脉注射液。

4)阴脱

证候特征:心痛憋闷,心悸多汗,面唇苍白,潮热烦躁,口渴喜饮,尿少便秘,肢厥不温,舌红少津,脉细数或沉微欲绝。

治法:益气养血,养阴固脱。

推荐方药:生脉散(《内外伤辨惑论》)合固阴煎(《景岳全书》)。方药组成:人参、麦冬、五味子、熟地、山茱萸、山药、远志、菟丝子。口渴喜饮,汗多黏手者,加玉竹、白芍、鳖甲、牡蛎等。

推荐中成药:参麦注射液、生脉注射液。

5)阳脱

证候特征:心胸绞痛,胸中憋闷或有窒息感,喘促不宁,心悸,冷汗淋漓,面色苍白,四肢厥冷,气息微弱,神志模糊或昏迷,小便失禁,舌淡而润,脉沉细或微弱欲绝。

治法:回阳救逆,益气固脱。

推荐方药:参附汤(《正体类要》)合四逆汤(《伤寒论》)。方药组成:人参、制附子、干姜、炙甘草。气短息促,冷汗淋漓,脉微弱欲绝者,加龙骨、牡蛎、磁石等。

推荐中成药:参附注射液。

6)阴阳俱脱

证候特征:神志昏迷,目呆口张,瞳仁散大,喉中痰鸣,气少息促,汗出如油,舌卷囊缩,周身俱冷,二便失禁,脉微欲绝。

治法:阴阳双补,回阳救阴。

推荐方药:参附汤(《正体类要》)合生脉散(《内外伤辨惑论》)。方药组成:人参、制附子、麦冬、五味子。唇面发绀者,加丹参、葛根、川芎、三七等。

推荐中成药:参附注射液、参麦注射液、生脉注射液。

3. 针灸·针灸具有疏通经络、调整气血、平衡阴阳之功效,对厥脱具有救治之用。应取素髎、内关及人中,三穴合用,回阳固脱。胸痛配巨阙,神志昏迷配中冲、涌泉,肢冷脉微配关元、神阙及百会,俱用灸法。

(张　超)

参考文献

[1] 蒋梅先,严世芸.张伯臾学术经验集[M].北京:人民卫生出版社,2017:27-33,52-63.
[2] 林果为,王吉耀,葛均波.实用内科学[M].15版.北京:人民卫生出版社,2017,11.
[3] 刘清泉.实用中医急诊学[M].北京:中国中医药出版社,2021.
[4] 管向东,陈德昌,严静.中国重症医学专科资质培训教材[M].3版.北京:人民卫生出版社,2019:37-48.
[5] 张在其,黄子通.急危重病临床救治[M].2版.武汉:湖北科学技术出版社,2023.
[6] 国家中医心血管病临床医学研究中心,中国医师协会中西医结合医师分会,《生脉类注射剂临床应用中国专家共识》编写组.生脉类注射剂临床应用中国专家共识[J].中国中西医结合杂志,2020,40(12):1430-1438.
[7] 李蒙,孙昊,张劲松.药物过敏性休克的临床研究[J].实用休克杂志(中英文),2021,5(1):1-5.
[8] 潘金波,陈晔.休克的中医辨证论治[J].中国中西医结合急救杂志,2015,22(5):539-541.
[9] 王永炎,严世芸.实用中医内科学[M].2版.上海:上海科学技术出版社,2009.
[10] 邢庆昌,张立俭,胡森.中医药治疗失血性休克的研究述评[J].中医学报,2011,26(06):730-732.
[11] 余悦,冯磊,刘喜明.刘喜明教授从"三脱""三固"论独参汤及其应用[J].中国中医急症,2020,29(03):530-532.
[12] 中国人民解放军急救医学专业委员会,中国医师协会急诊医师分会,北京急诊医学学会,等.创伤失血性休克中国急诊专家共识(2023)[J].中国急救医学,2023,43(11):841-854.
[13] 中国医师协会急诊医师分会,中国研究型医院学会休克与脓毒症专业委员会.参附注射液急重症临床应用专家共识[J].临床急诊杂志,2018,19(10):651-657.
[14] 中国医师协会急诊医师分会,中国研究型医院学会休克与脓毒症专业委员会.中国脓毒症/脓毒性休克急诊治疗指南(2018)[J].感染、炎症、修复,2019,20(1):3-22.
[15] 中国医师协会急诊医师分会.急性循环衰竭中国急诊临床实践专家共识[J].中华急诊医学杂志,2016,25(2):146-152.
[16] 中华医学会心血管病学分会,中华心血管病杂志编辑委员会.急性心肌梗死合并心源性休克诊断和治疗中国专家共识(2021)[J].中华心血管病杂志,2022,50(3):231-242.
[17] 中华医学会心血管病学分会心血管急重症学组,中华心血管病杂志编辑委员会.心源性休克诊断和治疗中国专家共识(2018)[J].中华心血管病杂志,2019,47(4):265-277.
[18] Barbar SD, Clere-Jehl R, Bourredjem A, et al. Timing of renal-replacement therapy in patients with acute kidney injury and sepsis [J]. N Engl J Med, 2018,379(15):1431-1442.
[19] Danielle N Alfano, Linda R Klei, Hanna B Klei, et al. MALT1 protease plays a dual role in the allergic response by acting in both mast cells and endouelial cells [J]. J Immunol:2020,224(9):4337-4344.
[20] Evans L, Rhodes A, Alhazzani W, et al. Surviving sepsis campaign: international guidelines for management of sepsis and septic shock 2021 [J]. Intensive Care Med, 2021,47(11):1181-1247.
[21] Leibner E, Andreae M, Galvagno SM, et al. Damage control resuscitation [J]. Clin Exp Emerg Med, 2020,7(1):5-13.
[22] Mohamed M, Majeske K, Sachwani GR, et al. The impact of early thromboelastography directed therapy in trauma resuscitation [J]. Scand J Trauma Resusc Emerg Med, 2017,25(1):99.
[23] Moore EE, Moore HB, Kornblith LZ, et al. Trauma-induced coagulopathy [J]. Nat Rev Dis Primers, 2020,7(1):30.
[24] Naidu SS, Baran DA, Jentzer JC, et al. SCAI SHOCK stage classification expert consensus update: a review and incorporation of validation studies [J]. J Am Coll Cardiol, 2022,79(9):933-946.
[25] Rhodes A, Evans LE, Alhazzani W, et al. Surviving sepsis campaign: international guidelines for management of

sepsis and septic shock:2016 [J]. Crit Care Med，2017,45(3):486-552.

[26] Shaker MS，Wallace DV，Golden DBK，et al. Anaphylaxis — a 2020 practice parameter update，systematic review，and grading of recommendations，assessment，development and evaluation (GRADE) analysis [J]. J Allergy Clin Immunol，2020,145(4):1082-1123.

[27] Standl T，Annecke T，Cascorbi I，et al. The nomenclature，definition and distinction of types of shock [J]. Dtsch Arztebl Int，2018,115(45):757-768.

[28] Thorson CM，Van Haren RM，Ryan ML，et al. Admission hematocrit and transfusion requirements after trauma [J]. J Am Coll Surg，2013,216(1):65-73.

[29] Yamani A，Wu D，Waggoner L，et al. The vascular endothelial specific IL-4 receptor alpha-ABL1 kinase signaling axis regulates the severity of IgE-mediated anaphylactic reactions [J]. J Allergy Clin Immunol，2018,142(4):1159-1172 e1155.

[30] Zeymer U，Bueno H，Granger CB，et al. Acute cardiovascular care association position statement for the diagnosis and treatment of patients with acute myocardial infarction complicated by cardiogenic shock: a document of the acute cardiovascular care association of the european society of cardiology [J]. Eur Heart J Acute Cardiovasc Care，2020,9(2):183-197.

第十一章 · 血 流 感 染

血流感染(bloodstream infection,BSI)是指病原微生物侵入血液循环,一过性、间歇性或持续性存在,并释放毒素和代谢产物,诱导和激活炎症介质,引起高热、寒战、心动过速、呼吸急促、皮疹和神志改变等一系列临床症状,严重者可引起休克、弥散性血管内凝血、多器官功能障碍综合征,甚至死亡,是一种严重的全身感染性疾病。血流感染包括菌血症、败血症、导管相关血流感染等。不同地区和国家血流感染发生率和病死率的风险等级不一致,其中社区获得性血流感染和医院获得性血流感染各占40%,ICU获得性血流感染约占20%。2007年,一项全球ICU感染流行病学调查研究显示,ICU人群BSI的患病率达15.1%。美国一项6年回顾性队列研究显示,住院患者BSI发生率为5.9%,全因死亡率为15.6%。我国一项综合了72篇文献的荟萃分析研究结果显示,加权合并的BSI总病死率为28.7%,医院获得性BSI的病死率为26.8%,显著高于社区获得性BSI的6.9%,但纳入的各个研究之间异质性较大。血流感染已经成为日益严重的公共卫生问题。

(一)病因

1. 机体屏障功能受损·如手术、创伤、烫伤、留置导尿管、静脉留置针、动脉导管、静脉导管、气管插管、气管切开等。

2. 机体免疫力下降·有医源性因素,如激素、化疗、免疫抑制剂等的使用;非医源性因素,如人类免疫缺陷病毒(HIV)感染、血液系统肿瘤、糖尿病、尿毒症、神经系统疾病、营养不良等。

需氧及兼性厌氧菌是血流感染主要的病原菌,可分为内源性和外源性来源。内源性来源包括呼吸道、泌尿生殖道、胆道、皮肤、肠道、腹膜液、中枢神经系统、骨骼、手术伤口等,外源性来源包括动脉导管、静脉导管、导尿管等。呼吸道、泌尿生殖道和胃肠道是血流感染病原菌的三大常见来源。近年来,较大规模的研究结果显示血流感染居前几位的病原菌为金黄色葡萄球菌、凝固酶阴性葡萄球菌、大肠埃希菌、肺炎克雷伯菌、念珠菌属、肠球菌属和肠杆菌属。引起血流感染的病原菌随着各种操作技术的开展及抗感染药物的应用而不断变化,病原菌的耐药性亦逐渐增加。

(二)分类

1. 根据发病场所分类

(1)社区获得性血流感染(community acquired bloodstream infection,CA-BSI)指入院48 h内或出院48 h后发生的血流感染。

(2)医院获得性血流感染(hospital acquired bloodstream infection,HA-BSI):指入院48 h后或出院48 h内发生的血流感染。

2. 根据是否有原发病灶分类

(1)原发性血流感染(primary bloodstream infection,PBSI):指无明确原发感染灶的血流感染。

(2)继发性血流感染(secondary bloodstream infection,SBSI):指有明确原发感染灶,病原微生物经原发灶入血导致的血流感染。

3. 根据发病复杂程度分类

（1）非复杂性血流感染：指患者血培养阳性，无感染性心内膜炎，无人工植入装置，血培养于治疗 2~4 天内转阴，经有效治疗后 72 h 内退热，且无迁徙性感染灶的血流感染。

（2）复杂性血流感染：指血培养阳性，不符合上述非复杂性血流感染定义者。

4. 根据病原菌在血液中持续时间长短分类

（1）一过性菌血症：指散发性和通常无症状的菌血症。其发生与各类操作，特别是黏膜创伤相关。间歇性和短暂性的菌血症在拔牙和其他牙科手术中特别常见。

（2）持续性血流感染：患者发热等临床症状无改善，血培养阳性状态持续 3 天或以上。

5. 血流感染的特殊类型

（1）导管相关性血流感染（catheter-related bloodstream infection，CRBSI）：指除血管内导管外没有其他明确的感染源，在植入血管内导管 48 h 后或拔除血管内导管 48 h 内出现的血流感染，并伴有发热、寒战或低血压等感染表现。

（2）感染性心内膜炎（infective endocarditis，IE）：指由致病微生物循血液途径引起的心内膜、心瓣膜或邻近大动脉内膜的感染并伴赘生物形成。

（3）内源性无症状菌血症：指起源于宿主内部但尚未引起 BSI 典型症状的菌血症。

（三）发病机制

致病菌经各种途径进入血液循环是否能引起血流感染，与致病菌数量、毒力、机体的免疫防御功能及遗传易感性相关。少量病菌进入血液循环后，如机体的免疫功能正常，可迅速被吞噬细胞、中性粒细胞等吞噬而清除，一般无明显毒血症表现；当机体免疫力因各种慢性病、免疫缺陷等而减弱，或是侵入的细菌毒力强、数量多，则细菌可在血液中大量生长繁殖而产生毒血症表现。

1. **病原菌致病力** 病原菌具有多种酶和毒素有助于细菌的生长、繁殖和扩散；产生的内毒素能刺激炎症介质的释放、损伤血管内皮细胞和心肌、启动凝血系统、激活补体等，可导致微循环障碍、休克、DIC 等；部分病原菌具有荚膜，可对抗吞噬及体液中的杀菌物质。

2. **人体的免疫防疫反应**

（1）皮肤及黏膜的防御作用：当皮肤及黏膜炎症、烧伤、机械性损伤等因素导致屏障防御功能破坏，致细菌侵入血液循环。

（2）全身性免疫反应：不同的免疫功能缺陷有利于某些致病菌感染的发生，如一些恶性血液系统疾病，易感染有荚膜的细菌等；各种慢性疾病由于代谢紊乱、免疫球蛋白合成减少、粒细胞吞噬功能减弱等易招致细菌感染。

（3）医源性因素：免疫抑制剂及放射治疗等可削弱细胞免疫和体液免疫；广谱抗菌药物的使用导致体内菌群失调、耐药菌产生及二重感染；各种创伤性诊疗手段可导致细菌进入血液循环。

（四）中医病因病机

中医古籍无血流感染病名的论述，中医学认为本病多由于热毒、温邪、湿邪等所引起，归属于温病、疽毒内陷、疔疮走黄等病证的范畴。《疡科心得集》云"外症虽有一定之形，而毒气之流行亦无定位，故毒入于心则昏迷，入于肝则痉厥，入于脾则腹胀痛，入于肺则喘嗽，入于肾则目暗手足冷"。《温病条辨》中有"大热大渴""面目俱赤""舌謇肢厥""腹满舌燥黄""口燥咽干，舌苔干黑"等诸证的描述。其临床特点有发热、寒战、面赤等，同时伴发气机逆乱，可表现为厥证。

血流感染的病因病机包括正虚和邪实两个方面。病邪以六淫中的"火毒"为主，外邪通过正虚而发病，毒盛邪深，正虚无力抗邪，毒不能外泄而致内陷，终致本病的发生。《黄帝内经》云"诸痛痒疮，皆属于心"；肺为娇脏，易受外邪，金伤不能制木，木旺可以动风；故本病病位主要在心、肺、肝三脏。随着疾病进一步进展，正气亏虚难以抗邪外出，热毒、瘀血和痰浊等病理产物积于体内，内外之毒相互蕴结,虚实夹杂,阻遏气机,导致气血阴阳运行逆乱,可出现阴阳离决。

(五)诊断思路

1. 症状

(1)常见症状:发热,寒战,体温不升或低体温,肌肉酸痛,咳嗽、咳痰、胸痛,头晕、头痛,恶心、呕吐,腹痛、腹泻,尿频、尿痛,腰痛,皮疹,关节疼痛等。

(2)器官功能障碍症状:定向障碍、焦虑,气急、呼吸困难,尿少甚至无尿,黄疸,腹胀、腹痛、瘀斑、瘀点等。

(3)感染性休克症状:烦躁不安、谵妄,严重者神志淡漠、昏迷,面色苍白、口唇发绀。

2. 体征 · 瘀斑、瘀点,瘀点多分布于躯干、四肢、眼结膜、口腔黏膜等处,也可见皮疹、脓疱疹、大关节红、肿、热和活动受限,肝脾肿大、触痛,黄疸,也可有迁徙性病灶或损害,休克者有皮肤花斑、四肢厥冷、脉搏细速、血压下降等。

3. 实验室及其他辅助检查

(1)病原学检查:血培养是血流感染的金标准。静脉采血时,应严格消毒血培养瓶盖和皮肤,用无菌采血装置采血,不换针头,直接将血液标本注入血培养瓶中,注入血液后应颠倒混匀以防凝固。①采血时机:一般应在抗菌药物治疗前,在寒战后和发热高峰前抽血。②采血部位:一般以无菌操作在患者双侧肘静脉采血,儿童和婴幼儿或是肘静脉采血有困难的成人患者,可以选用颈部和腹股沟采血,但注意严格消毒,因为两部位皮肤褶皱多,易造成皮肤寄生菌污染。应注意不宜从静脉导管或静脉留置口采血(常伴高污染率),疑有导管相关血流感染要从留置导管内采血时,应从外周静脉采集另一套血标本,有利于结果的对比。③皮肤消毒:使用 70%~75% 的乙醇或洗必泰或碘酊进行皮肤消毒,消毒液充分接触皮肤,等待足够长的时间待其干燥(30~60 s)后再穿刺采血。④血培养套数:每次采集至少 2 套血培养,每套包含 1 个需氧瓶和 1 个厌氧瓶,每个静脉穿刺点 1 套,对于不明原因的发热、亚急性心内膜炎或其他持续性的细菌血症或真菌血症,每次应间隔 30~60 min 抽血,抽取 3 套足量的血液进行培养。⑤采血量:推荐成人患者采血量通常为每瓶 8~10 mL,2 套血培养最好为 32~40 mL 血量。采用真空采血装置能降低污染率,采集后的血培养瓶应立即送实验室。

(2)血液检查:①炎症指标:外周血常规检查可见白细胞总数明显升高,一般为 $(10~30)\times 10^9/L$,机体反应较差者或少数革兰阴性杆菌感染者白细胞总数可不升高,甚至降低;中性粒细胞百分比增高,可出现核左移及细胞内中毒性颗粒;血浆 C 反应蛋白升高;血浆降钙素原(PCT)升高。②脏器功能障碍相关指标:动脉血气分析检测可提示低氧血症;血肌酐上升;血小板减少及凝血障碍;血胆红素上升等。③血流动力学相关指标:血乳酸升高。④真菌相关辅助检验指标:血清 $(1-3)-\beta-D$ 葡聚糖试验(G 试验)检测有助于念珠菌血症的诊断;半乳甘露聚糖(GM 试验)检测有助于曲霉菌感染的诊断。

(3)其他检查:心电图、X 线、CT、MR、超声等有助于心、肺、肝、肾等脏器损害的判断及迁徙性病灶的诊断,超声也有助于休克的容量反应性评估。

4. 诊断

(1)美国疾病控制和预防中心诊断标准:见表 11-1。

(2)血流感染的诊断标准:如下。

临床诊断:体温>38 ℃或<36 ℃,可伴有寒战,并合并下列情况之一:①有入侵门户或迁徙病灶;②有全身中毒症状而无明显感染灶;③有皮疹或出血点、肝脾肿大、血液中性粒细胞增多伴核左移,且无其他原因可解释;④收缩压<90 mmHg 或较原收缩压下降超过 40 mmHg。

表 11-1　实验室证实的血流感染诊断必须符合下列标准之一

标准一	从一个或多个血液标本中培养出致病菌； 或通过非培养微生物学检测方法鉴定到病原体的属或种水平； 且在血液中发现的病原体与其他部位的感染无关。
标准二	至少有以下症状或体征之一： 发热(>38℃)、寒战或低血压； 且在血液中发现的病原体与其他部位的感染无关； 且从不同时间采集的两个或多个血液标本中鉴定出来同一个病原微生物。 注:标准要素必须发生在 7 天感染时间窗内,包括阳性血液标本采集日期,以及之前和之后 3 天。
标准三	≤1 岁的患者至少有以下症状或体征之一： 发热(>38℃)、低体温(<36℃)、呼吸暂停或心动过缓； 且在血液中发现的病原体与其他部位的感染无关； 且从不同时间采集的两个或多个血液标本中鉴定出来同一个病原微生物。 注:标准要素必须发生在 7 天感染时间窗内,包括阳性血液标本采集日期,以及之前和之后 3 天。

在临床诊断基础上,病原学诊断符合下列两条之一即可确定:①血培养分离出病原微生物,若为常见皮肤寄植菌,如类白喉等棒状杆菌、丙酸杆菌属、微球菌等,需在不同时间采血有 2 次或多次培养阳性;②血抗原测定阳性。

（3）导管相关血流感染的诊断标准:见表 11-2。

表 11-2　导管相关血流感染的诊断标准(美国感染病学会临床实践指南)

临床诊断	(1) 有感染的临床表现:有发热、寒战和(或)低血压 (2) 至少有一处外周静脉血培养阳性 (3) 除导管外无明显的感染来源
确诊(在临床诊断基础上,还需满足下列至少 1 个条件)	(1) 经导管尖端培养和经皮获得的外周血培养为同一微生物,用半定量培养法菌落计数>15 个菌落/板或定量肉汤培养时菌落计数>10^3/U (2) 外周静脉穿刺所取标本和经导管所取标本定量血培养细菌浓度比例超过 1∶5,或导管腔和外周血标本培养报阳性时间差达到 2 h 以上 (3) 在不能进行外周血培养或导管尖端培养的情况下,通过对导管的 2 个不同管腔进行定量血液培养,至少有 3 倍的菌落计数差异

（4）感染性心内膜炎诊断标准:见表 11-3。

表 11-3　感染性心内膜炎诊断标准(改良的 Duke 诊断标准)

临床疑诊需满足下列 2 条之一:①符合 1 个主要标准和 1 个次要标准;②符合 3 个次要标准
临床确诊需满足下列 3 条之一:①符合 2 个主要标准;②符合 1 个主要标准和 3 个次要标准;③符合 5 个次要标准

主要标准	(1) 血培养阳性:2 次血培养检出同样的典型致病微生物;血培养持续阳性,且至少间隔 12 h 以上取样检出同一致病微生物 (2) 心内膜感染证据:超声心动图、CT、MRI 或 PET-CT 检查发现心内赘生物、脓肿形成或新出现的瓣膜反流
次要标准	(1) 易感因素:易于患病的心脏状况或静脉药物依赖者 (2) 发热:体温>38℃ (3) 血管表现:重要动脉栓塞、脓毒性非梗死性或真菌性动脉瘤、颅内出血、结膜出血或 Janeway 损伤 (4) 免疫学表现:肾小球肾炎、Qsler 结节、Roth 斑或类风湿因子阳性 (5) 阳性血培养结果,但未达到主要标准 (6) 影像学检查结果未达到主要标准

（六）监测与治疗

1. 监测

（1）序贯性器官功能衰竭评分（SOFA 评分）：作为诊断危及生命的器官功能衰竭的标准，与死亡率之间存在良好的相关性，SOFA 评分越高，预后越差，需要进行动态评估。

（2）炎症指标的动态监测：白细胞总数、中性粒细胞、C 反应蛋白、PCT、炎症介质等评估感染控制情况以及炎症反应情况，指导临床治疗调整。

（3）血流动力学的评估：通过监测血压、心率、尿量、中心静脉压（CVP）、血细胞比容（HCT）、混合静脉血氧饱和度（SvO$_2$）容量及灌注情况；无创或有创血流动力学监测心输出量（CO）、全心舒张期末容积（GEDV）、胸腔内血容量（ITBV）、血管外肺水（EVLW）、全心射血分数（GEF）、心功能指数（CFI）等进行动态连续测量和分析，评估血流动力学稳定情况；可通过床旁下腔静脉超声对容量进行评估；通过动态监测血乳酸值、毛细血管充盈情况评估组织灌注情况。

2. 西医治疗

对于血流感染，一旦明确，应积极控制感染，尽早进行病原学检查，去除诱因，并针对并发症如感染性休克、ARDS、肾功能不全、DIC 等采取综合性救治措施。

（1）一般治疗及对症治疗：卧床休息，高热量、易消化饮食，维持水、电解质和酸碱平衡，补充适量维生素，对症降温治疗（以物理降温为主）等。

（2）合理的抗菌药物治疗：根据患者原发病灶、免疫功能状况、发病场所及其他流行病学资料综合评估推测可能的病原体，经验性选用适宜的抗菌药物治疗。

1）尽早进行病原学检查：①在抗菌药物治疗前留取血液标本及感染相关其他标本（如导管尖头、尿液、脓液等）送培养检查，并尽早开始经验性抗菌药物治疗；②根据可靠的病原学检查药敏结果以及经验性抗感染治疗效果，调整抗菌药物治疗方案。

2）抗菌药物选择的原则：①根据严重程度选用单药或联合用药抗感染治疗；②选用杀菌剂、静脉给药、足剂量、足疗程，一般需用药至体温恢复正常、临床症状消失后 7～10 天，真菌性血流感染则继续用药至少 14 天；复杂性血流感染需全身使用抗菌药物 4～6 周；③有迁徙性病灶或脓肿，应予以清除病灶、穿刺或切开引流，抗菌药物治疗疗程应适当延长；④当血流感染合并脑膜炎时，要选择能透过血脑屏障的抗菌药物。

3）经验性抗菌药物治疗：①根据患者基础疾病、迁徙性病灶情况、致病菌入侵途径及临床特征，结合当地致病菌流行情况，以及耐药菌情况，选用抗菌药物；②选用抗菌谱广的一种或两种以上药物联合治疗；对于免疫功能低下、耐药菌感染风险高的患者，抗菌药物应覆盖耐药菌；对于粒细胞缺乏伴发热，有真菌感染风险的，抗菌药物应注意覆盖真菌的治疗；③降阶梯治疗：每日评估抗菌药物治疗方案，根据病原学检查药敏结果降级抗菌药物，结合抗菌药物治疗效果、感染标志物检测结果，尽早停用抗菌药物；④部分抗菌药物注意监测血药浓度，根据血药浓度调整剂量，如万古霉素。

4）根据病原学检测进行抗菌药物的选择，常见血流感染病原体抗菌药物选择见表 11-4。

表 11-4　常见血流感染病原体抗菌药物选择

细菌类型	具体细菌	选用抗菌药物
革兰阳性菌	甲氧西林敏感葡萄球菌	青霉素类、头孢菌素、大环内酯类抗菌素、氟喹诺酮类、克林霉素等
	甲氧西林耐药葡萄球菌	万古霉素（去甲万古霉素）、利奈唑胺、达托霉素、替考拉宁等
	敏感肠球菌	青霉素、氨苄西林，或与一种氨基糖苷类联合治疗
	耐药肠球菌	万古霉素（去甲万古霉素）、利奈唑胺、达托霉素、替考拉宁等

（续表）

细菌类型	具体细菌	选用抗菌药物
革兰阳性菌	链球菌属	青霉素、氨苄西林、头孢菌素等，氟喹诺酮类、克林霉素、大环内酯类、头霉素类等；B组链球菌宜加用氨基糖苷类治疗
	李斯特菌	氨苄西林、复方磺胺甲噁唑、万古霉素、红霉素、莫西沙星、左氧氟沙星、亚胺培南等
革兰阴性菌	敏感革兰阴性菌	广谱青霉素类，三、四代头孢菌素，碳青霉烯类，β-内酰胺酶抑制剂合剂，氨曲南，可联合应用氨基糖苷类或氟喹诺酮类
	产 ESBL 革兰阴性菌	β-内酰胺类抗菌素、β-内酰胺酶抑制剂合剂、碳青霉烯类、头霉素类
	产 AmpC 酶革兰阴性菌	四代头孢菌素、碳青霉烯类、喹诺酮类，可联合氨基糖苷类
	碳青霉烯类耐药肠杆菌科细菌（CRE）	多黏菌素、替加环素、磷霉素、米诺环素、氨基糖苷类、舒巴坦或其合剂、碳青霉烯类等，根据不同细菌两药或三药联合；头孢他啶/阿维巴坦
厌氧菌	厌氧链球菌	青霉素、克林霉素、甲硝唑、头孢菌素等
	脆弱拟杆菌	克林霉素、头孢菌素类、β-内酰胺酶抑制剂合剂、第四代喹诺酮类、甲硝唑、碳青霉烯类等
	产气荚膜梭菌	青霉素，建议加克林霉素或四环素联合治疗
真菌	念珠菌	首选棘白菌素类（卡泊芬净、米卡芬净、阿尼芬净），次选三唑类（氟康唑、伏立康唑、伊曲康唑、艾沙康唑等）、多烯类（两性霉素 B、两性霉素 B 脂质体、两性霉素 B 胶体分散剂等），严重者可联合氟胞嘧啶治疗
	新型隐球菌	三唑类、多烯类、5-氟尿嘧啶等

（3）去除诱因及治疗原发病：在积极抗菌药物治疗的同时应注意诱因的治疗，及时移除导管、输液港，原发性或迁徙性病灶清除、脓液引流，有梗阻性因素（如胆道、泌尿道梗阻时）需解除梗阻，创伤性病灶积极清创等。对于患者的免疫抑制状态是由于药物或疾病所致者，需停用或减量免疫抑制药物，或有效治疗基础疾病。

（4）针对并发症治疗：见相关章节。

（七）中医药治疗

1. 中医对血流感染的认识·血流感染是以机体正气不足、外邪入侵、脏腑功能失调、气血不平衡为主要原因的发热性疾病，属于外感热病范畴。正虚是血流感染发病的根本原因，由于体质虚弱、禀赋不足、久病体衰、饮食失调、劳倦内伤等原因导致脏腑功能失常，表现为虚证；而实邪进入人体，灼伤经络，耗气伤阴，使气机逆乱，同时产生瘀血、痰浊、寒湿等病理产物，故表现为实证；正邪互相交争，使正气进一步受损，故为虚实夹杂证。气机之乱，始于一处，则五脏皆乱，五脏皆乱始于肺，由气及血致虚。气机逆乱，早期易化火、热、毒。血流感染中医主要治法有：邪盛热极治以清营凉血解毒为主；邪盛热重治疗以清热解毒为主；病在少阳则以和解为法；阴虚型治疗以扶正养阴、和营解毒为主；气虚阳虚型治以扶正益气温阳、和营补托解毒；正竭型治以回阳救逆、复脉固脱、扶正祛邪。血流感染属于严重感染，中医药治疗不仅可以发挥抗菌作用，还可以调节免疫，并通过清热解毒、调畅气血、益气扶正，达到鼓舞正气、祛邪外出的目的。

2. 辨证施治·根据疾病不同时期，分别予以解毒、扶正、祛瘀。解毒是贯穿疾病治疗始终的重要治法；扶正以鼓舞正气，有利于驱邪外出，防止毒邪进一步损害；瘀既为疾病发展过程中的病理产物，又为继发病因之一，祛瘀可使瘀血去、新血生。邪盛初期，疾病初起，感受毒邪，外邪侵袭太阳肌表，正邪交争，营卫失调；邪盛极期，毒邪炽盛，邪热弥漫全身，邪入阳明，充斥阳明之经，燥热亢盛；正虚邪恋期，正气虚损，邪气尤盛，正气不能驱邪外出，邪毒留恋，耗伤正气，病邪向内发展，由阳证、热证转变为阴证,严重者阳气暴脱。

(1) 邪犯肌表,或邪郁少阳

1) 毒邪束表,肺气失宣

证候特征:发热,恶寒,头身疼痛,无汗而喘,舌苔薄白,脉浮紧。

治法:发汗解表。

推荐方药:麻黄汤(《伤寒论》),方药组成:麻黄、桂枝、甘草、杏仁。临证加减:兼里热烦躁、口干,加石膏、黄芩清泻郁热;夹湿兼骨节酸痛,加白术、薏苡仁除湿痹;有咳嗽、痰多,加苏子、半夏、陈皮化痰下气。

2) 寒中少阴,阴寒内盛

证候特征:发热,恶寒甚剧,神疲欲寐,舌淡苔白,脉沉微。

治法:温经解表。

推荐方药:麻黄附子细辛汤(《医方集解》),方药组成:麻黄、附子、细辛。临证加减:外感风寒较重者,可加羌活、防风疏风散寒;头痛者,加菊花清利头目;项背强者,加葛根解肌表止痛。

3) 邪郁少阳,郁而化热

证候特征:往来寒热,胸胁苦满,心烦喜呕,口苦,咽干,目眩,苔薄白,脉弦;与阳明合病者见心下满痛,大便不畅,或协热下利,苔黄,脉弦数。

治法:和解少阳。

推荐方药:①兼表证者,小柴胡汤(《伤寒论》)合柴胡桂枝汤(《伤寒论》)加减,方药组成:柴胡、黄芩、人参、甘草、半夏、生姜、大枣、桂枝、芍药;②兼里实证,大柴胡汤(《伤寒论》)加减,方药组成:柴胡、黄芩、芍药、半夏、生姜、枳实、大枣、大黄。

推荐中成药:小柴胡颗粒、大柴胡颗粒等。

(2) 邪犯阳明,气营两燔

1) 毒入阳明,邪热亢盛

证候特征:阳明经证者,身大热,大汗出,大渴引饮,舌质红,苔黄腻,脉洪大;阳明腑证者,腹满硬痛、便秘,或热结旁流,或神昏谵语,或手足厥冷,喘促气粗,舌质红,苔黄腻,或苔黄厚而干燥,或焦黑起刺,脉沉数有力或沉迟有力。

治法:清热生津,通腑泄热。

推荐方药:①阳明经证者,白虎汤(《医方考》),方药组成:生石膏、知母、甘草、粳米。临证加减:热毒盛者,加金银花、连翘、大青叶清热退火;里热化火者,加黄连、黄芩清热泻火;津伤严重者,加人参、花粉清热益气生津;②阳明腑证者,大承气汤(《伤寒论》),方药组成:大黄、枳实、厚朴、芒硝。临证加减:阴津损伤较甚,加玄参、麦冬、生地黄补益阴津;小肠热结,小便短赤灼热,加木通、生地、赤茯苓、灯芯泄热;③邪实而正虚者,新加黄龙汤(《温病条辨》)加减,方药组成:细生地、生甘草、人参、生大黄、芒硝、玄参、麦冬、当归、海参、姜汁。

2) 毒邪内传,气分热盛

证候特征:身热不恶寒,反恶热,汗出,口渴。热壅于肺者,见咳喘、胸痛、鼻翼翕动;热郁胸膈者,烦闷不舒,心中懊恼,口渴唇焦。舌质红,苔黄,脉数或滑数有力。

治法:清热宣肺,泄热除烦。

推荐方药:①热壅于肺者,麻杏石甘汤(《温病条辨》),方药组成:麻黄、杏仁、生石膏、炙甘草。临证加减:痰热盛者,加鱼腥草、金荞麦清热排痰;胸痛者,加桃仁、郁金行气散瘀;咯血者,加茜草炭、茅根、侧柏叶益气止血;②热郁胸膈者,加栀子、淡豆豉清火除烦;邪热较盛者,选用凉膈散(《外科正宗》)加减,方药组成:连翘、栀子、黄芩、薄荷、甘草、大黄、芒硝、淡竹叶。

3）邪入营分,热闭心包

证候特征:身热夜甚,口干不甚渴饮,心烦不寐,斑疹隐隐,或神昏谵语,或昏愦不语,舌质红绛,脉细数。

治法:清营透热,清心开窍。

推荐方药:清营汤(《温病条辨》),方药组成:犀角(水牛角代)、生地黄、玄参、竹叶心、麦冬、丹参、黄连、金银花、连翘。临证加减:气分热犹炽盛者,加石膏、知母清气分热;肝风内动者,加钩藤祛肝风;大便不通者,加大黄、芒硝通腑泄热。

推荐中成药:安宫牛黄丸、至宝丹等。

（3）邪入血分,三阴受邪

1）热盛动血,瘀热互结

证候特征:身热夜甚,全身斑疹密布,吐血,衄血,便血,尿血;烦不寐,见躁扰不宁,神昏谵语,或见四肢抽搐,颈项强直,目睛上视,牙关紧闭;瘀热互结者,见少腹硬满急痛,大便秘结或色黑,谵妄若狂,舌质绛紫,脉弦数。

治法:凉血散血,破结通瘀。

推荐方药:犀角地黄汤(《温病条辨》),方药组成:犀角(水牛角代)、生地黄、芍药、丹皮。临证加减:瘀热互结者,加大黄、黄芩清热凉血散瘀;热伤血络,破血妄行之出血,加白茅根、侧柏炭、小蓟凉血止血。

推荐中成药:安宫牛黄丸、至宝丹、血必净注射液等。

2）三阴受邪,正气外脱

证候特征:发热骤退,汗出不止,面色苍白,呼吸短促,烦躁不安。阳脱者,四肢厥逆,舌淡胖,脉疾数无力,或脉微欲绝;阴脱者,身热,手足温,唇舌干红,脉虚数或细数。

治法:回阳救逆,益气固脱,或养津固气。

推荐方药:①阳虚欲脱者,四逆汤(《伤寒论》)加减,方药组成:附子(制)、干姜、炙甘草;②阳气暴脱者,参附汤(《金匮翼》)加减,方药组成:人参、附子(制);③亡阴者,生脉散(《温病条辨》)加减,方药组成:人参、麦冬、五味子。汗出不止者加黄芪、龙骨、牡蛎固涩敛汗。

推荐中成药:参附注射液、参麦注射液。

（谭美春）

参考文献

[1] 林果为,王吉耀,葛均波.实用内科学[M].15版.北京:人民卫生出版社,2017.

[2] 周庭银,王明贵,张文宏,等.血流感染实验诊断与临床诊治[M].3版.上海:上海科学技术出版社,2023.

[3] 刘清泉.实用中医急诊学[M].北京:中国中医药出版社,2021.

[4] 张在其,黄子通.急危重病临床救治[M].2版.武汉:湖北科学技术出版社,2023.

[5] 上海市微生物学会临床微生物学专业委员会,上海市医学会检验医学专科分会,上海市医学会危重病专科分会.血流感染临床检验路径专家共识[J].中华传染病杂志,2022,40(08):457-475.

[6] 中国心胸血管麻醉学会围术期感染控制分会.麻醉科导管相关性血流感染预防专家共识[J].中华医学杂志,2023,103(23):1733-1738.

[7] 钟敏林,周仙仕,李俊,等.血流感染脓毒症患者687例临床特征、中医证素分布及其与预后的相关性分析[J].陕西中医,2022,43(10):1392-1395.

[8] 董念国,徐志云,凤玮,等.感染性心内膜炎外科治疗中国专家共识[J].中华胸心血管外科杂志,2022,38(3):146-155.

［9］胡超,朱平,姜淼,等.基于NF-κB信号通路探讨中医药治疗脓毒症的研究进展[J].中国实验方剂学杂志,2021,27(19):216-224.

［10］Vance G Fowler Jr,David T Durack,Christine Selton-Suty,et al. The 2023 duke-international society for cardiovascular infectious diseases criteria for infective endocarditis: updating the modified duke criteria [J]. Clin Infect Dis,2023,77(4):518-526.

［11］Laura Evans,Andrew Rhodes,Waleed Alhazzani,et al. Executive summary: surviving sepsis campaign: international guidelines for the management of sepsis and septic shock 2021 [J]. Crit Care Med,2021,49(11):1974-1982.

［12］Yang Z Y,Zhan S Y,Wang B,et al. Fatality and secular trend of bloodstream infections during hospitalization in China: a systematic review and meta-analysis [J]. Beijing Da Xue Xue Bao Yi Xue Ban,2010,42(3):304-307.

［13］Rhee C,Dantes R,Epstein L,et al. Incidence and trends of sepsis in US hospitals using clinical vs claims data,2009-2014 [J]. JAMA,2017,318(13):1241-1249.

第十二章 · 急性心力衰竭

心力衰竭(heart failure，HF)简称心衰，是由于心脏结构和(或)功能异常导致心室充盈和(或)射血能力受损的一组临床综合征，其病理生理学特征为肺淤血和(或)体循环淤血、伴或不伴有组织器官低灌注，主要临床表现为呼吸困难、乏力(活动耐量受限)和(或)液体潴留(外周水肿)，以及血浆利尿钠肽水平升高。心衰是大部分心血管疾病发展的最终阶段，其发病率高，目前我国≥35岁人群心衰的患病率为1.3%(女性1.2%，男性1.4%)，估计有890万心衰患者，并且随着年龄的增长而增加。急性心力衰竭(AHF)是指继发于心脏功能异常而迅速发生或恶化的症状和体征，并伴血浆利尿钠肽水平的升高，临床上可以表现为新发的AHF(左心或右心衰竭)及急性失代偿的心力衰竭(ADHF)，其中ADHF多见，约占70%。与ADHF相比，新发的AHF有更高的院内死亡率，但出院后死亡率和再住院率较低。急性右心衰竭(ARHF)虽较少见，但近年有增加的趋势。

(一) 病因

心衰的常见病因包括心肌损害(如心肌梗死、心肌炎、心肌病等)、心瓣膜病变(狭窄或关闭不全)、容量或阻力负荷过重(如高血压、肺动脉高压等)、机械性梗阻(严重主动脉狭窄、左房黏液瘤、心脏压塞)等，其中新发急性左心衰竭最常见的病因包括由急性心肌缺血、机体严重感染和急性中毒等所致的急性心肌细胞损伤或坏死，以及急性心瓣膜功能不全和急性心脏压塞；ADHF大多是由一个或多个诱因所致，例如感染、严重心律失常、未控制的高血压、治疗依从性差的心衰患者不恰当地调整或停用药物及静脉输入液体(尤其是含钠液体)过多过快等。常见病因和诱因见表12-1。

表 12-1　AHF 常见病因及诱因

(1) ACS	(11) 肺动脉栓塞
(2) 严重心律失常(心动过速如房颤、室性心动过速等，心动过缓)	(12) 先天性心脏病
	(13) 妊娠和围生期心肌病
(3) 高血压急症	(14) 交感神经张力增高，应激性心肌病
(4) 急性感染(肺炎、病毒性心肌炎及感染性心内膜炎等)或脓毒症	(15) 心脏压塞
	(16) 代谢/激素水平变化(如淀粉样心肌病、甲状腺功能亢进或减退、糖尿病酮症酸中毒及肾上腺皮质功能不全等)
(5) 钠盐过量摄入，过多或过快输注液体	
(6) 原发性心肌病	(17) 严重贫血
(7) 瓣膜性心脏病(风湿性、退行性等)	(18) AKI/慢性肾脏病
(8) 急性中毒(酒精、一氧化碳及化学毒物等)	(19) 外科手术或围手术期并发症
(9) 药物(如非甾体类药、糖皮质激素、负性肌力药及具有心脏毒性的化疗药等)	(20) 急性机械性损伤(ACS并发心脏破裂、胸部外伤、心脏介入、主动脉夹层、急性原发或继发性瓣膜关闭不全等)
(10) 慢性阻塞性肺疾病急性加重	

(二) 分类

《2021年ESC急/慢性心衰诊断与治疗指南》中提出了急性心衰最新的分类，分为急性失代偿性心衰、急性肺水肿、孤立性右室衰竭和心源性休克四类(表12-2)。

表 12-2　急性心力衰竭的分类

分类	主要机制	主要原因	发病特点	主要血流动力学异常	主要临床表现	治疗策略
急性失代偿性心力衰竭	左心室功能障碍,肾脏水钠潴留	液体积聚,心室压力增加	渐进(天)	LVEDP↑ PCWP↑ 心输出量↓ SBP↓或正常	温暖/干冷	① 利尿剂 ② 正性肌力药/血管加压药(若外周血灌注不足或低血压时) ③ 如有需要,可采用短期 MCS 或 RRT
急性肺水肿	后负荷增加和(或)左心室舒张功能障碍;心脏瓣膜病	液体重新分配到肺部,导致急性呼吸衰竭	快速(小时)	LVEDP↑ PCWP↑ 心输出量↓ SBP↑或正常	温暖	① 利尿剂 ② 血管扩张剂
孤立性右心功能衰竭	右心室功能障碍和(或)毛细血管前肺动脉高压	中心静脉压增加,出现全身灌注不足	渐进/快速	RVEDP↑ 心输出量↓ SBP↓	干冷或湿冷	① 利尿剂治疗外周充血者 ② 正性肌力药/血管加压药(若外周血灌注不足或低血压时) ③ 如有需要,可采用短期 MCS 或 RRT
心源性休克	严重心功能障碍	全身灌注不足	渐进/快速	LVEDP↑ PCWP↑ 心输出量↓ SBP↓	湿冷	① 正性肌力药/血管加压药 ② 采用短期 MCS 或 RRT

注:LVEDP,左心室舒张末压;RVEDP,右心室舒张末压;PCWP,肺毛细血管楔压;SBP,动脉收缩压;MCS,机械循环辅助;RRT,肾脏替代治疗

(三) 发病机制

1. **心肌损害导致左心室功能障碍** 常见的原发病有 AMI、急性心肌炎和肥厚型心肌病等,心肌缺血导致部分心肌处于顿抑或冬眠状态,严重长期缺血导致心肌发生不可逆的损害;当健存心肌的负荷超过其代偿能力时,可发生 AHF。

2. **心脏负荷加重**

(1) 容量负荷(前负荷)加重:多见于某些疾病引起的急性主动脉瓣关闭不全或二尖瓣关闭不全,如乳头肌急性缺血、腱索断裂及瓣膜穿孔等,以及先天性心血管病。血液反流导致左心室容量负荷过重,LVEDP 及左心房平均压(LAP)升高,继而肺毛细血管压升高引起急性左心衰竭、肺水肿。心外疾病如甲状腺功能亢进症、严重贫血及动静脉瘘等,由于血容量过多或循环速度加快,回心血量增加也可引起左心衰竭。

(2) 压力负荷(后负荷)过重:如高血压、主动脉狭窄及肺动脉高压等可使左心室压力负荷增加,引起左心室舒张期末容量(LVEDV)和 LVEDP 增加,可导致急性左心衰竭和肺水肿。

3. **神经内分泌激活** 肾素-血管紧张素-醛固酮系统(RAAS)和交感神经系统长期过度兴奋导致多种内源性神经激素(如儿茶酚胺、醛固酮等)与细胞因子(白介素系列、内皮素等)分泌增加,加重心肌和血管内皮损伤、血流动力学紊乱,这些又进一步刺激 RAAS 和交感神经系统进一步激活,形成恶性循环。

4. **心脏机械性梗阻** 如左心房黏液瘤阻塞二尖瓣口、各种疾病(如风湿性心脏病)引起二尖瓣狭窄、心包炎或心包积液引起心脏压塞等,左心室血液充盈受限、LAP 升高,可导致急性左心衰竭和肺水肿。

(四) 中医病因病机

AHF 根据其临床特征可归属于中医的"心痹""心水""心咳""喘证""心悸""水肿"及"脱证""厥证"等病证,病位在心,《素问·痹论》曰"心痹者,脉不通,烦则心下鼓,暴上气而喘,嗌干,善噫,厥气上则恐"。《素问·咳论》曰"心咳者,其状引心痛,喉中介介如梗,甚者喉痹咽肿……久咳不已,三焦受之,三焦咳状,咳而腹满,不欲食饮,此皆聚于胃,关于肺,使人多涕唾而面浮肿气逆也"。《素问·水热穴论》曰"水病下为胕肿大腹,上为喘呼,不得卧者,标本俱病"。《黄帝内经》论述引起心力衰竭的病因病机比较复杂,时令异常可以致病,饮食不节、七情内伤、脏腑经脉传变、气血失常亦可致病。如《素问》载"夫不得卧,卧则喘者,是水气之客也""其本在肾,其末在肺,皆积水也"。张仲景进一步提出了"心水"病名,《金匮要略·水气病脉证并治》中有"心水者,其身重(肿)而少气,不得卧,烦而躁,其人阴肿";"心水为病,其脉沉,属少阴";"血不利则为水",《金匮要略·痰饮咳嗽病脉证并治》亦有"水在心,心下坚筑,短气,恶水不欲饮",认为心衰关乎少阴(指足少阴肾与手少阴心而言),与心肾阳虚、气化不利、水液不化、凌心射肺,以及气虚血瘀、血不利则为水有关。

本病病位在心,五脏相关,病性属本虚标实之证,以心肾阳虚、气虚、阴虚为本虚,标实以水湿为主,根据患者不同的心脏基础疾病,可合并血瘀、痰饮等标实之证。病情进展可突发阴竭阳脱,或痰(浊/热)蒙清窍,或水饮上凌心肺等急危重证甚或死亡情况。病机可概括为心失所养、血脉瘀滞。病位以心为本,涉及肺、脾、肾。本病的发生由于风湿痹阻,痰瘀心脉,致心体受损,又复感外邪,或情志失调,或饮食不节,或劳累过度,或治疗失当,再伤脏真,心之气血阴阳进一步受损,脏腑功能严重失调,血脉通行受阻,水湿瘀血内停而发病。心气耗损,阳虚不化,致血瘀气滞,阳虚水泛,上凌心肺,则发心悸怔忡,咳喘倚息不得平卧,口唇、爪甲青紫,咳泡沫痰;水饮外溢肌肤则有水肿等临床表现。严重者心肾阳气俱虚,阳虚欲脱,出现烦躁、大汗淋漓、厥脱、猝死等喘脱危候。

(五) 诊断思路

1. 症状　AHF 的临床表现以肺淤血/肺水肿、体循环淤血、低心排血量和组织器官低灌注为特征,严重者并发急性呼吸衰竭、心源性休克。

(1) 肺淤血/肺水肿:端坐呼吸、夜间阵发性呼吸困难、皮肤和黏膜发绀、咳嗽并咯血痰或粉红色泡沫痰等。

(2) 体循环淤血:颈静脉充盈或怒张、外周水肿(双侧)、腹胀及食欲减退等。

(3) 低心排血量与组织器官低灌注:四肢皮肤湿冷、少尿[尿量<0.5 mL/(kg·h)]、意识模糊及头晕等。

(4) 心源性休克:是指因心脏功能障碍导致心排血量明显减少而引起组织器官严重灌注不足的临床综合征,常见于急性心肌梗死、暴发性心肌炎等,也可能是进展的 ADHF,主要表现为:没有低血容量存在的情况下,同时出现至少一个组织器官低灌注的表现,如意识改变、皮肤湿冷、少尿及血乳酸升高等。

(5) 呼吸衰竭:由于心力衰竭、肺淤血或肺水肿所导致的严重呼吸功能障碍,引起动脉血 $PaO_2<60$ mmHg 伴或不伴有 $PaCO_2>50$ mmHg,而出现一系列病理生理紊乱的临床综合征。

2. 体征

(1) 肺淤血/肺水肿:肺部湿啰音伴或不伴哮鸣音、P2 亢进、S3 和(或)S4 奔马律等。

(2) 体循环淤血:肝淤血(肿大伴压痛)、肝-颈静脉回流征、胸腔或腹腔积液等。

(3) 低心排血量与组织器官低灌注:低血压(收缩压<90 mmHg)、血乳酸升高、肝功能异常、血肌酐(Scr)水平升高≥1 倍或肾小球滤过率下降$>50\%$等。

(4) 心源性休克:无低血容量的情况下,收缩压<90 mmHg 持续 30 min 及以上,或需要血管收缩药才能维持收缩压>90 mmHg;存在肺淤血或左心室充盈压升高(PCWP≥18 mmHg)和心脏指数显著降低$[CI\leqslant 2.2\,L/(min\cdot m^2)]$等。

3. 实验室及其他辅助检查

(1) 特殊检查

1) 心电图检查:常可提示原发病。

2) 胸部 X 线和 CT 检查:早期间质水肿时上肺静脉充盈、肺门血管影模糊及小叶间隔增厚;肺水肿表现为蝶形肺门;严重肺水肿表现为弥漫全肺的大片阴影。根据患者情况和检查条件也可行肺部 CT 检查进一步了解心肺状况。

3) 肺部超声:肺淤血、间质水肿的征象(增多的 B 线,呈现肺"火箭征"),可鉴别患者的呼吸困难是 AHF 或是非心源性原因,在诊断和监测肺淤血/水肿、评价治疗和病情变化中的作用确定,已成为管理心衰患者的一种可定量、简单、快速和可动态评估的方法。

4) 超声心动图检查:可了解心脏的结构和功能、心瓣膜状况、是否存在心包病变、AMI 的机械并发症、室壁运动失调及左心室射血分数(LVEF)等。对于首发 AHF 和心脏功能不明的患者,应当早期(入院 24~48 h 内)检查;对于血流动力学不稳定特别是心源性休克或是怀疑有致命性的心脏结构和功能异常的患者(如机械并发症、急性瓣膜反流或主动脉夹层等),应紧急行床旁超声心动图检查。

5) 血流动力学监测:包括无创血流动力学监测如生物阻抗法、连续多普勒心排血量监测(USCOM);有创监测如中心静脉压(CVP)、动脉内血压、肺动脉导管及脉搏指示连续心输出量(PiCCO)等。应用肺动脉导管检测 PCWP 是判断急性肺水肿同时区分心源性和非心源性的"金标准",前者 PCWP 大于 20~25 mmHg,后者仅为 5~10 mmHg。经肺热稀释方法测量单次的心输出量,并通过分析动脉压力波型曲线下面积来获得连续的心输出量,同时计算胸腔内血容量(ITBV)和血管外肺水含量(EVLW),目前在 ICU 得到广泛应用。急性肺水肿时通常血管外肺水含量增加,在相同 PCWP 情况下,非心源性肺水肿 EVLW 明显高于心源性肺水肿患者,这有助于两者的鉴别。

(2) 心脏生物学标志物检验

1) 心力衰竭标志物:诊断心力衰竭公认的客观指标为血浆 B 型利尿钠肽(BNP)或 NT-proBNP 的浓度增高,对于 AHF 有诊断和评估病情及预后的价值,有条件者可行床旁即时检验。BNP 水平<100 pg/mL 表明心力衰竭的可能性较小,水平>500 pg/mL 表明心力衰竭的可能性很高。100~500 pg/mL 的水平无助于心力衰竭的诊断,常见于危重患者。

2) 心肌损伤标志物:心肌损伤标志物心肌肌钙蛋白 I/T(cTnT 或 cTnI)对评估心肌受损的特异性和敏感性均较高,其中血清 cTnI 水平持续升高为 AHF 的危险分层提供参考,有助于了解严重程度和预后。

(3) 其他辅助检验

1) 常规和血生化检查:如全血细胞计数、血乳酸、尿素氮(BUN)、Scr、电解质、肝功能、血糖、D-二聚体及甲状腺激素水平等,可以了解各脏器功能和代谢情况。其中低白蛋白血症($\leqslant 34\,g/L$)是急性失代偿性心力衰竭患者住院和出院后死亡率升高的独立标志物。

2) 动脉血气分析:诊断 AHF 并发的呼吸衰竭,提供酸碱平衡失调等信息,有助于判断 AHF 病情严重程度。氧分压(PaO_2)在肺水肿早期主要表现为低氧,随着病情加重而逐渐加重。二氧化碳分压($PaCO_2$)在疾病早期因通气加强主要表现为低 $PaCO_2$,后期因通气弥散功能障碍则出现高 $PaCO_2$,同时出现呼吸性酸中毒和代谢性酸中毒。

4. 诊断标准

(1) 诊断:AHF 的诊断应具备 3 个要素:AHF 的病因或诱因、新发生或恶化的心衰症状和体征、血浆利尿钠肽水平升高(>诊断的界值)。

（2）临床分型与分级

1）根据"干湿冷暖"分型：根据是否存在肺/体循环淤血（干湿）和组织器官低灌注（冷暖）的临床表现，快速地将 AHF 分为四型（表 12-3），其中以暖而湿型最常见。该分型简洁，便于临床快速应用，并可提供对病情严重程度和危险分层的评价。

表 12-3 AHF 的临床分型

分型	组织低灌注	肺/体循环淤血
暖而干型	-	-
暖而湿型	-	+
冷而干型	+	-
冷而湿型	+	+

2）根据收缩压分型：①收缩压正常性 AHF：收缩压（$90 \sim 140$ mmHg）；②高血压性 AHF：收缩压升高（>140 mmHg）；③低血压性 AHF：收缩压降低（<90 mmHg）。通常前两种情况预后较好。

3）根据 LVEF 分型：可分为 LVEF 降低（$<40\%$）的心衰（HFrEF）、LVEF 保留（$\geqslant 50\%$）的心衰（HFpEF）和 LVEF 轻度降低（$40\% \sim 49\%$）的心衰（HFmrEF）。此外，基线 LVEF$\leqslant 40\%$，再次测量时$>40\%$且较基线水平提高$\geqslant 10\%$，称为射血分数改善的心衰（HFimpEF）。

4）Killip 分级：AMI 合并 AHF 可应用 Killip 分级，与患者的近期病死率相关，见表 12-4。

表 12-4 AMI 合并 AHF 的 Killip 分级

分级	表　现	近期病死率
I	无明显心功能损害，肺部无啰音	6%
II	轻至中度心衰，肺部啰音和 S3 奔马律，X 线示肺淤血	17%
III	重度心衰，肺部啰音超过两肺野的 50%，X 线示肺水肿	38%
IV	心源性休克，伴或不伴肺水肿	81%

（六）监测与治疗

1. 监测与评估 · AHF 患者均应监测症状和体征、心率和心律、呼吸频率、血压和 SpO_2 的变化等。严格控制与记录出入液量，条件允许可每日称体重，动态监测肾功能、血乳酸和电解质，根据血流动力学的监测情况，反复评估患者的淤血证据与容量状态。

2. 治疗 · AHF 的治疗目标依据病情的不同阶段而不同。早期急诊抢救以迅速稳定血流动力学状态、纠正低氧、改善症状、维护重要器官灌注和功能为主；后续阶段应进一步明确并纠正 AHF 的病因和诱因、控制症状和淤血及预防血栓栓塞；病情趋稳定后进一步优化治疗方案，制定随访计划，改善远期预后。AHF 的治疗原则为减轻心脏前后负荷、改善心脏收缩与舒张功能、积极去除诱因及治疗原发病。AHF 早期处理流程见图 12-1。

（1）一般治疗：包括无创多功能心电监测、建立静脉通路；急性肺水肿患者通常取端坐位，两下肢下垂。

（2）氧疗与呼吸支持：氧疗适用于呼吸困难明显伴低氧血症（$PaO_2 < 60$ mmHg）的患者。

1）常规氧疗包括：①鼻导管吸氧，适用于轻至中度缺氧者，氧流量从 $1 \sim 2$ L/min 起始，根据动脉血气结果可增加到 $4 \sim 6$ L/min；②面罩吸氧，适用于伴呼吸性碱中毒的患者。

2）无创辅助通气：当常规氧疗效果不满意或呼吸频率>25 次/min、$SpO_2 < 90\%$ 的患者，除外

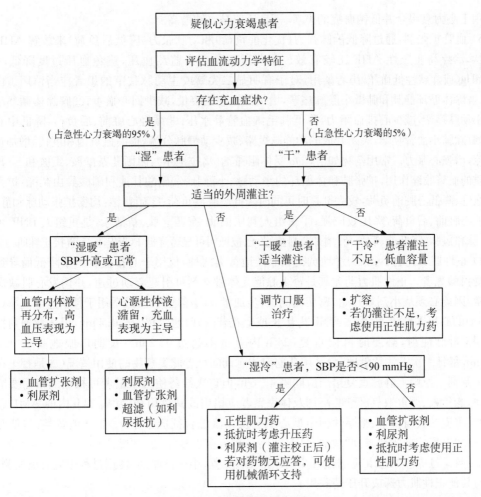

图 12-1   AHF 早期处理流程

禁忌证后应尽早使用无创正压通气(NIPPV);对于有 NIPPV 适应证但无法耐受的轻至中度低氧型呼吸衰竭患者,可应用经鼻高流量湿化氧疗(HFNC)。

3) 有创机械通气:经积极治疗后如患者病情仍继续恶化,出现意识障碍,呼吸频率异常($>35\sim40$ 次/min 或 $<6\sim8$ 次/min)和节律异常(如胸腹矛盾运动),自主呼吸微弱或消失,$PaCO_2$ 进行性升高或 pH 下降者,应行气管内插管及机械通气。

(3) 药物治疗

1) 镇痛镇静剂:阿片类药物可减少肺水肿患者焦虑和呼吸困难引起的痛苦,也可以扩张血管、降低前负荷,并减少交感兴奋;常用药物是吗啡,严重肺部疾病和老龄患者应慎用或禁用。

2) 利尿剂:适用于 AHF 伴肺循环和(或)体循环明显淤血及容量负荷过重的患者。首选袢利尿剂如呋塞米、托拉塞米或布美他尼等,静脉应用可在短时间内迅速降低容量负荷;噻嗪类利尿剂(氢氯噻嗪)和醛固酮受体拮抗剂(阿米洛利、螺内酯)仅作为袢利尿剂的辅助或替代药物,或联合使用。利尿剂联合应用的疗效优于大剂量单一利尿剂,且不良反应也更少。应注意由于过度利尿可能发生低血容量、休克、急性肾功能恶化与电解质紊乱等。

新型利尿剂托伐普坦是血管升压素受体拮抗剂,可选择性阻断肾小管上的精氨酸血管升压素受体,具有排水不排钠的特点,能减轻容量负荷加重诱发的呼吸困难和水肿,并纠正低钠血症,特别适用于心力衰竭合并低钠血症的患者；不良反应是血钠增高。

3）血管扩张剂：通过降低静脉张力（优化前负荷）和动脉张力（降低后负荷）来缓解 AHF 患者的症状，治疗高血压性 AHF 比较有效。用药过程要严密监测血压，避免血压过度降低，SBP＜90 mmHg（或症状性低血压）患者禁用，对于有明显二尖瓣或主动脉狭窄的患者应当慎用。作用机制：①解除体循环静脉和肺微小静脉痉挛，增加体循环血容量，减少回心血量；②解除体循环动脉和肺微小动脉痉挛，减少心排血阻力，降低肺毛细血管静水压；③减轻心脏前、后负荷，降低中心静脉压；④解除肺小血管痉挛，关闭开放的动静脉短路、减少动静脉分流，提高血氧饱和度；⑤增加冠状动脉血流，增强心泵力。常用药物如下，①α 受体阻滞剂（乌拉地尔）：阻断儿茶酚胺、组胺和 5-羟色胺等介质的血管收缩作用，扩张肺和体循环的小动脉、小静脉；②硝酸甘油和硝酸异山梨酯：扩张静脉容量血管，降低心脏前负荷，较大剂量时可同时降低心脏后负荷；③硝普钠：均衡扩张动脉和静脉，同时降低心脏前、后负荷，降压效应强；④重组人利尿钠肽-奈西立肽、新活素：是重组人 BNP，可扩张动、静脉和冠脉，降低前、后负荷，增加心排血量，已被证明可显著降低 PCWP，但无直接正性肌力作用。

4）正性肌力药物：可分为洋地黄类和非洋地黄类两种，仅用于心排血量严重降低而导致重要器官受损的患者。正性肌力药尤其是肾上腺能受体激动剂可引起心动过速，并诱发心肌缺血和心律失常，因此必须从小剂量开始，密切监测、逐步加量。①洋地黄类：最适用于伴快速心室率（＞110 次/min）的心房颤动患者，用法：毒毛花苷 K 或毛花苷丙（西地兰）0.2～0.4 mg，用适量葡萄糖水稀释后缓慢静脉注射，必要时可以重复，24 h 内总量不超过 1.2 mg；长期口服地高辛 0.125～0.25 mg，每日 1 次。注意事项：静脉用药前应注意询问患者此类药物的使用情况（如是否正在口服地高辛制剂）；原则上静脉重复给药应间隔 4～6 h，但首次给药使用半量者可根据病情需要缩短给药时间；老年人、严重缺氧、低钾、高钙及休克患者应慎用或减量用药；发病 24 h 内的 AMI、急性心脏压塞、重度二尖瓣狭窄、肥厚性梗阻型心肌病及预激综合征应禁用；②非洋地黄类：包括儿茶酚胺类、磷酸二酯酶抑制剂、钙增敏剂，目前常用药物有多巴酚丁胺、胺吡酮（氨力农）、米力酮（米力农）及左西孟旦等。注意事项：根据病情采用间断、短程、小剂量原则，使用过程中应心电监测，必要时可与其他正性肌力药或升压药联用。

5）血管收缩药物：对外周动脉有显著缩血管作用的药物如去甲肾上腺素、肾上腺素等，多用于应用正性肌力药物后仍出现心源性休克，或合并显著低血压的 AHF 患者。此类药物具有正性肌力药物作用，可以使血液重新分配至重要脏器，收缩外周血管并提高血压，但以增加后负荷为代价。

6）抗凝治疗：抗凝治疗（如低分子量肝素）建议用于深静脉血栓和肺动脉栓塞发生风险较高，且无抗凝治疗禁忌证的患者。

7）其他药物：①β 受体阻滞剂：若 AHF 患者发生持续的心肌缺血、心动过速或急性快速房颤时，除外严重收缩功能降低、低血压及其他禁忌证的情况下，可考虑谨慎地静脉或口服使用 β 受体阻滞剂，以期打断"缺血-心衰-交感神经激活-缺血"的恶性循环；严重的容量超负荷和（或）需要正性肌力药支持的患者禁用；②血管紧张素-脑啡肽酶抑制剂（ARNI）：是新型抗心衰药物，具有脑钠素和 ARB 的联合效果；③伊伐布雷定：是选择性 If 通道抑制剂，减慢窦房结电冲动发放频率，从而减慢心率，并可显著降低心肌耗氧量；④茶碱类药物：具有扩张支气管、改善通气、轻度扩张静脉、降低心脏前负荷及增加肾血流和利尿作用，可适用于伴有支气管痉挛的 AHF 患者；严重不良反应包括低血压休克、室性心律失常等，因其增加心肌耗氧量，在 AHF 患者中不能常规使用。

（4）非药物治疗

1）主动脉内球囊反搏：在有效增加心肌灌注同时又能降低心肌耗氧量和增加心排血量的治疗手段。主要适用于 AMI 或严重心肌缺血并发心源性休克，且药物治疗无法纠正；伴血流动力学障碍的严重冠心病（如 AMI 伴机械并发症）；心肌缺血伴顽固性肺水肿等。

2）连续性肾脏替代治疗：详见有关章节。

3）心室机械辅助装置：AHF 经常规药物治疗无明显改善时，有条件的可应用此种技术。此类装置有 ECMO、心室辅助泵（如可置入式电动左心辅助泵、全人工心脏）等。在积极纠治基础心脏病的前提下，使用心室机械辅助装置短期辅助心脏功能，可作为心脏移植或心肺移植过渡期的治疗方法。

（5）长期治疗：对 HFrEF 患者的治疗，在 21 世纪初已经形成了以改善心衰远期预后为主要目标的"金三角"，即"血管紧张素转换酶抑制剂（ACEI）/血管紧张素Ⅱ受体拮抗剂（ARB）+β受体阻滞剂 + 盐皮质激素受体拮抗剂（MRA）"治疗模式。随着新型心衰治疗药物不断涌现，多种能改善预后的新型心衰治疗药物不断涌现，包括 ARNI，钠－葡萄糖共转运蛋白 2 抑制剂（SGLT2i）。ARNI 和 SGLT2i 的大量临床获益证据，使得改善 HFrEF 预后的药物治疗模式从"金三角"晋阶为"新四联"，即"ARNI 或 ACEI/ARB + SGLT2i + β受体阻滞剂 + MRA"。

（七）中医药治疗

1. 中医对该病的认识 · 中医有"心衰"的名称，但是与现代医学的心力衰竭的病机证候相差甚远，多是指心气血不足、气力衰微等。中医对心衰临床特征及病机特点的最早描述见于《黄帝内经》，后世医家本《黄帝内经》之旨，在心衰病因病机探讨和治疗上也多有发挥，但由于古历代医家缺少对心衰病名的描述，因此相关的论述散见于心悸、喘证、水肿、痰饮等病篇。1997 年，心衰被确定为国家标准中医病名，在国家技术监督局发布的《中医临床诊疗术语》中将其定义为"因心病日久，阳气虚衰，运血无力，或气滞血瘀，心脉不畅，血瘀水停。以喘息心悸，不能平卧，咳吐痰涎，水肿少尿为主要表现的脱病类疾病"。

急性心力衰竭是由多种病因引起的一种急性临床综合征，虽然导致心衰的基础病因和促使心衰急性发作或恶化加重的诱因各不相同，但急性心衰均具有 3 个主要的病理生理特点：急性肺水肿、容量负荷过重体循环淤血、低心输出量和全身低灌注表现。急性肺水肿影响肺泡氧的弥散功能，导致血氧饱和度和血氧分压降低，患者出现严重的呼吸困难，即"喘呼不得卧"，系心气衰惫，鼓动血脉无力，肺气与心血相互治理调节功能失常，导致肺失肃降，肺气上逆所致，属虚喘，以气虚为主；容量负荷过重体循环淤血，产生"跗肿大腹"，系心肺气虚则气不化精而化水，心肾相互既济失常，肾虚则水无主而妄行，心气亏虚，母病及子导致脾虚，则土不制水，从而出现水肿；低心输出量和全身低灌注，患者出现虚弱、乏力、疲惫、全身冰冷等症状，系心气、心阳衰微，气血运行乏力，命门之火衰弱，甚则出现气脱、阳脱危局，以气虚、阳虚为主。一般认为本病为本虚标实之病，本虚以气虚、心肾阳虚为主，标实主要为痰、瘀、湿、水、气滞；气滞血瘀贯穿始终，主要证型为：阳虚水泛证、痰饮壅肺证、血瘀水停证、阳虚喘脱证。治疗当温补心肾，兼以行气、祛痰、化瘀、利水。对于急性心衰，阳气暴脱、冷汗淋漓、面色灰白、口唇发绀、四肢厥逆、脉微欲绝者，又当用回阳救逆法益气固脱，兼以或逐水或宣肺平喘或化痰蠲饮。

2. 辨证施治

（1）辨证要点

1）辨轻重缓急：急性心衰常见突发严重憋喘、不能平卧，或咳粉红色泡沫痰，面色苍白或青灰，口唇发绀，汗出肢冷，脉虚数，或神昏，甚则阳气暴脱，冷汗淋漓，四肢厥逆，脉微欲绝，严重者阴阳离决。如正确、及时救治，能有效缓解症状。若处理不当或延误，可危及生命。

2）辨标本虚实：心衰属本虚标实之证，总以心之气虚、阳虚、阴虚为本，痰浊、瘀血、水饮停聚为标，病理演变可从心、肺，渐及脾、肾、肝，并逐步损阴伤阳，终以心虚为主。本虚需辨气、血、阴、阳及脏腑之异，标实需明瘀血、痰浊的程度和饮邪的有无。

（2）治则治法：本病的治疗原则为补虚泻实，急性心衰多表现为本虚不支，标实邪盛，甚至阴竭阳脱，既要积极固护气、血、阴、阳以治本，更需加强活血、化痰、利水、解表、清热以治标，必要时需急救回阳固脱。

1）阳虚水泛证

证候特征：喘促气急不能平卧，全身或下肢水肿，痰涎上涌，咳嗽，吐粉红色泡沫痰，口唇青紫，汗出肢冷，烦躁不安，心悸不眠，舌质暗红，苔白腻，脉细促。

治法：温阳利水，泻肺平喘。

推荐方药：真武汤（《伤寒论》）合葶苈大枣泻肺汤（《金匮要略》）加减。真武汤组成：茯苓、芍药、生姜、附子、白术。葶苈大枣泻肺汤组成：葶苈子、大枣。

推荐中成药：芪苈强心胶囊，血瘀明显者，予复方丹参注射液、红花注射液等静脉注射。

2）痰饮壅肺证

证候特征：咳喘痰多，痰多为稀白泡沫痰，或发热形寒，倚息不得平卧，心悸头晕，胸闷、气短、乏力，动则尤甚，尿少肢肿。舌淡或略青，苔白腻，脉沉或弦滑。

治法：宣肺化痰，蠲饮平喘。

推荐方药：小青龙汤（《伤寒论》）加减。小青龙汤组成：麻黄、桂枝、白芍、干姜、细辛、甘草、半夏、五味子。

推荐中成药：小青龙合剂，兼肺热壅盛者，加痰热清注射液。

3）血瘀水停证

证候特征：心悸怔忡，头晕、胸前堵塞感、气短胸闷或胸痛，面部水肿、咳嗽，腹胀胁痛，下肢水肿，唇舌青紫、舌质暗、舌下瘀络、苔腻、脉涩或弦滑。

治法：活血化瘀，温阳益气。

推荐方药：参附汤（《正体类要》）合血府逐瘀汤（《医林改错》）加减。参附汤组成：人参、附子。血府逐瘀汤组成：桃仁、红花、当归、生地、牛膝、川芎、桔梗、赤芍、枳壳、柴胡、甘草。

推荐中成药：心脉隆注射液。

4）阳虚喘脱证

证候特征：面色晦暗，怯寒神疲，喘悸不休，呼多吸少，烦躁不安，或额汗如油，四肢厥冷，尿少肢肿，面色苍白，舌淡苔白，脉微细欲绝或疾数无力。

治法：回阳固脱。

推荐方药：参附龙牡汤加味（《世医得效方》）。参附龙牡汤组成：人参、附子、白芍、甘草、龙骨、牡蛎。

推荐中成药：参附注射液；偏于阴竭者，可选用参麦注射液。

（钱义明　夏一春）

参考文献

[1] 高晟玮,刘志超,王振兴,等.中医治疗急性心力衰竭研究进展[J].中国中医急症,2020,29(11):2058-2061.

[2] 中国医疗保健国际交流促进会急诊医学分会,中华医学会急诊医学分会,中国医师协会急诊医师分会,等.急性心力衰竭中国急诊管理指南(2022)[J].中国急救医学,2022,42(8):648-670.

[3] 葛均波,霍勇,杨杰孚,等.慢性心力衰竭"新四联"药物治疗临床决策路径专家共识[J].中国循环杂志,2022,37(08):769-781.

[4] 王永霞,朱明军,李彬.急性心力衰竭的中医药治疗及思考.中华中医药杂志,2017,32(8):3569-3572.

[5] McDonagh TA, Metra M, Adamo M, et al. ESC Scientific Document Group. 2021 ESC Guidelines for the diagnosis and treatment of acute and chronic heart failure [J]. Eur Heart J, 2021,42:3599-3726.

第十三章 · 急性呼吸窘迫综合征

急性呼吸窘迫综合征(acute respiratory distress syndrome，ARDS)是一种危及生命的非心源性肺水肿,可由多种肺内因素(肺炎、误吸等)或肺外因素(脓毒症、急性胰腺炎、外伤等)所诱发,导致严重低氧血症、肺顺应性降低、动静脉分流增多和生理死腔增加。临床上表现为顽固性低氧血症和呼吸窘迫,影像学上表现为双肺非均一性的渗出性病变。ARDS 不是一个独立的疾病,它是连续的病理过程。在过去 20 年中,ARDS 的病死率一直保持在 40%左右。值得注意的是,ARDS 虽是 ICU 的常见疾病,但临床医生对其认知仍然是有限的,据估计约有 40%的 ARDS 未被诊断,因此 ARDS 的发病率可能被低估。

(一) 病因

ARDS 的病因复杂多样,可涉及临床各科,大致可分为两大类,肺内因素与肺外因素,以肺外因素为多见。

1. 肺外因素 · 如脓毒症、急性重症胰腺炎、大量输血、休克、创伤(多发性骨折、胸腹部外伤、烧伤)、心肌梗死、心肺复苏后、体外循环等。其他如羊水栓塞、一氧化碳中毒、肠梗阻、酮症酸中毒、中枢神经系统出血等。

2. 肺内因素 · 如重症肺炎、卡氏肺孢子虫肺炎、有害气体吸入、胃内容物误吸、肺挫伤等。

(二) 发病机制

各种病因作用于肺导致肺的病理解剖和生理方面的改变,其确切发病机制尚未完全阐明。ARDS 是全身炎症反应综合征(SIRS)的一部分,故将 ARDS 视为 SIRS 在肺部的表现。另外,有害气体的吸入、胃内容物误吸等可直接损伤肺泡-毛细血管膜(ACM),造成肺毛细血管通透性增加,使水分甚至蛋白质聚积于肺间质和肺泡内,引起肺顺应性降低、功能残气量减少、V/Q 比例失调、肺内分流量增加和严重低氧血症等一系列病理生理改变,导致 ARDS。

由于肺毛细血管内皮细胞和肺泡上皮细胞损伤,肺泡膜通透性增加,引起肺间质和肺泡水肿;肺表面活性物质减少或消失,导致小气道陷闭,透明膜形成,肺泡萎陷不张,肺顺应性降低,从而引起肺的氧合功能障碍,导致顽固性低氧血症。由于病变不均匀,以重力依赖区(仰卧时靠近背部的肺区)最重,肺水肿和肺不张占据了该区,通气功能极差,而在非重力依赖区(仰卧时靠近胸前壁的肺区)的肺泡通气功能基本正常。由于肺泡萎陷功能残气量减少,有效参与气体交换的肺泡数量减少,故称 ARDS 肺为"婴儿肺"。上述病理改变引起弥散障碍和肺内分流,造成严重的低氧血症和呼吸窘迫。

因此,肺泡及间质水肿、肺泡表面活性物质减少及肺泡塌陷导致的肺容积减少,肺顺应性减低和严重的通气/血流值失调,特别是肺内分流明显增加,是 ARDS 的病理生理特征。

(三) 中医病因病机

ARDS 根据其临床症状以喘息、张口抬肩、鼻翼扇动、呼吸困难为主,将其归属于中医的"喘证""暴喘""喘脱"范畴,病位在肺。其症状以"喘""满"为突出表现。《中藏经》中"不病而暴喘促死者"是第一次对"暴喘"病名的记录。《黄帝内经》对暴喘的临床表现有许多记载,如《灵枢·五阅五使》

云"故肺病者,喘息鼻张"。《丹溪心法·喘》又进一步阐述了喘证的病因病机:肺以清阳上升之气,居五脏之上,通荣卫,合阴阳,升降往来,无过不及,六淫七情之所感伤,饱食动作,脏气不和,呼吸之息,不得宣畅而为喘急。《素问·大奇论》概括了喘证的基本病机是"肺之雍,喘而两胠满"。《医宗必读·喘》指出"治实者攻之即效,无所难也。治虚者补之未必即效,须悠久成功,其间转折进退,良非易也。故辨证不可不急,而辨喘证为尤急也"。

ARDS 其病位在肺,肺为华盖,《灵枢·九针论》提出"肺者,五脏六腑之盖也"。肺所属位置于五脏六腑中为最高,又上通鼻窍,外合皮毛,故易受外邪侵袭,易感邪毒。邪毒首当袭肺,肺脏的直接损伤是一切病机发展的基础。《素问·五藏生成》载"诸气者,皆属于肺"。肺的宣发与肃降是肺主气的主要表现,可推动和调节全身水液的输布与排泄。肺失宣降,肺行水功能失常,全身水液输布出现异常,水饮聚集于肺中,发为痰饮水湿。明代李中梓提出"肺为贮痰之器",痰易贮存于肺,使得气道阻塞,气体无法进行交换从而出现咳喘咳痰等临床症状,故痰饮是暴喘病因病机的关键因素。《素问·举痛论》中说"百病皆生于气",气作为构成人体和维持生命活动的重要物质,气机逆乱,可聚生诸邪。"气非血不和,血非气不运",气滞则血行不畅,肺运化功能失常,气滞血瘀,瘀而化热,瘀热互结,导致气机逆乱;而患者机体正不胜邪,卫气为邪所束,不能御邪于外,正虚邪盛,邪毒与气血搏结于内,也可出现全身气机逆乱;又可因肺失宣降,水液输布异常而痰饮内生,留滞于肺。而痰亦生热,瘀热搏结,阻塞肺络,浊血伤津使得全身气机走行不畅,气机逆乱。故"痰、热、瘀"作为暴喘早期的主要病因病机,相互搏结,互相交织,又可加剧气机逆乱,从而使肺气渐虚,肺无法司呼吸、无以朝百脉,从而出现喘促气急、顽固性发绀等主要临床症状,后期"痰、热、瘀"之邪渐祛,逐渐转为虚喘之证。后期气机逆乱失常,阴阳两虚,阳微欲绝,或内闭外脱等危证。

(四) 诊断思路

1. **症状** · ①急性起病,肺内或肺外肺损伤后 12~48 h 内发病;②急性呼吸困难和窘迫,呼吸频率>25~30 次/min,甚至可达 30 次/min 以上;③缺氧和发绀出现,口唇、甲床乃至全身性发绀,大汗。常规吸入氧浓度也难以纠正缺氧状态,又称顽固性低氧血症;④随着 ARDS 病情发展可有烦躁、焦虑不安、谵妄乃至昏迷等神志变化。

2. **体征** · 早期除呼吸频速外,可无其他明显呼吸系统体征。随着病情恶化出现吸气"三凹征",听诊呼吸音减弱或粗糙,可闻及不同程度干、湿啰音或哮鸣音,部分患者可能伴有肺实变或胸腔积液。

3. **实验室及其他辅助检查**

(1) 动脉血气分析及 SpO_2/FiO_2 值:ARDS 主要是换气功能障碍,早期低氧血症是其特点,PaO_2/FiO_2 是诊断 ARDS 与判断预后的重要指标。2012 年柏林定义以实际氧合指数(PaO_2/FiO_2)作为诊断分级。2023 版发布的新定义拓宽了 ARDS 的诊断范围,补充 $SpO_2/FiO_2 \leqslant 315$ 同时 $SpO_2 \leqslant 97\%$(SpO_2/FiO_2 在 $SpO_2 > 97\%$ 时无效)作为低氧血症的判定标准。

(2) 肺部 CT:可见肺渗出性改变和肺实变。CT 显示的病变范围大小常能较准确地反映气体交换的异常和肺顺应性的改变。柏林定义推荐高分辨率 CT(HRCT)检查指导 ARDS 的诊断和治疗。ARDS 的 CT 影像学表现不均一的双肺浸润影,主要集中在重力依赖区,而非重力依赖区肺泡通气良好。通过 CT 扫描的定量分析提示,重力依赖区肺泡塌陷,通气不良,肺重量明显增加,与 ARDS 病情严重程度密切相关。不同原因所致 ARDS 或 ARDS 不同阶段的 CT 扫描结果对 ARDS 的诊断和分级存在不同。

(3) 胸部 X 线:发病 24 h 内,X 线表现可正常。发生间质性肺水肿时,X 线表现为肺纹理增多,约 40% 患者可出现间隔线。随着病程进展,表现为双肺典型的蝶翼状或弥漫性毛玻璃样变,其中可显示空气支气管征,表明肺泡水肿形成。此外,上述病变常不伴有明显的心脏增大及大血管改变,提示为非心源性肺水肿。当渗出性病变与增生和纤维化同时存在时,则表现为肺毛玻璃样变中出现片状均质实变,伴肺实变或囊肿形成。上述肺内病灶的吸收较慢,需数周时间,且部分病例不能完全吸收,形成肺间质纤维化。

(4)肺部B超:近年来,超声作为一种便携、廉价、实时、可重复、无辐射的检查手段,被广泛应用于危重患者的床旁监测。肺部超声通过特征性的"B线"征象识别肺水肿,与心脏超声结合,可以与心源性肺水肿做鉴别,被推荐用于ARDS的诊断。针对疑似ARDS患者,中国ARDS指南专家组建议在以下情况下使用肺部超声:

1)肺部超声可考虑作为X线和CT之前的筛查手段,但是潜在的高假阳性和假阴性率值得关注;

2)在X线和CT不可及,或者患者情况不允许(主要包括病情危重,无法转运或转运风险高的患者)接受X线或CT检查的情况下使用;

3)肺部超声可考虑作为疑似ARDS患者的日常病情评估手段之一(有条件推荐,极低证据质量)。

需要注意的是肺部超声相比于X线或CT图像解读难度较高,对医护人员的专业知识和技术水平要求高,同时需要一定的临床经验,不熟练的操作者对肺部超声的图像解读可能会有主观性,导致误诊。

4. 诊断

(1)临床特征:当肺刚受损的数小时内,患者可无呼吸系统症状。随后呼吸频率加快,气促逐渐加重,肺部体征无异常发现,或可听到吸气时细小湿啰音。胸部X线片显示清晰肺野,或仅有肺纹理增多模糊,提示血管周围液体聚集。动脉血气分析示PaO_2和$PaCO_2$偏低。随着病情进展,患者呼吸窘迫,感胸部紧束,吸气费力、发绀,常伴有烦躁、焦虑不安,两肺广泛间质浸润,可有少量积液。由于明显低氧血症引起过度通气,$PaCO_2$降低,出现呼吸性碱中毒。呼吸窘迫不能用通常的氧疗使之改善。如上述病情继续恶化,呼吸窘迫和发绀继续加重,胸部X线片显示肺部浸润阴影大片融合,乃至发展成"白肺"。

(2)2023版ARDS全球新定义:对2012年柏林定义作了较大的更新(表13-1)。

表13-1 2023版ARDS全球新定义

定义	2012年柏林定义	2023版全球新定义
时间	已知的损伤或新的或原有的呼吸道症状1周内急性加重	纳入应用经鼻高流量氧疗(HFNO)的患者能够包含病程更缓慢的患者,而时间标准未改变
影像学	胸片或CT提示双肺浸润影,不能完全由积液、肺叶/肺不张解释	如果超声操作者经过了系统的训练,超声可用来识别双侧肺病变(多个B线和实变)
氧合指数	PaO_2/FiO_2定义三种严重程度分型	若$SpO_2 \leqslant 97\%$,SpO_2/FiO_2也可以用于ARDS诊断和严重程度的评估
ARDS新分类	需要有创或无创机械通气,即所有的严重程度分级均需要$PEEP \geqslant 5\ cmH_2O$,轻度ARDS除外,轻度需满足$CPAP \geqslant 5\ cmH_2O$即可	为$HFNO \geqslant 30\ L/min$且符合ARDS标准的患者建立了非插管ARDS的新类别。资源有限的环境中ARDS的定义不需要PaO_2/FiO_2、PEEP或HFNO的限制

(3)2023版ARDS诊断标准:2023版把ARDS分成3个类型,即非气管插管ARDS、气管插管ARDS和资源有限环境下的ARDS,在气管插管ARDS类型中再分轻度、中度和重度(表13-2)。

表 13-2 2023 版 ARDS 诊断标准

非气管插管 ARDS	气管插管 ARDS	资源有限环境下的 ARDS
$PaO_2/FiO_2 \leq 300 \, mmHg$ $SpO_2/FiO_2 \leq 315$ （若 $SpO_2 \leq 97\%$） 使用 HFNO 时，氧流速 $\geq 30 \, L/min$ 或 NIV/CPAP 呼气压力 $5 \, cmH_2O$	轻度：$200 \, mmHg < PaO_2/FiO_2 \leq 300 \, mmHg$ $235 \leq SpO_2/FiO_2 \leq 315$ （若 $SpO_2 \leq 97\%$） 中度：$100 \, mmHg < PaO_2/FiO_2 \leq 200 \, mmHg$ $148 < SpO_2/FiO_2 \leq 235$ （若 $SpO_2 \leq 97\%$） 重度：$PaO_2/FiO_2 \leq 100 \, mmHg$ $SpO_2/FiO_2 \leq 148$ （若 $SpO_2 \leq 97\%$）	$SpO_2/FiO_2 \leq 315$ （若 $SpO_2 \leq 97\%$） 在资源有限的情况下，诊断不需要 PEEP 或最小氧流速

5. 鉴别诊断 · ARDS 的诊断标准并非特异性的，建立诊断时必须排除大片肺不张、自发性气胸、上气道阻塞、急性肺栓塞和心源性肺水肿等。通常能通过详细询问病史、体检和胸部 CT 等做出鉴别。

（1）充血性心力衰竭：由于肺毛细血管内静水压力升高，可引起肺水肿和影像学表现为以肺门为中心向外放射的斑片状阴影，同时由于可伴有肺部浸润影的重力依赖性分布和难以纠正的低氧血症，很难与 ARDS 鉴别（表 13-3）。与 ARDS 相比，充血性心力衰竭较少伴有发热和白细胞升高，较易合并胸腔积液。ARDS 时左心房压正常，$PCWP \leq 12 \, mmHg$，出现充血性心力衰竭时 $PCWP > 18 \, mmHg$。虽然 $PCWP \leq 18 \, mmHg$ 可排除心源性肺水肿，但 $PCWP > 18 \, mmHg$ 却不能只诊断为心源性肺水肿而排除 ARDS，因为两者也可同时存在。如果此时只诊断为心源性肺水肿，势必造成 ARDS 漏诊，进而影响其预后。

表 13-3 ARDS 与充血性心力衰竭鉴别

特点	ARDS	CHF
双肺浸润性阴影	+	+
重力依赖性分布现象	+	+
发热	+	可能
白细胞增多	+	可能
胸腔积液	-	+
PCWP	正常	高
肺泡液体蛋白	高	低

注：ARDS，急性呼吸窘迫综合征；CHF，充血性心力衰竭；PCWP，肺毛细血管楔压

（2）急性肺栓塞：常以呼吸困难为突出表现，胸部 X 线片可有肺部阴影，PaO_2 下降，与 ARDS 颇相似。但急性肺栓塞患者：①常有血栓性静脉炎、心脏病、肿瘤、羊水栓塞、减压病等病史；②除呼吸困难外，尚有胸痛、咯血、晕厥等临床表现，肺动脉第二心音亢进、有胸膜摩擦音；③肺部阴影多见于下叶，可呈楔形改变（底部与胸膜相连，顶端指向肺门），一侧膈肌抬高，常伴有胸膜反应，肺动脉增粗和局限性肺纹理减少；④心电图和心向量图有右心受累的表现；⑤肺动脉造影发现有血管腔内充盈和肺动脉截断现象可明确诊断。

（五）监测与治疗

1. 监测

（1）动脉血气分析和 SpO_2/FiO_2 值：PaO_2、PaO_2/FiO_2 值和 SpO_2/FiO_2 值降低是 ARDS 诊断

和监测的常用指标。动态地监测这些指标有助于调整呼吸机参数并可评估 ARDS 的预后。

（2）肺超声评估血管外肺水：采用肺部超声进行评估，超声征象 B 线是一种超声伪象，产生机制尚不明确，目前认为 B 线与肺间质气/液比有关，肺部渗出增加，B 线随之增多。B 线数量的增多伴随着肺内空气含量的降低，肺水量不同，检测到的 B 线也有差异。

2. 治疗

（1）治疗原则：主要是改善通气和组织供氧，在此基础上原发病治疗及转归往往决定患者最终的预后。并控制感染、防止进一步的肺损伤、肺水肿和严重的并发症。

（2）呼吸支持治疗：首先需要对 ARDS 患者进行严重程度评估。ARDS 严重程度的评估是分层治疗的基础，不同严重程度需要的治疗不尽相同。在治疗 24 h 后依据呼气末正压及氧合情况进行再次评估，有利于选择合适治疗措施。

1）经鼻高流量氧疗（HFNC）：HFNO 可在较高的流速下提供加温、加湿的氧气，可以提供更稳定的氧浓度，减少解剖死腔，并提供一定的 PEEP，最高可达 $3\sim5$ cmH$_2$O。因此，2023 版 ARDS 全球新定义提出了无创通气或 HFNO 主要针对非插管 ARDS、肺损伤相对较轻的那部分患者。近期多项研究显示 HFNO 临床操作简便易行，与无创通气和常规氧疗比较，HFNC 降低了无创通气相关并发症，改善低氧血症，对病情稍重的 ARDS 患者降低气管插管率，甚至降低 90 天病死率，但仍然需要更多的临床研究证实。

2）无创机械通气（NIV）：对非心源性肺水肿、肥胖或 COPD 急性加重引起的急性低氧性呼吸衰竭患者可以通过 NIV 进行治疗，但一味依赖 NIV 可能会延误插管，甚至导致死亡率增加。NIV 与常规氧疗相比，治疗急性低氧性呼吸衰竭的插管率和死亡率差异无统计学意义；2023 版指南对 NIV 的推荐意见大多是无推荐或低级别推荐，未来需要更多的高质量研究。迄今为止，尚无足够的资料显示 NIV 可以作为 ARDS 导致的急性低氧性呼吸衰竭的常规治疗方法。当 ARDS 患者神志清楚、血流动力学稳定，并能够得到严密监测和随时可行气管插管时，可以尝试 NIV 治疗。在治疗全身性感染引起的 ARDS 时，如果预计患者的病情能够在 $48\sim72$ h 内缓解，可以考虑应用 NIV。一般认为，ARDS 患者在以下情况时不适宜应用 NIV：①神志不清；②血流动力学不稳定；③气道分泌物明显增加而且气道廓清能力不足；④因脸部畸形、创伤或手术等不能佩戴鼻面罩；⑤上消化道出血、剧烈呕吐、肠梗阻和近期食管及上腹部手术；⑥危及生命的低氧血症。

应用 NIV 治疗 ARDS 时应严密监测患者的生命体征及治疗反应。如 NIV 治疗 $1\sim2$ h 后，低氧血症和全身情况得到改善，可继续应用 NIV。若低氧血症不能改善或全身情况恶化，提示 NIV 治疗失败，应及时改为有创机械通气。

3）有创机械通气：最近国内外研究发现容量控制通气和压力控制通气在生理学指标和临床转归方面差异均无统计学意义。因此，ARDS 机械通气时，没有哪种通气模式明显优于其他模式，临床医务人员可根据自己的经验选择容量控制通气或压力控制通气，但更为重要的是应仔细评估患者病情并进行个体化的参数设置，如潮气量、呼气末正压、平台压、吸气流量、吸气时间和吸入氧浓度等参数。ARDS 患者经高浓度吸氧仍不能改善低氧血症时，应气管插管进行有创机械通气。早期气管插管机械通气可降低呼吸功，改善呼吸困难，改善低氧血症，防止肺外器官功能损害。

小潮气量指 $4\sim8$ mL/kg 预测体重，确保在安全范围内进行气体交换，可预防常规潮气量或大潮气量通气可能导致的呼吸机相关性肺损伤，更符合 ARDS 的病理生理学特点，已被多项高质量的临床研究证实。小潮气量通气作为肺保护性通气策略的基石，近十几年并没有更新的证据，因此 2023 版指南继续沿用了 2017 版指南的推荐意见，建议 ARDS 患者采用小潮气量通气策略。在实施肺保护性通气策略时，限制气道平台压比限制潮气量更为重要。由于 ARDS 患者大量肺泡塌陷，肺容积明显减少，常规或大潮气量通气易导致肺泡过度膨胀和气道平台压过高，加重肺及肺外器官的损伤。与常规潮气量通气组比较,小潮气量通气组 ARDS 患者病死率显著降低。允许性高碳酸血症是肺保护性通气策略的结果,颅内压增高是应用允许性高碳酸血症的禁忌证。目前尚无明确的二氧化碳分压上限值,一般主张保持 pH>7.20,否则可考虑静脉输注碳酸氢钠。

4) PEEP 的选择:合适的 PEEP 可以复张萎陷的肺泡及稳定复张的肺泡。然而,PEEP 是一把双刃剑,过高的或过低的 PEEP 均会导致呼吸机相关性肺损伤,而设置 PEEP 的方法很多,目前没有明确最佳的设定 PEEP 的方法。因此,2023 版指南针对如何设置 PEEP 并未做出推荐。而在设置 PEEP 时需牢记,过高的 PEEP 可导致气压伤,并且可影响血流动力学。在缺乏足够监测数据证据的情况下,如何确定合适的 PEEP 仍不清楚,需要个体化评估进行 PEEP 设置。

5) 肺复张(RM):2023 版指南不建议使用长程(气道压≥35 cmH$_2$O 至少维持 1 min)或短程(气道压≥35 cmH$_2$O 持续不超过 1 min)的肺复张,其原因是肺复张不仅可能导致血流动力学不稳定,还可能会增加气压伤和心搏骤停的风险。

6) 俯卧位通气:2023 版指南基于 2017 版选定的研究做了进一步的分析,对于中重度的 ARDS 患者仍建议进行俯卧位,进一步巩固了俯卧位在 ARDS 患者呼吸支持策略中的地位。并且建议接受有创机械通气的 ARDS 患者在插管后早期进行俯卧位,当应用小潮气量通气并调整 PEEP 至稳定水平后,PaO$_2$/FiO$_2$ 仍<150 mmHg 即可开始,并建议长时间应用,每日连续 16 h 及以上。2023 版指南建议对未插管的 ARDS 采取清醒俯卧位进行治疗以降低插管风险,但是证据级别较低。俯卧位通气机制可能:①改善 ARDS 肺顺应性;②改善肺损伤的不均一性;③降低肺应力和应变等。俯卧位通气的绝对禁忌证包括不稳定的脊髓损伤和颅内高压。相对禁忌证开放性腹部损伤、不稳定骨折的多发伤者、孕妇、严重血流动力学不稳定、困难气道和高度依赖血管活性药物的患者。俯卧位通气的并发症有一过性低氧、一过性低血压,人工气道、血管导管、体腔引流管、喂养管等导管打折或脱出,面部等受压导致损伤、呕吐、吸痰困难等。

7) 镇静镇痛与肌松:早期重度 ARDS 由于牵张反射引起过强的自主呼吸可能导致跨肺压过大,增加应力并导致肺损伤。重度 ARDS 早期充分镇静并应用神经肌肉阻滞剂抑制自主呼吸,可避免自主呼吸努力过强导致的肺损伤,可通过改善重症 ARDS 患者人机同步性,降低跨肺压,减轻呼吸机相关性肺损伤,改善患者预后;对于轻、中度 ARDS 患者而言,适当保留自主呼吸可通过膈肌活动增加改善重力依赖区肺泡通气,从而改善通气血流比例,改善氧合。因此应根据 ARDS 的严重程度决定是否需要保留自主呼吸,在发挥自主呼吸有利效应的同时避免加重肺损伤。中、重度 ARDS 患者在病情较重(PaO$_2$/FiO$_2$<150 mmHg)应考虑短时间(<48 h)应用肌松药。恰当的肌松药应用能增加胸壁顺应性,促进人机同步,减少机体氧耗和呼吸功,甚至可能会降低呼吸机相关性肺损伤的发生;但肌松药的不合理应用也会导致痰液引流障碍、肺不张、通气血流比例失衡、呼吸机相关膈肌功能不全等严重并发症的发生。2023 版明确提出不建议常规持续输注神经肌肉阻滞剂来降低中重度 ARDS 患者的死亡率。而对于 COVID-19 患者,目前缺乏相关 RCT,因此 2023 版指南对 COVID-19 患者神经肌肉阻滞剂的应用并未给出推荐意见。

8) ECMO:ECMO 作为一项高级生命支持技术,主要用于重症心肺功能衰竭的患者提供持续的体外呼吸与循环支持。我国 ECMO 治疗成人重症呼吸衰竭推荐意见中,对于 ARDS 所导致的呼吸衰竭应用 ECMO 进行挽救治疗的参考标准如下:①在吸纯氧条件下,联合肺复张、俯卧位通气和高频振荡通气等处理并且采用肺保护性通气(潮气量为 6 mL/kg,PEEP>10 cmH$_2$O),肺泡-动脉氧分压差(P$_A$-aDO$_2$)>600 mmHg,或 PaO$_2$/FiO$_2$<100 mmHg;②机械通气时间<7 天;③年龄<65岁;无抗凝禁忌;或通气频率>35 次/min 时,平台压>30 cmH$_2$O 且 pH<7.2。关于严重 ARDS 患者治疗的相关研究表明,与机械通气等传统的管理方法相比,ECMO 能降低 90 天死亡率和治疗失败率。2023 版 ARDS 指南提出,重度 ARDS 接受 ECMO 治疗后,严重、长期的残疾及生存质量下

降等不良事件发生率较高,尤其是 COVID-19 患者,但其系 ECMO 的并发症还是由重度 ARDS 所致尚不明确。

（3）ARDS 药物治疗

1）液体管理:积极的液体管理,改善 ARDS 患者的肺水肿具有重要的临床意义。ARDS 患者的液体管理策略必须在维持循环稳定,保证器官灌注的前提下进行。入量以静脉输液为主,出量以尿量为主,一般每日入量限于 2 000 mL 以内,亦可以每日静脉入量与尿量相当为原则,甚至出量稍大于入量,这对于肺水肿的控制十分有利。对低蛋白血症的 ARDS 患者有必要输入白蛋白或人工胶体,提高胶体渗透压。对于存在低蛋白血症的 ARDS 患者,在补充白蛋白等胶体溶液的同时联合应用呋塞米,有助于实现液体负平衡,并改善氧合。

研究显示,接受限制性液体管理的患者在关键临床指标上可能会有不同程度的获益,整体上短期死亡风险和中期死亡风险可能会降低;短期和中期机械通气时间可能会减少。但是限制性液体管理组的患者可能会增加短期内急性肾损伤(AKI)的发生风险,短期肾功能衰竭发生风险可能会升高。《中国成人急性呼吸窘迫综合征(ARDS)诊断与非机械通气治疗指南(2023)》专家组[下文称《指南(2023)》专家组]认为 ARDS 患者接受严格限制液体输入可能是利大于弊,建议 ARDS 患者在循环稳定的基础上采取限制性液体管理策略,实施限制性液体管理的重点在于对患者的监测与评估,例如针对接受深镇静或肌松治疗的 ARDS 患者,可能需要采取血管活性药物来维持血压,同时需要监测患者的乳酸、尿量、末梢循环来判断组织灌注是否足够,避免出现器官功能障碍。

2）糖皮质激素:ARDS 使用糖皮质激素,至今仍无一致看法。全身和局部的炎症反应是 ARDS 发生和发展的重要机制,研究显示血浆和肺泡灌洗液中的炎症因子浓度升高与 ARDS 病死率成正相关。大多数认为 ARDS 使用糖皮质激素有积极作用,可保护肺毛细血管内皮细胞,维护肺泡 II 型细胞分泌表面物质功能,保持肺泡稳定性;可抗炎和促使肺水肿吸收;可缓解支气管痉挛,抑制病程后期肺组织纤维化,维护肺功能。对于过敏原因导致的 ARDS 患者,早期应用糖皮质激素经验性治疗可能有效。脓毒性休克并发 ARDS 的患者,如合并肾上腺皮质功能不全,可考虑应用替代剂量的糖皮质激素。

《指南(2023)》专家组建议中重度的 ARDS 患者在诊断后的 24 h 内加用糖皮质激素治疗(1～2 mg/kg 泼尼松当量),用药时间 1 周以内,或根据临床需要决定糖皮质激素的剂量和用药时间。糖皮质激素的用药持续时间超过 7 天需要采取剂量递减,出现不良反应需及时停药。

3）肝素类抗凝药物:在常规治疗 ARDS 患者基础上加用肝素类抗凝治疗可能会降低短期的死亡风险,短期的机械通气时间可能会有所减少,短期的 PaO_2/FiO_2 可能会改善。但是可能会出现中期和长期死亡的小幅增加,可能会增加血小板减少的发生风险。《指南(2023)》专家组建议低出血风险(低出血风险定义为 HAS-BLED 评分 0～2 分)的患者接受肝素抗凝治疗,皮下注射低分子肝素的剂量为 2 500～5 000 U/d,肌酐清除率小于 30 mL/min 者不建议使用低分子肝素。

4）吸入一氧化氮(NO):ARDS 患者加用 NO 吸入可能会改善短期的 PaO_2/FiO_2,缩短机械通气时间。《指南(2023)》专家组建议重度 ARDS 患者在设备条件允许的情况下,可以考虑在常规治疗基础上加用 NO 吸入,但是目前的研究证据提示在短期、中期、长期患者的死亡可能会增加,证据质量低,存在不确定性。

5）营养支持:ARDS 时机体三大物质的分解代谢增强而出现负氮平衡及热量供给不足,影响损伤的肺组织修复,严重者导致机体免疫和防御功能下降出现感染等并发症。应尽早进行肠内或肠外营养,以增强机体的抗病能力。一般中度危重患者实行"允许性低热量",每日需要热量 30～40 kcal/kg,危重患者则需要 40～50 kcal/kg。还应补充水溶性维生素和微量元素等。

（4）并发症处理:抗休克及 MODS 等并发症治疗见有关章节。

(六) 中医药治疗

1. **中医对 ARDS 的认识** · 目前多数学者认为 ARDS 的病机关键在于热、毒、瘀、水。其病位在肺,肺气以宣发肃降为基本运动形式,如因六淫疫毒、外伤等致肺气壅闭,升降失常而出现呼吸异常的表现。

现代研究表明 ARDS 与大肠最为密切相关。近年来中医证候诊断标准或疾病证素量表研制中发现病位证素中一致性较高的是肺、大肠,病性证素中一致性较高的是热、气虚、痰。在中医的证素组合类型中,以肺 + 大肠 + 热 + 气滞的两病位证素 + 两病性证素组合为主。从上述证素组合中可以看出,ARDS 病位在肺,且多种病机联合作用所致的虚实夹杂,虚与实的相互影响,相互转化。肺与大肠的络属关系,其中医理论来源于《黄帝内经》,《灵枢·经脉篇》载"肺手太阴之脉,起于中焦,下络大肠,上膈属肺""大肠手阳明之脉,起于大指次指之端……络肺,下膈属大肠"。《素问·五脏生成篇》曰"咳嗽上气,厥在胸中,过在手阳明、太阴",说明大肠之气闭塞不通,上逆可为咳嗽、气喘。《素问·咳论》曰"肺咳不已,则大肠受之。大肠咳状,咳而遗矢",可见肺与大肠在病理机制上存在相互传变、相互制约的关系,肺气肃降;大肠得以正常传化糟粕;腑气通畅,肺才能更好地调节呼吸和全身气机。

目前临床上治疗 ARDS 最常用方剂分别为宣白承气汤、大承气汤、小青龙汤。宣白承气汤出自吴鞠通的《温病条辨》,具有清肺定喘、泻热通便之效。用于治疗阳明温病中下之不通、喘促不宁及痰涎壅滞者。大承气汤最早出现在张仲景的《伤寒论》为治疗阳明腑实证的代表方剂。方中大黄苦寒能泻胃肠邪热,攻积通便;厚朴行气,消积导滞,两者共为君药,使腑气与大便通畅;芒硝苦寒咸,寒能泻热,咸能润燥软坚,与大黄配伍共奏泻热通便功效,故为臣药。枳实能破气,消积导滞,助厚朴行气,亦为臣药。小青龙汤亦出自张仲景的《伤寒论》可解表散寒,温肺化饮,用于治疗外感风寒,寒饮内停之证,方中麻黄能宣肺平喘,桂枝能化气行水,两者皆能发汗解表为君药;干姜、细辛能温肺化饮可助麻黄、桂枝解表,为臣药;半夏燥湿化痰,五味子敛肺止咳,芍药养血和营,三者共为佐药;五味子、芍药与半夏相配能增强止咳平喘之效,还可避免半夏辛温太过耗气伤津;甘草益气和中并调和药性,功兼佐使。

2. **辨证施治** · 临床上以脓毒症引起的 ARDS 最多见,故多以温病学的理论指导这一类暴喘的证治。其病机无外乎正虚、邪实两个方面。正气不足,毒邪内蕴,内陷营血,络脉气血营卫运行不畅,导致热毒、瘀血、痰浊内阻,瘀滞肺络,气机壅滞,上逆而发为暴喘。病机关键在于热、毒、瘀、水(湿)虚。现代医家认识到,脓毒症引发 ARDS 的机制和表现,与中医温病学理论中"温邪"在"卫气营血"传变的规律是相符合的,因此,对于脓毒症暴喘的中医辨证应遵循卫气营血辨证的原则,治疗主要采用清热解毒、泻肺平喘、活血化瘀、通腑泻下、温阳固脱等方法。

(1) 辨证思路与要点

1) 辨虚实:本病的病机不外乎正虚与邪实,病程早中期多以实证为主,常见喘促气粗、壮热、咳声重浊、胸腹满闷或大便秘结不通等,病程后期以虚证为主,常见呼吸浅促、神志淡漠声低冷汗淋漓脉细微等表现。

2) 辨邪在气分、营分或血分:邪在卫分,症状较轻,一般不会引起 ARDS,故脓毒症引起的 ARDS 初期即已经邪入气分。邪在气分,病位尚浅,以喘促、咳嗽、咳痰等肺系症状为主;邪在营分,常见烦躁甚至谵妄、身热、口渴等表现;邪在血分,则可见咯血,或便血,或尿血,或肌衄等表现。临床又可见到气营两燔、热炽营血等邪毒传变的过渡阶段。

3) 辨邪之性质为热、痰或瘀:以热邪为主者,多见发热、神昏、喘促、舌红、脉数等表现以痰邪为主者,多见咳吐痰涎、胸闷、身重、舌苔腻、脉弦等表现;以瘀为主者,多见口唇发绀或有胸痹腹痛、舌质紫有瘀斑、脉涩等表现。临床常见邪之兼夹为患,如痰热壅盛、痰瘀互结等。

（2）治则治法：本病症的不同证型本质上是温热毒邪由浅入深传变的不同阶段，故按照卫气营血辨证和三焦辨证为辨证指导。但本病的临床表现复杂，进展迅速，且随着病程进展，治疗效果及预后越差，因此应该尽可能在早期积极诊治。

需要强调的是，虽然中医药的介入提高了脓毒症 ARDS 的临床疗效，但绝不能舍弃必要的西医基础治疗，如抗生素治疗和机械通气等。

1）热毒犯肺（气分热盛）

证候特征：喘促、壮热、烦躁不安，亦见咳嗽，咳痰少，口渴胸闷，唇燥，大便或干，小便短赤；舌红，苔黄少津，脉数。

治法：清热解毒，泻肺平喘。

推荐方药：黄连解毒汤（《外台秘要》）合泻白散（《小儿药证直诀》）加减。黄连解毒汤组成：黄连、黄芩、黄柏、栀子。泻白散组成：桑白皮、地骨皮、粳米、炙甘草。

推荐中成药：安宫牛黄丸、醒脑静注射液。

2）痰热壅肺（气营两燔）

证候特征：咳嗽，咳痰，痰色黄或黄白相间，喘促；烦躁不安，胸闷，口渴，身热，或有汗，大便或秘，小便短赤；舌红，苔黄或腻，脉滑数。

治法：清热化痰，泻肺平喘。

推荐方药：麻杏石甘汤（《伤寒论》）加减。麻杏石甘汤组成：麻黄、杏仁、石膏、炙甘草。

推荐中成药：热毒宁注射液、痰热清注射液。

3）痰瘀阻肺（营分湿盛）

证候特征：气促，口唇青紫，咳嗽，咳痰；尚可见喉中痰鸣、胸闷等；舌苔白腻，脉沉或涩或结代。

治法：祛痰化瘀，降气平喘。

推荐方药：涤痰汤（《奇效良方》）合血府逐瘀汤（《医林改错》）加减。涤痰汤组成：制胆南星、制半夏、枳实、茯苓、橘红、石菖蒲、人参、竹茹、甘草。血府逐瘀汤组成：桃仁、红花、当归、生地黄、牛膝、川芎、桔梗、赤芍、枳壳、甘草、柴胡。

推荐中成药：橘红痰咳液、祛痰止咳颗粒。

4）腑实血瘀（热炽营血）

证候特征：呼吸气促，脘腹胀满，大便不通；尚可见：频转矢气，腹痛，壮热，甚至神昏谵语，口唇青紫，肌肤瘀斑或瘀点；舌苔黄燥，脉沉实或数。

治法：通腑活血，凉营解毒。

推荐方药：桃核承气汤（《伤寒论》）加减。桃核承气汤组成：桃仁、大黄（后下）、桂枝、炙甘草、芒硝。

推荐中成药：血必净注射液；丹参注射液、醒脑静注射液。

5）变证（阳气暴脱）

证候特征：呼吸浅促，神志淡漠，四肢厥冷，或可见：冷汗淋漓，体温偏低，面色苍白，舌质淡，脉微弱欲绝或不能触及。

治法：补气温阳，扶正固脱。

推荐方药：参附汤（《圣济总录》）或四逆汤（《伤寒论》）加减。参附汤组成：人参、制附子、青黛。四逆汤组成：制附子、干姜、炙甘草。

推荐中成药：参附注射液、生脉注射液。

（3）其他疗法：①中药保留灌肠，适应证为辨证属腑实者。中药组方：大黄、芒硝（烊冲）枳实、厚朴（出自大承气汤）。保留灌肠，每日 1 次，以泻为度（每日解便 2～3 次）。②针刺，穴位选择：合谷、尺泽、曲池为基本穴位,喘重者加定喘,热盛加大椎,胸膈满闷者加天突。

(熊旭东　杨丽梦)

参考文献

[1] 王玉妹,张琳琳,周建新.《ESICM 急性呼吸窘迫综合征指南:定义、表型和呼吸支持》解读[J].中国急救医学,2023,43(11):855-861.

[2] 付绪哲,王煜.脓毒症肺损伤的机制及治疗展望[J].中国临床研究,2023,36(10):1445-1448.

[3] 段正,孔立,郝浩等.急性呼吸窘迫综合征中医学病机的探讨[J].中国中医急症,2020,29(11):1979-1980.

[4] 中国研究型医院学会危重医学专委会,宁波诺丁汉大学 GRADE 中心.中国成人急性呼吸窘迫综合征(ARDS)诊断与非机械通气治疗指南(2023)[J].中国研究型医院,2023,10(5):9-24.

[5] Giacomo Grasselli, CS. Calfee, Luigi Camporota, et al. ESICM guidelines on acute respiratory distress syndrome: definition, phenotyping and respiratory support strategies [J]. Intensive Care Med, 2023,49(7):727-759.

[6] Mauri T, Wang YM, Dalla Corte F, et al. Nasal high flow: physiology, efficacy and safety in the acute care setting, a narrative review [J]. Open Access Emerg Med, 2019,11:109-120.

[7] Brown SM, Grissom CK, Moss M, et al. Nonlinear imputation of PaO_2/FiO_2 from SpO_2/FiO_2 among patients with acute respiratory distress syndrome [J]. Chest,2016,150(2):307-313.

[8] Poole D, Pisa A, Fumagalli R (2023) Prone position for acute respiratory distress syndrome and the hazards of meta-analysis [J]. Pulmonology,2023,25:S2531-0437(23)00009-0.

[9] Marini JJ, Gattinoni L. Time course of evolving ventilator-induced lung injury: the "shrinking baby lung" [J]. Crit Care Med,2020,48(8):1203-1209.

[10] See KC, Ong V, Tan YL, et al. Chest radiography versus lung ultrasound for identification of acute respiratory distress syndrome: a retrospective observational study [J]. Crit Care, 2018,22(1):203.

第十四章 · 急 性 肾 损 伤

急性肾损伤(acute kidney injury，AKI)既往称为急性肾衰竭(acute renal failure，ARF)，是指不超过 3 个月的肾脏结构和功能的异常，包括血、尿、组织学、影像学及肾损伤标志物检查异常。但 ARF 的定义忽视了与肾脏损害早期的病理生理变化。研究证实，轻度肾功能急性减退即可导致患者病死率明显增加，2002 年急性透析质量指导组(Acute Dialysis Quality Initiative Group，ADQI)提出了 AKI 的诊断分级标准，自此，AKI 概念取代了 ARF。AKI 的提出更强调对这一综合征的早期诊断，早期治疗的重要性，以期能在疾病早期识别，并进行早期有效干预，改善预后。随着对其流行病学、病理生理、生物标志物的认识，以及其与后续慢性肾脏病关系的理解加深，近年来也有学者提出急性肾脏病(AKD)的概念，由于新的指南尚未发布，在此，我们仍延续使用 AKI 的概念。

AKI 是由多种病因引起的短时间内肾功能急剧下降，肾小球滤过率(glomerular filtration rate，GFR)下降，同时伴有氮质产物如肌酐、尿素氮等潴留，水、电解质和酸碱平衡紊乱，重者出现多系统多脏器并发症的临床综合征。AKI 是涉及各科的常见危重临床综合征，可发生于既往无肾脏疾病患者，也可以发生于原有慢性肾脏病的基础上。研究表明，在综合性医院 3%～10% 的住院患者可发生 AKI，在重症监护病房为 30%～60%，AKI 患者新发或进展为慢性肾脏病的风险增加 2.67 倍，尿毒症风险增加 4.81 倍，心血管事件风险增加 38%，死亡风险增加 1.8 倍，5 年再住院率达到 32.4%，全球因 AKI 死亡人数超过 200 万/年。

(一) 病因

AKI 有广义和狭义之分，广义 AKI 可为肾前性、肾性和肾后性三类。狭义 AKI 仅指急性肾小管坏死(acute tubular necrosis，ATN)，是 AKI 最常见类型，约占全部 AKI 的 75%～80%，通常由缺血或肾毒性因素所致。研究显示我国肾前性 AKI 占 51.8%，肾性 AKI 占 39.4%，肾后性 AKI 占 8.8%。需要注意的是，AKI 的分类可能复杂多样，例如在肾性基础上合并肾前性因素，往往难以区分哪个因素为主导。

1. 肾前性 AKI · 指各种原因引起肾脏血流灌注降低所致的缺血性肾损伤，约占 AKI 的 55%，是 ATN 最常见病因。主要原因有以下几类。

(1) 有效血容量不足：包括细胞外液丢失和细胞外液滞留。①细胞外液丢失，常见于外伤、手术、产后、消化道出血、烧伤、呕吐、腹泻、利尿剂应用过度等；②细胞外液滞留，常见于胰腺炎、烧伤、挤压综合征、创伤、肾病综合征、营养不良、肝功能衰竭等。

(2) 心输出量减少：常见于心功能不全，如心肌梗死、心律失常、缺血性心脏病、心肌病、高血压、心脏瓣膜病、肺栓塞、严重肺心病等。

(3) 外周血管扩张：如脓毒症、肝硬化失代偿期、低氧血症、高碳酸血症、药物(降压药、麻醉药)、肾上腺皮质功能不全、高镁血症、过敏等。

(4) 肾血管严重收缩：如脓毒症、药物(如肾上腺素、去甲肾上腺素、β受体阻滞剂)、肝肾综合征、高钙血症等。

(5) 肾动脉机械闭锁：如血栓、栓塞、创伤等。

（6）肾血流自主调节反应障碍：如血管紧张素转换酶抑制药、血管紧张素Ⅱ受体拮抗药、非甾体抗炎药、环孢素等。

2. 肾性 AKI　肾实质或肾血管疾病相关性急性肾损伤，约占 AKI 的 40%，是由各种原因所致的肾单位和间质、血管损伤所致，以肾缺血和肾毒性物质导致的肾小管上皮细胞损伤（如 ATN）最为常见。常见病因有以下几类。

（1）肾血管性疾病：血管炎、恶性高血压、主动脉夹层、硬皮病、肾动脉机械闭塞（手术、栓子、血栓栓塞、粥样硬化斑块）、肾静脉血栓形成。

（2）肾小球疾病和肾脏微血管疾病：炎症感染后、急性或急进性肾炎，系统性红斑狼疮，韦格纳综合征，溶血尿毒症综合征，血栓性血小板减少性紫癜，弥散性血管内凝血，肺出血肾炎综合征，恶性高血压，先兆子痫，高钙血症，硬皮病等。

（3）间质性肾炎：药物如青霉素、磺胺类、利福平、环丙沙星、苯茚二酮、西咪替丁，质子泵抑制剂（奥美拉唑、兰索拉唑）、硫唑嘌呤、苯妥英、卡托普利、噻嗪类、呋塞米、布美他尼、别嘌呤醇、非甾体抗炎药（包括选择性 COX－2 抑制剂和 5－氨基水杨酸）。有毒物质可导致过敏性间质性肾炎。

（4）感染：脓毒症或全身抗炎反应综合征、特殊病因（军团菌、钩端螺旋体、立克次体、汉坦病毒、念珠菌、疟疾）、特定器官受累（细菌性心内膜炎、内脏脓肿、肾盂肾炎）。

（5）浸润：结节病、淋巴瘤、白血病、类肉瘤等。

（6）结缔组织病。

（7）急性肾小管坏死：肾缺血（肾前性 AKI 持续进展）、肾毒素（氨基糖苷类、造影剂、重金属、有机溶剂、其他抗菌素）、色素毒素（肌红蛋白尿、血红蛋白尿）等。

（8）肾小管内：结晶沉积（尿酸、草酸）、蛋白沉积（轻链、肌红蛋白、血红蛋白）。

（9）肾移植排斥反应。

3. 肾后性 AKI　由结石、肿瘤等原因引起的尿道梗阻导致的急性肾损伤，约占 AKI 的 5%。梗阻可发生于从肾盂到尿道的尿路任何部位。

（二）分类

1. 少尿型　尿量<400 mL/d，临床病程分为少尿（或无尿）期、多尿期和恢复期。

2. 非少尿型　非少尿型约占 1/3 左右，所谓非少尿型 AKI，即尿量持续在 400 mL/d 以上，甚至与常人无异，达 1 000～2 000 mL/d，但出现肌酐、尿素氮升高，高钾血症等，病情较轻，预后较好。

（三）发病机制

1. 肾前性肾损伤　属于缺血性肾损伤，由于肾脏血流灌注降低导致血流动力学介导的肾小球滤过率降低。在肾前性 AKI 早期，肾脏血流自我调节机制通过调节肾小球出球和入球小动脉的血管张力，以维持肾小球滤过率和肾血流量，可使肾功能维持正常。当血压过低，超过自我调节能力即可导致肾小球滤过率下降，但短期内无明显的肾实质损伤。如果肾灌注损伤能在 6 h 内得到纠正，则血流动力学损害可以逆转，肾功能也可以迅速恢复。但若低灌注持续，则可发生肾小管上皮细胞明显损伤，继而发展成急性肾小管坏死。

2. 肾性 AKI　以肾缺血和肾毒性物质导致的肾小管上皮细胞损伤最为常见。中毒性急性肾小管损伤可发生在老年，糖尿病等多种易患因素基础之上，也可以有缺血因素参与。中毒性和缺血性损害也可以共同引起 ATN，但其发病机制仍未阐明，目前认为主要涉及小管，血管和炎症因子等方面。

3. 肾后性 AKI　尿路发生梗阻时，尿路内反向压力首先传导到肾小球囊腔，由于肾小球入球小动脉扩张，早期肾小球滤过率尚能维持正常。如果梗阻持续无法解除，肾皮质大量区域出现无灌注或低灌注状态，肾小球滤过率逐渐下降。

（四）中医病因病机

中医学文献中并没有"急性肾损伤"的病名,根据主要临床表现为水肿、少尿、无尿、恶心、呕吐等,归属于中医"关格""癃闭""水肿"等范畴。《伤寒杂病·平脉法》云"寸口脉浮而大,浮为虚,大为实,在尺为关,在寸为格。关则不得小便,格则吐逆"。《证治汇补》说"关格者……既关且格,必小便不通,且夕之间,陡增呕恶,此因浊邪壅塞三焦,正气不得升降,所以关应下而小便闭,格应上而生吐呕,阴阳闭绝,一日即死,最为危候",这段话对急性肾损伤的恶心、呕吐、少尿、无尿等症状做了病因的描述并对其预后做了判断,指出了其预后的凶险。《素问·奇病论》中描述道"有病庞然,如有水状,切其脉大紧,身无痛不能食,喜惊,喜已,心气萎者死",描述了疾病过程中神经系统及心衰的症状。

中医认为,本病的形成多由外感六淫邪毒、内伤饮食七情,以及损伤津液、中毒虫咬等。外邪侵袭脏腑,导致肺、脾、肾之功能异常,肺之治节无权,脾之健运失司,肾之开阖无度,加之膀胱气化功能失常,水湿浊邪不能排出体外,从而发为本病;又或禀赋不足、饮食失节、劳累过度、肾病久治不愈,脏器虚损,肾用失司,正虚邪实,水湿毒邪内停,寒热错杂,诸症由生,发为本病。脾虚运化无力,水谷精微化生无能,气血不得则神疲乏力、面色少华;湿毒阻塞三焦,清气不升,浊阴不降,湿浊上逆则恶心、呕吐,厌食,腹胀;湿毒阻于中焦,正气升降失司,水液不能下输膀胱而致无尿、癃闭;肾阳不足、命门火衰,则形寒肢冷、腰膝酸软;水湿泛滥肌肤则为肿;久病则邪毒入络入血,血行于脉外则出血;清窍被蒙,肾虚风动则神志昏迷,甚则惊厥抽搐;最终水气凌心,喘促由生,心肾两败,阴阳离决而亡。本病为中医急重症,来势凶猛,变化迅速而临床表现复杂,病理性质属本虚标实,虚实夹杂。

（五）诊断思路

根据原发病因、肾功能急性减退(血清肌酐和尿量),结合相应的临床表现、实验室检查与影像学检查,不难做出诊断。首先,需要判断是否存在肾损伤及其严重程度,是否存在需要紧急处理的严重并发症;其次评估肾损伤发生的时间,是否为急性发生及有无基础慢性肾脏病;最后尽可能明确 AKI 的病因。

1. **症状**·AKI 的临床表现差异大,与病因和所处病程不同阶段有关,包括原发疾病、AKI 所致代谢紊乱及并发症三个方面。在各大系统均可出现相应临床症状。

（1）尿量减少:通常于发病后数小时或数日内出现少尿(尿量<400 mL/d)或无尿(尿量<100 mL/d)。无尿,通常提示完全性尿路梗阻,但也可见于严重的肾前性或肾性急性肾损伤(如肾动脉阻塞、血管炎)。但尿量减少并非所有患者必需症状,一部分非少尿型急性肾损伤患者,尿量可以正常甚至偏多。

（2）氮质血症:急性肾损伤时,摄入蛋白质的代谢产物不能经肾脏排泄而潴留在体内,可产生中毒症状,即尿毒症。尿素氮(BUN)每天上升>8.93 mmol/L(25 mg/dL)者,称为高分解代谢。少尿型急性肾损伤患者通常有高分解代谢。但是,BUN 升高并非都是高分解代谢,胃肠道大出血、血肿等积血被吸收后,也会加重氮质血症。

（3）液体平衡紊乱:由于盐和水排出减少,导致水、钠潴留,常常引起全身水肿、肺水肿及心力衰竭、脑水肿、血压增高和低钠血症。大量输液,特别是输注大量低张液体,以及未限制水摄入,也是容量负荷过重、低钠血症的原因。患者可表以现为嗜睡,进行性反应迟钝,甚至可因脑水肿而致癫痫发作。

（4）电解质紊乱

1）高钾血症:是急性肾损伤最严重的并发症之一,也是少尿期的首位死因。引起高钾血症的原因如下:①肾脏排钾减少;②并发感染、溶血及大量组织破坏,钾离子由细胞内释放入细胞外液;③酸中毒致使氢钾交换增加,钾离子由细胞内转移到细胞外;④摄入富含钾的食物、使用保钾利尿剂或输注库存血,均可加重高钾血症。

2) 低钠血症:主要是由于水过多所致的稀释性低钠血症。此外,恶心、呕吐等胃肠道失钠,以及对大剂量呋塞米治疗有反应的非少尿型患者也可出现失钠性低钠血症。

3) 高磷血症:是急性肾损伤常见的并发症。在高分解代谢或急性肾损伤伴大量细胞坏死者(如横纹肌溶解、溶血或肿瘤溶解),高磷血症可能更明显 $3.23\sim6.46\,\text{mmol/L}(10\sim20\,\text{mg/dL})$。

4) 低钙血症:转移性磷酸钙盐沉积,可导致低血钙。由于肾小球滤过下降,导致磷潴留,骨组织对甲状旁腺激素抵抗和活性维生素 D_3 水平降低,低钙血症极易发生。由于患者往往存在酸中毒,游离钙水平并不降低,患者可出现无症状性低钙血症。但是,在横纹肌溶解、急性胰腺炎、酸中毒经碳酸氢钠纠正后,患者可出现低钙血症的症状,表现为口周感觉异常、肌肉抽搐、癫痫发作、出现幻觉和昏睡等,心电图提示 Q-T 间期延长和非特异性 T 波改变。

5) 高镁血症:急性肾损伤时常常出现高镁血症,可引起心律失常,ECG 示 P-R 间期延长。

6) 低镁血症:常见于顺铂、两性霉素 B 和氨基糖苷类抗生素所致的肾小管损伤。低镁血症常无症状,但有时可表现为神经肌肉痉挛、抽搐和癫痫发作,或持续性低血钾或低血钙。

(5) 代谢性酸中毒:正常蛋白质饮食可代谢产生非挥发性固定酸 $50\sim100\,\text{mmol/d}$(主要是硫酸和磷酸),通过肾脏排泄而保持酸碱平衡。急性肾损伤时,肾脏不能排出固定酸,是引发代谢性酸中毒的主要原因。临床表现为深大呼吸(Kussmaul 呼吸),血 pH、碳酸氢根和二氧化碳结合力降低,由于硫酸根和磷酸根潴留,常伴阴离子间隙升高。

(6) 消化系统:常为急性肾损伤首发症状,主要表现为厌食、恶心、呕吐、腹泻、呃逆,约 25% 的患者并发消化道出血,出血多由胃黏膜糜烂或应激性溃疡引起。因为肾脏淀粉酶排出减少,血淀粉酶升高,一般不超过正常值的 2 倍。反之,提示急性胰腺炎的可能。

(7) 呼吸系统:可有呼吸困难、咳嗽、咳粉红色泡沫痰、胸闷等,与体液潴留、肺水肿和心力衰竭有关。急性肾损伤往往并发难治性肺部感染,偶见急性呼吸窘迫综合征。

(8) 循环系统:可有充血性心力衰竭、心律失常、心包炎和高血压等。

(9) 神经系统:可有昏睡、精神错乱、木僵、激动、精神病等精神症状,以及肌阵挛、反射亢进、不安腿综合征,癫痫发作等。

(10) 血液系统:可表现为贫血、白细胞升高、血小板功能缺陷和出血倾向。

(11) 营养和代谢异常:急性肾损伤患者常处于高分解代谢状态,蛋白质分解代谢加快,肌肉分解率增加,重者每天丢失肌肉 1 kg 或以上。

(12) 感染:是急性肾损伤患者常见和严重并发症之一,多见于严重外伤致高分解代谢型急性肾损伤,预防性应用抗生素不能减少发生率。最常见的感染部位,依次为肺部、泌尿道、伤口和全身。

2. 体征 · AKI 患者无特定体征,尿量减少,液体平衡紊乱时可以出现下肢或全身水肿。出现合并症时可有相应体征,合并肺水肿,心力衰竭时可以出现肺部啰音,合并神经系统并发症时可以有意识改变、肌阵挛、反射亢进及病理征阳性,合并肺部感染时也可以出现肺部干、湿啰音等。

3. 实验室及其他辅助检查

(1) 血液

1) 急性肾损伤患者可出现轻、中度贫血,部分和体液潴留、血液稀释有关;BUN 和 SCr 可进行性上升,高分解代谢者上升速度较快,横纹肌溶解引起的肌酐上升较快;血钾浓度可升高(>5.5 mmol/L),部分正常,少数偏低;血 pH 常<7.35,碳酸氢根离子浓度多<20 mmol/L,甚至低于 13.5 mmol/L;血清钠浓度可正常或偏低;血钙可降低,血磷升高。

2) 如果患者有感染,应行血培养,排除急性肾损伤伴发脓毒症。

（2）尿液

1）尿常规：不同病因所致 AKI 的尿检异常表现不同。尿液外观多呈浑浊，尿色深。肾前性 AKI 时无蛋白尿和血尿，可见少量透明管型。根据病情不同，尿蛋白定性可为阴性-强阳性。因肾小管重吸收功能损害，尿比重降低且较固定，多在 1.015 以下，尿渗透浓度<30 mOsm/L，尿与血渗透浓度之比<1.1。

2）尿沉渣检查：可发现肾小管上皮细胞、上皮细胞管型、颗粒管型、红细胞、白细胞和晶体存在，有助于急性肾损伤的鉴别诊断，对区分肾前性、肾性和肾后性具有重要价值。急性肾小管损伤时可见少量尿蛋白，以小分子蛋白为主；尿沉渣检查可见肾小管上皮细胞、上皮细胞管型和颗粒管型及少许红白细胞等。

3）尿液生化检查：包括尿钠、钠滤过分数、肾衰指数、尿/血渗量、尿和血尿素氮或与肌酐比值等，有助于肾前性氮质血症和急性肾小管坏死的鉴别（表 14-1）。

表 14-1 急性肾损伤时常见的尿液镜检异常

病因	尿液检查
肾前性	正常或透明管型
肾性	
小管细胞损伤	棕色颗粒管型、上皮细胞管型
间质性肾炎	脓尿、血尿、轻度蛋白尿、颗粒管型、上皮细胞管型、嗜酸性粒细胞
肾小球肾炎	血尿、显性蛋白尿、红细胞管型、颗粒管型
肾血管性疾病	正常或血尿、轻度蛋白尿
肾后性	正常或血尿、颗粒管型、脓尿

（3）生物标志物：近年来，更多研究聚焦于 AKI 生物标志物，用于 AKI 早期筛查与监测，以便尽早采取预防和干预措施来改善患者预后。已探索与挖掘了较多 AKI 生物标志物，弥补了尿量和血肌酐作为诊断标准的局限性，为早期诊断 AKI 探索新的方向，指导临床在最佳治疗时机采用针对性的干预措施来改善 AKI，具体如下。

1）反映肾小球功能受损的标志物：尿白蛋白、尿 IgG 等。

2）反映肾小管组织损伤的标志物：中性粒细胞明胶酶相关脂质运载蛋白（NGAL）、肾损伤分子 1（KIM-1）、金属蛋白酶组织抑制因子 2（TIMP2）、胰岛素样生长因子结合蛋白 7（IGFBP7）、集聚蛋白 C 末端片段（CAF）等。

3）反映肾小管功能受损的标志物：肝型脂肪酸结合蛋白（L-FABP）7、胱抑素 C（CysC）、α_1 微球蛋白、β_2 微球蛋白（β_2-MG）、N-乙酰-β-氨基葡萄糖苷酶等。

4）反映肾小管炎症的标志物：白细胞介素（IL）-18、IL-6 等。

不同标志物有各自的优点与缺点，将其广泛应用于临床仍具有一定的局限性。

（4）影像学检查：有助于急慢性肾功能减退鉴别，并了解 AKI 病因。

1）肾脏超声检查：鉴别有无尿路梗阻、判断肾脏大小，固缩肾或皮质变薄提示慢性肾功能减退，肾脏增大则提示 AKI 及急性炎症、浸润性病变和梗阻。双肾体积明显不对称时提示肾大血管疾病。

2）腹部 X 线平片：显示肾、输尿管和膀胱等部位的结石，以及超声难以发现的小结石。AKI 时静脉尿路造影易加重肾损害且显影效果差，应慎用。逆行性造影有助于进一步明确有无尿路梗阻,但并发症较多,应严格掌握适应证。

3）CT 或 MRI 扫描:评估尿道梗阻,确定梗阻部位,明确腹膜后感染组织或腹膜后恶性肿瘤。

4）肾血管造影:怀疑肾动脉梗阻(栓塞、血栓形成、动脉瘤)时,可行肾血管造影。

5）肾组织活检:在排除肾前及肾后性病因后,拟诊肾性 AKI 但不能明确病因时若无禁忌证,可行肾活检,以便及早实施针对性治疗,但需注意 AKI 患者即使全身无出血倾向,肾穿刺后仍可发生出血及动静脉瘘等并发症。

4. 诊断标准。既往对 AKI 的诊断标准并不统一。以前较多采用的是 2002 年美国 ADQI 制订的 RIFLE 标准。2012 年,改善全球肾脏病预后组织(Kidney Disease:Improving Global Outcomes,KDIGO)制订了 AKI 临床实践指南,提出 AKI 的临床诊断标准为:48 h 内血清肌酐(SCr)上升≥26.5 μmol/L(≥0.3 mg/dL),或者 7 天之内,血清肌酐上升至>基础值的 1.5 倍,或者尿量减少[尿量<0.5 mL/(kg·h)],持续≥6 h。

(1) 急性肾损伤的 KDIGO 分期标准:见表 14-2。

表 14-2　急性肾损伤的 KDIGO 分期标准

分期	血肌酐标准	尿量标准
1期	绝对升高≥26.5 μmol/L(≥0.3 mg/dL) 或相对升高≥50%,且<1 倍	<0.5 mL/(kg·h)(持续时间≥6 h,但<12 h)
2期	相对升高≥1 倍,且<2 倍	<0.5 mL/(kg·h)(持续时间≥12 h,但<24 h)
3期	升高至≥354 μmol/L(≥4.0 mg/dL) 或相对升高≥2 倍 或开始肾脏替代治疗 或<18 岁患者 eGFR 下降至<35 mL/(min·1.73 m²)	<0.3 mL/(kg·h)(持续时间≥24 h)或无尿≥12 h

(2) 临床经过:急性肾损伤早期症状隐匿,可被原发疾病所掩盖,即使尿量开始减少,也容易被忽视。典型急性肾损伤一般经过有少尿期、移行期、多尿期和恢复期。

1）少尿期:每日尿量少于 400 mL,此期一般持续 1~2 周,少数患者仅持续数小时,延长者可达 3~4 周。少尿期长,则肾损害重,如超过 1 个月,提示有广泛的肾皮质坏死可能。

2）移行期:患者度过少尿期后,尿量超过 400 mL/d 即进入移行期。这是肾功能开始好转的信号。

3）多尿期:每日尿量达 2 500 mL(可多达 4 000~6 000 mL/d)。此期的早期阶段 BUN 尚可进一步上升。此后,随着尿量的继续增加,水肿消退,血压、BUN 和 SCr 逐渐趋于正常,尿毒症及酸中毒症状随之消失。本期一般持续 1~3 周,可发生脱水、低血压(低血容量性)、低钠和低钾血症,应注意监测和纠正。

4）恢复期:根据病因、病情轻重程度、多尿期持续时间、并发症和年龄等因素,AKI 恢复时间可有较大差异。与肾小球滤过率相比,肾小管上皮细胞功能(溶质和水重吸收)恢复相对延迟,常需数月后才能恢复。肾功能完全恢复需 6 个月至 1 年时间,少数患者肾功能不能完全恢复,遗留永久性肾损害。

(六) 监测与治疗

1. 监测

(1) 尿量:所有 AKI 患者均应监测患者 24 h 尿量及每小时尿量,出入液量及体重变化,动态评估病情变化,及时采取相应措施。

(2) 肾功能:动态监测血肌酐、尿素氮、肾小球滤过率有助于评估肾损伤程度。

（3）血气分析及电解质：酸碱度、剩余碱、碳酸氢根、电解质等指标的变化可以明确患者是否存在各种酸碱紊乱，电解质紊乱，有助于及时调整血液净化处方。

2. 治疗　AKI 的治疗原则是尽早识别并纠正可逆的病因，及时采取干预措施，避免肾脏受到进一步损伤，维持水、电解质和酸碱平衡，积极防治并发症，适时进行血液净化治疗。

（1）综合治疗

1）尽早纠正可逆病因：对于各种可以引起 AKI 的病因，均因积极治疗，包括扩容，纠正血容量的不足，控制感染和腹腔内高压、及时停用影响肾血流灌注或肾毒性的药物等。肾前性 AKI 必须尽快纠正肾前性因素，肾后性 AKI，则需及时解除梗阻。肾性 AKI 常病情复杂，治疗困难。肾小球肾炎或小血管炎所致 AKI，常需使用糖皮质激素和（或）免疫抑制剂治疗。临床上怀疑药物中毒患者必须尽早明确并停用可疑药物，确诊为药物所致者，如无禁忌证应及时给予糖皮质激素治疗。

2）维持血流动力学稳定：肾前性 AKI 早期需积极恢复有效血容量，确保容量充分是任何治疗策略的基础。包括静脉补液、降低后负荷以改善心排量、调节外周阻力至正常范围等。但 AKI 时如何确定患者的最佳补液量一直是难题，对于既往有充血性心力衰竭史的患者，容量复苏时尤需注意补液量和补液速度。至于补液品种的选择需考虑丢失液体种类及继发的酸碱平衡和电解质紊乱，临床上常选用等张电解质溶液而非胶体。对于大多数患者，晶体液补充优于胶体液，另外，应当避免羟乙基淀粉应用。血管源性休克或急性肾损伤风险患者建议血管升压药物联合液体治疗。不建议使用低剂量的多巴胺、非诺多巴和心房利尿钠肽等药物预防或治疗急性肾损伤。建议必须达到血流动力学和氧合参数的基础目标，以防止围手术期高危患者或感染性休克患者急性肾损伤进展或恶化。

3）饮食及营养支持：维持机体营养状况和正常代谢，有助于损伤细胞的修复和再生，提高存活率。优先通过胃肠道提供营养，重症 AKI 患者常有明显的胃肠道症状，可先从胃肠道补充部分营养让患者胃肠道适应，然后逐渐增加热量。酌情限制水分、钠盐和钾盐摄入。AKI 任何阶段总能量摄入应为 20～30 kcal/(kg·d)，能量供给包括碳水化合物 3～5 g（最多 7 g）/kg，脂肪 0.8～1.0 g/kg。无须仅为了避免或延迟开始 RRT 而限制蛋白质摄入，非高分解代谢、无须肾脏替代治疗的 AKI 患者蛋白质或氨基酸摄入量 0.8～1.0 g/(kg·d)，接受 RRT 的患者蛋白质或氨基酸摄入量 1.0～1.5 g/(kg·d)，接受连续性肾脏替代疗法及高分解代谢患者蛋白质或氨基酸摄入量最高可达 1.7 g/(kg·d)，氨基酸的补充应包括必需和非必需氨基酸。静脉补充脂肪乳剂以中、长链混合液为宜。无高分解代谢状态患者，治疗数日后常见血钾、血磷降低，应适当补充。长时间肠外营养支持者需适时使用含谷氨酰胺的肠内营养剂。营养支持总量与成分要根据临床情况增减，以争取最佳治疗效果。危重病患者的胰岛素治疗靶目标为血浆葡萄糖 6.1～8.3 mmol/L。

4）维持内环境稳定：包括纠正高钾血症，纠正代谢性酸中毒，维持正常渗透压，维持正常体温等。

（2）肾脏替代治疗：AKI 时由于肾功能能在短时间内快速减退，机体无法产生足够代偿反应，因此肾脏替代治疗指征与终末期肾病时有很大区别。在全身炎症反应综合征、急性呼吸窘迫综合征、多脏器功能障碍综合征时，机体内有大量炎性物质，一方面引起各脏器损害，另一方面引起病情的恶性循环和不断加重。此时新的"RRT"技术可以部分清除炎症介质，有利于病情控制。从这个角度看，RRT 的目的不是传统意义上的"肾脏替代"，而是一种"肾脏支持"。

1）"肾脏替代"指征：①当出现威胁生命的严重并发症时应紧急透析，如严重高钾血症，[K^+]≥6.5 mmol/L 或已经出现严重心律失常；②急性肺水肿且利尿效果不满意；③严重代谢性酸中毒，动脉血 pH≤7.2，且由于急性左心衰和体液容量过多不能给予足量碱剂时。

2）"肾脏支持"指征：①营养支持，充血性心力衰竭时清除过多体液；②脓毒症时清除炎症介质;③肿瘤化疗时清除由于肿瘤细胞坏死产生的大量代谢产物;④急性呼吸窘迫综合征时减轻肺水肿和清除部分炎症介质;⑤多脏器功能障碍综合征时容量控制和炎症介质清除;⑥纠正严重钠失衡($[Na^+]>160\,mmol/L$ 或 $<115\,mmol/L$);⑦持续高热,体温$>39.5\,℃$或持续低温时控制体温;⑧药物过量,且药物可被透析清除。"肾脏支持"主要用于原发病严重,估计肾功能下降较快且短时间内不能恢复的患者。

3)模式:AKI 时 RRT 主要包括无须体外循环的腹膜透析(peritoneal dialysis,PD)和借助体外循环的血液透析或血液滤过等。后者根据单次治疗持续时间分为间歇性肾脏替代治疗(IRRT)和持续性肾脏替代治疗(CRRT)。以安全、简便、有效、经济为原则,并根据患者病情变化及时调整治疗模式。CRRT 的优势是血流动力学稳定,故血流动力学严重不稳定,同时合并急性肝损伤、急性脑损伤的 AKI 患者可选择 CRRT。IRRT 主要优势是治疗灵活、安全、可操作性和经济性,尤其适用于需要快速平稳纠正的危急情况如严重高钾血症等。而延长的 IRRT(如持续低效每日透析等)兼具 CRRT 和 IRRT 两者优点,近年来临床应用日益增多。PD 的优点在于更好的安全性和易操作性,但对水和溶质清除可能不充分,还可导致严重高糖血症和蛋白质丢失。价格便宜,且不需要抗凝药物,目前仍是治疗 AKI 的常用方法。

4)开始时机:不应仅根据血尿素氮、血清肌酐值决定是否开始 RRT,而因综合考虑整体病情,是否存在可通过 RRT 改善的异常,尤其需关注病情包括实验室检查结果的变化趋势,预测容量过负荷或内环境紊乱将进行性加重,保守治疗可能无效时,应当提早开始 RRT。存在危及生命的水、电解质及酸碱紊乱时,应紧急开始 RRT。AKI 不同临床分期只是 RRT 开始的相对指征,是否开始 RRT 还需综合考虑以下因素:基础肾功能、AKI 基础病因的严重程度及持续时间、AKI 病情进展速度及可能的发展趋势、基础疾病严重程度、合并症及并发症严重程度、容量负荷及血流动力学状态、出血及其他 RRT 相关风险。对于危重症 AKI 患者的肾脏替代治疗应该采取早期目标导向的个体化肾脏替代疗法概念,即针对不同病因 AKI,不同并发症、合并症和其他临床情况,首先明确患者治疗需求,确定 RRT 具体治疗靶目标,然后根据治疗靶目标决定 RRT 的实际、剂量、模式及抗凝方案,并在治疗期间依据疗效进行动态调整,实行个体化的早期目标导向 RRT。

5)剂量:目前现有的循证医学证据并不支持高剂量的强化肾脏支持疗法较低剂量肾脏替代疗法更具优势,2012 年 KDIGO 制订的 AKI 临床实践指南建议,AKI 患者接受间断或延长 RRT 时每周单室尿素清除指数应达到 3.9,接受 CRRT 时透析液 + 滤出液的总量应达到 $20\sim25\,mL/(kg\cdot h)$。由于处方剂量与实际剂量存在一定的差异,RRT 处方剂量可增加 25%,以 $30\sim35\,mL/(kg\cdot h)$ 为宜。对于高分解代谢,严重感染的患者,可考虑适当增加剂量。

6)停止 RRT:①肾功能恢复可以满足患者治疗的需要,引起急性肾损伤的原发疾病好转,表现为尿量增加(不适用于非少尿患者),或血清肌酐水平自行下降;②肌酐清除率$>12\,mL/min$ 可以考虑停止肾脏替代,$>20\,mL/min$ 可以停止肾脏替代。要有"撤机程序",即逐渐减少治疗剂量和频次,改变治疗方式。建议不要用利尿剂来促进肾功能恢复,或通过利尿减少 RRT 频率。

7)抗凝:①无出血风险和凝血异常,也未全身抗凝者,可使用抗凝剂。间歇性透析:普通肝素或低分子量肝素抗凝;无禁忌证的患者连续性肾脏替代治疗:推荐局部枸橼酸抗凝,不推荐普通肝素;连续性肾脏替代治疗有枸橼酸抗凝禁忌证:普通肝素或低分子量肝素抗凝;②有出血倾向不能用抗凝剂者,无禁忌证的患者建议使用局部枸橼酸抗凝,不要用局部肝素抗凝;③肝素相关血小板减少症(HIT)患者,须停用所有肝素制剂,推荐使用直接凝血酶抑制剂(如阿加曲班)或 Xa 因子抑制剂(如达那肝素或磺达肝素),不推荐其他抗凝药物或不用抗凝药物;④无严重肝功能衰竭的 HIT 患者,RRT 期间建议使用阿加曲班,不建议使用其他凝血酶抑制剂或 Xa 因子抑制剂。

(3)恢复期治疗:在 AKI 恢复期早期,威胁生命的并发症依然存在。治疗重点仍为维持水、电解质和酸碱平衡,控制氮质血症,治疗原发病和防止各类并发症。

1) 容量过负荷:少尿期患者应严密观察每日出、入液量及体重变化。每日补液量应为显性失液量加上非显性失液量减去内生水量。非显性失液量和内生水量估计有困难时,每日进液量可大致按前一日尿量加 500 mL 计算,但需注意有无血容量不足。肾脏替代治疗时,补液量可以适当放宽。发热患者只要体重不增加可适当增加入液量。补液量合适的观察指标包括:①皮下无脱水或水肿现象;②每日体重不增加,若增重超过 0.5 kg 或以上,提示液体过多;③血清钠浓度正常,若偏低且无失盐基础,提示体液潴留可能;④中心静脉压在 $6\sim10\,cmH_2O$ 之间,若高于 $12\,cmH_2O$ 提示容量过多;⑤胸部影像心血管影正常,若提示肺充血征象,提示体液潴留;⑥心率、血压、呼吸频率正常,若心率快、血压升高、呼吸频速,且无感染征象,应怀疑体液过多。

2) 高钾血症:高钾血症是临床危急情况,当血钾超过 6.5 mmol/L,心电图表现为 QRS 波增宽等明显异常时,应予以紧急处理,以血液透析或腹膜透析最为有效(腹透 2 L/h,可交换 5 mmol 钾离子)。其他包括:①停用钾:停用一切含钾的药物、食物,避免输库存血。此外,还应清除机体坏死组织;②对抗钾:10% 葡萄糖酸钙 10 mL 静脉注射,以拮抗钾离子对心肌毒性作用($1\sim3$ min 起效,作用持续 $30\sim60$ min);③转移钾:伴代谢性酸中毒者可予 5% 碳酸氢钠 250 mL 静脉滴注($5\sim10$ min 起效,作用持续至滴完 2 h),可通过 H^+-Na^+ 交换促使钾离子转移至细胞内;50% 葡萄糖液 $50\sim100$ mL 加常规胰岛素 $6\sim12$ U 静脉注射或 10% 葡萄糖液液 500 mL 加常规胰岛素 12 U 静脉滴注(静脉滴注>60 min),可促使葡萄糖和钾离子转移至细胞内合成糖原(血钾可下降 $0.5\sim1.2$ mmol/L,$10\sim20$ min 起效,$30\sim60$ min 达到高峰,作用持续 $4\sim6$ h);④清除钾:阳离子交换树脂,通过离子交换作用,增加粪便钾离子排泄。聚磺苯乙烯 $15\sim30$ g 溶于水或 70% 山梨糖醇溶液(用于避免便秘),每日 $1\sim4$ 次或 $30\sim50$ g 树脂溶于 100 mL 水后保留灌肠,每 6 h 一次。1 g 聚磺苯乙烯可置换 $110\sim135$ mg 钾离子,聚磺苯乙烯 15 g、30 g、45 g 和 60 g 可分别降低血钾约 0.82 mmol/L、0.95 mmol/L、1.11 mmol/L 和 1.40 mmol/L。聚苯乙烯磺酸钙降血钾存在剂量效应关系,1 g 聚苯乙烯磺酸钙可置换 $53\sim71$ mg 钾离子,5 g/d 的剂量服用可降低血钾 0.67 mmol/L,10 g/d 可降低 1.06 mmol/L,15 g/d 可降低 1.33 mmol/L。由于离子交换树脂作用较慢,故不能作为紧急降低血钾的治疗措施,对预防和治疗轻度高钾血症有效。非少尿患者还可应用袢利尿剂,作用于亨氏袢升支,促使肾脏排钾。静脉缓慢推注呋塞米 $40\sim160$ mg 或托拉塞米 $20\sim80$ mg,$30\sim60$ min 起效,作用持续 $4\sim6$ h。

3) 代谢性酸中毒:高分解代谢患者代谢性酸中毒发生早,程度严重,可加重高钾血症,应及时治疗。当血浆实际碳酸氢根低于 15 mmol/L,应予 5% 碳酸氢钠 $100\sim250$ mL 静脉滴注,根据心功能控制滴速,并动态监测血气分析。严重酸中毒,如 $[HCO_3^-]<12$ mmol/L 或动脉血 pH<7.15~7.20 时,应立即开始透析。

4) 急性左心衰竭:药物治疗以扩血管为主,减轻心脏后负荷。AKI 并发心力衰竭时对利尿药和洋地黄制剂疗效差,再加肾脏排泄减少及合并电解质紊乱,易发生洋地黄中毒。通过透析清除水分,治疗容量过负荷所致心力衰竭最为有效。

5) 感染:是 AKI 的主要死因。多为肺部、泌尿道、胆道等部位感染和败血症,应尽早根据细菌培养和药物敏感试验合理选用对肾脏无毒性抗生素,并注意调整药物剂量。

(七) 中医药治疗

1. 中医对该病的认识·急性肾损伤为本虚标实、虚实夹杂之证,肾脏亏虚为本,湿热毒瘀内蕴为标,致肾脏气化不利,功能失调,开阖不利。中医的治疗一直贯彻随证而治,对于疾病发展进程及病机的不同而施以不同的治疗手段。急性肾功能衰竭是以肾体受损、脏真衰竭、气化无权、五液失司、湿热毒瘀内盛为特点,故当急则治标,以推陈出新、恢复脏真为原则。急性肾损伤初期多以邪实为主,当随证予清热利湿、化瘀解毒等治法;后期多以脾肾阴阳虚衰为主,当随证予益气养阴、温补脾肾等治法。

AKI 发病机制错综复杂,多靶点的干预显得尤为重要,中药成分及药物间配伍的多样性和作用于多环节的特点在防治 AKI 领域中日益凸显其强大优势,成为众多研究的热点。中医理论认为AKI 的病机关键是瘀、毒、虚。瘀毒是 AKI 的主要病理基础,中医根据活血化瘀药物的活血力度、功效及所针对的疾病进展程度,选取不同功效的活血化瘀药物。养血活血药当归、川芎,活血化瘀药丹参、桃仁、红花,活血止痛药银杏叶,祛瘀泻火解毒药大黄等已被证实具有降低血 SCr、BUN 浓度,降低尿蛋白,改善微循环,有效改善及保护 AKI 患者肾功能,延缓肾功能衰竭的进展,降低病死率的功效。而虚是该病病机之根本,故众多医家对补虚药如黄芪、当归、冬虫夏草、灵芝等展开了药理及动物实验研究,并证实了很多补虚药均有抑制肾组织 NF - κB 活性、下调 TNF -α、IL - 1 水平的作用且疗效确切,而一些以补虚立方的复方制剂如黄芪当归合剂等更是经过动物实验证明,可明显调节 Bcl - 2、Bax 表达,降低肾小管上皮细胞阳性凋亡率,减少氧自由基,抑制细胞凋亡而更有保护肾功能功效。随着细胞分子生物学等在中药防治中的进一步应用与完善,灵活运用中医理论辨证组方,将中医药补虚、祛瘀两大法则相结合,找准切入点与现代科学研究方法紧密联系,将为急性肾损伤的预防及临床治疗开辟更为广阔的思路。

2. 辨证施治

(1) 邪热炽盛型

证候特征:尿量急骤减少,甚至闭塞不通,发热不退,口干欲饮,大便失调,烦躁不安,舌红绛,苔干黄,脉数。

治法:泻火解毒。

推荐方药:大承气汤(出自《伤寒论》)加减。组成:生大黄(后下)、厚朴、枳实、芒硝(分次冲服)。寒热往来者,加柴胡、黄芩;高热不退者,加生石膏、知母;皮肤紫斑者,加水牛角、生地黄、赤芍。

(2) 热盛动血型

证候特征:小便点滴难出,或尿血、尿闭,高热谵语,吐血,衄血,斑疹紫黑或鲜红,舌质绛紫暗,苔黄焦或芒刺遍起,脉细数。

治法:清热解毒、凉血止血。

推荐方药:方用犀角地黄汤(出自《外台秘要》)加减,组成:水牛角(先煎)、生地黄、赤芍、丹皮。大便秘结者,加生大黄;神疲欲绝者,加西洋参、麦冬。

推荐中成药:血必净注射液。

(3) 湿热蕴肾型

证候特征:尿少尿闭,脘闷腹胀,恶心呕吐,口中尿臭,发热口干而不欲饮,头痛烦躁,严重者可神昏抽搐,舌苔黄腻,脉滑数。

治法:清热利湿。

推荐方药:方用黄连温胆汤(出自《六因条辨》)加减,组成:黄连、竹茹、枳实、半夏、陈皮、甘草、生姜、茯苓。脘闷腹胀者,加厚朴、枳实;恶心呕吐不止者,加旋覆花、代赭石;大便秘结者,加生大黄;神志昏迷者,加石菖蒲、郁金;抽搐者,加钩藤、全蝎。

推荐中成药:醒脑静注射液。

(4) 气脱津伤型

证候特征:尿少或无尿,汗出黏冷,气微欲绝,或喘渴息促,唇黑甲青,脉细数或沉伏。

治法:敛阴固脱。

推荐方药:方用生脉散(出自《医学起源》)加减,组成:西洋参、麦冬、五味子。四肢厥冷者,加附子;气微欲绝者,加人参、黄芪。

推荐中成药:生脉注射液,参麦注射液。

(5)脾肾阳虚型

证候特征:全身水肿,神疲乏力,四肢不温,腰酸腰痛,纳差腹胀,泛恶呕吐,少尿或无尿。

治法:温补脾肾、利水消肿。

推荐方药:方用真武汤(出自《伤寒论》)合温脾汤(出自《千金备急方》)加减,真武汤组成:附子(先煎)、干姜、白芍、白术、茯苓,温脾汤组成:附子、大黄、芒硝、当归、人参、干姜、甘草。神疲乏力,加黄芪、党参;腰膝酸痛,加桑寄生、怀牛膝;恶心呕吐,加半夏、伏龙肝。

推荐中成药:桂附地黄丸,右归丸。

(6)血瘀水停型

证候特征:有出血证候或尿呈酱褐色,肢体麻木,水肿,尿少尿闭,舌质紫暗或有瘀点,脉沉涩。

治法:行瘀利水。

推荐方药:方用桃红四物汤(出自《医宗金鉴》)加减,组成:当归、川芎、桃仁、红花、白芍、熟地。水肿明显者,加茯苓皮、车前子、冬瓜皮;腰部胀痛者,加乌药、香附;大便秘结不畅者,加大黄。

推荐中成药:血必净注射液、丹红注射液。

3. 外治法

(1)中药灌肠:生大黄、蒲公英、生牡蛎、六月雪、甘草等,浓煎300 mL灌肠,保留30 min以上,每日一次。

(2)针灸:少尿者刺膀胱俞、中极、阴陵泉;多尿者刺关元、气海、肾俞、大椎、足三里、三阴交;神志昏蒙者可针刺十二井、水沟、丰隆、太冲。

(谢　芳)

参考文献

[1] 国家慢性病临床医学研究中心.中国急性肾损伤临床实践指南[J].中华医学杂志,2023,103(42):3332-3366.
[2] 林果为,王吉耀,葛均波.实用内科学[M].15版.北京:人民卫生出版社,2017.
[3] 王金艳,刘翔.急性肾损伤生物标志物的研究进展[J].临床肾脏病杂志,2023,23(7):589-594.
[4] 林晓华,黄琼仪.危重症急性肾损伤患者启动肾脏替代治疗的时机[J].肾脏病与透析肾移植杂志,2023,32(1):79-83.
[5] 姜燕,刘宗旸.中医药内外合治急性肾损伤研究进展[J].河南中医,2015,35(5):1182-1184.

第十五章 · 急性肝衰竭

肝衰竭(liver failure，LF)是为多种因素引起的严重肝脏损害，导致合成、解毒、代谢和生物转化功能严重障碍或失代偿，出现以黄疸、凝血功能障碍、肝肾综合征、肝性脑病、腹水等为主要表现的一组临床症候群。组织学表现为广泛的肝细胞坏死。基于病史、起病特点及病情进展速度，肝衰竭可分为急性肝衰竭(ALF)、亚急性肝衰竭(SALF)、慢加急性(亚急性)肝衰竭(ACLF或SACLF)和慢性肝衰竭(CLF)。ALF急性起病，无基础肝病史，2周内出现以Ⅱ度以上肝性脑病为特征的肝衰竭，是一种少见但严重危及患者生命的临床综合征，常会导致黄疸、凝血病和肝性脑病及多器官衰竭。乙酰氨基酚所致的肝细胞损伤是发达国家发生ALF的主要原因。ALF多发生于中青年患者，病死率可达80%以上，病情凶险，救治困难。

（一）病因

ALF的病因众多，根据不同国家、地域等因素各有不同。我国最常见的原因为乙型肝炎病毒(HBV)感染，其次为药物及肝毒性物质导致的肝损伤。包括对乙酰氨基酚过量所致肝损伤、病毒性肝炎、肝缺血、自身免疫性肝炎、妊娠相关损伤、酒精、有毒化学物质、胆道疾病及非APAP类药物、中药和抗结核药引起的药物性肝损伤等。儿童肝衰竭还可见于遗传代谢性疾病。

（二）发病机制

ALF的发病机制尚未完全阐明，ALF的病因不一，然而导致肝衰竭的机制却存在类似之处，即肝脏损害导致肝细胞损伤或者死亡，其细胞死亡机制包括坏死、凋亡，坏死和凋亡可以同时存在，这可能是ALF的主要发病机制。既往研究集中于内毒素血症及炎症介质，目前尚未得出有价值的共识，越来越多的研究提出"以免疫炎症损伤为核心的二次打击学说"，即在病毒、病原体、毒性因子等对肝细胞直接损伤的基础上，通过肠源性内毒素介导的"内毒素→免疫机制→细胞因子风暴"，产生过度、持久的免疫炎症反应，进而对肝脏造成"二次打击"，最终导致了肝衰竭。其主要的病理生理表现为发病早期谷胱甘肽减少，导致细胞氧化性损伤及细胞结合和解毒能力下降。因为肝干细胞主要集中于肝门部，当这些部位受到损害时，将会严重影响肝细胞的再生。有研究表明，与其他部位相比，肝小叶的中央区更容易受到缺血性损害的影响。肝脏中央部位与肝门部的代谢状态不同可能是导致其毒性反应的位置及严重程度不同的原因。

（三）中医病因病机

中医学中没有肝衰竭类似病名，因黄疸贯穿于本病的始终，且多伴神志昏蒙之候，故本病属中医"黄疸"的"急黄""瘟黄"及"肝瘟"范畴，当合并出血、腹水、肝性脑病时，则属于"血证""鼓胀""肝厥"等范畴。《黄帝内经》对其症状及病因病机进行描述，如《素问·六元正纪大论》载"湿热相搏……民病黄瘅"，认为其病因与湿热相关。张仲景《金匮要略·黄疸病》中强调"黄家所得，从湿得之"，肯定了《黄帝内经》的说法，在此基础上，强调了寒湿在本病中的作用，"伤寒发汗已，身目为黄，所以然者，以寒湿在里不解故也。以为不可下也，于寒湿中求之"，并提出了黄疸以"湿邪致病"为核心病机的论治模型。

ALF其病位在肝，与肝、胆、脾、胃密切相关，并涉及心、肺、肾、脑、肠。凡感受外邪、饮食不节、脾胃虚寒、劳倦久病等原因导致瘀血内阻，肝体受损，失于疏泄，胆汁外溢所发。湿热疫毒为最常见病因。"热毒内蕴、瘀血内阻"是本病最基本的中医病因病机，常兼痰湿、湿热。毒、瘀为患，毒为致病之因，瘀为病理产物，两者互为因果，形成毒瘀胶结的恶性循环，伏于脏腑，遭诱因而发，阻遏气机升降，致使腑气不通，浊气上冲，变证百生。此外，湿热疫毒侵袭人体，速入营分，瘀血内生，壅阻气机，邪热深入，难以速解，伤及肝脏，而出现功能衰竭，并可引起一系列并发症。

（四）诊断思路

1. 症状

（1）极度乏力，并伴有明显厌食、腹胀、恶心、呕吐等严重消化道症状。

（2）目黄、身黄、小便黄，短期内逐渐加深。

（3）可伴发热、吐血、便血、烦躁、谵语，甚则神昏等神志改变。

2. 并发症

（1）脑水肿：急性肝衰竭伴脑水肿由代谢紊乱、毒素积累、免疫失调和血流动力学改变等多因素相关。①肝脏解毒功能受损，导致毒性代谢产物在体内积累，进而损伤脑血管内皮细胞，破坏血脑屏障的完整性，使血液中的水分和溶质容易进入脑组织，从而引发脑水肿；②肝功能合成蛋白质减少，特别是白蛋白，从而导致血浆渗透压降低，水分容易从血管内向脑组织转移；③免疫系统的功能受到抑制，使得机体对感染等外界刺激的抵抗力降低，触发一系列级联反应，包括炎症介质的释放和血管通透性的增加，导致水分和炎症细胞向脑组织的浸润；④急性肝衰竭时，心脏功能可能受损，导致心输出量减少和血压下降等一系列血流动力学变化，脑血管自动调节功能失调，使脑血流量减少，进而引起脑缺血和脑水肿。

（2）感染：首先，急性肝衰竭时，机体免疫功能受损，如补体、急性期反应蛋白和细胞因子等免疫活性物质合成和分泌减少，削弱了免疫系统的防御能力。其次，急性肝衰竭还可能导致肠道微生态失衡，胆汁酸合成和排泄障碍，以及肠道屏障功能受损，导致肠道菌群失衡、细菌移位增加。此外，急性肝衰竭患者往往伴有营养不良和免疫抑制状态。营养不良会降低机体的免疫功能，使得患者对感染的抵抗力减弱。而免疫抑制状态则可能是由于肝脏功能受损导致的免疫细胞功能障碍和免疫调节失衡。

（3）低钠血症及顽固性腹水：急性肝衰竭时，由于肝功能受损，导致的抗利尿激素异常分泌综合征和肾脏对钠的重吸收减少等，导致低钠血症的发生。而低钠血症、顽固性腹水与急性肾损伤等并发症相互关联。水钠潴留所致稀释性低钠血症是其常见原因。

（4）急性肾损伤：急性肝衰竭时，肝脏功能严重受损，血氨、尿素、胆红素、凝血因子等多种生物活性物质和代谢产物的合成、分解和排泄发生障碍，损害肾小管上皮细胞，引起肾小管功能障碍。同时，凝血功能紊乱可引起全身血管内凝血和微循环障碍，从而影响肾脏的血液灌注和功能，进而引发急性肾损伤。

（5）肝肾综合征：在急性肝衰竭时，由于肝脏合成白蛋白的能力下降，导致血浆胶体渗透压降低，有效循环血量减少。同时，肝衰竭时还可释放多种缩血管物质，如内皮素、血管紧张素等，导致肾血管收缩和肾内血管阻力增加。这些因素共同作用，使肾脏灌注不足，肾小球滤过率下降，进而引发肝肾综合征。

（6）出血：急性肝衰竭会导致肝细胞大量坏死，从而减少了凝血因子的合成，直接导致凝血功能障碍，发生出血。急性肝衰竭还能引起内皮细胞功能障碍。使其通透性增加，导致血管内的血液容易渗出，形成出血。此外，急性肝衰竭还会导致血小板减少和功能障碍，使得止血能力下降，易于发生出血。

（7）肝肺综合征：首先，急性肝衰竭时，肝脏功能严重受损，导致体内神经内分泌系统失衡，进而可能影响肺部的血管调节和气体交换。其次,急性肝衰竭时,血管活性物质的代谢和清除受到影响,可能导致肺部血管扩张和血流增加。再者,机体免疫炎症反应加剧,可能导致肺部炎症和损伤,进而加重肝肺综合征的病理过程。此外,急性肝衰竭所导致门脉高压使得门静脉系统血流增加,进而通过交通支影响肺部血流,引发肝肺综合征。

(8) 肝性脑病:肝性脑病是 ALF 的严重并发症之一,其病理生理机制复杂,至今尚未完全阐明,目前仍以氨中毒学说为核心。同时炎症介质学说及其他毒性物质的作用也日益受到重视,其涉及解毒功能受损、能量代谢障碍和蛋白质代谢异常等多个方面。此外,脑水肿也会进一步压迫脑组织,影响大脑的正常功能,导致肝性脑病的发生。

3. 体征

(1) 通常表现为黄疸,皮肤、巩膜、小便黄染,短时间内迅速加深,并呈进行性加重,持续时间较长,若经 2~3 周黄疸仍不退提示病情严重。

(2) 皮下出血点、瘀斑、牙龈出血、鼻黏膜出血等。甚至消化道出血,多为呕血和便血,颅内出血也可发生。

(3) 早期可出现肝臭,与含硫氨基酸分解出的硫醇不能被肝代谢,由肺排出所致;查体可见的肝脏常迅速、进行性缩小。

(4) 可见性格改变、行为异常、烦躁和言语无逻辑性、昏迷等肝性脑病症状,查体可见扑翼样震颤阳性。

4. 实验室及辅助检查

(1) 血清总胆红素:短期内黄疸进行性加深,血清总胆红素(TBil)≥10×正常值上限(ULN)或每日上升≥17.1 μmol/L。

(2) 凝血常规:有出血倾向,凝血酶原活动度(PTA)≤40%;或国际标准化比值(INR)≥1.5,排除其他原因。

(3) 肝功能:谷丙转氨酶和谷草转氨酶常明显升高,尤以后者升高明显,提示患者肝细胞坏死;血清白蛋白可下降,反映肝脏合成蛋白能力下降。

(4) 其他生化指标:①血肌酐、尿素氮增高,提示肾功能障碍;②可见低钠、低钾、低钙、低磷血症,提示电解质代谢紊乱;③酸碱失衡以碱中毒最为常见,包括呼吸性碱中毒和代谢性碱中毒;④乙肝两对半、甲肝抗体、丙肝抗体、戊肝抗体、自身免疫性肝病相关抗体检测可排除相关病因;⑤血氨检查有助于诊断肝性脑病。

(5) B超、腹部 CT 或 MRI:影像学下可见肝脏进行性缩小,脾可增大;部分患者可见腹水。

(6) 肝穿刺组织病理学检查:在肝衰竭诊断、分类及预后判定上具有重要价值,但由于肝衰竭患者的凝血功能严重降低,实施肝穿刺风险较高。组织病理学检查可见肝细胞呈一次性坏死,可呈大块或亚大块坏死,或桥接坏死,伴存活肝细胞严重变性,肝窦网状支架塌陷或部分塌陷。

5. 诊断 · 急性起病,2 周内出现Ⅱ度及以上肝性脑病(按Ⅳ级分类法划分)并有以下表现者:①极度乏力,并伴有明显厌食、腹胀、恶心、呕吐等严重消化道症状;②短期内黄疸进行性加深,TBil≥10×ULN 或每日上升≥17.1 μmol/L;③有出血倾向,凝血酶原活动度≤40%,或 INR≥1.5,且排除其他原因;④肝脏进行性缩小。

(五) 监测与治疗

1. 监测

(1) 评估神经状态:通过评估神经状态,及时发现意识障碍、昏迷或癫痫发作等脑部功能异常状况,早发现、早治疗相关并发症,并采取相应的治疗措施,评估患者病情严重程度和预后情况。

(2) 体重、腹围变化、24 h 出入量:部分患者可伴有腹水,通过体重、腹围变化、24 h 出入量的监测用于早期诊断。

（3）排便次数、性状：大便次数减少，性状干结，提示需注意肝性脑病可能；大便次数增多，质稀、色红或柏油色，提示患者消化道出血可能。

（4）肝功能：谷丙转氨酶和谷草转氨酶常明显升高，尤以后者升高明显；当血清胆红素明显上升而转氨酶下降，就是所谓胆酶分离现象，提示预后较差。血清 AST/ALT 值（De Ritis 比值）可提示肝细胞损伤的严重程度，正常血清中该比值平均为 1.15，肝细胞损伤越重，该比值越大。

（5）腹部 B 超：反映肝脏受损情况及有无腹水，同时反应肾脏受损情况，对急性肝衰竭并发急性肾损伤或肝肾综合征有诊断价值。

（6）胸片：对肝肺综合征有诊断意义。

2. 内科治疗 · 目前肝衰竭的内科治疗尚缺乏特效药物和手段。原则上强调早期诊断、早期治疗，采取相应的病因治疗和综合治疗措施，并积极防治并发症。

（1）一般治疗

1）卧床休息，减少体力消耗，减轻肝脏负担，病情稳定后加强适当运动。

2）加强病情监护，推荐肠内营养，包括高碳水化合物、低脂、适量蛋白饮食。肝性脑病患者建议低蛋白质、高碳水化合物、低脂、低盐饮食。

3）积极纠正低蛋白血症，补充白蛋白或新鲜血浆，并酌情补充凝血因子。进行血气监测，注意纠正水电解质及酸碱平衡紊乱。对于并发肝性脑病的患者，在补充蛋白的同时应积极测量血氨水平。

4）注意消毒隔离，加强口腔护理、肺部及肠道管理，预防医院内感染发生。

（2）保肝治疗：对于 ALF 患者，推荐应用抗炎护肝药物、肝细胞膜保护剂、解毒保肝药物及利胆药物以达到减轻肝脏组织损害，促进肝细胞修复和再生，减轻肝内胆汁淤积，改善肝功能。抗炎护肝药物如复方甘草酸苷片、甘草酸单铵、甘草酸二铵等抑制炎症反应，肝细胞膜保护剂如多烯磷脂酰胆碱胶囊等起到肝膜细胞的稳定作用，对肝细胞具有修复和保护作用；解毒保肝药物如谷胱甘肽片、硫普罗宁片等，具有解毒作用，保护肝细胞；利胆药物如熊去氧胆酸片、丁二磺酸腺苷蛋氨酸肠溶片等，具有利胆退黄的作用。

（3）微生态调节治疗：应用肠道微生态制剂可改善肝衰竭患者预后。肝衰竭患者由于肝脏功能受损，可引起胆汁分泌不足、肠道蠕动减缓等，导致肠道内的有害菌增加，而益生菌数量减少，进一步引起肠道黏膜屏障功能受损，有毒物质被重吸收，"二次打击"受损肝脏，加重其负担。建议应用肠道微生态调节剂、乳果糖或拉克替醇，以减少肠道细菌易位或内毒素血症。

（4）免疫调节剂的应用：《肝衰竭诊疗指南》（2006 年）中表示可以使用糖皮质激素，但需要严格把握适应证。对于除外病毒感染性肝衰竭的患者，如自身免疫性肝炎及急性酒精中毒等，可酌情使用肾上腺皮质激素治疗（甲泼尼龙，$1.0 \sim 1.5 \text{ mg} \cdot \text{kg}^{-1} \cdot \text{d}^{-1}$），其他原因所致的肝衰竭，若病情发展迅速且无严重感染、肝性脑病、腹水、出血等并发症者，可酌情短期使用。2011 年 AASLD 发布的《急性肝衰竭指南更新》中明确反对使用激素治疗颅内高压。需要注意的是，由于肾上腺皮质激素的副作用，治疗中需密切监测，及时评估疗效与并发症。肾上腺皮质激素在肝衰竭治疗中的应用尚存在不同意见。

（5）病因治疗：肝衰竭病因对指导治疗及判断预后具有重要价值，包括发病原因及诱因两类，治疗时要积极寻找病因，并首先考虑去除诱因治疗，如重叠感染、各种应激状态、饮酒、劳累、药物影响、出血等。

1）肝炎病毒感染：与乙型肝炎病毒相关的 ALF 患者，不论其检测出的 HBV DNA 载量高低，均建议立即使用核苷（酸）类药物抗病毒治疗，如恩替卡韦、替诺福韦等。与乙型肝炎病毒相关的

ALF 患者,以 MELD 评分 18～20 分为界点,小于该分数者,应尽快开始抗病毒治疗,并根据情况选择肝移植;大于等于该积分者,若等待移植时间<6 个月,可先行移植术,术后再行抗病毒治疗。若等待移植时间>6 个月,可先行抗病毒治疗,再等待肝移植术;移植术后 HCV 再感染患者应尽早进行抗病毒治疗。首选无干扰素方案,根据基因分型等具体情况进行个体化治疗。目前尚未证明病毒特异性治疗对甲型、戊型病毒性肝炎引起的急性肝衰竭有效。其他病毒感染:确诊或疑似疱疹病毒或水痘-带状疱疹病毒感染导致急性肝衰竭的患者,应使用阿昔洛韦(5～10 mg/kg,1 次/8 h,静脉滴注)治疗,且危重者可考虑进行肝移植。

2) 药物性肝损伤:因药物肝毒性所致急性肝衰竭,应停用所有可疑的药物。询问患者过去 6 个月所服用的药物、保健品、中药等药品的详细信息,针对性进行停药,并根据用药情况进行针对性治疗。N-乙酰半胱氨酸(NAC)是目前药物性肝损伤所致急性肝衰竭的有效药物,对于确诊或疑似对乙酰氨基酚(APAP)过量引起的 ALF 患者,如摄入 APAP 在 4 h 内,应先口服活性肽,再予 NAC;摄入大量 APAP 患者引起的 ALF 患者应立即给予 NAC,必要时进行人工肝治疗。在非 APAP 引起的 ALF 患者中,NAC 能改善轻度肝性脑病的 ALF 成人患者的预后;确诊或疑似毒蕈中毒的急性肝衰竭患者,考虑应用青霉素 G 和水飞蓟素。

3) 妊娠急性脂肪肝和溶血-肝脏转氨酶增高-血小板减少综合征所致 ALF 及妊娠晚期出现先兆子痫和肝损伤的 ALF 患者:建议立即终止妊娠,若终止妊娠后病情仍继续进展,需考虑人工肝和肝移植治疗。

4) 肝豆状核变性:采用血浆置换、白蛋白透析、血液滤过,以及各种血液净化方法组合的人工肝支持治疗,可以在较短时间内改善病情。

(6) 并发症的内科综合治疗:在急性肝衰竭的治疗中,应注意对其并发症的治疗,如对脑水肿的患者,予甘露醇、高渗盐水、袢利尿剂、人血白蛋白等降低颅内压,根据病情予人工肝支持治疗等;对于肝性脑病患者,去除诱因,纠正电解质紊乱,调整蛋白质摄入及营养支持,应用乳果糖或拉克替醇,减少肠源性毒素吸收,视患者电解质和酸碱平衡情况酌情选择精氨酸、门冬氨酸-鸟氨酸等降氨药物等;对于感染患者,根据经验选择抗感染药物,并及时根据病原学检测及药敏试验结果调整用药;对于低钠血症患者,及时纠正电解质紊乱,选用托伐普坦促进自由水的排泄;对于顽固性腹水患者,选用利尿剂、特利加压素、穿刺引流腹水、输注白蛋白等治疗;对于出血患者,根据具体情况,推荐预防性使用 H_2 受体阻滞剂或质子泵抑制剂,选用生长抑素类似物或特利加压素、内镜下止血、血浆输入、短期使用维生素 K_1 等。

3. 人工肝治疗 · 人工肝是治疗急性肝衰竭的有效方法之一,旨在模拟肝脏的功能,以支持或替代患者肝脏的部分或全部功能。通过血液灌流、血液透析等技术,去除患者血液中的有害物质,如毒素、胆红素等,补充必需物质,改善内环境。被认为是在等待最终移植或天然肝脏再生的同时暂时替代丧失的肝功能的一种有效手段。大致分为非生物型、生物型和混合型三种类型。

(1) 非生物型人工肝:目前非生物型人工肝已在临床广泛应用。目前国内常用非生物型人工肝方法主要包括血浆置换、血液透析、血液灌流和分子吸附再循环系统等技术。在临床应用中已经取得一定的疗效。各个方法的适应证有所不同,血浆置换适用于各种原因引起的肝衰竭、高胆红素血症等;血液透析主要用于治疗急性肝衰竭等;血液灌流对中毒、药物过量等引起的急性肝衰竭具有良好效果;分子吸附再循环系统是则结合血浆置换和血液灌流的优点,其既能够清除毒素,又能够减少血浆的使用量,降低了治疗成本。

(2) 生物型人工肝:主要是利用人源性或动物源性肝细胞来代替体内无法发挥正常功能的肝细胞,从而促进毒素的清除和代谢,维持肝脏的生理功能。与传统的机械型人工肝相比,生物型人工肝更注重于模拟肝脏的生物化学反应和代谢过程,因此具有更高的治疗效果和更低的副作用。

(3) 混合型人工肝:混合型人工肝是将非生物人工肝装置和生物型人工肝相结合。其通过生物技术和工程技术模拟和替代肝脏的部分功能,具有更高的效率和更好的治疗效果。由生物反应器、血液净化装置和细胞培养系统等多个部分组成,能够模拟肝脏的解毒、代谢和合成等功能。

4. **肝移植** · 肝移植是治疗急性肝衰竭的有效方法之一,对于急性肝衰竭的患者,若 MELD 评分在 15～45 分内,并且内科治疗或人工肝治疗已达极限,且疗效不显著者,建议进行肝移植。对于严重的全身感染、器官功能衰竭、无法耐受手术打击、存在难以控制的腹腔内或全身感染、持续的重症胰腺炎或坏死性胰腺炎、酒精和药物重度依赖、恶性肿瘤的远处转移、严重的肺动脉高压、难以控制的高血压和糖尿病等为肝移植的禁忌证,这些疾病可能会影响到移植肝脏的存活和功能,增加手术风险。同时,营养不良及肌肉萎缩引起的严重的虚弱状态需谨慎评估肝移植。

(六) 中医药治疗

1. **中医药对 ALF 的认识** · ALF 是消化系统常见的急危重症,骤然起病,病情发展迅猛,病死率较高,目前中医界对其并无统一共识,根据其黄疸贯穿于本病的始终,且多伴神志昏蒙之候,故本病一般属于中医"黄疸"的"急黄""瘟黄""肝瘟"等范畴。中医药以中药具备多靶点、多组分、多途径的特点为本病的治疗提供新思路、新方法,有望在改善肝功能、降低并发症、缩短病程、延长患者等待肝移植的时间等方面提供支持。

2. **辨证施治** · 对于 ALF 的辨证,目前并无统一的指南、共识,目前本章主要结合《实用中医急诊学》和全国中医药行业高等教育"十四五"规划教材《中医急诊学》的相关内容进行推荐,仅作参考。首先进行阳黄、阴黄的辨别。阳黄乃湿热为患,为热证、实证,发病急,病程短,黄色鲜明如橘色,常伴口干、口苦、发热、小便短赤、大便秘结、舌苔黄腻、脉弦数等;阴黄以寒湿为主,起病缓、病程长,黄色晦暗或黧黑,常伴形寒神疲、腹胀、便溏、口淡不渴,舌淡苔白腻,脉沉迟等。对于阳黄,还当辨别其湿热偏胜情况,以明确其病机病位,使治疗有所偏重,一般来说,阳黄热重于湿者,见黄色鲜明,发热口渴,小便短少黄赤,便秘,苔黄腻,脉滑数等,病机为湿热而热偏盛,病位在脾胃肝胆而偏重于胃;湿重于热者,黄色不及热重于湿者鲜明,常有身热不扬,头身困重,胸脘痞闷,便溏,苔白腻,脉滑偏缓等,病机是湿热而湿偏盛,病位在脾胃肝胆而偏重于脾。其次,当辨清急黄,急黄常为湿热夹时邪疫毒,热入营血,内陷心包所致,起病急骤,变化迅速,身黄如金,伴热毒炽盛,或神志异常,或动血,或正虚邪实、错综复杂等危重症,需紧急救治。

《金匮要略·黄疸病脉证并治》指出"黄疸之病,当以十八日为期,治之十日以上瘥,反剧为难治",提示黄疸以速退为顺,久之迁延不愈则为难治。本病早期重在祛邪,可采用清热祛湿、通腑泄热、凉血化瘀迅速控制病情发展,截断病势。后期重在扶正、顾护脾胃、滋养肝肾。治疗时积极防治鼓胀、血证、肝性脑病等并发症的发生。

治疗上,根据病情不同,酌情采用不同方法,不拘泥于"利小便"之说。若为热盛于湿偏于中上二焦,则清热利湿之中重点清热,而且宣化畅中使之从中上二焦化散;若湿盛于热又当偏重利湿;若为湿热偏于中下二焦,则畅中通利使湿热宣化于中焦,且从下焦泄利;若湿热弥漫三焦,则开发三焦清热利湿并重。此外,瘀热在里者,酌情选用汗法进行发汗退黄,取效迅速,邪去正安。

首先,外感疫毒是导致 ALF 的常见病因,疫毒侵袭人体,正邪交争,正愈虚而邪愈甚,邪愈甚而病愈重,入里化为内毒,内外相合,深蕴营血,充斥三焦,诸身受邪,变证百出。因而解毒排毒的治疗方针应贯穿于肝衰竭治疗的全过程,关键重在解毒,贵在化瘀。其次,黄疸是血分受病,治黄必然要从血入手,亦即在清热祛湿(或温化寒湿)的基础上,加用活血药物。所谓治黄必治血,血行黄易却,常用的治血法有凉血活血法、养血活血法、温通血脉法三大法则。再者,本病易出现一系列并发症,这些并发症之间、并发症与 ALF 之间往往互为因果,相互影响,相互加重,导致 ALF 难治、难愈、病死率较高的危重之象的发生。故要求我们在临证时,若患者出现昏谵、血证、阳脱等急危重症时,及时采用急救措施,回阳救逆,防治疾病恶化;急黄患者若有脾肾阳虚之征象,即当断然按阴黄论治,不必待阴黄诸症俱备,当急施温补脾肾、化湿利胆之剂,以扶正祛邪。

（1）阳黄

1）毒热炽盛证

证候特征:黄疸迅速加深,烦渴或发热、烦躁、呕恶,舌质红赤,苔黄而干或黄腻,脉滑数。

治法:清热解毒退黄。

推荐方药:茵陈蒿汤(《伤寒论》)合黄连解毒汤(《肘后备急方》)。方药组成:茵陈、大黄、栀子、黄连、黄芩、黄柏、虎杖、金钱草。呕逆重者加竹茹;脘腹胀满者加枳实、厚朴。

2）气营两燔

证候特征:除见毒热炽盛症状外,还可见烦躁、谵语、舌质红绛而干、舌苔黄燥、脉细数,或有出血倾向。

治法:清热解毒,凉血救阴。

推荐方药:清瘟败毒饮(《疫疹一得》)合三石汤(《温病条辨》)。方药组成:生石膏、寒水石、赤芍、生地黄、水牛角、黄连、栀子、牡丹皮、黄芩、玄参、知母、连翘、桔梗、竹叶、生甘草。大便不通者加生大黄;大渴不已者加天花粉;胸膈遏郁者加枳壳、桔梗、瓜蒌霜。

3）热入营血

证候特征:除见上述阳黄一般症状外,突出表现为明显出血倾向,如衄血、皮肤发斑,甚至呕血、便血等。

治法:清营凉血止血。

推荐方药:清营汤(《温病条辨》)合犀角地黄汤(《外台秘要》)。方药组成:水牛角、生地黄、赤芍、黄连、牡丹皮、丹参、玄参、金银花、连翘、仙鹤草。神昏重者加石菖蒲;出血重者加血余炭、三七等。

4）邪陷心包

证候特征:皮肤、巩膜深度黄染,其色泽鲜明,嗜睡,神昏谵语,舌质红赤,舌苔白或黄腻而干,脉滑数。

治法:清热解毒,清心凉血,醒脑安神。

推荐方药:安宫牛黄丸(《温病条辨》)。方药组成:牛黄、水牛角、麝香、珍珠、朱砂、雄黄、黄连、黄芩、栀子、郁金、冰片。脉实者加薄荷、金银花,脉虚者加人参。

5）湿热弥漫三焦

证候特征:皮肤、巩膜深度黄染,其色泽不甚鲜明,且黄疸持续,进退不明显,精神差但神志清楚,纳少,大便溏,脘腹不适但无明显腹水征,亦无出血倾向,舌质淡红,舌苔薄白而干,脉濡缓。

治法:清利三焦湿热,疏肝活血。

推荐方药:疏肝解毒活血方(刘清泉自拟方)。方药组成:柴胡、郁金、白花蛇舌草、苦参、金钱草、茵陈、赤芍、茜草、炙鳖甲。有腹水、腹胀、尿少者,加车前草、大腹皮;有出血倾向,鼻衄、齿衄者,加炒蒲黄、五灵脂、白茅根;神志恍惚者,加安宫牛黄丸口服或静滴醒脑静;便秘者加虎杖、大黄。

（2）阴黄证

1）湿重阳虚

证候特征:皮肤、巩膜黄染,色泽不鲜明,面色无华,脘痞纳呆,腹胀便溏,倦怠神萎,肢冷水肿,舌淡体胖,舌苔滑或白腻,脉沉濡缓。

治法:温肾健脾,利水渗湿活血。

推荐方药:茵陈术附汤(《医学心悟》)合真武汤(《伤寒论》)。方药组成:茵陈、苍术、白术、茯苓、泽泻、炮姜、肉桂、附片、陈皮、牛膝、大腹皮、金钱草。如有瘀血之象可合用桃核承气汤。

2）气滞血瘀

证候特征：皮肤、巩膜黄染，晦暗不明，或面色黧黑，皮肤瘙痒，两胁胀痛，肝脾肿大，舌质淡紫或有瘀斑、瘀点，脉弦实或弦涩。

治法：活血祛瘀解毒。

推荐方药：茵陈蒿汤（《伤寒论》）合桃仁承气汤（《伤寒论》）。方药组成：茵陈、金钱草、桃仁、红花、川牛膝、当归、赤芍、丹参、川芎、大黄、瓜蒌。若胁下癥积胀痛，腹部胀满，属浊邪瘀阻者，可服硝石矾石散。

（沈　东）

参考文献

［1］中华医学会感染病学会肝衰竭与人工肝学组,中华医学会肝病学分会重型肝病与人工肝学组.肝衰竭诊治指南（2018年版）［J］.西南医科大学学报,2019,42(02)：99-106.

［2］刘清泉,方邦江.中医急诊学［M］.北京：中国中医药出版社,2021.

［3］中华医学会感染病学分会肝衰竭与人工肝学组,中华医学会肝病学分会重型肝病与人工肝学组.肝衰竭诊疗指南［J］.药品评价,2007,(01)：3-7.

［4］Shingina A, Mukhtar N, Wakim-Fleming J, et al. Acute liver failure guidelines［J］. Am J Gastroenterol, 2023,118(7)：1128-1153.

第十六章 · 弥散性血管内凝血

弥散性血管内凝血（disseminated intravascular coagulation，DIC）是一种在严重原发病基础上，以机体广泛的微血栓形成，伴继发性纤维蛋白溶解亢进为特征的获得性全身性血栓-出血综合征。2001年，国际血栓与止血学会（ISTH）所设立的科学标准化委员会（SCC）对 DIC 的定义是指不同的病因导致的广泛性血管内凝血激活为特征的一种继发性综合征，它既可由微血管体系受损而致，又可导致微血管体系损伤，严重者可导致多器官功能衰竭。由于各种原因的血管内皮细胞损伤，血小板活化，凝血反应启动，导致毛细血管内的微血栓形成，甚至弥散于血管内。这一过程中，血小板和凝血因子因大量消耗而减少，继发性纤溶亢进又导致凝血因子大量降解，产生具有抗凝血活性的纤维蛋白（原）降解产物，引起多脏器栓塞和功能衰竭，广泛严重的全身出血，微血管病性溶血性贫血。大多数 DIC 起病急骤，病情复杂，发展迅猛，诊断困难，预后凶险，如不及时识别处理，常危及患者生命。

（一）病因

1. **严重感染** · 包括细菌、病毒、真菌、螺旋体及原虫感染等。革兰阴性杆菌最为常见，如脑膜炎双球菌、大肠埃希菌、铜绿假单胞菌等；某些革兰阳性球菌如金黄色葡萄球菌；病毒、立克次体、疟原虫、钩端螺旋体等病原体感染也是 DIC 的病因。

2. **恶性肿瘤** · 如急慢性白血病、淋巴瘤，其中发病率最高的是急性早幼粒细胞白血病；其他实体瘤以肺癌、胰腺癌、前列腺癌、肝癌多见，且广泛转移者更易诱发 DIC。

3. **病理产科** · 见于妊娠高血压综合征、羊水栓塞、胎盘前置、胎盘早剥、死胎滞留及感染性流产等。

4. **手术及创伤** · 富含组织因子的器官如肺、前列腺、胰腺、肾上腺、子宫及胎盘等；颅脑手术，联合器官移植及严重创伤等均可诱发 DIC。

5. **内科与儿科疾病** · 各种原因所致休克、恶性高血压、严重缺氧、重症肝病及急性胰腺炎、急性肾小管坏死及肾病综合征、溶血性贫血、糖尿病酮症酸中毒和系统性红斑狼疮等。

6. **医源性因素** · 包括药物、手术等，肿瘤放射治疗和化学治疗，溶血性输血反应，严重输液反应等。

上述病因为 DIC 的发生提供了基础，而休克、缺氧、酸中毒、单核巨噬系统功能受抑、妊娠等诱因则进一步加剧了病情，从多方面促进 DIC 的发生发展。休克时血流动力学的紊乱，血流缓慢；多种生物介质活化血小板，激活凝血过程；缺氧及酸中毒导致组织坏死细胞溶解，内皮细胞损伤，组织因子表达释放，进一步激活血小板，加速凝血过程，促使 DIC 的发展。严重肝病、脾切除术后、肾上腺皮质激素大量应用可封闭单核巨噬细胞功能，降低其清除已激活凝血因子的能力。妊娠期多种凝血因子水平增高、血小板活性增强、纤溶活性减低、血流动力学异常等。

（二）发病机制

DIC 的发病机制非常复杂，但以凝血酶生成为关键环节。组织因子（TF）在 DIC 凝血反应启动中起着关键作用；同时，炎症因子也在 DIC 发病中发挥作用；免疫性血栓形成失衡通过 TF 启动了凝血途径,参与了 DIC 的发病(图 16 - 1)。

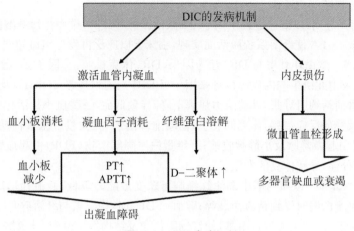

图 16 - 1 DIC 发病机制

1. **TF 在 DIC 发病中的主导作用** 外科大手术、创伤、产科意外导致 TF 直接释放入血;细菌感染、内毒素血症、抗原抗体复合物、炎症因子激活机体单核巨噬细胞和血管内皮细胞以跨膜蛋白形式表达 TF,启动外源性凝血;内皮细胞损伤后,内皮下胶原暴露,Ⅻ因子启动内源性凝血过程;抗凝血酶系统、PC 系统、TF 通路抑制剂系统的缺陷共同作用导致凝血功能失衡,凝血酶过度产生,导致广泛的微血栓形成。同时,凝血过程消耗大量的凝血因子和血小板,激活纤维蛋白溶解系统,进一步发生消耗性低凝和继发性纤溶亢进,从而引起微血栓形成、广泛出血和微循环障碍等一系列临床表现。

2. **炎症因子在发病中的作用** 多种细胞因子可以调节血管内皮细胞和单核巨噬细胞的 TF 表达:TNF、IL - 1α、IL - 1β、IL - 6、IL - 8、MCP - 1 可以上调 TF 表达;TGF - β、IL - 4、IL - 10、IL - 13 可以抑制多种因素介导的 TF 表达增加。细胞因子对 PC 和 PS 的作用可以解释 DIC 病理过程中抗凝系统的缺陷,TNF 和 IL - 1 可以降低内皮细胞凝血酶调节蛋白(TM)的活性及基因的表达;TNF 也可降低内皮细胞的内皮细胞 PC 受体(EPCR)的表达及信号传导;IL - 1β 可以促进 EPCR 由内皮细胞上脱落、抑制 PC 的活化;TNF 和 IL - 1 可以降低多种组织 PC 的表达而影响凝血过程,TNF 和 IL - 1 亦影响纤溶系统。

3. **免疫性血栓形成失衡** 外伤后,血液凝固防止血液丢失的同时,也使得外来病原体局限化,以此发挥防御功能,此为免疫性血栓形成。这种作用失去平衡则可导致病理性血栓形成。生物病原体相关分子模式(PAMP)和损害相关分子模式(DAMP)与 DIC 的发生和进展存在密切关系。

(三) 病理生理

1. **微血栓形成** 微血栓形成是 DIC 最本质的病理变化。DIC 微血栓形成的主要原因包括:血小板活化、聚集形成血小板血栓;纤维蛋白多聚体形成;内毒素、缺氧、酸中毒致内皮细胞脱落,形成小块堵塞血管;可溶性纤维蛋白单体复合物(SFMC)在 PF$_4$ 及粒细胞释放的某些蛋白作用下沉积于微循环。微血栓的发生部位广泛,以肺、心、脑、肾最为多见。

2. **凝血障碍** 凝血障碍是 DIC 最常见的病理变化,可分为三个阶段。

(1) 初发高凝期:DIC 早期改变,以血小板活化、黏附聚集并释放大量血小板因子、凝血酶及纤维蛋白大量形成为特征。

（2）消耗低凝期：以血小板、纤维蛋白原、凝血酶原及其他因子因广泛微血栓形成而大量消耗，从而以血栓形成过程减弱为特征。

（3）继发纤溶亢进期：以凝血过程中因子Ⅻa激活激肽释放酶，进而激活纤溶酶原，微血栓刺激血管内皮细胞释放 t－PA 使纤溶系统激活而实现，临床上以广泛再发性出血倾向为特征。

3. 微循环衰竭·微循环衰竭与 DIC 互为因果，DIC 休克机制：①因子Ⅹa 激活激肽和补体系统。激肽、缓激肽及由此诱生的内皮源性舒张因子（EDRF）、前列环素 2（PGI_2）及某些补体碎片使微动脉及毛细血管前括约肌舒张，外周阻力显著下降，导致低血压；②血小板活化因子（PAF）产生，导致血小板活化及释放反应，参与休克的发生；③凝血纤溶产物：大量纤维蛋白肽 A（FPA）及纤维蛋白肽 B（FPB）可引起微静脉及小静脉收缩；纤维蛋白原降解产物（FDP）引起血管舒张，毛细血管通透性升高，血浆外渗，导致休克的发生。

4. 微血管病性溶血·缺氧与酸中毒使红细胞可塑变形能力降低；微血栓形成，可塑性降低的红细胞在通过纤维蛋白网时受到挤压而破碎；败血症 DIC 时，内毒素与纤溶碎片 D 激活补体系统，引起白细胞的趋化反应，产生大量自由基，使红细胞代谢及结构发生改变，导致溶血。

（四）中医病因病机

根据本病有皮肤及黏膜紫斑、呕血、咳血、便血、尿血等临床表现，中医可归属于血证之紫斑、呕血、便血等病范畴。正如明代张景岳所谓"血有蓄而结、血有虚而滞"及清代唐容川之所谓"离经之血便是瘀血"。本病的发生多因正气亏虚或邪实壅盛而致血行瘀阻，血不循经而致出血。各种原因侵及血脉，致脉络损伤，气血瘀滞，形成瘀血证。瘀血阻络，血不循经而溢出脉外，故见出血。血液离经成瘀，新的瘀血阻碍气血正常运行，又可加重出血。气血运行不畅可导致气虚、血虚、阴虚、阳虚，致脏腑失养，机能失常，甚至死亡。

（1）感受外邪包括感受六淫之邪及理化、生物致病因素等。外感温热、变毒之邪，煎熬津液，使血液黏滞，脉络瘀阻；感受寒邪，寒性收引，血脉遇寒拘挛血液凝滞不通成瘀；外感燥邪，耗液伤津，血脉枯涩，瘀血阻滞。因此，无论感受寒热、燥邪均可引起瘀血证候。瘀血阻络，血不循常道而溢出脉外，可引起紫斑、呕血、咳血、便血、尿血等出血证。

（2）外伤跌仆损伤、严重烧伤、较大手术等均可使脉络损伤，出血致瘀，瘀血阻络，血溢脉外，又可引起出血。

（3）久病或热病之后导致瘀血、出血的机制主要有三方面：一是久病或热病耗伤津液，阴津不足以载血运行，使血行不畅；二是久病或热病使正气亏损，气虚不能推动血液正常运行；三是久病入络，使血脉瘀阻，血行不畅。三者均可导致瘀血证，进而由于瘀血阻络，血不循经而致出血。

总之，本病病因病机可以归纳为脉络损伤、血脉瘀滞、气血逆乱、诸脏同病。

（五）诊断思路

1. 症状与体征·DIC 除原发病表现外，常见临床表现为出血、休克、栓塞和溶血。

（1）出血：在 DIC 中发生率达 80%～90%。常有以下特点：早期表现穿刺部位瘀斑或出血不止或试管血不凝固；皮肤自发性出血，表现为瘀点瘀斑，甚至大片广泛紫癜伴皮肤黏膜栓塞性坏死；不能用原发病解释的多部位、多脏器的自发性出血；严重者可致颅内出血且常为 DIC 致死病因；单纯补充凝血因子不仅不能纠正出血，反而加重病情，而适当采用抗凝辅以补充凝血因子和血小板治疗，可取得较好效果。

（2）低血压或休克：低血压与休克是 DIC 又一主要表现，一般有以下特点：起病突然，早期找不到明确病因；常伴有全身多发性出血倾向，但与出血症状不相称；早期出现重要脏器的功能障碍；

休克顽固,常规抗休克治疗效果不佳。

(3) 微血栓形成:微血栓形成是 DIC 最早期的表现之一,但可能较隐匿,不易识别。皮肤黏膜微血栓表现为血栓性坏死,主要特点为全身出血性皮肤瘀斑进展为界限清晰的紫黑色皮肤坏死;肺微血栓常导致急性呼吸窘迫综合征,不明原因的呼吸快、低氧血症;肾微血栓引起急性肾衰竭,表现为少尿、无尿;心脏微血栓轻者表现为不明原因的心跳加快,重者导致心功能不全及急性心肌梗死;脑组织受累可表现为神志模糊、嗜睡与昏迷等。广泛的微血栓形成也是引起多脏器功能衰竭的重要因素。

(4) 微血管病性溶血:患者不明原因的贫血与出血程度不成比例,可并发寒战、高热、黄疸、血红蛋白尿等,外周血出现较多的红细胞碎片($>2\%$)和(或)畸形红细胞。微血管病性溶血也可在急性肾衰竭、血栓性血小板减少性紫癜、肿瘤广泛性转移、恶性高血压等疾病中出现,故在考虑溶血与 DIC 的关系时,应加以鉴别。

2. 实验室及其他辅助检查·DIC 实验室检查项目繁多,主要包括两方面:一是反映凝血因子消耗的证据,包括凝血酶原时间(PT)、活化部分凝血活酶时间(APTT)、纤维蛋白原浓度及血小板计数;二是反映纤溶系统活化的证据,包括纤维蛋白原(Fbg)、纤维蛋白降解产物(FDP)、D-二聚体、血浆鱼精蛋白副凝固试验(3P 试验)。国外 DIC 研究机构通过荟萃分析 5 个独立的临床研究得出结论,诊断项目出现异常的概率由高至低分别为血小板减少、FDP 增加、PT 延长、APTT 延长、纤维蛋白原降低。

(1) 血小板计数:血小板减少或进行性下降是诊断 DIC 敏感非特异的指标。

(2) FDP 和 D-二聚体:是继发性纤维蛋白溶解亢进的指标,前者是纤维蛋白原和交联纤维蛋白单体的降解产物,而后者仅为交联纤维蛋白单体的降解产物,D-二聚体对诊断 DIC 更有特异性,需动态观察。可溶性纤维蛋白单体复合物(SFMC)产生于血管内,外界影响小,其诊断 DIC 敏感性几乎达 100%,但特异性低。

(3) APTT 和 PT:在 50% 以上的患者疾病的某一阶段存在着延长,亦即半数 DIC 患者 PT 和 APTT 正常或缩短,这是由于活化的凝血因子(如凝血酶或因子Ⅹa)所致,因此 PT 和 APTT 正常不能排除凝血系统的激活,必须动态监测。

(4) Fbg:属于急性时相反应蛋白,尽管在 DIC 时持续消耗,但其血浆水平仍可在正常范围,临床上,典型 DIC 病例中,纤维蛋白原降低的敏感性不足 30%,对 DIC 诊断帮助不大。有关细胞游离 DNA 及其结合蛋白测定尚处于研究阶段,对于肿瘤和创伤相关的 DIC 诊断意义较大,具有良好应用前景。

3. 诊断·在 DIC 诊断中,基础疾病和临床表现是两个很重要的部分,不可或缺,同时还需要结合实验室指标来综合评估,任何单一的常规实验诊断指标用于诊断 DIC 的价值十分有限。国内早在 1986 年就首次提出了 DIC 的诊断标准,2012 年修订的《弥散性血管内凝血诊断与治疗中国专家共识》在全国各家医疗机构广泛应用,推进了 DIC 临床诊治水平的不断提高,但仍存在不能精确定量等缺陷。为进一步推进中国 DIC 诊断的科学化、规范化,统一诊断标准,中华医学会血液学分会血栓与止血学组于 2014 年起通过多中心、大样本的回顾性与前瞻性研究,建立了中国弥散性血管内凝血诊断积分系统(Chinese DIC scoring system, CDSS)(表 16-1),该系统突出了基础疾病和临床表现的重要性,强化动态监测原则,简单易行,易于推广,使得有关 DIC 诊断标准更加符合我国国情。此外,DIC 是一个动态的病理过程,检测结果只反映这一过程的某一瞬间,利用该积分系统动态评分将更有利于 DIC 的诊断。

表 16-1　中国弥散性血管内凝血诊断积分系统(CDSS)

积分项	评分
存在导致 DIC 的原发病	2分
临床表现	
不能用原发病解释的严重或多发出血倾向	1分
不能用原发病解释的微循环障碍或休克	1分
广泛性皮肤、黏膜栓塞,灶性缺血性坏死、脱落及溃疡形成,不明原因的肺、肾、脑等脏器功能衰竭	1分
实验室指标	
血小板计数(非恶性血液病)	
$\geqslant 100 \times 10^9/L$	0分
$(80 \sim 100) \times 10^9/L$	1分
$< 80 \times 10^9/L$	2分
24 h 内下降≥50%	1分
血小板计数(恶性血液病)	
$< 50 \times 10^9/L$	1分
24 h 内下降≥50%	1分
D-二聚体	
< 5 mg/L	0分
$5 \sim 9$ mg/L	2分
$\geqslant 9$ mg/L	3分
PT 及 APTT 延长	
PT 延长<3 s 且 APTT 延长<10 s	0分
PT 延长≥3 s 或 APTT 延长≥10 s	1分
PT 延长≥6 s	2分
纤维蛋白原	
$\geqslant 1.0$ g/L	0分
< 1.0 g/L	1分

注:非恶性血液病:每日计分 1 次,≥7 分时可诊断为 DIC;恶性血液病:临床表现第一项不参与评分,每日计分 1 次,≥6 分时可诊断为 DIC

4. 鉴别诊断

(1) 血栓性血小板减少性紫癜(TTP):TTP 是一组以血小板血栓为主的微血管血栓出血综合征,其主要临床特征包括微血管病性溶血性贫血、血小板减少、神经精神症状、发热和肾脏受累等。遗传性 TTP 系 ADAMTS13 基因突变导致酶活性降低或缺乏所致;特发性 TTP 因患者体内存在抗 ADAMTS13 自身抗体(抑制物)而导致 ADAMTS13 活性降低或缺乏;继发性 TTP 由感染、药物、肿瘤、自身免疫性疾病等因素引发。

(2) 溶血性尿毒症综合征(HUS):HUS 是以微血管内溶血性贫血、血小板减少和急性肾功能衰竭为特征的综合征。病变主要局限于肾脏,主要病理改变为肾脏毛细血管内微血栓形成,少尿、无尿等尿毒症表现更为突出,多见于儿童与婴儿,发热与神经系统症状少见。HUS 分为流行性(多数有血性腹泻的前驱症状)、散发性(常无腹泻)和继发性。实验室检查:尿中大量蛋白、红细胞、白细胞、管型、血红蛋白尿、含铁血黄素及尿胆素,肾功能损害严重;HUS患者血小板计数一般正常,血涂片破碎红细胞较少,血浆ADAMTS13活性无降低。

(3)原发性纤溶亢进:严重肝病、恶性肿瘤、感染、中暑、冻伤可引起纤溶酶原激活物抑制物(PAI)活性减低,导致纤溶活性亢进,纤维蛋白原减少,其降解产物FDP明显增加,引起临床广泛、严重出血,但无血栓栓塞和微循环衰竭表现。原发性纤溶亢进时无血管内凝血存在,无血小板消耗与激活,因此,血小板计数正常。由于不是继发性纤溶亢进,故D-二聚体正常或轻度增高。

(4)严重肝病:多有肝病病史,黄疸、肝功能损害症状较为突出,血小板减少程度较轻、较少,凝血因子Ⅷ活性(FⅧ:C)正常或升高,纤溶亢进与微血管病性溶血表现少见,但需注意严重肝病合并DIC的情况。

(六)监测

(1)症状及体征:皮肤瘀点或瘀斑,甚至大片广泛紫癜伴皮肤黏膜栓塞性坏死;穿刺部位的瘀斑或出血不止;多脏器的自发性出血;顽固的休克,且常规抗休克治疗效果不佳。微血栓形成后导致的器官功能障碍,如肺的微血栓会导致气促、低氧血症;肾微血栓可导致少尿或无尿;脑组织受累可引起神志模糊、嗜睡与昏迷等。

(2)实验室检查指标:诊疗过程中必须监测的主要实验室指标包括血小板计数、D-二聚体、PT及APTT、纤维蛋白原等。

(七)治疗

DIC的主要治疗措施包括:去除病因和诱因;根据临床分期,干预DIC病理生理过程,阻断血管内凝血过程,恢复正常的血小板和血浆凝血因子水平,抗纤溶治疗;对症支持治疗。

1. 治疗原发病、消除诱因·积极控制感染,抗生素应足量早期联合应用,选择敏感杀菌药物。对于革兰阴性菌感染,应考虑到抗生素诱导的内毒素释放效应,应尽可能使用低诱导内毒素释放的抗生素。积极抢救休克,改善微循环,纠正酸碱失衡、电解质紊乱及缺氧,改善心肌代谢、增强心肌收缩力。此外,脓毒性休克所致的弥散性血管内凝血,使用小剂量激素治疗可改善毛细血管通透性,减少液体渗出,以及减少炎性因子释放。

2. 根据临床分期进行分层治疗

(1)DIC早期(弥散性微血栓形成期):抗凝治疗是阻断DIC病理过程的最重要措施之一,目的在于抑制广泛性微血栓形成,防止血小板和凝血因子的进一步消耗。

1)普通肝素:肝素治疗DIC的机制主要包括:①抑制凝血因子Ⅺa、Ⅸa活性;②抑制因子Ⅹa对凝血酶原的激活,在肝素辅因子(HC-2)存在条件下肝素结合AT后可与凝血酶形成复合物,降低凝血酶活性;③肝素与血管内膜结合使内皮细胞释放t-PA,促进纤溶活性;④通过抗血小板聚集作用,使凝血活性受抑;⑤肝素诱导TFPI活性,抵抗TF作用。

肝素的剂量选择:多数学者认为,①首剂50~100U/kg,一般5000U,静脉滴注,每6~8h半量重复,皮下注射,以APTT调整用量,根据病情连续使用3~5天,适用于急性DIC患者;②50~100U/kg使用,或每日总量200U/kg,分3~4次给药,皮下注射,每疗程8天,适用于慢性DIC患者;③每日总量10~15U/(kg·h),持续静脉滴注可逆转DIC的病理过程而无严重出血危险,无须血液学监测,适用于急性DIC患者;④每日总量50U/kg,小剂量应用,分3~4次给药,皮下注射,连续5~8天,适用于DIC预防。

肝素治疗时血液学监护:①凝血时间(CT)(试管法):CT正常在8~12分,肝素的有效治疗应控制CT在正常高限的2倍左右,即25min;超过30分,意味肝素过量;低于15分,则肝素用量不足;②APTT:控制APTT较正常延长1.5~2.5倍意味用量适宜。

肝素的剂量调整：①根据DIC的临床类型和病期，急性型、重症DIC早期，肝素用量适当增加；②酸中毒时，肝素灭活快，用量宜偏大；③肝素在肝脏代谢，50%由肾排出，肝肾功能障碍时，用量宜小；④血小板重度减少，凝血因子明显低下时，应减少肝素用量；⑤血浆AT减少时，肝素用量增加，但应提高AT水平。

肝素治疗有效指标及停药指征如下。提示肝素治疗有效：①出血停止或逐步减轻；②休克改善或纠正；③尿量增加；④PT比治疗前缩短5 s以上，纤维蛋白原及血小板计数不再进一步下降或有不同程度的回升；⑤其他凝血现象检查逐步改善。停药指征：①诱发DIC的原发病已控制或缓解；②临床上病情改善明显，如停止出血、休克纠正、有关脏器恢复正常；③PT缩短到接近正常，纤维蛋白原升到1.0～1.5 g/L以上，血小板数量逐渐回升或至少不再下降；④APTT超过肝素治疗前2.5倍以上；或PT超过30 s；凝血酶时间超过50 s；APTT延长接近100 s；⑤出现肝素过量的表现。

肝素无效的原因：①病因未去除；②血小板因素：血小板大量破坏，PF_4大量释放于血液循环，拮抗肝素的作用；③AT减少：因肝素的抗凝作用是通过AT发挥的，故此造成肝素作用减弱。

2) 低分子量肝素(LMWH)：DIC凝血的启动几乎均首先形成Xa，再形成凝血酶。一般认为抗凝治疗中，抗Xa活性与其抗凝能力密切相关，而抗凝血酶活性则与用药后出血并发症有关。鉴于LMWH抗Xa作用远大于抗凝血酶活性(4∶1)，而普通肝素为1∶1，因此LMWH抗DIC疗效优于普通肝素。

LMWH用法：①预防：每日总量50～100 U/kg，分2次皮下注射，疗程5～10天或更长；②治疗：每日总量200 U/kg，分2次皮下注射，疗程5～8天。为预防治疗相关性出血，可以行抗Xa活性试验检测，使其维持在0.4～0.7 IU/mL的最佳治疗剂量；也可用APTT监测，标准同普通肝素。

(2) DIC中期(消耗性低凝血期)：此期微血栓仍在形成，应抗凝治疗，但因凝血因子进行性消耗，所以应充分抗凝基础上，进行血小板和凝血因子的替代治疗，适当输注新鲜全血、新鲜血浆、纤维蛋白原、血小板悬液、凝血酶原复合物浓缩剂。新鲜血浆所含凝血因子和新鲜全血相似，并可减少输入液体总量，有助于纠正休克、改善微循环。

1) 纤维蛋白原适用于急性DIC出现低纤维蛋白原血症或出血倾向严重者，首剂2～4 g静脉输注，以后根据血浆纤维蛋白原水平而补充，使血浆纤维蛋白原达到1.0 g/L以上为宜。纤维蛋白原血浆半衰期96～144 h，可根据病情每周使用2～3次。

2) 血小板悬液适用于当血小板≤20×10^9/L，或<50×10^9/L伴活动性出血时输注单采血小板。

3) 凝血酶原复合物浓缩剂(PCC)剂量为20～40 U/kg，每次以5%葡萄糖液50 mL稀释，要求在30 min内静脉滴注完毕，每日1～2次。PCC缺少因子V，而且有可能加重凝血功能紊乱，发生血栓形成，因此应谨慎使用，密切观察，同时应注意到输注PCC 6 h内应避免使用抗纤溶药物。

(3) DIC晚期(继发性纤溶亢进期)：此期继发性纤溶为主要矛盾，若临床确认纤溶亢进是出血的首要原因，则可适量应用抗纤溶药物。对于有出血倾向而没有排除DIC，或怀疑为DIC的患者，不宜将抗纤维蛋白溶解制剂作为首选的止血药，以免诱发或加重DIC。常用的抗纤溶药物包括：

1) 6-氨基己酸(EACA)：常用剂量每次4～10 g，以5%葡萄糖或生理盐水100 mL稀释，静脉输注，小剂量每日5 g以下，中等剂量每日10 g以下，大剂量每日可达20 g，本品快速静脉注射可引起血压下降，休克者慎用。

2) 氨甲苯酸(对羧基苄胺，PAMBA)：每次200～500 mg加入葡萄糖液20 mL中，静脉注射，每日1～2次。

3) 氨甲环酸：用量为EACA的1/10，小剂量每日0.5 g以下，中等剂量每日1.0 g以下，大剂量每日可达2.0 g。

4）抑肽酶：抑肽酶兼有抑制纤溶酶和因子Ⅻ等激活作用，每日8万～10万U，分2～3次使用，或首剂5万U，随后每小时1万U，缓慢静脉注射。

3. 其他治疗

（1）抗凝血酶（AT）：AT是一种重要的凝血抑制物，AT可改善DIC患者实验室参数，减少出血，纠正凝血异常，但不能降低死亡率。因此，在欧洲国家和日本对AT使用存在明显分歧：英国指南不推荐，而日本专家共识却强烈推荐。

（2）组织因子通路抑制剂（TFPI）：TFPI抑制TF的活性，在败血症患者中开展的TFPIⅡ期临床中显示了预期的治疗效益，但在Ⅲ期临床中，患者存活率未显示有显著改善。

（3）活化蛋白C（APC）：PC系统在DIC发病中起了重要作用，补充APC可能对DIC治疗有益。

（八）中医药治疗

1. 中医对弥散性血管凝血的认识·中医没有"DIC"的说法，DIC患者有70%～80%以程度不同的出血为初发症状，如采血部位出血、手术创面出血、外伤性出血、紫癜、血疱、皮下血肿和内脏出血等，从病史及临床表现综合分析，DIC属于中医学"血证"范畴。人体一切出血性疾病及合并症中医称之为"血证"，清代唐容川对血证论治积累了丰富的经验，著书《血证论》，在血证的治疗提出止血、消瘀、宁血、补虚为治血大法，使血证的辨治更加系统化和具体化。

（1）止血为要，力挽狂澜

1）DIC的病机关键：瘀阻脉络，气血运行障碍；病理特点：①瘀血内停，脉络受阻；②瘀血不去，血不归经；③气随血脱，无以摄血、行血；④虚实错杂，变证丛生。临床特点：多起病急骤，初期症状不显，变化迅速；中期表现以瘀热内炽，迫血妄行为主；晚期以瘀阻厥脱，或瘀血闭窍，瘀阻癃闭为主。

2）出血证的治则："血之原委，不暇究治，唯以止血为第一要法"。即无论对症或辨证治疗，止血乃第一要务。强调"惟有泻火一法，除暴安良，去其邪以存其正。方名泻心，实则泻胃，胃气下泻，则心火有所消导，而胃中之热气亦不上壅，斯气顺而血不逆矣"。并首推仲景泻心汤以釜底抽薪法降气止血。

（2）消瘀为重，破陈出新：血栓与出血是所有DIC病例均涉及的症状，或两者具一或两者皆具。抗凝治疗是阻断DIC病理过程最重要的措施之一，其目的在于抑制广泛性毛细血管内微血栓形成的病理过程，防止血小板和各种凝血因子进一步消耗，为恢复其正常血浆水平，重建正常凝血与抗凝平衡创造条件。这恰恰与"凡治血者必先以祛瘀为要"不谋而合。止血后当用消瘀之法使瘀血去，新血生，防出血，消除瘀血可能带来的"壅而成热，变而为痨，结瘕，刺痛"后患，破陈方能出新。

（3）宁血宁气，防血复潮：DIC并非是一种独立的疾病，而是多种基础疾病病理过程中的一个环节。不同疾病的DIC发病机制虽不相同，但一般认为是在内毒素、革兰阳性细菌感染、抗原抗体复合物、血管炎病变等致病因素介导下发生。DIC还通过凝血和炎症途径之间的相互作用引起器官衰竭。由此可见，多因素介导DIC发生及DIC导致多系统失衡，出血和血栓的治愈不可以作为终止DIC治疗的标准，保护各个脏器功能、防治并发症等治疗仍然很关键。用宁血之法，使血得安乃愈。宁血治本，首当调气，如外感营卫不和，予香苏饮加减等；气躁血伤，予犀角地黄汤，重则合白虎汤；肺燥喘逆，予清燥救肺汤加减；肝经风火，予丹栀逍遥散加减。未病先防，已病防变气有余便是火，故首当调气。

（4）补虚收功，扶正固本：唐氏认为"去血既多，阴无不虚矣，阳者阴之守，阴虚则阳无所附，久且阳随而亡，故又以补虚为收功之法"。强调补虚的重要性，同时指出补虚在止血之后，不可闭瘀留邪。DIC后期多有气血阴阳亏虚的特点，可辨证选用沙参麦冬汤等滋养阴津，肾气丸以补阳，四君子汤以补气,当归四物汤以养血。

(5)多法合用,不可拘泥:DIC病机错综复杂,或瘀热迫血妄行而出血,或瘀血内停而瘀阻脉络,或瘀阻与出血并存,虚实夹杂,由此可见,无论DIC处在高凝状态、低凝状态还是继发性纤溶亢进状态,活血化瘀法应贯彻于疾病的始终。现故治法不可拘泥于止血、消瘀、宁血、补虚先后顺序,或单用一法,或两法联用,或多法全病程用,辨证之精髓莫不在此。

2. 辨证施治

(1)热入营血证

证候:壮热,口渴,烦躁不安,重则神昏谵语,皮肤紫斑,面积较大,甚至有便血、呕血,溲赤,便秘,舌质红绛,或者紫暗,苔黄,脉弦滑数。

治法:清热凉血化瘀。

方药:犀角地黄汤(《备急千金要方》)加味。水牛角、玄参、地黄、丹皮、赤芍、丹参。如热毒炽盛,发热、出血严重者可加生石膏、紫草、龙胆草等,冲服紫雪丹;若腑实壅盛,腹胀满,大便秘结,脉滑实者,可加大黄、芒硝等以通腑泄热。

(2)血行瘀滞证

证候:皮肤有紫斑,或有尿血、鼻衄、齿衄、咳血,口唇发绀,舌紫暗或有瘀点瘀斑,脉细涩或沉细。

治法:活血化瘀。

方药:血府逐瘀汤(《医林改错》)加减。当归、赤芍、川芎、桃仁、红花、柴胡、枳壳、生地、桔梗、甘草、牛膝。偏于气虚者,可见神疲倦怠乏力,心悸气短,舌质淡,色暗,脉弱而缓,加党参、黄芪等以益气;阳虚者,见畏寒喜暖,四肢不温,倦怠乏力,舌淡紫,脉沉细或脉微欲绝,加熟附子、干姜、肉桂以温阳;阴虚者,见手足心热,低热,形体消瘦,舌质红。脉弦细数,加熟地、阿胶、白芍等以滋阴。出血较甚者,加三七、丹参、紫草以化瘀止血。若神志不清,加用苏合香丸以开窍醒神。

(陈莉云)

参考文献

[1] 王吉耀,葛均波,邹和建,等.实用内科学[M].16版.北京:人民卫生出版社,2022.
[2] 中华医学会血液学分会血栓与止血学组.弥散性血管内凝血诊断中国专家共识(2017年版)[J].中华血液学杂志,2017,38(5):361-361.
[3] 任阳,晏振东,吴彩军.基于卫气营血辨证探讨脓毒症并发DIC早期识别与预防[J].中国急救医学,2022,42(04):353-357.
[4] 吴俊林,胡路明.唐容川"治血四法"论治弥散性血管内凝血探微[J].安徽医药,2018,22(02):359-361.

第十七章 · 多器官功能障碍综合征

多器官功能障碍综合征(multiple organ dysfunction syndrome，MODS)是 1991 年美国胸科医师会(ACCP)和危重病学会(SCCM)在多脏器衰竭(multiple organ failure，MOF)的基础上提出的概念，指机体在严重感染、创伤、烧伤、大手术、中毒、休克、病理产科等急性损伤后，机体内环境稳态失衡，同时或序贯出现两个或两个以上的器官或系统的功能障碍乃至衰竭的临床综合征。MODS 包括了从早期的多器官功能不全到多器官功能衰竭，是一个连续的动态发展的病理生理过程。MODS 早期的器官功能损伤多是可逆的，随着病情的进展，可发展为功能损伤不可逆的多器官功能衰竭，病死率高达 60% 以上，因此，MODS 的早期诊断和治疗对患者的预后非常重要。

(一) 病因

导致 MODS 的病因较多，大致可归为感染性和非感染性两大类。这两大类病因通过感染、炎症、坏死组织、缺血再灌注等因素导致 MODS 的发生。此外，年龄也是影响 MODS 发生的重要因素，老年人的器官功能处于临界状态，不严重的应激因素即可破坏老年患者机体内环境的脆弱平衡，导致 MODS。

(1) 严重感染及其引起的脓毒症是 MODS 的主要原因，约 70% 的 MODS 是由感染所致。临床尤以全身性感染、腹腔脓肿、肠道感染、急性重症胰腺炎、重症肺炎、导管相关性感染等较为常见。病原菌则以肠杆菌科细菌及非发酵菌为多见。

(2) 严重创伤、大面积烧伤、外科大手术及病理产科等，在无感染存在的情况下也可发生 MODS。外科大手术是 MODS 的常见原因之一。

(3) 农药、工业性毒物、化学性毒物、药物、食物等急性中毒可导致 MODS。

(4) 休克导致组织灌注不良，出现缺血缺氧、酸中毒、DIC 等，尤其是创伤性、失血性和感染性休克，更易发生 MODS。

(5) 心跳、呼吸骤停可造成多脏器缺血、缺氧，复苏后又引起再灌注损伤，从而诱发 MODS。

(6) 医源性损伤如不恰当的给予患者高浓度氧气持续吸入，造成"氧中毒"，机体内产生大量氧自由基，导致细胞和器官的代谢和功能障碍；肾脏替代治疗过程中可出现失衡综合征、血小板减少和出血；抗休克治疗时应用大剂量血管活性药物，外周血管剧烈收缩，造成组织灌注不良、缺血缺氧；手术后大量输液，造成容量负荷过大，大量库存血的输注易出现凝血功能障碍，凝血因子消耗、微循环障碍等，均可引起 MODS。

(二) 发病机制

MODS 的发病机制尚未完全明了。研究表明，细胞水平的衰竭是 MODS 最根本的病理基础。微循环障碍、氧代谢障碍、能量代谢障碍、再灌注损伤、免疫防御功能不全及内源性毒性物质造成的组织结构和功能的损害是其主要发病机制。

1. 炎症反应失控 · 机体遭受感染及非感染性致病因素打击时，会激活炎症细胞，释放 TNF-α、IL-1 等多种细胞因子，这些细胞因子具有促炎、促细胞愈合作用，正常情况下有利于机体的恢复。当原发致病因素过于强烈，或出现缺血再灌注损伤、继发感染、胃肠道屏障功能损害及衰竭等情况时,会触发全身炎症反应综合征(SIRS)。细胞因子和炎症介质过度释放,激活中性粒细胞,损伤内皮细胞、血小板,并进一步释放大量氧自由基、脂质代谢产物、溶酶体酶、组胺、补体激活产物等,形成逐渐放大的瀑布样连锁反应,引起机体的微循环障碍、凝血功能紊乱及细胞凋亡等,最终表现为内皮细胞炎症反应、血管通透性增加、炎性渗出和组织损伤等病理生理过程。

炎症反应时机体会释放 IL-6、IL-10 等抗炎因子产生抗炎反应,抑制过度的炎症反应对机体的损害。当炎症反应失控出现 SIRS 时,促炎因子大量释放,诱导机体产生大量抗炎因子,出现"抗炎性反应综合征(CARS)",表现为对免疫功能的抑制,即"免疫麻痹",使机体对感染的易感性增强,易发展为脓毒症和 MODS。

促炎反应和抗炎反应其实是一体两面。无论是 SIRS,还是 CARS,都是机体严重失衡的表现,造成全身组织器官的损伤,最终导致 MODS。其本质均是机体防御机制在病因刺激下过度激活,导致全身性自身破坏的结果。

2. 缺血再灌注损伤 · 严重感染和非感染性因素等导致机体儿茶酚胺释放增加,继而多种炎症介质和血管活性物质释放,如前列腺的代谢产物 TXA_2、PGE_2、血小板活化因子等,导致微血管舒缩功能紊乱,血流淤滞、血细胞聚集及微血栓形成,引起组织缺血、缺氧。缺血后再灌注,生成大量氧自由基,破坏组织细胞的结构和功能,而组织细胞的破坏释放出大量炎症因子,触发 SIRS 瀑布样反应,并引起更加严重的组织细胞缺血、缺氧,导致 MODS。

3. 肠道菌群-毒素移位 · 肠道是人体最大的细菌和毒素库,也是炎症细胞激活、炎症介质释放的重要场所,是炎症反应的策源地之一。肠道对机体内环境的变化非常敏感,缺血缺氧、感染等各种因素均易造成胃肠功能损伤,而肠道菌群紊乱、肠道屏障功能的破坏可导致细菌移位、内毒素溢出,引起肠源性内毒素血症和全身性感染,并进一步激活炎症细胞,释放大量炎症介质,诱发 MODS。

4. 基因调控假说 · 机体在环境刺激下发生由应激基因调控的应激反应。应激基因通常根据它们的应激刺激物来命名,如热休克反应、急性期反应、氧化应激反应、紫外线反应等。应激基因能在发生应激打击后上调相关蛋白的合成,释放炎症因子,激活炎症反应,同时促进细胞发生程序化死亡或凋亡,这种机制有助于解释二次打击导致 MODS 的现象。

根据病理生理过程的不同,MODS 可分为单相速发型和双相迟发型两种。单相速发型是由原始病因直接引起 2 个以上器官功能障碍的 MODS,如休克患者短时间内出现呼吸衰竭、肝、肾等器官功能障碍,其病程进展呈单一时相。双相迟发型是指在原始病因作用后,经过治疗病情得到一定程度缓解,但数天后继发严重感染,并在此基础上发生 MODS,其病程进展表现为两个时相。此类型 MODS 较符合"二次打击"学说。

(三) 中医病因病机

MODS 在中医学中并无明确对应的病证名称,早期因合并衰竭脏器的不同而有不同的临床表现,可根据其临床症状将其分别归于"血证""黄疸""关格""虚劳""肺热病""暴喘""厥脱"等范畴,后期则可归于"脏竭""诸藏衰"范畴。其病因既有外因,又有内因。外因包括外感六淫邪毒、外伤、中毒等;内因则为正气亏虚、内生毒邪。外因与内因往往同时存在,互相影响,不能截然分开。

毒邪侵袭或正气亏虚、内生毒邪,造成人体内阴阳失衡,正邪交争,气血运行失畅,气虚血瘀,淤血阻络,脏腑功能失常,肺脾肾不能正常代谢水液,加之毒邪损伤阳气,致使痰浊、水饮滋生,与瘀血交织,阻滞脉络,腑气不通,气血不能化生,使正气愈亏,邪势更张,终致阴竭阳脱,阴阳离决。

本病多表现为以虚为本,虚实并见、寒热错杂,"毒"是其重要的致病因素,"瘀""痰"是其重要的病理产物和中间环节,正虚欲脱、阴阳离决是本病发展的终末阶段。

(四) 诊断思路

MODS 是一个连续的器官功能损伤的动态发展过程,目前尚无统一的诊断标准,单一的、静止的标准不能准确反映 MODS 的客观实际,因此临床上多以各种评分系统来反映 MODS 中器官损伤的动态过程,并评估其严重程度及预后。其中,由 Marshall 提出、Richard 改良的 MODS 评分系统,可对 MODS 严重程度及动态变化进行客观评估,其分值与病死率呈显著正相关,对 MODS 预后判断有一定指导作用,因此在临床上应用较广(表 17-1)。

表 17-1　MODS 评分(Marshall 标准)

项目	0分	1分	2分	3分	4分
呼吸系统(PaO_2/FiO_2,mmHg)	>300	226~300	151~225	76~150	≤75
肾(血清肌酐,μmol/L)	≤100	101~200	201~350	351~500	>500
肝(血胆红素,mg/L)	≤20	21~60	61~120	121~240	>240
心血管(PAR)	≤10.0	10.1~15.0	15.1~20.0	20.1~30.0	>30.0
血液(血小板,$\times 10^9$)	>120	80~120	51~80	21~50	≤20
中枢神经系统(Glasgow 评分)	15	13~14	10~12	7~9	≤6

注:PAR(压力调整后心率)=心率[右心房(中心静脉)压/平均血压];GCS,如使用镇静剂或肌松剂,除非存在内在的神经障碍证据,否则应做正常计分

Marshall 标准评分将呼吸系统、肾脏、肝脏、心血管、血液系统、中枢神经系统等六大器官或系统作为"关键器官",但却未将胃肠功能障碍包含在内,限制了其临床应用。国内于 1995 年 9 月,由中国中西医结合急救医学专业委员会和中华医学会急诊医学分会联合在庐山会议上制订了我国的 MODS 诊断评分标准,即"庐山会议"标准,纳入了胃肠功能障碍的评分,将器官数目增加为 9个。2015 年 6 月,中国中西医结合学会急救医学专业委员会讨论并重新修订了"95 庐山会议"MODS 病情分期诊断及严重程度评分标准(表 17-2)。

表 17-2　重新修订"95 庐山会议"MODS 病情分期诊断及严重程度评分标准

受累器官	诊 断 依 据	评分(分)
外周循环	无血容量不足;MAP≥70 mmHg;尿量>60 mL/h	0
	无血容量不足;60 mmHg≤MAP<70 mmHg;尿量≈40 mL/h;正常<血乳酸<3.0 mmol/L	1
	无血容量不足;50 mmHg≤MAP<60 mmHg;20 mL/h≤尿量<40 mL/h;肢端冷或暖;无意识障碍、血乳酸 3.1~6.0 mmol/L	2
	无血容量不足;MAP<50 mmHg;尿量<20 mL/h;血乳酸>6.0 mmol/L;肢端湿冷或暖;多有意识恍惚	3
心	无心动过速,无心律失常,心功能正常,无血容量不足;MAP<50 mmHg;尿量<20 mL/h;肢端湿冷或暖;多有意识恍惚	0
	心动过速;心肌酶正常;BNP>正常	1
	心动过速;心肌酶异常(LDH、AST、CK-MB 增高);BNP>500 ng/L	2
	室性心动过速;室颤等严重心律失常(LDH、AST、CK-MB 增高明显);明显心功能不全,BNP>1 000 ng/L	3
肺[a]	呼吸频率正常;PaO_2/FiO_2≥350 mmHg	0
	呼吸频率 20~25 次/min;300 mmHg<PaO_2/FiO_2<350 mmHg	1
	呼吸频率>28 次/min;$PaCO_2$<35 mmHg;200 mmHg<PaO_2/FiO_2≤300 mmHg;胸片示肺野有渗出改变	2
	呼吸频率>28 次/min;$PaCO_2$>45 mmHg;PaO_2/FiO_2≤200 mmHg;胸片示肺泡实变加重	3

（续表）

受累器官	诊 断 依 据	评分（分）
肾[b]	无血容量不足；尿量>60 mL/h；尿钠、SCr 正常	0
	无血容量不足；尿量 41～60 mL/h；尿钠 20～30 mmol/L，SCr 正常	1
	无血容量不足；尿量 20～40 mL/h；尿钠 20～30 mmol/L，正常<SCr<176.8 μmol/L	2
	无血容量不足；无尿或少尿（<20 mL/h 持续 6 h 以上）；尿钠>40 mmol/L，SCr≥176.8 μmol/L	3
肝[c]	ALT 正常；血清 TBil<17.1 μmol/L	0
	ALT≥正常值 2 倍；血清 TBil 17.1～34.2 μmol/L	1
	ALT≥正常值 2 倍以上；血清 TBil>34.2 μmol/L	2
	肝性脑病或血清 TBil>102.0 μmol/L	3
胃肠道	无腹部胀气；肠鸣音正常	0
	腹部胀气；肠鸣音减弱	1
	高度腹部胀气；肠鸣音近于消失，腹内压升高	2
	麻痹性肠梗阻；应激性溃疡出血；非结石性急性胆囊炎；急性胰腺炎（具备上述一项即可确诊）	3
凝血功能[d]	PLT≥100×10⁹/L；纤维蛋白原正常；PT 及 TT 正常	0
	PLT<100×10⁹/L；纤维蛋白原正常；PT 及 TT 正常	1
	PLT<100×10⁹/L；纤维蛋白原正常；PT 及 TT 较正常值延长≥3 s；D-二聚体≥正常值 2 倍；全身性出血不明显	2
	PLT<50×10⁹/L；纤维蛋白原<2.0 g/L；PT 及 TT 较正常值延长>3 s；D-二聚体≥正常值 4 倍；全身性出血表现明显	3
脑[e]	意识正常（GCS 评分 15 分）	0
	兴奋及嗜睡；语言呼唤能睁眼；能交谈；有定向障碍；能听从指令（GCS 评分 13～14 分）	1
	疼痛刺激能睁眼；不能交谈；语无伦次；疼痛刺激有屈曲或伸展反应（GCS 评分 10～12 分）	2
	对语言无反应；对疼痛刺激无反应（GCS 评分≤9 分）	3
代谢	血糖、血钠正常；pH 7.35～7.45	0
	血糖<3.9 mmol/L 或>5.6 mmol/L；血钠<135 mmol/L 或>145 mmol/L；pH<7.35 或>7.45，正常<血乳酸≤3.0 mmol/L	1
	血糖<3.5 mmol/L 或>6.5 mmol/L；血钠<130 mmol/L 或>150 mmol/L；pH<7.20 或>7.50，血乳酸 3.1～6.0 mmol/L	2
	血糖<2.5 mmol/L 或>7.5 mmol/L；血钠<125 mmol/L 或>155 mmol/L；pH<7.10 或>7.55，血乳酸>6.0 mmol/L	3

注：MODS，多器官功能障碍综合征，MAP，平均动脉压，BNP，B 型利尿钠肽，LDH，乳酸脱氢酶，AST，天冬氨酸转氨酶，CK-MB，肌酸激酶同工酶，PaO_2/FiO_2，氧合指数，$PaCO_2$，动脉血二氧化碳分压，SCr，血肌酐，ALT，丙氨酸转氨酶，TBil，总胆红素，PLT，血小板计数，PT，凝血酶原时间，TT，凝血酶时间，GCS，格拉斯哥昏迷评分；1 mmHg=0.133 kPa。[a]PaO_2/FiO_2 为诊断及评分主要依据；[b]SCr 为诊断及评分主要依据；[c] 血清 TBil 为诊断及评分主要依据；[d] 血小板联合任意一项化验指标即可评分（以血小板动态变化下降意义更大）；[e]GCS 评分为诊断及评分主要依据

　　需要强调的是，MODS 是一个动态的渐进的过程，从早期 SIRS 的细胞损伤到器官功能不全，乃至器官功能衰竭之间并非泾渭分明，很难划分出明确的界限，因此，需要特别重视器官功能变化的发展趋势。由于早期器官功能损伤通过及时的治疗是有望逆转的，尽早识别并开始器官功能支持是防治 MODS 的关键，所以临床上对器官功能不全的判定可以适当放宽，只要患者相关反映器官功能的指标呈现恶化趋势并超出公认的正常范围，即使尚未出现明显的临床症状，也可认为发生了"器官功能不全"。

（五）监测

1. **器官及系统功能监测**·参考诊断评分中的相关指标，对各个器官及系统的功能进行监测，应强调观察器官功能的动态变化，以冀早期发现，及早进行干预。

2. **氧代谢的监测**·包括监测动脉血氧分压（PaO_2）、动脉血氧饱和度（SaO_2）、经皮氧饱和度（SpO_2）和氧输送量（DO_2）以反映氧供情况；监测混合静脉血氧分压（$P\bar{v}O_2$）、混合静脉血氧饱和度（$S\bar{v}O_2$）、氧消耗量（VO_2）以反映组织利用氧的情况；监测动脉血乳酸（lactic acid，LA）以反映组织缺氧的情况。

3. **能量代谢的监测**·包括监测氮平衡、血浆中短半衰期蛋白测定、外源性胰岛素需求量监测、血糖、血浆白蛋白、血清胆固醇及三酰甘油监测，以及水、电解质平衡的监测等。

4. **感染与免疫监测**·包括监测血白细胞、C反应蛋白、降钙素原、肝素结合蛋白等感染相关指标，监测细胞免疫以及 TNF-α、IL-1、IL-6 等细胞因子，以了解感染的严重程度，机体免疫功能的状态，为调整抗生素治疗方案以及调节免疫功能治疗提供参考。

（六）治疗

1. **治疗原则**·早期识别、诊断，尽早开始治疗是 MODS 防治的关键。治疗原则包括积极治疗原发病、抗感染、防止炎症失控、维持机体氧代谢和能量代谢的需求，及早开始器官功能支持。对于速发型 MODS，防治重点在于抗休克、抗炎、细胞保护；迟发型 MODS 的防治重点则在于遏制第一次打击、抗感染、调节免疫和器官功能支持。

2. **病因治疗**·控制原发病是治疗 MODS 的关键之一。积极治疗原发疾病，避免和消除诱发 MODS 的因素，避免二次打击。对于严重感染，应在留取标本后尽早开始抗感染治疗，初始经验性治疗应选用广谱抗生素，以覆盖感染部位的常见病原体。外科感染必须及时清除坏死组织，形成脓肿者应及时引流。

3. **抗炎症介质**·炎症反应失控导致炎症介质过度释放，炎症介质介导的细胞间相互作用又导致多脏器功能的损伤。因此，如何调节免疫功能、调控炎症介质、阻断过度的炎症反应是 MODS 治疗的重要课题。目前，清除炎症介质较有效的手段是血液净化技术。糖皮质激素有显著的抗炎、抗毒素、免疫抑制等作用，但长时间、大剂量的应用糖皮质激素容易造成高血糖、继发二重感染、消化道溃疡、血栓形成等一系列并发症。虽然已经研制出许多炎性介质的拮抗剂、单克隆抗体等，但目前这些药物的临床应用仍受限于缺乏充足的临床证据。

4. **改善机体氧代谢**·纠正组织缺氧是防治 MODS 的重要环节。具体目标包括提高氧输送、降低氧消耗、提高组织细胞利用氧的能力。达成上述目标的措施如下。

（1）合理氧疗，纠正低氧血症，动脉血氧饱和度维持在 94% 以上，对于 ARDS 的患者应及时给予机械通气支持，避免治疗延迟，俯卧位通气可有效改善 ARDS 患者的氧合。

（2）贫血或失血的患者应予输血以提高血红蛋白含量。

（3）对于存在微循环障碍、休克的患者，应早期开始充分的液体复苏以维持有效循环血容量；及时给予血管活性药物以提高血压，改善组织灌注；可应用多巴酚丁胺以提高心输出量。

（4）降低氧消耗则可通过镇痛镇静、低温治疗等手段实现。

5. **能量代谢支持**·MODS 的代谢变化特征是高分解代谢，常规的营养支持不能满足其需要。MODS 患者的能量代谢支持不仅要提供适当的营养底物，纠正机体能量代谢的紊乱，还需要通过特殊营养调节机体的免疫反应。代谢支持的重点在于保持正氮平衡，而非普通热量平衡，热量过多和结构比例不当同热量缺乏一样有害无益。合理的代谢支持可提供足够的热量，强调脂肪和碳水化合物混合供能，减少葡萄糖负担，增加脂肪和氨基酸负荷，以减少氨基酸作为能量的消耗，减少肌肉蛋白分解，促进蛋白质的合成。热氮比应达到 100∶1，蛋白质达到 2g/（kg·d）、不饱和脂肪酸、平衡氨基酸混合液、谷氨酰胺、核苷酸等均可酌情应用。同时注意电解质和酸碱平衡。

6. 器官功能支持　各器官功能的支持治疗是 MODS 治疗的主要部分,其治疗目标是纠正器官功能障碍所造成的生理紊乱,防止器官功能进一步恶化,通过延长治疗时间窗、消除致病因素,促进器官功能的恢复。近年来,随着诸如呼吸机、血液净化、人工肝、ECMO 等新设备、新疗法的应用,临床对器官功能的支持能力也得到了很大提高。具体内容可参见各相关章节。

7. 纠正凝血功能紊乱　MODS 患者凝血功能紊乱的发生率相当高,易发展成 DIC,因此抗凝治疗十分必要。临床上需要动态监测患者凝血功能、D-二聚体及血小板等反映凝血功能的指标变化,可给予低分子肝素抗凝,输注纤维蛋白原、新鲜血浆、冷沉淀、单采血小板等治疗。

8. 防治胃肠功能障碍　尽可能给予患者胃肠道营养,以减少胃肠功能损害。对于腹胀、腹内压增高患者尽可能撤除减慢肠蠕动的药物;纠正损害肠动力的因素;尽早给予通便药物;应用促胃肠动力药物;肠管扩张者可予胃肠减压、结肠镜减压。必要时予以外科手术减压。

(七) 中医药治疗

1. 中医对 MODS 的认识　MODS 的病因众多,涉及全身各个器官,症状繁杂,但其病程发展的机制基本相同,中医病机相似。目前对于 MODS 的中医治疗思路多秉承王今达教授"四证四法"的辨治思路,紧扣其病因病机中"毒邪""血瘀""正虚""腑气不通"四个要点,分别采用清热解毒法、活血化瘀法、扶正固本法和通腑攻下法进行治疗。在病程发展的不同阶段,各个治法的侧重有所不同,但一般都需要多种治法结合应用,而非仅仅应用单一治法,尤其是正气的亏虚往往贯穿于整个病程,因此扶助正气对 MODS 的防治尤为重要。

不可否认的是,在 MODS 的治疗中,西医治疗仍占据主导地位,但中医药的作用也不应忽视。许多研究显示中医药在提高机体免疫、抗菌、抗炎等方面均能起到一定作用,例如具有扶正益气功效的中药制剂可以提高机体主动防御能力,改善感染症状,减少炎症反应;具有清热解毒功效的中药制剂则不仅有直接抑菌、杀菌的作用,而且可以降低多重耐药、泛耐药细菌的耐药性,从而起到抗菌作用。血必净注射液具有拮抗炎症介质,改善微循环障碍,调节免疫功能的作用,在脓毒症及 MODS 的治疗中得到较广泛的应用。胃肠功能障碍在 MODS 的发生及发展过程中占有非常重要的地位,而中医药在急性胃肠功能障碍的防治中具有明显的优势,可以有效弥补西医在这方面的不足。由此可见,中医药在 MODS 的防治中能起到重要的辅助作用。

2. 辨证施治　MODS 的病势沉重,病情复杂,毒热、瘀血、痰浊、水饮、腑实等病理因素多互相纠结,而正气(尤其阳气)亏虚则往往贯穿始终,因此在临床实践中,须注意从整体出发,全面考量,病程所处的阶段不同、涉及的脏腑不同,其治法的侧重也应不同,需要作出相应的调整,而非机械照搬。

(1) 辨证要点

1) 辨虚实:临床多见虚实夹杂,不同阶段虚实偏重不同,初期往往实多虚少,后期则虚多实少或虚实并重。实证多见壮热、烦渴、喘息气粗息涌、腹痛拒按、便秘、舌红、苔腻、脉洪数等症;虚证则多见面白唇淡、畏寒肢冷、喘息无力、泄泻、水肿,腰以下为甚,脉细微欲绝等症。

2) 辨病邪性质:以热毒为主者,多见高热、口干多饮、神昏、喘息气粗、便秘、舌红、脉数等症;以血瘀为主者,多见胸痛或身痛、皮肤斑疹、唇甲青紫、舌黯或有瘀斑;腑气不通者多见腹胀、便秘、呕恶、腹痛、喘促等症。痰浊、水饮者多见喉间痰鸣、神志昏聩、肢体水肿、小便少,舌淡苔白腻,脉滑或沉等症。

(2) 辨证分型

1) 热毒炽盛证

证候特征:高热,面赤,口干唇焦,喜冷饮,烦躁,甚则神昏,大便秘结,小便短赤,舌质干红,苔黄,脉洪数或滑数。

治法：清热解毒，泻火存阴。

推荐方药：清瘟败毒饮（《疫疹一得》）加减。清瘟败毒饮组成：生石膏、生地、水牛角、栀子、黄连、黄芩、知母、赤芍、丹皮、玄参、连翘、竹叶、桔梗、甘草。

推荐中成药：热毒宁注射液、痰热清注射液、醒脑静注射液、安宫牛黄丸。

2）瘀热互结证

证候特征：身热夜甚，口渴不欲饮，心烦少寐，或神昏谵语，发斑吐衄，舌质红绛且干，或紫暗，或有瘀斑，苔焦黄，脉细数。

治法：清热解毒，凉血活血。

推荐方药：清营汤（《温病条辨》）加减。清营汤组成：水牛角、生地、银花、连翘、玄参、黄连、竹叶心、丹参、麦冬。

推荐中成药：血必净注射液、丹参注射液、醒脑静注射液。

3）腑气不通证

证候特征：脘腹痞满，大便秘结，喘促呕恶，腹痛。偏于实热者，壮热烦渴，舌红少津，苔黄，脉洪大；偏于虚寒者，手足厥冷，舌苔白腻，脉弦紧；湿热瘀结者，腹满而硬，腹痛拒按，舌红，苔黄腻，脉滑数。

治法：通腑攻下。

推荐方药：偏于实热者，大承气汤（《伤寒论》）加减。大承气汤组成：大黄、芒硝、厚朴、枳实。偏于虚寒者，大黄附子汤（《金匮要略》）加减。大黄附子汤组成：大黄、附子、细辛。夹瘀者，大黄牡丹汤（《金匮要略》）加减。大黄牡丹汤组成：大黄、芒硝、桃仁、牡丹皮、冬瓜仁。

推荐中成药：枳实导滞丸。

4）阳气亏虚证

证候特征：畏寒肢冷，喘息动则为甚，喘息无力，水肿，腰以下肿甚，腹泻，面色苍白，小便清长，舌质暗淡，苔白，脉细弱。

治法：温阳益气，行气利水。

推荐方药：真武汤（《伤寒论》）加减。真武汤组成：茯苓、芍药、生姜、附子、白术。

推荐中成药：参麦注射液、参芪扶正注射液。

5）阴竭阳脱证

证候特征：面色苍白，四肢厥冷，神志恍惚，气息短促，唇甲青紫，汗出不止，小便少，舌质暗淡，苔少，脉微欲绝。

治法：回阳救逆，益气固脱。

推荐方药：四逆汤（《伤寒论》）合生脉散（《内外伤辨惑论》）加减。四逆汤组成：附子、干姜、甘草。生脉散组成：人参、麦冬、五味子。

推荐中成药：参附注射液、生脉注射液。

（3）其他：中医药在急性胃肠功能障碍的防治方面有较丰富的手段。

1）中药灌肠：大承气汤作保留灌肠。

2）针刺：常用穴位有足三里、支沟、内关、上巨虚、天枢、中脘等。

3）中药外敷：芒硝粉末500g置入透气性强的纱布袋中，平放于腹部，持续外敷。

4）穴位贴敷：常用穴位有神阙穴、中脘穴、天枢穴等。敷贴常用药物：肉桂、吴茱萸、丁香、艾叶、生大黄、芒硝等。

5）耳穴压丸：常用穴位有神门、交感、胃、大肠、小肠等。

（张　涛）

参考文献

［1］熊旭东,封启明.实用危重症医学［M］.上海:上海科学技术出版社,2023.

［2］中国医疗保健国际交流促进会急诊医学分会,中华医学会急诊医学分会,中国医师协会急诊医师分会,等.中国脓毒症早期预防与阻断急诊专家共识［J］.中华急诊医学杂志,2020,32(05):518-530.

［3］中国中西医结合学会急救医学专业委员会,天津市第一中心医院,《中国中西医结合急救杂志》编辑委员会,等.老年多器官功能障碍综合征中西医结合诊疗专家共识(草案)［J］.中华危重病急救医学,2014,26(07):449-453.

［4］中国中西医结合学会急救医学专业委员会.重修"95庐山会议"多器官功能障碍综合征病情分期诊断及严重程度评分标准(2015)［J］.中华危重病急救医学,2016,28(02):99-101.

［5］上海市中西医结合学会急救专业委员会,上海市中西医结合学会重症医学专业委员会,上海市医师协会急诊科医师分会,等.脓毒症急性胃肠功能障碍中西医结合临床专家共识［J］.中华危重病急救医学,2022,34(02):113-120.

［6］Gourd N M,Nikitas N. Multiple organ dysfunction syndrome［J］. Intensive Care Med,2020,35(12):1564-1575.

［7］Evans L,Rhodes A,Alhazzani W,et al. Surviving sepsis campaign:international guidelines for management of sepsis and sepsis shock 2021［J］. Intensive Care Med,2021,49(11):e1063-e1143.

第四篇

常见急危重症

第十八章 · 重 症 肺 炎

重症肺炎是感染性肺炎中较为严重的一类,由不同病因、不同病菌在不同场合所导致的肺组织(细支气管、肺泡、肺间质)炎症,在发展到一定阶段恶化加重形成,可导致以肺部损伤为主的多器官功能障碍综合征(MODS),严重者危及患者生命,其死亡率高达 30%~50%。重症肺炎可分为重症社区获得性肺炎(severe community acquired pneumonia,SCAP)和重症医院获得性肺炎(severe hospital acquired pneumonia,SHAP)。

(一) 病因

无论是 SCAP 还是 SHAP,其病原学分布随时间推移而不断发生变化,不同国家、地区的病原学组成也存在着不同。

随着分子诊断技术的发展,病毒的检测率升高。SCAP 在国内常见的致病菌为流感病毒、肺炎链球菌、金黄色葡萄球菌、SARS 病毒及新型冠状病毒等。SHAP 常见的病原菌为肺炎克雷伯杆菌、鲍曼不动杆菌、铜绿假单胞菌、金黄色葡萄球菌等。

(二) 发病机制

重症肺炎的发病机制尚未完全明确。不同病原菌侵犯机体引起感染,导致肺部炎症,可引起肺上皮细胞及间质结构、功能损害,肺功能快速下降,从而引起呼吸困难、低氧血症、ARDS、甚至呼吸衰竭;另外机体防御反应过度,一旦炎症细胞高度活化,进一步引起炎症介质的瀑布样释放,而机体的抗炎机制不足与此对抗,出现全身炎症反应综合征/代偿性抗炎反应综合征失衡,从而引起严重脓毒症、感染性休克,并引发全身组织、器官的损害出现 MODS。

重症肺炎明确的基本病理生理机制:致病菌侵入人体呼吸道、肺组织,造成机体感染,激活炎症介质反应,引发快速进展的肺损害,炎症介质过度反应和肺损伤导致的低氧血症,严重时进展为MODS。若机体合并免疫功能低下或者缺陷,发生重症肺炎的病理机制:致病菌不能被局限杀灭,直接播散入血,从而导致 MODS。

重症肺炎可归纳为是由肺部感染诱发机体持续释放内毒素和炎症介质而导致的失控性全身炎症反应、免疫功能障碍、凝血功能紊乱和器官功能损害。

(三) 中医病因病机

重症肺炎主要的临床表现有恶寒,发热甚则壮热烦躁、口渴、咳嗽咳痰量多、痰白或黄,或痰中带血、气促、呼吸困难、胸部疼痛,重则神昏谵语、四肢厥冷、脉微欲绝等。依据该病的临床表现,祖国医学可将其归属于"风温肺热病""肺炎喘嗽"等范畴。重症肺炎这一病名在古代中并没有记载,但在古代医学典籍里很早就有对其上述症状的描述。早在《黄帝内经》的《素问·刺热篇》中就有对肺热病的记载。《素问·热论篇》中曰"夫热病者,伤寒之类也。伤寒一日,巨阳受之,故头项腰脊皆痛;二日阳明受之,阳明主肉,其脉侠鼻络于目,故身热而鼻干,不得卧。三日……故胸胁痛,耳聋……",描述了疾病的发生、发展过程。另外,在《素问·脏气法时论》中对肺病的虚实进行了简单描述。风温肺热病最早记载在医圣张仲景《伤寒论》中,"太阳病,发热而渴,不恶寒者,名温病。若发汗已,身灼热者,名风温"。谢玉琼在《麻科活人全书》中记载"……然喘症有虚实之分,实者易治,虚者难为……如肺炎喘嗽,以加味泻白去人参、甘草主之……若喘而无涕,兼之鼻扇者,则难治矣……若麻喘而胸高者,乃肺经热甚而胀起者也"。叶天士曾在《温热论》中提到"温邪上受,首先犯肺,逆传心包",为风温肺热病的辨证提供了理论根源。

重症肺炎的病因主要表现在两方面:①正气不足;②受到外邪的侵袭。主要的病因特点表现在:痰、热、湿、毒、瘀、腑实、虚。《黄帝内经》中写到"正气存内,邪不可干;邪之所凑,其气必虚",说明正气不足是疾病发生的根本。肺为"华盖",在五脏六腑中位置最高,外邪侵袭时首先侵袭肺脏。徐灵胎在《医学源流论·伤风难治论篇》中提到"肺为娇脏,寒热皆所不宜。太寒则邪气凝而不出,太热则火烁金而动血,太润则生痰饮,太燥则耗精液,太泄则汗出而阳虚,太涩则气闭而邪结"。该病的发生是因为六淫邪气侵袭人体,肺卫调节疏懈,邪盛入里,水液代谢失常,使肺脏宣发肃降失常,导致疾病的发生。如若机体正气不足,或先天不足,抑或者沉疴旧疾,更易受到外邪的侵袭。

重症肺炎的病因为正气亏虚,外邪犯肺,总的病机为肺气郁闭,痰、热、湿、毒、瘀、腑实、虚为发病的主要病因特点,病性多为虚实夹杂。

(四) 诊断思路

1. 症状

(1) 一般症状:寒战、高热,体温可达 39~41 ℃,亦有体温不升者;可伴头痛,全身肌肉酸痛,口鼻周围出现疱疹;恶心、呕吐、腹胀、腹痛;血压下降<90/60 mmHg,神志模糊,烦躁不安,嗜睡,谵妄、抽搐和昏迷;四肢厥冷、出冷汗、少尿和无尿。

(2) 呼吸道症状

1) 咳嗽、咳痰:可为干咳,咳黏痰或脓性痰,有时咳铁锈痰或血痰,甚至咯血;伴发肺脓肿(厌氧菌感染)时可出现恶臭痰。

2) 呼吸困难:气促、进行性呼吸困难、呼吸窘迫等。

3) 胸痛:多为尖锐的刺痛,咳嗽吸气时加重。

(3) 并发症:炎症反应进行性加重,可导致其他器官功能的损伤。常见并发症为脓毒症、脓毒性休克和 MODS。

2. 体征·呼吸深大或急促无力,呼吸频率>30 次/min,鼻翼煽动,口唇及爪甲发绀,肺病变部位语颤增强,叩诊浊音或实音,肺泡呼吸音减弱,可闻及干、湿啰音,部分患者可触及胸膜摩擦感。

3. 实验室及其他辅助检查

(1) 病原微生物检查

1) 痰培养:痰培养在 24~48 h 可确定病原菌。重症肺炎患者如有脓痰则需要及时进行革兰染色涂片,如果出现单一的细菌可考虑其为致病菌,同时可解释痰培养的结果。与革兰染色相符的痰培养结果,可进行菌种鉴定和药敏试验选择药物。某些特殊染色如吉曼尼兹(Gimenez)染色,可见巨噬细胞内呈紫红色细菌,应考虑为军团菌可能。诊断卡氏肺孢子虫病(PCP)的金标准是在肺实质或下呼吸道分泌物中找到肺孢子菌包囊或滋养体。

2) 血培养:考虑血流感染存在时,应在使用抗生素之前完成血培养检查。以正在恶寒、寒战前0.5 h 为佳或停用抗菌药物 24 h 后。每例患者采血 2 次/d,间隔 0.5~1 h;必要时次日再做血培养2 次。

3) 抗原抗体检测

A. 抗原检测:①病毒抗原检测:可作为早期快速诊断的初筛方法,快速抗原检测方法可采用免疫荧光的方法,检测呼吸道样本(咽拭子、鼻拭子、鼻咽或气管抽取物中的黏膜上皮细胞)。使用单克隆抗体来区分甲、乙型流感,一般可在短时间内获得结果,对快速检测结果的解释应结合患者的流行病学史和临床症状综合考虑；在非流行期，应考虑使用 RT－PCR 或病毒分离培养做进一步确认；②尿军团菌抗原检测：推荐所有重症肺炎患者需要检测军团菌尿抗原，尿抗原检测法是诊断军团菌肺炎的一线方法，有助于早期诊断；③真菌抗原检测：血液或支气管 BALF 隐球菌抗原乳胶凝集试验阳性对于隐球菌感染具有诊断学意义。

B. 抗体检测：抗体检测往往在疾病的后期才能检测到抗体。①军团菌抗体检测；②肺炎支原体（MP）抗体检测；③肺炎衣原体（CP）抗体检测；④病毒检测：检测流感病毒特异性 IgM 和 IgG 抗体水平。

4）病毒核酸检测：病毒聚合酶链式反应（PCR）是以一段 DNA 为模板，在 DNA 聚合酶和核苷酸底物共同参与下，将该段 DNA 扩增至足够数量，以便进行结构和功能分析，PCR 的敏感性和特异性较高，是流感病毒、禽流感病毒、鼻病毒、副流感病毒、冠状病毒、腺病毒及呼吸道合胞病毒等呼吸道病毒感染快速诊断的首选方法。以 RT－PCR 法检测呼吸道样本（咽拭子、鼻拭子、鼻咽或气管抽取物、痰）中的病毒核酸，而且能快速区分病毒类型和亚型，一般能在 4～6 h 获得结果。

5）高通量测序等分子生物学技术：基于测序技术的临床宏基因组学，通过分析临床标本中微生物的 DNA 或 RNA 含量与丰度判断致病菌，显著提高了病原检测的敏感度，缩短了检测时间，对罕见病原菌感染的诊断具有优势，可审慎地用于现有成熟检测技术不能确定的病原体，或经恰当与规范抗感染治疗无效的患者，但检测结果需结合流行病学和临床特征综合评估是否为致病菌。但该技术应用于临床尚需解决许多问题，包括标本中人类基因组的干扰、生物信息学分析、结果判断和解释等。

（2）有创检查：应用其他有创操作取得原本无菌部位的标本对肺炎诊断具有重要意义。包括胸腔穿刺、经皮肺穿刺、支气管镜保护性毛刷、支气管肺泡灌洗、支气管吸取物定量、支气管镜等。

（3）胸部 CT：应首先行胸部 CT 平扫了解肺部情况。不同病原体侵袭可出现不同的影像学表现。胸部 CT 主要表现为多个肺叶或肺段的高密度病灶，在病灶内有时可见空气支气管征象，于肺段病灶周围可见斑片状及腺泡样结节病灶，病灶沿支气管分支分布。胸部影像学可以初步排除肺结核、肺肿瘤、肺栓塞及非感染性肺部浸润（如间质性肺病、肺水肿、肺不张、肺部血管炎等）。对于重症患者，初始治疗无效果甚至症状加重时，应及时复查并与之前检查结果进行对比，复查的时间尚无统一时间界定。

（4）血气分析：重症肺炎患者应第一时间检查并连续多次监测动脉血气分析，重点关注 pH、PaO_2、$PaCO_2$、BE、HCO_3^-、乳酸。急性肺损伤 PaO_2 下降，$PaO_2/FiO_2 < 300 \, mmHg$，急性呼吸窘迫综合征 $PaO_2/FiO_2 < 200 \, mmHg$。

（5）其他检查：建议将 CRP 及 PCT 作为重症肺炎患者常规检测项目并动态监测以评估病情。

1）C 反应蛋白（CRP）：可以较好地反映机体的急性炎症状态，敏感性高。但对感染性或非感染性疾病的鉴别缺乏足够的特异性，也不能用于细菌性感染和病毒性感染之间的鉴别。CRP > 10 mg/L 提示急性炎症反应，可以用于病情评估和预后判断。

2）降钙素原（PCT）：PCT 是细菌感染早期的一个诊断指标，并与感染的严重程度和预后密切相关。显著升高的 PCT（正常参考值 0.05 μg/L）对全身重度感染性疾病具有较好的特异性，可作为重度感染的早期预测指标。PCT 对临床抗菌药物治疗指导意义：①PCT < 0.05 μg/L 时，可不使用抗菌药物进行治疗；②0.25 μg/L ≤ PCT < 0.5 μg/L 时，考虑可能存在局部感染，建议查找感染原并复查，可以使用抗菌药物治疗；③PCT ≥ 0.5 μg/L 时，强烈考虑存在细菌感染和全身炎症反应，必须严格遵循抗菌药物的使用方法及原则进行治疗；④PCT 在 2～10 μg/L 提示脓毒症发生可能，需每日复查并评估目前脓毒症治疗方案；⑤PCT ≥ 10 μg/L 提示严重脓毒症发生可能，死亡风险高。

4. 诊断标准

（1）目前多采用 2019 年美国 IDSA/ATS 制订的重症肺炎判定标准，包括 2 项主要标准和 9 项次要标准。符合下列 1 项主要标准或≥3 项次要标准者即可诊断。

1）主要标准：①气管插管需要机械通气；②感染性休克积极液体复苏后仍需要血管活性药物。

2）次要标准：①呼吸频率≥30 次/min；②氧合指数≤250 mmHg；③多肺叶渗出性改变；④意识障碍和（或）定向障碍；⑤氮质血症（血尿素氮≥20 mg/dL 即≥7.14 mmol/L）；⑥白细胞减少症（WBC<4×10^9/L）；⑦血小板减少症（PLT<100×10^9/L）；⑧体温降低（中心体温<36 ℃）；⑨需要快速补液纠正的低血压。

（2）中国 2015 年成人社区获得性肺炎（CAP）指南采用新的简化诊断标准：符合下列 1 项主要标准或 3 项次要标准可诊断为重症肺炎，需密切观察积极救治，建议收治监护病房治疗。

1）主要标准：①气管插管需要机械通气；②感染性休克积极液体复苏后仍需要血管活性药物。

2）次要标准：①呼吸频率≥30 次/min；②氧合指数≤250 mmHg；③多肺叶浸润；④意识障碍和（或）定向障碍；⑤血尿素氮≥7 mmol/L；⑥低血压需要积极的液体复苏。

5. 肺炎评分系统 · 用于评估肺炎病情严重程度评分标准很多，最常使用的是 CURB-65 评分、临床肺部感染评分（CPIS 评分）和 PSI 评分。

英国胸科协会（BTS）指南采用的是 CURB 评分系统，分值≥3 分视为高危，需要入住监护病房。CRB-65 评分中不包含 BUN 项目，其余标准与 CURB 评分一致，分值≥2 分视为高危。CRB-65 评分适应于生化监测受限，以及首诊的医生在实验室检查报告之前，对患者的病情进行初步诊治。PSI 评分和 CPIS 评分更为细致复杂，均包含血气分析及 X 线片等影像学检查，对收入 ICU 患者评估的敏感度更高，此评分更适于指导急诊留观/病房医生和 ICU 医生对重症患者进行更加精细治疗。此外，CPIS 评分≤6 分可考虑停用抗菌药物（表 18-1）。

表 18-1　常用评分系统

评分系统	预测指标和计算方法	风险评分
CURB-65 评分系统	共五项指标，满足 1 项得 1 分。 ① 意识障碍 ② BUN>7 mmol/L ③ 呼吸频率≥30 次/min ④ 收缩压<90 mmHg 或舒张压≤60 mmHg ⑤ 年龄≥65 岁	评估死亡风险： 0～1 分：低危 2 分：中危 3～5 分：高危
CRB-65 评分系统	共四项指标，满足 1 项得 1 分。 ① 意识障碍 ② 呼吸频率≥30 次/min ③ 收缩压<90 mmHg 或舒张压≤60 mmHg ④ 年龄≥65 岁	评估死亡风险： 0 分：低危，门诊 1 分：中危，建议住院或严格随访的院外治疗 2 分以上：高危，住院治疗
PSI 评分系统	年龄（女性-10 分）加所有危险因素得分总和： ① 居住在养老院 ② 基础疾病：肿瘤（+10），肝病（+20），充血性心力衰竭（+10），脑血管疾病（+10），肾病（+10） ③ 体征：意识状态改变（+20），呼吸频率>30 次/min（+20），收缩压<90 mmHg（+20），体温<35 ℃或≥40 ℃（+15），脉搏≥125 次/min（+10） ④ 实验室检查：动脉血 pH<7.35（+30），血尿素氮>30 mg/dL（+20），血钠<130 mmol/L（+20），血糖>14 mmol/L（+10），血细胞比容<30%（+10），PaO_2<60 mmHg（或 SpO_2<90%）（+10） ⑤ 胸部影像：胸腔积液（+10）	评估死亡风险： 低危：Ⅰ级（<50 岁，无基础疾病）；Ⅱ级（≤70 分）；Ⅲ级（71～90 分） 中危：Ⅳ级（91～130 分）需要住院治疗 高危：Ⅴ级（>130 分）；需要住院治疗

（续表）

评分系统	预测指标和计算方法	风险评分
CPIS 评分系统	共六项,最高评分 12 分,其中 X 线胸片和肺部浸润影的进展情况一起评分。 ① 体温:36～38 ℃(0 分),38～39 ℃(1 分),>39 ℃或<36 ℃(2 分) ② 血 WBC($\times 10^9$/L):4～11(0 分)11～17(1 分),>17 或<4(2 分) ③ 分泌物:无痰或少许(0 分),中大量非脓性(1 分),中大量脓性(2 分) ④ 氧合指数(kPa):>33(0 分),<33(2 分) ⑤ X 胸片浸润影:无(0 分),斑片状(1 分),融合片状(2 分) ⑥ 气管吸取物培养或痰培养:无致病菌生长(0 分),有致病菌生长(1 分),2 次培养到同一细菌或革兰染色与培养一致(2 分)	分值越高,病情越重,≤6 分可 考虑停用抗菌药物

（五）监测

1. 病原微生物·尽早获得病原微生物,并早期进行多次反复检测,获得责任致病菌调整用药,有助于疾病的转归。

2. 血气分析·连续的动态监测 PaO_2 和 PaO_2/FiO_2,根据其结果变化以便观察疗效,为早期插管以及调整呼吸机参数提供依据。

3. 肺部 CT·可见肺渗出性改变和肺实变。CT 病变范围大小常能较准确地反映疾病的严重程度。

（六）治疗

1. 治疗原则·维持氧合、稳定血压,恰当的初始经验性抗菌药物治疗尽量覆盖可能的致病菌,并积极寻找肺炎病原体,糖皮质激素治疗,丙种球蛋白治疗,对症支持治疗。

2. 抗感染治疗·抗感染治疗是重症肺炎患者救治的重要环节,抗生素的合理选择是其关键。重症肺炎使用抗生素的原则应该按照"早期、足量、联合、降阶梯"策略来运用。抗生素的使用对重症患者越早越好,抗生素的延迟使用会导致死亡率的增加。重症肺炎患者的抗生素治疗可以分为两个阶段:经验性治疗和针对性治疗。早期经验性抗菌治疗参考因素应包括:①社区获得性感染还是医院获得性感染;②宿主有无基础性疾病和免疫抑制;③多种药物耐药(MDR)和特殊病原体发生的危险因素是否存在;④是否已接受抗菌药物治疗,用过哪些品种,药动学/药效学(PK/PD)特性如何;⑤影像学表现;⑥病情的严重程度、患者的肝肾功能及特殊生理状态如妊娠等。

(1) SCAP 治疗:合理运用抗生素的关键是重视初始经验性治疗和后续针对性治疗这两个连续阶段,并适时实现转换,一方面可改善临床治疗效果,另一方面避免广谱抗生素联合治疗方案滥用而致的细菌耐药。早期的经验性治疗应有针对性地全面覆盖可能的病原体,包括非典型病原体,因为 5%～40%的患者为混合性感染。无铜绿假单胞菌感染危险因素的患者,可选用:①头孢曲松或头孢噻肟联合大环内酯类;②氟喹诺酮联合氨基糖苷类;③β-内酰胺类抗生素/β-内酰胺酶抑制剂单用或联合大环内酯类;④厄他培南联合大环内酯类。含铜绿假单胞菌感染危险因素的患者选用:①具有抗假单胞菌活性的 β-内酰胺类抗菌药物包括(如头孢他啶、头孢吡肟、哌拉西林/他唑巴坦、头孢哌酮/舒巴坦、亚胺培南、美罗培南等)联合大环内酯类,必要时同时联合氨基糖苷类;②具有抗假单胞菌活性的 β-内酰胺类联合喹诺酮类;③左旋氧氟沙星或环丙沙星联合氨基糖苷类。

(2) SHAP 治疗:SHAP 早发型抗菌药物的选用与 SCAP 相同,SHAP 迟发型抗菌药物的选用以喹诺酮或氨基糖苷类联合 β-内酰胺类。如为 MRSA 感染,联合万古霉素或利奈唑胺;如为真菌感染,应选用有效的抗真菌药物;如为流感嗜血杆菌感染,首选第二、三代头孢菌素,新大环内酯类,复方磺胺甲噁唑,氟喹诺酮类。

若有可靠的病原性结果,按照降阶梯简化联合方案而调整抗生素,选择高敏、窄谱、低毒、价廉的药物,但决定转换时机除了特异性的病原学依据,最重要的还是患者的临床治疗反应。如果抗菌治疗效果不佳,则应"整体更换"。抗感染失败常见的原因有细菌产生耐药、不适当的初始治疗方案、化脓性并发症或存在其他感染等。疗程长短取决于感染的病原体、严重程度、基础疾病及临床治疗反应等,一般链球菌感染者推荐 10 天,非典型病原体 14 天,金黄色葡萄球菌、革兰阴性肠杆菌、军团菌 14～21 天。

(3) 抗病毒治疗:抗病毒药物分为抗 RNA 病毒药物、抗 DNA 病毒药物及广谱抗病毒药物。

1) 抗 RNA 病毒药物:①M2 离子通道阻滞剂:这一类药物包括金刚烷胺和金刚乙胺,可通过阻止病毒脱壳及其核酸释放,抑制病毒复制和增殖。M2 蛋白为甲型流感病毒所特有,因而此类药物只对甲型流感病毒有抑制作用,用于甲型流感病毒的早期治疗和流行高峰期预防用药,但该类药物目前耐药率较高;②神经氨酸酶抑制剂:主要包括奥司他韦、扎那米韦和帕拉米韦。各型流感病毒均存在神经氨酸酶,此类药物可通过黏附于新形成病毒微粒的神经氨酸酶表面的糖蛋白,阻止宿主细胞释放新的病毒,并促进已释放的病毒相互凝聚、死亡;③帕利珠单抗:是一种 RSV 的特异性单克隆抗体,可用于预防呼吸道合胞病毒感染;④瑞德西韦:是一种腺苷酸类似物的核苷酸前药,与病毒 RNA 依赖性 RNA 聚合酶结合,通过提前终止 RNA 转录来抑制病毒复制;⑤奈玛特韦片/利托那韦片组合包装:奈玛特韦通过抑制新型冠状病毒(SARS‐CoV‐2)蛋白酶而使病毒无法复制。利托那韦可抑制细胞色素 P450 酶 3A(CYP3A)介导的奈玛特韦代谢,从而增强奈玛特韦的药效,其本身不具有抗病毒活性;⑥莫诺拉韦:是一种在体外和临床试验中都表现出抗 SARS‐CoV‐2 活性的前药,可代谢为核糖核苷类似物 N‐羟基胞苷(NHC),被病毒 RNA 依赖的 RNA 聚合酶摄取后,使病毒产生致命突变。

2) 抗 DNA 病毒药物:①阿昔洛韦:又称无环鸟苷,属核苷类抗病毒药物,为嘌呤核苷衍生物,在体内可转化为三磷酸化合物,干扰病毒 DNA 聚合酶,从而抑制病毒复制,故为抗 DNA 病毒药物。巨细胞病毒首选更昔洛韦或联合静脉注射免疫球蛋白或巨细胞病毒人免疫球蛋白;②更昔洛韦:又称丙氧鸟苷,为阿昔洛韦衍生物,其作用机制及抗病毒谱和阿昔洛韦相似;③西多福韦:是一种新型开环核苷酸类似物,与阿昔洛韦不同的是,该药只需非特异性病毒集美两次磷酸化催化,即可转化为活性形式,故可对部分无法将核苷转化成单磷酸核苷(核酸)的 DNA 病毒有效。西多福韦具有强抗疱疹病毒活性,对巨细胞病毒感染疗效尤为突出,可用于免疫功能低下患者巨细胞病毒感染的预防和治疗。

3) 广谱抗病毒药:①利巴韦林:广谱抗病毒药物,其磷酸化产物为病毒合成酶的竞争性抑制剂,可抑制肌苷单磷酸脱氢酶、流感病毒 RNA 聚合酶和 mRNA 鸟苷转移酶,阻断病毒 RNA 和蛋白质合成,进而抑制病毒复制和传播;②膦甲酸钠:为广谱抗病毒药物,主要通过抑制病毒 DNA 和 RNA 聚合酶发挥其生物效应;③阿比多尔:阿比多尔是一种广谱抗病毒药物,对无包膜及有包膜的病毒均有作用,其抗病毒机制主要是增加流感病毒构象转换的稳定性,靶向作用血凝素(HA),从而抑制病毒脂膜与宿主细胞的融合作用,并能穿入细胞核直接抑制病毒 RNA 和 DNA 的合成,阻断病毒的复制,另外,还可能具有调节免疫和诱导干扰素的作用,增加抗病毒效果。

(4) 抗病原微生物的药物选择

1) 铜绿假单胞菌可选择抗假单胞菌活性头孢菌素(头孢吡肟、头孢他啶)或抗假单胞菌活性碳青霉烯类(亚胺培南、美罗培南)或哌拉西林/他唑巴坦,同时联合用环丙沙星或左氧氟沙星或氨基糖苷类。

2) 超广谱β‐内酰胺酶(ESBL)阳性的肺炎克雷伯菌、大肠埃希菌可选择头孢他啶、头孢吡肟或哌拉西林/他唑巴坦、头孢哌酮/舒巴坦或亚胺培南、美罗培南,可同时联合用氨基糖苷类。

3) 不动杆菌可选择头孢哌酮/舒巴坦或亚胺培南。美罗培南,耐碳青霉烯不动杆菌可考虑使用多黏菌素。

4) 嗜麦芽窄食单胞菌可选择氟喹诺酮类抗菌药物特别是左旋氧氟沙星或替卡西林/克拉维酸或复方新诺明。

5) 耐碳青霉烯肠杆菌科(CRE)可选择替加环素联合多黏菌素或头孢他啶/阿维巴坦。

6) 耐甲氧西林的金黄色葡萄球菌(MRSA)可选择万古霉素或利奈唑胺。

7) 嗜肺军团菌可选择新喹诺酮类或新大环内酯类。

8) 厌氧菌可选青霉素、甲硝唑、克林霉素,β-内酰胺类/β-内酰胺类抑制剂。

9) 新型隐球菌、酵母样菌、组织胞浆菌可选氟康唑,当上述药物无效时可选用两性霉素 B。

10) 卡氏肺孢子虫首选复方磺胺甲噁唑(SMZ + TMP),其中 SMZ 100 mg/(kg · d)、TMP 20 mg/(kg · d),口服或静脉滴注,q6 h。

重症肺炎抗菌治疗疗程通常为 7~10 天,但对于多肺叶肺炎或肺组织坏死、空洞形成者,有营养不良及慢性阻塞性肺疾病等基础疾病和免疫性疾病或免疫功能障碍者,以及铜绿假单胞菌属感染者,疗程可能需要 14~21 天以减少复发可能。

3. 糖皮质激素 · 肾上腺皮质激素具有稳定溶酶体膜,可以抑制机体炎症介质的释放,减轻炎症渗出和毒性反应,对保护各个脏器功能有一定作用。常用甲泼尼龙,主张短程(不超过 3 天)治疗,必须在有效控制感染前提下应用,在感染性休克中糖皮质激素的应用越早越好,在组织细胞严重损害之前应用效果最好。一般建议应用氢化可的松 200~300 mg/d,分 2~3 天,疗程共 5~7 天。虽然目前临床实践中激素对重症肺炎的抗炎作用已被部分研究所证实,但临床最终收益并不确定。对于不合并感染性休克的重症肺炎患者,不常规建议推荐糖皮质激素的使用。

4. 丙种球蛋白 · 虽然国内外并无权威指南推荐,但其临床使用广泛并有一定的临床效果,应肯定其对免疫缺陷患者及病毒感染重症肺炎患者的作用。细菌感染尚有争论,对于细菌感染的重症肺炎患者的临床疗效有待进一步的循证医学证据。

5. 对症支持治疗

(1) 白蛋白:目前国内外尚无权威指南推荐使用白蛋白,但是在重症肺炎合并感染性休克,且需要液体复苏时,可以考虑使用白蛋白作为一种治疗液体复苏的临床措施。

(2) 营养支持:对重症肺炎患者进行早期肠内营养,可以维持患者肠道黏膜完整性,并且可以预防细菌移位及机体器官功能障碍。若血流动力学稳定的患者进行早期肠内营养,可以缩短重症肺炎患者的机械通气时间、ICU 滞留时间。

(3) 引流:应注意患者体位,卧床患者需要进行及时的翻身拍背,促进呼吸道分泌物的排泄,避免患者呛咳和误吸,缩短患者用药的时间。

6. 并发症处理 · 抗休克、治疗急性呼吸窘迫综合征见有关章节。

(七)中医药治疗

1. 中医对该病的认识 · 风温肺热病的病位主要在肺,与脾密切相关,应从肺脾论治。因肺为气之主,司呼吸,外合皮毛,内为五脏华盖,为气机升降出入的枢纽。若外邪侵袭,或他脏病气上犯,另外,如脾经痰浊上干,以及中气虚弱,土不生金,肺气不足,肺失宣发肃降,产生痰饮、邪热、瘀毒等病理产物,故在治疗上多主以清热化痰、活血化瘀等。

2. 辨证施治

(1) 辨证要点

1) 辨热重、痰重和湿重:热重者高热稽留不退,面红目赤;痰重者喉中痰声辘辘,胸高气急;湿重则身热不扬,咳痰不爽,食少腹胀。若痰多壅盛者,治以降气涤痰;喘憋严重者,治以平喘利气;湿重者,治以清热利湿。

2) 辨气虚、阴虚:气虚者咳嗽无力,食少纳呆,动则汗出,气短少言,治以补肺益气;阴虚者干咳,少痰,低热,面色潮红,治以滋阴降火。

3)辨本脏重证、他脏变证:若患者高热炽盛,喘憋严重,多为毒热闭肺证,属于本脏重症;肺与大肠相表里,壮热炽盛时可加通下药以通腑泄热;气滞血瘀者,配以活血化瘀。若出现心阳虚衰或邪陷厥阴,见肢厥脉微或神昏抽搐,为邪毒炽盛,正气亏虚的他脏变证,应给予温振心阳或平肝熄风,清心开窍之法。

重症肺炎常见痰热壅肺证、痰湿阻肺证、热陷心包证、邪陷正脱证,这4种常见证型可单独存在更常兼见,如热陷心包兼痰热壅肺证、热陷心包兼邪陷正脱证、痰湿阻肺兼邪陷正脱证等。重症肺炎的痰热壅肺证、痰湿阻肺证较肺炎轻中度患者相同证候严重而复杂,常涉及虚(肺脾气虚、气阴两虚)、瘀、毒、腑实等,其中痰热壅肺证涉及虚多为气阴两虚、痰湿阻肺证涉及虚多为肺脾气虚。老年患者实证中多兼见肺脾气虚证、气阴两虚证,疾病的中后期多以正虚为主而常兼见邪恋未尽,如肺脾气虚兼痰浊阻肺、气阴两虚兼痰热壅肺等。

(2)治疗原则:以祛邪扶正为大法。祛邪则当分痰、热、湿、毒、瘀、腑实,当以痰(热)、毒为主,佐以活血、通腑。祛邪同时佐以扶正,或益气养阴或补益肺脾。在治疗过程中注意清热解毒但不可过于寒凉免伤脾胃,注重宣降肺气以顺肺之生理特点。若出现热入心包、邪陷正脱,当需清心开窍、扶正固脱。老年患者出院后,病情虽然恢复,病机多为虚实夹杂以虚为主,正虚(气阴两虚、肺脾气虚)邪实(痰热、痰浊、瘀血)贯穿于整个过程,若体虚不固、外邪袭肺而致病情发作再次住院则易增加病死率。因此,该阶段的治疗当以扶正为主、佐以祛邪为大法。

(3)证治分类

1)痰热壅肺证

主症:咳嗽痰多,痰黄,胸痛,舌质红,舌苔黄腻,脉滑数。次症:发热,口渴,面红,尿黄,大便干结,腹胀。

治法:清热解毒,宣肺化痰。

方药:贝母瓜蒌散(《医学心悟》)合清金降火汤(《古今医鉴》)加减。贝母瓜蒌散组成:瓜蒌、浙贝母、花粉、茯苓、橘红;清金降火汤组成:陈皮、半夏、茯苓、桔梗、枳壳、浙贝母(去心)、前胡、杏仁(去皮、尖)、黄芩、石膏、瓜蒌仁、炙甘草。

推荐中成药:痰热清注射液、清肺消炎丸、热毒宁注射液。

2)痰浊阻肺证

主症:咳嗽,气短,痰多,白黏稠,舌苔白腻。次症:胃脘痞满,纳呆,食少,痰易咳出,泡沫痰,舌质淡,舌苔白,脉滑、弦滑。

治法:燥湿化痰,宣降肺气。

方药:半夏厚朴汤(《金匮要略》)合三子养亲汤(《皆效方》,录自《杂病广要》)加减。半夏厚朴汤组成:半夏、厚朴、茯苓、紫苏叶、生姜;三子养亲汤组成:紫苏子、白芥子、莱菔子。

推荐中成药:苏子降气丸。

3)热陷心包证

主症:咳嗽甚则喘息、气促,身热夜甚,心烦不寐,神志异常,舌红、绛,脉数、滑。次症:高热、大便干结,尿黄,脉细。

治法:清心凉营,豁痰开窍。

方药:清营汤(《温病条辨》)合犀角地黄汤(《备急千金要方》)加减。清营汤组成:犀角(水牛角代替)、生地黄、银花、连翘、玄参、黄连、竹叶心、麦冬、丹参。犀角地黄汤组成:犀角(水牛角代替)、生地黄、芍药(伤阴者用白芍,瘀血发斑用赤芍)、牡丹皮。

推荐中成药:安宫牛黄丸、醒脑静注射液、血必净注射液。

4）邪陷正脱

主症：呼吸短促，气短息弱，神志异常，面色苍白，大汗淋漓，四肢厥冷，脉微、细、急促。次症：面色潮红，身热，烦躁，舌质淡、绛。

治法：益气救阴，回阳固脱。

方药：阴竭者以生脉散（《内外伤辨惑论》）加味。阳脱者以四逆加人参汤（《伤寒论》）加味。生脉散组成：生晒参（另煎）、麦冬、五味子、山萸肉、煅龙骨、煅牡蛎。四逆加人参汤组成：红参（另煎）、炮附子（先煎）、干姜、煅龙骨、煅牡蛎、炙甘草。

推荐中成药：偏于阴竭者，可选用参脉注射液；偏于阳脱者，可选用参附注射液。

5）其他疗法：①中药保留灌肠：根于"肺与大肠相表里"理论，腑气不通则肺气不降。适用于大便不通者，应用大承气汤或者增液承气汤加减；②中药穴位贴敷治疗：选用肺俞、定喘、天突、膻中穴。

（4）预防调护：患者应多注意休息，增加摄水量，加强营养，食用易于消化的食物；加强室内空气的流通，勤开窗，保持空气的流通，避免吸烟。饮食宜清淡，避免过咸、油腻，忌食辛辣刺激之品，戒酒；生活规律，起居有常，保证足够的睡眠。保持乐观舒畅、积极向上的良好心情，避免过于忧思气结等不良情绪的影响；预防本病需适当增加体质锻炼，提高抗病能力；避免受凉、淋雨、劳累、酗酒、吸入刺激性及有毒有害气体；有效控制原有的慢性疾病。

（黄晓婷）

参考文献

［1］俞森洋.呼吸危重病学［M］.北京：中国协和医科大学出版社,2008.

［2］邱璇.中医治疗重症肺炎的临床纂要［J］.中外医学研究,2019,17(16):186－188.

［3］中华中医药学会内科分会,中华中医药学会肺系病分会,中国民族医药学会肺病分会.社区获得性肺炎中医诊疗指南（2018 修订版）［J］.中医杂志,2019,60(04):350－359.

［4］Metlay JP, Waterer GW, Long AC, et al. Diagnosis and treatment of adults with community-acquired pneumonia：an official clinical practice guideline of the American Thoracic Society and Infectious Diseases Society of America［J］. Am J Respir Crit Care Med, 2019,200(7):e45－e67.

［5］Torres Antoni, Sibila Oriol, Ferrer Miquel et al. Effect of corticosteroids on treatment failure among hospitalized patients with severe community-acquired pneumonia and high inflammatory response：a randomized clinical trial［J］. JAMA, 2015,313:677－686.

［6］Krause I, Wu R, Sherer Y, et al. In vitro antiviral and antibacterial activity of commercial intravenous immunoglobulin preparations-apotential role for adjuvant intravenous immunoglobulin therapy in infectious diseases［J］. Transfus Med, 2002,12:133－139.

第十九章 · 重症支气管哮喘

支气管哮喘(简称哮喘)的发病特征主要是气道慢性炎症、气道高反应性及气道重塑,具有发病隐匿、临床表现多样的特点,是临床常见危害公众健康的慢性气道性疾病,其发病率在全球范围内呈上升趋势。哮喘被世界卫生组织列为四大顽症之一,是世界上公认的医学难题,目前临床尚未有根治哮喘的方案,多通过药物缓解并抑制病情发展,以避免影响患者的正常生活。2012—2015年 CPH 研究中对 50 991 例受试者进行问卷调查,结果显示 20 岁以上人群哮喘的患病率约为 4.2%(95%CI 3.1~5.6),其中男性 4.6%,女性 3.7%,预估我国哮喘总患病人数约为 4 570 万人,我国哮喘患病率仍然呈现上升趋势。目前,在全球哮喘患者中,3%~10% 的患者诊断为重症哮喘,重症哮喘在所有哮喘患者中占比不高,但其病情难以控制,且易反复发作时,重症哮喘也是哮喘患者致残、致死的主要原因。

国内外对重症哮喘的定义尚不统一,曾有许多与重症哮喘相关的术语。国内则使用"重症哮喘、重度哮喘、难治性哮喘、难控制哮喘、未控制哮喘、药物抵抗哮喘、激素不敏感哮喘、激素依赖/抵抗哮喘、脆性哮喘、不可逆哮喘、致死性哮喘"等名称。2014 年欧洲呼吸学会(ERS)/美国胸科学会(ATS)将重症哮喘定义为:在过去一年中,需要使用全球哮喘防治创议(GINA)建议的第 4 级或第 5 级哮喘药物治疗,才能够维持控制或即使在上述治疗下仍表现为"未控制"哮喘。重症哮喘一般分为 2 种情况:第 4 级治疗能够维持控制,但降级治疗会失去控制,称为单纯重症哮喘;或第 4 级治疗不能维持控制,而需要采用第 5 级治疗,称为重症难治性哮喘。

(一) 病因

1. 呼吸道感染 · 多种病毒感染,包括鼻病毒、流感病毒、呼吸道合胞病毒等及细菌感染均可诱发哮喘反复急性加重。据报道,急性上呼吸道感染是哮喘急性发作住院治疗最主要的诱发因素。

2. 环境因素 · ①环境中过敏原:尘螨、霉菌、花粉、鸡蛋、奶制品、染发剂等;②烟草烟雾:吸烟不仅是哮喘的触发因素,还可加速肺功能恶化,降低对吸入及全身糖皮质激素的治疗反应,使哮喘更难控制;③空气污染:室外污染物(PM2.5、二氧化氮、臭氧)及室内污染物(甲醛、燃料烟雾、涂料)、化学物质(如挥发性有机物、氯气)和生物污染物(如内毒素)等,吸入气道后均可诱发和加重哮喘;④职业性暴露:职业暴露会使哮喘难以控制,职业性致敏物多达 300 多种,如工作环境中动物或植物蛋白类、无机及有机化合物类等。

3. 药物 · 至今发现可能引发哮喘发作的药物有数百种之多,其机制为药物过敏和药物反应两种类型。药物过敏指患者对某种药物产生不耐受或过敏反应,包括阿司匹林、青霉素及亚硫酸盐、酒石酸盐、食物添加剂等。药物反应指因某些药物的药理机制而引起的哮喘反应,包括非甾体消炎药(NSAID)、β受体阻滞剂、血管紧张素转化酶抑制剂(ACEI)等。

4. 共患疾病 · 影响哮喘控制的共患疾病很多,常见共患因素如下。

(1)鼻炎-鼻窦炎、鼻息肉:鼻炎-鼻窦炎、鼻息肉在重度哮喘患者中十分常见,鼻炎-鼻窦炎严重程度与哮喘气道炎症和肺功能异常有关。

(2)社会和心理因素:强烈的精神刺激和焦虑、恐惧、愤怒、激动均可激发和加重哮喘。精神心理因素可促进人体释放组胺等物质,导致或加重哮喘。

(3)声带功能障碍(VCD):是一种非器质性的功能失调,指在呼吸周期吸气相时声带反常内收,声门裂变窄,产生喉水平的气流阻塞,表现为胸腔外气道阻塞症状,而反复发作性呼吸困难、喘鸣、咳嗽、胸闷、气短等。

(4)肥胖:肥胖者过多的脂肪在膈肌、胸壁和腹腔内沉积,改变了呼吸力学,使肺和胸廓顺应性下降,膈肌位置上移,导致肺容积减少,功能残气量、FEV_1 和 FVC 的下降,引起浅快呼吸及通气驱动功能受损。

(5)阻塞性睡眠呼吸暂停低通气综合征(OSAHS):哮喘合并 OSAHS 也称为重叠综合征。OSAHS 使哮喘难以控制,反复急性发作。

(6)内分泌因素:月经前后、月经初潮、绝经、甲状腺疾病等均会使哮喘加重或恶化。约 40% 的妊娠期哮喘妇女为月经性哮喘(PMA)。患者常常症状重,控制困难,是致死性哮喘的触发因素。

(7)胃食管反流(GERD):是指胃内容物通过食管下端括约肌频繁反流到食管内,从而引起的一系列临床综合征。伴有 GERD 的哮喘患者常同时有迷走神经高反应性的自主调节障碍,导致食管下端括约肌张力降低和频发的短暂松弛,酸性胃内反流物刺激食管中、下段黏膜感受器,通过迷走神经反射性地引起支气管平滑肌痉挛;吸入气道内的酸性胃反流物也可以增强支气管对其他刺激物如对乙酰胆碱高反应性及通过局部神经反射引起支气管黏膜释放炎症性物质(如 P 物质)等,从而导致气道水肿。

(二)发病机制

1. **气道炎症明显** 气道炎症是哮喘病理生理基础,免疫-炎症反应是形成哮喘机理的主要机制。炎症介质在重症哮喘的发生、发展中起重要作用。与轻、中度哮喘患者相比,重度哮喘患者诱导痰中嗜酸性粒细胞及中性粒细胞数量升高更为明显,且 IL-4、IL-5、IL-13 等 Th2 型细胞因子的表达水平明显增加。

(1)淋巴细胞:Th2 通过分泌细胞因子白细胞介素 IL-4、IL-5、IL-13 诱导嗜酸性粒细胞的募集和激活,加剧肺部炎症;急性发作的严重哮喘患者的支气管活检可发现 Th17 细胞的浸润,Th17 及其细胞因子是中性、嗜酸性及激素抵抗型气道炎症的主要诱导者;B 细胞在抗原刺激和 Th2 细胞辅助下分泌免疫球蛋白 E(IgE),随后交联于肥大细胞,促进炎症介质的释放。

(2)嗜酸性粒细胞:既往研究中,临床认为嗜酸性粒细胞与哮喘临床症状的加重密切相关,哮喘的气道炎症以嗜酸性粒细胞持续聚集为特征,嗜酸性粒细胞的激活可导致气道上皮的损伤,Th2 淋巴细胞与嗜酸性粒细胞分泌的细胞因子能够延长嗜酸性粒细胞存活时间,导致致炎作用增强,因此临床对哮喘的认识,大多建立在 Th2 表型反应基础上。

(3)中性粒细胞:近年来,随着研究深入,发现哮喘中有 40% 以上患者的气道炎症并非由嗜酸性粒细胞所导致,而与中性粒细胞有关,且多为重症哮喘患者,重症哮喘炎症特征与轻度哮喘有所区别,导致传统的 Th2 型免疫反应无法解释重症哮喘的炎症特征。在重症哮喘患者的呼吸道组织、支气管肺泡灌洗液和痰液中存在中性粒细胞增多现象,中性粒细胞浸润引起的呼吸道炎症反应在哮喘的发生发展中起重要作用。激活的中性粒细胞通过呼吸爆发产生大量氧自由基,可介导生物膜脂质的过氧化作用,导致呼吸道上皮损伤,氧自由基是导致呼吸道高反应性的原因之一。

2. **气道重塑严重** 气道重塑是指气道壁损伤和修复的重复循环可引起气道壁结构改变。气道结构性细胞(如上皮细胞、平滑肌细胞等)在重度哮喘气道重塑中发挥着重要作用,可通过释放如表皮生长因子(EGF)、TGF-β、角化生长因子、成纤维细胞生长因子(FGF)、血管内皮生长因子(VEGF)等细胞因子、趋化因子及生长因子参与气道炎症与气道重塑,从而引起持续性气流受限并加重气道高反应性。

3. **与遗传因素相关**·哮喘的发病与遗传有关,在哮喘的发病过程中有些基因起到了重要作用。

（三）中医病因病机

《黄帝内经》虽无哮病之名,但有"喘鸣""上气"的记载。中医把哮喘分为哮证和喘证,其中喉中有声音者,谓之哮;呼吸急促者,谓之喘。因此,哮是指声响而言,以喉中有哮鸣音为特点,是反复发作的病证;喘是指气息而言,见于急、慢性疾病中呼吸急促困难的病证。

哮喘每因外感、饮食、情志、劳倦等诱因引动而触发,这些诱因大多交织在一起,尤以气候变化影响为主,致痰阻气闭,即痰阻气道,肺气上逆,气道挛急所致;发作时病理环节为痰阻气道,以邪实为主,有寒痰、热痰之分,若病因于寒,素体阳虚,痰从寒化,属寒痰为患,则发为冷哮;若病因于热,素体阳盛,痰从热化,属痰热为患,则发为热哮;如痰热内蕴,风寒外束发作者,可表现为寒包热哮;痰浊伏肺,肺气壅实,风邪触发者,表现为风痰哮;若长期反复发作,寒痰伤阳,热痰耗阴,可由实转虚,表现为肺、脾、肾等脏的虚弱之候更甚。患者若再感受诱因,新邪引动伏痰,痰气交阻,肺失宣降,以致哮喘急性发作表现为邪实正虚之候。缓解期虽以正虚为主,但其伏痰等病理因素仍然存在,故常常表现为虚实夹杂,在肺、脾、肾亏虚同时,常合并痰湿、痰热、寒饮、气滞、血瘀等实证。

（四）诊断思路

1. **症状**·哮喘发作的程度轻重不一,病情发展的速度也有不同。偶尔可在数分钟内危及生命。患者表现为突然或进行性加重的气短、胸闷、喘息,严重时有窒息和濒死感。咳嗽,以干咳为主,或少量白色黏痰。

2. **体征**·患者通常表现为精神紧张、焦虑,出现意识逐渐丧失是提示即将出现呼吸停止的一个指标。缺氧时表现为口唇、全身皮肤和黏膜发绀。呼吸急促,可出现"三凹征"。肺部叩诊呈过清音。多数患者肺部听诊表现为两肺散在或弥漫性哮鸣音,但哮鸣音大小不能判断气流梗阻程度。少数患者肺部听诊呼吸音消失,提示气流很少,病情危重。心率明显增快,多超过 120 次/min。

3. **实验室及其他辅助检查**

（1）血常规:合并细菌感染时可有白细胞、中性粒细胞比例升高;外周血嗜酸性粒细胞计数增高,可作为判定嗜酸性粒细胞为主的哮喘临床表型,以及作为评估抗炎治疗是否有效的指标之一。

（2）动脉血气分析:通常表现为 PaO_2 水平低,如出现 $PaCO_2$ 水平升高,提示病情加重,需住院治疗。

（3）影像学检查:胸片有助于识别有无气胸、纵隔气肿等。高分辨率 CT（HRCT）对鉴别其他肺部疾病具有很高的价值,但不推荐作为常规的诊断工具。对症状不典型者,如大量咳痰、肺功能迅速减退及弥散功能降低,应做 HRCT 检查。

（4）肺功能检查:肺通气功能指标 FEV1 和 PEF 反映气道阻塞的严重程度,是客观判断哮喘病情最常用的评估指标。

（5）呼出一氧化氮（FeNO）:FeNO 主要反映 Th2 通路的气道炎症水平,其测定结果受多种因素影响,连续测定、动态观察及尽可能在开始抗炎治疗前或调整治疗方案前获得基线 FeNO 的水平更为重要。可以作为评估气道炎症类型和哮喘控制水平的指标,也可以用于预判和评估吸入激素治疗的反应。

（6）痰嗜酸性粒细胞计数:诱导痰液中嗜酸性粒细胞计数可作为评价气道炎症性指标之一,也是评估糖皮质激素治疗反应性的敏感指标。大多数哮喘患者诱导痰液中嗜酸性粒细胞计数增高（>2.5%）,且与哮喘症状相关。抗炎治疗后可使痰嗜酸性粒细胞计数降低。

(7) 血清总 IgE 和过敏原特异性 IgE：血清总 IgE 水平增高缺乏特异性，需要结合临床判断，但可作为使用单克隆抗体治疗选择剂量的依据。过敏原特异性 IgE 增高是诊断过敏性哮喘的重要依据之一，其水平高低可反映哮喘患者过敏状态的严重程度。

(8) 过敏原检查：有体内过敏原皮肤点刺试验及体外特异性 IgE 检测。通过检测可以明确患者过敏因素，告知患者尽量避免接触过敏原，以及用于指导过敏原特异性免疫疗法。

4. 诊断标准

(1) 明确哮喘诊断：大多数哮喘患者通过典型的病史即可做出诊断，但重症哮喘的临床表现更为复杂，容易与其他类似哮喘的疾病相混淆。

(2) 明确是否属于重症哮喘：哮喘控制除应按照 GINA 的标准进行综合、全面的评估外，以下几点为重症哮喘未控制的常见特征：①症状控制差：哮喘控制问卷（ACQ）评分＞1.5 分；哮喘控制测试表（ACT）评分＜20 分；或符合 GINA 定义的未控制；②频繁急性发作：前一年需要 2 次或以上连续使用全身性激素（每次 3 天以上）；③严重急性发作：前一年至少 1 次住院、进入 ICU 或需要机械通气；④持续性气流受限：尽管给予充分的支气管舒张剂治疗，仍存在持续的气流受限（FEV1＜80%预计值，FEV1/FVC＜正常值下限）；⑤应用高剂量 ICS 或全身性激素（或其他生物制剂）可以维持控制，但只要减量哮喘就会加重（高剂量 ICS 是指布地奈德＞800 $\mu g/d$，相当于布地奈德福莫特罗 160 $\mu g/4.5\ \mu g$＞5 吸/天，或丙酸氟替卡松＞500 $\mu g/d$，相当于沙美特罗氟替卡松 50 μg/500 μg＞1 吸/天）。

(3) 明确危险因素和共存疾病：评估危险因素与共存疾病，对危险因素及共存疾病的有效治疗有助于改善重症哮喘治疗效果。

(4) 区分哮喘的表型：由于不同患者间的临床特征及药物治疗反应存在差异，区分不同的临床表型对于重症哮喘患者的个体化治疗十分必要。依据患者临床表现，结合病理生理学、影像学等特征，提出以下 5 种重症哮喘的临床表型。

1) 早发过敏性哮喘：为儿童早发起病，有过敏性疾病史及家族史，皮肤点刺试验阳性。Th2 炎症因子如 IL-4、IL-5、IL-13 水平及 Th2 炎症生物标志物如诱导痰中嗜酸性粒细胞、FeNO、血清总 IgE 升高。此表型患者应用针对炎症的特异性靶向治疗可能获益。糖皮质激素治疗敏感。

2) 晚发持续嗜酸性粒细胞炎症性哮喘：持续的气道嗜酸性粒细胞炎症多见于晚发持续嗜酸性粒细胞炎症哮喘表型，此类患者多为成人晚发起病，起病时往往病情较严重，多合并鼻窦炎、鼻息肉病史。虽然缺乏过敏性疾病病史，但 IL-5、IL-13、FeNO 等 Th2 炎性介质水平可有升高，此类患者对糖皮质激素反应性不佳。

3) 频繁急性发作性哮喘：急性发作在重症哮喘患者中常见，不同哮喘患者会经历不同次数的急性发作。频繁急性发作患者，多为吸烟，更差的哮喘控制水平、更低生活质量、高 FeNO 水平、高痰嗜酸性粒细胞水平，肺功能减损更快，需使用更多糖皮质激素。

4) 持续气流受限性哮喘：为成年起病，男性多见，存在吸烟、职业接触等环境暴露，第一秒用力呼气量（FEV1）基线水平低，慢性黏膜高分泌状态及持续的血痰嗜酸性粒细胞炎症，频发急性加重而缺乏充分的吸入糖皮质激素治疗，需使用更多激素。

5) 肥胖相关性哮喘：肥胖患者相对于正常体重者，肺功能如用力肺活量（FVC）下降，更容易合并湿疹、胃食管反流病，少有鼻息肉病史。随着体质指数升高，血清总 IgE 下降。同时，肥胖患者对全身激素及日需短效 β 受体激动剂的药物依赖性更强。

(5) 支气管哮喘严重程度分级：由于哮喘发作以呼气流量降低为特征，因此，通过患者的症状、肺功能及动脉血气分析可对其发作的严重程度进行分级（表 19-1）。

表 19-1　支气管哮喘严重程度分级

临床特点	轻度	中度	重度	危重度
气短	步行、上楼时	稍事活动	休息时	
体位	可平卧	喜坐位	端坐呼吸	
讲话方式	连续成句	单词	单字	不能讲话
精神状态	可有焦虑,尚安静	时有焦虑或烦躁	常有焦虑、烦躁	嗜睡或意识模糊
出汗	无	有	大汗淋漓	
呼吸频率	轻度增加	增加	常>30 次/min	
辅助呼吸肌活动及三凹征	常无	可有	常有	胸腹矛盾呼吸
哮鸣音	散在,呼吸末期	响亮、弥散	响亮、弥散	减弱,乃至无
脉搏(次/min)	<100	100~120	>120	变慢或不规则
奇脉	无	可有	常有(成人)	无,提示呼吸肌疲劳
最初支气管舒张剂治疗后 PEF 占预计值或个人最佳值	>80%	60%~80%	<60%或 100 L/min 或作用时间<2 h	
静息状态下 PaO_2(mmHg)	正常	≥60	<60	<60
静息状态下 $PaCO_2$(mmHg)	<45	45	>45	>45
静息状态下 SaO_2	>95%	91%~95%	≤90%	≤90%
pH	正常	正常	正常	降低

(五) 监测

医师应根据病史询问、体检(判断患者精神状态、辅助呼吸肌参与情况、心率、呼吸频率,肺部听诊)和辅助检查(PEF 或 FEV1、SpO_2 监测、动脉血气分析)对哮喘患者诊断并做出初步评估。同时应尽快予吸氧、SABA(联合异丙托溴铵)和激素等治疗,1 h 后再次评估患者对初始治疗反应(图 19-1)。

(六) 治疗

重症哮喘需迅速缓解支气管痉挛和控制呼吸道炎症,纠正低氧血症和呼吸衰竭,并及处理并发症。

1. 一般支持治疗・呼吸困难者均应给予氧疗,鼻导管给氧或面罩给氧。但应注意吸入的氧气温暖、湿润,以免加重气道痉挛。低氧血症是重症哮喘致死的主要原因,氧疗可提高患者动脉血氧分压。临床治疗中常使患者血氧饱和度>90%,以纠正低氧血症,改善组织供氧,能够有效缓解肺动脉高压,提高支气管舒张剂的作用。

2. 舒张支气管治疗

(1) β_2 受体激动剂:是目前作用最强的支气管舒张剂。β_2 受体广泛分布在气道多种效应细胞上,当 β_2 受体激动剂与受体结合后可引起受体结构改变,能够舒张支气管平滑肌、减少肥大细胞和嗜碱细胞颗粒与介质释放、降低微血管通透性、增加气道上皮纤毛摆动,从而缓解哮喘症状,具有起效快、不良反应少的特点,是控制哮喘急性发作的首选药物。β受体激动剂种类颇多,分为短效(维持时间 4~6 h)、长效(维持时间 10~12 h)及超长效(维持时间 24 h)。急性发作时,选用数分钟起效的短效片受体激动剂(SABA),如沙丁胺醇和特布他林,初始治疗阶段,推荐间断(每 20 min)或连续雾化给药,第 1 h 内每 20 min 2~4 喷,对于哮喘严重作、呼吸浅弱、昏迷或呼吸心搏骤停或经雾

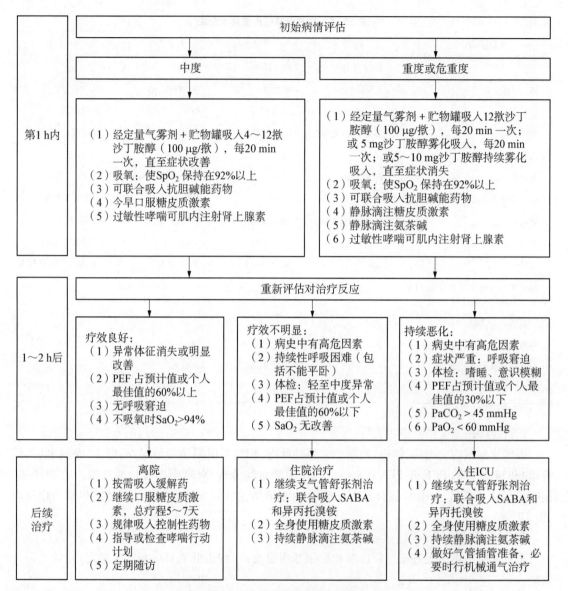

图 19-1 重症哮喘监测和评估

化吸入后仍无缓解者,考虑使用沙丁胺醇、特布他林注射液,如沙丁胺醇 0.25~0.5 mg(或特布他林 0.25 mg)皮下注射,再以 1 mg 加入 100 mL 液体内以 2~8 μg/min 的速度静脉滴注。

(2)抗胆碱能药物:吸入胆碱能药物可阻断节后迷走神经传出支,通过降低迷走神经张力而舒张支气管。其作用比 $β_2$ 受体激动剂弱,起效慢。短效抗胆碱能药物溴化异丙托品有气雾剂和雾化溶液两种剂型,对于重症哮喘发作,联合吸入 $β_2$ 受体激动剂和抗胆碱能药物能具有协同支气管舒张作用。

(3)茶碱类药物:茶碱作为甲基环嘌呤类的衍生物,是腺苷受体阻断剂,能对抗内源性腺苷诱发的支气管收缩,也可干扰气道平滑肌细胞内钙离子的转运,其在舒张支气管平滑肌的同时,还具有兴奋机体呼吸中枢和呼吸肌及抗炎和免疫调节等作用。临床上较为常用的有氨茶碱、二羟丙茶碱、胆茶碱等。茶碱具有舒张支气管平滑肌作用,并具有强心、利尿、扩张冠状动脉、兴奋呼吸中枢和呼吸肌等作用,氨茶碱加入葡萄糖溶液中,缓慢静滴,负荷量为 4~6 mg/kg,维持剂量 0.6~

0.8 mg/(kg·h)。由于茶碱的"治疗窗"窄及茶碱代谢存在较大的个体差异,目前少用,故临床应用时应监测患者的血药浓度。多索茶碱的作用与氨茶碱作用相同,二羟丙茶碱(又名喘定)舒张支气管的作用比氨茶碱弱,不良反应也较轻。

3. **糖皮质激素抗炎治疗** · 糖皮质激素是最有效的抑制哮喘气道炎症的药物,糖皮质激素通过与细胞内的糖皮质激素受体结合而发挥生物效应,可干扰花生四烯酸代谢,减少白三烯与前列腺素的合成,抑制嗜酸性粒细胞的趋化、活化,抑制细胞因子的合成,减少微血管渗漏,增加细胞膜上 β_2 受体合成,能作用于炎症反应的诸多环节,抑制炎症细胞因子、炎性介质(如 IL-5、IL-4 等)的基因表达及炎症介质的合成,可减少微血管渗漏,抑制黏液分泌,阻止炎症细胞的趋化和激活。激素无直接舒张气道平滑肌的作用,可通过雾化吸入、口服或静脉应用。危重度哮喘发作时,首选静脉给药。用甲泼尼龙 40~80 mg/d,亦可选用氢化可的松琥珀酸钠 10 mg/(kg·d),部分患者需要更大激素剂量,可用甲泼尼龙 160~320 mg/d 或等效剂量的其他激素,根据病情使用 1~3 天后逐渐减量,疗程根据病情严重度及治疗反应确定。

4. **机械通气治疗** · 重症急性发作患者经上述药物治疗仍未改善或继续恶化,应及时给予机械通气呼吸支持治疗。指征为重度低氧血症和(或)CO_2 潴留,呼吸性酸中毒 pH<7.25 或伴发严重代谢性酸中毒,意识障碍、呼吸肌疲劳、自主呼吸微弱甚至停止等。呼吸机参数可选择控制通气或同步间歇指令通气,潮气量 6~10 mL/kg,吸呼比(I/E)1∶3~1∶2。对于合并肺炎或其他急性肺损伤引起的严重低氧血症,或有严重的呼吸肌疲劳且血流动力学仍稳定者,可加用适当的 PEEP 以减轻呼吸肌的负荷。当使用呼吸机患者有烦躁、谵妄、发生人机对抗或严重气道痉挛时,可适当选用镇静剂和(或)肌松剂。

5. **抗菌药物** · 呼吸道感染是哮喘急性发作最主要的诱发因素。重症哮喘急性发作时给予抗菌药物,选择依病情、个体情况及痰细菌培养与药敏试验结果而定。

6. **纠正水电解质和酸碱失衡** · 脱水、湿化气道、防止黏液痰栓形成。每日输液量 2 500~4 000 mL,保持每日尿量 1 000 mL 以上。仅有呼吸性酸中毒时,当 pH<7.2 时,可补 5%碳酸氢钠,监测电解质和血糖。

(七)中医药治疗

1. **中医对该病的认识** · 中医学认为,哮病的病位主要在肺,关系到脾、肾、肝、心诸脏。基本病机为素体亏虚,肺脏尤弱,痰阻气道,肺失宣降。病理因素常以伏痰为主。伏痰主要由于脏腑功能失调,肺不能布散津液,脾不能运化精微,肾不能蒸化水液,以致津液凝聚成痰,伏藏于肺,成为发病的"夙根"。

哮喘的病机:①外感邪气,即感受风、寒、暑、湿、燥、火六淫邪气,但以寒邪为主;②七情内伤,即为喜、怒、哀、思、悲、恐、惊所伤,导致脏气不和,肺气不宣;③饮食劳倦,如过食辛辣及酗酒等;④房劳过度,使肾虚不能纳气;⑤失血耗气、气滞血瘀;⑥心肾疾病而致喘。

2. **辨证施治**

(1)辨证要点

1)分清邪正虚实:哮病总属邪实正虚之证,发时以邪实为主,有寒哮、热哮、寒包热哮、风痰哮、虚哮之分,但久病正气亏虚,肺、脾、肾三脏亏虚,患者若再感新邪,引动伏痰,痰气交阻,肺失宣降,以致哮喘急性发作表现为邪实正虚之候,虚实错杂,按病程新久及全身症状辨别其主次。

2)分清寒热:哮病证型虽以寒哮、热哮多见,但其发病过程中,寒热之间不是一成不变,也不能截然分开,常表现为寒热错杂为患,如痰热内蕴复感风寒,或寒热相互转化,如寒痰冷哮郁久化热,治疗当根据其演变分别施治。

3)辨别危症:如出现面色青紫或苍白,冷汗如油,四肢厥冷,脉微欲绝等证,急予回阳救逆。

（2）证治分类

1）冷哮证

证候特征：喉中哮鸣如水鸡声，气促，喘憋，胸闷如塞，痰色白而多泡沫，口不渴或渴喜热饮，畏寒肢冷，面色青晦，遇天冷或感寒易发。舌苔白滑、体偏胖，脉弦紧或浮紧。

治法：宣肺散寒，化痰平喘。

方药：射干麻黄汤（《金匮要略》）合小青龙汤（《伤寒论》）加减。射干麻黄汤组成：药用射干、麻黄、细辛、紫菀、款冬花、半夏、五味子、桂枝、生姜等；小青龙汤组成：麻黄、桂枝、细辛、干姜、白芍、半夏、五味子、炙甘草。

推荐中成药：小青龙制剂、冷哮丸、寒喘丸。

2）热哮证

证候特征：喉中痰鸣如吼，喘息气促，咳呛阵作，咳痰色黄或白，厚浊黏稠，咳吐不利，可伴口苦口干，面赤汗出，或有身热。舌质红、苔黄腻，脉滑数或弦滑。

治法：清热宣肺，化痰定喘。

方药：麻杏石甘汤（《伤寒论》）或定喘汤（《寿世保元》卷三）加减。定喘汤组成：炙麻黄、苦杏仁、黄芩、生石膏、桑白皮、款冬花、法半夏、白果、老鹳草等。

推荐中成药：礞石滚痰丸、定喘丸、控涎丹、止嗽定喘丸。

3）寒包热哮证

证候特征：喉中鸣息有声，胸膈烦闷，呼吸急促，喘咳气逆，咳痰不爽，痰黏色黄，或黄白相间，烦躁，发热，恶寒，无汗，身痛，口干欲饮，大便偏干，舌苔白腻、罩黄，舌边尖红，脉弦紧。

治疗：解表散寒、清化痰热。

方药：小青龙加石膏汤（《伤寒论》）、厚朴麻黄汤（《金匮要略》卷上）加减。小青龙加石膏汤组成：麻黄、芍药、桂枝、干姜、细辛、半夏、五味子、甘草、生石膏；厚朴麻黄汤组成：厚朴、麻黄、半夏、五味子、细辛、干姜、杏仁、石膏、小麦。

推荐中成药：哮喘宁片。

4）痰哮证

证候特征：喉中痰涎壅盛，声如拽锯，胸满喘急，但坐不得卧，痰多易出，面色青暗。舌苔厚浊或黄腻，脉滑实。

治法：健脾化痰，降气平喘。

方药：二陈汤合三子养亲汤（《皆效方》，录自《杂病广要》）加减。二陈汤组成：茯苓、半夏、陈皮、甘草、生姜、乌梅；三子养亲汤组成：紫苏子、白芥子、莱菔子。

推荐中成药：苓桂咳喘宁胶囊、控涎丹。

5）喘脱危证

证候特征：喘息鼻煽，张口抬肩，烦躁神昏，面青，四肢逆冷，汗出如油。舌质青暗、苔腻或滑，脉细数或浮大无根。病机：痰浊闭阻，阳气欲脱。

治法：开窍化痰，回阳固脱。

方药：回阳急救汤（《医学衷中参西录》）加减、生脉饮（《内外伤辨惑论》）加减。回阳急救汤组成：人参、淡附片、甘草、山萸肉、石菖蒲、白果、葶苈子、煅龙骨、煅牡蛎、蛤蚧；生脉饮组成：生晒参（另煎）、麦冬、五味子、山萸肉、煅龙骨、煅牡蛎。

推荐中成药：参附注射液、参麦注射液、黑锡丹、参茸黑锡丸。

（3）其他疗法

1）针灸：针灸治疗哮喘具有明显优势，实证哮喘常用穴位有大椎、风门、身柱、丰隆、膻中、天突、合谷、曲池、商阳、外关、鱼际等。虚证哮喘常用穴位有肺俞、气海、膏肓、关元、三阴交、神阙、肾俞、命门、足三里等。

2）中药穴位贴敷治疗：药物穴位贴敷法尤其是三伏贴可显著改善哮喘患者的喘息、气急、胸闷或咳嗽等临床症状，改善肺功能，减少哮喘发作次数，临床上治疗哮喘常用的贴敷疗法，主要参考《张氏医通》白芥子膏，用细辛、甘遂各 10 g，炒白芥子、延胡索各 20 g，研细末后用生姜汁调成糊状，然后贴敷在穴位（肺俞、定喘、膻中、天突、中府、风门穴）。

（张春霞）

参考文献

［1］中华医学会呼吸病学分会哮喘学组.支气管哮喘患者自我管理中国专家共识（诊疗方案）［J］.中国结核和呼吸杂志，2018，41（03）：171-176.

［2］中国中西医结合学会呼吸病专业委员会.支气管哮喘中西医结合诊疗中国专家共识［J］.中国中西医结合杂志，2023，43（01）：12-20.

［3］周仲瑛、薛博瑜.实用中医内科学［M］.北京：中国中医药出版社，2017.

［4］中华医学会呼吸病学分会哮喘学组.支气管哮喘防治指南（2016 年版）［J］.中华结核和呼吸杂志，2016，39（9）：675-697.

［5］Chung KF，Wenzel SE，Brozek JL，et al. International ERS/ATS guidelines on definition，evaluation and treatment of severe asthma［J］. Eur Respir J，2014，43（2）：343-373.

［6］Holguin F，Cardet JC，Chung KF，et al. Management of severe asthma：a European Respiratory Society/American Thoracic Society guideline［J］. Eur Respir J，2020，55（1）. DOI：10.1183/13993003.00588-2019.

［7］Reddel HK，Bacharier L B，Bateman E D，et al. Global initiative for asthma strategy 2021：executive summary and rationale for key changes［J］. Eur Respir J，2021，59（1）：2102730.

第二十章 · 急性肺栓塞

肺栓塞(pulmonary embolism，PE)是内源性或外源性栓子堵塞肺动脉或其分支所致肺循环障碍的一组临床和病理生理综合征，包括肺血栓栓塞症(pulmonary thromboembolism，PTE)、脂肪栓塞综合征、羊水栓塞、空气栓塞、肿瘤栓塞等。其中 PTE 为最常见类型，占 90% 以上，通常所称的肺栓塞即指 PTE。引起 PTE 的血栓主要来源于下肢的深静脉血栓(deep venous thrombosis，DVT)，PTE 和 DVT 合称为静脉血栓栓塞症(venous thromboembolism，VTE)，两者具有相同易患因素，是 VTE 在不同部位、不同阶段的两种临床表现形式。

PTE 和 DVT 密切相关，全球范围内 PTE 和 DVT 均有很高发病率。随着对 PTE 认识和诊治水平的提高，我国绝大部分医院诊断 VTE 的例数较 20 年前有 10~30 倍的增长，急性 PTE 患者的住院率从 2007 年的 1.2/10 万人上升至 2016 年的 7.1/10 万人，而住院病死率从 8.5% 下降为 3.9%。

(一) 病因

PTE 的栓子 99% 属于血栓性质，因此任何导致静脉血液瘀滞、静脉系统内皮损伤和血液高凝状态的因素(即 Virchow 三要素)均可导致 PTE。具体可分为遗传性和获得性两类。遗传性危险因素一般指的是血液中一些抗凝物质及纤溶物质先天性缺损，如凝血酶原 G20210A 基因突变、蛋白 C 缺乏、蛋白 S 缺乏、抗凝血酶 Ⅱ(ATⅡ)缺乏等，常以反复静脉血栓形成和栓塞为主要临床表现。获得性危险因素临床常见有：高龄、长期卧床、长时间旅行、动脉疾病(含颈动脉及冠状动脉病变)、近期手术史、创伤或活动受限如卒中、肥胖、真性红细胞增多症、管状石膏固定患肢、VTE 病史、急性感染、抗磷脂抗体综合征、恶性肿瘤、妊娠、口服避孕药或激素替代治疗等。另外，随着医学科学技术的发展，心导管、有创性检查及治疗技术(如 ICD 植入和中心静脉置管等)的广泛开展，也大大增加了 VTE 的发生。

(二) 发病机制

多数情况下 PTE 继发于 DVT，约 70% 的 PTE 患者可在下肢发现 DVT；而在近端 DVT 患者中，通常有 50% 的患者存在症状性或无症状 PTE。随着颈内静脉、锁骨下静脉置管和静脉化疗的增多，来源于上腔静脉路径的血栓亦较前有增多趋势；右心腔来源的血栓所占比例较小。PTE 可以是单部位的，也可以是多部位的。病理检查发现多部位或双侧性的血栓栓塞更为常见。影像学发现栓塞更易发生于右侧和下肺叶。PTE 发生后，栓塞局部可能继发血栓形成，参与发病过程。

发生急性肺栓塞时，栓子堵塞肺动脉，引起机械性阻塞作用，加之神经、体液因素和循环内分泌激素的影响，肺血管内皮受损，同时释放大量缩血管物质，如内皮素、血管紧张素 Ⅱ，引起肺动脉收缩使肺毛细血管前动脉高压，肺循环阻力增加，肺动脉压力上升，右心室后负荷增加，右心室壁张力增高，右心室扩大，可引起右心功能不全；当右心室负荷严重增加时，致右心压力升高，右心室扩大致室间隔左移，使左心室功能受损，导致心输出量下降，进而引起体循环低血压甚至休克；主动脉内低血压和右心室压力升高，使冠状动脉供血减少及心肌缺血，可致脑动脉及冠状动脉供血不足，可发生脑供血不足、脑梗死、心绞痛、急性冠脉综合征、心功能不全等。右心室心肌耗氧量增加和右心室冠状动脉灌注压下降相互作用,导致右心室缺血和功能障碍,并且可能产生恶性循环最终导致死亡。

(三) 中医病因病机

中医古籍文献对肺栓塞病名并无记载,现代医学家依据临床症状,将其归属"胸痹""喘证""厥证""血证""痰饮"等病证中,也有学者研究认为应归属于"肺衰""脉痹"范畴。诸代医家对肺栓塞病因病机的认识不同。明代《景岳全书》记载"产后瘀血流注……气凝血聚为患也",认识到产后妇女易发血栓。唐代孙思邈《千金要方》记载"气血淤滞则痛,脉道阻塞则肿,久淤而生热",认为血瘀、脉阻、久瘀致脉痹。《灵枢》云"营卫稽留于经脉之中,则血泣而不行,不行则卫气从之而不通,壅遏而不得行,故热。"气血不行,肢端失于温养,而遂发本病,认为营卫失调是主要病机。《素问·举痛论》曰"经脉流行不止,环周不休。寒气入经而稽迟,泣而不行,客于脉外则血少,客于脉中则气不通,故卒然而痛",认为寒气客于脉中而胸痛。

肺栓塞病位在肺、心、肾。病理性质为本虚标实,中医认为久卧伤气,金刃损伤耗气伤血,气虚则血瘀,瘀血阻络,气血津液运行不畅。留津为痰为饮,痰浊瘀血随经而行,闭阻心肺肾。心不主血,肺失治节,肾失通调,气血运行不畅而发为本病,故气虚、血瘀、痰浊、水饮为肺栓塞主要病机。急性肺血栓以瘀、毒、痰互阻为主要病机。慢性肺血栓栓塞症则因气血瘀滞,阳气亏虚,久病入络,而病情缠绵难愈。

(四) 诊断思路

1. 症状 · PE 发生后临床表现多种多样,可涉及呼吸、循环及神经系统等多个系统,但是缺乏特异性,可以从无症状、隐匿,到血流动力学不稳定,甚或发生猝死。其表现主要取决于栓子的大小、数量、与肺动脉堵塞的部位、程度、范围,也取决于过去有无心肺疾病、血流动力学状态、基础心肺功能状态、患者的年龄及全身健康状况等。

(1) 临床上同时出现呼吸困难、胸痛及咯血"三联征"者,仅见于 20% 的患者。

(2) 呼吸困难及气促(80%～90%)、胸膜炎性胸痛(40%～70%)、烦躁不安、惊恐甚至濒死感(15%～55%)、咳嗽(20%～56%)、咯血(11%～30%)、心悸(10%～32%)、晕厥(11%～20%)。

(3) 较小的栓子或小范围 PTE(面积小于肺循环 50% 的 PTE)一般没有症状或仅有气促,以活动后尤为明显。当栓塞面积＞肺循环 50% 突然发生栓塞时,会出现低血压和(或)休克(1%～5%)、猝死(<1%)。

(4) DVT 的症状主要表现为患肢肿胀、疼痛、行走后患肢易疲劳或肿胀加重。但半数以上的下肢 DVT 患者无自觉症状。

2. 体征

(1) 呼吸系统体征:呼吸急促(52%)、细湿啰音(18%～51%)、胸腔积液体征(24%～30%)、哮鸣音(5%～9%)。

(2) 循环系统体征:心动过速(28%～40%)、肺动脉瓣区第二心音亢进(P2＞A2)或分裂(23%～42%),三尖瓣区收缩期杂音、发绀(11%～35%)。血管杂音、血压变化,血压下降甚至休克。

(3) 下肢 DVT 体征:患肢肿胀、周径增粗、压痛、皮肤色素沉着、双侧下肢周径相差＞1 cm。

(4) 发热:发热(24%～43%),多为低热,少数患者可有中度以上发热(11%)。

3. 实验室及其他辅助检查

(1) 血浆 D-二聚体:为目前诊断 PTE 及 DVT 的常规实验室检查方法。由于血浆中 2%～3% 的血浆纤维蛋白原转变为血浆蛋白,故正常人血浆中可检测到微量 D-二聚体,如＞500 μg/L 对诊断 PTE 有指导意义,若<500 μg/L 有重要的排除诊断价值。D-二聚体水平与血栓大小、堵塞范围

无明显关系。D-二聚体测定敏感性高而特异性差,外科手术、外伤和急性心肌梗死时 D-二聚体也可增高。本项检查尤适合于急诊室怀疑 PTE 同时不合并其他急性系统性疾病的患者。

(2) 动脉血气分析:常表现为低氧血症、低碳酸血症、肺泡-动脉血氧分压差(P_A-aDO_2)增大。但部分患者的结果可以正常,40%PTE 患者动脉血氧饱和度正常,20%PTE 患者 P_A-aDO_2 正常。

1) 低氧血症:当肺血管床堵塞 15%～20%时,即可出现 PaO_2 下降,但约 20%患者 PaO_2 正常;

2) 低碳酸血症:患者伴有不同程度的低氧血症,机体会出现代偿性呼吸加快加深,体内 $PaCO_2$ 下降,pH 升高,表现为呼吸性碱中毒,重症和晚期失代偿者会因 CO_2 潴留而致 $PaCO_2$ 升高;

3) P_A-aDO_2 增大:P_A-aDO_2 是近年来广泛用于诊断和评价肺血栓栓塞症的重要指标之一,较 PaO_2 更有意义。一般情况下,P_A-aDO_2 超过 20 mmHg,$PaCO_2<35$ mmHg,结合病史和临床表现应高度怀疑 PTE。P_A-aDO_2 增大是通气/血流比例失调的必然结果,直接反映疾病严重程度。

(3) 血浆肌钙蛋白:包括肌钙蛋白 I(cTnI)及肌钙蛋白 T(cTnT),是评价心肌损伤的指标。急性 PTE 并发右心功能不全(RVD)可引起肌钙蛋白升高,水平越高,提示心肌损伤越严重。目前认为肌钙蛋白升高提示急性 PTE 患者预后不良。

(4) BNP 和 NT-proBNP:BNP 和 NT-proBNP 是心室肌细胞在心室扩张或压力负荷增加时合成和分泌的心源性激素,急性 PTE 患者右心室后负荷增加,室壁张力增高,血 BNP 和 NT-proBNP 水平升高,无明确心脏基础疾病者如果 BNP 或 NT-proBNP 增高,需考虑 PTE 可能。

(5) 心电图:大多数病例呈非特异性的心电图改变。最常见的改变为窦性心动过速。当有肺动脉及右心压力升高时,可出现 V_1～V_2 甚或 V_4 的 T 波倒置和 ST 段异常、$S_1Q_{\text{Ⅲ}}T_{\text{Ⅲ}}$ 征(即Ⅰ导 S 波加深,Ⅲ导出现 Q/q 波及 T 波倒置)、完全或不完全性右束支传导阻滞、肺型 P 波、电轴右偏及顺钟向转位等。对心电图改变需作动态观察,注意与急性冠状动脉综合征相鉴别。

(6) 超声心动图:对提示 PTE 和除外其他心血管疾病及进行急性 PTE 危险度分层有重要价值。对于严重的 PTE 病例,超声心动图检查发现右心室功能障碍的一些表现,可提示或高度怀疑 PTE。若在右心房或右心室发现血栓,同时患者临床表现符合 PTE,即可作出诊断,超声检查偶可因发现肺动脉近端的血栓而确诊。超声检查符合下述两项指标时即可诊断右心室功能障碍:①右心室扩张;②右心室壁运动幅度减低;③吸气时下腔静脉不萎陷;④三尖瓣反流压差>30 mmHg。

(7) 胸部 X 线平片:可表现为:①肺动脉高压征象:肺动脉段突出,肺门动脉扩张,外围分支纤细,呈截断现象,右心房、右心室增大;②肺栓塞征象:区域性肺血管纹理变细、稀疏或消失,肺野透亮度增加,肺野局部浸润性阴影,肺不张或膨胀不全;③肺梗死:可见尖端指向肺门的楔形阴影;④胸膜改变:患侧横膈抬高;有时合并少至中量胸腔积液征等。但这些表现均缺乏特异性,仅凭胸部 X 线片不能确诊或排除 PTE。

(8) CT 肺动脉造影(CTPA):可直观地显示肺动脉内血栓形态、部位及血管堵塞程度,对 PTE 诊断的敏感性和特异性均较高,且无创、便捷,目前已成为确诊 PTE 的首选检查方法。直接征象为:肺动脉内充盈缺损,部分或完全包围在不透光的血流之间(轨道征),或呈完全充盈缺损,远端血管不显影;间接征象包括:肺野楔形、条带状密度增高影或盘状肺不张,中心肺动脉扩张及远端血管分支减少或消失等。CTPA 可同时显示肺及肺外的其他胸部病变,具有重要的诊断和鉴别诊断价值。

(9) 磁共振肺动脉造影(MRPA):对段以上肺动脉内栓子诊断的敏感性和特异性均较高,避免注射碘造影剂,与肺血管造影相比,患者更易于接受。MRPA 具有潜在的识别新旧血栓的能力,有可能为确定溶栓方案提供依据。肾功能严重受损、对碘造影剂过敏或妊娠患者可考虑选择 MRPA。

(10) 肺动脉造影:是 PTE 诊断的"金标准"。其敏感性约为 98%,特异性为 95%～98%。PTE

的直接征象有:肺动脉内造影剂充盈缺损,伴或不伴轨道征的血流阻断;间接征象有:肺动脉造影剂流动缓慢,局部低灌注,静脉回流延迟等。缺乏 PTE 的直接征象,不能诊断 PTE。肺动脉造影是一种有创性检查,发生致命性或严重并发症的可能性分别为 0.1% 和 1.5%,应严格掌握其适应证。

（11）放射性核素肺通气/血流灌注（V/Q）:显像具有简便、安全、无创、敏感度高的特点。但由于许多疾病可以同时影响患者的肺通气和血流状况,致使通气/灌注扫描在结果判定上较为复杂,需密切结合临床进行判读。

4. 诊断标准

（1）PTE 的诊断程序:2018 年发布的《肺血栓栓塞症诊治与预防指南》推荐,PTE 诊断程序应包括疑诊、确诊、求因三个步骤。

1）根据临床情况疑诊 PTE（疑诊）:根据临床表现进行临床可能性评估可以提高疑诊 PTE 的准确性,目前已经研发出多种明确的临床预测评分,最常用的包括简化 Wells 评分、修订版 Geneva 评分量表等（表 20-1）。如患者出现上述临床表现特点,尤其是在存在危险因素（包括任何可以导致静脉血液淤滞、静脉系统内皮损伤和血液高凝状态的因素）的病例出现不明原因的呼吸困难、胸痛、晕厥、休克,或伴有单侧或双侧不对称性下肢肿胀、疼痛等,应进行如下检查:①血浆 D-二聚体测定;②动脉血气分析;③心电图;④X 线胸片;⑤超声心动图;⑥下肢深静脉超声检查。

表 20-1　PTE 临床可能性评分表

简化 Wells 评分	计分	修订版 Geneva 评分	计分
PTE 或 DVT 病史	1 分	PTE 或 DVT 病史	1 分
4 周内制动或手术	1 分	1 个月内手术或骨折	1 分
活动性肿瘤	1 分	活动性肿瘤	1 分
心率≥100 次/min	1 分	心率 75～94 次/min	1 分
咯血	1 分	心率≥95 次/min	2 分
DVT 症状或体征	1 分	咯血	1 分
其他鉴别诊断的可能性低于 PTE	1 分	单侧下肢疼痛	1 分
临床可能性		下肢深静脉触痛及单侧下肢水肿	1 分
低度可能	0～1 分	年龄>65 岁	1 分
高度可能	≥2 分	临床可能性	
		低度可能	0～2 分
		高度可能	≥3 分

2）对疑诊病例进一步明确诊断（确诊）:在临床表现和初步检查提示 PE 的情况下,应安排 PTE 的确诊检查,包括以下 4 项,其中 1 项阳性即可明确诊断:CTPA、放射性核素肺通气/血流灌注扫描、MRI、肺动脉造影。

（2）PTE 的危险分层:既往将急性肺栓塞分为两型:①大面积 PTE:临床上以休克和低血压为主要表现,即收缩压＜90 mmHg,或较基础值下降幅度≥40 mmHg,持续 15 min 以上。须除外新发生的心律失常、低血容量或感染中毒症等其他原因所致的血压下降。②非大面积 PTE:不符合以上大面积 PTE 的标准,即未出现休克和低血压的 PTE。其中有一部分病例临床上出现右心功能不全,或超声心动图表现有右心室运动功能减弱（右心室前壁运动幅度＜5 mm）,属次大面积 PTE 亚型。

2018 年发布的《肺血栓栓塞症诊治与预防指南》推荐 PTE 的危险分层可分为低危、中低危、中高危和高危患者(表 20 - 2)。对于可疑的 PTE 患者,如果伴有休克或低血压,即应视为高危患者,进入紧急诊断流程,确诊为 PTE 后,立即启动相应治疗。如果不伴休克或低血压,则划分为非高危患者,国际指南推荐使用肺栓塞严重指数(pulmonary embolism severity index, PESI)或其简化版本 sPESI,以区分中危和低危程度。sPESI 评分:由年龄>80 岁、恶性肿瘤、慢性心肺疾病、心率≥110 次/min、收缩压<100 mmHg、动脉血氧饱和度<90% 等 6 项指标构成。每项赋值 1 分,sPESI≥1 分者 30 天全因病死率明显升高。sPESI≥1 分归为中危,sPESI = 0 分归为低危,若sPESI = 0 分但伴有 RVD 和(或)心脏生物学标志物升高,则归为中危。

表 20 - 2　PTE 危险分层

危险分层	休克或低血压	影像检查右心室功能不全[a]	心脏生物标记物升高[b]
高危	+	+	+ / −
中高危	−	+	+
中低危	−	+ / −[c]	− / +[c]
低危	−	−	−

注:[a] 右心功能不全(RVD)的诊断标准:影像学证据包括超声心动图或 CT 提示 RVD,超声检查符合下述表现:①右心室扩张(右心室舒张期末内径/左心室舒张期末内径>1.0 或>0.9);②右心室游离壁运动幅度减低;③三尖瓣反流速度增快;④三尖瓣环收缩期位移减低(<17 mm)。CTPA 检查符合以下条件也可诊断 RVD:四腔心层面发现的右心室扩张(右心室舒张期末内径/左心室舒张期末内径>1.0 或 0.9)。[b] 心脏生物学标志物包括心肌损伤标志物(心脏肌钙蛋白 T 或 I)和心衰标志物(BNP、NT - proBNP);[c] 影像学和实验室指标两者之一阳性

(五) 监测与治疗

1. 肺栓塞的治疗·主要治疗目标是挽救由于肺栓塞造成的危及生命的右心功能不全和梗阻性休克;肺血管再通、恢复肺组织灌注;防止再发。主要治疗手段包括呼吸循环功能支持、抗凝、溶栓、介入或手术清除血栓、放置下腔静脉滤器等。

(1) 一般处理与呼吸循环支持治疗

1) 对高度疑诊或确诊 PTE 的患者,应进行严密监护,监测呼吸、心率、血压、心电图及血气的变化。卧床休息,保持大便通畅,避免用力,以免深静脉血栓脱落;可适当使用镇静、止痛、镇咳等相应的对症治疗。

2) 对于高危 PTE 患者,如合并低氧血症,应采用经鼻导管或面罩吸氧;当合并呼吸衰竭时,可采用经鼻/面罩无创机械通气或经气管插管进行机械通气。对于合并休克或低血压的急性 PTE 患者,必须进行血流动力学监测,并予支持治疗。血管活性药物的应用对于维持有效的血流动力学至关重要。去甲肾上腺素仅限于急性 PTE 合并低血压的患者,可以改善右心功能,提高体循环血压,改善右心冠脉的灌注。肾上腺素也可用于休克患者。多巴酚丁胺及多巴胺可用于心指数较低的急性 PTE 患者。

(2) 抗凝治疗:为 PTE 的基本治疗手段,可以有效地防止血栓再形成和复发,同时促进机体自身纤溶机制溶解已形成的血栓。一旦明确急性 PTE,如无禁忌证,宜尽早启动抗凝治疗。抗凝治疗前应测定基础 APTT、PT 及血常规(含血小板计数、血红蛋白);应注意是否存在抗凝的禁忌证,如活动性出血、凝血功能障碍、未予控制的严重高血压等。对于确诊的 PTE 病例,大部分禁忌证属相对禁忌证。目前应用的抗凝药物主要分为胃肠外抗凝药物和口服抗凝药物。

1) 胃肠外抗凝药物主要包括以下几种。

A. 普通肝素:首选静脉给药,先给予 2 000～5 000 U 或按 80 U/kg 静注,继之以 18 U/(kg·h)

持续静脉泵入。在开始治疗后的最初的 24 h 内每 4～6 h 监测 APTT,根据 APTT 调整剂量(表 20 - 3),使 APTT 在 24 h 之内达到并维持于正常值的 1.5～2.5 倍。达到稳定治疗水平后,改为 APTT 监测 1 次/d。

表 20 - 3　根据 APTT 监测结果调整静脉肝素剂量的方法

APTT 监测	初始剂量及调整剂量	下次 APTT 测定的间隔时间(h)
治疗前检测基础值	初始剂量:80 U/kg 静脉注射,继以 18 U/(kg·h)静脉滴注	4～6
<35 s(<1.2 倍正常值)	予 80 U/kg 静脉注射,继以静脉滴注剂量增加 4 U/(kg·h)	6
35～45 s(1.2～1.5 倍正常值)	予 40 U/kg 静脉注射,继以静脉滴注剂量增加 2 U/(kg·h)	6
46～70 s(1.5～2.3 倍正常值)	无需调整剂量	6
71～90 s(2.3～3 倍正常值)	静脉滴注剂量减少 2 U/(kg·h)	6
>90 s(>3 倍正常值)	停药 1 h,继以静脉滴注剂量减少 3 U/(kg·h),恢复静脉滴注	6

普通肝素可能会引起肝素诱导的血小板减少症(HIT)。对于 HIT 高风险患者,建议在应用普通肝素的第 4～14 天(或直至停用普通肝素),至少每隔 2～3 天行血小板计数检测。如果血小板计数下降>基础值的 50% 和(或)出现动静脉血栓的征象,应停用普通肝素,并改用非肝素类抗凝药,如阿加曲班和比伐卢定。合并肾功能不全的患者,建议应用阿加曲班。病情稳定后(如血小板计数恢复至 $150 \times 10^9/L$ 以上)时,可转为华法林或利伐沙班。

B. 低分子肝素:必须根据体重给药,不同种类的低分子肝素的剂量不同,每日 1～2 次,皮下注射。对于大多数病例,按体重给药是有效的,不需监测 APTT 和调整剂量,但对过度肥胖者或孕妇宜监测血浆抗 Xa 因子活性,并据以调整剂量。抗 Xa 因子活性在注射低分子肝素后 4 h 达到高峰,谷值则应在下一次注射前测定,每日给药 2 次应用的控制目标范围为 0.6～1.0 U/mL。当疗程长于 7 天时,应注意监测血小板计数。低分子肝素由肾脏清除,对肾功能不全者慎用。若应用则需减量并监测血浆抗 Xa 因子活性。对严重肾功能衰竭者(肌酐清除率<30 mL/min),建议静脉应用普通肝素。对于大剂量应用普通肝素但 APTT 仍不能达标者,推荐测定抗 Xa 因子水平以指导剂量调整。我国用于 PTE 治疗的低分子肝素种类见表 20 - 4。

C. 磺达肝癸钠:为选择性 Xa 因子抑制剂,通过与抗凝血酶特异性结合,介导对 Xa 因子的抑制作用。磺达肝癸钠应根据体质量给药,1 次/d 皮下注射,无需监测。应用方法见表 20 - 4。对于中度肾功能不全(肌酐清除率 30～50 mL/min)患者,剂量应该减半。对于严重肾功能不全(肌酐清除率<30 mL/min)患者禁用磺达肝癸钠。

表 20 - 4　常用 LMWH 和磺达肝癸钠的使用

药品	使用方法(皮下注射)	注意事项
依诺肝素	100 U/kg,1 次/12 h 或 1.0 mg/kg,1 次/12 h	单日总量≤180 mg
那屈肝素	86 U/kg,1 次/12 h 或 0.1 ml/10 kg,1 次/12 h	单日总量≤17 100 U
达肝素	100 U/kg,1 次/12 h 或 200 U/kg,1 次/d	单日总量≤18 000 U
磺达肝癸钠	(1) 5.0 mg(体重<50 kg),1 次/d (2) 7.5 mg(体重 50～100 kg),1 次/d (3) 10.0 mg(体重>100 kg),1 次/d	

D. 其他抗凝药物：包括阿加曲班、比伐卢定等，主要用于发生 HIT 的患者。阿加曲班为精氨酸衍生的小分子肽，与凝血酶活性部位结合发挥抗凝作用，在肝脏代谢，药物清除受肝功能影响明显。用法：$2\,\mu g/(kg \cdot min)$ 静脉泵入，监测 APTT 维持在 $1.5 \sim 3.0$ 倍基线值（$\leqslant 100\,s$），酌情调整用量 $[\leqslant 10\,\mu g/(kg \cdot min)]$。比伐卢定为一种直接凝血酶抑制剂，其有效抗凝成分为水蛭素衍生物片段，通过直接并特异性抑制凝血酶活性而发挥抗凝作用，作用短暂（半衰期 $25 \sim 30\,min$）而可逆。用法：肌酐清除率 $>60\,mL/min$，起始剂量为 $0.15 \sim 0.2\,mg/(kg \cdot h)$，监测 APTT 维持在 $1.5 \sim 2.5$ 倍基线值，肌酐清除率在 $30 \sim 60\,mL/min$ 与 $<30\,mL/min$ 时，起始剂量分别为 0.1 与 $0.05\,mg/(kg \cdot h)$。

2）口服抗凝药物主要包括以下 2 种。

A. 华法林：胃肠外初始抗凝（包括普通肝素、低分子肝素或磺达肝癸钠等）治疗启动后，应根据临床情况及时转换为口服抗凝药物。最常用是华法林，为目前常用的口服抗凝剂，是一种维生素 K 拮抗剂，它通过抑制依赖维生素 K 凝血因子（Ⅱ、Ⅶ、Ⅸ、Ⅹ）的合成而发挥抗凝作用，以预防 PE 的复发及静脉血栓的形成。由于华法林起效时间为 $2 \sim 3$ 天，因此应于普通肝素（或低分子肝素）停药前 $3 \sim 4$ 天开始服用，初始剂量为 $2.5 \sim 3.0\,mg/d$，依国际标准化比值（INR）来调整华法林剂量，服华法林抗凝目标 INR 范围在 $2.0 \sim 3.0$ 之间，服用华法林的并发症主要是出血，故服用华法林监测 INR 是十分重要的。初始服用华法林因 INR 未达标，故需每日监测 INR，达标后头 2 周监测 $2 \sim 3$ 次，以后如 INR 趋于稳定，则每周测一次，以后半月查一次 INR，如 INR 均趋于稳定可 4 周查一次 INR。

B. 直接口服抗凝药（DOAC）：此类药物并非依赖于其他蛋白，而是直接抑制某一靶点产生抗凝作用，目前的 DOAC 主要包括直接 Xa 因子抑制剂与直接 IIa 因子抑制剂。直接 Xa 因子抑制剂的代表药物是利伐沙班、阿哌沙班和依度沙班等。直接凝血酶抑制剂的代表药物是达比加群酯。DOAC 的具体用法见表 $20-5$。如果选用利伐沙班或阿哌沙班，在使用初期需给予负荷剂量（利伐沙班 $15\,mg$，2 次/d，3 周；阿哌沙班 $10\,mg$，2 次/d，1 周）；如果选择达比加群或者依度沙班，应先给予胃肠外抗凝药物 $5 \sim 14$ 天。

表 20 - 5　直接口服抗凝药在 PTE 中的用法

药品	用法用量	肾脏清除
达比加群酯	胃肠外抗凝至少 5 d，达比加群酯 150 mg，2 次/d	＋＋＋＋
利伐沙班	利伐沙班 15 mg，2 次/d×3 周，后改为 20 mg，1 次/d	＋＋
阿哌沙班	阿哌沙班 10 mg，2 次/d×1 周，后改为 5 mg，2 次/d	＋
依度沙班	胃肠外抗凝至少 5 d，依度沙班 60 mg，1 次/d	＋＋

抗凝治疗的标准疗程为至少 3 个月。部分患者在 3 个月的抗凝治疗后，血栓危险因素持续存在，为降低其复发率，需要继续进行抗凝治疗，通常将 3 个月以后得抗凝治疗称为延展期抗凝治疗。延长抗凝疗程会带来出血风险。出血风险包括高龄、近期出血、肿瘤、肝肾功能不全、血小板减少、贫血等，需要在出血和复发之间寻求风险和获益的最佳平衡点，如果复发风险显著超过出血风险，则需延长抗凝治疗时间。

（3）溶栓治疗：溶栓治疗可迅速溶解部分或全部血栓，恢复肺组织再灌注，减小肺动脉阻力，降低肺动脉压，改善右心室功能。溶栓治疗主要适用于高危 PTE 患者，尤其是血流动力学不稳定的患者，即出现因栓塞所致休克和（或）低血压的患者。因为此类患者的病死率高达 $30\% \sim 75\%$，发生心脏停搏的患者病死率更高。对于血流动力学正常，血压和右心室运动功能均正常的低危患者，不宜溶栓。溶栓的时间窗一般定为 14 天以内，但鉴于可能存在血栓的动态形成过程，对近期有新发 PTE 征象可适当延长,溶栓应尽可能在 PTE 确诊的前提下慎重进行。对有溶栓指征的患者宜尽早开始溶栓。溶栓治疗的禁忌证分为绝对禁忌证和相对禁忌证(表 20-6)。对于致命性高危 PTE,绝对禁忌证亦应被视为相对禁忌证。常用的溶栓药物有尿激酶、链激酶和 rt-PA。具体用法见表 20-7。

表 20-6 溶栓禁忌证

绝对禁忌证	相对禁忌证
结构性颅内疾病	收缩压>180 mmHg
出血性脑卒中病史	舒张压>110 mmHg
3 个月内缺血性脑卒中	近期非颅内出血
活动性出血	近期侵入性操作
近期脑或脊髓手术	近期手术
近期头部骨折性外伤或头部损伤	3 个月以上缺血性脑卒中
出血倾向(自发性出血)	口服抗凝治疗(如华法林)
	创伤性心肺复苏
	心包炎或心包积液
	糖尿病视网膜病变
	妊娠
	年龄>75 岁

表 20-7 溶栓药物使用方法

药物	用 法 用 量
链激酶	①负荷量 25 万 U,静脉注射 30 min,继以 10 万 U/h 持续静脉滴注 12~24 h;②快速给药:150 万 U 持续静脉滴注 2 h
尿激酶	①负荷量 4 400 U/kg,静脉注射 10 min,继以 2 200 U/(kg·h)持续静脉滴注 12 h;②快速给药:2 万 U/kg 持续静脉滴注 2 h
rt-PA	50 mg 持续静脉滴注 2 h

溶栓治疗结束后,应每 2~4 h 测定 1 次 APTT,当其水平<正常值的 2 倍,即应重新开始规范的抗凝治疗。考虑到溶栓相关的出血风险,溶栓治疗结束后,可先应用普通肝素抗凝,然后再切换到低分子肝素、磺达肝癸钠或利伐沙班等,更为安全。

(4)急性 PTE 的介入治疗:目的是清除阻塞肺动脉的栓子,以利于恢复右心功能并改善症状和生存率。介入治疗包括:经导管碎解和抽吸血栓,或同时进行局部小剂量溶栓。对于有抗凝禁忌的急性 PTE 患者,为防止下肢深静脉大块血栓再次脱落阻塞肺动脉,可考虑放置下腔静脉滤器,建议应用可回收滤器,通常在 2 周之内取出。一般不考虑永久应用下腔静脉滤器。而在已接受抗凝治疗的急性 PTE,不推荐放置下腔静脉滤器。

(5)急性 PTE 的手术治疗:肺动脉血栓切除术可作为全身溶栓的替代补救措施,适用于经积极内科或介入治疗无效的急性高危 PTE,在具备外科专业技术和条件的情况下,可考虑行肺动脉血栓切除术。对于顽固性低氧、循环不稳定的高危 PTE,在准备手术之前,可尝试用 ECMO 以加强生命支持。

2. 肺栓塞的预防

(1)对存在发生 PTE 危险因素的患者,无论是外科手术患者或者内科患者均应行 VTE 风险评估。推荐 Caprini 和 Padua 评分表分别用于手术和非手术患者的评估。

（2）对于不同的患者，根据临床情况采用相应预防措施，采用的主要方法包括：①基本预防：加强健康教育，注意活动，避免脱水；②药物预防措施：包括小剂量肝素皮下注射、低分子肝素和华法林。对于长期接受药物预防的患者，应动态评估预防的效果和潜在的出血风险；③机械预防措施：包括加压弹力袜、间歇序贯充气泵。须强调的是，进行机械预防措施前需评估是否已经存在 DVT，如已存在禁止行机械预防措施。对重点高危人群，根据病情轻重、年龄、是否复合其他危险因素等来评估发生 DVT、PTE 的危险性，制订相应的预防方案。

（六）中医药治疗

1. **中医药对肺栓塞的认识** 肺栓塞是临床常见急危重症，中医治疗肺栓塞，建议在抗凝药持续摄入的同时，认真全面评估患者出血风险，再予中药辅助治疗。急性肺栓塞不建议单纯使用中医药治疗，以免延误病情。慢性肺栓塞或肺栓塞恢复期患者可配合中医药来进行治疗。

2. **辨证施治** 根据患者的证候差异进行辨证论治是中医治疗的根本措施。目前中医证型上各位医家意见存在一定差异，主要以气虚血瘀型、痰瘀阻肺型、阳气暴脱型为主，此外还有肺痰肾虚证、心肺阴虚证等。临床上急性肺血栓栓塞症的主要证型为气虚血瘀、痰浊阻肺、肾虚水停、阳气暴脱。中医不同证型能够间接反映肺栓塞病情变化及急慢程度，一般阳气暴脱型常提示急性广泛型肺栓塞或伴明显的神经内分泌激活，病情危重；痰浊阻肺型多为急性亚广泛性肺栓塞，病情相对轻；气虚血瘀型多为肺栓塞经久不愈或反复发生小血管栓塞的结果，多见于慢性肺栓塞。

（1）气虚血瘀证

证候特征：咳嗽，咯血，胸痛，胸闷，情绪异常，气短乏力，伴或不伴胸中憋气，头晕目眩，动则气喘。舌质淡，苔薄，脉弦或虚。

治法：补益肺气，行气解郁。

推荐方药：四君子汤（《太平惠民和剂局方》）合四逆散（《伤寒论》）。方药组成：人参、白术、茯苓、柴胡、芍药、枳实、甘草。临证加减：喘息重者加葶苈子、蛤蚧。

（2）痰浊阻肺证

证候特征：咳嗽，咳痰，恶心呕吐，或胸闷，口中黏腻，肢体困重，或脘腹胀满、不思饮食、大便溏泄。舌质淡或肥胖，苔腻或厚，脉沉或滑。

治法：温肺化痰，和胃降逆。

推荐方药：苓甘五味姜辛汤（《金匮要略》）合香砂六君子。方药组成：茯苓、干姜、细辛、五味子、人参、白术、陈皮、半夏、砂仁、木香、甘草。临证加减：腹胀甚者加枳实、厚朴。

（3）肺痰肾虚证

证候特征：咳嗽，或咳痰，咳痰黏稠，吸气困难，动则喘甚，下肢水肿，或腰酸膝软，或胸中胀闷，或喉中痰鸣，或小便短少。舌淡，苔白厚腻，脉沉或弱。

治法：温肺化痰，补肾纳气。

推荐方药：苓桂术甘汤（《伤寒论》）合肾气丸（《金匮要略》）。方药组成：干地黄、山药、山茱萸、泽泻、茯苓、牡丹皮、桂枝、附子、白术、甘草。临证加减：喘甚者加鹿角脚、蛤蚧。

（4）阳气暴脱证

证候特征：咳嗽，面色苍白，胸痛，或胸闷，神志昏厥，四肢厥冷，大汗淋漓，或气短乏力，或气喘，或烦躁，或呼吸困难，或面色青紫。舌淡，苔薄白，脉微弱。

治法：温补阳气，回阳救逆。

推荐方药：茯苓四逆汤（《伤寒论》）与桂枝甘草龙骨牡蛎汤（《伤寒论》）。方药组成：茯苓、人参、附子、桂枝、龙骨、牡蛎、甘草、干姜。临证加减：神昏者加牛黄、麝香。

3. **中药注射剂** · 大量文献显示中药注射剂川芎嗪注射液、丹红注射液、灯盏花注射液、疏血通注射液、舒血宁注射液、血必净注射液等联合西医常规治疗在改善肺栓塞患者临床症状、提高生存质量、改善预后方面具有切实的效果。

4. **外治法**

（1）中药外敷：芒硝、大黄、冰片置于袋中，外敷局部，待芒硝结晶变硬后更换，日1～2次。

（2）中药熏洗：川芎、牛膝、延胡索、杜仲、木香、地黄，加水煎煮，足浴或沐浴。

（3）针灸治疗：云门、中府、鱼际、太渊、血海、丰隆、中脘等。

（孙燕妮　张迪铭　邹　亚）

参考文献

［1］葛俊波，徐永建，王辰.内科学［M］.9版.北京：人民卫生出版社，2018.

［2］张文武.急诊内科学［M］.4版.北京：人民卫生出版社，2017.

［3］韩颖萍，杨广源，杨永学，等.实用呼吸病临床手册［M］.北京：中国中医药出版社，2016.

［4］中华医学会心血管病学分会，中国医师协会心血管内科医师分会肺血管疾病学组，中国肺栓塞救治团队（PERT）联盟［J］.中国心血管病杂志，2022，50（01）：25－35.

［5］中华医学会呼吸病学分会肺栓塞与肺血管病学组，中国医师协会呼吸医师分会肺栓塞与肺血管病工作委员会，全国肺栓塞与肺血管病防治协作组.肺血栓栓塞症诊治与预防指南［J］.中华医学杂志，2018，98（14）：1060－1087.

［6］卢波强，朱秋秋，杨惠琴.肺栓塞的中西医治疗进展［J］.新疆中医药，2023，41（1）：82－86.

［7］Thomas L. Ortel, Ignacio Neumann, Walter Ageno, et al. American Society of Hematology 2020 guidelines for management of venous thromboembolism：treatment of deep vein thrombosis and pulmonary embolism［J］. Blood Advances，4（19），4693－4738.

第二十一章 · 高血压急症

高血压急症是指血压短时间内严重升高［通常收缩压（SBP）＞180 mmHg 和（或）舒张压（DBP）＞120 mmHg］并伴发进行性靶器官损害。主要表现为，①急性脑血管病：脑出血、脑动脉血栓形成、脑栓塞、蛛网膜下腔出血等；②主动脉夹层动脉瘤；③急性左心衰竭伴肺水肿；④急性冠状动脉综合征（不稳定型心绞痛、急性心肌梗死）；⑤先兆子痫、子痫；⑥急性肾衰竭；⑦微血管病性溶血性贫血。需要特别注意的是：①若患者 SBP≥220 mmHg 和（或）DBP≥140 mmHg，则无论有无症状亦应视为高血压急症；②对于妊娠期妇女或某些急性肾小球肾炎患者，特别是儿童，高血压急症的血压升高可能并不显著，但对脏器损害更为严重；③某些患者既往血压显著增高，已造成相应靶器官损害，未进行系统降压治疗，或者降压治疗不充分，而在就诊时血压未达到 SBP＞180 mmHg和（或）DBP＞120 mmHg，但检查明确提示已经并发急性肺水肿、主动脉夹层、心肌梗死或急性脑卒中者，即使血压仅为中度升高，也应视为高血压急症。

（一）病因

高血压危象的促发因素很多，最常见的是在长期原发性高血压患者中血压突然升高，占40%～70%。另外，25%～55%高血危象患者有可查明原因的继发性高血压，肾实质病变占其中的80%。高血压危象的继发性原因主要包括：①肾实质病变：原发性肾小球肾炎、慢性肾盂肾炎、间质性肾炎；②涉及肾脏的全身系统疾病：系统性红斑狼疮、系统性硬皮病、血管炎；③肾血管：结节性多动脉炎、肾动脉粥样硬化；④内分泌疾病：嗜铬细胞瘤、库欣综合征、原发性醛固酮增多症；⑤药品：可卡因、苯异丙胺、环孢素、可乐定撤除效应、苯环利定等；⑥主动脉狭窄；⑦子痫和先兆子痫。

（二）发病机制

各种高血压急症的发病机制不尽相同，但均与下列共同机制有关。各种诱因如应激因素（严重精神创伤、情绪过于激动等）、神经反射异常、内分泌激素水平异常等作用下，使交感神经亢进和缩血管活性物质（如肾素、血管紧张素Ⅱ等）激活释放增加，诱发短期内血压急剧升高。同时，全身小动脉痉挛导致压力性多尿和循环血容量减少，反射性引起缩血管活性物质激活导致进一步的血管收缩和炎症因子（如 IL-6）的产生，形成病理性恶性循环。升高的血压导致内皮受损，小动脉纤维素样坏死，引发缺血、血管活性物质进一步释放，继而形成恶性循环。再加上肾素-血管紧张素系统、压力性利钠作用等因素的综合作用，导致高血压急症时的组织器官灌注减少和功能损伤，最终诱发心、脑、肾等重要脏器缺血。另外，高血压急症患者血栓形成，纤溶和炎症相关的标志物如可溶性 P-选择素（sP-选择素）升高，提示血小板激活可能参与早期的病理生理过程。

（三）中医病因病机

中医无"高血压急症"之称，根据高血压急症的临床表现，高血压脑病及脑卒中可将其归属于中医"真头痛""中风"之类；急性冠脉综合征则可归属于"真心痛""胸痹"；心衰则属于中医"心衰病"范畴；肾衰则可归属于"水肿病"之类。

《灵枢·胀论》曰"营气循脉，卫气逆为脉胀"。后世医家因此也将"高血压病"命名为"脉胀"。此句解释了高血压的病因，高血压即是高血压急症的病因，不论原发、继发、既往病史或新发，因而高血压急症的中医病因应为"高血压病"。

《素问·生气通天论》言"阳气者,大怒则形气绝,而血菀于上,使人薄厥",关于此话的理解,医家各有不同,杨上善言"阴并于阳,盛怒则卫气壅绝,血之宛陈,上并于头,使人有仆",按其所注,则薄厥应归为"中风"一类。王冰则注:"大怒则气逆而阳不下行,阳逆故血积于心胸之内矣。上,谓心胸也。"按照王冰所言,则薄厥又当属"胸痹""真心痛"之类。内经此句概括了高血压急症的部分病机:乃大怒伤肝,肝阳暴亢,五脏气血逆乱。而具体伤及何脏,则与患者的体质相关,若素有心系痼疾,则易出现"胸痹""真心痛""心衰病"等;若素有脉管、脑脉瘤疾,则易出现"中风""真头痛"等类病证。高血压急症的病机主要在高血压的基础上,由于血压波动、情志刺激、劳累、饮食、气候变化等因素导致的五脏六腑阴阳失调、气血逆乱。

(四) 诊断思路

1. 症状

(1) 病史采集:高血压急症患者基础条件不同,临床表现形式各异,简洁且完整的病史收集有助于了解高血压的持续时间、严重程度、合并症、药物使用情况,以及是否有心血管、肾脏、神经系统疾病病史。病史采集时,应着重询问患者有无高血压病史。如有高血压病史,应继续询问药物治疗和平时血压控制情况。应注意此次有无导致血压快速升高的诱因,包括突然停止降压治疗、急性感染、急性尿潴留、急慢性疼痛、惊恐发作、服用拟交感神经药品或限制降压治疗效果的药物等。

(2) 常见临床表现:包括短时间内血压急剧升高,同时出现明显的头痛、头晕、眩晕、视物模糊与视力障碍、烦躁、胸痛、心悸、呼吸困难等表现(表 21-1)。此外,还可能出现一些不典型的临床表现,如胃肠道症状(腹痛、恶心、厌食)等。

表 21-1　高血压急症患者的临床表现

检查项目	结　果
血压	通常大于 210～220/130～140 mmHg
眼底检查	视乳头水肿、出血、渗出
心脏系统	心尖搏动增强、心脏增大、心力衰竭
神经系统	头晕、头痛、视觉丧失、精神错乱、嗜睡、昏迷
胃肠症状	恶心、呕吐
肾脏改变	蛋白尿、血尿、少尿、氮质血症

2. 体征 ①在保障患者安全的前提下,测量患者平卧和站立两种姿势下的血压,以评估患者容量状态;②双上臂血压差异明显需警惕大血管病变,如主动脉夹层或大动脉炎;③循环系统查体侧重于心力衰竭的判定,如颈静脉怒张、双肺湿啰音、病理性第三心音或奔马律;④神经系统查体注意评估意识状态、脑膜刺激征、视野改变及病理征等;⑤眼底镜检查发现新发的出血、渗出、视神经乳头水肿均提示高血压急症可能。

3. 实验室及其他辅助检查

(1) 常规检查项目:包括血常规、尿常规、血生化、凝血功能、D-二聚体、血气分析和心电图,以及心肌损伤标志物、BNP/NT-proBNP 等项目。对患者靶器官损伤的评估应动态进行,必要时复查相关项目。

(2) 影像学检查:包括胸部 X 线、超声心动图、头颅 CT/MRI、胸部/腹部 CT、血管造影术等。

4. 诊断 高血压急症患者通常血压很高,SBP≥220 mmHg 和(或)DBP≥140 mmHg。但是,鉴别诊断的关键通常是靶器官损害,而不是血压水平。妊娠妇女或既往血压正常者血压突然增高、伴有急性靶器官损害时,即使血压测量值没有达到上述水平,仍应视为高血压急症。

单纯血压很高、没有症状也没有靶器官急性或进行性损害证据的慢性高血压患者(其中可能有一部分为假性高血压患者),以及因为疼痛、紧张、焦虑等因素导致血压进一步增高的慢性高血压患者,通常不需要按高血压急症处理。

(五) 监测与治疗

1. 监测

(1) 评估:可根据以下三个方面指标评估高血压急症病情程度:①影响短期预后脏器受损的表现:肺水肿、胸痛、抽搐及神经系统功能障碍等;②基础血压值:通过了解基础血压可以反映血压急性升高的程度,以评估对脏器损害存在的风险;③急性血压升高的速度和持续时间:血压缓慢升高和(或)持续时间短的严重性较小,反之则较为严重。

(2) 整体评价流程:高血压急症治疗前必须关注血压急性升高导致的关键靶器官损伤范围与程度,更重要的是,及时发现并识别已经出现的靶器官损伤和正在发生的靶器官损伤(图 21-1)。

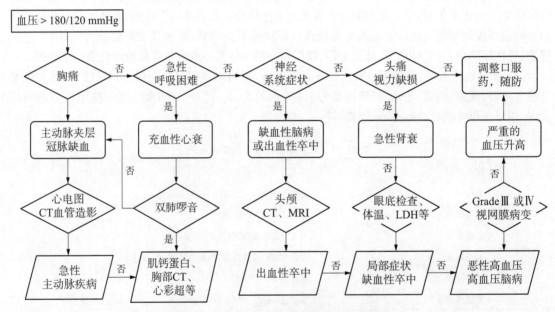

图 21-1　高血压急症患者的整体评价流程图

(3) 其他评估工具:目前临床上被用于评估、分析危重患者病情的工具主要为各类评分表格,如格拉斯哥昏迷评分(GCS)、急性生理和慢性健康状况评分(APACHEⅡ)和多器官障碍综合征(MODS)评分等。

2. 治疗

(1) 基本原则:在遇到血压显著升高的患者时,首先并不是盲目给予降压处理,而是要对患者进行评估,查找引起患者血压急性升高的临床情况和诱因,评估患者是否有靶器官损害、损害的部位以及程度。初步诊断为高血压急症的患者应及时给予紧急有效的降压治疗,根据临床情况选择单药或联合应用,以预防或减轻靶器官的进一步损害,同时去除引起血压急性升高的可逆临床情况或诱因,在短时间内使病情缓解,预防进行性或不可逆性靶器官损害,降低患者病死率。降压应遵循迅速平稳降低血压、控制性降压、合理选择降压药物的原则。

(2) 血压控制节奏和降压目标:高血压急症的血压控制并非越快越好,也并非越低越好,需要对患者充分评估的基础上,制定个体化的治疗方案,有节奏有目标地降低血压,以下是高血压急症总体的降压目标,针对不同合并症,需要细化并个体化治疗。

1)降压治疗第一目标:高血压急症降压治疗的第一目标是在 30～60 min 将血压降低到一个安全水平。由于患者基础血压水平各异,合并的靶器官损害不一,这一安全水平应根据患者的具体情况决定。除特殊情况外,建议第 1～2 h 使平均动脉血压迅速下降但不超过 25%。在紧急降压治疗时,应充分认识到血压自身调节的重要性。如果通过治疗血压急骤降低,缩小血管床的自身调节空间,有时可导致组织灌注不足和(或)梗死。

2)降压治疗第二目标:在达到第一目标后,应放慢降压速度,加用口服降压药,逐步减慢静脉给药的速度,逐渐将血压降低到第二目标。建议给予降压治疗后 2～6 h 将血压降至约 160/100 mmHg,根据患者的具体病情适当调整。

3)降压治疗第三目标:若第二目标的血压水平可耐受且临床情况稳定,在以后 24～48 h 逐步降低血压达到正常水平。合并不同靶器官损害者降压目标见表 21－2。

表 21－2　高血压急症的降压目标

疾病种类	降压目标
急性冠状动脉综合征	降压目标为 SBP<130/80 mmHg,但治疗需个体化,尤其是针对老年人群的降压需综合评估
急性心力衰竭	早期数小时应迅速降压,降压幅度在 25% 以内,没有明确的降压目标,以减轻心脏负荷、缓解心力衰竭症状为主要目的,SBP<90 mmHg。禁用扩管药
脑卒中	缺血性脑卒中:准备溶栓的患者,血压应控制 SBP<180 mmHg,DBP<110 mmHg。不溶栓患者 24 h 内降压需谨慎 自发性脑出血:收缩压 150～220 mmHg 的自发性脑出血患者且没有急性降压治疗的禁忌证,急性期降低收缩压到 140 mmHg 是安全的 蛛网膜下腔出血:高于基础血压的 20% 左右,避免低血压。动脉瘤处理前可将收缩压控制在 140～160 mmHg;处理动脉瘤后,应参考患者的基础血压,合理调整目标值,避免低血压造成的脑缺血
高血压脑病	给药开始 1 h 内将 SBP 降低 20%～25%,不能大于 50%
主动脉夹层	迅速将 SBP 降至 100～120 mmHg,心率≤60 次/min
子痫前期和子痫	<160/110 mmHg,孕妇并发器官功能损伤者血压应<140/90 mmHg,且不低于 130/80 mmHg
嗜铬细胞瘤	术前 24 h 血压<160/90 mmHg,不低于 80/45 mmHg
围手术期高血压	围术期血压控制目标一般认为,对于年龄≥60 岁的患者,血压控制目标 SBP<150/90 mmHg;患者年龄<60 岁的患者,血压控制目标<140/90 mmHg;糖尿病和慢性肾病患者,血压控制目标<140/90 mmHg;术中血压波动幅度不超过基础血压的 30%
急诊应激高血压	去除诱因,不应急于药物降压,加强动脉血压监测

(3) 靶器官处理

1)急性冠脉综合征(ACS):ACS 患者应当严格控制血压和心率,主要目的是降低心脏后负荷,减少心肌耗氧量,改善心肌缺血。建议 ACS 患者血压控制在 130/80 mmHg 以下,但维持 DBP>60 mmHg。硝酸酯类是 ACS 治疗的首选扩血管药物,当合并血压升高或心率偏快时需要在控制心率的情况下降低后负荷,减少心肌耗氧量,而不影响舒张期充盈时间,如果能除外急性左心衰建议硝酸酯类联合应用β受体阻滞剂。如果硝酸酯类联合β受体阻滞剂情况下血压仍难以控制,可以选用乌拉地尔降压,也可联合使用血管紧张素转化酶抑制剂/血管紧张素Ⅱ受体拮抗剂及利尿剂。ACS 不推荐应用硝普钠降压,因为其可能引起冠脉缺血,并诱发反射性心动过速,增加心肌耗氧。ACS 合并难以控制的心绞痛时,在使用β受体阻滞剂无效情况下可应用地尔硫䓬。

2）急性心力衰竭：急性心力衰竭常常表现为充血性急性左心衰，并伴有肺水肿的发生。大部分急性心力衰竭患者血压往往升高（SBP＞140 mmHg），部分患者血压正常或降低。急性心力衰竭发作时降低心脏前、后负荷，减轻心脏负担是治疗关键所在。主要是静脉给予祥利尿剂和血管扩张药。急性心力衰竭合并血压升高时应尽快降压，但在初始 1 h 内平均动脉压的降低幅度不超过治疗前水平的 25%，目标血压 SBP 降至 140 mmHg 以下，但为保证冠脉灌注血压应不低于 120/70 mmHg。推荐扩血管药物：硝酸酯类、硝普钠、乌拉地尔，并联合 ACEI/ARB 等药物。严重心衰发作合并血压升高时建议应用硝普钠扩张血管。如果硝普钠有禁忌，可以选择乌拉地尔。

3）急性缺血性脑卒中：一般情况下缺血性脑卒中后 24 h 内血压升高的患者降压应谨慎。但当血压持续升高，SBP＞220 mmHg 或 DBP＞120 mmHg，或伴有其他高血压急症，或需要溶栓治疗伴有血压＞180/110 mmHg 可给予降压治疗，但 SBP 不低于 160 mmHg。降压目标为 1 h 内 MAP 降低不超过 15%，急性缺血性脑卒中准备溶栓者血压应控制在＜180/110 mmHg。

4）急性脑出血：急性脑出血的非手术治疗包括颅内高压治疗、血压管理、癫痫防治、止血、预防深静脉血栓形成、体温管理、血糖管理、营养支持、神经保护和并发症防治。降压治疗的主要目的是在保证脑组织灌注的基础上，避免再次出血。SBP 150～220 mmHg 且没有急性降压治疗禁忌证的脑出血患者，急性期降低 SBP 到 140 mmHg 是安全的，能有效地改善功能结局。对于 SBP＞220 mmHg 的脑出血患者，持续静脉输注降压药物进行强化降压，同时严密监测血压可能是比较合理的措施。

5）高血压脑病：高血压脑病的诊断必须要除外出血性、缺血性卒中。高血压脑病的降压策略是控制性降压，避免血压下降过快导致脑灌注不足。第 1 h 将 MAP 降低 20%～25%，初步降压目标 160～180/100～110 mmHg，等病情平稳后逐渐降至正常水平。推荐降压药物：拉贝洛尔、尼卡地平、硝普钠，可以联合使用脱水降颅压药物甘露醇、利尿剂等。

6）主动脉夹层：高血压是促进主动脉夹层进展的重要原因。治疗目标为扩张血管、控制心室率、抑制心脏收缩、降低血压及左心室射血速度以降低血流对动脉的剪切力，急性近端剥离及出现并发症者应尽快手术治疗。降压原则是在保证脏器足够灌注的前提下，迅速（20～30 min）将血压降低并维持在尽可能低的水平，SBP 至少降至 120 mmHg，在保证器官灌注的基础上，能够降至 100 mmHg 左右则更理想，心率控制在 60 次/min 以下。降压药物可以选用 β 受体阻滞剂加血管扩张剂如乌拉地尔、硝普钠等。血压的快速下降易引起交感神经兴奋，使心肌收缩力反射性增加，而血压的急剧变化及左心室收缩力的增加可加剧主动脉破裂风险，因此应联合应用 β 受体阻滞剂降低心肌收缩力和减慢心率，且 β 受体阻滞剂应在降压药物使用之前应用，对于 β 受体阻滞剂存在禁忌的患者，可应用非二氢吡啶类钙拮抗剂（CCB）如地尔硫草控制心率。作为兼有 α 受体和 β 受体阻滞作用的拉贝洛尔，对主动脉夹层动脉瘤治疗效果良好。

7）子痫前期和子痫：是妊娠期高血压的严重表现类型，治疗目的是降低围产期发病率和病死率。子痫前期的处理原则包括预防抽搐、有指征地降压、镇静、密切监测母胎情况、预防和治疗严重并发症、适时终止妊娠；子痫的处理原则为控制抽搐、控制血压、预防再抽搐及适时终止妊娠。对于子痫前期和子痫患者，SBP＞160 mmHg 或 DBP＞110 mmHg 时，宜给予降压药物，需降低血压≤160/100 mmHg。孕妇并发器官功能损伤时，则血压应控制在＜140/90 mmHg，不可低于 130/80 mmHg，避免血压过快下降，影响胎儿血供。目前最常用治疗妊娠高血压急症的药物包括拉贝洛尔、肼屈嗪、硝苯地平、尼卡地平、乌拉地尔。静脉注射拉贝洛尔和肼屈嗪是妊娠期严重高血压急性发作的一线治疗药物，口服硝苯地平也可以作为一线降压药物，尤其是静脉通路不可用时。

8）嗜铬细胞瘤危象：嗜铬细胞瘤是一种起源于肾上腺嗜铬细胞过度分泌儿茶酚胺，引起持续性或阵发性高血压和多个器官功能及代谢紊乱的肿瘤。临床表现为阵发性或持续血压升高伴心动过速、头痛、出汗、面色苍白、糖脂代谢异常等。血尿生化检测可见儿茶酚胺及其代谢产物含量显著升高。肿瘤释放的大量儿茶酚胺可导致严重的临床症状如高血压急症、休克及严重心律失常等，称为嗜铬细胞瘤危象。嗜铬细胞瘤危象发生率约 10%，临床表现为严重高血压或高、低血压反复交替发作；出现心、脑、肾等多器官系统功能障碍，如心肌梗死、心律失常、心肌病、心源性休克、肺水肿、急性呼吸窘迫综合征、脑卒中、脑病、癫痫、麻痹性肠梗阻、肠缺血、肝肾功能衰竭等，最终呼吸循环衰竭死亡。嗜铬细胞瘤危象目前没有明确的降压目标和降压速度，但由于周期性释放的儿茶酚胺半衰期短，导致嗜铬细胞瘤患者血压波动较大，降压时一定进行严密监测，避免低血压的发生。嗜铬细胞瘤危象时控制血压首选 α 受体阻滞剂如酚妥拉明、乌拉地尔，也可选择硝普钠、尼卡地平。当合并心动过速和心律失常时可以联合应用 β 受体阻滞剂，但不推荐单独使用 β 受体阻滞剂。手术切除肿瘤是根本的治疗方法。

9）围术期高血压：关键要判断产生血压高的原因并去除诱因，去除诱因后血压仍高者，要降压处理。围术期高血压的原因是由于原发性高血压、焦虑和紧张、手术刺激、气管导管拔管、创口的疼痛等造成。手术前，降压药物应维持到手术前 1 天或手术日晨，长效制剂降压药宜改成短效制剂，以便麻醉管理。对于术前血压高的患者，麻醉前含服硝酸甘油、硝苯地平，也可用艾司洛尔 300～500 μg/kg 静注，随后 25～100 μg/(kg·min)静滴，或者用乌拉地尔首剂 12.5～25 mg，3～5 min，随后 5～40 mg/h 静滴。拔管前用乌拉地尔或艾司洛尔，剂量同前。

（4）后续管理：高血压急症经静脉降压治疗后血压达到目标值，且靶器官功能平稳后，应考虑逐渐过渡到口服用药。口服用药应依据具体药物起效时间与静脉用药在一定时间内重叠使用，而不应等待静脉用药撤除后才开始应用。静脉用药停止后，可适当保持静脉通道，以防止血压反弹而需再次静脉使用降压药物。降压药物剂型改变过渡期间应严密监测各项生命体征及靶器官功能变化。

（六）中医药治疗

1. **中医药对高血压急症的认识**　高血压急症虽然有别于高血压，但是其发病多基于患者已患有高血压的前提，故其病因病机与高血压仍有密切关系。中医无"高血压"之称，结合其临床表现，将其归属于"眩晕""头痛"等范畴。现代医家王清海基于《灵枢·胀论》中"营气循脉，卫气逆为脉胀"等理论提出用"脉胀"作为高血压的中医病名。中医认为高血压的发病和情志失调、久病过劳、饮食不节、年迈体虚等因素关系密切。本病的发生是由于心、肝、肾三脏阴阳、虚实的消长失去平衡所致。加之饮酒饱食，或忧思恼怒，或房室劳累，或外邪侵袭等诱因作用，以致肝风内动，气血受阻，肝阳暴涨，蒙蔽清窍，则发为中风。

2. **辨证施治**

（1）肝阳上亢证

证候特征：血压升高，眩晕头痛，失眠多梦，面红目赤，急躁易怒，头胀耳鸣，口苦，舌质红，舌苔黄，脉弦。

治法：平肝潜阳，滋养肝肾。

推荐方药：杞菊地黄汤（《医级宝鉴》），方药组成：枸杞子、菊花、熟地黄、山茱萸、山药、茯苓、泽泻、牡丹皮；龙胆泻肝丸《医方集解》，方药组成：龙胆草、泽泻、木通、车前子、当归、柴胡、生地黄、黄芩、栀子。

推荐中成药：天麻钩藤饮。

（2）肝肾阴虚证

证候特征：血压升高，头晕目眩，耳鸣健忘，腰膝酸软，咽干口燥，五心烦热，口渴少津，视物昏花，舌质干红，舌苔少或无苔，脉弦细。

治法:滋养肝肾,滋阴明目。

推荐方药:镇肝熄风汤(《医学衷中参西录》),方药组成:怀牛膝、生代赭石、生龙骨、生牡蛎、生龟甲、生杭白芍、玄参、天冬、川楝子、生麦芽、茵陈、甘草;知柏地黄汤(《医宗金鉴》),方药组成:知母、黄柏、熟地黄、山茱萸、山药、茯苓、泽泻、牡丹皮。

推荐中成药:六味地黄丸。

(3)痰瘀内蕴证

证候特征:血压升高,眩晕头痛,头胀如蒙,胸脘胀闷,身重体困,形体多肥胖,舌质淡,可有齿印,舌苔白腻,脉弦滑。

治法:健脾化湿,化痰降逆。

推荐方药:黄芪六君子汤(《医学集成》),方药组成:黄芪、人参、白术、茯苓、甘草、陈皮、半夏、大枣、生姜;镇肝益阴汤(《类证治裁》),方药组成:生石膏、生石决明、龙胆草、栀子、莲子心、天竺黄、郁金、石菖蒲、法半夏、瓜蒌、竹茹、滑石、知母、黄柏。

推荐中成药:半夏白术天麻丸。

(4)瘀血内停证

证候特征:血压升高,头晕头痛,胸闷不适,痛如针刺,舌质紫或舌有瘀点、瘀斑,脉细或涩。

治法:活血化瘀,通络止痛。

推荐方药:血府逐瘀汤(《医林改错》),方药组成:桃仁、红花、当归、生地黄、川芎、赤芍、牛膝、桔梗、柴胡、枳壳、甘草;补阳还五汤(《医林改错》),方药组成:生黄芪、当归尾、赤芍、地龙、川芎、红花、桃仁。

推荐中成药:丹参饮。

(费爱华　刘玉旗)

参考文献

[1] 张文武.急诊内科学[M].4版.北京:人民卫生出版社,2017.

[2] 中华急诊医学教育学院,北京市心肺脑复苏重点实验室,首都医科大学附属北京朝阳医院临床研究中心,等.中国高血压急症诊治规范[J].中华急诊医学杂志,2020,29(09):1154-1161.

[3] 中国医师协会急诊医师分会,中国高血压联盟,北京高血压防治协会.中国急诊高血压诊疗专家共识(2017修订版)[J].中国实用内科杂志,2018,38(05):421-433.

[4] 中国高血压防治指南修订委员会,高血压联盟(中国),中华医学会心血管病学分会,等.中国高血压防治指南(2018年修订版)[J].中国心血管杂志,2019,24(01):24-56.

[5] Unger T, Borghi C, Charchar F, et al. 2020 International Society of Hypertension Global hypertension practice guidelines [J]. Hypertension, 2020,75(6):1334-1357.

[6] Williams B, Mancia G, Spiering W, et al. 2018 ESC/ESH guidelines for the management of arterial hypertension [J]. Kardiol Pol, 2019,77(2):71-159.

第二十二章·急性冠脉综合征

急性冠脉综合征(acute coronary syndrome,ACS)是指冠状动脉内不稳定的粥样硬化斑块破裂,或糜烂继发新鲜血栓形成所导致的心脏急性缺血综合征。急性冠脉综合征涵盖了 ST 段抬高型心肌梗死(STEMI)、非 ST 段抬高型心肌梗死(NSTEMI)和不稳定型心绞痛(UAP),其中 NSTEMI 和 UAP 合称"非 ST 段抬高型急性冠脉综合征(NSTE-ACS)"。

根据 2020 年的中国胸痛中心数据报道,在 ACS 患者中 STEMI 占 41.44%,NSTEMI 占 20.11%,UAP 占 38.44%。由于全国各地胸痛中心的建立,目前我国 STEMI 患者院内死亡率已从原来的 10% 降至 3.39%~3.85%,研究显示虽然 NSTE-ACS 患者住院期间死亡率低于 STEMI 患者,但再次心肌梗死率、再住院率及远期死亡率均高于 STEMI。

(一) 病因

ACS 最常见的病因是冠状动脉粥样硬化,少数是由于动脉的炎症、外伤、主动夹层、血栓栓塞、血管先天异常、滥用可卡因等,或因心脏介入诊疗并发症所致。冠状动脉粥样硬化的主要危险因素包括:老年、男性及绝经后女性、高脂血症、高血压、吸烟、糖尿病和糖耐量异常,其他还有肥胖、体力活动少、脑力劳动多、长期精神紧张、不健康的饮食习惯、早发(年龄<50 岁)冠心病家族遗传因素、性情急躁等。新近发现血同型半胱氨酸增高、胰岛素抵抗、血纤维蛋白原及凝血因子增高、病毒、衣原体感染、慢性炎症等也是危险因素。

(二) 发病机制

ACS 的主要发病机制是动脉粥样硬化斑块破裂继发血栓形成。在各种危险因素的长期作用下,脂质在动脉内膜中沉积并诱发炎症过程,最终在动脉壁中形成粥样硬化斑块。斑块分为两类,一类是斑块内部脂质核心相对较大,外层覆盖的纤维帽相对较薄、容易破裂的不稳定斑块;另一类是内部脂质核心相对较小,纤维帽相对较厚、不容易破裂的稳定斑块。当冠状动脉粥样硬化斑块不稳定,出现斑块破裂或侵蚀,继发完或不完全闭塞性血栓时导致 ACS 的发生。

近年来,随着血管内超声和光学相干断层等腔内影像技术应用和研究的进展,ACS 的发病机制得到更进一步揭示。研究表明,除斑块破裂外,斑块侵蚀和冠状动脉痉挛也参与了 ACS 的发病。此外,炎症在动脉粥样硬化中的作用也日益受到关注。

当情绪激动、体力活动、寒冷、紧张、创伤、疼痛、失血等各种可能引起交感神经兴奋、心率加快、心肌收缩增强、血管收缩的诱因发生时,冠状动脉内压力升高,对血管壁和斑块的剪切力增大,诱发与正常管壁交界处的斑块破裂及斑块滋养血管破裂,造成冠脉内血栓形成、局部管腔狭窄或阻塞,伴或不伴有血管收缩、微血管栓塞,引起急性血栓形成,导致冠状动脉血流减少或阻塞。当冠状动脉血流量不能满足心肌代谢的需要,引起心肌缺血缺氧,便出现心绞痛症状。如果冠脉血供急剧减少或中断的情况持续,心肌严重而持久地缺血达 20 min 以上,便可出现急性心肌梗死。少数 NSTE-ACS 是由非动脉粥样硬化性疾病,如血管痉挛、冠状动脉栓塞和动脉炎等,导致急性冠状动脉供血不足,以及由非冠状动脉的原因,如低血压、严重贫血、高血压病、心动过速、严重主动脉瓣狭窄等导致的心肌供氧-需氧不平衡所致。

第一节 · 心 绞 痛

心绞痛是冠状动脉供血的绝对或相对不足,导致心肌急剧的暂时性缺血缺氧所引起的,以发作性胸痛或胸部不适为主要表现的临床综合征。各种减少心肌血液或血氧供应和增加氧消耗的因素,都可以诱发心绞痛。近年来临床上普遍采用 ACS 的病名,心绞痛发病的病因和发病机制与 ACS 相同,除稳定型心绞痛或稳定型劳力性心绞痛以外,其他类型的心绞痛均属于不稳定型心绞痛(UAP),包括了初发型、恶化型劳力性心绞痛和各型自发性心绞痛在内。因 UAP 属于非 ST 段抬高的 ACS(NSTE‐ACS)范畴,故本章节主要阐述 UAP。

(一)分类

心绞痛的分类主要有 Braunwald 分类法和 WHO 分类法。

1. Braunwald 分类法

(1)稳定型心绞痛:导致此类心绞痛最常见的原因是体力活动,且诱发胸痛的劳力程度,以及疼痛的持续时间、频度、部位和程度都比较固定,休息或含服硝酸酯类药物后,症状通常可以在数分钟内明显缓解或消失,此型较少进展为心肌梗死。

(2)不稳定型心绞痛:胸痛发作的持续时间、频度、程度都比稳定型心绞痛重,有时没有体力活动也可以发生,休息或含服硝酸酯类药物后,症状有时不能迅速缓解或消失,有进展为心肌梗死的风险。

(3)变异型心绞痛:由于冠状动脉的痉挛而引起。受凉、情绪压力、服用缩血管药物、抽烟、吸食可卡因等都容易诱发冠脉痉挛。

2. WHO 分类法

(1)劳力性心绞痛:该类心绞痛是由运动或其他增加心肌需氧量的情况所诱发的心绞痛,又分为以下几种。

1)稳定型劳力性心绞痛:是最常见的心绞痛。诱发疼痛的劳累和情绪激动程度、疼痛发作的性质和部位、疼痛时限均相对恒定,通常持续 3～5 min,无 10 min 或以上的疼痛,疼痛性质在 1～3 个月内无改变,休息或舌下含服硝酸甘油后疼痛可以迅速缓解或消失。

2)初发型劳力性心绞痛:简称初发型心绞痛,是指过去未发生过心绞痛或心肌梗死,初发不到 1 个月。少数可能发展为恶化型心绞痛,甚至心肌梗死。

3)恶化型劳力性心绞痛:亦称进行型心绞痛,是指原有稳定型心绞痛,在 1 个月内疼痛的频度、程度、诱因经常变动,并进行性恶化。疼痛加剧,时间延长,可超过 10 min,舌下含服硝酸甘油后也不能立即消除,表明冠状动脉病变有所发展,可能发展为心肌梗死。

(2)自发性心绞痛:该类心绞痛发作与心肌需氧量无明显关系,与劳力性心绞痛相比,疼痛持续时间一般较长,程度较重,且不易为硝酸甘油所缓解。

1)卧位型心绞痛:亦称休息时心绞痛。指在休息时或熟睡时发生的心绞痛,发作时间较长,症状较重,发作与体力活动或情绪激动无明显关系。疼痛常剧烈难忍,患者烦躁不安,起床走动。硝酸甘油的疗效不明显,或仅能暂时缓解。可发展为急性心肌梗死及发生严重心律失常。

2)变异型心绞痛:本型心绞痛也常在夜间发作,但发作时心电图显示相关导联 ST 段抬高,而不是压低。发生的机制是由于冠状动脉痉挛,此型患者多数会发生心肌梗死。

3)中间综合征:亦称为冠状动脉功能不全,发作时间长达 30 min 到 1 h 以上,多在休息时或睡眠中发生,常是心肌梗死的前奏。

4)梗死后心绞痛:是指在急性心肌梗死后 1 个月内发生的心绞痛。发生的机制是由于心肌梗死后尚有部分心肌未完全坏死,未坏死的心肌处于严重缺血状态而发生疼痛。该型容易再次发生心肌梗死。

(3) 混合性心绞痛:是指稳定型劳力性心绞痛与 UAP 混合或交替出现,兼有两型的临床表现。

3. 心绞痛严重程度分级 · 临床常用加拿大心血管学会(Canadian Cardiovascular Society,CCS)劳力性心绞痛的分级标准进行评估(表 22-1)。

表 22-1   CCS 劳力性心绞痛的分级标准

分级	标 准
I	一般日常活动不引起心绞痛。用力、速度快、长时间的体力活动引起发作
II	日常体力活动稍受限,饭后、情绪激动时受限更明显
III	日常体力活动明显受限,以一般速度在一般条件下平地步行 1 km 或上一层楼即可引起心绞痛发作
IV	轻微活动即可引起心绞痛,甚至休息时也有发作

(二) 中医病因病机

中医古籍文献中无明确"心绞痛"病名,其属中医学"胸痹""心痛""真心痛"的范畴,其中 UAP 属于中医学的"卒心痛",首见于《素问·缪刺论篇》,"邪客于足少阴之络,令人卒心痛暴胀,胸胁支满"。根据《医林改错》及历代医家对"胸痹心痛病"病因病机的认识,胸痹心痛病病位主要在心,心阳不振是本病的病理基础,病理因素与瘀血、痰浊相互为患。该病本质是本虚标实,亦有虚实夹杂。本虚主要为气虚、血虚、阳虚为主,标实为寒凝、瘀血、痰浊更为多见。亦有医家认为胸痹的主要病机为心脉痹阻,肺失治节,则血行瘀滞。随着胸痹病因病机的逐步完善,《素问·举痛论》云"脉泣则血虚,血虚则痛,其俞注于心,故相引而痛",气血阴阳俱虚可使心脉供血不足而发为胸痹心痛。《素问·调经论》云"寒气积于胸中而不泻,不泻则温气去,寒独留,则血凝泣,凝则脉不通"。《素问·痹论》云"心痹痛者,亦有顽痰死血"。《灵枢·本藏》云"肺大则多饮,善病胸痹",均提出以胸阳不振为本,寒凝、痰浊、气滞、血瘀等胸痹最多见的病因病机。本病证的发生多与寒邪内侵、饮食失调、情志失节、劳倦内伤、年迈体虚等因素有关,外感六淫、七情内伤、气血亏虚导致脏腑功能失调、气血失和、水液代谢停聚而为痰为瘀。肾气日衰、心阳不振、痰饮内停、日久成瘀,痰瘀互结,从而痹阻心脉,不通则痛,故而导致胸痹心痛产生。

(三) 诊断思路

1. 症状 · UAP 的症状为胸痛,主要表现为胸骨后憋闷感、紧缩感、烧灼感或压榨感等,并可向颈部、颌面部、肩背部、左上肢或上腹部等放射,症状一般持续数分钟至数十分钟,多数不超过 30 min。胸痛的部位及性质与稳定型心绞痛相似,但呈现发作频率增加,胸痛程度加重和持续时间延长等特点,甚至在静息时发作,休息或舌下含服硝酸酯类药物后通常可以缓解。UAP 的并发症比急性心肌梗死少见,发作时可以出现心悸、呼吸困难等心律失常或心力衰竭症状。

2. 体征 · UAP 本身没有特别明显的体征,发作时因心肌缺血诱发心律失常可闻及心律不齐;诱发心功能下降时心尖部可闻及一过性第三心音和第四心音;诱发乳头肌功能失调可闻及收缩期二尖瓣反流性杂音;诱发急性左心衰可闻及两肺湿啰音。

3. 实验室及辅助检查

(1) 心肌肌钙蛋白 I/T(cTnI/T):cTnI/T 是检测心肌损伤高特异性和敏感性的生物学标志物,用高敏感方法检测的 cTn(hs-cTn)更具诊断价值。UAP 患者 hs-cTn 正常,或轻度升高但未达到心肌梗死诊断标准。

(2) 心电图(ECG):发作时静息 ECG 可出现 2 个或更多的相邻导联 ST 段下移 $\geqslant 0.1$ mV 和

(或)对称性 T 波倒置。变异型心绞痛 ST 段常呈一过性抬高。

（3）24 h 动态心电图：多数患者均有无症状性心肌缺血的 ECG 改变,有 85%～95%的动态心电图改变不伴有心绞痛症状。动态心电图较常规 ECG 对 UAP 预后的判断更敏感。动态心电图不仅有助于检出心肌缺血的动态变化,也可用于 UAP 患者常规抗心绞痛药物治疗的评估,以及决策是否需要进行冠状动脉造影和血管重建术。

（4）运动心电图：适用于症状已稳定或消失的患者,常用于判断 UAP 的预后。静息 ECG 正常,运动试验亦阴性者,5 年存活率>95%;静息 ECG 正常,运动试验亦阴性但伴有胸痛者,其致命性心肌缺血事件发生率相对亦低;运动心电图出现缺血型 ST－T 改变,心率-血压乘积降低并伴有胸痛者,提示致命性心肌缺血和死亡的发生率均高。

（5）超声心动图检查：显示短暂性室壁运动异常。室壁运动异常呈持久性者,提示预后不良。

（6）放射性核素心肌显像检查：可确定心肌缺血的部位。TI 心肌显像示静息时心肌缺血区放射性稀疏或缺失,表示心肌处于血流低灌注状态。

（7）冠状动脉 CT 血管显像（CTA）：是简单、有效的无创检查方法,可以显示冠状动脉窄斑块的情况,但准确性不如冠状动脉数字减影血管造影（DSA）。

（8）冠状动脉 DSA：多数患者有两支或以上的冠状动脉病变,其中约半数为三支冠状动脉病变,但新近发作的心绞和无心肌梗死或慢性稳定型心绞痛病史的患者,则以单支冠状动脉病变者居多。

（四）监测与治疗

1. 监测 · UAP 患者重点要警惕和防范发生心肌梗死。患者应在到达医院后 10 min 内完成 12 导联 ECG 检查,必要时应加做右胸及后壁导联 ECG（V3R、V4R、V7～V9 导联）。在医院的患者需进行心电监护,观察心律、心率、血压等各项生命体征,并注意监测可能出现的心律失常。所有患者均应检测 cTnI/T,有条件的应选择 hs－cTn。如果结果未见增高,但临床症状不能排除心肌梗死的,应间隔 1～3 h 再次采血检测,并与首次结果比较。必要时在 3～6 h 后再次复查 cTn,同时复查 ECG,观察动态变化。若不能检测 cTn,应以 CK－MB 检测来替代。有呼吸困难的应监测血气分析。

2. 治疗

（1）一般处理：卧床休息,保持大便通畅,避免用力。有呼吸困难、动脉血氧饱和度（SaO_2）<90%、呼吸急促的患者应给予氧疗,烦躁不安、疼痛较剧的患者可给予镇静或吗啡镇痛。

（2）抗心肌缺血治疗

1）硝酸酯类：是非内皮依赖性血管扩张剂,具有扩张外周血管和冠状动脉,增加冠脉血流,降低心室前后负荷的作用。可给予硝酸酯类药物舌下含服或静脉滴注。使用中注意监测血压,逐渐增加或调整剂量,直至症状缓解或血压控制。

2）β受体阻滞剂：β受体阻滞剂可以减慢心率,降低血压和减弱心肌收缩力,从而降低心肌耗氧量,有助于缓解心绞痛,并减少心肌梗死、恶性室性心律失常的发生,如无使用禁忌,应尽早使用。推荐使用具有 $β_1$ 受体选择性的药物,如美托洛尔、比索洛尔,并长期服用,争取达到静息目标心率 55～60 次/min。

3）钙离子通道阻滞剂（CCB）：均具有扩张冠状动脉,增加冠脉血流量的作用,适用于冠状动脉痉挛导致的心绞痛,例如变异型心绞痛首选钙离子通道阻滞剂。但短效 CCB,如硝苯地平可导致剂量相关的冠状动脉疾病死亡率增加,不建议常规使用。非二氢吡啶类 CCB,例如地尔硫䓬和维拉帕米有显著的负性变时、变力和变传导作用,具有降低心肌耗氧量的作用,但有低血压、严重左心室功能障碍、房室传导阻滞的患者不宜使用。

4）尼可地尔：具有 ATP 依赖的钾通道开放作用和硝酸酯样作用，可用于对硝酸酯类不耐受的患者。

（3）抗血小板和抗凝治疗：根据 GRACE 缺血风险评分和 CRUSADE 出血风险评分，在充分权衡缺血与出血风险后，对无禁忌证的患者推荐在服用阿司匹林的基础上联合应用 1 种 P2Y12 抑制剂的双联抗血小板治疗（DAPT）。P2Y12 抑制剂首选替格瑞洛，如果出血风险高、替格瑞洛不耐受可选择氯吡格雷。双联抗血小板治疗首剂均使用负荷剂量（≥75 岁慎用或不用负荷剂量），后续采用维持剂量，至少服用 12 个月，可显著降低患者的心肌梗死和死亡的风险。对于出血风险较高的患者，应至少 1～3 个月的阿司匹林联合氯吡格雷治疗，随后长期阿司匹林或氯吡格雷单药治疗。

对于缺血高风险患者，还可以在 DAPT 治疗的基础上选择性联合应用其他抗凝、抗血小板药物，例如肝素、糖蛋白 GPⅡb/Ⅲa 受体拮抗剂（替罗非班）、磷酸二酯酶抑制剂（西洛他唑）等，但需警惕出血的风险。

（4）心律失常、心力衰竭等并发症治疗：对无左心室收缩功能不全或房室阻滞的患者，为缓解心肌缺血、控制心房颤动或扑动的快速心室率可予β受体阻滞剂。如果β受体阻滞剂无效或存在使用禁忌，则可应用非二氢吡啶类钙拮抗剂，如维拉帕米或地尔硫䓬。其他常用的抗心律失常药物还有胺碘酮、利多卡因等。有心力衰竭证据，但无低血压（收缩压＜90 mmHg）或明确禁忌证者，均应尽早开始口服血管紧张素转化酶抑制剂（ACEI），并坚持长期使用。如患者不能耐受 ACEI，可考虑给予血管紧张素Ⅱ受体阻滞剂（ARB）。ACEI/ARB 可以减少心力衰竭的发生，降低死亡率。已接受 ACEI 和（或）β受体阻滞剂治疗，但仍存在左心室收缩功能不全（LVEF≤40%）、心力衰竭或糖尿病，且无明显肾功能不全，应给予醛固酮受体拮抗剂治疗。

（五）中医药治疗

1. 中医对心绞痛的认识·胸痹临床表现最早记录见于《黄帝内经》，汉代张仲景明确提出了"胸痹"病名，《金匮要略·胸痹心痛短气病脉证治》谓"胸痹之病，喘息咳唾，胸背痛，短气，寸口脉沉而迟，关上小紧数"。随着历代医家对胸痹的认识，其范围由相关肺系病证扩展到心系病证。胸痹的治疗，《黄帝内经》提出了针刺治疗的穴位和方法。药物治疗方面，根据不同证候创制了栝蒌薤白白酒汤、栝蒌薤白半夏汤、枳实薤白桂枝汤等系列宣痹通阳方剂。宋金元时代胸痹的治法也颇为丰富，活血化瘀法被应用于治疗胸痹心痛，《太平圣惠方》《圣济总录》载有不少以活血化瘀立法治疗胸痹心痛的方剂。元代危亦林《世医得效方》提出用苏合香丸"治卒暴心痛"。明代王肯堂强调"凡治诸般心痛，必以开郁行气为主，此其要法也"。《证治准绳》用失笑散及大剂桃仁、红花、降香等来治疗。清代陈念祖《时方歌括》以丹参饮治心腹诸痛。王清任《医林改错》以血府逐瘀汤治胸痹心痛等，至今沿用不衰。结合冠心病心绞痛本虚标实的病机特点，本虚主要是心、脾、肾阳气的亏虚，在本虚基础上，加之调摄不慎，劳逸失度，或饮食不节，过食肥甘厚腻等而致气滞、寒凝、痰浊、血瘀等标实之邪痹阻心脉而发病。临床多为虚实夹杂，病理产物尤以"虚""瘀"及"痰"为主，针对本病本虚标实，虚实夹杂，发作期以标实为主，缓解期以本虚为主的病机特点，其治疗应补其不足，泻其有余。本虚宜补，权衡心之气血阴阳之不足，有无兼见肝、脾、肾之亏虚，调阴阳补气血，调整脏腑之偏衰，尤应重视补心气、温心阳。同时，补虚勿忘邪实，祛实勿忘本虚，权衡标本虚实之多少，确定补泻法度之适宜。

对于冠心病的治疗，中医大多采用"活血化瘀通络"大法，其实单纯应用豁痰、化瘀等治疗效果并不理想，目前认为联合规范化现代医学治疗及中医辨证论治内服外用等多种治疗手段，才能使胸痹心痛病患者的治愈率明显提高。

2. 辨证施治

（1）辨标本虚实：胸痹总属本虚标实之证，辨证首先辨别虚实，分清标本。标实应区别气滞、痰浊、血瘀、寒凝的不同,本虚又应区别阴阳气血亏虚的不同。标实者:闷重而痛轻,兼见胸胁胀满,善太息,憋气,苔薄白,脉弦者,多属气滞;胸部窒闷而痛,伴唾吐痰涎,苔腻,脉弦滑或弦数者,多属痰浊;胸痛如绞,遇寒则发,或得冷加剧,伴畏寒肢冷,舌淡苔白,脉细,为寒凝心脉所致;刺痛固定不移,痛有定处,夜间多发,舌紫暗或有瘀斑,脉结代或涩,由心脉瘀滞所致。本虚者:心胸隐痛而闷,因劳累而发,伴心慌、气短、乏力,舌淡胖嫩,边有齿痕,脉沉细或结代者,多属心气不足;若绞痛兼见胸闷气短,四肢厥冷,神倦自汗,脉沉细,则为心阳不振;隐痛时作时止,缠绵不休,动则多发,伴口干,舌淡红而少苔,脉沉细而数,则属气阴两虚表现。谨守病机,分清标本缓急,以通为补,通补结合,治疗标实,当健脾化痰、活血化瘀、芳香温通相结合,治疗本虚,以补肾为主。

(2)辨病情轻重:疼痛持续时间短暂,瞬息即逝者多轻;持续时间长,反复发作者多重;若持续数小时甚至数日不休者常为重症或危候。疼痛遇劳发作,休息或服药后能缓解者为顺症;服药后难以缓解者常为危候。一般疼痛发作次数多少与病情轻重程度呈正比,但亦有发作次数不多而病情较重的不典型情况,尤其在安静或睡眠时发作疼痛者病情较重,必须结合临床表现,具体分析判断。

(3)证类分治

1)心血瘀阻证

证候特征:胸闷胸痛、痛有定处、入夜尤甚,心悸气短,面色晦暗,唇舌紫暗或舌有瘀斑,苔薄,舌下络脉青紫,脉涩或结代。

病机:瘀血内停,心脉不通。

治法:活血化瘀,通络止痛。

推荐方药:桃红四物汤(《医宗金鉴》)加减。方药组成:当归、熟地黄、川芎、白芍、桃仁、红花等。在常规抗心绞痛治疗基础上采用桃红四物汤加减,对心绞痛症状有显著改善,同时还可降低血清血脂水平。

推荐中成药:①冠心宁注射液:具有活血化瘀、通脉养心的功效,在常规治疗基础上加用冠心宁注射液能够改善 UAP 患者心绞痛症状,并且药物安全性较好;②丹红注射液:可以显著改善 UAP 患者心绞痛症状和远期预后,减少不良心血管事件的发生;③丹参酮ⅡA磺酸钠注射液在常规治疗基础上加用丹参酮ⅡA磺酸钠注射液治疗 UAP 较单纯常规治疗疗效更好;④舒血宁注射液:在常规治疗基础上加用舒血宁注射液,可缓解心绞痛症状和减少硝酸甘油用量,且临床应用较为安全;⑤血府逐瘀胶囊:具有活血化瘀、行气止痛之功效,与西药常规治疗联合用药可明显改善 UAP 症状。

2)血瘀痰凝证

证候特征:胸部刺痛或闷痛,心悸气短,痰多,头身困重,面色晦暗,唇舌紫暗或舌有瘀斑,苔白腻,舌下络脉青紫,脉弦或涩。

病机:痰瘀互结,痹阻心脉。

治法:活血化瘀,祛痰化浊。

推荐方药:血府逐瘀汤(《医林改错》)合瓜蒌薤白半夏汤(《金匮要略》)加减。方药组成:桃仁、红花、当归、生地黄、牛膝、川芎、桔梗、赤芍、枳壳、柴胡、瓜蒌、薤白、法半夏、炙甘草等。血府逐瘀汤辅助治疗 UAP 可以显著改善患者临床症状,以及血脂和炎症因子水平;瓜蒌薤白半夏汤加减对比单纯西药治疗 UAP 能提高治疗总有效率。

推荐中成药:丹蒌片。该药治疗 UAP 能明显改善患者临床症状,抑制炎症反应,且具有抗氧化、抗动脉粥样硬化、降低血脂、稳定斑块的作用。

3)气阴两虚证

证候特征:胸闷胸痛,神疲乏力,咽干口燥,倦怠懒言,心悸气短,汗出,舌红苔薄少津或舌红少苔,脉细或脉弱。

病机:心气不足,阴血亏耗,心脉失养。

治法:益气养阴,通络止痛。

推荐方药:生脉散(《医学启源》)合炙甘草汤(《伤寒论》)加减。方药组成:人参、麦冬、五味子、生地黄、炙甘草、阿胶、火麻仁、生姜、桂枝、大枣、丹参等。

推荐中成药:生脉注射液。配合西医常规疗法治疗 UAP 可缓解心绞痛症状,抑制炎症反应。

4)心肾阳虚证

证候特征:胸闷胸痛、时发时止、畏寒肢冷、心悸气短、神疲乏力、小便清长,舌淡胖、边有齿痕,苔白,脉沉细,或脉细弱,或脉沉迟。

病机:心肾阳气虚衰,温运无力,血行瘀滞。

治法:补肾助阳,温通心脉。

推荐方药:参附汤(《重订严氏济生方》)合桂枝甘草汤(《伤寒论》)加减。方药组成:人参、制附子(先煎)、桂枝、炙甘草、桃仁、川芎等。

推荐中成药:参附注射液。参附注射液治疗 UAP 可减少心绞痛发作频次,增加冠状动脉的血流量。

5)气虚血瘀证

证候特征:胸痛胸闷、疼痛如刺、痛处不移、时重时轻、遇劳即发,神疲乏力、心悸气短、面色淡而晦暗,舌淡紫,或舌淡暗,或舌有紫斑,脉沉涩。

病机:气虚推动无力,血瘀心脉。

治法:益气活血,通络止痛。

推荐方药:保元汤(《博爱心鉴》)合桃红四物汤(《医宗金鉴》)加减。方药组成:炙黄芪、人参、白术、当归、川芎、赤芍、桃仁、红花、生地黄、炙甘草等。在西医常规治疗基础上联合保元汤合桃红四物汤加减治疗 UAP 能够较好地改善患者的心绞痛症状及中医证候。

推荐中成药:①通心络胶囊:在西医常规治疗基础上加用通心络胶囊治疗 UAP 的疗效确切,能显著降低心血管事件发生率,减少心绞痛发作次数、心绞痛持续时间及硝酸甘油用量,降低超敏C反应蛋白水平;②麝香通心滴丸:该药联合常规治疗可减少心绞痛发作次数和持续时间。

3. 其他疗法

(1)针刺治疗:以宽胸理气、活血止痛针刺疗法联合常规西药干预 UAP,可显著提高心绞痛缓解率和心电图有效率,并有效缩短动态心电图平均心肌缺血时间。所选用的腧穴以内关、心俞、膻中为主。心血瘀阻者加膈俞、血海、阴郄,活血化瘀、通脉止痛,诸穴针刺运用平补平泻法;痰凝者加太渊、丰隆、足三里、阴陵泉,通阳化浊、豁痰宣痹,诸穴针刺运用平补平泻法;气阴两虚者加足三里、气海、阴郄、少海,益气养阴、活血通络,诸穴针刺运用补法;心肾阳虚者可加肾俞、气海、关元、百会、命门,振奋心肾之阳,诸穴针刺运用补法,关元、气海、命门等穴可加艾灸;气虚血瘀者加脾俞、足三里、气海,益气通络,诸穴针刺运用补法。

(2)耳穴贴敷:选取神门、心、小肠、交感、皮质下为主穴,配穴为肝、胸、内分泌、肾上腺。耳穴贴敷可明显改善 UAP 患者的中医证候、心绞痛的症状和提高硝酸甘油停减率。

(3)穴位敷贴:常用药有檀香、苏合香、冰片、丹参、红花、乳香、没药等,将其制成贴膏。选取内关、心俞、厥阴俞、膻中穴,每日贴敷 1 次,每次持续 8 h,2 周为 1 个疗程。穴位贴敷治疗冠心病心绞痛可改善心绞痛症状、外周血血液流变学指标。

(4)中药离子导入:取穴内关,通过活血通络、理气止痛、宁心安神等缓解患者胸闷胸痛症状;取穴足三里,通过补中益气、通经活络、疏风化湿、扶正祛邪,缓解患者心悸、气短等症状。

第二节·急性心肌梗死

急性心肌梗死(acute myocardial infarction，AMI)包括 ST 段抬高型心肌梗死(STEMI)和非ST 段抬高型心肌梗死(NSTEMI)，其中 STEMI 是冠状动脉内不稳定斑块破裂、糜烂或侵蚀基础上，激活血小板和凝血系统，继发血栓形成，导致冠状动脉完全闭塞，心肌的血供显著减少或完全中断，导致心肌严重、持久的急性缺血，从而引发心肌细胞的损伤和坏死。NSTEMI 则是冠状动脉管腔非完全闭塞导致。但需注意部分心外膜冠状动脉急性闭塞时，心外膜下心肌如果受到侧支循环、缺血预适应等保护，并未发生坏死，此时完全闭塞的血管在临床上也可以表现为 NSTEMI。NSTEMI 与不稳定型心绞痛的区别在于缺血是否严重到引起心肌损伤。

(一) 分类

AMI 的病因分型如下。

1 型：由冠状动脉粥样硬化斑块急性破裂或侵蚀，血小板激活，继发冠状动脉血栓性阻塞，引起心肌缺血、损伤或坏死。须具备心肌损伤和至少一项心肌缺血的临床证据。

2 型：可存在或者不存在冠状动脉斑块和狭窄，心肌梗死的发生与斑块急性破裂或侵蚀、血栓形成无关，为心肌供氧和需氧之间失衡导致心肌缺血和损伤所致。

3 型：是猝死型心肌梗死，指心因性死亡伴心肌缺血症状和新发生缺血性心电图改变或心室颤动，但死亡发生于获得生物标志物的血样本或在明确心脏生物标志物增高之前，尸检证实为心肌梗死。

4 型：包括经皮冠状动脉介入治疗(PCI)相关心肌梗死(4a 型)、冠状动脉内支架或支撑物血栓形成相关心肌梗死(4b 型)及再狭窄相关心肌梗死(4c 型)。

5 型：为冠状动脉旁路移植术(CABG)相关的心肌梗死。

(二) 中医病因病机

急性心肌梗死是现代病名，属于中医的"胸痹心痛"及"真心痛"范畴。中医很早就有关于"胸痹心痛"病因病机的阐述。

1. **中医病因**·胸痹心痛的病因分为内因及外因，内因多与年老体衰、七情内伤、饮食不节、劳倦内伤等相关；外因多为寒凝心脉，心、肝、脾、肺、肾功能失调，导致瘀血，闭塞心脉、心脉不通、不通则痛，发为此病。

(1) 年老体衰：肾为人体脏腑阴阳之本，生命之源。年过半百，脏气渐亏，精血渐衰，而致肾阳不足，命门火衰，则无以温养他脏，而致心阳不振。心阳虚衰，寒从中生，不能温煦脾胃，则致脾胃运化不能，气血生化乏源，营血虚少，脉道不充，血流不畅，而心脉失养痹阻不畅，发为胸痹。心肾阳虚，阴寒痰饮乘于阳位，亦可阻滞心脉。凡此导致寒凝、气滞、血瘀、痰浊，而致胸阳失运，心脉阻滞，发生胸痹。若致肾阴不足，不能上滋心阴，则可致心阴不足；肝肾同源，水火既济，水不涵木，若肾阴不足造成肝阴不足，水亏火旺，则致阴虚阳亢；心脉失于濡养，而致胸痹。肾藏精，精化生气血，如肾虚封藏不足，无以化生气血，可致心脉不充，气血两虚而发胸痹心痛。

(2) 七情内伤：七情内伤即"情志所伤"，与胸痹心痛发病关系尤为密切，长期持续的不良情志刺激，过度的忧思恼怒，从而使人体脏腑阴阳失调、气血运行失常，导致疾病的发生。忧思伤脾，脾运失健，津液不布，遂聚为痰。郁怒伤肝，肝失疏泄，肝郁气滞，甚则气郁化火，灼津成痰。气滞或痰阻可使血行失畅，脉络不利，气血瘀滞，或痰瘀交阻，胸阳不运，心脉痹阻，不通则痛，而发胸痹。七情失调可致气血耗逆，心脉失畅，痹阻不通，而发心痛。

(3) 饮食不节：《素问·生气通天论》曰"味过于甘，心气喘满"。《素问·五脏生成论》"多食咸，则脉凝泣而变色"，偏嗜咸食则脉涩，气血不通而发生心痛。饮食不节，过食肥甘厚味，或嗜烟酒成癖，脾胃损伤，运化失健，聚湿生痰，痰浊郁久生热则消烁阴液，不能濡润脉道，导致脉道坚硬，上犯心胸清旷之区，阻遏心阳，胸阳失展，气机不畅，心脉闭阻，而成胸痹。另一方面，滋长阴津弥漫，极易化为脂液，因其性质黏腻，浸淫脉道，附着于脉壁，造成心脉壅塞，不能运血于心脏。这些都会加重心脉的痹阻及心络的挛急而突发冠心病。

（4）劳倦内伤：劳倦伤脾，脾虚转输失能，气血生化乏源，无以濡养心脉，拘急而痛。积劳伤阳，心肾阳微，鼓动无力，胸阳失展，阴寒内侵，血行涩滞，而发胸痹。

（5）寒凝心脉：寒邪内侵，寒主收引，暴寒折阳，既可抑遏阳气，又可使血行瘀滞，发为胸痹。《医学正传·胃脘痛》云"有真心痛者，大寒触犯心君"，《类证治裁·胸痹》云"胸痹，胸中阳微不运，久则阴乘阳位，而为痹结也"，积劳伤阳，心肾阳微，鼓动无力，胸阳失展，阴寒内侵，血行涩滞，而发胸痹。寒邪是导致胸痹心痛的重要病因，《素问·调经论》"寒气积于胸中而不泻，不泻则温气去，寒独留则血凝泣，凝则脉不通"，又如《诸病源候论》"寒气客于五脏六腑，因虚而发，上冲胸间，则胸痹"，《太平圣惠方》提出"心气虚损，邪气冷所乘，胸膈痞塞，心中痹痛"，均说明由于寒邪入侵，凝于脉中，心脉痹阻而发为胸痹心痛。

2. **中医病机** 汉代张仲景的《金匮要略·胸痹心痛短气病脉证治》，确立了"阳微阴弦"的基本病机，"阳微"是上焦阳气不足、胸阳不振之象，"阴弦"是阴寒邪盛、痰饮内停之征，"阳微阴弦"指明了上焦阳虚，下焦阴寒水饮之邪得以乘虚上居阳位，邪正相搏，胸阳痹阻，不通则痛，故导致胸痹心痛，奠定了"胸痹心痛"本虚标实的病性特点。

胸痹心痛的病位在心，涉及肺、肝、脾、肾诸脏。心主血脉，肺主治节，两者相互协调，气血运行正常。心脉运行不畅，肺失治节，则血行瘀滞。因心主血脉的正常功能，有赖于肝主疏泄，脾主运化，肾藏精主水等功能正常，肝失疏泄，气郁血滞；脾失健运，聚生痰浊，气血乏源；肾阴亏损，心血失荣；肾阳虚衰，君火失用。凡此均可引致心脉痹阻，胸阳失旷，而发胸痹。其病性为本虚标实，虚实夹杂。虚者多见气虚、阳虚、阴虚、血虚，尤以气虚、阳虚多见；实者不外气滞、寒凝、痰浊、血瘀，并可交互为患，标本二者常可相兼为病。发作期以标实表现为主，血瘀、痰浊为突出，缓解期主要有心、脾、肾气血阴阳之亏虚，其中又以心气虚、心阳虚最为常见。胸痹的病机转化可因实致虚，亦可因虚致实。

（三）诊断思路

1. **症状** 多数患者在发病前数日有乏力、胸部不适，活动时心悸、气急、烦躁、心绞痛等前驱症状，或心绞痛较以往发作频繁、疼痛加剧、持续时间明显延长、硝酸甘油疗效差等先兆症状。胸痛的部位、性质与 UAP 相似，但程度较重，胸骨后或心前区剧烈的压榨性疼痛（通常超过 $10\sim20\,min$），常伴有恶心、呕吐、大汗和呼吸困难等，部分患者可发生晕厥。休息或含服硝酸酯类药不能完全缓解，并可伴有面色苍白、恶心、呕吐、大汗、呼吸困难、心悸、黑矇、昏厥等急性循环功能障碍和心律失常的表现，甚至发生猝死。临床上须警惕部分疼痛位于上腹部的易被误诊为急腹症，疼痛放射至下颌、颈部、肩背部的不典型患者容易被漏诊和误诊。

2. **常见并发症的症状** AMI 常可以出现心律失常、心力衰竭、低血压、心源性休克等并发症。

（1）心律失常：各种心律失常都可以发生，最常见的是室性心律失常。前壁心梗死时常可以出现频发室性期前收缩和室性心动过速，如果出现房室或室内传导阻滞常预示梗死范围广泛。完全性房室传导阻滞多见于下壁心梗，严重时可以出现窦性停搏、持续性室性心动过速、心室扑动、心室颤动等，甚至猝死。

（2）心力衰竭：多数是急性左心衰，在起病最初几天内即可出现，为梗死后心脏收缩和舒张功能显著减弱或心肌活动不协调所致。临床表现为呼吸急促、难以平卧、咳嗽、发绀、烦躁等症状，严重时可以出现呼吸困难、咳粉红色泡沫痰等肺水肿的表现；右心室心梗或急性左心衰累及右心室可出现颈静脉怒张、肝大、下肢水肿等右心衰的表现，常伴低血压或血压下降，甚至休克症状。AMI 患者心功能评估采用 Killip 分级法见表 22-2。

表 22-2　Killip 心功能分级法

分级	症状与体征
Ⅰ	无明显的心力衰竭
Ⅱ	有左心衰竭，肺部啰音＜50%肺野，奔马律，窦性心动过速或其他心律失常，静脉压升高，有肺淤血的 X 线表现
Ⅲ	肺部啰音＞50%肺野，可出现急性肺水肿
Ⅳ	心源性休克，有不同阶段和程度的血流动力学障碍

（3）低血压和休克：血压持续＜80 mmHg，并伴有烦躁不安、皮肤湿冷、面色苍白、大汗淋漓、尿量减少（＜20 mL/h）等症状，是心源性休克的表现，通常提示梗死范围较大，或存在右心室心梗、恶性心律失常、机械并发症等情况。

3. AMI 的体征　胸痛发作较重时，可有面色苍白、皮肤湿冷；严重心肌缺血引起心功能不全时可出现口唇发绀；累及右心时，可见颈静脉怒张、下肢水肿；出现心律失常时，可闻及心律不齐；急性左心衰时，肺部可闻及湿啰音，心尖部有时可闻及奔马律；缺血造成乳头肌功能不全时，可出现二尖瓣关闭不全的收缩期杂音。

4. 实验室及辅助检查

（1）cTnI/T：cTnI/T 是诊断 AMI 高特异性和敏感性的生物学标志物。与标准 cTn 检测相比，hs-cTn 检测对于 AMI 有较高的预测价值，可减少"肌钙蛋白盲区"时间，更早地检测 AMI。hs-cTnT 和 hs-cTnI 的诊断准确性相当，但 hs-cTnT 对预后的判断价值更大。cTn>99th 正常参考值上限提示心肌损伤，有诊断意义。cTn 一般在发病 3～4 h 后开始升高，cTnI 于 12～24 h 达高峰，7～10 天降至正常，cTnT 于 24～48 h 达高峰，10～14 天降至正常。但 cTn 升高也见于以胸痛为表现的主动脉夹层和急性肺栓塞，以及非冠状动脉性心肌损伤，例如慢性和急性肾功能不全、严重心动过速和过缓、严重心力衰竭、心肌炎、卒中、骨骼肌损伤及甲状腺功能减退等，应注意鉴别。

患者到医院后 10 min 内应完成 cTn 检测，有条件的应首选 hs-cTn。如果结果未见增高，应间隔 1～3 h 再次采血检测，并与首次结果比较，若增高超过 20%，应考虑急性心肌损伤的诊断。若初始两次检测结果仍不能明确诊断，而临床提示 AMI 可能，则在 3～6 h 后重复检查。若不能检测 cTnI/T，可用 CK-MB 检测来替代，后者在 AMI 后迅速下降，因此对判断心肌损伤的时间和诊断早期再梗死，可提供补充价值。

（2）心电图（ECG）：STEMI 的特征性 ECG 表现为至少 2 个相邻导联 J 点后新出现 ST 段弓背向上抬高，呈单相曲线，伴或不伴病理性 Q 波、R 波减低，但 STEMI 早期多不出现这种特征性改变，而表现为超急性 T 波（异常高大且两支不对称）改变和（或）ST 段斜直型升高，并发展为 ST-T 融合，伴对应导联的镜像性 ST 段压低。存在左束支传导阻滞、右束支传导阻滞、心室起搏等情况时，STEMI 心电图诊断会有困难，需结合临床情况仔细判断。临床可根据 ST 段抬高的导联初步判断梗死部位（表 22-3）。NSTEMI 特征性的 ECG 异常包括 ST 段下移、一过性 ST 段抬高和 T 波改变。

表 22-3　STEMI 心电图定位诊断

梗死部位	导联	梗死部位	导联
前间壁	V1、V2、V3	下壁	Ⅱ、Ⅲ、aVF
前壁	V3、V4、V5	高侧壁	Ⅰ、aVL
前侧壁	V5、V6、V7	正后壁	V7、V8、V9
广泛前壁	V1~V5、Ⅰ、aVL	右心室	V3R、V4R、V5R

　　患者应于首次医学接触（FMC）后 10 min 内完成 12 导联 ECG（推荐记录 18 导联 ECG），对疑似下壁梗死患者，需加做 V3R~V5R 和 V7~V9 导联。对有持续性胸痛但首份 ECG 不能明确诊断 STEMI 的患者，需在 15~30 min 内复查 ECG，对症状发生变化的患者需随时复查。

　　（3）冠状动脉数字减影血管造影（DSA）：冠状动脉 DSA 是诊断的"金标准"。考虑血运重建手术的患者，应尽早行冠状动脉 DSA 检查，明确病变情况，及时介入治疗和预后评价。

　　（4）超声心动图：超声心动图评估心脏结构、运动与心功能，同时具有确诊或鉴别诊断意义。心肌缺血或坏死可出现心肌节段性运动减弱或运动障碍。在没有明显的室壁运动异常的情况下，可以通过对比剂超声心动图检测到的心肌灌注障碍或使用应变和应变率成像检测到局部心肌功能下降，从而相对于常规超声心动图，提高其诊断和预后价值。

　　（5）心脏磁共振成像（CMR）：可以同时评估心肌灌注和室壁运动异常。使用晚期钆增强剂，CMR 也可以检测瘢痕组织。通过使用 T2 加权成像辨别心肌水肿，可以与新发的梗死区分开。

　　（6）其他辅助检查：无创性 ECG 负荷试验、放射性核素显像、冠脉 CT 血管成像等可根据病情需要选择进行检查，为明确诊断或下一步诊治提供参考。

　　5. AMI 的诊断及标准·根据"第四版心肌梗死全球统一定义"，AMI 的诊断标准为：心脏生物标志物出现升高和（或）降低，优选 hs-cTnT 或 hs-cTnI，且至少一次值高于参考上限的第 99 个百分位数，并且满足以下至少一条临床证据。

　　（1）急性心肌缺血症状。

　　（2）新的缺血性 ECG 改变：ST 段持续抬高（>20 min）的为 STEMI；ST 段抬高的诊断标准为相邻 2 个导联 J 点后新出现 ST 段抬高，其中 V2~V3 导联≥2.5 mm（男性，<40 岁）或≥2 mm（男性，≥40 岁）或≥1.5 mm（女性，无论年龄），其他导联≥1.0 mm；ECG 表现为新发的 ST 段压低或 T 波低平、倒置，或非持续性 ST 段抬高（<20 min）的为 NSTEMI。

　　（3）新发病理性 Q 波。

　　（4）新的存活心肌丢失或室壁节段运动异常的影像学证据。

　　（5）冠状动脉造影或腔内影像学检查或尸检证实冠状动脉血栓。

（四）监测与治疗

　　1. 监测·对 AMI 患者应进行心电监护，持续监测心律、心率、血压等生命体征，以及动脉血氧饱和度等，并密切观察警惕发生致命性心律失常。所有患者均应动态观测 cTn、ECG 的变化，可以为明确诊断、疗效评价、病情变化、风险评估和预后判断提供重要参考。

　　心功能不全的患者还应观测 BNP 或 NT-proBNP，以辅助病情和不良风险的评价。有呼吸困难的应注意监测血气分析。

　　2. 危险评估·STEMI 患者强调尽早再灌注治疗恢复冠脉血供。NSTE-ACS 患者应根据缺血危险评估选择合适的治疗策略。

　　（1）STEMI 的危险评估：所有 STEMI 患者均应尽早评估短期危险，包括心肌损伤的程度、再灌注治疗是否成功及是否存在不良心血管事件高风险的临床特征。以下因素提示患者存在较高不良事件风险,属于高危 STEMI:①高龄女性;②既往有心肌梗死或心房颤动、外周血管疾病、心功能不全、肾功能不全、糖尿病等基础疾病;③存在广泛前壁心肌梗死、再发心肌梗死、下壁合并右心室和(或)正后壁心肌梗死等;④合并恶性心律失常、急性心力衰竭、心源性休克和机械并发症、院外心搏骤停等严重并发症;⑤再灌注时间延迟、溶栓治疗失败等。也可通过 AMI 的 TIMI 评分对 STEMI 患者进行早期危险分层,可分为低危(0~3 分)、中危(4~6 分)、高危(7~14 分),具体见表 22-4。

表 22-4　AMI 的 TIMI 危险评分系统

项　目	分值
病史	
年龄≥75 岁	3 分
年龄 65~74 岁	2 分
糖尿病或高血压或心绞痛	1 分
检查	
收缩压<100 mmHg	3 分
KilliP 分级 Ⅱ~Ⅳ级	2 分
体重* <67 kg	1 分
前壁 ST 段抬高或左束支传导阻滞	1 分
距离就诊时间>4 h	1 分
心率>100 次/min	2 分
总分	16 分

注:* 此值为欧美数据,国内推荐以<50 kg 计分

(2) NSTEMI 的危险评估:对 NSTEMI 患者应进行缺血性及出血性危险分层,以制订不同的治疗策略。

1) 病史:胸痛或胸闷症状发作频繁、静息下发作、发作时间长、发作时出冷汗、硝酸酯类药物不能缓解提示缺血严重。

2) 体格检查:患者就诊时心动过速、低血压、血流动力学不稳定、急性心力衰竭、新出现二尖瓣反流等均提示预后不良,需紧急处理。

3) 心电图:ECG 是预测危险的通用手段,ST 段压低的导联数目和压低的程度都表明了心肌缺血的程度,缺血范围越大其风险越高;ST 段压低伴短暂抬高,则风险更高。患者合并心律失常,其风险中至高危包括以下情况:血流动力学不稳定、严重心律失常、左心室射血分数(LVEF)<40%、再灌注治疗失败及合并介入治疗并发症。

4) 生化标志物:肌钙蛋白水平越高,死亡风险越大,cTnT 比 cTnI 预后价值更高。BNP 或 NT-proBNP 的升高也提示急性心力衰竭和死亡风险。

3. 治疗　对于 STEMI 的患者,早期、快速并完全地开通梗死相关动脉(IRA)是改善预后的关键,直接影响患者的预后、死亡率和生存质量,应尽早采取再灌注治疗,尽可能地缩短心肌缺血总时间。再灌注治疗包括:经皮冠状动脉介入治疗(PCI)、经静脉溶栓治疗,少数患者需要紧急 CABG 手术。

对于 NSTEMI 患者,应根据缺血危险评估,按危险分层选择保守治疗或 PCI 治疗策略;保守治疗主要包括:溶栓、抗血小板、抗凝、抗心肌缺血、抑制心肌重构等药物治疗。

(1) 一般处理:包括卧床休息、持续心电监护、开放静脉通道。注意保持大便通畅,必要时使用缓泻剂,避免用力等。动脉血氧饱和度(SaO_2)>90% 的患者不推荐常规吸氧,当 SaO_2<90% 或 PaO_2<60 mmHg(1 mmHg = 0.133 kPa)时应予氧疗。伴剧烈胸痛且无禁忌证的患者,可考虑静脉给予阿片类药物,如吗啡以缓解疼痛,并注意低血压和呼吸功能抑制的不良反应。严重焦虑者可考虑给予中效镇静剂,如苯二氮䓬类。

(2) AMI 的 PCI 治疗策略:见图 22-1。

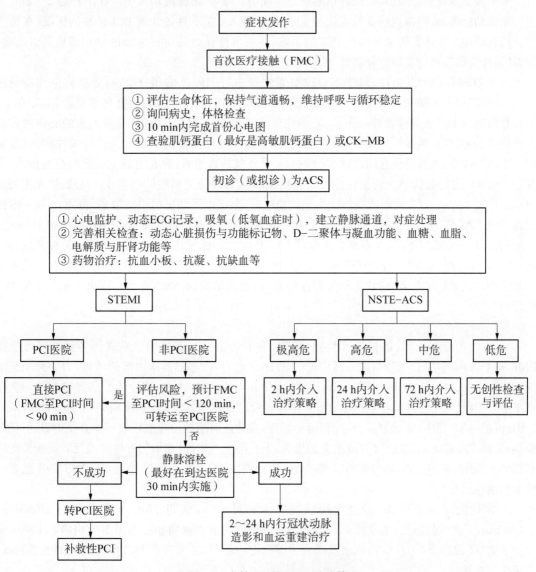

图 22-1 急性心肌梗死 PCI 治疗策略

1) STEMI 的 PCI 治疗策略:对首诊可开展直接 PCI 的医院应全天候开放导管室,要求入院至球囊扩张(door to balloon,D2B)时间≤90 min。如果不具有开展 PCI 治疗的条件,对于发病≤12 h

的患者,应立即评估能否将患者在就诊后 120 min 内转运至可行 PCI 的医院并开通 IRA,如果
"能",则应在患者就诊后 30 min 内启动转运流程,将患者尽快转运至可行 PCI 的医院实施直接
PCI。如果"不能",则应立即评估患者是否存在溶栓禁忌证,如果"有溶栓禁忌证",则应在患者就
诊后 30 min 内启动转运流程,将患者尽快转运至可行 PCI 的医院实施直接 PCI;如果"无溶栓禁忌
证",则应在患者就诊后 30 min 内开始溶栓治疗。

对于发病>12 h 的患者,如果存在临床不稳定情况,如进行性心肌缺血症状、心力衰竭、心源性
休克、恶性心律失常等,则应立即实施直接 PCI 治疗,或在患者就诊后 30 min 内启动转运流程,将
患者尽快转运至可行 PCI 的医院实施直接 PCI。

对于接受溶栓治疗的患者,应评估溶栓是否成功。如果"溶栓成功",则应在溶栓后 2～24 h 常
规行冠状动脉造影,再根据病变特点决定是否干预 IRA。在不具备开展 PCI 条件的医院,在给予
溶栓药物后应尽快将其转运至可行 PCI 的医院,并在溶栓开始后 60～90 min 评估溶栓是否成功,
如果"溶栓失败",则应立即行补救性 PCI。

2) NSTEMI 的 PCI 治疗:对于 NSTEMI 首先应进行危险评估和分层,对于极高危或高危患
者,应采取积极的早期介入治疗。①极高危缺血患者:对于有以下情况的极高危患者,推荐在 2 h
内行紧急冠脉 PCI 再灌注治疗。包括:心源性休克或血流动力学不稳定;危及生命的心律失常或
心搏骤停;心肌梗死机械性并发症;急性心力衰竭;药物治疗无效的反复发作或持续性胸痛;反复
ST-T 动态改变,尤其是伴有间歇性 ST 段抬高;②高危缺血患者:存在有以下情况的高危患者,推
荐在 3～24 h 内行冠脉 PCI 再灌注治疗。包括:GRACE 评分为高危(>140 分);心肌梗死相关的
cTn 上升或下降;ST-T 动态改变。③中危缺血患者:存在以下情况的中危患者,推荐在 72 h 内行
冠脉 PCI 再灌注治疗。包括:糖尿病;肾功能不全,估算肾小球滤过率(eGFR)<60 mL/(min·
1.73 m²);左心室功能下降(左心室射血分数 LVEF<40%)或慢性心力衰竭;早期心肌梗死后心绞
痛;PCI 史;既往行 CABG 治疗;GRACE 评分 109～140 分。④低危患者:不具备极高危、高危和中
危标准中相关情况的患者,建议先行无创性检查(如负荷试验、心脏超声等),再决定是否采用 PCI
治疗。

(3) 溶栓治疗

1) 溶栓治疗的原则:溶栓治疗快速、简便,在不具备 PCI 条件的医院或因各种原因可能使
FMC 至 PCI 时间明显延迟时,对有适应证的 STEMI 患者,应尽早静脉内溶栓治疗,力争到院至溶
栓(door to needle,D2N)时间<30 min。对发病 3 h 内的 AMI 患者,溶栓治疗的即刻疗效与直接
PCI 相似,因此有条件时可在救护车上开始溶栓治疗;发病 3～12 h 以内,预期 FMC 至 PCI 时间>
120 min 的 AMI 患者,如无禁忌证,应行溶栓治疗,虽然此时溶栓治疗的疗效不如直接 PCI,但仍能
获益;发病 12～24 h,症状已缓解或消失的患者,不行溶栓治疗;但如果仍有持续或反复缺血性胸痛
和持续 ST 段抬高的患者,溶栓治疗仍然有效;拟行直接 PCI 者,不行溶栓治疗。NSTEMI 患者一
般不行溶栓治疗。

2) 溶栓治疗的适应证:①急性胸痛发病未超过 12 h,预期 FMC 至导丝通过 IRA 时间
>120 min,无溶栓禁忌证;②发病 12～24 h 仍有进行性缺血性胸痛和心电图至少相邻 2 个或 2 个
以上导联 ST 段抬高>0.1 mV,或血流动力学不稳定的患者,若无直接 PCI 条件且无溶栓禁忌证,
应考虑溶栓治疗。

3) 溶栓治疗的禁忌证:见表 22-5。

表 22-5　STEMI 患者溶栓治疗的禁忌证

绝对禁忌证	相对禁忌证
既往颅内出血史或未知部位的脑卒中史	近 6 个月内发生短暂性脑缺血发作
近 6 个月内有缺血性脑卒中发作	口服抗凝药治疗中
中枢神经系统损伤,神经系统肿瘤或动静脉畸形	妊娠或产后 1 周
近 2 个月内出现过重大创伤,外科手术或头部损伤	难治性高血压[收缩压>180 mmHg 和(或)舒张压>110 mmHg]
近 1 个月内有胃肠道出血	晚期肝脏疾病
已知原因的出血性疾病(月经除外)	感染性心内膜炎
明确、高度怀疑或不能排除主动脉夹层	活动性消化性溃疡
24 h 内接受过不可压迫的穿刺术(如肝活检、腰椎穿刺术)	长时间或有创性心肺复苏

4) 溶栓治疗的方法:临床应用的主要溶栓药物包括:特异性纤溶酶原激活剂(阿替普酶、瑞替普酶、替奈普酶和重组人尿激酶原)和非特异性纤溶酶原激活剂(尿激酶等)两大类,前者的溶栓再通率高,更适合溶栓治疗使用,后者再通率较低,出血风险高,现已渐少用。STEMI 早期体内凝血及纤溶系统处于动态平衡之中,在溶栓药物溶解的同时或之后,仍然不断有新的血栓形成。因此,溶栓治疗期间及之后必须联合使用抗凝和抗血小板治疗,以抑制新的血栓形成,防止 IRA 再闭塞。

阿替普酶(r-tPA):是目前常用的溶栓剂,可以选择性激活纤溶酶原,对全身纤溶活性影响较小。一般采取全量 90 min 加速给药法:先静脉推注 15 mg,随后在 30 min 内静脉滴注 0.75 mg/kg(最大剂量不超过 50 mg),其后 60 min 内再给予 0.5 mg/kg(最大剂量不超过 35 mg)静脉滴注。也可采用半量给药法:50 mg 溶于 50 mL 专用溶剂,首先静脉推注 8 mg,其余 42 mg 于 90 min 内滴完。该药再通率高,脑出血发生率低。

瑞替普酶(rPA):10 mU 缓慢静脉注射(推注 2 min 以上),间隔 30 min 同等剂量重复给药一次。使用单独的静脉通路,不能与其他药物混合给药。该药再通率高,使用较方便。

替奈普酶(rhTNK-tPA):30~50 mg 溶于 10 mL 生理盐水中,静脉推注。体重<60 kg,剂量为 30 mg;体重每增加 10 kg,剂量增加 5 mg,最大剂量为 50 mg。再通率高,只需一次静脉注射,使用方便。

重组人尿激酶原(pro-UK):5 mg/支,一次用 50 mg,先将 20 mg(4 支)用 10 mL 生理盐水溶解后,3 min 静脉推注完毕,其余 30 mg(6 支)溶于 90 mL 生理盐水,于 30 min 内静脉滴注完毕。再通率高,脑出血发生率低。

尿激酶:150 万 U 溶于 100 mL 生理盐水,30 min 内静脉滴注。不具有纤维蛋白选择性,再通率低,现已较少使用。

5) 溶栓治疗成功(血管再通)的判断:典型的溶栓治疗成功标准是抬高的 ST 段回落≥50%的基础上,伴有胸痛症状明显缓解和(或)出现再灌注性心律失常,或者经冠状动脉造影直接证实血流恢复。溶栓成功的指标包括在溶栓后 60~90 min 以内:①抬高的 ST 段回落≥50%;②胸痛症状缓解或消失;③出现再灌注性心律失常;④心肌坏死标志物峰值提前,如 cTn 峰值提前至发病后 12 h 内,肌酸激酶同工酶峰值提前至 14 h 内。具备上述 4 项中的 2 项或 2 项以上,则考虑再通;但第 2 和第 3 两项组合不能判定为再通。

冠状动脉造影结果是判断溶栓成功最直接的证据,可根据心肌梗死溶栓(TIMI)血流情况进行判断:TIMI 血流 0~1 级提示梗死相关血管持续闭塞,溶栓失败;TIMI 血流 2 或 3 级表示血管再通;TIMI 3 级为完全性再通。

6) 溶栓出血并发症及其处理:溶栓治疗的主要风险是出血,尤其是颅内出血(发生率0.9%~1.0%)。高龄、低体重、女性、既往脑血管疾病史、入院时血压高是颅内出血的主要危险因素。一旦怀疑颅内出血时应立即停用溶栓、抗血小板和抗凝治疗,对于4 h内使用过普通肝素的患者,推荐用鱼精蛋白中和(1 mg鱼精蛋白中和100 U普通肝素),对出血时间异常的患者可酌情输注血小板。

(4) 抗血小板和抗凝治疗

1) 抗血小板治疗:常用的药物有环氧化酶抑制剂(阿司匹林)、P2Y12受体拮抗剂(替格瑞洛、氯吡格雷等)、血小板膜糖蛋白(GP)Ⅱb/Ⅲa受体拮抗剂(替罗非班、阿昔单抗、依替巴肽等)。阿司匹林联合一种P2Y12受体抑制剂的双联抗血小板治疗(DAPT)是抗栓治疗的基础。

环氧化酶抑制剂:阿司匹林是抗血小板治疗的基石。如果患者没有禁忌证,AMI患者均应立即服用阿司匹林首剂负荷量150~300 mg,继以75~100 mg/d的剂量长期维持。同时在服用阿司匹林的基础上,应再联合应用一种P2Y12受体拮抗剂,对于接受溶栓治疗的患者也不例外,并维持至少12个月。

P2Y12受体拮抗剂:氯吡格雷是一种前体药物,需通过肝细胞色素酶P450(CYP)氧化生成活性代谢产物才能发挥抗血小板作用,与P2Y12受体不可逆结合。替格瑞洛是一种直接作用、可逆结合的新型P2Y12受体抑制剂,相比氯吡格雷,具有更快速、强效抑制血小板的特点。推荐首选替格瑞洛,不能使用替格瑞洛或出血风险高的患者,可应用氯吡格雷。一般首剂使用负荷剂量,后续改维持剂量,但年龄≥75岁的患者,建议应用氯吡格雷,且慎用或不用负荷剂量,以降低出血风险。

血小板膜糖蛋白(GP)Ⅱb/Ⅲa受体拮抗剂:替罗非班、依替巴肽等作用于血小板聚集的终末环节,是强效抗血小板药物之一。与阿昔单抗相比,替罗非班具有更好的安全性,大出血发生率处于同类研究的低水平。在有效的双联抗血小板治疗及抗凝治疗情况下,不推荐AMI患者PCI前早期常规应用GP Ⅱb/Ⅲa受体拮抗剂。

2) 抗凝治疗:确诊为AMI时应尽快启动肠道外抗凝治疗,并与抗血小板治疗联合进行,同时须注意警惕和观察出血风险。常用的药物有:普通肝素、低分子量肝素、磺达肝癸钠、比伐芦定。

普通肝素:与其他抗凝方案相比虽然出血发生率会增加,但仍被广泛应用,且对于肾功能不全患者普通肝素无需调整剂量。

低分子量肝素:比普通肝素的剂量效应相关性更好,且肝素诱导血小板减少症的发生率更低,但不推荐与普通肝素同时使用。

磺达肝癸钠:是有效性和安全性综合评估最佳的选择性凝血因子Xa抑制剂,可与抗凝血酶高亲和力并可逆地结合,进而抑制抗凝血酶的生成。患者肌酐清除率<20 mL/min时禁用。

比伐芦定:能够与凝血酶直接结合,由于不与血浆蛋白结合,其抗凝效果的可预测性比普通肝素更好。

NSTEMI患者可用肝素进行短期抗凝,STEMI患者需要在48 h内接受介入性治疗的,建议选用普通肝素或比伐芦定;需要进行静脉溶栓治疗的,应使用普通肝素或低分子肝素抗凝治疗至少48 h,直至血运重建,但最多不宜超过8天。如果患者拟行非介入性治疗,宜先用磺达肝癸钠或低分子肝素,其中对于出血风险高的患者,宜选用磺达肝癸钠。

(5) 抗心肌缺血和抑制心肌重构:常用药物包括硝酸酯类、β受体阻滞剂、血管紧张素转化酶抑制剂(ACEI)/血管紧张素Ⅱ受体阻滞剂(ARB)、醛固酮受体拮抗剂、钙通道阻滞剂、他汀类等。

1) 硝酸酯类药物:推荐舌下或静脉使用以缓解胸痛。若患者有反复缺血性胸痛,或难以控制的高血压,或心力衰竭,则建议静脉应用。在密切监测血压的同时,采用滴定法逐渐增加硝酸酯类的剂量直至症状缓解,或者直至血压降至正常水平。症状控制后,则没有必要继续使用硝酸酯类药物,随机对照试验没有证实硝酸酯类可降低主要心血管事件。对于收缩压<90 mmHg或较基础

血压降低>30%、拟诊右心室梗死的 STEMI 患者不推荐使用硝酸酯类药物。

2）β受体阻滞剂：无禁忌证的 AMI 患者均推荐在发病后 24 h 内早期开始口服β受体阻滞剂，并长期服用，争取达到静息目标心率 50～60 次/min。建议口服美托洛尔，从低剂量开始，逐渐增加至患者最大耐受剂量。若患者耐受良好，2～3 天后换用相应剂量的长效缓释制剂。

3）ACEI/ARB：ACEI 不具有直接抗心肌缺血作用，而是通过阻断肾素-血管紧张素系统，影响心肌重塑、减轻心室过度扩张发挥心血管保护作用。AMI 患者应用 ACEI 可减少心力衰竭的发生、降低病死率，因此对 AMI 患者有心力衰竭、糖尿病、前壁心肌梗死，但无低血压（收缩压<90 mmHg）或明确禁忌证者，均应尽早开始口服 ACEI，并坚持长期使用。如患者不能耐受 ACEI，可考虑给予 ARB，生存率获益相似。临床上需要注意，因其可导致低血压或肾功能不全，因此 AMI 前 24 h 内应谨慎使用；对有可能出现不良事件的高风险患者，可使用卡托普利或依那普利这类短效 ACEI；伴有肾功能不全的患者，应明确肾功能状况及是否有 ACEI 或 ARB 的禁忌证；联合使用 ACEI 和 ARB 可能增加不良事件的发生，故不推荐。

4）醛固酮受体拮抗剂：AMI 以后已接受 ACEI 和（或）β受体阻滞剂治疗，但仍存在左心室收缩功能不全（LVEF≤40%）、心力衰竭或糖尿病，且无明显肾功能不全［血肌酐男性≤221 μmol/L（2.5 mg/dL），女性≤177 μmol/L（2.0 mg/dL）、血钾≤5.0 mmol/L］的患者，应给予醛固酮受体拮抗剂治疗。

5）钙通道阻滞剂（CCB）：所有 CCB 均能引起冠状动脉扩张，可用于变异型心绞痛。短效硝苯地平可导致剂量相关的冠状动脉疾病死亡率增加，不建议常规使用。STEMI 后合并难以控制的心绞痛时，在使用β受体阻滞剂的基础上可联合应用 CCB。但临床有严重左心室功能障碍、心源性休克、PR 间期>0.24 s，或二、三度房室传导阻滞而未置入心脏起搏器的患者不宜使用非二氢吡啶类 CCB，如维拉帕米、地尔硫草。

6）他汀类药物：所有无禁忌证的 STEMI 患者入院后均应尽早开始高强度他汀类药物治疗，无需考虑胆固醇水平，并长期维持。

（6）冠状动脉搭桥手术（CABG）：紧急 CABG 也是再灌注治疗的一种手段，在以下患者中考虑实施：溶栓治疗或 PCI 后仍有持续的或反复的缺血；冠状动脉造影显示血管解剖特点不适合行 PCI，且存在大面积受损心肌、严重心力衰竭或心源性休克风险；出现心肌梗死相关机械并发症，如室间隔穿孔、乳头肌功能不全或断裂等。

（7）并发症的处理

1）合并心力衰竭：STEMI 合并心力衰竭患者采用 Killip 心功能分级，患者应持续监测心律、心率、血压和尿量。肺水肿且 SaO₂<90% 的患者推荐吸氧，维持 SaO₂≥95%；呼吸频率>25 次/min 且 SaO₂<90% 的呼吸窘迫患者在不伴低血压时可考虑使用无创通气支持。患者出现导致低氧血症、高碳酸血症或者酸中毒的呼吸衰竭且无法耐受无创通气支持时，建议有创通气治疗。

肺水肿伴呼吸困难的 STEMI 患者，采用静脉注射袢利尿剂作为一线药物（如呋塞米、布美他尼和托拉塞米）。

血压>90 mmHg 的患者可应用血管扩张剂硝酸酯类药物以缓解症状及减轻肺淤血；硝普钠也可用于控制收缩压升高患者的血压及缓解症状，常从小剂量（10 μg/min）开始，根据血压逐渐增加至合适剂量。

严重心力衰竭伴有难以纠正的低血压的 STEMI 患者可以考虑使用正性肌力药物。伴有难治性心力衰竭且对利尿剂反应不佳的 STEMI 患者，可行超滤或血液净化治疗。存在持续性心肌缺血的患者应早期行冠状动脉血运重建治疗。

除上述处理措施外，尽早行超声心动图检查，必要时行血流动力学监测，以评价左心功能的变化、指导治疗及监测疗效。

2）合并心源性休克：心源性休克可为 STEMI 的首发表现，也可发生在急性期的任何时段，6%～10% 的 STEMI 患者合并心源性休克，且住院期间死亡率高达 50% 左右。通常是由于大面积心肌梗死或合并严重的机械并发症所致，是 STEMI 患者最主要的死亡原因。AMI 合并心源性休克的患者宜尽早行冠脉造影，以期对冠脉进行血运重建。

对于心排血量严重降低导致组织器官低灌注的患者，宜静脉使用正性肌力药物。存在持续组织低灌注者，需要使用血管收缩药物维持收缩压者，首选去甲肾上腺素，并监测动脉内血压。

主动脉内球囊反搏（IABP）不能改善患者的预后，不推荐常规使用，但对于因机械并发症导致血流动力学不稳定的 AMI 合并心源性休克的患者，应行 IABP 作为辅助治疗手段。

对于严重或难治性心源性休克且无禁忌证的患者，可考虑短期使用机械循环支持，包括体外膜肺、左心室辅助装置、心室辅助系统或体外循环。

3）合并心律失常：AMI 早期到恢复期的任何时间都可能出现各种室上性或室性心律失常，特别是 48 h 内复杂的室性心动过速（VT）和心室颤动（VF）相对较常见。STEMI 患者心律失常的发生率高于 NSTEMI 患者，以多形性室速为主，并常演进为室颤，易导致猝死，因此对于所有 AMI 患者，应进行至少 24 h 的连续心电图监测。

AMI 患者中，血流动力学不稳定、心源性休克、左心室射血分数（LVEF）<40% 和体表心电图所有导联 ST 段偏移总和等因素是心室颤动和心室扑动发生的独立预测因子。对于存在症状发作后延迟就诊，未完全血运重建，有陈旧性心肌梗死，左心室射血分数（LVEF）<40% 等因素的患者，尤其需要注意发生心律失常的风险。早期再灌注治疗可减少 STEMI 患者室性心律失常和心血管死亡风险。

A. 快速型心律失常

• 室上性心律失常：心房颤动是 STEMI 患者最常见的室上性心律失常，发生率 6%～21%，可诱发或加重心力衰竭，但不推荐预防性使用抗心律失常药物。治疗上，控制心室率比控制心律更为有效，如无心力衰竭或低血压时可静脉使用 β 受体阻滞剂控制心室率。当存在急性心力衰竭但不伴有低血压时可静脉给予胺碘酮控制心室率。在 STEMI 发病 24 h 内，不主张使用洋地黄制剂，以免增加室性心律失常危险。对药物治疗不能控制的房颤快心室率，应进行电复律。

• 室性心律失常：是 STEMI 患者最常见的心律失常，导致血流动力学障碍的室速、室颤发生率为 6%～8%。对于无症状且不影响血流动力学的室性心律失常，不建议应用除 β 受体阻滞剂以外的抗心律失常药物或预防性的抗心律失常治疗。对于危及生命的各种快速心律失常，无论是室上性或室性快速心律失常，均应首选电复律或除颤。对于反复发作多形性室速或室颤的患者，如果无禁忌证，应静脉给予 β 受体阻滞剂和（或）胺碘酮。但使用中需警惕 β 受体阻滞剂对血压、窦房结和房室传导功能的抑制作用，当 β 受体阻滞剂与胺碘酮同时使用时更需注意。β 受体阻滞剂不宜用于下壁梗死，尤其右心室受累的患者。对于低血压、心源性休克、急性心力衰竭、房室传导阻滞或严重心动过缓、活动性哮喘、气道高反应疾病等的患者，应避免静脉使用 β 受体阻滞剂。静脉注射胺碘酮建议使用输液泵、选择大的外周静脉，避免给药超过 24 h，以避免静脉炎发生。

应用胺碘酮、β 受体阻滞剂或反复电复律或除颤后血流动力学不稳定的快速心律失常还不能有效控制，可以考虑经静脉超速起搏以抑制发作，还可以考虑应用镇静剂（最好使用苯二氮䓬类药物）或全身麻醉，以减轻交感神经兴奋的促心律失常作用。

对于完全血运重建和优化药物治疗后仍然反复发作血流动力学不稳定的难治性室性心律失常，可以考虑植入 ICD、挽救性射频消融或体外生命支持设备，以稳定血流动力学。

B. 缓慢型心律失常

• 窦性心动过缓：在下壁心肌梗死患者中比较常见，通常能够自行恢复且对预后无影响，应密切监护,血流动力学稳定的窦性心动过缓患者不需要特殊处理。

● 房室传导阻滞:STEMI 患者发生房室传导阻滞则需进行风险评估,完全房室传导阻滞和二度Ⅱ型的房室传导阻滞有指征进行治疗干预。血流动力学不稳定窦性心动过缓或无稳定逸搏心律的高度房室传导阻滞的 STEMI 患者,可使用正性传导药物,如肾上腺素、阿托品、血管升压素,药物治疗无效时应安装临时起搏器。非高度房室传导阻滞或血流动力学稳定的缓慢型心律失常患者,不需要常规预防性临时起搏治疗。

AMI 患者还应注意积极纠正低钾、低镁血症等电解质失衡,有助于控制和减少心律失常的发生。

4) 合并机械并发症:机械并发症多发生在 STEMI 早期,需及时发现和紧急处理。STEMI 患者如有突发低血压、反复发作胸痛、新出现的提示二尖瓣反流或室间隔穿孔的心脏杂音、肺淤血或颈静脉充盈等情况,应尽快行超声心动图评估以明确诊断。

A. 游离壁破裂:游离壁破裂多见于 AMI 发病后 24 h 内及 1 周左右,发生率在 1% 以下,病死率高达 90% 以上。早期心脏破裂好发于前壁 AMI,表现为突发的意识丧失、休克,电机械分离和急性心脏压塞,患者常在数分钟内死亡。老年、未及时有效的再灌注治疗及延迟溶栓治疗是 STEMI 患者游离壁破裂最主要的危险因素。怀疑游离壁破裂时需立即行床旁超声心动图进行确认,并紧急行心包穿刺术进行引流以解除心脏压塞。部分游离壁破裂患者可能表现为迟发或亚急性过程,血流动力学恶化伴一过性或持续性低血压,同时存在典型的心脏压塞体征。游离壁破裂内科治疗的目标是稳定患者的血流动力学状况,为尽快手术作准备,必要时可行机械循环支持。

B. 室间隔穿孔:室间隔穿孔最早可以在 STEMI 发病后 24 h 内出现,前壁与后外侧壁的心肌梗死均可能发生,表现为临床情况突然恶化,出现心力衰竭或心源性休克,90% 胸骨左缘第 3~4 肋间出现新发粗糙的收缩期杂音,约 50% 伴收缩期震颤;伴心源性休克的患者心脏杂音和震颤可不明显。超声心动图检查可明确诊断并评估严重程度。

血管扩张剂联合 IABP 辅助循环有助于改善症状。外科手术可能为 STEMI 合并室间隔穿孔伴心源性休克的患者提供生存的机会,但最佳手术时机仍无定论。血流动力学不稳定者宜在 1 周内手术,在室间隔修补术的同时行 CABG。但心肌梗死早期坏死心肌与正常心肌边界不清楚,早期手术病死率高;血流动力学稳定患者宜推迟 3~4 周后手术,但等待手术的过程中死亡风险高。对某些选择的患者行经皮导管室间隔缺损封堵术可降低病死率,提高远期生存率,但总体病死率仍然较高。

C. 乳头肌或腱索断裂:乳头肌或腱索断裂导致的急性二尖瓣反流可出现在 STEMI 发病后的 2~7 天。表现为突发的急性左心衰竭、血流动力学不稳定、肺水肿,甚至心源性休克,可有二尖瓣区新出现收缩期杂音或原有杂音加重,需要及时行超声心动图检查寻找原因并确诊。治疗上以降低左心室后负荷为主,包括利尿、血管扩张剂及 IABP,必要时可使用正性肌力药物。宜尽早外科手术治疗,根据断裂程度决定手术方式。

D. 心包并发症:STEMI 后的心包并发症多与心肌梗死面积大、血运重建失败或延迟相关,包括早期梗死相关心包炎、晚期梗死相关心包炎(Dressler 综合征)及心包积液,发生在 STEMI 早期的梗死心包炎可在发病后迅速出现,但持续时间短,Dressler 综合征则多在 STEMI 发病后 1~2 周出现。

STEMI 后心包炎的诊断标准与急性心包炎相同,患者可表现为胸膜性胸痛、心包摩擦音及心电图改变,包括新发的广泛 ST 段抬高或急性期 PR 段压低,心包积液常见。为减少心包炎复发及缓解症状,对心肌梗死后心包炎的患者可给予抗炎治疗。优先选用大剂量的阿司匹林,且可考虑合用秋水仙碱,不推荐使用糖皮质激素。STEMI 后心包炎极少出现大量心包积液及心脏压塞,绝大多数情况下无需行心包穿刺引流。

（五）中医药治疗

1. 中医对 AMI 治疗的认识·汉代张仲景的《金匮要略·胸痹心痛短气病脉证治》对胸痹心痛进行了比较全面的论述，认为心痛是胸痹的表现，以辛温通阳或温补阳气为治疗大法。宋代伊始，活血化瘀法被应用于治疗胸痹心痛。《太平圣惠方》将心痛、胸痹并列，在"治猝心痛诸方""治久心痛诸方""治胸痹诸方"等篇中，收集治疗本病的方剂甚丰，并以芳香、温通、辛散之品，与益气、养血、滋阴、温阳之品相互为用，标本兼顾，丰富了胸痹的治疗内容。《圣济总录》等均载有不少以活血化瘀立法治疗胸痹心痛的方剂。元代危亦林《世医得效方》用苏合香丸芳香温通治卒心痛。明清时期，医家开始重视行气开郁法，明代王肯堂《证治准绳》明确指出"凡治诸般心痛，必以开郁行气为主"。清代陈修园《时方歌括》以丹参饮治心腹诸痛，《医林改错》以血府逐瘀汤治胸痹心痛等。

近现代中医药干预 AMI 的作用主要体现在辅助再灌注治疗、改善症状及促进心功能恢复等方面。在特殊情况下，如无溶栓或无开通梗死冠状动脉适应证时，中医药可被作为一种有效的替代治疗方法。临床常用的治疗手段包括中药汤剂（口服或鼻饲）、中成药、中药注射剂、针刺及其他外治法等，临床实践中应根据患者病情需要选择适宜的方法。

2. 辨证施治

（1）辨证要点

1）辨标本虚实：胸痹总属本虚标实之证，本虚常见气虚、气阴两虚及阳气虚衰，标实则有寒凝、血瘀、气滞、痰浊等不同。

2）辨病势轻重：疼痛持续时间短暂，瞬息即逝者，病情较轻；持续时间长，反复发作者，病情较重；持续数小时甚至数日不休者，常为重症或危候。

（2）治则治法：治疗原则一般为先治其标，后治其本，先从祛邪入手，然后再予扶正，必要时可根据虚实标本的主次，兼顾同治。标实当泻，本虚宜补，权衡心之阴阳气血之不足，有无兼见肺、肝、脾、肾等脏之亏虚，补气温阳，滋阴益肾，纠正脏腑阴阳气血之偏衰，尤其重视补益心气之不足。注重辨清证候之重危顺逆，一旦发现脱证之先兆，必须尽早投用益气固脱之品。

（3）辨证论治：该病症临床常见证候为气虚血瘀证、痰瘀互结证、气滞血瘀证、寒凝心脉证、气阴两虚证及正虚阳脱证。临床工作中可四诊合参，参考上述证型标准进行辨证，其他少见证型或复杂证型可基于 7 个基本证素（血瘀、痰浊、寒凝、气滞、气虚、阴虚及阳虚）作为辨证的依据进行组合辨证。

1）气虚血瘀证

证候特征：心胸刺痛，胸部闷滞，动则加重，伴乏力，短气，汗出，舌质黯淡或有瘀点瘀斑，舌苔薄白，脉虚无力或弦细无力。

病机：行血无力，血行不畅。

治法：益气活血，祛瘀止痛。

推荐方药：保元汤合血府逐瘀汤（《博爱心鉴》及《医林改错》）。方药组成：人参、黄芪、桃仁、红花、当归、生地黄、川芎、赤芍、柴胡、桔梗、陈皮、白术、白芍等。合并阴虚者，可加用生脉散或人参养荣汤。

推荐中成药：①通心络胶囊，可降低 AMI 患者心源性死亡及主要心血管不良事件的风险，改善左心室重构与心功能，改善冠脉微循环，降低无复流发生率，降低心肌梗死面积；②麝香通心滴丸，可改善血管内皮功能，改善 PCI 术后心肌血流灌注；③丹七软胶囊（丹七胶囊、丹七片），可抗心肌缺血，缓解临床症状；④丹红注射液，能缩小心肌梗死面积，降低 AMI 患者病死率，减少心力衰竭及微循环障碍等并发症；⑤丹参酮ⅡA磺酸钠注射液，能辅助改善患者心功能，降低心血管不良事件的发生。

2）痰瘀互结证

证候特征：胸痛剧烈，胸闷伴窒息感，可伴头昏脑胀，身体困重，气短痰多，腹胀纳呆，恶心呕吐，舌质紫暗或暗红，可有瘀斑，舌下瘀筋，苔厚腻，脉滑或涩。

病机：痰瘀痹阻，心脉不通。

治法：活血化痰，理气止痛。

推荐方药：栝蒌薤白半夏汤合桃红四物汤（《金匮要略》及《医宗金鉴》）加减。方药组成：栝蒌、薤白、半夏、熟地黄、当归、赤芍、川芎、桃仁、红花等。痰浊郁而化热者，可予黄连温胆汤加减；痰热兼有郁火者，可加海浮石、海蛤壳、黑山栀、天竺黄、竹沥；大便干者，可加生大黄（后下）；伴有热毒者，可合黄连解毒汤。

推荐中成药：①丹蒌片，能降低围手术期心肌损伤及 30 天主要心血管不良事件发生率，延缓 AMI 患者心室重构等；②丹红注射液，能缩小心肌梗死面积，降低 AMI 患者病死率，减少心力衰竭及微循环障碍等并发症；③丹参酮ⅡA 磺酸钠注射液，能辅助改善患者心功能，降低心血管不良事件的发生。

3）气滞血瘀证

证候特征：心胸满闷，刺痛阵发，痛有定处，常欲叹息，情志不遂时易诱发或加重，舌质紫暗，可见紫点或紫斑，舌底静脉曲张，舌苔薄，脉弦涩。

病机：行血不畅，瘀阻脉络。

治法：疏肝理气，活血通络。

推荐方药：柴胡疏肝散合失笑散（《医学统旨》及《太平惠民和剂局方》）加减。方药组成：川芎、香附、赤芍、枳壳、柴胡、陈皮醋炒、五灵脂、蒲黄、甘草等。

推荐中成药：①复方丹参滴丸，可用于缓解冠心病心绞痛，同时可降低 AMI 患者的心源性死亡风险，改善患者心功能及生活质量；②麝香保心丸，能扩张冠脉，缓解胸痛症状，长期服用改善血管内皮功能和心功能，改善微血管病变，减少心绞痛发作频次；③丹红注射液，能缩小心肌梗死面积，降低 AMI 患者病死率，减少心力衰竭及微循环障碍等并发症。④丹参酮ⅡA 磺酸钠注射液，能辅助改善患者心功能，降低心血管不良事件的发生。

4）寒凝心脉证

证候特征：胸痛彻背，得热则痛减，遇寒则痛剧，可因气候骤冷诱发或加重，胸闷气短，心悸，四肢冰冷，舌质淡黯，苔白腻，脉沉无力，迟缓，或结代。

病机：阳虚寒凝，心脉痹阻。

治法：散寒宣痹，芳香温通。

推荐方药：当归四逆汤（《伤寒论》）。方药组成：当归、桂枝、白芍、通草、炙甘草、细辛、大枣等。胸阳痹阻者，可合枳实薤白桂枝汤；胸痛明显者，可以乌头赤石脂丸加减；偏阳虚者，可合四逆汤。

5）气阴两虚证

证候特征：时有隐隐胸闷痛，心悸心烦，疲乏气短，头晕，或手足心热，舌质嫩红或有齿痕，苔少，或薄白，脉沉细无力，或结代或细数。

病机：气阴两虚，心脉失养。

治法：益气养阴，通络止痛。

推荐方药：生脉散合人参养荣汤（《医学启源》及《三因极一病证方论》）加减。方药组成：西洋参、麦冬、五味子、当归、黄芪、白术、茯苓、肉桂、熟地黄、远志、陈皮、白芍、甘草等。胸阳痹阻者，可合枳实薤白桂枝汤；胸痛明显者，可予乌头赤石脂丸加减。

6）正虚阳脱证

证候特征：心悸不安，胸痛隐隐，胸闷或有窒息感，呼吸喘促，面色苍白，冷汗淋漓，精神烦躁或淡漠，重则神志昏迷，四肢厥冷，口开目合，手撒尿遗，脉数无根，或脉微欲绝。

病机：正气虚脱，阳气衰微。

治法：回阳救逆，益气固脱。

推荐方药：参附龙牡汤合四逆加人参汤（《方剂学》及《伤寒论》）加减。方药组成：熟附子（先煎）、红参、干姜、炙甘草、大枣、龙骨（先煎）、牡蛎（先煎）等。伴有咳唾喘逆，水气凌心射肺者，可予真武汤合葶苈大枣泻肺汤；伴有口干，舌质嫩红，阴竭阳脱者，可合用生脉散。

推荐中成药：参附注射液。可改善心源性休克，降低心源性死亡，改善心功能。

3. 其他疗法

（1）针刺治疗：针刺治疗可起到止痛、稳定心律和自主神经、降压等作用，体针可选取内关、膻中、心俞、巨阙、阴郄等穴位，以泻法为主；平衡针针刺胸痛穴可缩短 AMI 患者胸痛持续时间并减轻胸痛程度，高频电针刺激内关穴可用于辅助治疗 AMI 合并心力衰竭。

（2）耳穴治疗：常用穴位为心、神门、皮质下、内分泌、大肠、便秘点，可采用压穴法、毫针法、埋针法等，临床中以上方法可交叉结合应用，可改善 AMI 患者便秘情况，同时降低 AMI 患者焦虑状态评分。

（3）缓解胸痛症状：速效救心丸、复方丹参滴丸、麝香保心丸及宽胸气雾剂等。

（李 剑 鲁 成 张 璇）

参考文献

［1］张敏州,丁邦晗,林谦.急性心肌梗死中医临床诊疗指南［J］.中华中医药杂志（原中国医药学报）,2021,36（7）:4119 - 4127.

［2］中国医师协会心血管内科医师分会血栓防治专业委员会,中华医学会心血管病学分会冠心病与动脉粥样硬化学组,中华心血管病杂志编辑委员会.急性冠状动脉综合征非血运重建患者抗血小板治疗中国专家共识（2018）［J］.中华心血管病杂志,2019,47（6）:430 - 442.

［3］中华医学会,中华医学会杂志社,中华医学会全科医学分会,等.非 ST 段抬高型急性冠状动脉综合征基层诊疗指南（2019）［J］.中华全科医师杂志,2021,20（01）:6 - 13.

［4］中华医学会,中华医学会杂志社,中华医学会全科医学分会,等.ST 段抬高型心肌梗死基层诊疗指南（2019）［J］.中华全科医师杂志,2020,19（12）:1083 - 1091.

［5］中华医学会心血管病学分会,中华心血管病杂志编辑委员会.急性 ST 段抬高型心肌梗死诊断和治疗指南（2019）［J］.中华心血管病杂志,2019,47（10）:766 - 783.

［6］中华医学会心血管病学分会,中华心血管病杂志编辑委员会.非 ST 段抬高型急性冠状动脉综合征诊断和治疗指南（2016）［J］.中华心血管病杂志,2017,45（5）:359 - 376.

［7］中医临床诊疗指南制修订项目不稳定型心绞痛项目组.不稳定型心绞痛中医诊疗专家共识［J］.中医杂志,2022,63（7）:695 - 700.

［8］Collet JP, Thiele H, Barbato E, et al. 2020 ESC guidelines for the management of acute coronary syndromes in patients presenting without persistent ST-segment elevation ［J］. Eur Heart J, 2021,42（14）:1289 - 1367.

［9］Ibanez B, James S, Agewall S, et al. 2017 ESC guidelines for the management of acute myocardial infarction in patients presenting with ST-segment elevation: the task force for the management of acute myocardial infarction in patients presenting with ST-segment elevation of the European Society of Cardiology (ESC) ［J］. Eur Heart J, 2018, 39（2）:119 - 177.

第二十三章 · 主动脉夹层

主动脉夹层（aortic dissection，AD）是一种由各种原因导致的主动脉壁内膜、中膜发生分离，造成血液流入，形成真假腔的疾病。发生夹层通常会伴有不连续内膜撕裂，但也可能没有撕裂。如果病程未超过14天，则为急性主动脉夹层。

（一）病因

目前认为 AD 发病主要与以下危险因素有关：①增加主动脉壁张力的各种因素，如高血压、主动脉缩窄、外伤等；②导致主动脉壁结构异常的因素，如动脉粥样硬化、遗传性结缔组织疾病（如 Marfan 综合征、Loeys-Dietz 综合征、Ehlers-Danlos 综合征等）、家族性遗传性 AD 或主动脉瘤、大动脉炎等；③其他因素如妊娠、医源性 AD 等。国内多中心研究表明，高血压、马方综合征、吸烟、饮酒、主动脉瓣二叶畸形（BAV）、动脉粥样硬化等是国人 AD 发病的主要独立危险因素。文献报道国人 AD 患者高血压发生率为 $50.1\% \sim 75.9\%$。

（二）分型

1. **国际分型** · AD 分型的目的是指导临床治疗和评估治疗的预后。国际上，主要根据夹层发生部位、内膜破口起源以及夹层累及范围进行分型。

1965 年，DeBakey 首次根据 AD 原发破口位置及累及范围提出了 DeBakey 分型，Ⅰ型：原发破口位于升主动脉或主动脉弓，夹层累及大部或全部胸升主动脉、主动脉弓、胸降主动脉、腹主动脉；Ⅱ型：原发破口位于升主动脉，夹层累及升主动脉，少数可累及主动脉弓；Ⅲ型：原发破口位于左锁骨下动脉以远，夹层范围局限于胸降主动脉为Ⅲa 型，向下同时累及腹主动脉为Ⅲb 型。1970 年 Daily 根据夹层累及范围提出了 Stanford 分型，凡是夹层累及升主动脉者为 Stanford A 型，相当于 DeBakey Ⅰ型和Ⅱ型，适合急诊外科手术；夹层仅累及胸降主动脉及其远端为 Stanford B 型，相当于 DeBakey Ⅲ型，可先内科治疗，再开放手术或腔内治疗。其他分型有 Lansman 改良分型、Penn 分型、TEM 分型等。目前，DeBakey 分型和 Stanford 分型应用最为广泛。

2. **国内分型** · DeBakey 分型和 Stanford 分型主要反映 AD 内膜破口位置和累及范围，不能有效指导个性化治疗方案和最佳手术时机及手术方式的选择。因此，国内学者根据我国患者的临床特征及临床实践提出了相应的分型方案。

2005 年孙立忠等在 Stanford 分型的基础上提出 AD 细化分型（孙氏分型）。对于评估风险、制订治疗方案、选择手术方式和初步判断预后具有很好的指导作用。Stanford A 型 AD 的孙氏细化分型如下：①根据主动脉根部受累情况细分为 A1 型、A2 型和 A3 型；②根据病因和弓部病变情况分为 C 型（复杂型）和 S 型（简单型）（图 23 - 1）。

Stanford B 型 AD 的孙氏细化分型如下：①根据降主动脉的扩张部位分为 B1 型、B2 型和 B3 型；②根据病因和弓部有无夹层累及分为 C 型和 S 型（图 23 - 1）。

（三）发病机制

内膜撕裂是初始事件，之后主动脉壁的中间层发生病变。然后血液流过中间层，延伸到远端或近端，从而形成假腔。随着夹层扩散，血流通过假腔可能阻塞血流通过主动脉分支，包括冠状动

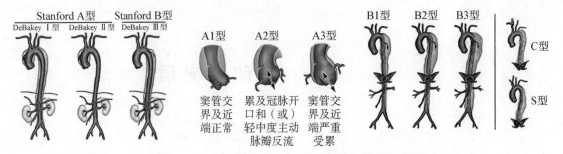

图 23-1　主动脉夹层分型(引自《主动脉夹层诊断与治疗规范中国专家共识》2017 年)

脉、头臂动脉、肋间动脉、内脏和肾动脉或髂血管夹层的内膜撕裂最常发生在窦管接合部位正上方或左锁骨下动脉正远端。不管撕裂发生在主动脉的什么位置,都可能有夹层的逆行性和顺行性延伸。源自升主动脉的逆行性夹层可能因使主动脉瓣与主动脉根分离而造成主动脉瓣关闭不全。

当夹层血管与起源血管相交,且主动脉血肿已扩散到血管壁中而导致分支血管狭窄或阻塞时,发生分支血管静态性缩窄。当游离皮瓣位于分支血管起源的相反侧时,发生动态性压缩。当真腔塌陷且内膜瓣在分支血管口上闭合时,分支血管在心脏舒张期发生阻塞,在心脏收缩期血流回流。分支血管的静态或动态性压缩或者两者的组合都可导致总血流阻塞和终末器官缺血。随后的临床表现取决于夹层累及的范围和随后的器官灌注不良情况。

(四) 中医病因病机

中医学中,根据其症状和表现将主动脉夹层归属为"胸痹心痛"范畴,其中气滞血瘀型是主动脉夹层最好发的一种类型,主动脉夹层患者常伴有气血瘀滞的证候表现。气血瘀滞可导致心脏供血不足,从而出现胸闷、心悸等症状。中医认为,气血瘀滞还可使瘀阻血脉,引起颈部、背部及下腹部等疼痛。此外,气血瘀滞还可影响血液循环,导致四肢末梢供血不足,出现肢端冰冷、发绀等症状。其次,主动脉夹层患者往往伴有阴阳失调的证候特点。中医认为,主动脉夹层常由于肾阴不足、阳气亢盛等导致阴阳之间失衡。阴阳失调可使心脏功能受损,进而引起心悸、气短等症状。主动脉夹层属虚实夹杂证,主要与气、瘀、痰、郁、虚及湿热等因素有关。

(五) 诊断思路

1. 症状

(1) 疼痛:疼痛是 AD 最常见的临床表现,多为主动脉走行或映射区域突发剧烈疼痛,往往持续且难以忍受。疼痛性质通常为撕裂样或刀割样,且不同于其他病症引起的疼痛。

(2) 心脏并发症表现:AD 患者多伴发心脏并发症。AD 累及主动脉瓣常导致瓣膜关闭不全,舒张期可闻及主动脉瓣区杂音,重者会出现心衰表现。累及冠状动脉开口可导致心肌缺血、急性心肌梗死、恶性心律失常,常被误诊为急性冠状动脉综合征。部分累及升主动脉的 AD 患者可出现心包积液,重者还可发生心脏压塞。

(3) 脏器灌注不良表现:AD 累及主动脉的重要分支血管可导致脏器缺血或灌注不良的临床表现:①累及无名动脉或左颈总动脉可导致中枢神经系统症状,表现出淡漠、嗜睡、晕厥或意识障碍;累及脊髓动脉灌注时,脊髓缺血可导致下肢轻瘫或截瘫;②累及一侧或双侧肾动脉可有血尿、无尿、严重高血压甚至肾功能衰竭;③累及腹腔、肠系膜上及肠系膜下动脉时可引起胃肠道缺血表现,如肠麻痹和肠坏死,部分患者表现为黑便或血便,听诊可发现肠鸣音异常,重者可表现出腹膜刺激症状,有时腹腔动脉受累引起肝脏或脾脏梗死;④累及下肢动脉时可出现急性下肢缺血症状,如疼痛、无脉,甚至下肢缺血坏死等。

2. 体征·除上述症状外，疑似 AD 的患者出现以下体征有助于临床诊断。

（1）血压异常：AD 常可引起远端肢体血流减少，导致四肢血压差别较大。若测量的肢体是夹层受累一侧，将会误诊为低血压，从而导致误诊和错误治疗。因此对于 AD 患者，应常规测量四肢血压。50.1%～75.9% 的 AD 患者合并高血压，但也有部分患者就诊时表现为低血压，此时应考虑心脏压塞可能。

（2）主动脉瓣区舒张期杂音：主动脉瓣区闻及舒张期杂音，患者既往无心脏病史，则提示夹层所致急性主动脉瓣反流可能。

（3）胸部体征：AD 大量渗出或者破裂出血时，可出现气管向右侧偏移，左胸叩诊呈浊音，左侧呼吸音减弱；双肺湿啰音提示急性左心衰。

（4）腹部体征：AD 导致腹腔脏器供血障碍时，可造成肠麻痹甚至坏死，表现为腹部膨隆，叩诊呈鼓音，广泛压痛、反跳痛及肌紧张。

（5）神经系统体征：脑供血障碍时出现淡漠嗜睡、昏迷或偏瘫；脊髓供血障碍时，可有下肢肌力减弱甚至截瘫。

3. 实验室及辅助检查

（1）实验室检查：对于入院的胸痛和高度怀疑 AD 的患者，应完善常规检查，如血常规及血型、C 反应蛋白、尿常规、肝肾功能、血气分析、血糖血脂及传染病筛查、心肌损伤标志物、凝血功能 5 项（包括 D-二聚体）、淀粉酶等，这些检查有助于鉴别诊断或发现相关并发症，减少术前准备的时间。

D-二聚体对鉴别诊断价值较高，如果 D-二聚体明显升高，诊断 AD 的可能性会增大，D-二聚体阴性有助于排除急性 AD。其他有助于 AD 诊断及评估的生物标志物包括：反映内皮或平滑肌细胞受损的特异性标记蛋白，如平滑肌肌球蛋白重链和弹性蛋白降解产物；反映血管间质受损的钙调蛋白和基质金属蛋白酶-9；反映炎症活动的 C 反应蛋白；反映心血管损伤的可溶性生长刺激表达基因 2 蛋白等。

（2）影像学检查：①X 线胸片检查诊断 AD 疾病的作用有限。②经胸超声心动图（TTE）并非评估主动脉的首选技术，但最常用于评估近端升主动脉及主动脉根部；③磁共振成像（MRI）能显示血液流动与血管壁之间的内在对比，适合诊断主动脉疾病，但成像时间较长、扫描过程中无法监测危重患者、检查禁忌较多，不适用于 AD；④血管造影技术为有创检查，可以动态显示主动脉腔、分支和侧支循环及任何异常情况，可在无创检查结果不明确或不完整时应用；⑤全主动脉计算机断层扫描血管造影（CTA）诊断 AD 具有较高的敏感性和特异性，可作为可疑 AD 患者首选影像检查手段。

对于 AD 的诊断与评估，推荐：①疑似 AD 患者应完善床旁心电图检查；②将 TTE 作为拟诊 AD 患者必要的初步影像学评估手段；③全主动脉 CTA 应作为拟诊 AD 的首选确诊影像学检查手段；④患者因碘过敏、严重肾功能损害、妊娠、甲状腺功能亢进而不能行全主动脉 CTA 检查时，可行 MRI 检查明确诊断；⑤非紧急情况下，建议完善肾功能、妊娠状态评估及造影剂过敏史，便于选择辐射剂量暴露最小的主动脉最佳成像方式；⑥对于年轻和需要反复接受造影检查的患者，应评估患者放射线暴露的风险；⑦建议按照不同的主动脉节段报告主动脉直径和异常情况，直径测量应取与主动脉长径垂直的平面。

对于 A 型夹层（升主动脉）而言，可在 ICU 或手术室中进行经食管超声心动图检查，以明确诊断并更好地评估主动脉瓣。其敏感性和特异性均比 TTE 高。

对于 B 型夹层（降主动脉），如果内科治疗无效且需要手术时，则术中血管内超声检查有助于确定夹层形态和制订治疗方案。

4. 临床分期·本文沿用 2014 年 ESC 指南和 2017 年《主动脉夹层诊断与治疗规范中国专家共

识》的 AD 分期方法，即发病时间≤14 天为急性期，发病时间 15～90 天为亚急性期，发病时间＞90天为慢性期。

5. 风险评估 · 对于急性胸痛的患者，《2010 AHA 指南》中提出疑诊 AD 的高危易感因素、胸痛特征和体征（表 23 - 1）。国际急性主动脉夹层注册（The International Registry of Acute Aortic Dissection，IRAD）研究基于上述高危因素提出 AD 危险评分，根据患者符合危险因素分类（高危易感因素、高危疼痛特征及高危体征）的类别数计 0～3 分（0 分为低危，1 分为中危，≥2 分为高危）；该评分≥1 分诊断 AD 的敏感度达 95.7%。因此，对存在上述高危病史、症状及体征的初诊患者，应考虑 AD 可能，并安排合理的辅助检查以明确诊断。基于患者入院时病史询问、体格检查对疾病确诊极为重要。急性胸痛疑似 AD 的患者诊断参考 AD 诊断流程图。另外，该诊断流程仅适用于 AD，以胸腹部疼痛为表现的疾病众多，具体诊断决策应根据医师的经验和医疗机构条件综合考虑（图 23 - 2）。

表 23 - 1　主动脉夹层的高危因素

高危病史	高危胸痛症状	高危体征
（1）马方综合征等结缔组织病	（1）突发疼痛	（1）动脉搏动消失或无脉
（2）主动脉疾病家族史	（2）剧烈疼痛，难以仍受	（2）四肢血压差异明显
（3）已知的主动脉瓣疾病	（3）撕裂样、刀割样尖锐痛	（3）局灶性神经功能缺失
（4）已知的胸主动脉瘤		（4）新发主动脉瓣杂音
（5）曾行主动脉介入或外科操作		（5）低血压或休克

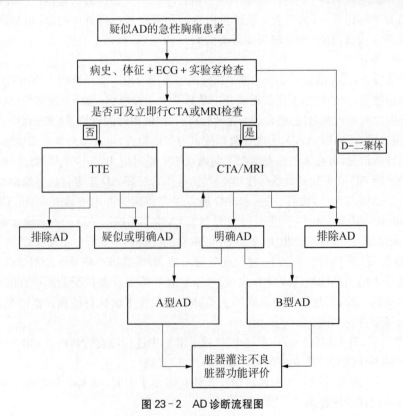

图 23 - 2　AD 诊断流程图

(六)监测与治疗

1. 监测

(1) 生物学标志物:目前除了 D-二聚体外,也有不少被发现的潜在的 AD 生物学标志物:①反映内皮或平滑肌细胞受损的特异性标记蛋白,如平滑肌肌球蛋白重链和弹性蛋白降解产物;②反映血管间质受损的钙调蛋白和基质金属蛋白酶;③反映炎症活动的 C 反应蛋白等。

(2) 影像学检查:影像学检查是对全主动脉进行综合评价,包括病变范围、形态、主动脉直径、主动脉瓣及各分支受累情况、与周围组织的关系及了解 AD 对其他脏器的影响情况,如心包积液、胸腔积液等。

超声心动图包括经胸(TTE)和经食管(TEE)两种,其对 AD 的早期急诊诊断有很大的优越性。对于怀疑急性 AD 的患者而言,TTE 因其无创、操作方便可作为急诊初步筛查首选的影像学检查。TTE 诊断 Stanford B 型 AD 的灵敏度较低,但 TEE 可明显提高其诊断的准确性。当 TTE 受患者体型、胸壁、肺部疾病等因素影响时,TEE 则可提高 AD 诊断的准确性。但作为一种侵入性操作,TEE 对急性 AD 患者具有一定的风险,一般非全麻状态下不建议常规实施。TTE 诊断 Stanford A 型 AD 的灵敏度可达88%～98%,特异度可达 90%～95%。对于 Stanford A 型 AD,TEE 可便捷、快速评价患者心功能、主动脉瓣膜功能及主动脉窦受累情况,从而为制订手术方案提供帮助。

主动脉 CT 增强和核磁血管造影都是目前诊断 AD 重要的影像学诊断方法。主动脉增强 CT 可清晰显示内膜片将主动脉管腔分为真腔和假腔,对夹层类型、范围、破口位置及主要分支血管或腹腔器官的受累情况等进行全面评价,为临床治疗方案的选择及患者预后的评价提供帮助,是现阶段诊断 AD 的金标准。

2. 治疗 · AD 初步治疗的原则是有效镇痛、控制心率和血压,减轻主动脉剪应力,降低主动脉破裂的风险。

(1) 镇痛:适当肌内注射或静脉应用阿片类药物(吗啡、哌替啶)可降低交感神经兴奋性,提高控制心率和血压的效果。

(2) 控制心率和血压:主动脉壁剪应力受心室内压力变化率(dP/dT)和血压的影响。静脉应用短效 β 受体阻滞剂(如美托洛尔、艾司洛尔等)是药物治疗方法的基础,但应保证能维持最低的有效终末器官灌注。对于降压效果不佳者,可在 β 受体阻滞剂的基础上联用降压药物。药物治疗的目标为控制收缩压至 100～120 mmHg、心率 60～80 次/min。需注意的是,若患者心率未得到良好控制,不要首选硝普钠降压。因硝普钠可引起反射性儿茶酚胺释放,使左心室收缩力和主动脉壁切应力增加,加重夹层病情。进一步治疗方案应根据 AD 的类型、合并症、疾病进展等因素综合考虑。

(3) Stanford A 型 AD 治疗:Stanford A 型 AD 一经确诊均应积极手术治疗。长期的随访结果表明,Stanford A 型 AD 外科手术的效果明显优于药物保守治疗。但目前诸多的外科治疗策略仍存在争议。其他手术治疗方法有杂交手术、全腔内修复术等。

1) 外科治疗:急诊开放手术是急性 A 型主动脉夹层首选的治疗方法。对于 Stanford A 型 AD 患者,若无明显禁忌证,原则上均应积极手术治疗。①年龄不是急性 Stanford A 型 AD 外科手术的禁忌证;②急性 Stanford A 型 AD 合并脏器灌注不良综合征是影响其治疗策略及预后的主要危险因素。

2) 手术类型:①杂交手术:杂交手术是治疗累及主动脉弓部 AC 型 AD 的重要策略。②全腔内修复术:全腔内修复术已尝试在高度选择的高危 Stanford A 型 AD 患者中应用,但国内外相关文献报道均为小样本或个案研究。

(4) Stanford B 型 AD 治疗:包括药物治疗和手术治疗。药物治疗是 Stanford B 型 AD 的基本治疗方式,部分患者甚至可获得良好的远期预后。手术治疗可进一步降低 Stanford B 型 AD 主动脉事件发生风险,包括胸主动脉腔内修复术(TEVAR)、开放性手术和 Hybrid 手术等。

(七) 中医药治疗

主动脉夹层在中医学历代文献中并没有专属病名,在相关记载中多是根据本病症状表现,将该病归属于传统医学中"血结胸""心痛""心痹"的范畴。该病主要是由于外伤、情志过极、胸痹日久等病因病机,导致邪气阻滞,不通则痛或心脉失之濡养,不荣则痛。结合整体观念和辨证论治的中医学理论特点,需采取不同的施治方法,如理气活血、通痹止痛、健脾祛湿等。

目前针对本病的具体辨证分型众医家仍有分歧,未有明确定论,但是可统一总结为虚实夹杂的表现。本病的中医治疗原则则体现为先治其标,后治其本,根据虚实标本的主次,治予祛邪扶正,兼顾同治。在《叶选医衡·心痛解》中曾记载"凡诸经心痛……宜急温其经。诸腑心痛……急宜温其腑""在气则顺之,在血则行之,郁则开之,滞则通之,火多实则清之散之,寒多虚则温之补之",更是诠释了整体观及辨证论治、因人而异的治则治法。单继军等研究者在辨证施治思维的指导下,运用病例回顾性调查对主动脉夹层患者进行证候分析,研究结果得出主动脉夹层以瘀血内阻证居多,故治当以活血化瘀为法,并以血府逐瘀汤及失笑散加减方施治,结合气可行血理论,稍佐理气药物,促进血液的运行;在中期随着血瘀诸症的逐渐减轻,气滞征象成为主导,在上方的基础上,减少活血药物的用量,增加疏肝理气之品;到达后期的患者易出现肝火内盛的病理情况,表现为肝阳上亢,加强了疏肝清肝的药物的用量使用,加入少量的活血药物,用此分期治疗方法取得了不错的疗效。而王行宽等认为肝主疏泄,可调畅气机,气可助血液运行,当从补心平肝、和血化饮之法,并应用于临床亦获得了良效。沈绍功、韩学杰等认为心厥胸痹急者皆因痰瘀阻络而致,缓者多因气阴两虚发病,其治疗的关键在于止痛、保持大便通畅,急者采用化痰活血,通络止痛;缓采用益气养阴,温经止痛。总结可知,对于主动脉夹层,气滞血瘀、肝阳亢盛、痰浊阻络、气阴两虚,各有不同,仍未有系统化定论。

(费爱华　吴慧珍)

参考文献

[1] 中国医师协会心血管外科分会大血管外科专业委员会.主动脉夹层诊断与治疗规范中国专家共识[J].中华胸心血管外科杂志,2017,33(11):14.

[2] 中国医师协会心血管外科分会大血管外科专业委员会.急性主动脉综合征诊断与治疗规范中国专家共识(2021 版)[J].中华胸心血管外科杂志,2021,37(50):13.

[3] 刘宏宇,孟维鑫,孙博,等.急性 Stanford A 型主动脉夹层的治疗策略——2014 年欧洲心脏病学会《主动脉疾病诊断和治疗指南》详细解读[J].中华心血管杂志,2015,31(6):321-324

[4] 吴昭瑜,仇鹏,黄群,等.主动脉夹层药物治疗目标的研究进展[J].中国血管外科杂志:电子版,2021,13(1):4.

[5] 陈庆良,李博.主动脉夹层诊疗进展[J].天津医药,2018,046(005):458-461.

[6] S. Christopher M, wilson Ys, Monika H, et al. 2021 The American Association for Thoracic surgery expert consensus document: surgical treatment of acute type A aortic dissection [J]. The Journal of thoracic and cardiovascular surgery, 2021,162(3):735-758.

[7] MacGillivray TE, Gleason TG, patel HJ, et al. The Society of Thoracic Surgeons/American Association for Thoracic Surgery clinical practice guidelines on the management of type B aortic dissection [J]. Annals of Thoracic surgery, 2021,11:2.

[8] Cc A, Cc B, Jja C, et al. Society for Vascular Surgery (sVs) and Society of Thoracic Surgeons (sTs) reporting standards for type B aortic dissections [J]. The Annals of Thoracic surgery, 2020,109(3):959-981.

第二十四章 · 上消化道大出血

上消化道出血（upper gastrointestinal hemorrhage，UGIH）是指屈氏韧带以上的消化道（食管、胃、十二指肠、胰腺、胆道）疾病引起的出血，也包括胃-空肠吻合术后的上段空肠等部位的病变引起的出血。上消化道出血分为食管胃静脉曲张性出血与非静脉曲张性上消化道出血。上消化道大出血一般指在数小时内失血量超过 1000 mL 或循环血量的 20% 以上；或一次出血量 500 mL 以上，出现直立性头晕，心率＞120 次/min，收缩压＜90 mmHg，或比原来基础血压低 25% 以上；或 24 h 内需输血 2000 mL 以上；或 1～2 天内血红蛋白（Hb）＜70 g/L，红细胞计数（RBC）＜3×10^{12}/L，血细胞比容＜0.25。上消化道大出血的临床表现主要是呕血和黑便，常伴血容量减少引起的急性周围循环衰竭。上消化道大出血是上消化道及全身疾病常见严重并发症之一，如不及时诊治，尤其是高龄、有严重伴随疾病的患者易致死亡，病死率约为 10%。因此，迅速确定病因、出血部位，准确估计出血量和及时处理，对预后有重要意义。

（一）病因

1. 上消化道疾病 · ①食管疾病：如食管癌、食管炎、食管贲门黏膜撕裂综合征（Mallory-Weiss 综合征）、食管裂孔疝、食管器械损伤、食管化学损伤等；②胃、十二指肠疾病：如消化性溃疡、急性糜烂出血性胃炎或十二指肠炎、胃癌、胃血管异常、胃手术后病变、胃黏膜脱垂、胃黏膜平滑肌瘤、淋巴瘤、壶腹部周围癌等。

2. 上消化道邻近器官与组织的病变 · ①胆道疾病：如胆道感染、胆囊或胆管癌、胆道受压坏死等；②肝脏疾病：如肝硬化、肝癌、肝脓肿或肝血管瘤、肝外伤等；③胰腺疾病：如急性胰腺炎、胰腺癌等；④其他：如主动脉瘤破入食管、胃或十二指肠、纵隔肿瘤或脓肿破入食管等。

3. 全身性疾病 · ①血液病：如血友病、血小板减少性紫癜、白血病、弥散性血管内凝血；②血管性疾病：如过敏性紫癜、动脉粥样硬化、多种原因引起的血管炎等；③其他：如急性胃黏膜损伤（多因酒精、非甾体抗炎药及严重创伤、烧伤、大手术后、休克等各种应激引起）、尿毒症、结节性多动脉炎、流行性出血热、钩端螺旋体病等。

按照发病率高低，常见急性 UGIH 的病因依次为：消化性溃疡、食管胃底静脉曲张破裂、应激性胃黏膜病变（如糜烂性出血性胃炎）和消化道肿瘤，其中消化性溃疡大约占所有急性 UGIH 的 50%。

（二）发病机制

UGIH 的基本病理改变是消化道黏膜、肌层，甚或浆膜层的血管因糜烂、坏死、溃疡或破裂而出血。由于病因不同，其出血机制也不尽相同：①消化性溃疡出血多为十二指肠球后溃疡或胃小弯穿透性溃疡侵蚀较大血管所致；②肝硬化引起的 UGIH 主要是食管胃底静脉曲张破裂出血，其次为门脉高压性胃病及肝源性溃疡，均与门脉高压有关。此外，因肝脏合成凝血因子减少或脾功能亢进时血小板减少和毛细血管脆性增加所致的凝血机制异常，直接或间接促进了 UGIH；③急性胃黏膜病变引起的 UGIH，主要是因药物及各种应激因素破坏了胃黏膜屏障功能，氢离子逆弥散，侵袭血管，产生多发性糜烂和表浅溃疡所致；④上消化道肿瘤发生缺血性坏死，表面糜烂或溃疡，侵袭血管而出血;⑤其他原因引起的 UGIH 也是因病变侵袭血管或血管破裂或血管功能受损、血小板减少、凝血因子减少而致的出、凝血功能障碍引起。

(三) 中医病因病机

上消化道大出血属于中医"血证"范畴。早在《黄帝内经》中就已经有了关于呕血、血便、下血、后血等与血证相关的记载。如《素问·厥论》"阳明厥逆,喘咳身热,善惊衄,呕血""太阳厥逆,僵仆,呕血",《素问·举痛论》有云"怒则气逆,甚则呕血"。有关呕血,后世医家还通过有没有听到声音来鉴别呕血与吐血,如《血证论》云"吐血者,其血撞口而出,血出无声。呕血者,血出有声,重则其声如蛙,轻则呃逆,气不畅遂而已。同是血出口中,治与吐血无异。但吐无声,而呕有声。……以轻重论,则吐轻而呕重。……以脏腑论,吐血其病在于胃,呕血其病在于肝",在《医碥》中载有"吐血即呕血,旧分无声曰吐,有声曰呕,不必"。

有关便血的记载有《灵枢·百病始生篇》中云"卒然多食饮则肠满,起居不节,用力过度,则络脉伤,阳络伤则血外溢……阴络伤则血内溢,血内溢则后血",《素问·阴阳别论篇》云"结阴者,便血一升,再结二升,三结三升"等。在《三因极一病证方论·便血证治》有关便血的描述,"病者大便下血,或清或浊,或鲜或黑,或在便前,或在便后,或与泄物并下……亦妄行之类,故曰便血"。同时古人对便血不同位置也进行了区分,《金匮要略·方论》古籍中记载了便血有远血和近血的区别。《景岳全书·血证》通过临床观察,初步判断不同便血可能的病变部位——"血在便前者,其来近,近者或在大肠,或在……,血在便后者,其来远,远者或在小肠,或在于胃"。

病因方面,中医认为主要不外乎外感与内伤,分为外感邪气,饮食不节,情志不畅和久病体虚等。外感病邪,侵犯中焦,致使肠道受损,血从下而出形成便血。饮食不节,嗜食肥腻、酒食、辛辣之品,湿热内蕴,化热灼伤胃络,致使胃内血溢,形成吐血、呕血,或随便而下,形成便血。情志不畅,郁怒伤肝,肝气逆乱,导致血行于脉外而出血,则形成吐血、便血。素体本虚或因久病至虚,气虚则血液运行不畅形成血瘀,血瘀阻滞,血不循经而致出血;各脏腑气血不足,统摄无力,血不循经而出血。随着出血的增加,导致严重的血虚或身体羸弱而突然的昏厥,也称之为血厥。《景岳全书·杂证》载"血厥之证有二,以血脱血逆皆能厥也。血脱者,如大崩大吐,或产血尽脱,则气血随之而脱,故致卒仆暴死"。《医林绳墨·厥》记"有血厥者,因而吐衄过多,上竭下厥,先致足冷,有如水洗,冷过腰膝,入腹即死,此血竭而作厥也"。

(四) 诊断思路

1. 症状·上消化道大出血的临床表现主要取决于病变的性质、部位、出血量和速度。呕血与黑便是 UGIH 的特征性表现。不管出血部位在幽门上或下,只要出血量大,就可出现呕血与黑便。大出血时呕出的血液呈鲜红或暗红色,或兼有血块。如在胃内停留时间长,多为棕褐色或咖啡色,系血液经胃酸作用而形成正铁血红素所致。黑便可呈柏油样,黏稠而发亮,系血红蛋白中的铁经肠内硫化物作用而形成硫化铁所致。出血量很大时,粪便可呈暗红色甚至鲜红色,酷似下消化道出血,大便性状为血量多、粪质少、血与粪便均匀混合。食管胃底静脉曲张破裂出血具有突然起病、出血量大,易反复,难以控制的特点。

2. 体征·可有上腹部不适、急性上腹疼痛、反酸、饱胀、恶心、肠鸣音亢进等表现。在休克控制后常伴有低热,一般$<38.5 \, ℃$,可持续 $3\sim5$ 天。发热可能是失血性周围循环衰竭后引起丘脑下部体温调节中枢功能不稳定所致。

3. 并发症

(1) 急性周围循环衰竭:出血量较大,若在短时间内出血量超过 $1\,000 \, mL$ 以上时,患者常出现周围循环衰竭的症状,除头晕、乏力、心悸外,常伴冷汗、四肢厥冷、脉搏细弱、心跳加速、心音低钝、呼吸气促、血压下降等失血性休克表现。少数患者在出血后有一过性晕厥或意识障碍(系暂时性或一过性脑缺血所致)。部分患者,尤其是老年患者可有烦躁不安表现,系脑缺氧所致。应特别注意,老年患者因动脉硬化,即使出血量不大,也可出现意识障碍。

(2) 失血性贫血:大量出血后,因血管及脾脏代偿性收缩,血细胞比容及血红蛋白可暂时无明显改变,随后,组织液渗入血管内,使血液稀释,可出现贫血,一般须经 3～4 h。

(3) 其他:肝硬化引起的大出血极易引起水、电解质紊乱、肝性脑病等并发症。

4. 实验室及其他辅助检查

(1) 血常规:血红蛋白、红细胞计数、血细胞比容降低,呈正细胞、正色素性贫血,可出现晚幼红细胞。出血 24 h 内网织红细胞增高,至出血后 4～7 天可高达 5%～15%,止血后逐渐降至正常。UGIH 后 2～5 h,白细胞增高,止血后 2～3 天恢复正常,若伴有脾功能亢进者,白细胞计数可不增高。

(2) 血尿素氮:UGIH 后,血液中蛋白分解产物在肠道吸收,致血尿素氮升高,一般在大出血后数小时开始上升,24～48 h 达高峰,大多>14.3 mmol/L,若无明显脱水或肾功能不全的证据,仅血尿素氮升高或持续超过 3～4 天,提示上消化道仍有出血。此外,因血容量不足,肾血流减少,肾小球滤过率下降,氮质潴留,亦可使血尿素氮增高。如无活动性出血的证据,血容量已补足,但尿量少,血尿素氮持续增高,提示肾性氮质血症,肾衰竭。

(3) 内镜检查:内镜检查是病因诊断、确定出血部位和性质的关键,诊断准确率为 80%～94%。还可预测再出血的危险性,并能进行镜下止血治疗。一般主张在出血后 24～48 h 内进行急诊胃镜检查。检查前先建立静脉通道,纠正休克,充分补充血容量,改善贫血,在有备血、监护及相应止血措施下进行。食管胃静脉曲张并非内镜检查禁忌。

(4) 选择性动脉造影检查:对内镜检查无阳性发现或有活动性出血又不适宜进行内镜检查者可选择血管造影,还可同时作栓塞止血治疗。可行选择肠系膜上动脉插管造影检查。多主张在出血的情况下立即行造影检查,其出血的部位或病变的性质多数可获得诊断。例如发现造影剂从某破裂的血管处溢出,则该血管处即是出血的部位。当发现异常的病变血管时,可根据该异常血管影做出是否有血管畸形的病因诊断。血管造影属侵袭性检查,有发生严重并发症风险,对严重动脉硬化、碘过敏和老年患者禁用。

(5) B 型超声波检查:如发现肝硬化、门静脉高压的特征性改变,即有利于肝硬化的诊断;如发现局部胃黏膜显著增厚则有利于胃癌的诊断。

(6) CT 或 MRI 检查:对诊断肝硬化、胆道病变及胰腺病变有较大的帮助,也有利于中、晚期胃癌的诊断。

(7) X 线钡餐检查:一般而言,在大出血时不宜行 X 线钡餐检查,因有可能加重出血或再出血,故多主张钡餐检查在出血停止、病情稍稳定后进行。但此时钡餐检查的诊断阳性率则明显降低,例如对急性胃黏膜病变、应激性溃疡等的诊断会发生困难。因为这些病变可在短期内恢复正常。但是钡餐检查对于食管静脉曲张、消化性溃疡或胃癌等病变,仍有重要的诊断价值。

5. 诊断 · 首先要判断是否有上消化道出血,再判断出血的严重程度,最后病因诊断。

(1) UGIH 的诊断:根据有引起 UGIH 的原发病史,出现呕血、黑便等症状体征及相关辅助检查,可作出 UGIH 的诊断。诊断时注意,有时患者已发生 UGIH,但并无呕血与黑便,此时早期诊断常有困难,必须密切观察病情,测量血压、脉搏,及时进行胃镜或直肠指检,有助于尽早做出诊断。

(2) 病情严重程度分级:病情严重度与失血量呈正相关。如根据血容量减少导致周围循环的改变来判断失血量,休克指数(心率/收缩压)是判断失血量的重要指标之一。根据出血程度临床分为以下三级。

1) 轻度:失血量<500 mL,即占全身总血量的 10%～15% 时,无明显的脉搏加快、血压降低等

全身表现,部分患者可出现头晕、心慌。休克指数(休克指数＝心率/收缩压)为 0.5。

2) 中度:失血量 500～1 000 mL,占全身总血量 20% 左右时,可出现血压下降,但收缩压仍在 80～90 mmHg 以上,脉搏增快,每分钟达 100 次左右,血红蛋白降至 70～100 g/L,可出现一时性晕厥、口渴、心烦、少尿及短暂性休克。休克指数为 1。

3) 重度:失血量>1 500 mL,占全身总血量的 30% 以上时,血压下降,收缩压<80 mmHg,或较基础血压下降 25% 以上。脉搏>120 次/min,血红蛋白<70 g/L,可出现神志恍惚、面色苍白、四肢厥冷、冷汗、少尿或无尿等失血性休克的表现。休克指数>1.5。

(3) 判断出血是否停止:有下列迹象,应认为有继续出血或再出血,需及时处理:①反复呕血或黑粪次数增多,粪质稀薄,甚至呕血转为鲜红色,黑便变成暗红色,伴有肠鸣音亢进;②周围循环衰竭的表现经补液输血而血容量未见明显改善,或虽暂时好转而又恶化;经快速补液输血,中心静脉压仍有波动或稍有稳定继之又下降;③红细胞计数、血红蛋白测定与血细胞比容继续下降,网织红细胞计数持续增高;④补液和尿量足够的情况下,血尿素氮持续或再次增高;⑤胃管内抽出新鲜血。

(4) 出血病因和部位的诊断

1) 若有慢性周期性、节律性上腹疼痛,特别是出血前疼痛加重,出血后疼痛减轻或缓解,考虑消化性溃疡,必要时紧急胃镜检查,可对食管、胃、十二指肠等病变的性质和出血情况明确诊断。

2) 若有服用阿司匹林等药物史、酗酒史或应激状态者,可能为急性胃黏膜损害。

3) 既往有病毒性肝炎、血吸虫病或慢性酒精中毒病史,并有肝病与门脉高压的临床表现者,可能是肝硬化所致出血。由于脾常在上消化道出血后暂时收缩,诊断时不应过分强调脾肿大的依据。

4) 对中年以上的患者近期出现上腹痛,伴有食欲减退、消瘦者,应警惕胃癌的可能性。

5) 出血后短期内发现血清胆红素增高,应考虑胆道出血、肝硬化或壶腹肿瘤等。

(五) 监测与治疗

1. 监测

(1) 血常规:消化道出血应对血常规进行监测。少量出血、或出血早期血红蛋白可无明显异常,当出血量大时,血红蛋白、红细胞计数、血细胞比容均会出现不同程度的降低。

(2) 出血量:出血量少时呕吐物为咖啡色,出血量大,可呈暗红色或鲜红色,贲门以上食管出血,即使量不大也可以呕血,且色较鲜红。一般而言,出血量的大小与破裂血管的大小、是否动脉或静脉破裂有密切关系。一般情况下:①粪便隐血试验阳性提示每日出血量>5 mL;②黑便提示每日出血量约>60 mL,柏油便提示每日出血量在 500～1 000 mL;短时间内 UGIH 超过 1 000 mL 的患者也会出现血便,同时常会伴有血容量不足的临床表现;③胃内储积血量在 250～300 mL,可引起呕血;④一次出血量不超过 400～500 mL 时,因轻度血容量减少可由组织液与脾贮血所补充,并不引起全身症状。

2. 治疗

(1) 治疗原则:①迅速维持生命体征稳定:抗休克和迅速补充血容量;②评估出血量及严重程度;③判断出血部位;④判断出血原因;⑤积极准备急诊胃镜,通过胃镜明确原因、止血或制订下一步治疗方案。

(2) 补充血容量

1) 紧急输液:①立即配血;②尽快建立静脉通道,最好经锁骨下静脉穿刺置管;③输液速度:先快后慢;④液体种类及选择:可用生理盐水、平衡液、等渗葡萄糖液、血浆或其他血浆代用品、浓缩红细胞、全血。失血后因血液浓缩,应首先静脉快速滴注平衡液或胶体液,最好维持血红蛋白浓度在 100 g/L、血细胞比容在 30%;若失血量较大,Hb 浓度<70 g/L 时,可输浓缩红细胞;严重活动性大出血(急性失血量超过总量的 30%)时,应尽早输入足量新鲜全血;⑤输液量:输入液体或血的量应

根据病因、尿量、血压,心肺病史、有条件的最好结合中心静脉压调整输液、输血的量及速度。

2) 输血指征:①收缩压<90 mmHg,或较基础收缩压降低幅度>30 mmHg;②血红蛋白<70 g/L,红细胞比容<25%;③心率>120 次/min。血容量已补足的指征有:四肢末端由湿冷青紫转为温暖、红润;脉搏由快、弱转为正常、有力;收缩压接近正常,脉压>30 mmHg;肛温与皮温差从>3 ℃转为<1 ℃;中心静脉压(5~13 cmH$_2$O)。UGIH 的死亡很大程度上与年龄和严重并发症的临床表现有关。

(3) 止血

1) 内镜下止血:对于急性非静脉曲张性上消化道大出血为首选,可对出血灶喷洒凝血酶或0.1%肾上腺素、巴曲酶等,适用于胃黏膜糜烂、渗血、活检后出血、溃疡出血等,对出血量大者效果较差。还可热探头、电凝、激光、微波止血或上止血夹。对于食管胃静脉曲张出血,内镜下止血是控制活动性出血和预防再出血的主要措施,可局部注射硬化剂、套扎疗法,胃底静脉曲张可局部注射组织黏合剂,为手术创造条件。

2) 药物止血:适用于无法内镜治疗或止血失败者,或与内镜治疗联合运用。

抑酸药:抑制胃酸分泌的药物可提高胃内 pH,促进血小板聚集和纤维蛋白凝块的形成,避免血块过早溶解,有利于止血和预防再出血,又可治疗消化性溃疡。常用质子泵抑制剂(PPI)有埃索美拉唑、奥美拉唑、泮托拉唑、兰索拉唑、雷贝拉唑。虽然内镜检查前行 PPI 治疗以降低病灶级别、减少内镜干预,但不应延迟内镜检查。内镜治疗后,基本药物治疗是应用抑酸药,PPI 为目前推荐药物,疗效较为确切,要尽早应用。此外,还可用 H$_2$ 受体拮抗剂(H$_2$RA),如雷尼替丁、法莫替丁等。

止血药:止血药物的疗效尚未证实,不推荐作为一线药物使用。可口服凝血酶、云南白药等;也可静脉注射维生素 K$_1$;或用去甲肾上腺素 8 mg 加入 100~200 mL 冰生理盐水口服或鼻胃管灌注;或巴曲酶肌内注射或皮下注射 1 U,严重出血时同时静注 1 U。

生长抑素及其衍生物:该药主要作用机制是减少内脏血流、降低门静脉阻力;抑制胃酸和胃蛋白酶分泌;抑制胃肠道及胰腺肽类激素分泌。是肝硬化急性食道胃底静脉曲张出血的首选药物之一,亦可用于急性非静脉曲张出血的治疗。其特点:可迅速有效控制急性上消化道出血;预防早期再出血的发生;有效预防内镜治疗后的肝静脉压力梯度(HVPG)升高,从而提高内镜治疗的成功率;可显著降低消化性溃疡出血患者的手术率;对于高危患者,选用高剂量生长抑素在改善患者内脏血流动力学、出血控制率和存活率方面均优于常规剂量。因不伴全身血流动力学的改变,该类药物可安全应用于消化道出血患者,止血率为 80%~90%,无明显不良反应。目前推荐:十四肽天然(或人工合成)生长抑素和人工合成的八肽生长抑素奥曲肽。生长抑素的用法是静脉给予 250 μg 的负荷剂量后,继之以 250 μg/h 持续静滴,维持 5 天,注意该药在滴注过程中不能中断,如中断超过 5 min 要重新给予负荷剂量。对高危患者可高剂量输注(500 μg/h)生长抑素在改善患者内脏血流动力学、出血控制率和存活率方面均优于常规剂量,可根据患者病情多次重复 250 μg 冲击剂量快速静脉滴注,最多可达 3 次。奥曲肽的负荷用量为 100 μg,继之以 25~50 μg/h 持续静滴,维持 5 天。尽管生长抑素对非食管胃底曲张静脉出血疗效不确切,由于生长抑素无明显不良反应,美国学者对等待内镜检查不明病因 UGIH 患者仍推荐使用。

血管升压素及其衍生物:该类药物通过收缩内脏血管,减少门脉血流量,降低门脉压,达到止血目的。常用的药物包括垂体后叶素、血管升压素、特利加压素。一般推荐血管升压素 10 U 缓慢静脉推注,之后以 0.2~0.4 U/min 持续静脉滴注 72 h,根据血压调整剂量。常见不良反应有腹痛、血压升高、心律失常、心绞痛,甚至心肌梗死等(高血压、冠心病者忌用)。但由于其较重副作用,限制临床应用,尽管其衍生物特利加压素已被证实可以提高 UGIH 生存率,在欧洲已广泛应用到临床,但在美国并未被批准应用于治疗上消化道出血。常联用硝酸甘油 10～15 μg/min 静脉点滴,或舌下含服硝酸甘油 0.6 mg,每 30 min 一次,以减少血管升压素的不良反应及协同降低门静脉压。国内仍可用垂体后叶素替代血管升压素。

抗生素:应当指出的是,美国肝病协会将抗生素应用 7 天作为预防再发食管胃底曲张静脉出血重要手段。可见肝硬化合并出血的患者预防性抗菌药物使用的重要性。肝硬化合并静脉曲张出血的患者(35%～66%)出现细菌感染的症状与非肝硬化住院患者(5%～7%)相比更为常见。在此类的患者中,预防细菌感染可降低静脉曲张再出血的风险,并且改善生存率。肝硬化合并静脉曲张出血的患者细菌感染的最主要的起因包括自发性腹膜炎、尿道感染和肺炎,常见革兰阴性菌感染。因此,对于肝硬化合并静脉曲张出血的患者应当给予 7 天的抗菌药物。选用喹诺酮类抗生素,对喹诺酮类耐药者也可使用头孢类抗生素。

(4)三腔二囊管压迫止血:气囊压迫止血适用于食管静脉及近贲门部的胃底静脉破裂出血,有确切的近期止血效果。由于患者痛苦大,并发症多(如吸入性肺炎、窒息、食管炎食管黏膜坏死、心律失常等),且近年来药物治疗和内镜治疗的进步,目前已不推荐气囊压迫止血作为首选措施,其应用限于药物不能控制出血时,作为暂时止血用,以赢得时间去准备更好的止血措施。三腔管压迫时间一般为 24 h,若出血不止可适当延长至 72 h,但不宜过长。

(5)介入治疗:经药物和内镜治疗无效时,可选择介入治疗。

1)持续动脉注射法和动脉栓塞法:上消化道动脉出血的介入治疗包括持续动脉注射法和动脉栓塞疗法。持续动脉注射法是经导管持续灌注血管收缩剂,而动脉栓塞疗法是用栓塞剂阻塞出血动脉。常用的栓塞剂有自体凝血块、吸收性明胶海绵、聚乙烯醇及无水乙醇等。

2)部分脾动脉栓塞术:目前普遍认为食管胃底静脉曲张与门静脉压力增高相关,而肝硬化患者门静脉血约 1/3 来自脾静脉,部分脾动脉栓塞术(PSE)通过栓塞脾动脉分支减少了脾脏到门静脉的血流量继而降低门静脉压力。与脾切除相比部分脾动脉栓塞更安全有效,主要表现在手术过程简单快捷,局麻下就可完成。由于保留了部分脾脏功能而保存了脾脏。

3)经内颈静脉肝内门体分流术(TIPS):对于反复出血且应用内镜治疗或者药物治疗无效,可以考虑 TIPS,但由于可以引起肝性脑病和置管阻塞不是食管胃底静脉曲张出血首选。

(6)手术治疗:经上述治疗,上消化道大出血仍不能得到有效控制,脉率、血压不稳定,或诊断不明且无禁忌证者,可考虑手术治疗。对于食管胃静脉曲张出血仅在药物和内镜治疗无效,无法进行经颈静脉肝内门体分流术情况下使用。有关资料显示首次大出血病死率为 28.7%,曲张静脉一旦发生出血,短时间内再出血概率很大,再出血死亡率明显增高,大出血后 24 h、48 h 内手术病死率分别为 20%、38%,48 h 以后手术者为 45%。因此不失时机地对部分大出血患者果断施行手术治疗是抢救患者生命的重要措施。

手术指征是大量出血并穿孔,幽门梗阻或疑有癌变者;年龄在 50 岁以上,有心肾疾病,经治疗 24 h 以上仍出血不止者;短时间内出血量很大,出现休克征象者;急性大出血,经积极应用各种止血方法仍不止血且血压难以维持正常者;近期反复出血,其溃疡长期不愈合;门静脉高压反复大出血或出血不止者。

(六)中医药治疗

1. 中医对上消化道大出血的认识 · 中医认为,该病多因过量饮酒、喜食肥甘厚味等,湿热内生,内蕴胃肠,灸伤血脉,血液不循脉络运行外溢而成本病。病位方面,主要病位为胃肠,同时与脾、肝和心关系密切。本病因病机主要为"热""瘀""虚",总结其特点主要为火热炽盛,迫血妄行;瘀血阻络,血不循经;气虚不能摄血,阴虚火旺,灼伤脉络,血溢脉外。

古代医家对于血证治疗有着丰富的经验。早在医圣张仲景在《金匮要略》有记载"吐血不止者,柏叶汤主之""自气不足,吐血呕血,泻心汤主之""下血,先便后血,此远血也,黄土汤主之",以上理法方药对指导后世医家具有重要意义。在药圣孙思邈《备急千金要方》之中有记载"犀角地黄汤"和"生地黄汤",主要用于治疗吐血病中辨证为胃热型的患者。治疗原则方面,《丹溪心法·下血》中强调治疗实热血证应尽量避免过用寒凉的药物,以免寒凝血瘀,病情缠绵难愈。正所谓"其法不可纯用寒凉,必于寒凉药中加辛味为佐,久不愈者,后用温剂""下血当别其气,色鲜红为热……色癖者为寒,血逐气走,冷寒入肠胃……"等。明代缪希雍强调治疗血证的三个重要方法"宜行血不宜止血;宜降气不宜降火;宜补肝不宜伐肝"。明代张介宾指出治血证应注意有火、无火、气虚、气实四端。《景岳全书·杂证谟·血证》中载"凡治血证,须知其要……故察火者察其有火无火,察气者但察其气虚气实"。治血法的不断完善,至《血证论·吐血》所载的"止血、化瘀、凝血、补虚"四种治血方法,至今仍是临床上常用。

现代的中医医家借鉴前人经验,结合自身临床实践经验来辨证论治。辨证分型较多,主要分型有胃火炽盛证、肝火犯胃证、瘀阻胃络证、脾虚不摄证、气随血脱证、肝郁气滞证、脾胃虚寒证和阴虚胃热证等。主要理法方药为胃热壅盛证用泻心汤合十灰散加减、肝火犯胃证用丹栀逍遥散加减、瘀阻胃络证用膈下逐瘀汤加减、脾虚不摄证用归脾汤加减、脾胃虚寒证用黄土汤加减等。2019年发布的《急性非静脉曲张性上消化道出血中西医结合诊治共识》对临床治疗具有一定指导意义。

2. 辨证施治 · 临床上,上消化道大出血分为静脉曲张和非静脉曲张两大类,古人限于技术手段,无以上分型,均统而论之。古人认识病因多从内因、外因、不内外因三个方面,消化道大出血也不例外,但临床辨证均应以阴阳为总纲,辨明寒、热、虚、实,方能遣方用药。目前临床主要证型有胃热炽盛证、肝火犯胃证、脾不统血证、气不摄血证。

（1）实证

1）胃热炽盛证

证候特征:吐血紫暗,量大甚则呈鲜红色,常混有食物残渣,便血可见大便黑如漆,口干喜冷饮,胃脘胀闷灼痛。舌红苔黄,脉滑数。

治法:清胃泻火,化瘀止血。

推荐方药:泻心汤(《金匮要略》)合十灰散(《十药神书》)加减。泻心汤组成:大黄、黄芩、黄连。十灰散组成:大蓟、小蓟、荷叶、侧柏叶、茅根、茜根、山栀、大黄、牡丹皮、棕榈皮。恶心呕吐者,加代赭石、竹茹、旋覆花;热伤胃阴,加麦冬、石斛、天花粉。

2）肝火犯胃证

证候特征:吐血鲜红或紫暗,口苦目赤,胸胁胀痛,心烦易怒。舌红苔黄,脉弦数。

治法:泄肝清胃,降逆止血。

推荐方药:龙胆泻肝汤(《医方集解》)加减。方剂组成:龙胆草、栀子、黄芩、木通、泽泻、车前子、柴胡、甘草、当归、生地。血热重者可加白茅根、茜草、旱莲草;吞酸者加乌贼骨、贝母。

推荐中成药:龙胆泻肝丸。

（2）虚证

1）脾不统血证

证候特征:吐血或黑便缠绵不止,时轻时重,血色暗淡,伴食少,体倦,面色萎黄,神疲乏力,心悸气短,面色苍白,舌质淡,脉细弱。

治法:健脾益气止血。

推荐方药:归脾汤(《济生方》)加减。方剂组成:白术、茯神、黄芪、龙眼肉、酸枣仁、人参、木香、甘草、当归、远志。

推荐中成药:归脾丸。

2）气不摄血证

证候特征：呕血或黑便不止，伴呼吸微弱而不规则，昏迷，汗出不止，面色苍白，口开目合，手撒身软，二便失禁，脉微欲绝，舌淡白，苔白润。

治法：益气止血固脱。

推荐方药：独参汤（《十药神书》）或四味回阳饮（《景岳全书》）加减。方剂组成：人参、附子、干姜、甘草。

推荐中成药：参附注射液。

（3）外治法

1）针刺治疗：主穴：足三里、中脘、胃俞、内关。胃热炽盛：肝俞、内庭、行间；肝火犯胃：太乙、天枢、章门；脾不统血：关元、气海、隐白；气随血脱：关元、命门、百会。

2）其他疗法：内镜对出血灶喷洒止血，常用云南白药、参三七粉、白及粉、复方五倍子液等药物局部止血。

（施　荣　耿佩华）

参考文献

［1］孙继红.上消化道出血的中医辨证施治及治疗效果探讨［J］.中西医结合心血管病电子杂志，2019,7(18)：160.

［2］田新诚,邵旭鹏,刘委宏,等.中医对急性非静脉曲张性上消化道出血的病机探讨［J］.云南中医中药杂志，2023.44
(07)：17－20.

［3］Laine L，Jensen DM. Management of patients with ulcer bleeding［J］. Am J Gastroenterol，2012,107(3)：345－360.

［4］Alkhatib AA，Elkhatib FA，Alkhatib AA，et al. Acute upper gastrointestinal bleeding in elderly people：
presentations，endoscopic findings，and outcomes［J］. J Am Geriatr Soc，2010,58(1)：182－185.

［5］Chiu PW，Sung JJ. Acute nonvariceal upper gastrointestinal bleeding［J］. Curr Opin Gastroenterol，2010,26(5)：
425－428.

第二十五章·肠　梗　阻

　　由于各种原因导致肠内容物不能顺利向远端运行而产生的一组临床症候群,称为肠梗阻,是常见的急腹症之一。肠梗阻典型的临床表现可概括为"痛、吐、胀、闭",即腹痛、呕吐、腹胀、停止排气排便。肠梗阻除可引起局部的病理改变外,还可导致严重的全身性病理生理改变,如大量体液丧失、中毒性休克及呼吸循环系统衰竭等,进而导致患者死亡。由于肠梗阻是一个动态变化的病理过程,如不能得到及时的诊断和治疗,可使病情逐渐加重。

(一)病因与分类

　　1. 小肠梗阻·依据病因,可将小肠梗阻分为机械性小肠梗阻、动力性(麻痹性)小肠梗阻、血运性小肠梗阻和不明原因的小肠假性梗阻四类。机械性小肠梗阻的病因又可归纳为肠壁因素(肿瘤、炎性肠病、憩室和放射性肠损伤引起的肠管狭窄)、肠腔外因素(肠粘连、疝和肿瘤)及肠腔内病变(异物或粪石等)三类。动力性小肠梗阻的病因则包括神经源性疾病、代谢性疾病、药物中毒和感染性疾病。不明原因的小肠假性梗阻是一类慢性疾病,表现为反复发作的、以腹胀为主的肠梗阻症状,可伴有腹部绞痛、呕吐、腹泻,甚至脂肪泻,体检时可见肠鸣音减弱。腹部手术后的粘连是小肠梗阻的首位病因,占65%～75%。急腹症患者中有20%为粘连性小肠梗阻。

　　2. 结肠梗阻·对于结肠梗阻,恶性肿瘤为其主要原因,其次为肠扭转、憩室炎引起的肠腔狭窄等因素。

　　3. 其他分类·除按梗阻解剖位置分为小肠梗阻和结肠梗阻外,临床上根据有无机械性梗阻分为机械性肠梗阻和动力性肠梗阻;根据梗阻时是否伴有肠管血运障碍分为单纯性和绞窄性肠梗阻;根据梗阻部位分为高位小肠梗阻、低位小肠梗阻和结肠梗阻;根据梗阻程度分为不完全性和完全性肠梗限;根据发病急缓分为急性肠梗阻和慢性肠梗阻。如果肠管的两端均受压导致的肠梗阻则称为闭袢性肠梗阻,此类肠梗阻肠腔内压力升高明显,肠管高度膨胀,易引起肠壁血运障碍,导致肠管坏死穿孔。

(二)发病机制

　　肠道内液体分泌-吸收平衡的破坏是肠梗阻的关键病理生理变化。梗阻导致肠道扩张,扩张的肠道黏膜分泌炎性介质、前列腺素-血管活性肠肽等血管活性物质,后者促使肠道进一步扩张,引起肠道水肿,肠液过度分泌进一步增加肠道异常不协调蠕动,引起临床腹痛等症状,并发生水电解质吸收障碍,从而发生"分泌-扩张-分泌""扩张-分泌-运动"的恶性循环。肠壁水肿增加细胞膜通透性,加剧肠腔内液体积聚,从而使肠壁血管血运受阻,容易发生血栓形成、肠壁坏死甚至穿孔。梗阻的肠管局部肠道屏障损坏,从而肠菌群发生移位、繁殖,细菌毒素入血引起感染、中毒的症状。最终发生水电解质平衡紊乱、酸碱失衡、菌血症、循环血容量减少,从而进一步引起多器官功能衰竭。

(三)中医病因病机

　　肠梗阻主要临床表现为腹痛、呕吐、恶心、腹胀、排便及排气障碍,中医将其归纳为"痛、呕、胀、闭",属于"肠结""关格"等范畴。《黄帝内经·灵枢》中描述"饮食不下……腹中肠鸣,气上冲胸,喘不能久立,邪在大肠""大肠胀者,鸣而痛濯濯",该描述与肠梗阻腹胀、腹痛、纳差、肠鸣音亢进类似。

《黄帝内经》及后世文献将肠梗阻命名为"关格",如"关者下不得出也,格者上不得入也""关格者,忽然而来,乃暴病也,大便秘结、渴饮水浆、少倾即吐、又饮又吐、唇燥、眼珠微红,自病起粒米不思,滴水不得下胃,饮一杯吐出半杯者"。张仲景《伤寒杂病论》中描述"阳明病,谵语,有潮热,反不能食者,胃中必有燥屎五六枚也;若能食者,但硬耳,宜大承气汤下之"。《医学衷中参西录》有"饮食停于肠中,结而不下作疼,故名肠结"之说。

中医学认为肠梗阻病位在肠道,与肺、脾、胃、肝、肾、心等脏腑功能失调有关。六腑主受纳传化,其功能"传而不藏""降而不升""实而不能满",以通降下行为顺,凡由饮食不节、劳累过度、寒邪凝滞、热邪郁闭、湿邪中阻、瘀血留滞、燥屎内结或虫团集聚等因素,皆可使胃肠通降功能失调,肠腑传化障碍,食下之水谷精微不升,浊气不降而积于肠内,滞塞不通发为本病。

(1) 饮食不节:由于暴饮暴食,嗜食膏粱厚味,或过油腻之品,致湿邪食滞阻滞中焦,肠道气机失其疏利,通降功能失常,壅滞上逆而引起。

(2) 寒邪凝滞:寒邪凝滞肠间,寒凝气滞,气血运行不畅,导致肠管气血痞结,通降功能失常,壅滞上逆。

(3) 热邪郁闭:由于外邪侵入肠中,导致经络阻塞,气血凝滞,淤积日久,化热化火,热邪郁闭肠腑,或肠腑瘀久化热,伤阴损阳而致。

(4) 气血瘀阻:气血运行于周身,循环全身而不息,若情志不畅,郁怒伤肝,气机逆乱致脏腑功能失调,络脉瘀滞而成。

(5) 燥屎内结:过食辛辣厚味致肠胃积热或热性病后余热留恋,津液不足致肠道燥热,或病后、产后及年老体弱,气血亏虚,气虚则大肠传导无力,血虚则津枯不能润肠,因而大肠干枯,燥屎内结,致肠腑气血痞结,肠腑传化障碍,食下之水谷精微不升,浊气不降,积于肠内而成。

(6) 蛔虫聚团:由于蛔虫堵塞肠道,引起肠腑通过障碍,气机逆乱而成。

总之,本病病因多样,其病理基础为痰瘀互结,脏腑不通,属本虚标实之证。本病的病机演变可有痞结-瘀结-疽结三个阶段。病之初为肠腑气机不利,阻塞不通,痰饮水停,呈现痛、吐、胀、闭四大症状;病变进展,肠腑瘀血阻滞,痛有定处,胀无休止,甚至瘀积成块或血不归经而致呕血、便血;进一步发展则气滞血瘀,郁久而化热生火,热与瘀血瘀积不散,热甚肠坏,血肉腐败,热毒炽盛,邪实正虚,正不克邪而产生亡阴亡阳之厥证。

(四) 诊断思路

1. 症状 · 肠梗阻的主要临床表现:腹痛、呕吐、腹胀、肛门排气排便停止。这些症状的出现和梗阻发生的急缓、部位的高低、肠腔堵塞的程度有密切关系。

(1) 腹痛

1) 单纯性机械性肠梗阻:单纯性机械性肠梗阻一般为阵发性剧烈腹痛,由梗阻以上部位的肠管强烈蠕动所致。这类疼痛可有以下特点:①波浪式的由轻而重,然后又减轻,经过平静期而再次发作;②腹痛发作时可感有气体下降,到某一部位时突然停止,此时腹痛最为剧烈,然后又暂时缓解;③腹痛发作时可出现肠型或肠蠕动,患者自觉似有包块移动;④腹痛时可听到肠鸣音亢进,有时患者自己可以听到。

2) 绞窄性肠梗阻:绞窄性肠梗阻是由于肠管缺血和肠系膜的嵌闭,腹痛往往为持续性伴有阵发性加重,疼痛也较剧烈。有时肠系膜发生严重绞窄时,可引起持续性剧烈腹痛。

3) 动力性肠梗阻:动力性肠梗阻腹痛往往不明显,阵发性绞痛较为少见。结肠梗阻除非有绞窄,腹痛不如小肠梗阻时明显,一般为胀痛。

(2) 呕吐:呕吐在梗阻后很快即可发生,在早期为反射性的,呕吐物为食物或胃液。然后即进入一段静止期,再发呕吐时间视梗阻部位而定,如为高位小肠梗阻,静止期短,呕吐较频繁,呕吐物为胃液、十二指肠液和胆汁。如为低位小肠梗阻,静止期可维持 1～2 天后再呕吐,呕吐物为带臭味的粪汁样物。如为绞窄性梗阻,呕吐物可呈棕褐色或血性。结肠梗阻时呕吐则较为少见。

（3）腹胀:一般在梗阻发生一段时间以后开始出现。腹胀程度与梗阻部位有关。高位小肠梗阻时腹胀不明显,低位梗阻则表现为全腹膨胀,常伴有肠型。动力性肠梗阻时全腹膨胀显著,但不伴有肠型。闭袢型肠梗阻可以出现局部膨胀,叩诊鼓音。结肠梗阻因回盲瓣关闭可以显示腹部高度膨胀而且往往不对称。

（4）排便、排气停止:在完全性梗阻发生后排便、排气即停止。在早期由于肠蠕动增加,梗阻以下部位残留的气体和粪便仍可排出,所以早期少量的排气排便不能排除肠梗阻的诊断。在某些绞窄性肠梗阻如肠套叠、肠系膜血管栓塞或血栓形成,可自肛门排出血性液体或果酱样便。

2. 体征

（1）全身体征:单纯性肠梗阻一般无明显的全身症状,但呕吐频繁和腹胀严重者可出现脱水,导致水、电解质平稳紊乱。脱水表现为唇干舌燥,眼窝及两颊内陷,皮肤弹性消失。低钾血症可有疲软、嗜睡、乏力和心律失常等症状。绞窄性肠梗阻的全身症状最为严重,早期即可进入休克状态,表现为脉搏细速、血压下降、面色苍白、眼球凹陷、皮肤弹性减退、四肢冰冷等中毒性休克征象。

（2）腹部体征:单纯机械性肠梗阻腹部常可见肠型和蠕动波,有轻度压痛,肠鸣音亢进,呈气过水声或高调金属音。绞窄性肠梗阻,局部可有腹部压痛、反跳痛和肌紧张,少数可触及腹部包块为绞窄坏死肠管。蛔虫性肠梗阻常在腹部中部触及条索状团块。动力性肠梗阻腹胀均匀,腹部压痛散在较轻,肠鸣减弱或消失。低位直肠梗阻时直肠指检可触及肿块,多提示为肿瘤。肠梗阻并发肠坏死、穿孔时腹部出现压痛、反跳痛及肌紧张为主的腹膜刺激征。

3. 实验室及其他辅助检查

（1）实验室检查:肠梗阻由于脱水、血液浓缩、感染等,可出现血红蛋白、血细胞比容增高,尿比重增加,白细胞增多伴核左移等表现。晚期由于出现代谢性酸中毒,pH 降低,二氧化碳结合力下降,频繁呕吐出现严重低钾血症。因此,常规实验室检查应包括血细胞计数、C 反应蛋白（CRP）、肝肾功能、电解质和血气分析,以评估水、电解质、酸碱平衡紊乱和急性肝肾损伤的程度,CRP>75 g/L 和白细胞计数>10×10^9/L 提示腹膜炎可能,但灵敏度和特异度相对有限。

此外,有研究提示血 D-乳酸盐和脂肪酸结合蛋白可作为判断急性肠损伤的指标,对排除绞窄性肠梗阻有重要的临床价值。D-乳酸盐是 L-乳酸盐（机体代谢产物）的同分异构体,由肠道细菌代谢或裂解产生,哺乳动物血液浓度相对稳定,可因肠道通透性增强而穿过肠屏障进入血液,其浓度改变具有相对的肠道特异度。肠道通透性发生改变即可引起血液中 D-乳酸盐浓度变化,而其他生化指标则需待组织受损、细胞破裂将其释放后,才能引起血液浓度变化。

肠型脂肪酸结合蛋白（IFABP）是胃肠道特异蛋白,由 131 个氨基酸残基组成,在小肠绒毛细胞顶端表达最为丰富。正常情况下,外周血中检测不到 IFABP,肠道缺血最先累及小肠绒毛,上皮细胞膜通透性增加,释放 IFABP 进入毛细血管和毛细淋巴管,从而进入体循环,IFABP 的诊断比值比为 7.6,灵敏度为 72%,特异度为 73%,因其他疾病也能引起 IFABP 增高,故其特异度较差。

（2）影像学检查

1）腹部立卧位 X 线平片检查:对于重度肠梗阻的诊断其敏感性与腹部 CT 相似,但对于轻度肠梗阻敏感性较低。由于其方便、快捷经济,在各级医院普及率高,仍然是初步诊断肠梗阻的重要检查手段。肠梗阻时卧位腹平片可见肠管胀气扩张,立位腹平片则可见多个气液平面。若腹腔内渗出较多时,见肠间隙明显增宽。小肠梗阻时可见扩张肠管内空肠黏膜皱襞形成的"鱼骨刺"征,结肠梗阻时可见扩张的结肠袋。X 线平片的总体灵敏度和特异度较低（灵敏度约 70%）;不能够早期发现腹膜炎或者肠坏死等迹象。重症患者不适合 X 线立卧位摄片,床旁 X 线卧位加侧卧位摄片有利于判断肠梗阻程度。

2)腹部超声检查:超声检查在肠梗阻诊断中具有与 CT 相当的灵敏度和特异度,其灵敏度和特异度分别为 92% 和 93%。超声检查可明确肠管厚度、肠管扩张程度、肠管的蠕动情况,可初步鉴别动力性和机械性肠梗阻。低位肠梗阻时,可以帮助区分小肠梗阻和结肠梗阻。同时,超声检查可以节省时间和避免辐射暴露,对婴幼儿和孕妇更有价值。超声检查征象主要有肠管持续明显扩张,肠腔内积气、积液,肠壁水肿增厚及肠管蠕动增强等。

3)腹部多排螺旋 CT 平扫或增强检查:腹部多排螺旋 CT 平扫检查扫描速度快,受呼吸运行影响小,适用于大部分肠梗阻患者的检查,可以更好地诊断和评估肠梗阻。其对于区分肠梗阻与非肠梗阻患者的灵敏度可达 83%,85% 的肠梗阻病因可通过腹部多排螺旋 CT 平扫检查明确。其典型的影像学表现:①梗阻部位近端小肠扩张、远端小肠空虚(移行带);②小肠内见结肠样粪便;③结肠空虚,结肠未见气体及粪便;④肠腔内造影剂无法通过梗阻部位。

螺旋 CT 多期增强扫描加肠系膜 CT 血管造影成像(CTA)三维重建检查可对肠系膜血管进行快速准确扫描,有助于精确诊断肠系膜动静脉内栓塞状况,对病变进展程度及病灶累及范围均有指导价值,其灵敏度可达 93.3%,特异度可达 95.9%。对临床高度怀疑绞窄性肠梗阻、小肠肿瘤及肿瘤性肠套叠、局限性慢性肠缺血性病变等导致的小肠梗阻很有价值。在合并高凝因素或者心房颤动等情况下,应当警惕是否有肠系膜栓塞或血栓形成,CTA 是目前肠系膜动脉栓塞诊断的金标准。总体评价高于单纯肠系膜动脉血管造影检查。

CT 肠道成像(CTE)可以较好地显示肠黏膜及肠壁状况,对于术后粘连性肠梗阻、小肠肿瘤、肠内外瘘、肠道膀胱瘘或阴道瘘等疾病的诊断均有价值,还可以检测到其他检测方法(如胶囊内镜)无法发现的小肠肿瘤。

4)腹部 MRI 检查:在孕妇、X 线敏感患者不适用 CT 检查的情况下,MRI 检查可作为替代检查。MRI 尤其对小肠炎性病变、缺血和肿瘤具有较高诊断价值。MR 肠道成像(MRE)是通过口服小肠对比剂,从而清楚显示肠腔、肠壁和肠管周围结构的影像学检查方法。MRE 可评估肠道炎性活动、肠管纤维化、脓肿及瘘管的形态,对克罗恩病、复杂性肠瘘和多灶性溃疡性肠炎等疾病的评估,以及对小肠肿瘤的诊断具有重要价值,在小肠梗阻病因学的诊断中具有重要作用。

5)小肠水溶性造影剂造影检查:高渗性水溶性造影剂在肠道中流动性好、黏稠度低,能快速反映肠管扩张情况和梗阻部位,利于鉴别肠梗阻的类型,为非手术治疗效果的评估提供参考依据。例如造影检查 8 h 后造影剂到达结肠,提示小肠为不全性梗阻,可行保守治疗,反之则需手术治疗。同时,水溶性造影也可促进肠道的蠕动,对粘连性不全性肠梗阻保守治疗有明显的促进作用。

4. 诊断 · 一个完整的肠梗阻的诊断应建立在以下几个方面:①肠梗阻的病因学诊断;②鉴别机械性肠梗阻与动力性肠梗;③辨别小肠梗阻与结肠梗阻,区分低位梗阻和高位梗阻;④鉴别完全性梗阻与不完全性梗阻;⑤判别梗阻肠管是否发生血运性障碍。

5. 鉴别诊断

(1)肠梗阻病因的鉴别诊断:判断病因可从年龄、病史、体检、影像学检查等方面的分析着手。例如以往有过腹部手术、创伤、感染的病史,应考虑粘连性所致的梗阻;如有肺结核,应考虑肠结核或腹膜结核引起肠梗阻的可能;遇风湿性心瓣膜病伴心房纤颤、动脉粥样硬化闭塞性动脉内膜炎者,应考虑肠系膜动脉栓塞;而门静脉高压和门静脉炎可致门静脉栓塞。这些动静脉血流受阻是血管性肠梗阻的常见原因;3 岁以下婴幼儿中原发性肠套叠多见;青、中年患者的常见病因是肠粘连、嵌顿性腹外疝和肠扭转;老年人的常见病因是结肠癌、乙状结肠扭转和粪块堵塞,而结肠梗阻病例的 90% 为癌性梗阻;成人中肠套叠少见,多继发于 Meckel 憩室炎、肠息肉和肿瘤。在腹部检查时,要特别注意腹部手术切口疤痕和隐蔽的外疝。动力性肠梗阻在内、外科临床中都较常见,腹部外科大手术和腹腔感染是常见的原因,其他如全身性脓毒血症、严重肺炎、药物中毒、低钾血症、腹膜后出血、肠出血、输尿管绞痛等均可引起麻痹性肠梗阻,仔细的病史分析和全面检查对诊断十分重要。

(2) 鉴别机械性肠梗阻和动力性肠梗阻:从病史上及腹部体征分析有无机械梗阻因素的存在。机械性肠梗阻的特征是阵发性肠绞痛、肠鸣音亢进和非对称性腹胀;而动力性肠梗阻的特征为无绞痛、肠鸣音消失和全腹均匀膨胀。腹部影像学检查有助于两者的鉴别:机械性梗阻的肠腔扩张局限于梗阻部位以上的肠段;动力性梗阻时,全部胃、小肠和结肠均扩张。

(3) 鉴别小肠梗阻和结肠梗阻:高位小肠梗阻呕吐频繁而腹胀较轻,低位小肠梗阻则反之。结肠梗阻的临床表现与低位小肠梗阻相似。但 X 线腹部平片检查可快速区别。小肠梗阻是充气之肠祥遍及全腹,液平较多,而结肠则不显示。若为结肠梗阻则在腹部周围可见扩张的结肠和袋形,小肠内积气则不明显。

(4) 鉴别完全性肠梗阻和不完全性肠梗阻:完全性肠梗阻多为急性发作且症状明显,不完全性肠梗阻则多为慢性梗阻、症状不明显,往往为间歇性发作,伴有少量排气排便。腹部影像学检查,尤其是小肠水溶性造影可准确诊断。

(5) 鉴别单纯性肠梗阻和绞窄性肠梗阻:绞窄性肠梗阻可发生于单纯性机械性肠梗阻的基础上,单纯性肠梗阻因治疗不善而转变为绞窄性肠梗阻的占 15%～43%。一般认为出现下列征象应疑有绞窄性肠梗阻:①急骤发生的剧烈腹痛持续不减,或由阵发性绞痛转变为持续性腹痛,疼痛的部位较为固定。若腹痛涉及背部提示肠系膜受到牵拉,更提示为绞窄性肠梗阻;②腹部有压痛,反跳痛和腹肌强直,腹胀与肠鸣音亢进则不明显;③呕吐物、胃肠减压引流物、腹腔穿刺液含血液,亦可有便血;④全身情况急剧恶化,毒血症表现明显,可出现休克;⑤X 线平片检查可见梗阻部位以上肠段扩张,可出现"咖啡豆征",在扩张的肠管间常可见有腹水;⑥典型的绞窄性肠梗阻腹部 CT检查影像学表现。

(五) 监测与治疗

1. 监测 肠梗阻临床诊断一旦确立,对病情的评估及监测主要体现在症状、体征的渐进性改变上。

(1) 腹痛:腹痛发作性状的变化,阵发性加剧或由阵发性转为持续性。

(2) 呕吐物或排便:呕吐物或肛门排泄物的颜色改变,是否出现咖啡色或血性液体。

(3) 生命体征:病情进展是否迅速,即早期出现体温上升、脉率增快、白细胞计数增高,甚至休克。

(4) 腹部体征:是否存在局部固定性压痛或伴有明显压痛的局部肿块;肠鸣音的改变,由高亢转为低调、弱音,甚至消失。是否出现明显腹膜刺激征或腹部移动性浊音。

(5) 腹腔穿刺:不同病情时间点腹穿液的性状变化,如淡血性液多为肠绞窄初期,而暗红或深红色血性液提示有肠坏死存在。

2. 治疗

(1) 治疗原则:肠梗阻的治疗取决于梗阻的性质、类型、部位、程度及患者的全身状况,在此基础上明确非手术治疗、手术治疗及手术时机的选择。在纠正水、电解质、酸碱平衡紊乱及控制感染的同时,尽快解除梗阻、恢复肠道功能为治疗的主要原则。

(2) 非手术治疗:非手术治疗主要适用于无肠绞窄存在的不完全性粘连性肠梗阻和婴幼儿早期肠套叠、动力性肠梗阻及蛔虫或粪便等造成的肠堵塞。包括以下几点:①禁食,补液,维持水、电解质平衡;②控制感染;③胃肠减压,减轻肠道内压力,进而减轻梗阻症状;④疼痛较明显的患者可使用解痉药物,但避免使用止痛药物;⑤动态监测腹部体征的变化,定期进行影像学评估判断病情变化。

1) 纠正脱水、电解质和酸碱平衡失调:脱水与电解质的丢失与病情有关,应根据临床表现与实验室检查予以评估。一般成人症状较轻时按 40 mL/kg 进行补液,有明显呕吐的则需在基础需要量上补充额外丢失量。当尿量正常时,需补给钾盐。低位肠梗阻多因碱性肠液丢失易有酸中毒,而高位肠梗阻则因胃液、胆汁等的丢失易发生低氯、低钠性碱中毒,皆应予以纠正。在绞窄性肠梗阻和机械性肠梗阻的病情进展期,可有血浆和全血的丢失,产生血液浓缩或血容量的不足,故应予以血浆、白蛋白等方能有效地纠正循环障碍。

2) 控制感染:肠梗阻病程较长或发生肠绞窄时,肠壁和腹腔常发生混合型感染,如大肠埃希菌、梭形芽孢杆菌、链球菌、厌氧菌等,积极地采用以抗革兰阴性杆菌联合抗厌氧菌为主的抗生素治疗十分重要,避免感染进一步的加重,动物实验和临床实践都证实应用抗生素可以显著降低肠梗阻的死亡率。

3) 生长抑素的应用:生长抑素系一种含有 14 个氨基酸的环状肽类激素,对胃肠消化液分泌有明显的抑制作用。应用生长抑素可使胃肠消化液分泌减少 90%,从而减少梗阻以上肠管内液体积聚,有利于肠壁血液循环和肠黏膜屏障的恢复,加速炎性病变的消退,改善肠道水肿状况。可应用于术后小肠梗阻、假性肠梗阻及神经内分泌肿瘤引起的小肠梗阻和恶性肠梗阻的治疗。据报道对于腹部术后粘连性肠梗阻患者,其临床总有效率为 96.97%。因此生长抑素可改善肠梗阻症状,提高非手术治疗效果。

4) 传统鼻胃管减压:通过鼻胃管减压可引出吞入的气体和滞留的液体,减轻呕吐症状,预防吸入性肺炎的发生。改善由于腹胀引起的循环和呼吸窘迫症状,在一定程度上能改善梗阻以上肠管的水肿和血液循环。少数轻型单纯性肠梗阻经有效的鼻胃管减压后肠腔可恢复通畅。同时也可减少后续手术操作困难,增加手术的安全性。

5) 肠梗阻导管减压:肠梗阻导管联合药物治疗对 70%~90% 的小肠梗阻患者有效。肠梗阻导管经过内镜或 X 线透视下置入幽门下,因其顶端的水囊可通过自身重力和小肠蠕动,使导管不断推进,最大限度地靠近肠管梗阻处,持续吸除梗阻上方淤积的液体及气体,可迅速减轻肠壁水肿和肠腔压力,解除梗阻状态效果优于鼻胃管减压,可明显提高非手术治疗的效果。但要注意的是,肠梗阻导管的临床应用仅是对非手术治疗的改进和补充,它仍然无法完全取代传统手术治疗,需要根据实际病情选择使用。

6) 肠道支架在急性肿瘤性结肠梗阻治疗中的应用:对于肿瘤原因引起的急性结肠梗阻,传统的治疗模式为一期手术切除后根据肿瘤所处的解剖位置考虑是否予以近端结肠造口。它的弊端有:①急诊手术,患者一般情况较差,不具备根治性切除条件,往往达不到肿瘤要求的手术切除范围;②由于肠梗阻的存在,术前无法完善肠道准备,术中肿瘤近端肠段肠壁水肿明显,血运不佳,一期吻合往往有较高的吻合口瘘发生率,为避免这种情况原则上行近端肠造口,术后需二期手术关闭造口,给患者带来更多创伤。内镜下肠道自膨式金属支架置入能够使患者做好充分肠道准备和术前准备,提高手术耐受力,将高风险急诊手术转化为相对安全的限期手术,相当于一座"桥梁",为可根治的结肠癌患者创造了腹腔镜微创治疗的条件,有利于术后快速康复,同时降低造口率,提高一期切除吻合率,提高淋巴结清扫的彻底性,从而更好地达到肿瘤根治,提高患者的生活质量。

(3) 手术治疗:对于非手术治疗失败的患者、完全性机械性肠梗及绞窄性肠梗阻,一旦诊断确立,需尽快行手术治疗。手术范围、术式需根据剖腹探查结果决定。如绞窄性小肠梗阻,需切除缺血性坏死肠段,并行小肠一期吻合。如结肠肿瘤所致的梗阻,则可根据肿瘤位置选择相应手术方式。肿瘤位于右半结肠,可行右半结肠切除,一期缝合末端回肠-横结肠;若肿瘤位于左半结肠,患者情况往往较差,如高龄、低蛋白血症、贫血等,则应行左半切除后近端结肠造口,远端关闭,待恢复后根据病情二期关闭结肠造口。总之,手术首要目的是解除梗阻,恢复肠道功能,需根据患者的情况和疾病累及的范围个体化地制订手术方案,做到规范化和精准化的外科治疗。

（六）中医药治疗

1. **中医药对肠梗阻的认识**·历代医家认为肠梗阻属于"肠结""关格""便秘""呕吐""腹痛"等范畴。其病理基础为痰淤互结,脏腑不通,属本虚标实之证。肠腑气机阻滞是关键病机,即在脾胃亏虚,正气不足的基础上,感受寒毒之邪,出现湿浊、痰毒、淤血等病理产物,互相蕴结,阻滞肠道气机,上下格拒不通,受盛传化受阻而发病。主要以扶正祛邪、行气通腑为治则。对于"痞结""瘀结"患者可予多次少量中药口服或经胃管治疗,中药一般以大承气汤为基础,西医药理研究发现,大承气汤可增加胃肠道蠕动,减轻肠壁水肿及淤血,并具有一定抗菌作用。临床治疗中可根据患者舌脉、体质等情况酌情调整药味及药量。此外,中医药对于术后早期炎性肠梗阻及麻痹性肠梗阻患者,可有效促进胃肠蠕动,恢复胃肠功能。

2. **辨证施治**·本病以脏腑功能失调为本,肠道所结实邪及糟粕为标,中医治法以"急则治其标"为原则。肠道为传化之腑,以通为顺,以降为和,以壅滞上逆为病,故在治疗上"以通为用",以通里攻下导滞为主,兼活血理气、清热利湿或温化寒湿。

（1）气滞血瘀证

证候特征:腹痛阵作,腹胀拒按,恶心呕吐,呃逆嗳气,无排气排便,可因矢气后减轻。脉多弦、涩,舌质紫暗或有紫斑、紫点。

治法:活血化瘀,行气通便。

推荐方药:桃仁承气汤加减(《伤寒论》)。方药组成:桃仁、大黄、桂枝、炙甘草、芒硝。若气滞较重者,加木香、枳实、香附、延胡索以行气止痛;血瘀者,加赤芍、当归、苏木、三七活血化瘀。

（2）阴虚肠燥证

证候特征:口燥咽干,形体消瘦,大便干结,燥屎不行,下之不通,脘腹胀满,小便短赤,五心烦热,潮热盗汗,舌红,少津,脉细数。

治法:滋阴增液,泻热通便。

推荐方药:增液承气汤加减(《伤寒论》)。方药组成:玄参、麦冬、细生地、大黄、芒硝。偏阴亏者,应重用玄参、麦冬、生地;偏于积滞者,则重用大黄、芒硝。

（3）寒凝气滞证

证候特征:腹中拘急疼痛,喜温喜按,嗳气,纳少脘痞,口淡不渴,倦怠乏力,舌淡胖,脉沉迟无力。

治法:温中补虚,和里缓急。

推荐方药:小建中汤加减(《伤寒论》)。方药组成:桂枝、芍药、甘草、大枣、生姜、饴糖。如中焦寒重者,可加干姜以增温中散寒之力,如气滞重者,可加木香、香附、川楝子以行气止痛。

（4）肠腑热结证

证候特征:腹痛腹胀,痞满拒按,恶心呕吐,无排气排便;发热,口渴,小便黄赤,甚者神昏谵语;舌质红,苔黄燥,脉洪数。此型相当于各种类型的完全性肠梗阻,麻痹性肠梗阻。

治法:通腑泄热,峻下热结。

推荐方药:大承气汤加减(《伤寒论》)。方药组成:大黄、枳实、厚朴、芒硝。若兼气虚者,宜加人参补气,防泻下气脱;兼阴津不足者,加玄参、生地以滋阴润燥。

（5）虫积阻滞证

证候特征:腹痛绕脐阵作,腹胀不甚,腹部有条索状团块,恶心呕吐,呕吐蛔虫,或有便秘;舌质淡红,苔薄白,脉弦。此型相当于蛔虫引起的肠梗阻。

治法:消导积滞,驱蛔杀虫。

推荐方药:驱蛔承气汤加减(《新急腹症学》)。方药组成:大黄、玄明粉、槟榔、川楝子、乌梅、木香、苦参、川椒。

（6）气阴亏虚证

证候特征：腹痛缓解，肛门恢复排便排气，但便后乏力，体质虚弱，面白神疲，肢倦懒言，舌红少苔，脉细弱。此型相当于肠梗阻缓解后恢复期，肠梗阻手术后早期。

治法：健脾益气，养阴润肠。

方药：黄芪汤《金匮翼》合增液汤《温病条辨》加减。方药组成：黄芪、麻仁、陈皮、玄参、麦冬、生地；热结甚者，可加大黄、芒硝以清热泻下；阴虚者，可加牛膝、牡丹皮以凉血、泻火、解毒；肠燥者，可加沙参、玉竹、石斛以养阴生津。

3. 外治法

（1）灌肠疗法：该方法操作简便，疗效确切，患者耐受性好，价格低廉，对于因梗阻无法口服用药的低位梗阻患者尤为适用。结肠黏膜有丰富的毛细血管网，有利于肠道途径给药药物的充分吸收利用。灌肠汤药主要基于大承气汤，根据患者实际病情，适当加减药物种类及用量，一般可以大黄、芒硝、枳实、厚朴、莱菔子、火麻仁、赤芍、薏苡仁、泽泻，煎汤取汁 400 mL，每日 1 剂，每次 200 mL，分 2 次灌肠，灌肠后患者应变化体位，以利于药物在肠道内均匀分布，进而更好地吸收，保留灌肠时间应不低于 30 min。

（2）穴位贴敷：贴敷一般选取神阙穴，使用行气通腑中药膏剂进行贴敷，膏剂可由大黄、芒硝、枳实、厚朴、大腹皮、赤芍、延胡索、川芎、蜈蚣、白花蛇舌草熬制成。将膏剂均置于贴敷贴中央，贴于神阙穴，辅以热敷，每贴 4～6 h，每日 2 次。

（3）针刺疗法：常用穴位足三里、上巨虚、下巨虚、阴陵泉、公孙等，可以起到扶正祛邪、行气消胀、降逆止呕、缓解腹部疼痛等功效。

（梅佳玮　朱晓锋）

参考文献

［1］黄秋实，何山，沈健，等.肠道支架联合手术在左半结肠癌急性肠梗阻患者的应用及疗效分析[J].中华普通外科杂志，2021,36(12):910-914.

［2］付俊豪，赵宁，刘博，等.肠梗阻导管防治肠梗阻的临床应用进展[J].中华胃肠外科杂志，2021,24(10):931-935.

［3］田晶，王峰，周竹萍，等.成人急性机械性小肠梗阻患者临床特征及危险因子分析[J].中华全科医师杂志，2021,20(8):873-880.

［4］阮芳鸣，江长文，宋元，等.结直肠癌性肠梗阻肠道支架置入术治疗相关并发症的研究进展[J].中华消化内镜杂志，2021,38(1):75-79.

［5］蒋晓玲.肠梗阻中医治疗综述[J].实用中医药杂志，2015,3:166-167.

［6］兰磊，刘玲绯，李可强.通腹汤治疗术后早期炎性肠梗阻临床疗效观察[J].辽宁中医药大学学报，2019,21(02):189-192.

［7］Yeo CT，Merchant SJ. Considerations in the Management of Malignant Bowel Obstruction [J]. Surg Oncol Clin N Am，2021,30(3):461-474.

［8］Veld JV，Beek KJ，Consten ECJ，et al. Definition of large bowel obstruction by primary colorectal cancer：A systematic review [J]. Colorectal Dis，2021,23(4):787-804.

［9］Lowe SC，Ream J，Hudesman D，et al. A clinical and radiographic model to predict surgery for acute small bowel obstruction in Crohn's disease [J]. Abdom Radiol (NY)，2020,45(9):2663-2668.

［10］Shariff F，Bogach J，Guidolin K，et al. Malignant Bowel Obstruction Management Over Time：Are We Doing Anything New? A Current Narrative Review [J]. Ann Surg Oncol，2022,29(3):1995-2005.

第二十六章 · 胃、十二指肠溃疡急性穿孔

胃、十二指肠溃疡急性穿孔是外科的常见急腹症。起病急、病情重、变化快,需要紧急处理,若诊治不当可危及生命,其人群的发病率为 10/10 万。十二指肠溃疡穿孔男性患者较多,胃溃疡穿孔多见于老年女性。绝大多数十二指肠溃疡穿孔发生在球部前壁,胃溃疡穿孔 60% 发生在胃小弯。我国南方发病率高于北方,城市高于农村,可能与饮食、工作环境等因素有关。秋冬、冬春之交是高发季节。

(一) 病因

1. **劳累及情绪因素** · 过度劳累及精神过分紧张是消化道溃疡高发的因素,高强度的工作和压力极易导致溃疡的发生。

2. **饮食因素** · 饮食过饱、剧烈呕吐易导致腹内压骤然增高,引发消化道溃疡穿孔。

3. **药物因素** · 非甾体类药物等的应用,易形成消化道溃疡。这与其抑制花生四烯酸代谢过程中的关键酶——环氧合酶(COX,包括 COX-1 和 COX-2)有关。此酶的作用是产生具有细胞保护作用的前列腺素(PG),被抑制后减少了 PG 合成,从而削弱了黏膜防御功能。另外,糖皮质激素、氯吡格雷等抗血小板药物也可增加消化道溃疡的风险。

4. **不良生活习惯** · 主要是吸烟、饮酒、咖啡等饮品易刺激胃酸分泌,增加消化道溃疡发生风险,引发穿孔。

5. **幽门螺杆菌(Hp)感染** · Hp 感染与胃、十二指肠溃疡形成密切相关。Hp 可以诱发局部免疫和炎症反应,削弱局部黏膜防御功能;Hp 感染可增加胃泌素释放,后者刺激胃酸、胃蛋白酶原分泌,增强了侵袭因素。

6. **其他** · 洗胃、胃肠钡餐检查、胃镜检查和腹部撞击等情况下也可发生。此外,胃十二指肠穿孔也是肾移植、神经外科手术、心血管手术常见的术后并发症,这与手术应激反应相关。

(二) 发病机制

胃、十二指肠溃疡的病程是一动态过程,是胃、十二指肠黏膜防御机制和损伤因子之间相互作用的结果。溃疡的反复发作与缓解破坏了胃、十二指肠壁的组织结构,并被纤维瘢痕、肉芽组织和坏死组织所代替,最终穿透肌层、浆膜层,形成穿孔。胃十二指肠黏膜具有一系列防御和修复机制,包括黏液-碳酸氢盐屏障、黏膜屏障、黏膜血流量、细胞更新、前列腺素和表皮生长因子等。黏液-碳酸氢盐屏障是重要的屏障,降低了胃酸对上皮细胞的直接损伤。上皮细胞层通过黏液、碳酸氢盐分泌,上皮细胞离子转运通道及细胞间紧密连接功能而发挥防御作用。上皮下主要提供 HCO_3^- 来中和胃酸。1910 年,Schwarz 提出了"无酸无溃疡"的理论,意即无酸情况下罕见溃疡发生,抑制酸分泌的药物可促进溃疡愈合。由于胃蛋白酶原激活和胃蛋白酶活性维持依赖胃酸,因此胃酸仍是溃疡发生的决定因素。消化性溃疡最终形成是胃酸及胃蛋白酶"自身消化"所致。

穿孔分为游离性穿孔(前壁)和包裹性穿孔(后壁),后者亦称慢性穿透性溃疡。急性穿孔后,胃液、胆汁、胰液等消化液和食物溢入腹腔,引起化学性腹膜炎,导致激烈的腹痛和大量腹腔渗出液。由于细菌的繁殖,数小时后转变为化脓性腹膜炎。病原菌以大肠埃希菌、链球菌为多见。化学刺

激、细胞外液丢失和细菌毒素的吸收等因素可引起休克。

(三) 中医病因病机

十二指肠溃疡急性穿孔根据其胃脘部位疼痛如刀割、恶心呕吐、全腹肌紧张等症状,在中医经典中,十二指肠溃疡急性穿孔被归属于"脏结""胃脘痛""厥心痛"等范畴,其病位在中焦。在中医经典中,与十二指肠溃疡急性穿孔相关的描述多见于对胃脘痛的论述。如《黄帝内经》中提到"胃脘痛者,多是寒邪客胃、饮食不节、情志失调等因素所致"。此外,《证治汇补》中也提到"胃痛不得有六:一曰寒邪客于胃中痛也,用良姜、香附子、加姜汁热服;二曰胃火痛也,用石膏、知母、黄连之类"。这些描述与十二指肠溃疡的病因和症状有一定的相似之处。《灵枢·邪气脏腑病形》篇曰"胃病者,腹胀,胃脘当心而痛"。

本病是在慢性胃脘痛基础上,病邪阻滞的实痛、热痛。病初起自脾胃,后波及肝及其他脏腑。然基础之慢性胃脘痛,或由寒邪、食积阻滞;或肝气犯胃;或脾胃虚寒;或瘀血凝滞所致各不相同。其病因不外饮食不节,情志失调,脾胃虚弱等。其中饮食不节,饥饱失常,或过食生冷,克伐中阳,或过食辛辣,湿热内生,或过食肥甘厚味,瘀热内结;情志不遂,肝气犯胃,气郁血瘀,胃络受阻,不通则痛;脾胃虚弱,或劳倦内伤,或年老体衰,脾胃阳虚,阴寒内生,或饮食不节,克伐中阳,或忧思劳倦,损伤脾气,脾失健运,升降失常。

十二指肠溃疡急性穿孔的中医病机主要从气滞、血瘀、热毒等方面考虑。中医认为,情志失调、饮食不当、脾胃虚弱、湿热内蕴等因素都可能导致气滞血瘀和热毒内蕴,进而引发十二指肠溃疡急性穿孔。情志失调导致肝气郁结,肝郁化火,影响气血运行,使得气滞血瘀,热毒内生,引发溃疡和穿孔。饮食不当,如长期食用辛辣、刺激性食物,会刺激十二指肠黏膜,导致气血瘀滞,形成溃疡,甚至穿孔。脾胃虚弱则影响脾胃运化功能,使得气血生化不足,无法濡养肠道,引发溃疡和穿孔。湿热内蕴会使得湿热邪气滞留于脾胃,影响脾胃的运化和腐熟功能,可能引发溃疡和穿孔。

本病初起多因寒邪、食滞、肝气犯胃、脾胃虚寒、瘀血阻滞等致脾胃运化失司、肝气郁结、气血精微生化不足,病久则气血瘀滞、热毒内盛、肠道失去濡养,进而穿孔。因此本病的病机演变多因寒邪、食滞、气滞、瘀血、热毒蕴结中焦而致脾胃升降传导失司,肝胆疏泄失常,脏腑气机阻滞为主,病机转变的关键则在于湿热瘀毒内蕴。

(四) 诊断思路

1. 症状 · 腹痛是主要症状。既往有溃疡病史、穿孔前数日溃疡病症状加剧。有情绪波动、过度疲劳、刺激性饮食或服用皮质激素类药物等诱发因素。多在夜间空腹或饱食后突然发作,表现为骤起上腹部刀割样剧痛,疼痛难忍,伴有面色苍白、出冷汗、脉搏细数、血压下降,常伴恶心呕吐,疼痛快速波及全腹。当胃内容物沿右结肠旁沟向下流注时,可出现右下腹疼痛,疼痛也可向右肩部放射。当腹腔有大量渗出液而稀释漏出的消化液时,疼痛可略有减轻。由于继发细菌感染而出现化脓性腹膜炎,腹痛可再次加重。偶尔可见溃疡穿孔和溃疡性出血同时发生。溃疡穿孔后病情的严重程度与患者的年龄、全身情况、穿孔部位、穿孔的大小和时间及是否空腹穿孔密切相关。

2. 体征 · 可出现腹式呼吸消失,全腹压痛、反跳痛等腹膜刺激征明显,腹肌紧张呈"板样腹",肝浊音界缩小或消失,有腹水时可有移动性浊音,听诊肠鸣音消失或明显减弱。发生感染性休克可出现休克相关体征。

3. 实验室及辅助检查

(1) 血常规及生化检查:可见白细胞计数增加,血清淀粉酶轻度升高。

(2) 超声检查:可在肝前缘与腹壁间的肝前间隙显示气体强回声,其后方常伴有多重反射。坐位检查,通过肝可以在膈肌顶部与肝之间显示气体回声。

（3）X线立位腹部平片检查：膈下可见半月形的游离气体影。

（4）腹部CT平扫：CT被认为是诊断穿孔最灵敏的方式，也是发现穿孔最快速有效的方法。CT表现为腹腔游离气体影。

（5）腹腔穿刺或灌洗：抽出含胆汁或食物残渣的液体时，可作出诊断。

4. 诊断 · 既往有溃疡史，突发上腹部疼痛并迅速扩展为全腹疼痛伴腹膜刺激征等上消化道穿孔的特征性临床表现；X线、CT检查腹部发现膈下或腹腔游离气体；诊断性腹腔穿刺抽出液含胆汁或食物残渣，通过症状、体征、影像学检查等可明确诊断。

5. 鉴别诊断 · 既往无典型溃疡病史者，位于十二指肠或幽门后壁的溃疡穿孔，胃后壁溃疡向小网膜腔内穿孔，老年体弱反应差者的溃疡穿孔，空腹时发生的小穿孔等情况下，症状、体征可不典型，较难迅速做出诊断。须与下列疾病鉴别诊断。

（1）急性胆囊炎：表现为右上腹绞痛或持续性疼痛伴阵发性加剧，疼痛向右肩部放射，伴畏冷发热。右上腹局部压痛、反跳痛，有时可触及肿大的胆囊，Murphy征阳性。胆囊穿孔时有弥漫性腹膜炎表现，但X线检查膈下无游离气体。B超示：胆囊炎或胆囊结石。

（2）急性胰腺炎：其腹痛发作一般不如溃疡穿孔者急骤，腹痛多位于上腹部偏左并向背部放射。腹痛有一个由轻转重的过程，肌紧张程度相对较轻。血清、尿液和腹腔穿刺液淀粉酶明显升高。X线检查膈下无游离气体，CT、B超提示胰腺肿胀、胰腺周围渗出。

（3）急性阑尾炎：溃疡穿孔后消化液沿右结肠旁沟流到右下腹，引起右下腹痛和腹膜炎体征，可与急性阑尾炎相混。但阑尾炎一般症状比较轻，体征局限于右下腹，无腹壁板样强直，X线检查无膈下游离气体。

（五）监测与治疗

1. 监测 · 对于胃十二指肠穿孔诊断明确的患者，无论行手术或非手术治疗的患者，其病情监测包括以下几方面。

（1）生命体征：如意识、血压、心率、氧饱和度等的持续监测。

（2）腹部体征：腹膜刺激征的程度，必要时可给予适当镇痛治疗，减轻患者痛苦。

（3）实验室血液生化指标：如CRP、白细胞计数、降钙素原等感染指标的动态变化，可用来评估患者全身感染状态。

（4）腹部影像学：对于非手术治疗的患者，还需动态监测腹部影像学，以便评估治疗效果，为变更为手术治疗随时提供临床依据。

2. 治疗

（1）治疗原则：预防脓毒症，清除感染源，控制原发病，恢复胃肠道功能。

（2）一般治疗

1）胃肠减压：一旦诊断为消化性溃疡穿孔，应放置鼻胃管减压，以减少胃内容物进入腹腔。

2）液体复苏及维持水、电解质平衡：迅速开通静脉通路，实行液体复苏，维持水、电解质平衡。

3）抗感染：早期使用抗生素，选用广谱抗生素，覆盖革兰阴性菌和厌氧菌，可以是第三代头孢菌素和甲硝唑联合使用，β-内酰胺/β-内酰胺酶抑制剂联合使用。

4）镇痛治疗：明确诊断后，腹痛剧烈、烦躁不安者应进行镇痛治疗，止痛药物推荐使用盐酸哌替啶。

（3）外科手术：手术治疗仍然是消化性溃疡穿孔的标准治疗方法，且应尽早干预。

1）单纯穿孔修补缝合术：穿孔时间>8h，腹腔内感染及炎症水肿严重，有大量脓性渗出物；以往无溃疡史或有溃疡病未经正规内科治疗，无上消化道出血、幽门梗阻病史；十二指肠溃疡穿孔；不能耐受急诊彻底性溃疡手术，为单纯穿孔修补缝合术的适应证。

穿孔修补通常采用经腹手术,穿孔以丝线间断横向缝合,再用大网膜覆盖;也可行腹腔镜手术治疗。对于胃溃疡穿孔患者,需做活检或术中快速病理检查,排除胃癌后方可进行修补。单纯穿孔修补缝合术后溃疡病仍需内科治疗,部分患者因溃疡未愈仍需行彻底性溃疡手术。近些年来,腹腔镜手术的数量逐渐增多,有研究显示,腹腔镜手术在术后应激、胃肠功能恢复、术后并发症(伤口感染、腹腔脓肿、肠梗阻等)等方面优于开放手术,但是开放手术仍然是治疗胃十二指肠穿孔的主要手段,尤其是对于病情较重、血流动力学不稳定、严重腹腔感染的患者,开放手术能够更全面的检查腹腔情况。随着腹腔镜技术的进步,在少数中心单孔腹腔镜也开始应用于胃十二指肠穿孔修补。与多孔腹腔镜相比,单孔腹腔镜能够进一步缩短住院时间,促进胃肠功能恢复,减轻机体炎症反应。在临床工作中,根据患者的不同情况选择合适的手术方式比手术方式本身更加重要,也能够带来更好的获益。

2) 彻底性溃疡手术:一次手术同时解决了穿孔和溃疡两个问题。由于操作复杂耗时,手术风险增大,对于有休克、严重的化脓性腹膜炎或合并其他严重疾病者不宜。如患者一般情况好,溃疡穿孔在 8 h 之内,或超过 8 h 但腹腔污染不严重;慢性溃疡特别是胃溃疡,曾行内科治疗,或治疗期间穿孔;十二指肠溃疡穿孔修补术后再穿孔;有幽门梗阻或出血史者可行彻底性溃疡手术。

除胃大部切除术外,对十二指肠溃疡穿孔可选用穿孔缝合术加高选择性迷走神经切断术或选择性迷走神经切断术加胃窦切除术。

3) 腹腔镜的临床应用:腹腔镜可以诊断急腹症又可以治疗急腹症,故对于疑似消化性溃疡穿孔的情况腹腔镜可以作为诊断和治疗的工具,常可行腹腔镜下溃疡穿孔修补术,与传统开放手术效果相当,但手术创伤小、术后恢复较快。腹腔镜对于年龄>70 岁,或穿孔持续时间超过 24 h 具有局限性。术中腹腔镜操作困难的情况下需及时改行传统开放手术,以免延误治疗。

(4) 非手术治疗:适用于一般情况良好,症状体征较轻的空腹小穿孔;穿孔超过 24 h,腹膜炎已局限;不适用于伴有出血、幽门梗阻、疑有癌变等情况的患者。主要包括:①持续胃肠减压,减少胃内容物外漏,以利于穿孔的闭合和腹膜炎的消退;②维持水、电解质平衡并给予营养支持;③应用抗生素控制感染;④经静脉给予 H_2 受体拮抗剂或质子泵抑制剂等制酸药物。而对于难以耐受手术治疗的高危患者,可在超声或 CT 引导下经皮穿刺引流,作为手术替代治疗。

非手术治疗期间应密切观察病情变化,治疗后 6~12 h 腹痛减轻或缓解,腹膜炎体征范围缩小是非手术方法治疗有效的表现;若 6~12 h 腹部体征未见好转或加重,应立即给予手术治疗。

3. 并发症处理

(1) 脓毒症:脓毒症是胃、十二指肠溃疡穿孔主要并发症,易导致多脏器功能衰竭。因此,对脓毒症要做到早预防、早发现、早干预,早期感染源控制是外科干预脓毒症致病因素的有效措施。液体复苏、早期抗生素治疗都有助于降低脓毒症的发生率和病死率。

(2) 穿孔复发:主要取决于消化性溃疡的控制,从很久以前就开始采用切断迷走神经支配的方法抑制胃酸分泌,迷走神经切断术的手术技术历史悠久,在其应用高峰期,联合幽门成形术或联合胃窦切除术一度是消化性溃疡病治疗的金标准。随后的组胺 H_2 受体拮抗剂和质子泵抑制剂的发展,以及发现 Hp 的参与。这些现代非手术治疗的成功降低了需要手术干预的溃疡相关并发症发生率。在 20 世纪初穿孔的紧急手术中使用选择性迷走神经切断术已被放弃,转而采用 PPI 药物治疗和根除 Hp 感染。胃癌穿孔的发生,仅占所有胃、十二指肠穿孔的 0.3%~3%,占所有胃穿孔的 10%~16%。一般在非手术治疗 6 周内行内镜检查了解穿孔部位,确认溃疡愈合,胃活检排除恶性肿瘤。手术治疗对于溃疡穿孔周围取病理也可排除恶性肿瘤。

(3) 切口感染、切口裂开、腹壁切口疝、消化道瘘、腹腔脓肿、肠腔粘连梗阻:是手术相关并发症,手术方式的选择和新型腔镜内镜及器材的使用减少手术并发症值得探索。

（六）中医药治疗

1. 中医药对十二指肠球部溃疡急性穿孔的认识 十二指肠球部溃疡急性穿孔是常见的急腹症,历代医家一般认为其属于中医学"腹痛""胃脘痛"等范畴。对于本病患者,根据"急则治其标"的原则,有手术指征的,应尽早手术治疗,不具备手术条件者,可采取中西医治疗。急性期使用可采用中药外敷、穴位贴敷等疗法,以缓解疼痛,促进愈合;中药治疗根据不同证型,选用相应的中药方剂进行治疗,以达到行气活血、清热解毒、敛疮生肌的作用。

2. 辨证施治 十二指肠球部溃疡急性穿孔根据其病程,可分为穿孔前期、穿孔期、闭孔期。穿孔前期:多因情志不调、饮食不节、脾胃虚弱等,致脾胃运化失司、气血运行不畅、痰湿内停郁久化热,形成气滞血瘀、湿热中阻;穿孔期:气滞血瘀、湿热蕴结日久致经脉气血不行,肠失濡养,血败肉腐而穿孔;闭孔期:热毒炽盛期经过适当治疗,邪热渐退,腹痛大减或消失,气机复和,食欲增进,大便通调,实热平息即转入恢复期。

（1）穿孔前期:可根据病因分为气滞血瘀证、湿热中阻证。

1）气滞血瘀证

证候特征:此型患者多有情绪抑郁或暴怒史,疼痛多为刺痛或胀痛,痛处固定不移,可伴有恶心呕吐、嗳气反酸等症状,舌质紫暗或有紫斑、紫点,脉弦或涩。

治法:行气活血,化瘀止痛。

推荐方剂:血府逐瘀汤(《医林改错》)加减。方药组成:桃仁、红花、当归、生地黄、牛膝、川芎、桔梗、赤芍、枳壳、甘草、柴胡。如果气滞为主,可以加入香附子、青皮等中药,以增强疏肝理气的作用。如果血瘀为主,可以加入桃仁、红花、赤芍等中药,以增强活血化瘀的作用。

2）湿热中阻证

证候特征:此型患者多因饮食不节引起,疼痛多表现为胀痛,伴有恶心呕吐、纳呆、口干口苦等症状,舌苔滑腻,脉濡、缓或细。

治法:清热解毒,祛湿止痛。

推荐方剂:大柴胡汤(《伤寒杂病论》)加减。方药组成:柴胡、黄芩、芍药、半夏、枳实、生姜、大枣、大黄。发热较高或往来寒热较频者,可酌加黄芩用量至15 g左右;若胸胁脘腹疼痛较重者,可加芍药;若便秘腹满者,可加厚朴。

（2）穿孔期:主要表现为热毒炽盛证。

证候特征:此阶段患者腹疼持续,由胃脘渐及脐周,有下腹、下腹乃至全腹。发热,腹紧如板,便秘或便闭,恶心呕吐,尿短赤,苔黄,脉洪数。

治法:疏肝理气,清热解毒,通里攻下。

推荐方剂:大柴胡汤(《伤寒杂病论》)合大黄牡丹汤(《金匮要略》)。方药组成:柴胡、黄芩、芍药、半夏、枳实、生姜、大枣、大黄、芒硝、桃仁、丹皮、冬瓜仁。腹疼加川楝子、元胡、木香;腹腔感染重者加蒲公英、连翘、金银花;大便燥结不下者加火麻仁、番泻叶;有瘀血者加红花、赤芍;气滞重者加郁金、香附;湿热蕴结中焦者加黄连、栀子、胆草。

（3）穿孔后期:主要有脾胃虚寒、胃阴不足、气血亏虚。

1）脾胃虚寒证

证候特征:疼痛多表现为隐痛,喜温喜按,伴有神疲乏力、腹胀便溏等症状,舌红,苔淡胖,脉沉迟无力。

治法:温中散寒,健脾止痛。

推荐方剂:黄芪建中汤(《金匮要略》)加减。方药组成:黄芪、桂枝、白芍、生姜、炙甘草、大枣、饴糖。如吐酸嘈杂者加乌贼骨、煅瓦楞子;呕吐苦水者加旋覆花、竹茹、黄连;呕吐清水者加吴茱萸、半夏、干姜;胀满者加厚朴、大腹皮、砂仁、广木香;痛甚者加川楝子、元胡、制乳没;四肢逆冷者加制附子。

2) 胃阴不足证

证候特征:疼痛多表现为隐痛或灼痛,饥不欲食,干呕,呃逆,伴有口干咽燥、大便干结等症状,舌红,少苔,脉细数。

治法:养阴益胃,和中止痛。

推荐方剂:沙参麦冬汤(《温病条辨》)加减,方药组成:北沙参、麦冬、玉竹、冬桑叶、生扁豆、天花粉、生甘草、生地黄。如腹痛较甚可加延胡索、砂仁、白豆蔻;口干咽燥者可加用芦根、金银花;潮热、盗汗者,可加炙龟甲和青蒿。

3) 气血亏虚证

证候特征:疼痛多表现为胃脘痞满,隐痛喜按,纳少、嗳气,面色萎黄,神疲乏力,少气懒言,舌淡,苔薄白,脉细弱。

治法:补益气血,缓急止痛。

推荐方剂:八珍汤(《太平惠民和剂局方》)合小建中汤(《金匮要略》)加减。方药组成:人参、白术、茯苓、甘草、熟地黄、白芍、当归、川芎、桂枝、生姜、大枣。气虚者加用黄芪、太子参;血虚甚者加用熟地、党参;腹痛甚者加用灵脂、香附。

3. 外治法

(1) 针灸治疗:针灸治疗可选取中脘、足三里等穴位进行针刺或艾灸治疗,以调整全身功能状态、缓解疼痛、促进溃疡愈合。同时可根据病情加减其他穴位进行治疗。

(2) 其他疗法:可采用中药外敷、穴位贴敷等疗法,以缓解疼痛、促进愈合。此外,还可采用耳穴压豆等疗法进行辅助治疗。

(梅佳玮　朱晓锋)

参考文献

[1] 黎然,谢伟,黎良欢,等.腹腔镜下微创修补术对胃穿孔术后胃肠动力的影响分析[J].中国卫生标准管理,2022,13(03):60-63.

[2] 王海波,陈树伟,刘延军,等.不同手术方式对胃、十二指肠溃疡急性穿孔的疗效研究[J].河北医药,2022,44(03):406-408+412.

[3] 张震,林生力,徐晓玥,等.新型可拆卸内镜吻合夹治疗胃穿孔的临床前动物实验研究(含视频)[J].中华消化内镜杂志,2021,38(06):471-474.

[4] 黄文冲,汤间仪.螺旋CT诊断胃、十二指肠溃疡穿孔的价值探讨[J].现代医用影像学,2020,29(10):1896-1898.

[5] 吴治国.CT在胃、十二指肠溃疡穿孔早期诊断的征象及临床价值[J].影像研究与医学应用,2020,4(05):117-119.

[6] 贾志勇,刘文科.腹腔镜微创修补术用于胃穿孔患者的临床研究[J].临床医药文献电子杂志,2019,6(95):81.

[7] 中华医学会,中华医学会杂志社,中华医学会消化病学分会,等.消化性溃疡基层诊疗指南(2023年)[J].中华全科医师杂志,2023,22(11):1108-1117.

[8] 杨彦,谭昌静,杨效东,等.腹腔镜下修补术治疗胃十二指肠溃疡穿孔的疗效及对VAS评分的影响[J].中国现代普通外科进展,2022,16(003):025.

[9] 王碧峰.中医药疗法在急性上消化道溃疡穿孔治疗中的应用[J].中国中医急症,2013,22(5):827-828.

[10] Ahmed G. Sealing the hole: endoscopic management of acute gastrointestinal perforations [J]. Frontline Gastroenterol, 2020.11(1):55-61.

[11] Amalia R, Vidyani A, I'tishom R, et al. The prevalence, etiology and treatment of gastroduodenal ulcers and perforation: a systematic review [J]. J Clin Med, 2024,13(4):1063.

第二十七章 · **重症急性胰腺炎**

急性胰腺炎(acute pancreatitis，AP)是因胰酶异常激活对胰腺自身及周围器官产生消化作用而引起的、以胰腺局部炎症反应为主要特征，甚至可导致器官功能障碍的急腹症。其临床表现为腹痛、恶心及呕吐，伴有血淀粉酶、脂肪酶升高，或伴有胰腺炎症、水肿或坏死的影像学表现。临床上将急性胰腺炎分为轻症急性胰腺炎(MAP)、中度重症急性胰腺炎(MSAP)和重症急性胰腺炎(SAP)，其分类标准是以"就诊48 h内是否存在器官功能衰竭"进行判别。流行病学调查显示，美国急性胰腺炎的发病率为(13~45)/10万人。AP患者中10%~20%进展为SAP。我国2006年的一项全国多中心调查发现，AP的总病死率可达4.6%，73.9%的患者死亡发生在入院后2周内；在1743例(28.0%)被诊断为SAP的患者中，住院病死率更高达15.6%。本章重点讨论SAP。

(一) 病因

急性胰腺炎病因众多，不同病因引起的急性胰腺炎的患者年龄、性别分布及疾病严重程度各不相同。在我国，胆石症仍是急性胰腺炎的主要病因约占58.7%，其次为高甘油三酯血症及过度饮酒。高甘油三酯血症性及酒精性急性胰腺炎更常发生于年轻男性患者，特别是肥胖、酗酒及糖尿病患者，老年患者以胆源性居多。其他较少见原因包括药物、内镜逆行胰胆管造影(ERCP)术后、高钙血症、感染、遗传、自身免疫疾病和创伤等。

(二) 分类

1. 根据病因分类

(1) 胆源性胰腺炎：由于胆管炎症、结石、水肿、痉挛等使壶腹部发生梗阻，胆汁通过共同通道反流入胰管，激活胰酶引起胰腺炎。

(2) 非胆源性胰腺炎：①高甘油三酯血症：脂肪栓塞胰腺血管造成局部缺血，导致胰液排泄困难；②酒精性胰腺炎：酗酒和暴饮暴食使胰腺分泌旺盛，胰液在胰胆管系统内压增高，导致胰腺腺泡破裂而发病；③胰头/壶腹部占位；④其他病因：包括壶腹部乳头括约肌功能不良、药物和毒物、外伤性、血管炎、先天性、自身免疫性疾病等。近年来，ERCP手术等医源性因素诱发的胰腺炎发病率呈上升趋势；⑤特发性：经临床与影像学、生物化学等检查有10%~20%的胰腺炎不能确定病因，其中80%可能有微小结石或胆泥淤积。

2. 根据临床分类 · 临床常用的AP严重程度分级为修订版Atlanta分级(RAC分级)(表27-1)。

表27-1　急性胰腺炎RAC分级

RAC分级	分级标准	占AP比例	预后
MAP	具备急性胰腺炎表现和生化变化，不伴有局部或全身并发症	80%~85%	通常在1~2周内就可恢复，病死率极低
MSAP	具备急性胰腺炎表现和生化变化，伴有一过性器官功能衰竭(48 h内可以恢复)和(或)局部并发症		早期病死率低，如坏死组织合并感染病死率增高
SAP	具备急性胰腺炎表现和生化变化，伴有持续(>48 h)器官功能衰竭	5%~10%	病死率高，如合并感染病死率极高

（三）发病机制

正常状态胰腺实质与胰管、胰管与十二指肠之间存在压力差,胰液的分泌压也大于胆汁分泌压,十二指肠液和胆汁不会反流进入胰腺激活胰酶。同时,正常胰管具有黏膜屏障作用,可以抵挡少量蛋白酶的消化作用。当 AP 发生时胰蛋白酶催化胰酶系统、激活补体和激肽系统,产生大量炎症因子如 TNF-α、IL-6 及 IL-8 等,导致胰腺局部组织炎症反应,引起血管壁损伤、血管渗透性增高、血栓形成和微循环灌注不足;发生 SAP 时,出现明显的胰腺缺血表现,缺血程度与坏死的范围呈正比,提示微循环障碍在 SAP 发病中起重要作用。另外,AP 发生后因为瀑布级联反应引起全身炎症反应综合征(SIRS),造成白细胞趋化、活性物质释放、氧化应激、微循环障碍及细菌易位等,导致靶器官/组织功能障碍或衰竭、肠屏障功能障碍及肠道衰竭、急性呼吸窘迫综合征(ARDS)、肝肾功能衰竭、循环功能衰竭及胰性脑病等,一旦发生多器官功能衰竭,病死率显著增加。

（四）中医病因病机

SAP 根据其腹痛、恶心、呕吐等症状,将其归属于中医的"腹痛"范畴,病位在腹部。《伤寒论·辨太阴病脉证并治》已对本病有着临床症状的描述,"太阴之为病,腹满而吐,食不下,自利益甚,时腹自痛"。《金匮要略》对于本病的病因病机和症状论述颇为详细,并提出了虚实的辨证要点,"病着腹满,按之不痛为虚,痛着为实……"《诸病源候论》首次将腹痛作为单独证候进行了论述,并分为急慢腹痛之论。

SAP 其病位在腹部,与肝、胆、脾、胃密切相关,并涉及心、肺、肾、脑、肠。凡外邪入侵,饮食所伤,情志失调,跌扑损伤,以及气血不足等原因,引起气机不利,经脉气血阻滞,脏腑经络失养,均可发生腹痛。主要病因不外胆石、虫积、素体肥胖、饮食不节(主要包括暴饮暴食、饮酒、嗜食肥甘厚腻),次要病因主要有创伤(包括跌打损伤及手术所致)、情志失调、素体亏虚(先天性胰腺疾病)及外感六淫之邪(如感染)等。

SAP 的病理性质为本虚标实,但以里、实、热证为主;病理因素包括虚实两端,属实的病理因素主要有食积、酒毒、气滞、血瘀、湿热、痰浊、热毒;属虚的病理因素主要有气虚、阴虚。AP 的基本病机是脏腑气机不利,经脉气血阻滞,脏腑经络失养,不通则痛。各种致病因素均可引起气机不畅,脾胃运化失司,痰湿内蕴,郁久化热,久则血瘀、浊毒渐生,有形邪实阻滞中焦,从而导致"腑气不通,不通则痛"。

SAP 复杂多变,本病初起多因气滞食积或肝胆脾胃郁热,病久则生湿蕴热,进而演变为瘀、毒之邪内阻或互结,瘀毒兼夹热邪,或热扰血络,或上迫于肺,或内陷心包,从而导致病情复杂化。因此本病的病机演变多因湿、热、瘀、毒蕴结中焦而致脾胃升降传导失司,肝胆疏泄失常,脏腑气机阻滞为主,病机转变的关键则在于瘀毒内蕴。

（五）诊断思路

1. 临床分期·AP 的病程可分为早期(发病≤2 周)和后期(>2 周),分别对应病程中的两个死亡高峰,两个阶段的病情可能有重叠。早期指发病至发病后 2 周,其特点为出现 SIRS 及器官功能障碍。虽然 AP 早期阶段可出现局部并发症,但此时的局部并发症不是疾病严重程度的主要决定因素。后期指发病 2 周后,其特点为有可能持续存在的 SIRS、器官功能障碍和局部并发症。在病程的后期,持续存在的 SIRS 和器官功能障碍是病情严重程度的重要决定因素。此外,局部并发症,特别是感染性并发症更会影响患者预后。

2. 症状

(1)腹部症状:突然发作腹痛,30 min 内疼痛达高峰;发病常与饱餐、酗酒有关。腹痛多位于中及左上腹部甚至全腹部,部分患者腹痛向背部放射。腹痛呈钝痛或锐痛,持久而剧烈,腹胀逐渐加重。

（2）伴随症状：可伴恶心、呕吐、黄疸、发热、神志改变。

3. 并发症

（1）全身并发症：异常激活的胰酶在造成胰腺本身损伤，同时激活炎症细胞，释放大量炎症介质，触发一系列炎症反应，引起全身血管通透性及血流动力学改变，组织灌注不足，导致全身多器官功能障碍。

1）ARDS：主要机制是胰酶激活后直接对肺泡及肺毛细血管的损害。早期通常表现过度换气，逐渐呼吸困难加重，胸部 X 线表现两肺弥漫性、对称性密度增高，常需机械通气才能维持 PaO_2；如果病情进一步恶化，肺部感染加重，可出现大片肺实变、肺不张等。ARDS 所致的低氧血症会进一步加重多器官功能损害。

2）微循环功能障碍：以血流分布异常为特点，由于局部渗出、腹水、呕吐等原因循环容量绝对不足，血管的异常扩张导致容量不足进一步加重，表现为心动过速、低血压或休克。另外，激活的胰酶损害心肌、抑制心肌收缩，常表现心包积液、心律失常和心力衰竭。

3）急性肾损伤：SAP 初期，低血容量休克（肾前性）是主要原因，同时，在 SIRS 和脓毒症的作用下，多种炎性介质可直接或间接导致肾功能损害，出现急性肾小管坏死，表现为少尿、无尿、蛋白尿、血尿或管型尿，血尿素氮和肌酐进行性升高。

4）急性胃肠功能障碍

A. 腹腔内高压（IAH）和腹腔间隔室综合征（ACS）：测定 IAP 通常采用膀胱压间接压力，其持续或反复＞12 mmHg 定义为腹腔内高压（IAH）。IAH 分为四级：Ⅰ级，腹腔内压力 12～15 mmHg；Ⅱ级，16～20 mmHg；Ⅲ级，21～25 mmHg；Ⅳ级，＞25 mmHg。当 IAH＞20 mmHg，并伴有新发器官功能不全或衰竭时，诊断腹腔间隔室综合征（ACS）。IAH 形成与其腹腔内及后腹膜大量渗出、腹腔内器官的间隙水肿、肠麻痹、胰腺坏死或伴感染及合并腹腔内大出血有关。接受大量液体复苏、填塞止血、手术结束时勉强关腹也是引起腹腔内高压的重要原因。ACS 是 SAP 的致命性并发症，是影响预后的重要指标之一，其主要危害在于影响腹腔脏器灌注，抬高膈肌限制肺扩张，影响呼吸及循环系统，出现少尿、无尿、呼吸困难、血压降低等。

B. 肠麻痹：胰腺组织受损、坏死，再则缺氧及局部炎症反应，使消化道组织水肿、平滑肌蠕动消失、大量消化液在腔内积聚。表现为上腹部饱胀剧痛，频繁的恶心、呕吐，以致水、电解质紊乱及酸碱平衡失调。

C. 消化道出血：多由应激性溃疡所致，少数为脾静脉或门静脉栓塞造成门脉高压，引起静脉曲张破裂。下消化道出血可由胰腺坏死穿透横结肠所致。另外，假性动脉瘤与假性囊肿相连也可出现消化道出血。

D. 肠瘘：消化道瘘的易发部位和胰外炎性浸润的高发区域一致。由于横结肠及结肠脾曲紧邻病变的胰腺，易受渗出液腐蚀，加之胃肠道微循环灌注不良、结肠系膜血管痉挛或血栓形成，上述部位的结肠病变临床最常见。手术时人为的肠管损伤、术后持续负压过大、某些硬质引流物的压迫、长时间的胃/空肠造口悬吊或处理不当也会引起胃肠瘘。

5）水、电解质、酸碱平衡及代谢紊乱：SAP 多有明显脱水和代谢性酸中毒，频繁呕吐者可有代谢性碱中毒。患者多有高血糖，早期由于肾上腺皮质的应激反应，一般为轻度升高，后期则为胰岛细胞破坏，胰岛素分泌不足所致，偶可发生糖尿病酮症酸中毒或高渗性昏迷。部分患者有低钙血症，血钙＜1.75 mmol/L 提示病情严重。

6）凝血功能异常：患者常处于高凝状态，易发生血栓、循环功能障碍，进而发展为 DIC。

7）胰性脑病：是 SAP 的严重并发症之一，可表现为复视、谵妄、语言障碍及肢体僵硬、昏迷等，多发生于 SAP 早期，其发病机制尚未完全明确，可能与磷脂酶 A2、电解质异常、维生素 A 缺乏、高血糖、炎症介质等有关。

（2）局部并发症：胰腺局部并发症从早期至后期演变过程中可有不同表现，可同时存在或相互演变。

1）急性胰周液体积聚：发生于病程早期，可单发或多发，位于胰腺内或胰周无囊壁包裹的液体积聚，为早期炎性渗出后形成，内容物清亮或黯黑色，多能自行吸收，少数可发展为急性假性囊肿或胰腺脓肿。

2）急性坏死物积聚：发生于病程早期，胰腺实质的弥漫性或局灶性坏死，伴有胰周脂肪坏死，液体内容物包含混合的液体和坏死组织。根据感染与否又分为感染性坏死和无菌性坏死。

3）胰腺假性囊肿：多发生于起病 4 周后，非上皮性包膜（纤维组织或肉芽组织囊壁）包裹的液体积聚，内容物通常稀薄或清亮，伴有感染时内容物浑浊或呈脓性。CT 显示密度均匀，常呈圆形或椭圆形，囊壁清晰。

4）包裹性坏死：多发生于起病 4 周后，无菌性坏死组织液化并形成包裹，其内混杂有部分胰腺分泌物和脱落的坏死组织，类似于假性囊肿。

5）胰腺脓肿：多发生于起病 4 周后，胰腺或胰腺周围形成包裹性积脓，液化较完全，外周为纤维囊壁，界限清楚，增强 CT 提示气泡征，细针穿刺细菌或真菌培养阳性。

4. 体征

（1）通常表现为腹胀伴肠鸣音减弱，可出现腹肌紧张、压痛、反跳痛等腹膜刺激三联征。三联征可局限于左上腹，也可累及整个腹腔。部分患者可在上腹部扪及块状肿物，常为急性胰腺假性囊肿或脓肿，一般见于起病 4 周以后。同时部分患者有假性肠梗阻、胸腹水表现。

（2）重症患者可出现皮下青紫，两肋间为 Grey-Tuner 征（由于血性液体从肾旁间隙后渗透至腰方肌后缘，再通过肋腹部筋膜流至皮下）；脐部为 Cullen 征（由于后腹膜出血渗入镰状韧带，随后由覆盖于韧带复合体周围的结缔组织进入皮下）。

5. 实验室及辅助检查

（1）血清淀粉酶：血清淀粉酶于起病后 2～12 h 开始升高，48 h 开始下降，持续 3～5 天。血清淀粉酶活性高低与病情程度无相关性。

（2）血清脂肪酶：血清脂肪酶于起病后 24～72 h 开始升高，持续 7～10 天，其敏感性和特异性略优于淀粉酶。

（3）血钙：血钙值的明显下降提示胰腺有广泛脂肪坏死，血钙＜1.75 mmol/L 提示预后不良。

（4）其他生化指标：①C 反应蛋白发病后升高，提示胰腺组织坏死；②动态测定 IL－6 水平增高提示预后不良；③可见血清胆红素和转氨酶、碱性磷酸酶的水平增高，与胰腺发炎压迫胆总管，或病变严重时伴随非梗阻性胆汁淤积有关；④白蛋白从腹膜后炎症区和腹膜表面外渗，可使血中白蛋白水平减低。

（5）B 超：重症胰腺炎时，胰腺实质肿胀，内部回声不规则。可表现为回声减弱或增强，或出现无回声区，回声的改变取决于胰腺坏死和内出血的情况。还可用于判断有无胆道结石和胰腺水肿、坏死。国外研究建议入院 48 h 内完成超声检查，以确定是否为胆源性急性胰腺炎。

（6）腹部 CT：腹部 CT 能确切显示胰腺解剖，是诊断急性胰腺炎的标准方法，可确定急性胰腺炎是否存在及其严重程度及有无局部并发症，鉴别囊性或实质性病变，判断有无出血坏死，评估炎症浸润的范围，且不受肠道气体的干扰。平扫 CT 对坏死性胰腺炎诊断的敏感性较低，增强 CT 敏感性明显提高。

1）Balthazar CT 分级系统（CTSI）：即 CT 严重指数，Balthazar 评分根据胰腺及胰周的 CT 表现分为 A～E 共 5 级。由于胰腺坏死程度与病死率密切相关，CTSI 在 Balthazar 评分基础上增加了胰腺坏死程度(表 27 - 2)。该系统可以直观地从影像学评判胰腺病灶,但是发病早期胰腺局部可能还未出现明显坏死,所以在早期评价严重程度、死亡率方面存在一定局限性。

表 27 - 2　CTSI 评分

项目分级	评　分
分级	
A. 正常胰腺	0分
B. 胰腺肿大	1分
C. 胰腺及周围脂肪炎症	2分
D. 胰周处积液蜂窝织炎	3分
E. >2处胰周积液或脓肿	4分
坏死程度	
无坏死	0分
1/3 胰腺坏死	2分
1/2 胰腺坏死	4分
>1/2 胰腺坏死	6分

注:CTSI = 分级 + 坏死程度。严重度分为 3 级:Ⅰ级,0~3 分;Ⅱ级,4~6 分;Ⅲ级 7~10 分。Ⅱ级以上为重症

2) 胰腺增强 CT 评分,即 MCTSI 评分(表 27 - 3)。

表 27 - 3　MCTSI 评分

胰腺形态	正常胰腺	0分
	胰腺/胰周炎性改变	2分
	单发/多个积液区:胰周脂肪坏死	4分
胰腺坏死	无	0分
	坏死范围≤30%	2分
	坏死范围>30%	4分
胰腺外并发症	无	0分
	胸/腹水;胃流出道梗阻;假性囊肿出血;门静脉血栓形成	2分

注:CT 评分≥4,考虑 MSAP/SAP

临床意义:①胰腺增强 CT 检查(胰腺 CT 检查最佳时间为 AP 发病后 48~72 h)被认为是评价 AP 严重程度、坏死范围、局部并发症及临床预后的金标准,能直观地从影像上评判胰腺局部炎症的范围、胰周液体积聚、胰腺坏死的发生、胰腺脓肿的形成,以决定是否进行外科手术或内镜下干预治疗;②若发现胆结石等征象,有助于明确胰腺炎病因;③疾病恶化时积极复查腹部 CT,能为临床医师提供重要线索。

MCTSI 评分局限性:①胰腺坏死在发病初期可以不出现,制约了 CTSI 于发病早期对病情严重程度的评估;②当患者肾衰或造影剂过敏时,无法行胰腺增强 CT 检查,影响 CT 评分的应用和准确性;③由于胰腺坏死不能在 AP 早期出现,因此英国胃肠学协会建议对 SAP 患者在入院后的 3~10 天行动态增强 CT 检查。

6. 诊断·根据 AP 亚特兰大分类新标准共识,诊断 AP 必须符合以下 3 条中的 2 条:①AP 典

型腹痛(急性发作,上腹疼痛,持久而严重,常放射到背部);②血清脂肪酶(或淀粉酶)至少高于正常值上限的 3 倍;③典型胰腺炎影像学特征性表现(增强 CT 或腹部超声/磁共振)。

(1) 日本 AP 严重度评分(JSS)系统:在诊断 AP 的基础上,预计器官衰竭和局部/全身并发症有助于 AP 严重度的判断。最近,有研究认为预计器官衰竭最好的评分系统为日本 AP 严重度评分系统(JSS)和 BISAP 评分系统。JSS(表 27 - 4)是入院 48 h 对器官衰竭进行预计评估的最好评分系统。建议入院后 24 h、48 h 及第 7 天再次评估 AP 严重程度,注重胰腺炎的动态演化。

表 27 - 4　日本 AP 严重度评分系统(JSS)

预后因素(每条为 1 分)
1. 碱剩余(BE)≤－3 mEq/L 或休克(收缩压<80 mmHg)
2. PaO_2≤60 mmHg(空气)或呼吸衰竭(需要呼吸支持)
3. 尿素氮(BUN)≥40 mg/dL(或肌酐≥2.0 mg/dL)或少尿(即使液体复苏后,每天尿量<400 mL)
4. 乳酸脱氢酶(LDH)≥正常值上限 2 倍
5. PLT≤100×10^9/L
6. 血清钙≤7.5 mg/dL
7. C 反应蛋白(CRP)≥15 mg/dL
8. SIRS 标准符合个数≥3
9. 年龄≥70 岁

CT 分级(通过增强 CT 评估)	
1. 胰腺外炎症进展	
肾旁前间隙	0 分
结肠系膜根部	1 分
肾下级外	2 分
2. 胰腺低增强病灶(胰腺常规分为 3 部分,即头、体和尾部)	
病灶局限于 1 个部分或者仅仅在胰腺周围	0 分
病灶累及 2 个部位	1 分
病灶占据整整 2 个部分及以上	2 分
总评分(第 1 条得分 + 第 2 条得分)	
总分＝0 或 1 分	1 级
总分＝2 分	2 级
总分＝3 分及以上	3 级

严重度评估
重度为:(1) 预后因素 3 分或以上(符合 3 条及以上)
　　　　(2) CT 为 2 级及以上

(2) SAP:AP 伴有脏器功能障碍,或出现坏死、脓肿或假性囊肿等局部并发症者,或两者兼有。常见腹部体征有上腹部明显的压痛、反跳痛、肌紧张、腹胀、肠鸣音减弱或消失等。可以有腹部包块,偶见 Grey-Tuner 征和 Cullen 征。可以并发一个或多个脏器功能障碍,也可伴有严重的代谢功能紊乱,包括低钙血症(血钙<1.87 mmol/L)。增强 CT 为诊断胰腺坏死的最有效方法,B 超及腹腔穿刺对诊断有一定帮助。Balthazar CT 分级≥Ⅱ级。

(3) 暴发急性胰腺炎:在 SAP 患者中,凡在起病 72 h 内经正规非手术治疗(包括充分液体复苏)仍出现脏器功能障碍者,可诊断为暴发急性胰腺炎,其病情凶险,非手术治疗不能奏效,常继发腹腔间隔室综合征。这是 SAP 的特殊类型,已引起临床的重视。

(六) 监测与治疗

1. 监测

(1) IAP 测定:对 APACHEⅡ评分较高尤其是具有 ACS 高危因素的患者应监测 IAP,并实时评估器官功能。

(2) 胰腺状况评估

1) 血淀粉酶/血脂肪酶监测:血脂肪酶敏感性和特异性高于血淀粉酶。

2) 腹部 B 超:可初步判断胰腺组织形态学变化(胰腺炎症,胰周渗出或积液),有助于诊断胆源性胰腺炎,用于早期诊断和鉴别诊断。

3) 腹水穿刺检查:超声定位后腹水穿刺,引流腹水胰酶增高可明确为胰性腹水,怀疑胰腺坏死患者并发脓毒症可做引流液培养或二代测序。

4) 腹部 CT 检查:在 SAP 病程中,强调密切随访 CT 检查,建议按病情需要,平均每周 1 次;增强 CT 是诊断胰腺炎敏感性和特异性较高的方法,选择时需考虑肾功能情况。

5) 胰腺 MRI、MRCP 检查:MRCP 能更清晰地显示胆管、胰管和结石,对≥3 mm 的结石具有较高诊断率,对于胆源性胰腺炎的诊断优于 CT,但费时较长,适用于生命体征稳定的患者。

6) 内镜逆行胰胆管造影(ERCP)检查:可见胆管、胰管内充盈缺损和狭窄,一并进行结石的诊断和治疗,但对胰腺有一定的刺激和激惹作用,在胰腺炎急性发作时应用受限。

2. 内科治疗·大多 SAP 以内科治疗为主,抑制胰腺分泌,镇痛,脏器功能支持治疗等。部分胆源性胰腺炎、坏死性胰腺炎在治疗过程中出现病情进展,可行外科介入治疗。

(1) 禁食和胃肠减压:可减少胰腺分泌,减少胃酸刺激及减轻胀气和肠麻痹。

(2) 早期液体复苏:由于 SIRS 引起毛细血管渗漏综合征(CLS),导致液体成分大量渗出造成容量丢失与血液浓缩。在胰腺炎早期(特别是前 12～24 h)液体支持治疗非常重要,可以尽早阻断由于毛细血管渗漏等导致的组织灌注下降,最大程度地减少并发症和降低病死率,无需等到血流动力学恶化。由于液体超负荷会产生有害影响,因此应通过频繁评估血流动力学的状态来指导液体给药。等渗晶体液是首选。对于需要快速复苏的患者可适量选用代血浆制剂,补液速度控制在 250～500 mL/h。液体复苏过程中可通过动态监测 CVP 或肺动脉嵌顿压(PWCP)、左心室舒张期末容积(LVEDV)、心率、血压、尿量、HCT 及混合静脉血氧饱和度(SvO_2)等的反复监测及动脉血气、血乳酸等评估容量状况。需要注意的是,患者往往存在 IAP,导致 CVP 和(或)PWCP 测量数值偏高,应避免这些测量数值误导治疗,CVP 和 PWCP 已不能准确反映血管内容积状况,如果根据 CVP 和 PWCP 的升高及心输出量的下降而快速利尿,会加重病情。

(3) 止痛镇静:缓解疼痛是临床首要任务,所有 SAP 患者在入院 24 h 内都必须接受某种形式的镇痛治疗。AP 疼痛性质为伤害感受性疼痛和神经病理性疼痛,一般疼痛剧烈,建议口服或静脉使用镇痛药物为非甾体类药物,也可以联合普瑞巴林或加巴喷丁口服治疗内脏神经痛。严重疼痛者还可联合中枢性镇痛药加强镇痛效果,比如曲马多口服或地佐辛静脉给药。在大多数医院中,对非插管患者,盐酸二氢吗啡酮优于吗啡或芬太尼。对于那些需要长期大剂量阿片类药物治疗的重症和急性危重症胰腺炎患者,可考虑使用硬膜外镇痛。SAP 镇痛药物选择:①国内常采用阿片类药物镇痛。对单纯腹痛者,在严密观察病情下可注射盐酸哌替啶(杜冷丁),但不推荐重复使用;②一般不推荐应用吗啡或胆碱能受体拮抗剂,如阿托品、消旋山莨菪碱(654-2);③其他包括非阿片类中枢性镇痛药物曲马多、非甾体抗炎药(NSAID)、局麻药物等,镇痛效果之间没有显著差异。国外研究显示局麻药物加阿片类用于硬膜外镇痛能改善胰腺动脉灌注,减少从胰腺水肿发展到坏死的系列过程,改善预后,但在国内鲜有报道。

镇静常用药物包括苯二氮䓬类、丙泊酚、右美托咪定等。右美托咪定为目前国内外指南较为推崇的唯一兼具良好镇静与镇痛作用药物,也是 2013 年美国重症医学会《成人 ICU 内疼痛、躁动和谵妄管理指南》唯一推荐有效的治疗谵妄药物,但在需要深度镇静的患者中往往不能单用。对于 HLAP 应尽可能避免使用丙泊酚。目前倡导以患者为中心的镇痛和浅镇静提高患者舒适度及临床预后。

(4) IAP 的处理:对于大量输液、SAP 合并肾脏和呼吸系统并发症及 CT 发现大量腹水的患者,建议常规测量 IAP。IAP≥12 mmHg 持续或复发时,应及时控制 IAP,包括限制输液,适度镇痛镇静,胃肠减压,引流腹水,改善胃肠道动力、导泻(生大黄、甘油、芒硝、硫酸镁、乳果糖)等促进肠道蠕动,新斯的明足三里穴位注射促进麻痹性肠梗阻患者的肠蠕动;ACS 是 SAP 的严重并发症,是重要的死亡原因。对于合并大量腹腔或腹膜后积液的患者,可行穿刺引流。总之,对 ACS 不建议早期进行开放手术减压。若考虑液体超负荷,可限制液体摄入,利尿或血液超滤,改善腹壁顺应性及循环管理。伴严重器官功能衰竭且保守治疗无效时,可考虑手术减压。

(5)抑制胰腺外分泌及胰酶抑制剂的应用:是否使用生长抑素和胰酶抑制剂,国内外指南存在差异,《中国急性胰腺炎诊治指南》认为生长抑素及其类似物(奥曲肽)可以通过直接抑制胰腺外分泌而发挥作用,对于预防 ERCP 术后胰腺炎也有积极作用。H_2 受体拮抗剂或质子泵抑制剂可通过抑制胃酸分泌而间接抑制胰腺分泌,还可以预防应激性溃疡的发生,推荐在 SAP 时应用。蛋白酶抑制剂(乌司他丁、加贝酯)能够广泛抑制与 SAP 发展有关胰蛋白酶、弹性蛋白酶、磷脂酶 A 等的释放和活性,还可稳定溶酶体膜,改善胰腺微循环,减少 SAP 并发症,主张早期足量应用。由于缺乏多中心大样本临床研究的数据,2013 年 ACG、2013 年 IAP/APA 并未就此给出明确建议。

(6)抗生素:对于非胆源性胰腺炎不推荐静脉使用抗生素,对于胆源性或伴有感染的 MSAP 及 SAP 应在经皮或手术引流的基础上使用抗生素。临床上无法用细菌感染来解释发热等表现时,应考虑到真菌感染的可能,可经验性应用抗真菌药,同时血液或体液真菌培养。

(7)营养支持:营养支持对保护肠黏膜屏障功能、降低感染等并发症十分重要,应贯穿 MSAP 及 SAP 的整个治疗。发生 MSAP 及 SAP 时,炎症反应、肠道菌群失调和肠黏膜上皮细胞过度凋亡等因素可导致肠黏膜损伤,进而发生肠道衰竭,导致细菌及内毒素易位,肠源性细菌形成胰腺及胰腺周围组织继发感染与脓毒症,与多脏器衰竭(MOF)的发生密切相关。故肠道衰竭被称为 MOF 的"发动机",肠内营养是防止肠道衰竭的重要措施,可维持肠道屏障功能,增加肠黏膜血流灌注和促进肠蠕动,避免肠道菌群易位,维持肠道内细菌平衡,改善肠道通透性,限制由肠道介导的全身炎症反应。因此,在血流动力学稳定和胃肠功能恢复情况下,应尽早(发病 48 h 内)实施肠内营养,最常用途径是内镜引导或 X 线引导下放置鼻腔肠管,保证胰腺休息,防止食物对消化道的刺激使胰腺分泌增加而加重胰腺炎症。

对于 SAP 患者应采取分阶段营养支持策略,即全身炎症反应及脏器功能不全的急性应激期,掌握"允许性低热量"原则,摄入总热量 20～25 kcal/(kg·d),目标是纠正代谢紊乱,将蛋白质丢失减少到合理水平;在全身感染期,高代谢高分解及负氮平衡持续,建议热量摄入 25～30 kcal/(kg·d),目标是提供适当的营养底物,将蛋白质消耗减少到合理水平;在残余感染期,应激与代谢状态趋于稳定,各器官系统功能正在恢复,目标是增加营养摄入,逐步恢复正氮平衡,摄入热卡应增加到 30～35 kcal/(kg·d)。

营养制剂上可先采用预消化型(氨基酸或短肽类),再逐渐过渡到整蛋白及含纤维要素类,并根据患者血脂、血糖情况进行肠内营养剂型的选择。应注意补充药理剂量谷氨酰胺制剂。对于高脂血症患者,应减少脂肪类物质的补充。

(8)病因治疗

1)胆源性胰腺炎:凡 ERCP/MRCP/内镜超声检查证实有胆管炎、黄疸、胆总管扩张等胆管梗阻证据的,应在 48～72 h 内行 ERCP 联合鼻胆管引流或 ERCP 联合十二指肠乳头括约肌切开术(EST)解除梗阻。病情严重而无法手术者,应考虑经皮肝穿刺胆道引流(PTCD)或给皮肝穿刺胆囊引流(PTBD)解除胆管梗阻。坏死性胰腺炎患者可在后期行坏死组织清除术时一并处理或病情控制后择期行胆囊切除术,以防再次发生胰腺炎。

2)高三酰甘油血症性胰腺炎:短时间内将三酰甘油降至 5.65 mmol/L。包括:①限制脂肪乳剂及可能升高血脂药物的使用;②低分子肝素 5 000 U/12 h 皮下注射,增加脂蛋白酶的活性,加速乳糜微粒的降解;③CRRT、血脂吸附和血浆置换。

3. **外科治疗**　坏死感染是重症胰腺炎的主要危险,由于早期病变尚在发展中,坏死组织界限不清,术中清除不彻底,早期手术治疗会显著增加手术次数、术后并发症及病死率。近年来,"进阶式"(延期原则)成为普遍采用的治疗策略:第一步,外科引流,减压或缓解腹腔感染;第二步,清创手术,清除坏死组织,遵循微创、有效的原则。手术方式可分为 PCD、内镜、微创手术和开放手术。胰腺感染性坏死病情复杂多样,各种手术方式须遵循个体化原则单独或联合应用。

(1) 经皮穿刺引流(PCD):在 B 超或 CT 引导下经皮穿刺引流胰腺或胰周感染的脓液为首选的微创引流方式,能缓解中毒症状,可作为手术前的过渡治疗。

PCD 适应证:①早期腹腔积液渐进性增多,压迫周围脏器;②有明显症状的急性胰周积液;③包裹性积液有感染证据;④可疑胰腺感染性坏死、胰周脓肿;⑤全身状况差,手术风险大和高龄等原因不适合外科手术者。部分患者充分引流后可避免手术。深部穿刺采用 CT 定位,浅部穿刺在 B 超引导下进行,有条件的单位可开展内镜下经胃、十二指肠穿刺引流术或内镜下坏死组织清除术。

(2) 内镜治疗:对疑有胆源性胰腺炎的患者早期进行 ERCP,可清除胆管结石,恢复胆流,并减少胆汁性胰腺炎的反流,使患者病情迅速改善并减少复发,疗效优于传统常规治疗。

急诊 ERCP 适应证:①急性胆源性胰腺炎(AGP)患者不推荐做常规 ERCP;②AGP 伴胆管炎者推荐做 ERCP;③AGP 伴胆总管梗阻者推荐做 ERCP;④对于预测有进展为重症 AGP,但无胆管炎或胆总管梗阻的患者,目前不推荐急诊 ERCP。没有证据支持所有 AGP 患者应接受常规 ERCP。也没有证据表明患者的最终结果会取决于对 AGP 严重程度的预测。对患有胆管炎的患者,早期常规 ERCP 可显著降低病死率及局部和全身并发症。

(3) 手术治疗:在 SAP 早期,除具有严重的 ACS、肠系膜栓塞或坏疽性胆囊炎等无可争议的手术指征,均不建议外科手术治疗。在 SAP 后期,对于坏死感染、胰周脓肿等感染并发症,应行手术治疗。

手术适应证:①胰周坏死组织感染;②腹腔压力高,造成 ACS;③胆管炎或胆道梗阻,鼻胆管引流不成功或效果不良;④坏死组织伴出血。对于一些特殊的无菌性坏死的患者,即使接受 ICU 治疗仍持续发生其他器官并发症或病情严重恶化也可尝试手术治疗。

目前,国内外学者对 SAP 手术时机已有一定共识:①发生感染坏死的 SAP 患者,若生命体征稳定,应首选非手术治疗;②感染不是手术的绝对指征,在严密的观察下尽量延迟手术时间(4 周),但也应避免错过最佳时机。

(七) 中医药治疗

1. **中医药对 SAP 的认识**　SAP 是常见的急腹症,历代医家一般认为其属于中医学"腹痛""胁痛""结胸"等范畴。为各种外邪内伤导致热、湿、瘀蕴结中焦,继而出现肝胆脾胃功能失调、疏泄不利、升降失和。此病发病时都有热毒血瘀的病机,热毒深重,热瘀互结,可导致血败肉腐,形成痈脓。对于 MAP 患者,可单独采用中医辨证治疗,若未能取效者,可采取中西医治疗,对于 MSAP、SAP 患者,除非患者合并心血管、肾脏疾患,初期治疗均需要给予大量补液治疗。治疗全程以防止器官损伤与局部并发症为治疗理念。急性期使用中医治疗以缓解临床症状为用,中药内服外治以行气止痛、通里攻下为主。结合患者病情分期、病因不同,选择中西医药物和针灸等综合方法止痛治疗,不仅可减少西药的不良反应,同时可协助改善患者胃肠功能。

2. **辨证施治**　SAP 根据其症情演变,可分为早期和后期。早期:多为食积、气滞所致,可发展至湿、热、瘀、毒兼夹,此时正盛邪实;后期多以痰热或热毒之邪内陷、上迫于肺、热伤血络,成气血逆乱之危症。腑气不通是本病的基本病机,通里攻下应贯穿本病治疗的始终。SAP 以"通"为治疗大法,根据腹痛痛则不通的病理生理而制订。肠腑以通为顺,以降为和,肠腑病变而用通利,因势利导,使邪有出路,腑气得通,腹痛自止。根据"急则治其标,缓则治其本"的原则,急性期针对肝郁气滞、肝胆湿热、腑实热结、瘀毒互结及内闭外脱的病机特点,以疏肝解郁、清热化湿、通腑泄热、祛瘀通腑、回阳救逆的基本治疗原则。"通里攻下、活血化瘀、清热解毒"三法贯穿于治疗 SAP 的根本。在上述治疗的原则下,可将内治法和外治法相结合进行多途径治疗。

(1)早期:早期和后期的证型互有交叉、重叠,早期为发病至发病后 2 周内。可分为肝胆湿热证、腑实热结证和瘀毒互结证。

1)肝胆湿热证

证候特征:脘腹胀痛,大便黏滞不通,胸闷不舒,发热,烦渴引饮,小便短黄,身目发黄。舌质红,苔黄腻或薄黄,脉弦数。

治法:清热化湿,利胆通腑。

推荐方药:茵陈蒿汤(《伤寒论》)合龙胆泻肝汤(《医方集解》)。方药组成:茵陈、大黄、栀子、龙胆草、黄芪、栀子、泽泻、木通、车前子、当归、生地、柴胡、甘草。临证加减:黄疸热重症加蒲公英、败酱草、紫花地丁,大便黏滞不爽者加滑石、薏苡仁。

2)腑实热结证

证候特征:腹满硬痛拒按,大便干结不通,日晡潮热,胸脘痞塞,呕吐,口臭,小便短赤。舌质红,苔黄厚腻或燥,脉洪大或滑数。

治法:清热通腑,内泻热结。

推荐方药:大柴胡汤(《伤寒论》)合大承气汤(《伤寒论》)。方药组成:柴胡、枳实、黄芪、芍药、半夏、大枣、生姜、大黄、厚朴、芒硝。临证加减:呕吐重者加紫苏梗、竹茹。

3)瘀毒互结证

证候特征:腹部刺痛拒按,痛处不移,大便燥结不通,躁扰不宁,皮肤青紫有瘀斑,发热,小便短涩。舌质红或有瘀斑,脉弦数或涩。

治法:清热泻火,祛瘀通腑。

推荐方药:泻心汤(《伤寒论》)或大黄牡丹汤(《金匮要略》)合膈下逐瘀汤(《医林改错》)。方药组成:大黄、黄芩、黄连、牡丹皮、桃仁、冬瓜仁、芒硝。临证加减:便血或呕血加三七、茜草根,瘀重加三棱、莪术。

推荐中成药:血必净注射液。

(2)后期:后期为发病 2 周后,主要是内闭外脱证。

证候特征:意识模糊不清,大便不通,制冷抽搐,呼吸喘促,大汗出,小便量少甚或无尿。舌质干降,苔灰黑而燥;脉微欲绝。

治法:通腑逐瘀,回阳救逆。

推荐方药:小承气汤(《伤寒论》)合四逆汤(《伤寒论》)。方药组成:大黄、厚朴、枳实、甘草、干姜、附子。临证加减:大便不通加芒硝,汗多亡阳加煅龙骨、煅牡蛎。

推荐中成药:参附注射液。

(3)外治法

1)灌肠治疗:生大黄,加水煎煮,150 mL 左右,保留 1~2 h,2 次/d。

2)腹部外服:芒硝置于外敷袋中,平铺于患者中上腹位置,直至芒硝结晶变硬后更换,每日 2~4 次。

3)针灸治疗:常用穴位:足三里、下巨虚、内管、胆俞、脾俞、胃俞、中脘等。

(熊旭东　张怡洁)

参考文献

[1] 中华医学会外科学分会胰腺外科学组.中国急性胰腺炎诊治指南(2021)[J].中华外科杂志,2021,59(7):578-587.

[2] 中国医疗保健国际交流促进会急诊医学分会,脓毒症预防与阻断联盟.重症急性胰腺炎预防与阻断急诊专家共识[J].中国急救医学,2022,42(5):369-379.

[3] 中华医学会急诊分会,京津冀急诊急救联盟,北京医学会急诊分会,等.急性胰腺炎急诊诊断及治疗专家共识[J].临床肝胆病杂志,2021,37(5):1034-1041.

[4] 王翔,刘祥树,宋亚君.中医辨证治疗 ICU 重症急性胰腺炎的临床疗效研究[J].湖北中医药大学学报,2019,21(4):97-101.

[5] 郑蕊,张莉,田然,等.血必净注射液治疗重症急性胰腺炎的 Meta 分析[J].中华危重病急救医学,2015,27(8):682-686.

[6] Schepers NJ, Hallensleben N, Besselink MG, et al. Urgent endoscopic retrograde cholangiopancreatography with sphincterotomy versus conservative treatment in predicted severe acute gallstone pancreatitis (APEC): a multicentre randomised controlled trial [J]. Lancet, 2020,396(10245):167-176.

[7] Zhu Y, Yin H, Zhang R, et al. Nasogastric nutrition versus nasojejunal nutrition in patients with severe acute pancreatitis: a Meta-analysis of randomized controlled trials [J]. Gastroenterol Res Pract, 2016,2016:6430632. DOI:10.1155/2016/6430632.

[8] van Brunschot S, Hollemans RA, Bakker OJ, et al. Minimally invasive and endoscopic versus open necrosectomy for necrotising pancreatitis: a pooled analysis of individual data for 1980 patients [J]. Gut, 2018,67(4):697-706.

[9] Gottlieb M, Koyfman A, Long B. Evaluation and management of abdominal compartment syndrome in the emergency department [J]. J Emerg Med, 2019: S0736-4679(19)30830-3.

[10] Leppäniemi A, Tolonen M, Tarasconi A, et al. 2019 WSES guidelines for the management of severe acute pancreatitis [J]. World J Emerg Surg, 2019,14:27.

[11] van Brunschot S, van Grinsven J, van Santvoort HC, et al. Endoscopic or surgical step-up approach for infected necrotising pancreatitis: a multicentre randomised trial [J]. Lancet, 2018,391(10115):51-58.

第二十八章 · **急性重症胆管炎**

急性重症胆管炎（acute sever cholangitis，ASCT）即急性梗阻性化脓性胆管炎（acute obstructive suppurative cholangitis，AOSC)是一种严重的胆管疾病,常伴有胆管内压升高,本病多因胆管结石、肿瘤、蛔虫、狭窄或胰腺炎继发胆管梗阻和感染所致。临床上以右上腹痛、寒战高热、黄疸、休克和精神异常症状为特征（Reynolds五联征),可并发脓毒症、内毒素血症及多脏器功能衰竭,本病仍是胆道良性疾病死亡的首要原因。

本病好发于50～60岁,具有显著的潜在死亡率和发病率,病死率20%～23%,老年人的病死率更高,尤其是在如果不加以治疗的情况下,据报道,非手术病例死亡率可高达88%。

（一）病因

1. 梗阻因素 · ASCT发病90%以上为胆总管和十二指肠乳头部梗阻所致,以肝内外胆管结石、肿瘤、蛔虫,以及硬化性胆管炎远端瘢痕、胰腺炎、壶腹周围癌、乳头部病变致胆管狭窄为常见。

2. 感染因素 · 以大肠埃希菌最为常见,其次以肺炎克雷伯杆菌、产气杆菌、变形杆菌、铜绿假单胞菌、葡萄球菌及粪链球菌等常见。

（二）发病机制

本病的病理生理过程是胆管梗阻合并细菌感染,胆道内压增高,达到一定程度时破坏了胆-血屏障,导致细菌和毒素通过胆管-静脉反流进入血液引起脓毒症、内毒素血症和多脏器衰竭（MOF）。此外,还存在肠源性内毒素血症,由于胆管梗阻时胆汁不能正常地进入肠道,肠道内因缺乏胆盐而发生菌群失调,产生内毒素的革兰阴性菌迅速繁殖大量的内毒素生成并经门静脉与淋巴（胸导管）进入外周血液循环,此即肠源性内毒素血症的形成与发展过程。

（三）中医病因病机

ASCT在中医学中并无特定的病名,但根据其发病特点和临床表现,可将该病归为"胆胀"及黄疸中的"急黄""瘟黄"等范畴。隋代巢元方《诸病源候论·急黄候》对本病的病机及病因均有描述,"脾胃有热,谷气郁蒸,因为热毒所加,故卒然发黄,心满气喘,命在顷刻,故云急黄也"。清代沈金鳌《杂病源流犀烛·诸疸源流》有"又有天行疫疠,以致发黄者,俗称之瘟黄,杀人最急"的记载。对黄疸可有传染性及严重的预后转归有所认识。明代张介宾《景岳全书·黄疸》提出了"胆黄"的病名,认为"胆伤则胆气败,而胆液泄,故为此证",初步认识到黄疸的发生与胆液外泄有关。

ASCT发生主要是湿邪为患,病位主要在脾胃肝胆;胆为六腑之一,主贮藏和疏泻精汁（胆液）而不传化水谷和糟粕,因而称为"奇恒之腑"。胆液来源于肝,肝与胆相表里,共司疏泄功能。《金匮要略·黄疸病脉证并治》指出"黄家所得,从湿得之",由于湿邪壅阻中焦,脾胃失健,肝气郁滞,疏泄不利,致胆汁输泄失常。黄疸病因分为外感、内伤两个方面,外感多属湿热疫毒所致,内伤常与饮食、劳倦、病后有关,内外病因又互有关联。

ASCT病理因素有湿邪、热邪、寒邪、疫毒、气滞、瘀血六种,但其病机关键是湿。由于致病因素不同及个体素质差异,湿邪可从热化或寒化,表现为湿热、寒湿两端。因于湿热所伤或过食甘肥酒热,或素体胃热偏盛,则湿从热化,湿热交蒸,发为阳黄。火热极盛谓之毒,若湿热蕴积化毒,疫毒炽盛,充斥三焦,深入营血,内陷心肝,可见猝然发黄,神昏谵妄,痉厥出血等危重症,为急黄。《金匮要略·黄疸病脉证并治》指出"黄疸之病,当以十八日为期,治之十日以上瘥,反剧为难治",从色泽而言,黄疸色泽鲜明,神清气爽,为顺证,病轻;颜色晦滞,烦躁不宁,为逆证,病重。若色泽逐渐加深,提示病势加重。

ASCT 初起多因外感湿热疫毒、滋食肥甘厚味、嗜酒,至肝胆疏泄失司,脾失健运,水湿内停,蕴阻中焦,病久则湿热蕴积化毒,疫毒炽盛,充斥三焦,深入营血,内陷心肝,可见猝然发黄、神昏谵妄、痉厥出血等危重症。因此本病的病机演变多因湿、热、瘀、毒蕴结中焦而致脾胃升降传导失司,肝胆疏泄失常,脏腑气机阻滞为主,病机转变的关键则在于湿毒内蕴。

(四)诊断思路

1. 症状 · 患者既往多有胆道系统相关疾病史,以胆结石多见,常反复发作,此次发病急骤,病情进展快,绝大多数患者具有最典型的表现是夏科(Charcot)三联征,即上腹痛、寒战高热及黄疸,腹痛性质可因原发病不同而各异,如胆总管结石、胆道蛔虫多为剧烈的绞痛,肝管狭窄、胆道肿瘤梗阻则可能为右上腹、肝区的剧烈胀痛。黄疸程度则与梗阻位置、病程持续时间相关。发热多为高热,一般在 39 ℃以上,甚至达到 40～41 ℃。

此外,多数人合并血压低,病情进一步发展时可出现休克及精神症状(烦躁不安、神志淡漠、意识障碍、昏迷等),与夏科三联征合称为雷诺尔德(Reynold)五联征,其出现率为 20%,严重者可出现感染性休克,甚至数小时内发生死亡。

2. 体征 · 查体常有右上腹部或剑突下局限性压痛明显,伴发胆囊炎时则有胆囊肿大及压痛。有时出现右上腹肌紧张、肝肿大及触痛,Murphy 征阳性。

3. 实验室及辅助检查

(1) 实验室检查:白细胞计数显著升高,常高于 $20×10^9/L$,中性粒细胞明显增多,其上升程度常与胆道感染的严重程度成比例。并发脓毒症时,可出现血小板计数降低、酸中毒、低血钾、低血钠、低血氯和低血钙,少部分可有低血镁,血培养、胆汁培养阳性率高。血清胆红素升高且以结合胆红素为主。

(2) B 超检查:临床操作简单、无创伤,有诊断价值,对胆总管结石的诊断准确性在 64%左右。可显示肝内外胆管扩张及由胆石形成的光团。

(3) CT 扫描:可显示肝内、外胆管扩张并对含钙多的结石诊断率达 88%。

(4) ERCP 和 PTC:对诊断胆总管结石的准确率高达 90%以上,可在 B 型超声检查不能确定胆管结石时进行。ERCP 因其同时可行治疗,目前作为首选检查。

(5) MRCP:无创伤,能准确显示胆总管梗阻部位,可诊断出 90%上的胆总管结石。

(6) 超声内镜:可显示肝外胆管扩张,对于较小的胆管结石有较高的检出率。

4. 诊断

(1) 急性胆管炎诊断标准:见表 28 - 1。

表 28 - 1　急性胆管炎诊断标准

诊断标准	内　　容
A. 全身炎症	(1) 发热(体温>38 ℃)和(或)寒战 (2) 实验室检查:白细胞计数<$4×10^9/L$ 或>$10×10^9/L$,C 反应蛋白≥1 g/L
B. 胆汁淤积	(1) 黄疸(总胆红素≥34.2 μmol/L) (2) 实验室检查:碱性磷酸酶(U/L)>1.5×正常值上限,γ 谷氨酰转肽酶(U/L)>1.5×正常值上限,AST(U/L)>1.5×正常值上限,ALT(U/L)>1.5×正常值上限

（续表）

诊断标准	内　容
C. 影像学	（1）胆道扩张 （2）影像学发现病因（狭窄、结石、肿瘤、支架等）
怀疑诊断：	A 中 1 项＋B 或 C 中 1 项
确切诊断：	A、B、C 中各 1 项

（2）急性重症胆管炎的诊断标准（东京 2018，TG18）：在急性胆管炎诊断明确的前提下，合并＞1 个器官功能不全者，诊断为重度急性胆管炎。器官功能不全包括：①心血管功能障碍：低血压需要多巴胺≥5 $\mu g/(kg \cdot min)$ 或使用去甲肾上腺素；②神经系统功能障碍：意识障碍；③呼吸功能障碍：氧合指数（PaO_2/FiO_2）＜300 mmHg；④肾功能障碍：少尿，血肌酐＞176.8 $\mu mol/L$；⑤肝功能不全：凝血酶原时间国际标准化比值＞1.5；⑥微循环障碍：血小板＜$100\times10^9/L$。

（五）监测与治疗

1. 监测 · 急性胆管炎起病急病情发展快，若不积极治疗，在短时间内即可发展为急性重症胆管炎，因此需对这类患者加强病情的监测。

（1）生命体征：如意识、体温、血压、心率和氧饱和度等的持续监测，特别是血压和意识状态的迅速改变，常提示病情进入重症期。

（2）腹部体征：单纯性急性胆管炎患者腹部体征较轻，但往往多合并有胆道结石、急性胆囊炎，因此也可出现右上腹明显压痛、反跳痛及肌紧张局部腹膜刺激征。

（3）实验室血液生化指标：如 CRP、白细胞计数、降钙素原等感染指标的动态变化，可用来评估患者全身感染的严重程度；肝、肾功能的变化则可提示有无合并多器官的功能不全。

（4）影像学检查：通常急诊腹部平扫 CT 及肝胆胰 B 超能初步明确胆道梗阻原因，但对于胆道肿瘤、壶腹部肿瘤等病因，需进一步行 MRCP 检查。但患者在重症期，往往血流动力学不稳定，难以早期行 MRCP，可在积极的药物治疗及胆道减压引流术后，待患者病情平稳后，再行 MRCP 明确病因，为下一步的治疗提供临床依据。

2. 治疗

（1）治疗原则：急性梗阻性化脓性胆管炎是一种急症，病情发展迅速，严重威胁患者生命，一旦确诊，应立即给予抗感染、抗休克、纠正酸碱失衡和水电解质紊乱等对症支持治疗，急诊胆道减压引流是救治该病的最重要也是最基础的治疗措施，临床上对胆道梗阻进行减压引流的办法多样，应按照具体体病情及病情严重程度，选择最合理的时机及最合适的办法解除胆道梗阻。多项回顾性研究表明，在 24 h 之内行胆道引流可以更好地改善胆管炎，缩短住院时间，减少医疗费用，降低死亡率。对于危重病例，这一时限可能需进一步缩短。

（2）胆道减压引流方式

1）ERCP：首选方法，与外科手术引流及经皮胆管引流相比，ERCP 具有创伤性小，安全性高，并发症少等多种优势，对于重症无法搬运的患者，甚至可以床边进行。主要包括 2 种方案：①经内镜鼻胆管引流（ENBD）：无需麻醉及开腹手术，操作简单、时间短，对患者耐受力要求低，具有早期、微创的特点，能迅速有效地解除胆管梗阻，在急性期度过后，还可以通过导管行胆道造影，以对胆管内病变部位和范围作出相对准确的判断；②内镜下胆管内支架置入：胆管恶性肿瘤所致的 ASCT，可在内镜下放置胆管内支架进行引流，效果与 ENBD 相当，同时由于是内引流，不适感较小，不易引起胆盐丢失，也不易引起电解质紊乱，但其缺点是无法直接观察胆汁引流情况，且存在支架脱落和堵塞的风险，部分患者需要再次通过内镜操作取出支架。另外需注意，虽然内镜十二指肠乳头括约肌切开术(EST)在引流的同时可以取石,但存在发生消化道出血、穿孔及急性胰腺炎等并发症的风险,不建议在急性重症胆管炎的患者中使用,其更加适用于胆管结石合并急性胆管炎感染控制后进行的胆总管取石。

2)经皮经肝胆管外引流(PTCD):为迅速有效降低胆管内压力的非手术疗法,多应用于 ERCP 引流失败,或梗阻部位位于肝门部及其以上,或 ERCP 难以引流的情况。本法常在 B 超、X 线或 CT 引导下进行,操作简单,如引流畅通,有效性不亚于手术引流,还可以对病灶滴注有效抗菌药,但其缺点在于该治疗属于创伤性操作,存在术后疼痛、出血、胆管炎、胆瘘等风险。

3)外科手术置"T"形管外引流:是传统疗法,手术创伤大,虽可迅速有效地达到减压目的,但手术风险大及术后并发症多,因此在条件允许的情况下,应尽可能选择 ERCP 或经皮胆管引流。

4)其他减压技术:最新研究提出,内镜超声引导下胆道引流(EUS‐BD)可作为一种新的技术,其传统术式包括:①内镜超声引导下胆道会师术(EUS‐RV);②内镜超声引导下经腔内胆汁引流,包括肝胃吻合(EUS‐HGS)、胆总管十二指肠吻合术(EUS‐CDS)、肝肠吻合术(EUS‐HDS);③内镜超声引导下顺行胆汁引流(EUS‐AG);④内镜超声引导下胆道穿刺外引流术。当 ERCP 失败或由于手术解剖改变而无法使用常规方法进行壶腹引流时,可以使用这种方法,在随机对照试验和荟萃分析的结果中,比较了 EUS‐BD 与 PTCD 作为 ERCP 外的另一种引流技术,技术成功率和临床成功率大致相同,为 90%～100%,可作为 ERCP 插管失败后一种有效的挽救生命的内镜胆管减压手术,可缩短手术时间并预防 ERCP 术后胰腺炎,特别是在急性梗阻性化脓性胆管炎引起的败血症患者中。但国内 EUS 未大量开展,许多中心技术仍不成熟,高技术难度限制了它们需要在有经验的内镜医师的高级中心使用。

(3)控制感染:ASCT 时致病菌多为革兰阴性菌(约占 70%),包括大肠埃希菌、肺炎克雷伯菌、铜绿假单胞菌、阴沟肠杆菌和鲍曼不动杆菌等,革兰阳性菌(约占 30%)以肠球菌属为主。另外,胆道感染通常为需氧菌与厌氧菌混合感染,特别是在病程后期,因此治疗上应予兼顾。抗感染常常是治疗的第一步,对于合并感染性休克的患者,应在入院后 1 h 内进行抗菌治疗,目前以 β‐内酰胺酶抑制剂的复合物或碳青霉烯类作为首选,如头孢哌酮/舒巴坦、哌拉西林/他唑巴坦、亚胺培南、美罗培南、厄他培南等,亦可选择第三、四代头孢菌素联合硝基咪唑类药物,如甲硝唑、奥硝唑等。

近年来,由于临床上新型广谱强效抗生素的不断使用,胆道细菌谱可能发生变化,近年许多研究探讨了大肠杆菌的耐药性,特别是产广谱 β‐内酰胺酶和碳青霉烯酶的肠杆菌,对经验性治疗产生了重要影响。所有重症胆管炎的患者均应送胆汁培养,其革兰阴性杆菌阳性率在 28%～93%,随后依据胆汁培养及药敏鉴定的结果,有针对性地进行调整,静脉注射抗生素的时间一般是 7～10 天,具体时间取决于治疗效果和胆道引流情况。《急性胆道系统感染的诊断和治疗指南(2021 版)》推荐的停药指征包括:①体温正常 72 h 以上;②腹痛及腹部压痛、反跳痛等临床表现缓解或消失;③血常规白细胞计数正常;④降钙素原<0.05 μg/L;⑤重度以上急性胆道感染患者,血流动力学指标及重要器官功能恢复正常。最新研究发现:对于进行有效的胆道引流术后的患者,抗感染治疗时间<3 天的,其复发性胆管炎发生率在 0～26.8%,与更长时间抗感染治疗的复发率相当,尤其是胆总管结石引起的胆管炎,在充分胆道引流术后,抗感染时间建议<3 天。

(4)并发症防治:急性梗阻性化脓性胆管炎是导致良性胆道疾病患者死亡的最主要原因,死亡率一般在 25% 左右,早期诊断和采取必要的手术处理的情况下,死亡率有所降低。引起死亡的最常见原因是胆道感染所致的多系统器官衰竭(MSOF),器官衰竭发生频率的顺序常为肝、肾、肺、胃肠道、心血管、凝血系统、中枢神经系统,而死亡率高低与受累器官数成正比。最重要的预防措施是及时掌握手术引流胆道的时机,避免过多地依赖抗生素或过分的手术时机延误。

（六）中医药治疗

1. **中医药对 ASCT 的认识**·ASCT 是胆道感染中最严重的一种疾病。本病具有发病急骤、病情危重、变化复杂和迅速、并发症多和死亡率高等特点。历代医家一般认为其属于中医学"急黄""瘟黄""厥逆"等范畴。病多实证,因酒食过度,肠胃受伤,以致湿热内蕴,热毒相迫于肝胆,肝胆疏泄不利,胆汁外溢,加之热毒内蕴,热郁血瘀,瘀热互结,导致发病。此病发病时都有湿热蕴毒的病机,热毒内陷,疫热火毒,内攻心肝,而呈现神昏谵语之候。ASCT 发病急骤,传变迅速,病死率高,应及时中西医结合抢救治疗。治疗全程要重视恢复血容量,改善和保证组织器官的良好灌注和氧供,改善和维持各主要脏器功能为治疗理念。急性期使用中医治疗以缓解临床症状为用;对于胆道梗阻导致 ASCT 患者,可在接触胆道梗阻后,采用中医辨证治疗。中药治疗以清热解毒、凉血活血、利湿退黄为基本治疗原则。根据急则治标缓则治本的治疗原则,首先以清热解毒凉血为先,兼以养阴增液,活血化瘀以治标;热退之后仍需扶正祛邪以治本。

2. **辨证论治**·根据"急则治其标,缓则治其本"的原则,针对 ASCT 湿毒内蕴、肝胆湿热、瘀毒互结及热毒内陷的病机特点,以清热解毒、凉血活血、泻热解毒、利湿退黄、解毒开窍的基本治疗原则。在上述治疗的原则下,可将内治法和外治法相结合进行多途径治疗。

（1）热重于湿证

证候特征:壮热烦渴,恶心呕吐,尿少色黄赤,大便干燥或便秘,心烦躁扰,汗出口渴,齿龈出血或鼻衄,皮肤瘙痒,舌红苔黄燥,脉弦滑数。

治法:清热解毒,凉营开窍。

推荐方药:清热解毒汤(《古今医鉴》)加减。方药组成:升麻、干葛、赤芍药、生地黄、牡丹皮、黄连、黄柏、黄芩、桔梗、栀子、甘草、连翘。若口渴甚者加生石膏、天花粉清热生津;若齿龈出血或鼻衄者加鲜茅根凉血止血;若皮肤瘙痒者加地肤子、白鲜皮清热止痒。

（2）胆腑郁热证

证候特征:身目俱黄,色鲜明,全身皮肤瘙痒,大便干燥或便秘,口干而苦,心烦且躁扰不宁,舌质红苔黄且干燥,脉弦滑数。

治法:泄热解毒,利胆退黄。

推荐方药:茵陈蒿汤(《伤寒论》)加味。方药组成:茵陈、栀子、大黄。若小便黄少加生地黄、猪苓利尿通淋;若大便干燥加大黄泻下通便;若皮肤瘙痒甚者加地肤子、白鲜皮清热止痒。

（3）湿热内蕴证

证候特征:壮热烦渴引饮,脘腹疼痛拒按而心下痞满,恶心呕吐频繁,大便秘结或不爽,小便短赤频数或见脓血,皮肤瘙痒难忍且灼痛,舌质红绛苔黄腻干燥且呈地图舌,脉弦滑数。

治法:清热解毒利湿。

推荐方药:甘露消毒丹(《医效秘传》)加减。方药组成:飞滑石、黄芩、绵茵陈、石菖蒲、川贝、木通、藿香、连翘、白蔻仁、薄荷、射干。若大便秘结不畅加大黄泻下通便;若腹痛较甚加延胡索行气止痛;若皮肤瘙痒痛甚加地肤子、白鲜皮、蛇床子以清热除湿止痒。

（4）热毒内陷证

证候特征:神昏谵语或昏愦不语,身热烦躁不安或神志不清,手足抽搐甚至四肢厥冷,呼吸气粗或气促痰鸣,舌质绛红干燥无津且呈地图舌少苔或无苔,脉细数且无力。

治法:清热解毒开窍。

推荐方药:犀角散(《太平惠民和剂局方》)加减。方药组成:水牛角(代犀角)、人参、茯神、麦冬、黄芩、龙齿、甘草。若热毒较重,可加金银花、连翘等清热解毒的药材;若血热瘀滞明显,可加桃仁、红花等活血化瘀的药材;若惊厥烦躁明显,可加茯神、珍珠等安神定惊的药材。

3. 外治法

1）针刺疗法：可用于止痛、止吐、排石。可用传统针刺疗法或电针进行穴位治疗，选择穴位根据《圣济总录》治疗急黄的太冲、涌泉、人中、太冲、肝俞。

2）穴位注射：采用足三里穴位注射盐酸消旋山莨菪碱注射液等以解痉止痛。

（梅佳玮　朱晓锋）

参考文献

［1］中华医学会外科学分会胆道外科学组. 急性胆道系统感染的诊断和治疗指南（2021 版）［J］. 中华外科杂志，2021，59（6）：422 - 429.

［2］王鹏利，王建华，张家塘. 大柴胡汤联合 PTCD 治疗老年急性重症胆管炎临床观察［J］. 陕西中医，2016，37（10）：1338 - 1339.

［3］An Z，Braseth AL，Sahar N. Acute cholangitis：causes，diagnosis，and management［J］. Gastroenterol Clin North Am，2021，50（2）：403 - 414.

［4］Haal S，Wielenga MCB，Fockens P，et al. Antibiotic therapy of 3 days may be sufficient after biliary drainage for acute cholangitis：a systematic review［J］. Dig Dis Sci，2021，66（12）：4128 - 4139.

［5］Karkar A，Ronco C. Prescription of CRRT：a pathway to optimize therapy［J］. Ann Intensive Care，2020，10（1）：32.

［6］Zuccari S，Damiani E，Domizi R，et al. Changes in cytokines，haemodynamics and microcirculation in patients with sepsis/septic shock undergoing continuous renal replacement therapy and blood purification with CytoSorb［J］. Blood Purif，2020，49：107 - 113.

［7］Mukai S，Itoi T，Tsuchiya T，et al. Urgent and emergency endoscopic retrograde cholangiopancreatography for gallstone-induced acute cholangitis and pancreatitis［J］. Dig Endosc，2023，35（1）：47 - 57.

第二十九章 · 糖尿病酮症酸中毒

糖尿病酮症酸中毒(diabetic ketoacidosis，DKA)是由于胰岛素不足和升糖激素不适当升高引起的糖、脂肪和蛋白代谢严重紊乱综合征，临床以高血糖、高血酮体和代谢性酸中毒为主要特征。系临床常见的糖尿病急性并发症。本病最常发生于1型糖尿病患者(T1DM)，2型糖尿病(T2DM)患者在某些情况下(应激、感染、中断治疗等)亦可发生，近几年，随着钠-葡萄糖共转运蛋白2抑制剂(SGLT2i)的使用，部分2型糖尿病患者DKA的发生风险也有所增加。据国外统计，英国和瑞典1型糖尿病患者DKA的年发病率分别为13.6/1 000例和14.9/1 000例患者。我国缺乏全国性的高血糖危象的流行病学调查数据。但随着糖尿病知识的普及和胰岛素的广泛应用，DKA的发病率已明显下降。英国和美国成人DKA的总体死亡率<1%，但老年人和伴有严重疾病的患者的死亡率增高，达到5%。入院时休克或昏迷提示预后较差。主要的死亡原因是循环衰竭、低血钾和感染。

(一) 病因

诱发DKA的原因主要为感染、饮食或治疗不当及各种应激因素。未经治疗、病情进展急剧的1型糖尿病患者，尤其是儿童或青少年，DKA可作为首发症就诊。

1. 急性感染·是DKA的重要诱因，包括呼吸系统、泌尿系统及皮肤感染常见，且以冬春季发病率较高。DKA合并感染可形成一个恶性循环。感染会导致DKA患者血糖难以控制，同时高血糖会进一步加重感染。

2. 饮食失控和(或)胃肠道疾病·如饮食过量、过甜或不足，酗酒，或呕吐、腹泻等，均可加重代谢紊乱而诱发DKA。

3. 治疗不当·如中断药物(尤其是胰岛素)治疗、药量不足等。1型糖尿病患者停用或减少胰岛素治疗剂量，常可引起DKA。2型糖尿病患者长期大量服用苯乙双胍，伴有肝、肾功能异常时易诱发DKA。也有报道大剂量噻嗪类利尿药诱发者。

4. 其他应激·诸如严重外伤、手术、妊娠分娩、精神刺激及心肌梗死或急性脑血管病等。由于应激造成的升糖激素水平的升高，交感神经系统兴奋性的增加，加上饮食失调，均易诱发DKA。

5. SGLT2i·应用SGLT2i类药物的T2DM患者发生DKA的诱因包括手术、剧烈运动、心肌梗死、卒中、重度感染等应激状态，部分患者可能因为服用SGLT2i期间饮食不当诱发，比如长期禁食或者生酮饮食。2016年AACE/ACE立场声明认为大多数SGLT2i相关的DKA发生于胰岛素缺乏的患者，比如成人隐匿性自身免疫性糖尿病(LADA)和T1DM，以及一些病程较长的2型糖尿病患者。

(二) 发病机制

发病的基本环节是由于机体内胰岛素缺乏而升糖激素(如胰高血糖素、肾上腺素、糖皮质激素、生长激素等)过多，促进糖原分解、糖异生作用增加、脂肪分解，使得外周组织对葡萄糖的利用率降低，进而导致血糖增高；脂肪分解增加，血清中游离脂肪酸增多，给酮体的产生提供了大量前体，血清中酮体逐渐增多,当超过人体负荷,则会进一步发展为代谢性酸中毒,最终导致酮症酸中毒。同时合并水、电解质代谢紊乱等一系列改变(图 29-1)。

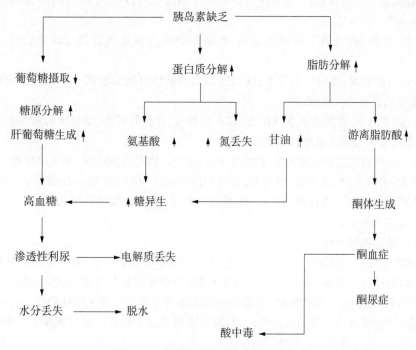

图 29-1　糖尿病酮症酸中毒的发病机制

(三) 中医病因病机

中医对于 DKA 这一病名没有明确的记载,中医学认为 DKA 属于消渴重症,是消渴的进一步发展。《伤寒论》载"厥阴之为病,消渴,气上撞心,心中疼热,饥而不欲食,食则吐蛔,下之利不止"。《备急千金要方》中对于消渴病重者有所论述"经月余渐患渴,经数日小便大利,日夜百行以来,百方治之,渐以增剧,四体羸惙,不能起止,精神恍惚,口舌焦干而卒"。《三消论》中指出消渴病重时可出现"身热头痛,积热黄瘦,发热恶寒,蓄热寒战,或隔痰呕吐,烦热烦渴,或燥湿泻痢,或目疾口疮,或咽喉疼痛"等。《张氏医通》指出消渴重症会出现"昏思卧"的表现。

DKA 是消渴的进一步发展,消渴病机主要是阴津亏损,燥热内盛,阴虚为本,燥热为标。消渴在复感外邪疫毒、饮食不节、施治不当、情志失调、劳欲过度、外受创伤或分娩等因素作用下急剧发展,燥热之邪进一步煎熬脏腑,耗气伤阴,导致气阴两伤;同时燥热之邪煎熬营血,营血黏稠凝滞,气伤难以行血,血脉不畅,导致痰、浊、湿、毒内蓄,壅塞三焦,气机升降不利,气血壅滞,浊毒内盛,从而导致 DKA 的发生。中医病机以阴津极度耗损为基础,以气阴大伤或者气阴大伤伴有阳伤为本,以燥热、痰浊、湿毒或浊毒、血瘀等为标。

(四) 诊断思路

1. 症状

(1) 临床表现:DKA 常呈急性发病,在 DKA 发病前数天可有糖尿病症状如多饮、多食、多尿、体重下降及全身乏力加重及诱因表现。部分患者以胃肠道表现为主,比如腹痛、食欲下降、恶心、呕吐等,病情进一步加重则会出现烦躁、嗜睡等症状,到晚期,各种反射迟钝甚至消失,终至昏迷。临床可能有部分糖尿病患者发生以腹痛为主要表现的 DKA,容易被误诊。

（2）并发症

1）心血管系统：由于失水，休克常见；老年人原有冠心病、高血压者因补液过多过快可致心力衰竭；血钾紊乱（高血钾或低血钾）可发生心律紊乱甚则心脏停搏；由于血液浓缩、高凝状态可诱发脑血栓、肺栓塞等。

2）脑水肿：当血糖、血钠下降速度过快，血浆渗透压与脑脊液渗透压改变过快时可导致脑水肿。

3）急性肾功能衰竭：多由严重失水、休克所致的肾前性肾功能衰竭。原有糖尿病肾病或肾动脉硬化、肾盂肾炎更易并发本症。

4）其他：严重感染、弥散性血管内凝血、急性胰腺炎、急性胃扩张、糖尿病高渗性昏迷及乳酸性酸中毒。严重低血钾会诱发麻痹性肠梗阻。

2. 体征· 发病初期通常会感觉疲乏软弱，四肢无力。随着病情进展，逐步出现明显脱水征，皮肤干燥，弹性差，舌红干，眼球下陷，眼压低；呼吸加深、加快（酸中毒呼吸），有酮味（烂苹果味）；循环不足，如脉快而弱、四肢凉、血压低、休克。体温低于正常，有感染者可升高，腹部可有压痛，各种反应迟钝或消失，甚至昏迷。

3. 实验室及其他辅助检查

（1）动脉血气分析：$[HCO_3^-]$<18 mmol/L 和（或）动脉血 pH<7.3，考虑存在酸中毒。

（2）酮体：目前临床诊断 DKA 多采用尿酮检测，但临床留取样本可能遭遇困难，导致延误诊断，并且尿酮特异性较差，假阳性率高，尤其长时间未进食患者会出现饥饿性酮症。若条件允许，诊断 DKA 时应采用血酮检测，若无法检测血酮，则以尿酮检测为标准。临床尿酮 2＋ 和（或）血酮≥3.0 mmol/L 时，应高度警惕 DKA 的可能性。

（3）血糖：血糖升高，一般在 13.9～33.3 mmol/L，超过 33.3 mmol/L 时多伴有高渗性高血糖状态或有肾功能障碍。

（4）电解质：胰岛素缺乏及酸中毒致血钾向细胞内转移减少，会导致高血钾，若血钾浓度低于正常，则提示患者机体内的总钾含量已严重缺乏，对此类患者应进行严密的心电监护并积极补钾治疗，因为随着治疗的进行血钾会进一步下降并可能导致心律失常。血钠水平可低于正常，血钠下降通常是由于高血糖造成高渗透压，使细胞内水转移至细胞外稀释所致。若高血糖患者血钠浓度增加则提示严重水丢失。

（5）血尿素氮和肌酐：轻中度升高，一般为肾前性。

（6）其他实验室检查：大多数高血糖危象患者会发生白细胞计数增高，高血糖患者需完善血常规检查，若白细胞计数>25.0×10^9/L 则提示体内有感染，须进一步检查，并完善血、尿和咽部的细菌培养等。21.0%～79.0%的 DKA 患者可能会出现血淀粉酶水平升高，这可能是非胰源性的，若血尿淀粉酶明显升高，需警惕急性胰腺炎的可能。糖化血红蛋白检测有助于判断近期病情控制情况。

（7）其他辅助检查：怀疑合并感染者，应完善腹部超声或腹部 CT、胸部 CT 等排查感染源。高血糖患者还应进行心电图检查。

4. 诊断标准

（1）临床特征：1 型甚至 2 型糖尿病的 DKA 常呈急性发病。1 型糖尿病有自发 DKA 的倾向，2 型糖尿病在一定诱因下也可发生 DKA，其中 20.0%～30.0%的患者既往无糖尿病史。在 DKA 发病前数天，血糖控制不佳的症状就已存在，但酮症酸中毒的代谢改变常在短时间内形成（一般>24 h）。有时所有症状可骤然发生，无任何先兆。早期诊断是决定治疗成败的关键，临床上对原因不明的恶心、呕吐、酸中毒、失水、休克、昏迷的患者，尤其是呼吸有酮味（烂苹果味）、血压低而尿量多者,不论有无糖尿病病史,均应想到本病的可能。

（2）2013年中国高血糖危象诊断与治疗指南:指南提出了成人、儿童及青少年糖尿病酮症酸中毒的主要诊断标准及DKA的程度(表29-1、表29-2)。

表29-1 成人糖尿病酮症酸中毒的诊断标准及DKA分级

项目	轻度	中度	重度
血糖(mmol/L)	>13.9	>13.9	>13.9
动脉血 pH	7.25～7.30	≥7.00,<7.25	<7.0
血清[HCO_3^-](mmol/L)	15～18	≥10,<15	<10
尿酮[a]	阳性	阳性	阳性
血酮[a]	阳性	阳性	阳性
阴离子间隙[b](mmoL/L)	>10	>12	>12
精神状态	清醒	清醒/嗜睡	木僵/昏迷

注:[a] 硝普盐反应方法;[b] 阴离子间隙=[Na^+]-[Cl^-]+[HCO_3^-]

表29-2 儿童及青少年糖尿病酮症酸中毒的诊断标准及DKA分级

项目	轻度	中度	重度
动脉血 pH	<7.3	<7.2	<7.1
血清[HCO_3^-](mmol/L)	<15	<10	<5
血酮(mmol/L)		>3.0	
血糖(mmol/L)		>11.1	

(五)监测与治疗

1. **监测及疗效评估** · 建议进行连续的实验室监测,前4～6 h 每小时查血糖及血酮,随后每2～4 h 检测1次电解质和血气分析,每4 h 检测1次尿素氮和肌酐水平,直至病情稳定,同时准确记录出入量。

监测血酮值可评估治疗效果,推荐床旁监测血β-羟丁酸,若无法监测血酮时则采用尿酮监测。当血酮<0.3 mmol/L,静脉血 pH>7.3,同时患者可进食,则可转为皮下胰岛素治疗。当酸中毒缓解,阴离子间隙恢复正常,则可降低实验室检查频率。酸中毒持续存在且治疗无效可能是败血症、并发症及胰岛素剂量不足引起的,此时须重新进行评估,及时干预。

无休克的 DKA 患者治疗中一般不需要重复检查动脉血气分析,可用静脉血 pH 评估治疗效果,静脉血 pH 仅比动脉 pH 低0.02～0.03,采用静脉血代替动脉血是为避免反复动脉穿刺带来的痛苦及潜在并发症。

治疗监测指标及治疗有效性评估:①血酮≥3.0 mmol/L,血糖>27.0 mmol/L 且下降速度<3.0 mmol/(L·h),则须每小时监测1次血酮及血糖;②每小时监测1次血酮,如血酮下降速度≥0.5 mmol/(L·h),监测持续到酸中毒缓解后2天。若血酮下降速度<0.5 mmol/(L·h),应增加胰岛素的剂量(1 U/h)直至血酮降至正常;③若无法监测血酮,则监测静脉碳酸氢根浓度,血浆[HCO_3^-]上升速度应达到≥3 mmol/(L·h),若上升速度小于上述目标值,应增加胰岛素的剂量(1 U/h),直至其浓度上升速度达到目标值;④当 DKA 患者的血糖≤11.1 mmol/L,须补充5%的葡

萄糖并调整胰岛素给药速度,维持血糖值在 8.3～11.1 mmol/L;⑤其他指标:[Na$^+$] 135～145 mmol/L;阴离子间隙 7～9 mmol/L;血钾 3.5～4.5 mmol/L;每 4 h 监测 1 次磷酸盐、钙及镁,确保其在正常水平;血肌酐 55～120 mmol/L。

2. 治疗

(1) 治疗原则:DKA 的治疗原则为尽快补液以恢复血容量、纠正失水状态,降低血糖,纠正电解质紊乱及酸碱平衡失调,同时积极寻找和消除诱因,防治并发症,降低病死率。治疗过程应准确记录出入量、血糖及血酮。

(2) 补液治疗:首先建立两条静脉通路,补液的同时予以胰岛素治疗。补液是抢救 DKA 的首要措施,能纠正失水,恢复血容量和肾灌注,有助于降低血糖和清除酮体,但在临床应用是需注意个体化。补液速度应先快后慢、先晶体后胶体。补液过程中根据血压、心率、每小时尿量及周围循环状况决定输液量和输液速度,患者清醒后鼓励饮水。

具体措施及注意事项:①第 1 h 输入生理盐水,速度为 15～20 mL/(kg·h)(一般成人 1.0～1.5 L),随后补液速度取决于脱水程度、电解质水平、尿量等;②要在第 1 个 24 h 内补足预先估计的液体丢失量(一般为 4.0～6.0 L),补液治疗是否奏效,要看血流动力学(如血压)、出入量、实验室指标及临床表现;③对有心、肾功能不全者,在补液过程中要监测血浆渗透压,密切评估患者的心、肾功能以及神经系统状况,以防止补液过多;④在 DKA 治疗过程中,纠正高血糖的速度一般快于酮症,血糖降至 13.9 mmol/L,DKA 得到纠正(pH>7.3,[HCO$_3^-$]>18.0 mmol/L)的时间分别约为 6 h 和 12 h;⑤当 DKA 患者血糖≤11.1 mmol/L,须补 5% 葡萄糖并继续胰岛素治疗,直到血酮、血糖均得到控制;⑥若纠正后的血钠正常或升高,则最初以 250～500 mL/h 的速度补充 0.45% 的氯化钠溶液,同时输入生理盐水。若纠正后血钠低于正常,仅输入生理盐水,对于血糖正常的 DKA,建议同时加入葡萄糖和生理盐水;⑦抗休克措施:治疗前已有低血压或休克,输入胶体溶液,或者采用其他抗休克措施。

(3) 胰岛素治疗:目前推荐小剂量胰岛素,即 0.1 U/(kg·h)或 0.14 U/(kg·h)连续静脉滴注方案作为 DKA 的标准治疗。胰岛素静脉输注过程中需严密监测血糖,根据血糖情况调整胰岛素输液速度以保持血糖每小时下降 2.8～4.2 mmol/L。若第 1 h 内血糖下降不足 10%,或血酮下降速度<0.5 mmol/(L·h),且脱水已基本纠正,则增加胰岛素剂量 1 U/h,同时需要检查静脉胰岛素注射泵装置是否正常运行。当 DKA 患者血糖降至 11.1 mmol/L 时,应开始予 5% 葡萄糖溶液,并调整胰岛素给药速度[有建议胰岛素输入量可调整至 0.02～0.05 U/(kg·h),根据血糖来调整胰岛素给药速度和葡萄糖浓度],使血糖维持在 8.3～11.1 mmol/L,直至 DKA 缓解。

DKA 缓解标准:血糖<11.1 mmoL/L,血酮<0.3 mmol/L,血清[HCO$_3^-$]≥15 mmol/L,血pH>7.3,阴离子间隙≤12 mmoL/L。不可完全依靠监测尿酮值来确定 DKA 的缓解。

DKA 缓解后可转换为胰岛素皮下注射。已确诊糖尿病的患者可给予 DKA 起病前的胰岛素治疗剂量,未用过胰岛素者,起始可给予 0.5～0.8 U/(kg·d)胰岛素方案。需要注意的是,为防止 DKA 再次发作和反弹性血糖升高,胰岛素静脉滴注和皮下注射之间可重叠 1～2 h。

(4) 纠正电解质紊乱:在开始胰岛素及补液治疗后,若患者的尿量正常,血钾低于 5.2 mmol/L 即应静脉补钾,一般在每升输入溶液中加氯化钾 1.5～3.0 g,以维持血钾水平在 4～5 mmol/L。治疗前已有低钾血症,尿量≥40 mL/h 时,在补液和胰岛素治疗同时必须补钾。严重低钾血症可危及生命,若发现血钾<3.3 mmol/L,应优先进行补钾治疗,当血钾升至 3.3 mmol/L 时,再开始胰岛素治疗,以免发生致死性心律失常、心搏骤停及呼吸肌和肠道麻痹。治疗过程中,监护心电情况及监测血钾水平,结合尿量,调整补钾量及补液速度。DKA 患者补钾措施见表 29-3。

表 29-3 DKA 患者补钾措施

血清钾（mmol/L）	治 疗 措 施
＞5.2	不需额外补钾,1h内复查
4.0～5.2	静脉补液增加氯化钾0.8g/（L·h）
3.3～4.0	静脉补液增加氯化钾1.5g/（L·h）
＜3.3	优先补钾

（5）纠正酸中毒:DKA患者在注射胰岛素治疗后会抑制脂肪分解,进而纠正酸中毒,如无循环衰竭,一般无需额外补碱。推荐pH≤6.9的DKA患者考虑适当补碱治疗,方法为NaHCO₃ 8.4g及KCl 0.8g配于400mL无菌用水(等渗等张液)中,以200mL/h速度滴注至少2h,直至pH＞7.0。每2h测定1次血pH,直至其维持在7.0以上。临床常用碳酸氢钠注射液,在治疗中加强复查,防止过量。

（6）去除诱因和治疗并发症:如休克、感染、心力衰竭和心律失常、脑水肿和肾衰竭等见相关章节。

（六）中医药治疗

1. **中医对DKA的认识** · 中医学认为糖尿病属于消渴范畴,DKA是消渴阴津极度耗损后出现的急危重症。DKA早期"三多一少"明显加重,此期病情较轻,中医病位在中上二焦,病属燥热内盛、阴津亏虚,治疗则以清泻肺胃、生津止渴为主;当失治、误治,烦渴引饮进一步加重,上焦津液逐渐枯竭,中焦躁火炼液成痰,痰浊阻滞,肠燥腑实,升降失司,浊气上逆,病情由肺传胃,临床出现恶心呕吐、便秘、口有哕臭、腹痛等,痰湿秽浊,热毒壅滞,邪热渐入下焦,则需清热泄浊、通畅三焦、滋阴益气。若病情控制无效,秽浊湿毒日久化热,毒火亢盛,火热直入下焦,则会出现心肾症状,口渴反而不显,出现烦躁不安、嗜睡,甚至昏迷,属于中度至重度DKA阶段,此期以芳香开窍醒神、化浊清营解毒为主。病情发展到最后,出现昏迷不醒,甚则大汗不止,四肢厥逆,脉微欲绝,出现阴脱阳竭的危候,多见于DKA发展到循环衰竭的最后阶段,当急于回阳救逆固脱,益气育阴生脉。DKA作为消渴重症,属于内分泌急危重症,需要住院治疗。中医药的介入可以明显改善患者的临床症状,协助降糖消酮,缩短患者的住院时间。

2. **辨证施治** · DKA的治疗需以西医治疗为主,中医治疗为辅。临证因审证求因,标本兼顾,抓住痰、瘀、浊、毒等标实因素,同时兼顾阴虚燥热,根据病情轻重,治以清热生津或化浊解毒或开窍醒神,甚则回阳固脱。

（1）燥热伤津证

证候特征:烦渴引饮,渴饮无度,随饮随消,四肢倦怠,乏力,进食恶心欲吐,舌黯红,苔薄黄或黄腻,脉细速或滑速。

治法:清泻肺胃,生津止渴。

推荐方药:白虎汤(《伤寒论》)合玉女煎(《景岳全书》)加减。方药组成:生石膏(用量可达40～50g)、知母、熟地黄、麦冬、牛膝、粳米、生甘草。若汗多脉大无力者,加人参;消谷善饥者,加玉竹、黄精、天花粉;若烦渴引饮、汗出不止者,加五味子、乌梅、天花粉、石斛;食少、呕恶者,加藿香、竹茹;若大便干结者,加大黄、芒硝、玄参;若热甚者,加黄连、黄芩、黄柏;若口燥咽干明显者,加沙参、天花粉、麦冬、生地黄、石斛;若气短懒言者,加黄芪、太子参。

推荐中成药:参麦注射液、生脉注射液。

（2）浊毒壅滞证

证候特征:口燥咽干唇焦,烦渴引饮,皮肤干燥,精神萎靡,嗜睡,胸闷,纳呆,呕恶,口有秽嗅,时有少腹绞痛,便秘,舌质红,苔垢而燥,脉沉细或滑数。

治法:清热泄浊,通畅三焦,滋阴益气。

推荐方药:增液承气汤、新加黄龙汤(《温病条辨》)合黄连温胆汤(《六因条辨》)加减。方药组成:玄参、麦冬、生地黄、大黄、芒硝、人参、当归、黄连、制半夏、竹茹、枳实、陈皮、茯苓、甘草、生姜,或者煎药后姜汁送服。若大便干结、大汗出者,重用生石膏 60～100 g,加知母;少腹绞痛者、舌质紫暗有瘀斑,加桃仁、赤芍、木香;嗜睡、淡漠者,加佩兰、石菖蒲、藿香;小便短赤者,加车前子、黄柏、滑石;若热象明显者,加生石膏、知母;若湿邪明显者,可选用三仁汤。

(3) 浊毒闭窍证

证候特征:口干微渴,心烦不寐,烦躁不安,或躁狂,或嗜睡,或抽搐,甚至昏迷不醒,呼吸深快,食欲不振,口臭呕吐,小便短赤,舌暗红,苔黄腻而燥或黑,脉细数。

治法:芳香开窍醒神,化浊清营解毒。

推荐方药:菖蒲郁金汤(《温病全书》)合黄连解毒汤、犀角地黄汤(《外台秘要》)加减,方药组成:石菖蒲、郁金、炒栀子、丹皮、连翘、灯心草、淡竹叶、鲜竹沥、黄连、黄芩、黄柏、犀角、生地黄、赤芍等。亦可直接选用安宫牛黄丸(《温病条辨》)或紫雪丹(《外台秘要》)。

推荐中成药:血必净注射液。

(4) 阴竭阳脱证

证候特征:面色苍白,大汗淋漓,目合口开,撒手遗尿,神志昏蒙,呼吸低微,手足厥冷,舌淡暗无津,脉细微欲绝。

治法:回阳救逆固脱,益气育阴生脉。

推荐方药:生脉散(《内外伤辨惑论》)、参附汤(《正体类要》)合四逆汤(《伤寒论》),方药组成:人参、五味子、麦冬、制附子、干姜、甘草。或者回阳救急汤(《伤寒六书》),方药组成:制附子、干姜、人参、炙甘草、炒白术、肉桂、陈皮、五味子、茯苓、半夏。

推荐中成药:黄芪注射液、参附注射液、血必净注射液。

3. 对症论治 · 主要根据患者的主要症状选择应用,对于证候不典型而主症又突出者尤适宜。可选择口服汤药或中药灌肠或针灸辅助治疗。

(1) 糖尿病酮症酸中毒及所致烦渴引饮:推荐增液汤(《温病条辨》)合玉液汤(《医学衷中参西录》)加减。方药组成:玄参、生熟地黄、麦冬、山药、知母、天花粉、葛根、生鸡内金、五味子、玉竹、石斛。

(2) 糖尿病酮症酸中毒所致呕吐:①推荐芦根饮(《千金方》)加减,方药组成:生芦根、生姜、竹茹、粳米、半夏、黄连;②针灸治疗:可选取内关、中脘、足三里、胃俞、阳陵泉。在针刺应严格注意消毒过程,避免感染,以免加重病情。

(3) 糖尿病酮症酸中毒合并便秘:推荐灌肠方增液承气汤(玄参、麦冬、生地黄、生大黄、芒硝)或大柴胡汤(柴胡、黄芩、制半夏、枳实、芍药、大枣、生大黄、生姜),取汁 100 mL 加入 400 mL 温水,保留灌肠持续 20～30 min,便秘严重者可每日 2 次。

(吴国芳 徐 杰)

参考文献

[1] 中华医学会糖尿病分会.中国高血糖危象诊断与治疗指南[J].中华糖尿病杂志,2013,5(08):449-461.

[2] 李志军,王东强.内科危重病:中西医结合诊疗对策[M].北京:人民卫生出版社,2015.

[3] 陈大舜,喻嵘.中西医结合糖尿病学[M].湖南科学技术出版社,2017.

[4] 石岩.糖尿病酮症(酸中毒)的中医诊疗方案[C]//第八次全国中医药糖尿病学术大会论文集.2005:124-129.

[5] 李铁强.糖尿病酮症酸中毒证治初探[J].实用中医药杂志,2006,8(08):509.

[6] 熊佳.中医药治疗糖尿病酮症酸中毒的研究进展[J].中国当代医药,2021,28(17):39-42.

第三十章 · **高血糖高渗状态**

高血糖高渗状态（hyperglycemic hyperosmolar state，HHS），是由于患者体内胰岛素相对缺乏，使血糖升高，进一步引起脱水，最终导致严重的高渗状态。临床上以严重高血糖、高血浆渗透压、脱水和不同程度的意识障碍为特征，部分患者可伴有酮症。系临床常见的糖尿病急性并发症之一。本病发病率低于 DKA，多见于 60 岁以上老年人，男女发病率大致相同，约 2/3 患者过去有糖尿病病史，且多为 2 型糖尿病。目前缺乏中国权威的 HHS 发病率资料。本病一旦发病，预后差，以往病死率高达 40%～70%。近年来，随着对该疾病认识的提高、早期诊断、及时治疗，病死率明显下降，但仍高达 10%～20%。

（一）病因

HHS 最常见于合并其他疾病的老年 2 型糖尿病患者，但也可发生于其他人群中。感染是最常见的诱因，其中以肺部感染和泌尿系统感染最为常见。其他诱因还包括急性脑血管病、心肌梗死、胰腺炎、手术、外伤等应激状态，以及使用糖皮质激素、利尿剂、免疫抑制剂、甘露醇等药物；水摄入不足或失水，透析治疗，静脉高营养疗法等。

（二）发病机制

HHS 的主要机制是循环内的胰岛素水平与机体需要量之比相对缺乏，引起高血糖，从而引起脱水、渗透压升高，最终导致严重的高渗状态。HHS 多发生于老年患者，口渴中枢不敏感，加之主动饮水的欲望降低和肾功能不全，失水常相当严重，而钠的丢失少于失水，致血钠明显增高。脱水和低血钾一方面能引起皮质醇、儿茶酚胺和胰高糖素等升糖激素的分泌增多，另一方面进一步抑制胰岛素分泌，继而造成高血糖状态的进一步加重，形成恶性循环。

胰岛素相对缺乏是 HHS 发展的必要条件，而脱水和高渗是本病的加重环节。高血糖可导致渗透性利尿，引起脱水，且尿液相对低渗，导致血浆渗透压进一步升高。尿糖上升之初可引起肾小球滤过率的增加，而当血容量严重不足时，肾小球滤过率开始下降，肾脏排泄葡萄糖下降，高血糖和高渗透压进一步加重。

（三）中医病因病机

中医学认为本病属于消渴重症。在消渴的基础上，复感六淫外邪或失治、误治或过劳或情志过极等，阴液耗伤进一步加重，阴伤耗气，阴损及阳，阴阳俱损。阴虚燥热，阴津耗损，脏腑肌肤失于濡养或燥热久居，灼伤阴液，炼液成痰，痰热互结，引动肝风。病机关键在于阴虚燥热，痰浊血瘀，蒙蔽清窍，扰动神明。其病理基础为气阴两虚为本，燥热、痰浊、血瘀等引动内风为标，互为因果，致病情发展，最终出现阴竭阳衰之危象。

（四）诊断思路

临床上凡遇到原因不明的脱水、休克、意识障碍及昏迷均应考虑本病的可能，尤其是血压低而尿量多者，不论有无糖尿病病史均应进行有关检查来确定或排除本病。

1. **症状** · 起病多隐匿，从发病到出现典型的临床表现一般为 1～2 周，偶尔急性起病。初期随血糖升高表现为烦渴、多尿；数日后尿量开始减少，表情迟钝，进行性嗜睡；1～2 周后开始有不同程度的意识障碍,严重者可出现昏迷,患者少尿甚至无尿。

2. **体征** · 高血糖高渗状态常有脱水征象,如黏膜干燥、皮肤弹性差、低血压体征等。感染征象表现为发热、心率快。神经系统从脑髓质到脑皮质,脑的各级水平均有可能出现功能紊乱。从局灶神经表现到明显昏迷。表现:①抽搐,局灶性或全身性;②一侧瘫痪或感觉缺失;③一侧反射性过强;④Babinski征阳性;⑤肌张力局部增强或减弱;⑥眼斜视;⑦自主神经异常所致通气过度和高血压;⑧失语症状;⑨同向偏盲等。

3. **实验室及其他辅助检查**

(1) 血糖:血糖≥33.3 mmol/L(600 mg/dL),有时可>50.0 mmol/L(900 mg/dL)。

(2) 血钠:尽管严重脱水导致体内总钠含量耗竭,但血钠大多>150 mmol/L,有时可>180 mmol/L;因血糖每升高5.6 mmol/L,血钠下降1.6 mmol/L左右,HHS时存在严重高血糖,也可造成血钠水平假性降低。

(3) 血浆渗透压:有效血浆渗透压≥320 mOsm/L,常>350 mOsm/L。有效血浆渗透压公式 = $2 \times ([Na^+] + [K^+])(mmol/L) + Glu(mmol/L)$。

(4) 血钾:一般在正常范围。

(5) 血氯:多正常,可稍增高。

(6) 血尿素、肌酐:血尿素常因肾前性脱水而明显升高,可达29~32 mmol/L(80~90 mg/dL)以上,与脱水程度呈正相关,肌酐亦可升高数倍。如原无肾功能不全基础疾病,纠正脱水后可恢复正常。

(7) 血酮体:大多数正常,可稍增高。

(8) 血 pH:正常或略降低。

(9) 血常规:白细胞可明显升高,与血液浓缩、合并感染有关;血红蛋白和红细胞常偏高,如在正常低值,则提示可能存在贫血。

(10) 血清酶:GTP、GOT、LDH绝大多数正常,少数可升高,提示有肝功能损害,如合并CK、CKMB增高,应警惕心肌病变。不伴有急性胰腺炎时部分患者可见血清淀粉酶轻度升高,治疗后48 h可逐步恢复正常。合并急性胰腺炎时呈进行性升高,需注意鉴别。

(11) 尿常规:尿糖强阳性,尿酮阴性或弱阳性;可有蛋白尿和管型,与肾小管功能受损有关。

(12) 辅助检查:心电图、胸部和腹部影像学等,意识障碍者需完善头颅CT或MRI检查排除脑血管意外。

4. **诊断标准** · 根据《实用糖尿病学》(第4版),HHS通用的诊断标准是糖尿病患者血糖≥33.3 mmol/L(600 mg/dL),血浆有效渗透压≥320 mOsm/L,本病可伴酮症,但罕见酮症酸中毒。宜注意以下问题。

(1) 血浆有效渗透压正常值为275~295 mOsm/L。从正常血浆有效渗透压上限295 mOsm/L升至320 mOsm/L,意味着不仅血糖由正常上限10 mmol/L上升至33 mmol/L,从而高血糖提供了23 mOsm/L;同时血钠从平均值上升1 mmol/L,从而提供2 mOsm/L。这样,总血浆渗透压 = 295 + 23 + 2 = 320 mOsm/L。糖尿病的高血糖仅仅≥33 mmol/L时才是血浆有效渗透压达到"糖尿病高渗状态"诊断要求的320 mOsm/L,才能排除单纯血浆脱水的"高钠血症高血浆渗透压状态"(血钠≥153 mmol/L,正常血钾 = 4 mmol/L,正常血糖 = 6 mmol/L时,计算的有效血浆渗透压 = 320 mOsm/L)。

(2) 高血浆有效渗透压325~350 mOsm/L时,出现轻、中度的高血浆有效渗透压的神志障碍,包括反应迟钝,有时有嗜睡、木僵,甚少出现昏迷。昏迷患者的高血浆有效渗透压常常达到350 mOsm/L,甚至大于360 mOsm/L。

(五) 监测与治疗

1. 监测 · 病情严重者应收入重症监护室。

(1) 生命体征的监测：头 4 h 内每半小时测 1 次，4 h 后每小时测 1 次，待生命体征平稳以后每 2～4 h 测 1 次；必要时心电监护。

(2) 24 小时出入量：准确记录 24 h 出入量，每小时测 1 次尿量，建议留置导尿。

(3) 血糖：每 0.5～1 h 监测一次末梢血糖，直至病情平稳。根据病情每 2～4 h 静脉血检测血糖、血电解质、CO_2 结合力、肾功能，复查血气分析。

(4) 血浆有效渗透压：治疗开始时应每小时检测或计算血浆有效渗透压，并据此调整输液速度以使其逐渐下降，速度为 3～8 mOsm/(L·h)。当补足液体而血浆渗透压不再下降或血钠升高时，可考虑给予 0.45% 氯化钠溶液。

(5) 血钠：HHS 常合并血钠异常，高血糖造成高渗透压，使细胞内水转移至细胞外导致血钠稀释性下降，胰岛素治疗后，随着血糖下降，水从细胞外重新回到细胞内，如果补液不充分，此时血钠测定值可能比治疗前更高。为了确定体内脱水程度，应计算矫正后血钠。矫正后的血钠 > 140 mmol/L，提示严重脱水。纠正的 $[Na^+]$ = 测得的 $[Na^+]$ (mmol/L) + 1.6×[血糖(mmol/L) − 5.6]/5.6。

2. 治疗 · 治疗原则同 DKA，主要包括积极补液，纠正脱水；小剂量胰岛素静脉输注控制血糖；纠正水、电解质和酸碱失衡，以及去除诱因和治疗并发症。

(1) 补液治疗：HHS 失水比 DKA 更严重，24 h 总的补液量一般应为 100～200 ml/kg。推荐 0.9% 氯化钠溶液作为首选，无胃肠道禁忌者，部分液体补充可饮用温开水，既能直接补充等渗液体，也能减轻血循环负担。补液速度与 DKA 治疗相仿，先快后慢原则，第 1 h 输入生理盐水，速度为 15～20 mL/(kg·h)，成人的输注量一般在 1.0～1.5 L；之后补液的速度取决于脱水程度、电解质水平、血浆渗透液、尿量、心肾功能等。

(2) 胰岛素治疗：胰岛素使用原则与治疗 DKA 大致相同，一般来说 HHS 患者对胰岛素较为敏感，胰岛素用量相对较小。推荐以 0.1 U/(kg·h) 持续静脉输注。当血糖降至 16.7 mmol/L 时，应减慢胰岛素的滴注速度至 0.02～0.05 U/(kg·h)，同时续以葡萄糖溶液静滴，并不断调整胰岛素用量和葡萄糖溶度，使血糖维持在 13.9～16.7 mmol/L，直至高血糖危象缓解。HHS 缓解主要表现为血浆渗透压水平降至正常，患者意识状态恢复正常。

(3) 补钾：HHS 患者存在缺钾，补钾原则与 DKA 相同。

(4) 连续性肾脏替代治疗(CRRT)：早期给予 CRRT 治疗，能有效减少并发症的出现，减少住院时间，降低患者病死率，其机制为 CRRT 可以平稳有效地补充水分和降低血浆渗透压。同时，CRRT 可清除循环中的炎症介质、内毒素、减少多器官功能障碍的严重并发症的发生。

(5) 防治并发症：HHS 治疗过程中最常见的并发症是低血糖和低钾血症；此外，在治疗过程中还需警惕脑水肿、静脉血栓形成的可能。

1) 脑水肿：临床表现为头痛、意识障碍、视乳头水肿、昏睡、呼吸骤停等，症状会随着脑疝的形成而发生进展。HHS 治疗过程中并发脑水肿的机制目前仍不清楚，就诊时二氧化碳分压较低、血尿素氮水平较高的患者是发生脑水肿的高危人群，对于易发脑水肿的 HHS 患者，需要控制补液的速度，渗透压的下降速度不可高于 3 mOsm/(L·h)；同时需保持血糖在 13.9～16.7 mmol/L，直至临床情况稳定。

2) 静脉血栓形成：脱水造成的血液高凝状态及高血糖引发的炎症反应是 HHS 发生血栓形成的主要原因，可见于老年及肥胖患者，目前主要的预防方法是使用低分子量肝素进行预防性抗凝治疗。

（6）其他治疗：包括去除诱因、纠正休克、预防压疮等。

（六）中医药治疗

1. 中医对高血糖高渗状态的认识 · HHS 是消渴阴液重度耗伤后的急危重症，中医尚无统一的病名，根据其临床表现，中医学认为本病属于"消渴""昏迷""厥证""痉症""中风"等范畴。

2. 辨证施治 · HHS 的治疗以西医大量补液、胰岛素治疗为主，中医治疗为辅。HHS 的中医治疗需重视两方面，一则重视驱邪，二则重视扶正，即标本兼顾，治标以凉肝熄风、清热开窍、活血化痰等；治本以养阴益气为主。

（1）气阴两伤证

证候特征：口燥咽干，烦渴引饮，皮肤干燥无弹性，倦怠乏力，或眩晕耳鸣、腰膝酸软，或表情淡漠、反应迟钝，或时有抽搐，尿频量多，大便秘结，舌红少津，苔薄白或黄，脉沉细或细数。

治法：益气生津，养阴增液，滋阴熄风。

推荐方药：白虎汤（《伤寒论》）、增液汤（《温病条辨》）合黄连阿胶汤（《伤寒论》）加减。方药组成：生石膏、知母、炙甘草、生地、麦冬、玄参、黄连、黄芩、生白芍、赤芍、阿胶、炙甘草等。乏力明显者，加太子参、黄芪；眩晕耳鸣、腰膝酸软者，加天麻、菊花、杜仲、牛膝；抽搐者，加钩藤、生鳖甲、生龟甲。

推荐中成药：参麦注射液、生脉注射液。

（2）热盛动风证

证候特征：烦渴多饮，头目昏眩，神疲倦怠，胸闷心烦，腹胀纳差，大便秘结，或者四肢时有抽搐，甚则角弓反张，重者神识不清，手足抽搐或者躁动不安，舌红，苔黄腻或燥，脉弦滑。

治法：凉肝熄风，清热泻火，清营开窍。

推荐方药：羚羊钩藤汤（《通俗伤寒论》）、白虎汤（《伤寒论》）合清营汤（《温病条辨》）加减。方药组成：羚羊角片或粉、钩藤、生地黄、川贝、桑叶、菊花、茯神、生白芍、生甘草、竹茹、生石膏、知母、水牛角、玄参、麦冬、金银花、丹参、连翘、黄连、淡竹叶。若抽搐甚者，加全蝎、蜈蚣；神志不清者，加石菖蒲、远志；躁动不安者，加生龙骨、生牡蛎；痰热明显者，加天竺黄、竹沥；伴血瘀者，可加桃红四物汤。

推荐中成药：丹参注射液或丹红注射液、清开灵注射液。

（3）阴竭阳脱证：参照 DKA 此证型。

3. 昏迷的中医治疗 · 高热神昏者，予以安宫牛黄丸或者犀牛角粉温水鼻饲；昏迷、苔厚腻、痰涎壅盛者，予以至宝丹；高热昏迷伴抽搐者，予以紫雪丹或羚羊角粉温水鼻饲；高热昏迷伴便秘、腹胀者，可增液承气汤灌肠。

（吴国芳　徐　杰）

参考文献

［1］中华医学会糖尿病分会.中国高血糖危象诊断与治疗指南［J］.中华糖尿病杂志,2013,5(08):449-461.
［2］迟家敏.实用糖尿病学［M］.4 版.北京:人民卫生出版社,2015.
［3］陈家伦.临床内分泌学［M］.上海:上海科学技术出版社,2011.
［4］李志军,王东强.内科危重病:中西医结合诊疗对策［M］.北京:人民卫生出版社,2015.
［5］陈大舜,喻嵘.中西医结合糖尿病学［M］.湖南:湖南科学技术出版社,2017.
［6］吴初荣.综述糖尿病非酮症高渗性昏迷［J］.医药世界,2007(09):97-98.

第三十一章 · 低血糖昏迷

低血糖昏迷是指由于各种原因导致的静脉血浆葡萄糖浓度低于 $2.8\,mmol/L(50\,mg/dL)$，从而引起中枢神经系统代谢紊乱而出现功能受抑制后导致的昏迷。该病是糖尿病治疗中的常见并发症，患者出现神志不清、面色苍白、大汗出、认知障碍等临床症状，需紧急给予抢救处理后再行病因治疗。如果低血糖昏迷持续超过 $6\,h$，则会对大脑中枢神经系统造成严重损伤导致难以苏醒，重则危及生命导致死亡。

(一) 病因

1. 血糖来源减少

(1) 营养不良：各种原因引起的机体脂肪大量消耗，严重肌肉萎缩，肝糖原储备减少，易致低血糖症发生。

(2) 肝功能衰竭：常见于重症肝炎、肝硬化、肝癌晚期。葡萄糖消耗增多，肝糖原合成储备严重不足，胰岛素的分解灭活减少，拮抗生长激素及胰高血糖素等所致。

(3) 肾功能不全：肾糖异生减少，肾廓清胰岛素能力减低而易发生低血糖。

(4) 升血糖激素缺乏：很多原因可以导致机体升高血糖的激素减少，如胰高血糖素缺乏、糖皮质激素缺乏、肾上腺素缺乏都可以引起低血糖症。

2. 血糖去路增加

(1) 血液中胰岛素增高

1) 抗胰岛素抗体：抗胰岛素抗体可与胰岛素结合，使胰岛素的降解减少，当胰岛素与抗体突然解离释放出大量游离胰岛素即可造成低血糖症。如胰岛素自身免疫综合征可能是继胰岛素瘤和胰腺外巨大肿瘤(分泌异常的胰岛素样生长因子 2)之后，引起自发性低血糖的第三大病因。

2) 抗胰岛素受体抗体：具有很强的胰岛素活性，其活性比胰岛素强 10 倍，抗胰岛素受体抗体与胰岛素受体结合产生类胰岛素作用也可引起低血糖。

(2) 自主神经功能紊乱：如特发性功能性低血糖症，其发病可能是由于自主神经功能紊乱，迷走神经紧张性增高使胃排空加速及胰岛素分泌过多引起。

(3) 与饮食相关的反应性低血糖：可能与进食后神经体液对胰岛素分泌或糖代谢调节欠稳定有关。

(4) 胰岛素-葡萄糖耦联机制缺陷：B 细胞磺脲类药物受体或谷氨酸脱氢酶缺乏，可引起 B 细胞内的胰岛素-葡萄糖耦联机制缺陷，诱发胰岛素持续分泌，导致低血糖发生。

(5) 药物性低血糖：口服降血糖药、注射胰岛素也是引起低血糖的常见原因，多见于老年人和肝肾功能不全者，由于药物不能及时降解、代谢而出现低血糖。此外，β 肾上腺素能受体拮抗剂、血管紧张素转化酶抑制剂、奎尼丁、水杨酸类、抗凝血药(双香豆素)、复方新诺明、雌激素、环丙沙星等约 50 种非降血糖类药也可诱发低血糖症。

(6) 葡萄糖消耗过多：常见于哺乳期妇女、剧烈运动或长时间重体力劳动后，尤其是自主神经不稳定或糖原储备不足者。临床还见于重度腹泻、高热和重症甲状腺功能亢进者。

脑细胞所需要的能量,几乎完全直接来自血糖。故当上述这些因素导致低血糖的发生后,可引起脑组织的代谢紊乱,使脑组织受到损伤,功能抑制进而出现昏迷。

(二) 发病机制

低血糖对机体的影响以神经系统为主,尤其是脑和(或)交感神经。低血糖激发交感神经系统释放肾上腺素、去甲肾上腺素和一些肽类物质,从而产生饥饿感和多汗、乏力、头晕、感觉异常、震颤、心悸、焦虑、心率加快、血压增高等症状。而神经系统各部分对低血糖敏感性不一致,以大脑皮质、海马、小脑、尾状核及苍白球最敏感,丘脑、下丘脑、脑干、脑神经核次之,最后为脊髓水平的前角细胞及周围神经。严重而长期的低血糖发作可引起广泛的神经系统病变。缺糖早期为脑充血、多发性出血点;后期脑细胞水肿及出血性点状坏死,以大脑皮质、基底核、海马等处最明显;晚期神经细胞坏死、消失,脑组织软化。当大脑皮质受抑制时可发生意识蒙眬、定向力与识别力丧失、嗜睡、肌张力低下、震颤、精神失常等;当皮质下受抑制时可出现骚动不安、痛觉过敏,可有阵挛性及舞蹈样动作或幼稚动作等,甚至强直性惊厥、锥体束征阳性;当中脑累及时可有阵挛性及张力性痉挛、扭转痉挛、阵发性惊厥、眼轴偏斜、巴宾斯基征阳性等;当延髓被波及时进入严重昏迷阶段,可出现去大脑强直、各种反射消失、瞳孔缩小、肌张力降低、呼吸减弱、血压下降等,如历时较久,常不易逆转。

(三) 中医病因病机

本病根据其神志不清、汗出肢冷等临床表现当属中医的"厥证""厥脱证"范畴。《黄帝内经》中早已有"厥"记载,《素问·大奇论》云"暴厥者,不知与人言",是指突然昏倒,不省人事。东汉·张仲景《伤寒论·辨阴病脉证并治》言"凡厥者,阴阳气不相顺接,便为厥。厥者,手足逆冷是也",阐明了厥证的基本病机为阴阳失调,气机逆乱和以突然昏倒,不省人事为主要临床表现。《景岳全书·厥逆》曰"气厥之证有二,以气虚气实皆能厥也。气虚卒倒者,必其形气索然,色清白,身微冷,脉微弱,此气脱证也……气实而厥者,其形气愤然勃然,脉沉弦而滑,胸膈喘满,此气逆证也",总结了前代对厥证的认识,提出以虚实论治厥证。

本病从中医角度分析,究其病因多为禀赋素弱,或病后体虚,脾胃不健,气血乏源,致心肝失养,元神失主,故而发病。病理变化初起多为脾胃两虚,胃主受纳,脾主运化。胃虚谷气不充,则饥饿时作;脾虚无以化生气血,升运精微,则五脏失充。心主血脉,其华在面,主神志。心血不足,则见面色苍白,心悸脉速,甚则无神失主而精神错乱。肝血不足,虚风内动则四肢麻木或震颤,甚则抽搐。阴阳不得顺接,则见手足厥冷,继而发为"厥证"。如重症患者,气血大亏,形神失养,可见全身瘫软,精神恍惚。阳气暴脱,汗失固摄,清宫失充,冷汗频出,神昏晕厥,是谓"厥脱证"。此外,也有实证,酒癖暴饮后,伤及脾胃,清气不升,痰热浊气不降,上蒙清窍,亦致血糖骤降,嗜睡神昏。

(四) 诊断思路

1. **症状** · 低血糖症状可分为自主神经反应症状和中枢神经反应症状两大类。但少数患者低血糖时,可以不出现自主神经及低血糖的表现,而是以全身不适、头痛、恶心、口唇麻木等非特异性症状出现。

(1) 自主神经反应症状:主要有出冷汗、皮肤苍白、心悸、焦虑、饥饿感、四肢发凉、手颤动、颜面及手足皮肤感觉异常等。

(2) 中枢神经系统症状:主要是随着低血糖时间的延长而加重,出现头痛、头晕、视力模糊、意识蒙眬、语言障碍、嗜睡、震颤、神志不清。

2. **体征**

(1) 自主神经系统:面色苍白、汗出皮肤湿冷为低血糖的常见体征;心动过速;血压轻度上升。

(2) 中枢神经系统:视野缺损、面瘫、肢体瘫痪、震颤、痉挛发作、肌张力和腱反射增高或低下、强直性抽搐及锥体束征阳性,甚至昏迷。脑干受损可能出现去大脑强直与心动过缓,体温不升及各种反射消失。

3. 实验室及其他辅助检查

(1) 血糖测定：血糖(静脉血浆葡萄糖)是诊断低血糖症最基本的检查。临床出现疑似低血糖症状和(或)体征时是测定血糖最佳时机。非住院患者缺乏即刻采集静脉血测定的条件，可利用快速血糖仪测定毛细血管葡萄糖协助判断，但不能作为低血糖症的诊断依据。动态血糖监测有助于发现无症状性低血糖。

(2) 血清胰岛素：低血糖昏迷时测定血清胰岛素对低血糖症的鉴别诊断非常重要，正常人在血糖降低时胰岛素分泌显著减少，甚至停止。如测定胰岛素的放射免疫法灵敏度为 $5\,\mu U/mL$，血糖$<2.8\,mmol/L$ 时相应的胰岛素浓度$>6\,\mu U/mL$，提示为胰岛素不适当分泌过多所致的低血糖。如采用更灵敏的免疫化学发光法测定，低血糖时相应的胰岛素浓度$>3\,\mu U/mL$ 就可判断存在胰岛素分泌过多。胰岛素瘤患者的胰岛素分泌增多，但很少超过 $100\,\mu U/mL$。如胰岛素超过 $1\,000\,\mu U/mL$ 提示为外源性胰岛素或存在胰岛素抗体。非胰岛素分泌过多介导的低血糖和正常人低血糖时，胰岛素水平$<5\,\mu U/mL$。

(3) 血清 C 肽结合胰岛素测定：可协助判断胰岛素来源，低血糖昏迷时，C 肽超过 $200\,pmol/L$，表示内源性胰岛素分泌过多；如胰岛素明显增高而 C 肽降低，提示外源性胰岛素的作用。

(4) 72 h 饥饿试验：为低血糖昏迷的经典诊断试验，患者如有明确的低血糖昏迷发作病史，就诊时无发作，且随访数次血糖皆不低者，皆应入院进行该试验，以明确是否存在低血糖昏迷，并探讨低血糖昏迷的病因，明确是否胰岛素分泌过多所致。餐后发作低血糖昏迷者无论混合餐试验是否诱发类似的发作，均应进行饥饿试验。因为饥饿可抑制 B 细胞分泌胰岛素，正常人饥饿 72 h 血糖下降不低于 $3.1\,mmol/L$，胰岛素不低于 $10\,mU/L$，而 90% 的胰岛素瘤患者饥饿 24 h 即可出现低血糖($<2.5\,mmol/L$)，但胰岛素的水平不降，此项试验应在医生的监护下进行，一旦出现低血糖症状，立即测定血糖与胰岛素，同时静注葡萄糖并终止试验。

(5) 激发试验：胰高血糖素 $1\,mg$ 加生理盐水 $20\,mL$ 静注，每 $3\sim5\,min$ 抽血测胰岛素 1 次，连续 3 次，若胰岛素水平均在 $195\,mU/L$ 以上为阳性。另外，亮氨酸亦可刺激胰岛素的分泌，静注亮氨酸 $150\,mg$ 后血糖$<1.4\,mmol/L$，也有诊断价值。这些试验的阳性常提示有胰岛素瘤的存在，进一步的 CT 与 B 超探查可发现肿瘤的部位。激发试验并非可靠，可有假阳性，应结合临床表现综合分析。此类试验多用于发作次数较少、症状不太典型的诊断困难者。

(6) 各种内分泌激素的测定：低血糖症发作时血皮质醇$<496\,nmol/L$ 提示肾上腺皮质功能低下；生长激素(GH)$<5\,\mu g/L$ 提示 GH 缺乏可能。但应注意部分患者长期反复低血糖可使皮质醇等升糖激素对低血糖的反应阈值降低，低血糖发作时血皮质醇低于 $496\,nmol/L$ 可能不足以确诊为肾上腺皮质功能减退，应结合临床实际情况加以判断。

(7) 其他：脑电图的改变类似脑缺氧时的变化；肌电图可见远端去神经样表现及运动单位电位数目的减少；CT、超声内镜及动脉造影检查对胰岛素瘤的定位诊断都有帮助。

4. 诊断·参照中国糖尿病患者低血糖管理的专家共识。

(1) 中枢神经系统受抑制为主，临床表现为神志不清、定向力及识别力明显减退、语言障碍等，可伴有大汗、心悸等其他低血糖症状。

(2) 对于糖尿病患者，若发生上述中枢神经系统受抑制症状，血糖低于 $3.9\,mmol/L$，即可诊断低血糖昏迷。非糖尿病患者，若发生上述中枢神经系统受抑制症状，根据典型的 Whipple 三联征，即①自发性周期性发作低血糖症状、昏迷及其精神神经症状，每天空腹或劳动后发作；②发作时血糖低于 $2.8\,mmol/L$；③口服或静脉注射葡萄糖后，症状可立即消失，可确诊低血糖昏迷。

(3) 低血糖症的病因诊断是关键。胰岛素和(或)促胰岛素分泌剂治疗中的糖尿病患者发生低血糖,一般在进行紧急处理后寻找并去除诱因以避免再次发作,无须进一步检查。其他情况则应详细询问病史进一步检查以明确病因。

5. 鉴别诊断

(1) 糖尿病昏迷:见表 31-1。

表 31-1　糖尿病昏迷的鉴别诊断

项目	酮症酸中毒	低血糖昏迷	高渗性昏迷	乳酸性酸中毒
病史	多见于青少年及 1 型糖尿病患者,感染、饮食不当、胰岛素使用不规范等易诱发	有糖尿病过量使用降糖药史,饥饿、劳累、感染等诱发因素	多发生于老年糖尿病患者,受脱水、感染、精神神经系统疾病等影响而诱发	老年肝肾功能不全糖尿病患者,大量服双胍类药物,有感染等诱因
起病及症状	起病慢;有厌食、恶心、呕吐、口渴、多尿、昏睡等	起病急;有饥饿感、多汗、心悸、手抖等,继之嗜睡、昏迷	起病慢;有头痛嗜睡、反应迟钝、休克昏迷等	起病较急;有呼吸加快、神志模糊、嗜睡、木僵、昏迷等症状
体 征				
皮肤	干燥、爆红	潮湿多汗	干燥	干燥
呼吸	深、快	正常	加快	深、快
脉搏	细速	速而饱满	细速	细速
血压	下降	正常或稍高	下降	下降
化 验				
尿糖	强阳性	阴性或弱阳性	强阳性	阴性或弱阳性
尿酮	阳性	阴性	阴性或弱阳性	阴性或弱阳性
血糖	$16.7\sim33.3\,mmol/L$	$<2.8\,mmol/L$	$\geqslant33.3\,mmol/L$	$<13.9\,mmol/L$
血酮	$>3\,mmol/L$	正常	正常或稍增高	正常或稍增高
血钠	降低或正常	正常	升高	降低或正常
pH	降低	正常	正常或降低	降低
CO_2 结合力	降低	正常	正常或降低	降低
血乳酸	稍升高	正常	正常	$\geqslant5\,mmol/L$
血浆渗透压	轻度上升	正常	$>350\,mOsm/L$	正常或略高

1) 高渗性非酮症糖尿病昏迷:是一种严重的糖尿病急性并发症,患者原有胰岛素分泌不足,在诱因作用下血糖急骤上升,促进糖代谢紊乱加重,致细胞外液呈高渗状态。发生低血容量高渗性脱水,常常出现神经系统异常(25%~50%的患者出现昏迷)。由于极度高血糖和高血浆渗透压,血液浓缩,黏稠度增高,易并发动静脉血栓形成,尤以脑血栓为多,导致较高的病死率。本症以显著高血糖$\geqslant33.3\,mmol/L$、高尿糖、高血浆渗透压为主要特点。尿素氮及肌酐亦明显升高,故较易与低血糖昏迷鉴别。

2) 糖尿病酮症酸中毒:糖尿病患者在各种诱因的作用下,胰岛素明显不足,生糖激素不适当升高。造成的高血糖、高血酮、酮尿、脱水、电解质紊乱、代谢性酸中毒等病理改变的症候群,亦可出现昏迷。但其血糖、尿糖过高。血糖多为 $16.7\sim33.3\,mmol/L$,有时可达 $55\,mmol/L$ 以上,血酮体$>4\,mmol/L$,尿酮体阳性。通过血糖、血酮检查较易与低血糖昏迷鉴别。

3) 乳酸性酸中毒:是糖尿病患者一种较少见而严重的并发症,依据典型的呼吸加快、神志模糊、嗜睡、木僵、昏迷等症状,而血酮体无明显升高应考虑到本病的可能,如患者血乳酸$>5\,mmol/L$,

乳酸/丙酮酸≥30∶1,[HCO_3^-]<10 mmol/L,阴离子间隙>18 mmol/L,可诊断为糖尿病乳酸性酸中毒。血乳酸越高,病死率越高。血乳酸>9.0 mmol/L 者病死率高达 80%;血乳酸>15 mmol/L 的患者,罕有抢救成功者。在治疗过程中血乳酸持续升高不降者,其存活后的预后也较差。

（2）中毒性脑病:是毒物引起的中枢神经系统器质性病变,脑病理变化有弥漫性充血、水肿,点状出血,神经细胞变性、坏死,神经纤维脱髓鞘。急性中毒性脑病由铅、铊、四乙铅、有机汞、苯、汽油、二硫化碳、溴甲烷、有机磷、有机氯农药等亲神经性毒物及一氧化碳、氰化物、硫化氢等窒息性毒物急性中毒引起。可出现嗜睡、四肢瘫痪、癫痫、昏迷等多种临床表现。

（3）肝性脑病:是因严重的急、慢性肝病导致肝功能代偿不全或门静脉-体循环分流等引起的神经系统功能紊乱。患者可逐渐出现反应迟钝、认知障碍,计算能力下降,定位定时错误、性格改变、嗜睡、昏迷等。结合实验室检查肝功能异常、血氨升高等可确诊。

（4）肺性脑病:是由慢性胸肺疾病伴有呼吸衰竭,出现缺氧与二氧化碳(CO_2)潴留而引起以精神及神经系统症候群为主要表现的一种综合征。突出表现为严重呼吸性酸中毒、自主呼吸减弱及中枢神经系统功能障碍的精神神经症状。血气分析显示二氧化碳分压增高、标准碳酸氢盐(SB)及剩余碱(BE)的含量增加,CO_2 结合力增高,血液 pH 降低。$PaCO_2$>70 mmHg,pH 常<7.25。其意识障碍和二氧化碳潴留相关。

（5）脑卒中:是一种急性脑血管疾病,是由于脑部血管突然破裂或因血管阻塞导致血液不能流入大脑而引起脑组织损伤的一组疾病,包括缺血性和出血性卒中。亦可出现意识障碍、抽搐等神经系统症状,但其血糖一般正常,头颅 CT/MRI 可见梗死灶或出血灶。

（五）监测与治疗

1. 监测·美国糖尿病学会(ADA)发布 2024 年 ADA 指南在"低血糖评估、预防和治疗"小结中强调动态血糖监测(CGM)用于低血糖预防的益处。GMS 检测间质葡萄糖(与血浆葡萄糖有很好的相关性,但有时如果葡萄糖水平快速升高或降低,则可能会滞后)。CGM 可以连续记录 72 h 的血糖值,动态观察临床治疗效果,及时判断血糖达标,又避免了医护过于密集的采血检测。

2. 治疗

（1）治疗原则:低血糖昏迷的治疗主要是迅速通过药物纠正低血糖,避免对脑组织造成不可逆损害,随后进行病因治疗,通常为短期治疗。

（2）药物治疗

1）葡萄糖为最快速有效,及时补充葡萄糖是救治关键。对急重症的低血糖伴昏迷者,为避免病情进一步恶化,必须快速静脉注射 50%葡萄糖液 50 mL。必要时重复使用,直至患者神志清醒后,继之 5%或 10%葡萄糖液静脉滴注,使血糖维持在 8.3～11.1 mmol/L(150～200 mg/dL),观察12～48 h,以利脑细胞的恢复和防止再度昏迷。如不具上述条件时,对低血糖昏迷者可先用蜂蜜或果酱等涂抹在患者的牙齿、口腔黏膜处,同时置入鼻饲管灌饲糖水亦是急救措施之一。如患者服糖苷酶抑制剂,应进食单糖(如葡萄糖、果糖、半乳糖等)或单糖类食物以纠正低血糖。

2）胰高血糖素(glucagon)亦称胰增血糖素或抗胰岛素或胰岛素 B,具有很强的促进糖原分解和糖异生作用,使血糖明显升高,1 mol/L 的激素可使 $3×10^6$ mol/L 葡萄糖迅速从糖原分解出来。虽然葡萄糖是低血糖的首选用药,但是在低血糖患者暂时不能口服或静注葡萄糖时,胰高血糖素仍是一种非常有效的治疗药物。用法可选用肌注、皮下注射或静注,用于低血糖症,每次 0.5～1.0 mg,5 min 左右即可见效。如 20 min 仍不见效,则应尽快及时应用葡萄糖。ADA 于 2024 年发布的《糖尿病诊疗标准》提供了低血糖治疗指导,提出了胰高血糖素的处方标准,并明确表示首选无需重新配制的胰高血糖素制剂。

3）经过上述处理后血糖已恢复,但仍昏迷时间超过 30 min 者,为低血糖昏迷伴有脑水肿可能,可考虑静脉滴注20%甘露醇40 g,20 min内输完。为提高中枢神经系统的兴奋性,也可适当使用糖皮质激素,如甲泼尼龙、泼尼松等,但要控制剂量防止诱发癫痫。

4) 有些因过量使用降糖药物的低血糖昏迷患者,在经过治疗意识恢复后,由于之前降糖药仍然发挥着降糖作用,其后有相当概率再度出现昏迷,对于此类患者,在救治期间的全程(48 h)血糖和生命体征监测及充分治疗显得尤为重要。

(3) 稳定生命体征,支持治疗

1) 保持呼吸道通畅,及时清理气道异物;吸氧,对呼吸异常者提供呼吸支持(球囊面罩通气、气管插管呼吸机辅助通气等);患者采用稳定侧卧位或平卧位头偏向一侧;生命体征监护。

2) 维持有效血液循环容量,避免其他脏器因缺氧导致进一步损害,针对不同病因采用补液扩容或使用血管活性药物。

3) 重视急救护理,加强看护或使用床档防止坠床;对于抽搐患者适当使用约束具,防止出现关节脱位或骨折、舌咬伤、抓伤等。

(4) 病因治疗:低血糖症是诸因素疾病,其中降血糖药只引起部分低血糖症,尚具有消化系、内分泌代谢和若干类肿瘤等疾病,亦可出现严重的低血糖症。予以寻找和确定病因,并针对病因进行治疗,方可有效解除低血糖状态和防止低血糖复发。例如,①胰岛素瘤经手术切除可根治;②胰岛外肿瘤者治疗原发病;③垂体、肾上腺皮质功能减退者补充糖皮质激素;④乙醇性低血糖患者应避免空腹饮酒过多,尤其是肝病患者不宜饮酒;⑤胃大部切除者应少吃多餐,进食消化较慢的糖类、蛋白质和脂肪混合餐,避免含糖流质;⑥早期糖尿病反应性低血糖患者应控制饮食,禁食单糖类食品,主食应富含纤维类,必要时加用磺脲类药物,使胰岛素释放峰值提前。

(六) 中医药治疗

1. **中医对低血糖昏迷的认识** · 本病以饥饿感、脸色苍白、心悸脉速、冷汗、四肢麻木或震颤、恐惧感或精神错乱,甚则晕厥为主要临床表现。临床以消渴患者为多,原本血糖偏高或正常,以突然出现血糖下降为本病致病关键。其独特的发病原因导致相应病机变化与转归、预后也都有一定的规律可循,临床也有其自身病证辨识的特点。

(1) 先辨病后辨证:辨明病因、明确诊断、对症治疗对于本病的救治至关重要。如低血糖病因不明,单纯强调辨证,则会导致失治误治,延误病情。所以辨病在本病诊治中显得尤为重要。而后在病情不同阶段,或因患者的个体差异,其临床症状迥异,治疗也不尽相同,此时就需在辨病基础上发挥中医辨证论治的特色优势。

(2) 注重标本缓急:中医古训讲究"标本缓急",即"急则治其标,缓则治其本"。鉴于厥证乃属危急之候,标病甚急,如不先治其标病,会影响本病的治疗,甚至危及患者的生命。在这种情况下就应采取"急则治其标"的原则,先治其标,后治其本。故本病首要治疗原则在于益气回厥,醒神开窍。待其苏醒之后,再按病情分清标本虚实辨证论治。

(3) 辨病与辨证相结合:依据本病低血糖的致病特点,在辨证论治同时辨病加入含糖(蜂蜜、饴糖、麦芽糖等)或升糖饮片,如人参、大枣、桂圆、山楂、甘草等升糖指数(GI)比较高、含有糖分较多,进入体内消化后更快转化为葡萄糖,还有滋补气血的作用,能进一步提升整体临床疗效。

(4) 针药并施内外合治:在中医辨证基础上,中医外治法对于低血糖昏迷后的神经保护和催醒治疗有着疗效确切、副作用低的临床优势。尤其是近年来通过动物实验和临床研究揭示:醒脑开窍针刺法能改善血液流变学,增加脑组织的血液供应,有效减轻缺氧后的神经元损伤坏死,从而解除低血糖昏迷后脑细胞的抑制状态。国医大师吕景山老先生推崇足三里、涌泉为启闭醒脑开窍之对穴,二穴相合,一泻一补,相互制约,相互为用,补不恋邪,泻不伤正,醒脑开窍,苏厥急救之功益彰。其多年临证经验加气海、百会穴重灸对低血糖昏迷有明显的复苏升压之功。

2. 辨证施治

（1）厥证（发作期）

1）心脾两虚证

证候特征：起病多缓，头晕，汗出，面色苍白，心慌心悸，恐惧健忘，甚则精神异常。舌淡苔薄，脉细。

治法：补益心脾。

推荐方药：归脾汤合天王补心丹加减。方剂组成：黄芪、党参、当归、酸枣仁、远志、麦冬、五味子、柏子仁、龙眼肉、炙甘草。随症加减：兼阴虚烦热者加生地、玄参、知母、天冬，以滋阴清热；精神烦躁者加磁石、生龙齿，以镇静安神。

推荐中成药：归脾丸、人参养荣丸。

外治法：苏厥醒神，补益心脾；取穴：水沟、百会、涌泉、足三里、内关、三阴交。操作：水沟、百会、涌泉针刺泻法，内关、三阴交针刺补法。方义：主穴醒神开窍救急，配穴有健脾益气、补益血的作用，适用于脾气虚之低血糖症。

鼻饲法：胃管注入饴糖、麦芽糖等。

2）肝虚风动证

证候特征：头晕、视物不清，肢体麻木或震颤，甚则晕厥，或抽搐、两目上翻、口吐白沫。舌淡红，苔薄，脉细弦。

治法：养肝熄风。

推荐方药：补肝散加减。方剂组成：当归、山茱萸、五味子、白芍、黄芪、川芎、木瓜、熟地、山药、枸杞子、甘草、大枣。随症加减：癫痫样发作者加制南星、白附子，以化痰祛风；胸闷、太息、精神抑郁者加柴胡、郁金，以疏肝理气。

推荐中成药：清开灵注射液。

外治法：养肝熄风，开窍醒神；选穴：十二井穴、百会、水沟、涌泉、承浆、四神聪、太冲、三阴交。操作：十二井穴三棱针针刺放血，百会、水沟、涌泉、承浆、太冲、四神聪针刺泻法，三阴交针刺补法或雀啄灸一壮。方义：十二井穴及督脉取穴有开窍止痉的作用，肝经俞穴泻肝气，养肝阴，适用于低血糖昏迷肢体震颤抽搐者。留针 15 min。

鼻饲法：胃管注入蜂蜜、果糖、饴糖等。

3）痰热蒙窍证

证候特征：多见于酒癖暴饮后，多汗，嗜睡，神昏谵语。舌红，苔黄腻，脉滑数。

治法：清热化痰，开窍醒神。

推荐方药：菖蒲郁金汤合玉枢丹加减。方剂组成：菖蒲、郁金、鲜竹沥、山栀子、连翘、竹叶、木通、丹皮、玉枢丹。随症加减：烦躁口渴头痛者加生地、知母、葛花，以养阴清热，除烦醒脑；呕吐不止者加黄连、姜半夏、姜竹茹，以清胃降逆。

推荐中成药：醒脑静注射液。

鼻饲法：胃管注入果糖、麦芽糖等。

外治法：豁痰开窍，苏厥醒神。选穴：水沟、百会、中冲、涌泉、丰隆、风池。操作：水沟、百会、中冲、涌泉以指针深刺激至患者苏醒，丰隆、风池针刺泻法。方义：以督脉穴为主，为开窍要穴。配风池熄风，丰隆化痰，两穴配合熄风化痰。

（2）厥脱证（危候）

1）气虚阳脱证

证候特征：心慌饥饿感、精神恍惚，面色苍白，冷汗频出，大汗不止，手撒肢冷，甚则神昏晕厥。

舌质淡红,苔薄,脉沉细或微弱。

治法:回阳救逆,益气固脱。

推荐方药:独参汤、参附汤。方剂组成:人参、附片、干姜。随症加减:肢冷明显者加桂枝、肉桂粉(兑服);烦躁而肢冷不显者去附片,加淮小麦、炙甘草、大枣,以养心安神。

推荐中成药:参附注射液。

外治法:回阳固脱,苏厥救逆。选穴:涌泉、足三里、水沟、素髎、神阙、关元;操作:涌泉、水沟、素髎以指针深刺激,神阙隔盐灸至患者苏醒,关元穴温针灸。方义:督脉穴水沟有回阳固脱、调节阴阳的作用,适用于低血糖之脱症,留针 20 min。若亡阳者可加气海穴温针灸。

2)血脱亡阴证

证候特征:眩晕或晕厥,甚则昏愦,面色苍白,四肢厥冷,汗出,心悸,烦躁,舌质淡,脉细数无力或见芤脉。

治法:益气固脱,养阴生脉。

推荐方药:三甲复脉汤、大定风珠加减。方剂组成:干地黄、麦冬、白芍、山萸肉、五味子、炙甘草、牡蛎、鳖甲、龟甲。随症加减:伴低热加白薇、地骨皮。

推荐中成药:参麦注射液。

外治法:苏厥救逆,滋阴固脱。选穴:人中、百会、足三里、内关。操作:人中指针深刺激,百会针刺补法,足三里、内关温针灸至病情缓解为宜。针灸并用,针用补法,灸至病情缓解为宜。亡阴者,可加太溪穴针刺补法,留针 30 min。

(陈　浩　王　炜)

参考文献

[1] 周文辉,郭康文,麦学东.系统化急诊救治在糖尿病低血糖昏迷患者治疗中的应用效果分析[J].中国现代药物应用,2023,17(18):71-74.

[2] 国家老年医学中心,中华医学会老年医学分会,中国老年保健协会糖尿病专业委员会.中国老年糖尿病诊疗指南(2021年版)[J].中华糖尿病杂志,2021,13(1):14-46.

[3] 时详,李慎娟.糖尿病低血糖昏迷急诊救治方法及其临床效果分析[J].糖尿病新世界,2020,23(04):12-13,16.

[4] 中华医学会内分泌学分会.中国糖尿病患者低血糖管理的专家共识[J].中华内分泌代谢杂志,2012,8(28):619-623.

[5] 《中国老年型糖尿病防治临床指南》编写组.中国老年 2 型糖尿病防治临床指南(2022 年版)[J].中国糖尿病杂志,2022,30(1):2-51.

[6] 高欣.糖尿病低血糖患者昏迷的急诊救治措施研究[J].糖尿病新世界,2018,21(5):179-180.

[7] 曾龙驿.重视低血糖及其反复发作的防范[J].中国糖尿病杂志,2023,31(11):877-880.

[8] Zefen L, Jianfeng L, Qing H, et al. Analysis of risk factors for hypoglycemic coma in 194 patients with type 2 diabetes [J]. Medical Science Monitor, 2017,23:5662-5668.

第三十二章 · 脑 出 血

脑出血（intracerebral hemorrhage，ICH）指非外伤性脑实质内出血。由于脑内血管破裂，导致血液在脑组织中聚集。以急性起病、症状突发为特征。脑出血的症状、严重程度和进展速度取决于出血的部位和出血量，临床上可表现为突发性头痛、意识障碍、运动功能受损、语言障碍、视觉受损、恶心呕吐、癫痫发作等。临床根据脑出血的病因，可为原发性脑出血、继发性脑出血；根据出血的部位，可分为脑叶出血、基底节出血、脑干出血、小脑出血、脑室出血，此分类与预后、短期、长期生存率和致死率相关。流行病学调查显示，ICH 发病率位居脑卒中各亚型第二，发病率为 12～15/10 万人，占脑卒中的 18.8%～47.6%。脑出血的预后和死亡率与颅内出血的部位和出血量密切相关，脑干及深部位置的出血预后差；相同体积的脑叶出血较深部出血、小脑出血预后好。此外，预后还与出血后的继发性脑改变、基础疾病、并发症及继发性感染密切相关。

（一）病因

脑出血是一种严重的急性脑血管事件，常导致神经功能障碍，甚至危及生命，影响血管病的危险因素均可导致脑出血。高龄和高血压是脑出血最重要的危险因素，脑淀粉样血管病变作为老年人脑叶出血的原因也逐渐增多。其他危险因素有动脉硬化、血管畸形、动脉瘤、凝血障碍、抗凝或抗血小板药物使用、血小板功能障碍、颅内动脉狭窄、脑梗死后出血、脑肿瘤出血，吸烟、肥胖、糖尿病等不良生活方式和慢性疾病也与脑出血的发生密切相关。

（二）分类

1. 根据出血的病因

（1）原发性脑出血（占脑出血 80%～85%）：主要指高血压性脑出血，少数为淀粉样血管变性引起及不明原因的脑出血。长时间的高血压或淀粉样血管病导致机体的小动脉或小穿支动脉破裂引起出血。

（2）继发性脑出血（占脑出血 15%～20%）：是指继发于其他原因引起的脑出血。可由动脉瘤、动静脉畸形、烟雾病、口服抗凝或抗血小板治疗、溶栓治疗后、凝血障碍、脑梗死后的出血转化、肝硬化、肿瘤、血管炎、静脉窦血栓形成及其他明确病因引起的脑出血。

2. 根据出血的部位分类

根据脑出血的解剖所在部位分为：①基底节区出血：壳核、丘脑、尾状核头出血；②脑叶出血：额叶、顶叶、颞叶、枕叶出血；③脑干出血：脑桥、中脑、延髓出血；④小脑出血；⑤脑室出血。首次脑出血 40% 发生在壳核，30% 发生在丘脑，20% 在脑叶，10% 在小脑和桥脑。其中高血压性脑出血常发生在脑的深部结构，如壳核、丘脑、脑桥和小脑。淀粉样血管变性发生在大脑皮质及皮质下区域。丘脑出血常合并侧脑室出血，小脑出血可合并第四脑室出血，严重者可铸形。

（三）发病机制

ICH 的发病机制是各种原因导致脑血管壁变薄、脆弱，破裂出血。其主要病理机制包括长期的高血压导致脑内小动脉结构的改变，血管壁的肥厚、硬化及细微血管的形成不良，使血管壁易于破裂；淀粉样蛋白沉积在脑血管壁中，导致血管壁变薄、脆弱，易于破裂；血管壁的斑块形成血管狭窄，使得血管易于破裂，从而引发脑出血；脑动脉瘤是由于脑动脉局部血管壁弱点膨出形成的，当动脉瘤破裂时,血液会进入脑组织,导致出血;血管畸形,如动静脉畸形,脑内的动脉和静脉之间缺乏正常的毛细血管网络,直接连接导致血流速度增快和压力增高,导致血管破裂出血;感染、血管炎,引起的炎症反应和氧化应激损伤均能导致血管损伤。在脑出血24 h内常见血肿持续扩大,形成占位效应,随后血肿分解释放的产物及血管活性物质导致脑水肿。血肿周围水肿是继发性脑损伤及脑出血后神经功能障碍的主要原因。

(四)中医病因病机

脑出血和脑梗死同归属于中医"中风"范畴,与脑梗死相鉴别,称为"出血性中风"。出血性中风病位在脑,与心、肾、肝、脾密切相关。可因情志不畅、心火亢盛、心火上炎灼伤脑络,从而引发脑出血;或因长期情志不畅、暴怒,肝气郁结,肝风上扰,或肝火上升,而致血溢脉外;或因饮食不节、脾胃湿浊、内脏功能失调,导致脑部痰浊,痰浊内蕴,阻塞脑络,使得脑血管破裂出血;或因年老肾虚不固、脑髓失养,脑血管脆弱,易于破裂,从而引发脑出血。

脑出血基本病机是脏腑功能失调,阴阳失衡,气血逆乱,上犯于脑,络破血溢于脑脉,重症者可闭塞清窍,蒙蔽神明。病性是本虚标实,上盛下虚。本虚为肝肾阴虚,气血亏虚;标实为风火相煽,痰湿壅盛,气血逆乱,络破血溢。"风证""火证""痰证""阴虚证"为出血性中风急性期的基本证候,"风证"为发病的启动因素,急性期以"火证"最为明显,而"瘀证"贯穿于疾病的始终。

(五)诊断思路

1. 症状

(1)一般临床症状:脑出血的临床表现、严重程度和发展速度取决于出血的位置、体积和出血速度。通常突然发生,急性起病,并且可以在数小时内迅速恶化。典型表现为突发性剧烈头痛、意识障碍、肢体功能障碍或感觉异常、语言障碍、视野缺失或复视、认知功能下降、恶心和呕吐、癫痫发作等。一般表现以偏瘫起病,伴有其他典型症状,症状在发病几分钟或几小时内逐渐加重;症状逐渐进展是因为在动脉或者毛细血管压力下,深穿动脉持续性出血。

(2)定位症状

1)基底节区出血

A. 壳核出血:发病率约为ICH的40%,多由豆纹动脉尤其是其外侧支破裂所致。常有病灶对侧偏瘫、偏身感觉缺失和同向性偏盲,还可出现双眼球向病灶对侧同向凝视不能,优势半球受累可有失语。

B. 丘脑出血:发病率约为ICH的10%,多由丘脑膝状体动脉和丘脑穿通动脉破裂所致。通常以感觉障碍为主,表现为对侧偏瘫、偏身感觉障碍。丘脑中间腹侧核受累可出现运动性震颤和帕金森综合征样表现;累及丘脑底核或纹状体可呈偏身舞蹈-投掷运动;优势侧丘脑出血可出现丘脑性失语、精神障碍、认知障碍和人格改变等。

C. 尾状核头出血:发病率较低,多由高血压动脉硬化和血管畸形破裂所致,可由侧脑室前角破入脑室。神经系统功能缺损症状不明显,多表现为头痛、呕吐、颈项强直、精神症状。

2)脑叶出血:发病率约为ICH的10%,多由脑动静脉畸形、血管淀粉样病变、血液病等所致。出血以顶叶最常见,其次为颞叶、枕叶、额叶。①额叶出血可表现为偏瘫、尿便障碍、Broca失语等;②颞叶出血可表现为Wernicke失语、精神症状、对侧上象限盲、癫痫;③枕叶出血可表现为视野缺损;④顶叶出血可表现为偏身感觉障碍、轻偏瘫、对侧下象限盲。

3)脑干出血

A. 脑桥出血:发病率约为ICH的10%,多由基底动脉脑桥支破裂。出血量大于5 mL累及双侧被盖部和基底部,可破入第四脑室,表现为迅速昏迷、双侧针尖样瞳孔、呕吐咖啡样胃内容物、中枢性高热、中枢性呼吸障碍、眼球浮动、四肢瘫痪和去大脑强直发作等。小量出血可无意识障碍,表现为交叉性瘫痪和共济失调性偏瘫,两眼向病灶侧凝视麻痹或核间性眼肌麻痹。

B. 中脑出血:发病率低,常有头痛、呕吐和意识障碍,轻症表现为一侧或双侧动眼神经不全麻痹、眼球不同轴、同侧肢体共济失调,也可表现为 Weber 综合征或 Benedikt 综合征;重症表现为深昏迷,四肢弛缓性瘫痪,可迅速死亡。

C. 延髓出血:发病率极低,但病情较重。表现为突然意识障碍,生命体征不稳,影响呼吸、心率、血压改变,继而死亡。轻症患者可表现不典型的 Wallenberg 综合征。

4) 小脑出血:发病率约为 ICH 的 10%,多由小脑上动脉分支破裂所致。表现为头痛、呕吐,眩晕和共济失调,起病突然,可伴有枕部疼痛。出血量较少者,表现为小脑受损症状,如患侧共济失调、眼震和小脑语言等,多无瘫痪;出血量较多者,尤其是小脑蚓部出血,病情迅速进展,发病时或病后 12~24 h 内出现昏迷及脑干受压征象,双侧瞳孔缩小至针尖样、呼吸不规则等。暴发型则常突然昏迷,在数小时内迅速死亡。

5) 脑室出血:发病率约为 ICH 的 4%,分为原发性和继发性脑室出血。原发性脑室出血多由脉络丛血管或室管膜下动脉破裂出血所致;继发性脑室出血是指脑实质出血破入脑室。常有头痛、呕吐,严重者出现意识障碍如深昏迷、脑膜刺激征、针尖样瞳孔、眼球分离斜视或浮动、四肢弛缓性瘫痪及去脑强直发作、高热、呼吸不规则、脉搏和血压不稳定等症状。临床上易误诊为蛛网膜下腔出血。

2. 并发症

(1) 颅内压升高、脑水肿:急性期血肿扩大时引起颅内压增高,可使脑组织和脑室移位、变形,重者形成脑疝。幕上半球出血,血肿向下挤压下丘脑和脑干,使之移位,常出现小脑幕疝。

(2) 继发性癫痫:脑出血后形成的软化灶,导致大脑神经元微环境改变,神经元异常放电,继发癫痫,出血后 2 周内的发生率为 2.7%~7%。

(3) 发热:脑出血患者早期可出现中枢性发热,特别是在大量脑出血、丘脑出血或脑干出血者中出现,体温>38.5 ℃;脑出血在吸收时,血液内的有形成分还有致热原常会引起发热,白细胞升高不明显,炎症指标在正常范围内,体温在 38 ℃左右;此外,脑出血患者卧床、误吸等均会导致合并感染发热,最常见肺部感染、泌尿道感染、消化道感染等。

(4) 深静脉血栓和肺栓塞:脑出血后的卧床和肢体功能障碍,活动受限导致血流速度减慢,血液黏稠度增高,静脉内膜损伤,深静脉血栓形成,血栓脱落引起肺栓塞。

3. 体征

(1) 生命体征检查:血压、心率、体温和呼吸频率的测量。脑出血超早期血压异常升高与血肿扩大相关,需要重点关注。

(2) 神经系统检查:意识水平的评估使用 GCS 昏迷评分。神经功能缺损程度使用美国国家卫生研究院卒中量表 NIHSS 评估(表 32 - 1)。此外,瞳孔大小、对光反射检查,眼底检查,肌张力检查,共济检查(指鼻、跟膝胫、闭目难立、轮替),深浅反射(腱反射、腹壁反射)和病理征(Babinski、Oppenheim、Chaddock、Gordon、Gonda、Schaeffer、Hoffman)作为诊断和评估疾病进展的重要体征。

表 32 - 1　美国国家卫生研究院卒中量表

项目	评 分 标 准	得分
1a. 意识水平	清醒,反应灵敏(0 分) 嗜睡,轻微刺激能唤醒,可回答问题,执行指令(1 分) 睡或反应迟钝,需反复刺激、强烈或疼痛刺激才有非刻板的反应(2 分) 昏迷,仅有反射性活动或自发性反应或完全无反应、软瘫、无反射(3 分)	

（续表）

项　目	评　分　标　准	得　分
1b.　意识水平提问： 月份、年龄	两项均正确（0分） 一项正确（1分） 两项均不正确（2分）	
1c.　意识水平指令： 睁闭眼	两项均正确（0分） 一项正确（1分） 两项均不正确（2分）	
2.　凝视：只测试水平 眼球运动	正常（0分） 部分凝视麻痹（单眼或双眼凝视异常，但无强迫凝视或完全凝视麻痹）（1分） 强迫凝视或完全凝视麻痹（不能被头眼反射克服）（2分）	
3.　视野	无视野缺损（0分） 部分偏盲（1分） 完全偏盲（2分） 双侧偏盲（包括皮质盲）（3分）	
4.　面瘫	正常（0分） 轻微（微笑时鼻唇沟变平、不对称）（1分） 部分（下面部完全或几乎完全瘫痪）（2分） 完全（单或双侧瘫痪，上下面部缺乏运动）（3分）	
5.　上肢运动	上肢：无下落，置肢体于90°（45°）坚持10 s（0分） 能抬起但不能坚持10 s，下落时不撞击床或其他支持物（1分） 试图抵抗重力，但不能维持坐位90°（45°）（2分） 不能抵抗重力，肢体快速下落（3分） 无运动（4分） 截肢或关节融合，解释：5a 左上肢；5b 右上肢（9分）	
6.　下肢运动	下肢：无下落，于要求位置坚持5 s（0分） 5 s 末下落，不撞击床（1分） 5 s 内下落到床上，可部分抵抗重力（2分） 立即下落到床上，不能抵抗重力（3分） 无运动（4分） 截肢或关节融合，解释：6a 左下肢；6b 右下肢（9分）	
7.　肢体共济失调	无共济失调（0分）　一个肢体有（1分） 两个肢体有，共济失调在：右上肢1＝有，2＝无（2分） 截肢或关节融合，解释：左上肢1＝有，2＝无（9分） 截肢或关节融合，解释：右上肢1＝有，2＝无（9分） 截肢或关节融合，解释：左下肢1＝有，2＝无（9分） 截肢或关节融合，解释：右下肢1＝有，2＝无（9分）	
8.　感觉：检查对针刺 的感觉和表情	正常（0分） 轻中度感觉障碍（患者觉针刺不尖锐或迟钝，或针刺感缺失但有触觉）（1分） 重度-完全感觉缺失（面、上肢、下肢无触觉）（2分）	
9.　语言：命名、阅读 测试	正常（0分） 轻-中度失语：流利程度和理解能力部分下降，但表达无明显受限（1分） 严重失语，交流是通过患者破碎的语言（2分） 听者须推理、询问、猜测，交流困难不能说话或者完全失语，无言语或听力理解能力（3分）	
10.　构音障碍 读或重复表上的单词	正常（记0分） 轻-中度，至少有些发音不清，虽有困难但能被理解（1分） 言语不清，不能被理解，但无失语或与失语不成比例，或失音（2分） 气管插管或其他物理障碍（9分）	
11.　忽视	正常（0分） 视、触、听、空间觉或个人的忽视；或对一种感觉双侧同时刺激忽视（1分） 严重的偏侧忽视或一种以上的偏侧忽视；不认识自己的手；只能对一侧空间定位（2分）	
总分		

注：评分范围为0～42分，分数越高表示神经受损越严重。0～1分，正常或近乎正常；1～4分，轻度卒中/小卒中；5～15分，中度卒中；15～20分，中重度卒中；21～42分，重度卒中

4. 实验室及其他辅助检查

(1) 影像学检查

1) 头颅 CT 检查：诊断脑出血的首要检查和确诊方法。CT 平扫可迅速、准确显示出血的位置、出血量、占位效应、是否破入脑室或蛛网膜下腔及周围组织受损情况。出血在 CT 扫描上呈斑点状或斑片状高密度阴影区，有时可见出血包膜及占位效应。新鲜的出血 CT 值 70～80 Hu，随着血肿吸收密度逐渐降低。出血量计算，多由公式计算法：血肿量(mL) = π/6×血肿长轴(L)×血肿短轴(S)×血肿层面厚度(S)(单位 cm)。

2) 增强 CT 和灌注 CT：增强 CT 扫描时，造影剂外溢成"点征"提示血肿扩大高风险。灌注 CT 反映脑出血后脑血肿的血供变化。

3) 多模式磁共振成像(MRI)：MRI 对出血的范围和形态有更清晰的显示，而且可以区分出不同阶段的出血，如新鲜出血、吸收期出血等(表 32-2)。SWI 成像对微出血的诊断十分敏感。MRI 在发现慢性出血及脑血管畸形方面优于 CT。但 MRI 耗时较长，费用较高、一般不作为急性脑出血的首选影像学检查。

表 32-2　脑内出血 MRI 的分期表现

分期	血肿成分	T1WI	T2WI	DWI	FLAIR
超急性期(<24 h)	氧合血红蛋白(细胞内)	黑(低信号)	白(高信号)	白(高信号)	白(高信号)
急性期(1～3 天)	脱氧血红蛋白(细胞内)	黑(低信号)	黑(低信号)	黑(低信号)	黑(低信号)
亚急性期早期(4～7 天)	正铁血红蛋白(细胞内)	白(高信号)	黑(低信号)	黑(低信号)	黑(低信号)
亚急性期晚期(7～14 天)	正铁血红蛋白(细胞外)	白(高信号)	白(高信号)	白(高信号)	白(高信号)
慢性期(>14 天)	含铁血黄素(细胞外)	黑(低信号)	黑(低信号)	黑(低信号)	黑(低信号)

4) 血管检查：CTA 和 MRA 常用评价颅内、外血管的情况，用于筛查的脑血管畸形、血管狭窄或闭塞、动脉瘤。MRV 或 CTV 检查，根据血肿部位、组织水肿程度或颅内静脉窦内异常信号提示静脉血栓形成。全脑血管造影(DSA)是血管病变检查的"金标准"，能清晰显示脑血管各级分支，动脉瘤的位置、大小、形态及分布，畸形血管的供血动脉及引流静脉，了解血流动力学改变，为血管内栓塞治疗或外科手术治疗提供可靠依据。

(2) 实验室检查：对疑似 ICH 患者都应进行常规的实验室检查排除相关系统疾病，协助查找病因。最好同时完成各项手术前检查，为一旦需要的紧急手术作好准备工作，包括血常规、血生化、凝血常规、血型及输血前全套检查、心电图及胸部 X 线等检查；部分患者还可选择动脉血气分析等检查。

5. 诊断标准

(1) 诊断标准：①急性起病；②局灶神经功能缺损症状(少数为全面神经功能缺损)，常伴有头痛、呕吐、血压升高及不同程度意识障碍；③头颅 CT 或 MR 显示出血灶；④排除非血管性脑部病因。

(2) 诊断流程

第一步，是否为脑卒中？

第二步，是否为脑出血？ 行脑 CT 或 MRI 以明确诊断。

第三步，脑出血的严重程度？ 结合出血部位、出血量，根据 GCS 和 NIHSS 等量表评估。

(六) 监测与治疗

1. 监测　急性脑出血患者早期须进行生命体征监测(血压、脉搏、血氧浓度和体温)和神经系统评估(GCS、NHISS),以密切观察病情及血肿变化。建议病情变化及时或最晚发病后 24 h 内再次复查头颅 CT。

2. 内科治疗 脑出血的内科治疗目标是控制增高的颅内压,防止脑疝形成;控制血压防止血肿扩大并保证脑灌注;治疗各种并发症和合并症。

(1) 生命体征支持:一般应卧床休息 2~4 周,保持安静,避免情绪激动和血压升高。吸氧,通气功能严重障碍者应给予气道支持(气管插管或切开)及辅助呼吸。有意识障碍、消化道出血者宜禁食 24~48 h,必要时应排空胃内容物。避免或慎用增加心脏负担的药物。维持体液平衡,注意钠、钾、钙、镁等电解质及酸碱度平衡。

(2) 控制血压:脑出血超早期血压异常升高与血肿扩大相关,血压过高可加重脑水肿诱发再出血,应分析血压升高的原因,根据血压情况决定降压方案。①对于收缩压>220 mmHg 的脑出血患者,在密切监测血压的情况下,持续静脉输注药物控制血压,收缩压目标值为 160 mmHg;②对于收缩压 150~220 mmHg 的患者,在没有急性降压禁忌证的情况下,3~6 h 内降压至 130~140 mmHg 是安全的。如果收缩压<90 mmHg,应给予升压药。在降压治疗期间应严密观察血压水平的变化,每隔 5~15 min 进行 1 次血压监测,避免长期严重高血压患者,因血压下降过快引起的脑灌注下降损伤。常用的静脉降压药物以 β 受体阻滞剂(拉贝洛尔、艾司洛尔、乌拉地尔)和钙通道阻滞剂(尼卡地平)。颅内高压患者禁用硝普钠。

(3) 控制血糖:高血糖增加了脑出血患者的死亡和不良转归风险;低血糖可导致脑缺血损伤及脑水肿,严重时导致不可逆损害,血糖值可控制在 7.8~10.0 mmol/L。①血糖超 10 mmol/L 时可给予胰岛素治疗;②血糖低于 3.3 mmol/L 时可给予 10%~20% 葡萄糖口服或注射,目标是达到正常血糖水平。

(4) 止血药使用:对于凝血功能正常的患者,一般不建议常规使用止血药物。①脑出血合并消化道出血时可酌情选用抗纤维蛋白溶酶;②重组Ⅶa 因子治疗脑出血的临床疗效尚不确定,且可能增加血栓栓塞的风险,不推荐常规使用;③氨甲环酸有助于限制血肿体积扩大和降低早期病死率,但长期获益不确定,不推荐无选择性使用。

(5) 病因治疗:①使用口服抗栓药物发生脑出血时,应立即停药。服用华法林导致脑出血患者可静脉应用维生素 K、新鲜冰冻血浆、浓缩型凝血酶原复合物作为备选药物。对新型口服抗凝药物(达比加群、阿哌沙班、利伐沙班)相关脑出血,应用拮抗药物(如依达赛珠单抗);②对普通肝素相关性脑出血,推荐使用硫酸鱼精蛋白治疗;③对溶栓药物相关脑出血,可选择输注血小板和包含凝血因子Ⅷ的冷沉淀物,以快速纠正 rt-PA 造成的系统性纤溶状态治疗;④对于使用抗血小板药物相关性脑出血,不推荐常规输注血小板治疗。

(6) 并发症治疗

1) 颅内压升高、脑水肿治疗:患者应卧床、适度抬高床头、严密观察生命体征。①脱水降颅压时,可首选甘露醇和高渗盐水静脉滴注;也可用呋塞米、甘油果糖和白蛋白,用量及疗程依个体化而定;②严重脑积水,药物脱水治疗无明显效果的情况下,可考虑行脑室引流缓解颅内压增高;③止痛和镇静:颅内压升高剧烈头痛、躁动患者如需要气管插管或其他操作,静脉镇静是需要的。镇静通常是给予异丙酚、咪达唑仑,止痛通常给予吗啡、阿芬太尼。

2) 癫痫的治疗:20% 脑出血者有癫痫发作,特别是脑叶出血或合并蛛网膜下腔出血时,若出现癫痫发作应进行药物治疗。①不推荐预防性应用抗癫痫药物,如发生癫痫持续状态,治疗原则参照癫痫持续状态的治疗;②有临床痫性发作,或脑电图提示痫性发作,需给予抗癫痫药物治疗;③早发痫性发作(脑出血<7 天)多由脑出血所致的组织损伤诱发,使用抗癫痫药物治疗 3~6 个月;④晚发痫性发作(脑出血>7 天),可用 CAVE 评分评价癫痫发生可能性,包括皮质受累(C)、年龄<65 岁(A)、出血体积(V)及早发病性发作(E),分数越高癫痫的风险越高,抗癫痫药物治疗选择与其他癫痫患者相同。

3) 发热治疗:①脑出血患者早期可出现中枢性发热,特别是在大量脑出血、丘脑出血或脑干出血者中出现。体温>38.5 ℃,应给予降温处理,可用冰帽或冰袋以降低脑部温度,保护脑细胞,同时也有利于减轻脑水肿和降低颅内压;②发病 3 天后患者因感染等原因引起发热,此时应针对病因治疗,可做气管分泌物、血液和尿液培养查找致病菌;因脑室引流体温升高者,可做脑脊液培养查找致病菌,给予对症的治疗。

4) 深静脉血栓和肺栓塞的防治:①卧床患者应注意预防深静脉血栓形成,鼓励患者尽早活动、腿抬高;避免下肢静脉输液;②瘫痪患者入院后瘫痪侧肢体即可应用气压泵装置,预防深静脉血栓及相关栓塞事件;不推荐弹力袜预防深静脉血栓;③对易发生深静脉血栓的高危患者(排除凝血功能障碍所致的脑出血患者),血肿稳定后可考虑发病后 1~4 天皮下注射小剂量低分子肝素或普通肝素,注意出血风险;④当患者出现深静脉血栓或肺动脉栓塞症状时,可使用系统性抗凝治疗或行下腔静脉滤器植入。

3. **外科治疗** 外科手术以其快速清除血肿、缓解颅高压、解除机械压迫为治疗目标。手术优势根据病情的需要,成为了高血压脑出血治疗的重要方法。

(1) 手术指征:出现以下临床情况,可个体化考虑选择外科开颅手术或微创手术治疗:①出现神经功能恶化或脑干受压的小脑出血者,无论有无脑室梗阻致脑积水的表现,都应尽快手术清除血肿;不推荐单纯脑室引流而不进行血肿清除;②对于脑叶出血超 30 mL 且距皮质表面 1 cm 范围内的患者,可考虑标准开颅术清除幕上血肿或微创手术清除血肿;③发病 72 h 内、血肿体积 20~40 mL、GCS≥9 分的幕上高血压脑出血患者,在有条件的医院,经严格选择后可应用微创手术联合或不联合溶栓药物液化引流清除血肿;④40 mL 以上重症脑出血患者由于血肿占位效应导致意识障碍恶化者,可考虑微创手术清除血肿;⑤微创治疗应尽可能清除血肿,使治疗结束时残余血肿体积≤15 mL;⑥病因未明确的脑出血患者行微创手术前应行血管相关检查排除血管病变,规避和降低再出血风险;⑦单纯脑室外引流联合 rt－PA 治疗脑室出血是安全的,有助于降低重症患者的病死率;联合腰椎穿刺置管引流有助于加速清除脑室出血、降低行脑室腹腔分流的风险。

(2) 手术方式:①开颅血肿清除术:适用于合并早期脑疝、小脑出血(血肿>3 cm 伴有脑干受压或脑积水)、原发出血病因不明者(探查血肿壁和四周,以除外肿瘤、隐性血管畸形或血管瘤);②微创手术:适合于 CT 或 MR 易准确定位血肿,物理特性利于抽吸和引流,可配合应用些特殊手术器械和溶栓再出血的危险性较小,且一旦发生,用现代影像技术易发现和处理;③去骨瓣减压术:脑水肿严重,中线移位,脑基底池压窄消失,或侧裂池、第三脑室压窄消失,颅内压力较高危及生命,可进行骨瓣减压术;④脑室穿刺引流:适用于小脑出血合并脑积水、脑室出血危及生命的患者。

(七) 中医药治疗

1. **中医对脑出血的认识** 脑出血,中医称之为"出血性中风"。《金匮要略》"邪在于络,肌肤不仁;邪在于经,即重不胜;邪入于腑,即不识人;邪入于脏,舌即难言,口吐涎",阐释了该病有中经、中络、中脏、中腑之分。

出血性中风病位在脑,与心、肾、肝、脾密切相关,病理基础是本虚标实;本虚以肝肾阴虚,气血亏虚为主;标实以风火痰瘀为要;急性期以"火证"最为明显,而"瘀证"贯穿于疾病的始终。《血证论》指出"既是离经之血,虽是清血鲜血,亦是瘀血……瘀血不去,则新血不生",脑出血为"血溢脉外",依据"离经之血便是瘀"理论,脑出血后,血液离经而行,阻滞脉络,便是瘀滞,瘀血不消,则神机难复。血肿的吸收是决定疾病转归的关键,瘀血除,则气机通畅,痰浊可清,神机可复。

2. **辨证施治** 出血性中风,根据其病程可分为急性期和恢复期。急性期以"火证"最为明显,风、火、痰、瘀上犯于脑,灼伤脑络,络破血溢脉外;上盛下虚,风火相煽,肝阳上亢,痰热内闭,气血逆乱,络破血溢;重症患者可致元气败脱,阴阳不相维系,神明散乱,则生命危在旦夕。急性期以平肝潜阳,清热熄风,化痰通腑,醒神开窍,益气回阳固脱为基本治疗原则。恢复期以"气虚"为要,多因肝肾阴虚,阴虚火旺,气血亏虚,脑络失养。治疗以滋养肝肾、潜阳熄风、益气活血为主。针对不同的证型,采用中药调理、针灸等中医治疗方法,以调理脏腑功能,清热化痰,祛风通络,从而达到调节气血、祛除风火、化痰散结、滋补肝肾的治疗目的。

(1) 急性期

1) 肝火上扰证

证候特征:半身不遂,口舌歪斜,言语謇涩或不语,偏身麻木,头晕目眩,头痛呕吐,面红目赤,口苦咽干,心烦易怒,尿赤便干,舌质红,舌苔薄黄,脉弦。

治法:平肝潜阳,清热熄风。

推荐方药:天麻钩藤饮(《杂病证治新义》)或羚羊钩藤汤(《通俗伤寒论》)加减。方药组成:天麻、钩藤、石决明、川牛膝、杜仲、桑寄生、黄芩、栀子、益母草、夜交藤、茯神。重症患者出现风火上扰清窍而神志昏蒙,羚角钩藤汤合用安宫牛黄丸(《温病条辨》)。

推荐中成药:天麻钩藤颗粒。

2) 痰热腑实证

证候特征:半身不遂,口舌歪斜,言语謇涩或不语,偏身麻木,腹胀,头晕目眩,头痛呕吐,便干便秘,咳吐黄痰,舌质暗红,苔黄或黄腻,脉弦滑。

治法:化痰通腑。

推荐方药:星蒌承气汤。方药组成:瓜蒌、胆南星、大黄、芒硝、丹参。大便不通、少阳枢机不利,大柴胡汤加减(《金匮要略》);窍闭神昏可加用羚羊角粉。

推荐中成药:牛黄清心丸,清开灵注射液。

3) 痰热内闭证

证候特征:神昏,半身不遂,鼻鼾痰鸣,项强身热,气粗口臭,躁扰不宁,甚则手足厥冷,频繁抽搐,偶见呕血,舌质红绛,舌苔黄腻或干腻,脉弦滑数。

治法:清热化痰,醒神开窍。

推荐方药:羚羊角汤(《圣济总录》)加减合安宫牛黄丸(《温病条辨》)。方药组成:羚羊角粉、龟甲、生地黄、牡丹皮、白芍、夏枯草、石决明。便秘加大黄、芒硝以通腑泻热;躁扰抽搐,僵蚕、天竺黄熄风化痰止痉。

推荐中成药:安宫牛黄丸,醒脑静注射液。

4) 元气败脱证

证候特征:神昏,肢体瘫软,目合口张,呼吸微弱,手撒肢冷,汗多,重则周身湿冷,二便失禁,舌痿不伸,舌质紫暗,苔白腻,脉沉缓或沉微。

推荐治法:益气回阳固脱。

推荐方药:参附汤加减(《圣济总录》)和生脉散加减。方药组成:人参、附子(先煎)、麦冬、五味子。汗出不止,加黄芪、煅龙骨、煅牡蛎以敛汗固脱;气阴两伤,选用西洋参、阿胶、龟甲益气养阴。

推荐中成药:参附注射液、参麦注射液。

(2) 恢复期

1) 阴虚风动证

证候特征:半身不遂,口舌歪斜,言语謇涩或不语,偏身麻木,烦躁失眠,头晕耳鸣,手足心热,咽干口燥,舌质红绛或暗红,或舌红瘦,少苔或无苔,脉弦细或弦细数。

治法：滋养肝肾，潜阳熄风。

推荐方药：镇肝熄风汤加减(《医学衷中参西录》)。方药组成：牛膝、代赭石、龙骨、牡蛎、龟甲、白芍、玄参、天冬、川楝子、麦芽、茵陈。头痛重，加石决明、夏枯草以清肝熄风；阴虚发热，加鳖甲、青蒿、知母以滋阴清热；阴虚血瘀，加用生地黄、丹参、白芍以熄风通络。

推荐中成药：大补阴丸。

2）气虚血瘀证

证候特征：半身不遂，口舌歪斜，言语謇涩或不语，偏身麻木，气短乏力，口角流涎，汗出，心悸，手足肿胀，舌质暗淡，或舌边有齿痕，舌苔薄白或白腻，脉沉细、细缓或细弦。

治法：益气活血。

推荐方药：补阳还五汤加减(《医林改错》)。方药组成：黄芪、当归尾、赤芍、地龙、川芎、红花、桃仁。气虚明显，加黄芪、太子参以益气通络；肢体麻木，加木瓜、伸筋草以舒筋活络；下肢瘫软无力，加续断、桑寄生、杜仲以强壮筋骨。

推荐中成药：脑血疏口服液。

(3) 外治法

1）针灸治疗：①中经络者，取穴以手足阳明经穴为主，辅以太阳、少阳经穴；②中脏腑脱证者，选用任脉穴为主，用大艾炷灸治疗；③闭证者，取水沟、十二井穴为主。

中经络者，上肢取穴肩髃、臂臑、曲池、外关、合谷、内关；下肢取穴环跳、承扶、风市、足三里、血海、委中、阳陵泉、太冲。吞咽障碍者，加风池、完骨、天柱、天容；语言不利者，加廉泉、金津、玉液、哑门；手指握固者，加八邪、后溪；足内翻者，加丘墟、照海。中脏腑者，脱证取穴关元、足三里，施大艾炷隔姜灸，神阙隔盐灸；闭证取穴水沟、十二井、太冲、丰隆、劳宫等。

2）熏洗：桃红四物汤加减，方药组成：桃仁、红花、当归、川芎、白芍、熟地黄。用法：以上药物煎汤取 1 000～2 000 mL，煎煮后趁热以其蒸汽熏病侧肢体，待药水略温后，洗、敷肿胀的手部及病侧肢体。

（张立敏　俞晓飞）

参考文献

［1］朱遂强,刘鸣.中国脑出血诊治指南(2019)[J].中华神经科杂志,2019,52(12):994-1005.
［2］张谦,冀瑞俊,赵萌,等.中国脑血管病临床管理指南(第2版)[J].中国卒中杂志,2023,18(9):1014-1023.
［3］吕传真,周良辅.实用神经病学[M].5版.上海:上海科学技术出版社,2021.
［4］贾建平,陈生弟.神经病学[M].8版.北京:人民卫生出版社,2018.
［5］王文娟,刘艳芳,赵性泉.脑出血治疗指南[J].中国卒中杂志,2006,1(12):888-899.
［6］李德需.脑出血急性期中医辨证分型[D].保定:河北大学,2014.
［7］邹忆怀,马斌.脑出血中医诊疗指南[J].中国中医药现代远程育,2011,9(23):110-112.

第三十三章 · 急性脑梗死

急性缺血性脑卒中(acute ischemic stroke，AIS)又称急性脑梗死，是指各种血管病变、血流动力学改变或血液流变异常导致脑组织缺血、缺氧性坏死，而迅速出现相应神经功能缺损的一类临床综合征。急性期一般指发病后 2 周内，轻型 1 周内，重型 1 个月内。急性脑梗死的临床症状多样，可根据脑功能受累部位不同而有所差异，临床上可表现为一侧肢体无力或麻木，一侧面部麻木或口角歪斜，言语不清或理解困难，视觉障碍或眼球活动度受限，眩晕和平衡失调，吞咽困难，意识障碍或抽搐等。依据脑发病机制不同将其分为脑血栓形成、脑栓塞和血流动力学机制所致的脑梗死。急性缺血性脑卒中是最常见的卒中类型，占我国脑卒中的 69.6%～70.8%；患者发病后 1 个月内病死率为 2.3%～3.2%。急性脑梗死的预后受多种因素影响，包括患者的年龄、梗死的大小和位置、基础疾病及治疗的及时性和有效性。早期识别和及时治疗是改善预后的关键，在急性期内进行的血管再通治疗，如静脉溶栓和动脉机械取栓，能显著改善患者的预后。因此，急性缺血性脑卒中的早期诊治、早期预防再发(二级预防)和早期康复至关重要。

（一）病因

急性脑梗死是由各种原因导致脑血管突然阻塞，脑组织部分区域血液中断，进而引起脑细胞缺氧和死亡的病理状态。主要病因包括：动脉粥样硬化致血管损伤，内壁脂肪、胆固醇等物质堆积，导致血管狭窄甚至闭塞；血液流动缓慢或凝血机制异常，导致血液在血管内部形成血栓，阻塞血流；或其他物质(如脂肪、空气、癌栓)从体内其他部位脱落，随血流移动至脑血管，引起局部血流阻断；心脏疾病(如心房颤动、风湿性心瓣膜病)导致红色血栓或白色血栓形成并随血流进入脑部血管导致脑栓塞。据急性脑梗死的病因，最常用的分类法是 TOAST 分型，此分型与急性脑梗死预后、短期、长期生存率和选择二级预防措施密切相关。

（二）分类

1. 根据脑梗死的病因 TOAST 分型

（1）大动脉粥样硬化型脑梗死：约占 AIS 的 16%，指颅内、颅外大动脉或其皮质分支，由于动脉粥样斑块形成的明显狭窄(＞50%)，导致供血的区域血液中断引起脑细胞缺氧和死亡。闭塞好发的血管依次为颈内动脉、大脑中动脉、大脑后动脉、大脑前动脉及椎-基底动脉。闭塞血管内可见动脉粥样硬化改变、血栓形成或栓子，局部血液供应中断引起的脑梗死。

（2）心源性栓塞型：约占 AIS 的 20%，由心脏疾病产生的血栓脱落，经血流带入脑部，引起血管阻塞。大多数心源性脑栓塞伴有房颤、风湿性心脏病、急性心肌梗死等提示栓子来源的病史。约1%心源性脑栓塞同时并发全身性栓塞，出现肾栓塞、肠系膜栓塞和皮肤栓塞的表现。

（3）小动脉闭塞型：占 AIS 的 20%～30%，由指大脑半球或脑干深部的小穿通动脉，在长期高血压、糖尿病等危险因素基础上，血管壁发生病变，最终管腔闭塞，导致动脉供血区脑组织发生缺血性坏死。

（4）其他明确病因型：除以上 3 种明确病因，由其他少见病因所致的脑卒中，包括血液病、血管炎、凝血障碍等其他原因导致的脑梗死。

（5）不明原因型：经过全面检查，无法明确归类于以上任何一种情况的脑梗；或存在两种或多种病因，不能明确诊断。

2. 根据梗死部位和症状分型 OCSP 分型

（1）完全前循环梗死：涉及大面积前循环供血区的梗死。表现为对侧偏瘫、同向偏盲、大脑高级功能障碍等。

（2）部分前循环梗死：影响较小的前循环供血区，只表现完全前循环梗死中所列三方面中的两项，或只表现大脑高级功能障碍，或较腔隙性梗死中所规定的更局限的运动/感觉障碍。

（3）后循环梗死：涉及脑干、小脑等后循环供血区，表现为同侧脑神经麻痹伴对侧运动和（或）感觉障碍、双侧运动和（或）感觉障碍、小脑症状不伴同侧的长束体征（如共济失调轻偏瘫）、单侧同向视野缺损等。

（4）腔隙性梗死：影响深部脑白质和基底核区的小血管。表现为纯运动性卒中、纯感觉性卒中、感觉运动性卒中、共济失调性轻偏瘫综合征等。

（三）发病机制

急性脑梗死是由于脑血管各种病变导致脑组织缺血、缺氧，进而发生脑细胞损伤到死亡的病理过程。梗死早期神经元凝固性坏死、神经元核裂解、细胞质嗜伊红，为红色神经元；随后细胞质和线粒体肿胀、细胞膜分解。损伤神经元周围出现大量炎症细胞浸润，能量代谢障碍，ATP（三磷酸腺苷）生成减少，细胞内 $Na^+ - K^+ - ATP$ 酶活性下降，细胞内 Na^+ 和 Ca^{2+} 积聚，K^+ 外流，形成缺血半暗带；缺血半暗带的神经功能受损，且随着缺血时间延长和缺血程度加重，如果能在短时间内迅速恢复缺血半暗带的血供，则该区脑组织的损伤是可逆的，神经细胞有可能恢复功能。梗死 1～2 天后，大量毛细血管和内皮细胞增生，中性粒细胞被巨噬细胞替代。脑梗死 3～5 天脑水肿达高峰，大面积梗死时脑组织高度肿胀，可向对侧移位，导致脑疝形成。7～14 天巨噬细胞吞噬大量细胞和组织碎片进入血液循环，脑梗死的坏死组织转变为液化的蜂窝状囊腔。3～4 周后，小病灶形成胶质瘢痕，大病灶可形成中风囊。

（四）中医病因病机

急性脑梗死归属于中医"中风"范畴，称为"缺血性中风"。以半身不遂、肌肤不仁、口舌歪斜、言语不利，甚则突然昏仆、不省人事为主要表现，因其发病突然，变化迅速，有"风性善行而数变"的特点，故名曰中风。其病因可因内伤积损，年老体衰，正气自虚，或久病迁延，或劳逸失度，损伤五脏之气阴，气虚则无力运血，脑脉瘀滞；或因情志过极，肝气郁结，气郁化火，肝阳上亢，风火相煽，气血上涌，上冲犯脑，脑脉瘀阻，正如《素问》所言"大怒则形气绝，而血菀于上，使人薄厥"；或因饮食不节，肥甘厚味，伤及脾胃，酿生痰热，痰瘀互阻，积热生风，导致脑脉瘀滞；或因气候骤变，寒邪入侵，血脉不通，《素问》谓"寒独留，则血凝泣，凝则脉不通"，导致血瘀脑脉，发为中风。

中风病变部位在脑，与心、肝、脾、肾密切相关。主要病机是病邪内生、风痰阻络，气血运行不畅，瘀阻脑脉，发为中风。根据病邪的不同，可涉及风、火、痰、瘀、虚五端，五者相互影响，相互转化，引起内风旋动，气血逆乱，横窜经脉，直冲犯脑。急性期以风、火（热）、痰、瘀为主，常见风痰上扰、风火相煽，痰瘀互阻，气血逆乱等"标"实之象；恢复期及后遗症期则以虚中夹实为主，多见气虚血瘀、阴虚阳亢，或血少脉涩、阳气衰微等"本"虚之征。若病情由实转虚，为病情趋于稳定；若病情由虚转实，常见外感或复中之证，则提示病情波动或加重。

（五）诊断思路

1. 症状

（1）一般临床症状：急性脑梗死的临床症状多样，可根据脑功能受累部位不同而有所差异，大多数症状突然发生，且在发病初期较为明显，以下是一些常见的临床症状。

1) 运动功能障碍:最为常见的症状之一,患者可能突然出现一侧上肢或下肢的无力,严重时可发展为完全瘫痪。

2) 语言障碍:包括失语症、言语不清。失语症是指患者理解或表达语言的能力受损;而言语不清是指患者说话含糊,不能清楚地发音。

3) 感觉障碍:面部、一侧上肢或下肢感觉麻木或刺痛。

4) 视觉障碍:包括视野缺损或视物模糊。

5) 其他:眩晕和共济失调;吞咽困难;认知功能障碍;意识障碍。此外,极少数会突然且剧烈的头痛,或突发癫痫。

(2) 急性脑梗死不同分型的临床症状(TOAST 分型)

1) 大动脉粥样硬化性脑梗死:①颈内动脉狭闭塞(狭窄)脑梗死:颈内动脉闭塞可表现为大脑中动脉和大脑前动脉缺血症状。颈内动脉缺血表现为单眼一过性黑矇、失明或 Horner 征;②大脑中动脉闭塞(狭窄)脑梗死:主干闭塞可表现为三偏症状(病灶对侧偏瘫、偏身感觉障碍、偏盲),双眼向病灶侧凝视,大面积脑梗死继发脑水肿时可导致脑疝。皮质支闭塞可表现为病灶对侧偏身感觉障碍,优势半球 Broca、Wernicke 失语,视野缺损,非优势半球急性意识障碍。深穿支闭塞最常表现为对侧中枢性偏瘫、对侧偏身感觉障碍、同向性偏盲,优势半球病变出现皮质下失语;③大脑前动脉闭塞(狭窄)脑梗死:病灶对侧下肢的感觉、运动障碍,上肢症状较轻;运动性失语、淡漠、反应迟钝、欣快、强握、痉挛性强直、人格改变、尿失禁等;④大脑后动脉闭塞(狭窄)脑梗死:典型临床表现是对侧同向性偏盲、偏身感觉障碍、偏瘫。因血管变异多和侧支循环代偿差异大,故症状复杂多样;⑤椎-基底动脉(狭窄)脑梗死:是危及生命的严重脑血管事件,可引起脑干梗死,出现眩晕、呕吐、吞咽困难、言语不清、四肢瘫痪、共济失调、消化道出血、昏迷和高热等症状。常见综合征有基底动脉尖综合征、延髓背外侧综合征、闭锁综合征。

2) 心源性脑栓塞:临床神经功能缺损和脑实质影像学表现与大动脉粥样硬化型脑梗死基本相同,但可能同时出现多个血管支配区的脑损害。

3) 小血管闭塞性脑梗死(腔隙性梗死):其特点是病灶相对较小,临床症状通常较轻,如纯运动性轻偏瘫、偏身感觉异常、共济失调、构音障碍、吞咽困难或中枢性舌瘫。

4) 其他明确病因的脑梗死:包括由非典型病因引起的脑梗死,如血管炎、血管畸形、夹层动脉瘤等。临床表现多样,取决于具体的病因和受影响的脑区。

5) 未明确病因的脑梗死:包括两种或多种病因、辅助检查阴性未找到病因和辅助检查不充分等情况。尽管临床上进行了全面和仔细的评估,约 30% 的脑梗死患者仍然病因不明。临床表现多样,取决于具体的病因和受影响的脑区。

2. 并发症

(1) 脑水肿和颅内压增高:是大面积脑梗死主要的死亡原因。脑水肿增加颅内容积,导致颅内压升高,严重时可能引发脑疝,危及生命。

(2) 肺部感染:是脑卒中最常见的并发症,15%~25% 脑卒中患者死于细菌性肺炎。常见吸入性肺炎、卒中相关性肺炎。

(3) 上消化道出血:高龄和重症脑梗时,机体的代偿功能不足以维持胃黏膜微循环的正常运行,造成黏膜缺血、缺氧,诱发应激性溃疡出血。此外,脑梗后,使用抗血小板、抗凝等活血的药物,损伤胃黏膜,导致溃疡及出血。

(4) 心脏并发症:易出现脑心综合征,表现为心律失常(窦性心动过缓、房性心动过速、室性心动过速、心房颤动),或合并急性心肌梗死等。

(5) 深静脉血栓形成及肺栓塞:脑梗后肢体功能障碍、活动受限导致血流速度减慢,血液黏稠度增高,静脉内膜损伤,深静脉血栓形成,血栓脱落引起的肺栓塞。

（6）继发性癫痫:急性脑梗死神经细胞发生缺血、缺氧,引起脑水肿和局部的组织代谢障碍,脑细胞坏死形成软化灶,引起代谢产物在局部积聚,神经元异常放电,引起继发性癫痫发作。多见于大面积脑梗死或者额叶、颞叶梗死患者。

3. 体征

（1）生命体征检查:血压、心率、体温和呼吸频率的测量。

（2）神经系统检查:意识水平的评估使用 GCS 昏迷评分。神经功能缺损程度使用美国国家卫生研究院卒中量表 NIHSS 评估。对于吞咽困难者,行洼田饮水试验评估(表 33-1),患者端坐,喝下 30 mL 温开水,观察所需的时间和呛咳情况。此外,瞳孔大小、对光反射检查,眼底检查,肌张力检查,共济检查(指鼻、跟膝胫、闭目难立、轮替),深浅反射(腱反射、腹壁反射)和病理征(Babinski、Oppenheim、Chaddock、Gordon、Gonda、Schaeffer、Hoffman)作为诊断和评估疾病进展的重要体征。

表33-1　洼田饮水试验评估

1级（优）	能顺利地一次将水饮下
2级（良）	分2次以上,能不呛咳的咽下
3级（中）	能一次咽下,但有呛咳症状
4级（可）	分2次以上咽下,但有呛咳的症状
5级（差）	频繁呛咳,不能全部咽下

4. 实验室及其他辅助检查

（1）实验室检查:对疑似急性脑卒中患者立刻行①～④检查:①血液常规:检测感染、贫血、血小板计数,评估启动溶栓、介入、手术的安全性;②凝血功能(PT、INR、APTT):判断凝血功能情况,指导抗凝治疗方案,评估启动溶栓、介入、手术治疗的安全性;③血糖、肝肾功能和电解质:评估全身代谢情况,指导治疗和预后评估,高血糖或低血糖均可影响脑梗死的判断和预后,肝功能评估用药安全性,电解质平衡和肾脏功能维持液体管理;④B 型利尿钠肽、心梗标志物、心肌酶谱、多导联心电图:是否有并发的心脏损伤,识别心律失常、心房颤动、心肌梗死,排查脑梗死的病因及风险;指导对补液量、补液滴速的控制;⑤血脂、同型半胱氨酸:评估心血管疾病的风险因素;⑥风湿免疫检查:诊断和评估脑梗死病因,免疫复合物沉积在血管壁上引起血管内皮损伤;⑦肿瘤指标检查:有助于肿瘤和副肿瘤的排查。原发性脑肿瘤或肿瘤脑部转移,可直接侵袭脑组织,导致脑梗。肿瘤及副肿瘤综合征释放的促凝血物质及恶性肿瘤本身的抗原参与形成免疫复合物可导致脑梗。

（2）影像学检查

1）头颅 CT:CT 对急性期的小梗死灶不敏感,但能快速识别大面积脑梗死区域,排除绝大多数颅内出血,并帮助鉴别非血管性病变(如脑肿瘤、脑膜瘤),是疑似脑卒中首选检查方法。急性脑梗死 CT 可出现以下特征:①超早期可见大脑中动脉高密度征(动脉闭塞),脑岛皮质与外囊结构区分不清,皮质边缘及豆状核区灰白质分界不清楚、脑沟消失等,这些改变的出现提示梗死灶较大;②发病 1 天左右 CT 会表现为低密度病灶,若面积比较大,可出现占位效应,甚至脑疝。

2）磁共振成像(MRI):急性脑梗死识别 MRI 优于平扫 CT,但检查时间稍长及有相应的禁忌证(如有心脏起搏器、金属植入物或幽闭恐怖症)等局限,急性期需要根据具体情况评估是否作为首选。扩散加权成像(DWI)在症状出现数分钟内就可发现缺血灶,并可早期确定梗死大小、部位与时间(表33-2)。

表33-2　脑梗死 MRI 的分期表现

分期	T1WI	T2WI	DWI	ADC
超急性期(<6h)	低信号	等/稍高信号	高信号	低信号
急性期(6h~3天)	低信号	高信号	极高信号	极低信号
亚急性期(3天~3周)	低信号	稍高信号	稍高/等信号	稍高/等信号
慢性期(3周~3个月)	低信号	高信号	低信号	高信号

3) CT 灌注(CTP)、磁共振灌注加权成像(PWI):CT 灌注评估脑组织的血流情况,计算核心梗死及异常灌注区体积,缺血性半暗带为脑梗死核心区与异常灌注区之间的差异区域;PWI 弥散-灌注不匹配提示可能存在缺血半暗带,计算不匹配概率。CTP、PWI 对指导急性脑梗死溶栓治疗及血管内取栓治疗有指导意义。

4) 血管检查:①CTA 和 MRA 常用评价颅内、颅外血管情况,指导溶栓或血管内取栓治疗时机。但在起病早期,应注意避免因检查而贻误治疗时机;②HRMRI 血管壁成像一定程度上可显示大脑中动脉、颈动脉、基底动脉等动脉管壁特征,可为卒中病因分型和明确发病机制提供信息;③DSA 的准确性最高,是血管病变检查的金标准,为血管内取栓治疗或外科手术治疗提供可靠依据;④颈动脉超声可发现颅外颈部血管病变,明确狭窄部位、狭窄程度和斑块性质;⑤TCD 可检查颅内血流、微栓子及监测治疗效果。

5. 诊断

(1) 诊断标准(《中国急性缺血性脑卒中诊治指南 2018》):①急性起病;②局灶神经功能缺损(一侧面部或肢体无力或麻木,语言障碍等),少数为全面神经功能缺损;③影学出现责任病灶或症状/体征持续 24h 以上;④排除非血管性病因;⑤脑 CT/MRI 排除脑出血。

(2) 诊断流程

第一步,是否为脑卒中? 排除非血管性疾病。

第二步,是否为缺血性脑卒中? 进行脑 CT/MRI 检查排除出血性脑卒中。

第三步,卒中严重程度? 采用神经功能评价量表评估神经功能缺损程度。

第四步,能否进行溶栓治疗? 是否进行血管内机械取栓治疗? 核对适应证和禁忌证。

第五步,结合病史、实验室检查、脑病变和血管病变等资料进行病因分型(多采用 TOAST 分型)。

(六) 监测与治疗

1. 监测·急性脑梗死患者的监测至关重要,可以早期发现病情进展及并发症,及时采取治疗措施,改善预后。监测内容包括生命体征监测(血压、心率、呼吸、血氧浓度和体温)和神经系统评估(GCS,NHISS)。溶栓、介入或手术患者须密切观察病情,病情变化须及时或 24h 复查头部 CT。对于病情严重、有颅内压增高风险的患者,可进行颅内压监测。脑梗诱发癫痫的可行脑电图监测。

2. 治疗·急性脑梗死内科治疗的目的是改善脑血流,保护脑细胞,减少神经功能损害,降低死亡风险。

(1) 生命体征支持:①必要时吸氧,应维持氧饱和度>94%,预防吸入性肺炎。无低氧血症的患者不需常规吸氧;②脑干梗死、大面积脑梗死、气道功能严重障碍等病情危重者应给予气道支持(气管插管或切开)及辅助呼吸;③有意识障碍或吞咽困难,留置鼻饲管;维持体液平衡,注意钠、钾、钙、镁等电解质及酸碱度平衡;④消化道出血者宜禁食 24~48h,必要时应排空胃内容物;⑤保持皮肤清洁,预防褥疮,预防坠床。

（2）特异性治疗

1）静脉溶栓治疗：静脉溶栓是实现血管再通的重要方法，时间窗内患者应尽快实施溶栓，控制 DNT 60 min 内，尽可能减少时间延误。重组组织型纤溶酶原激活剂（rt‑PA）和尿激酶是我国目前使用的主要溶栓药，新型溶栓药物重组人 TNK 组织型纤溶酶原激活剂（rhTNK‑tPA）近期获批使用。溶栓药物能有效挽救时间窗为 4.5 h 内或 6 h 内急性脑梗死半暗带组织。①发病 3 h 内和 3～4.5 h 的患者，应按照适应证、禁忌证和相对禁忌证，尽快静脉给予 rt‑PA 溶栓治疗（表 33‑3）。使用方法：rt‑PA 0.9 mg/kg（最大剂量为 90 mg）静脉滴注，其中 10% 在最初 1 min 内静脉推注，其余持续滴注 1 h，用药期间及用药 24 h 内应严密监护患者生命体征及神经功能；②发病在 6 h 内，可根据适应证（有缺血性卒中导致的神经功能缺损症状，症状出现＜6 h，年龄 18～80 岁，意识清楚或嗜睡，脑 CT 无明显早期脑梗死低密度改变，患者或家属签署知情同意书）和禁忌证（同 rt‑PA）标准

表 33‑3　3～4.5 h 内 rt‑PA 静脉溶栓的适应证、禁忌证及相对禁忌证

适应证	1. 有缺血性脑卒中导致的神经功能缺损症状 2. 症状出现＜4.5 h 3. 年龄≥18 岁 4. 患者或家属签署知情同意书
禁忌证	1. 颅内出血（包括脑实质出血、脑室内出血、蛛网膜下腔出血、硬膜下/外血肿等） 2. 既往颅内出血史 3. 近 3 个月有严重头颅外伤史或卒中史 4. 颅内肿瘤、巨大颅内动脉瘤 5. 近期（3 个月）有颅内或椎管内手术 6. 近 2 周内有大型外科手术 7. 近 3 周内有胃肠或泌尿系统出血 8. 活动性内脏出血 9. 主动脉弓夹层 10. 近 1 周内有在不易压迫止血部位的动脉穿刺 11. 血压升高：收缩压≥180 mmHg，或舒张压≥100 mmHg 12. 急性出血倾向，包括血小板计数低于 $100×10^9$/L 或其他情况 13. 24 h 内接受过低分子肝素治疗 14. 口服抗凝剂且 INR＞1.7 或 PT＞15 s 15. 48 h 内使用凝血酶抑制剂或 Xa 因子抑制剂，或各种实验室检查异常（如 APTT、INR、血小板计数、ECT、TT 或 Xa 因子活性测定等） 16. 血糖＜2.8 mmol/L 或＞22.22 mmol/L 17. 头 CT 或 MRI 提示大面积梗死（梗死面积＞1/3 大脑中动脉供血区）
相对禁忌证	下列情况需谨慎考虑和权衡溶栓的风险与获益（即虽然存在一项或多项相对禁忌证，但并非绝对不能溶栓） 1. 轻型非致残性卒中 2. 症状迅速改善的卒中 3. 惊厥发作后出现的神经功能损害（与此次卒中发生相关） 4. 颅外段颈部动脉夹层 5. 近 2 周内严重外伤（未伤及头颅） 6. 近 3 个月内有心肌梗死史 7. 孕产妇 8. 痴呆 9. 既往疾病遗留较重神经功能残疾 10. 未破裂且未经治疗的动静脉畸形、颅内小动脉瘤（＜10 mm） 11. 少量脑内微出血（1～10 个） 12. 使用违禁药物 13. 类卒中 14. 在 3～4.5 h 间，补充：①使用抗凝药物 INR≤1.7，PT≤15 s。②严重卒中（NIHSS 评分＞25 分）

注：rt‑PA，重组组织型纤溶酶原激活剂；INR，国际标准化比值；APTT，活化部分凝血活酶时间；ECT，蛇静脉酶凝结时间；TT，凝血酶时间

严格选择患者给予尿激酶静脉溶栓。使用方法：尿激酶 100 万～150 万 IU，溶于生理盐水 100～200 mL，持续静脉滴注 30 min，用药期间应严密监护患者生命体征；③对发病时间未明或超过静脉溶栓时间窗的急性缺血性脑卒中患者，如果不能实施血管内取栓治疗，可结合多模态影像学评估是否能进行静脉溶栓治疗。

2）血管内介入治疗：包括血管内机械取栓、血管成形术。①符合静脉溶栓和血管内机械取栓指征患者，应该先接受静脉溶栓治疗，然后桥接血管内治疗；②存在静脉溶栓禁忌使用机械取栓是合理的；③缩短发病到接受血管内治疗的时间，有利于显著改善预后，在治疗时间窗内应尽早实现血管再通，不应等待观察其他治疗的疗效而延误机械取栓；④推荐结合发病时间、病变血管部位、病情严重程度综合评估后决定患者是否接受血管内机械取栓治疗；⑤紧急颈动脉支架和血管成型术的获益尚未证实，可用于急性缺血性脑卒中的血流重建，如治疗颈动脉重度狭窄或夹层导致的急性缺血性脑卒中（表 33-4）。

表 33-4　急性缺血性脑卒中早期血管内介入治疗适应证和禁忌证

适应证	1. 年龄在 18 岁以上 2. 大血管闭塞卒中患者应尽早实施血管内介入治疗。前循环闭塞发病 6 h 以内，推荐血管介入治疗；前循环闭塞发病在 6～24 h，经过严格的影像学筛选，推荐血管介入治疗；后循环大血管闭塞发病在 24 h 以内，可行血管介入治疗 3. CT 排除颅内出血、蛛网膜下腔出血 4. 急性缺血性脑卒中，影像学检查证实为大血管闭塞 5. 患者或法定代理人签署知情同意书
禁忌证	1. 若进行动脉溶栓，参考静脉溶栓禁忌证标准 2. 活动性出血或已知有明显出血倾向者 3. 严重心、肝、肾功能不全 4. 血糖<2.7 mmol/L 或>22.2 mmol/L 5. 药物无法控制的严重高血压

3）抗血小板治疗：①对于不符合静脉溶栓或血管内取栓适应证且无禁忌证的缺血性脑卒中患者，应在发病后尽早给予口服阿司匹林 150～300 mg/d 治疗。急性期后可改为预防剂量 50～300 mg/d；②溶栓治疗者，阿司匹林等抗血小板药物应在溶栓 24 h 行 CT 复查后开始使用；③对不能耐受阿司匹林者，可考虑选用氯吡格雷、替格瑞洛、西洛他唑等其他抗血小板药物治疗；④未接受静脉溶栓治疗的轻型卒中者，NIHSS 评分≤3 分，发病 24 h 内，应尽早给予阿司匹林联合氯吡格雷治疗 21 天。

4）抗凝治疗：①一般不推荐急性期无选择早期进行抗凝治疗；②对少数特殊急性缺血性脑卒中患者（如放置心脏机械瓣膜）是否进行抗凝治疗，需综合评估（如病灶大小、血压控制、肝肾功能等），出血风险较小、致残性脑栓塞风险高，可在充分沟通后谨慎选择使用；③特殊情况下溶栓后还需抗凝治疗患者，应在 24 h 后使用抗凝剂；④心源性脑栓塞急性期一般不推荐抗凝治疗，急性期的抗凝不比抗血小板更有效，但显著增加了脑出血和全身出血的风险。对大部分房颤导致的卒中患者，可在发病 4～14 天开始口服抗凝治疗，预防卒中复发。存在出血转化的高危患者（如大面积梗死、早期影像学出血转化表现、血压控制不佳或出血倾向），抗凝一般推迟到 14 天以后。

5）血脂管理：发病前服用他汀类药物的急性脑梗死患者，继续使用他汀治疗；在急性期根据患者年龄、性别、卒中亚型、伴随疾病及耐受性等临床特征，确定他汀治疗的种类及强度。脑卒中患者的降脂治疗推荐参照《中国血脂管理指南（2023 年）》，①对于动脉粥样硬化性缺血性脑卒中合并明确冠状动脉疾病（CAD）或外周血管疾病（PAD）患者，建议 LDL-C<1.4 mmol/L；非 HDL-C<2.2 mmol/L；②对于单纯动脉粥样硬化性缺血性脑卒中患者，建议 LDL-C<1.8 mmol/L；非

HDL-C<2.6 mmol/L；③对于动脉粥样硬化性缺血性脑卒中，推荐他汀类药物作为首选治疗；④对于动脉粥样硬化性缺血性脑卒中，他汀药物治疗 LDL-C 不达标者可加用胆固醇吸收抑制剂；⑤对于动脉粥样硬化性缺血性脑卒中，他汀类药物＋胆固醇吸收抑制剂治疗 LDL-C 不达标者可加用 PCSK9 抑制剂。

6）其他药物治疗：①降纤治疗：对不适合溶栓并经过严格筛选的脑梗死患者，特别是高纤维蛋白原血症者可选用降纤治疗，可选药物有巴曲酶、降纤酶、蚓激酶和蕲蛇酶等，使用中应注意出血并发症；②扩容、扩血管治疗：大多数缺血性脑卒中不推荐扩容、扩血管治疗。对于低血压或脑血流低灌注所致的急性脑梗死如分水岭梗死可考虑扩容治疗，但应注意可能加重脑水肿、心力衰竭等并发症，对有严重脑水肿及心力衰竭的这类患者不推荐使用扩容治疗；③其他脑保护治疗：脑保护剂包括自由基清除剂、阿片受体阻断剂、钙通道阻断剂、兴奋性氨基酸受体阻断剂等，可通过降低脑代谢、减轻细胞毒性等机制减少缺血性脑损伤。神经保护剂的疗效与安全性有待进一步证实。

(3) 血压管理：急性脑梗死血压的调控应遵循个体化、适度原则。①缺血性脑卒中后 24 h 内血压高的患者应谨慎处理。应先处理紧张焦虑、疼痛、恶心呕吐及颅内压增高等情况。血压持续升高至收缩压≥200 mmHg 或舒张压≥110 mmHg，或伴有严重心功能不全、主动脉夹层、高血压脑病的患者，须缓慢降压治疗，严密观察血压变化，且在卒中发病最初 24 h 内降压一般不应超过原有血压水平的 15%。可选用拉贝洛尔、尼卡地平等静脉药物，建议使用微量输液泵给予降血压药，避免使用引起血压急剧下降的药物，如舌下含服短效硝苯地平；②准备溶栓及血管内取栓者，血压应控制在收缩压<180 mmHg、舒张压<100 mmHg。对未接受静脉溶栓而计划进行动脉内治疗的患者血压管理可参照该标准，根据血管开通情况控制术后血压水平，避免过度灌注或低灌注；③卒中后病情稳定，若血压持续≥140/90 mmHg，无禁忌证，可于起病数天后恢复使用发病前服用的降压药物或开始启动降压治疗；④卒中后低血压的患者应积极寻找和处理原因，必要时可采用扩容升压措施。

(4) 血糖管理：①血糖超过 10 mmol/L 时可予胰岛素治疗；加强血糖监测，血糖控制在 7.8～10 mmol/L；②血糖低于 3.3 mmol/L 时，可给予 10%～20% 葡萄糖口服或注射治疗，目标是达到正常血糖。

(5) 吞咽功能管理：卒中后呕吐、吞咽困难等可引起脱水及营养不良，还会引起吸入性肺炎，导致神经功能恢复减慢。①意识清楚患者根据洼田饮水试验评估，吞咽困难短期内不能恢复者可通过留置胃管鼻饲进食；②意识欠清或长时间不能进食患者，可留置胃管鼻饲进食或行胃造口管补充营养。

(6) 并发症治疗

1）脑水肿和颅内压增高：治疗目标是降低颅内压、维持足够脑灌注和预防脑疝发生。①患者应卧床、适度抬高床头、严密观察生命体征，避免引起颅内压增高的因素，如头颈部过度扭曲、激动、用力、发热、癫痫、呼吸道不通畅、咳嗽、便秘等；②脱水降颅压时，可首选甘露醇，也可用呋塞米、甘油果糖和白蛋白，用量及疗程依个体化而定。使用 20% 甘露醇每次 125～250 mL 静滴，每 6～8 h 一次；对心、肾功能不全可用呋塞米 20～40 mg 静脉注射，每 6～8 h 一次；可酌情用甘油果糖每次 250～500 mL 静滴，1～2 次/d，也可以白蛋白辅助治疗；③对于发病 48 h 内、60 岁以下的恶性大脑中动脉梗死伴严重颅内压增高患者，施行去骨瓣减压术是有效挽救生命的措施。对具有占位效应的小脑梗死患者施行去骨瓣减压术可有效防治脑疝和脑干受压。去骨瓣减压术的最佳时机尚不明确，一般将脑水肿引起的意识水平降低作为选择手术的标准。

2）梗死后出血：脑梗死出血转化发生率为 8.5%～30%，其中有症状的为 1.5%～5%。①症状性出血转化应停用抗栓治疗（抗血小板、抗凝）药物，无症状性脑出血转化一般抗栓治疗可以继续使用,具体根据患者情况而定;②需抗栓治疗时,应权衡利弊,症状性出血病情稳定后 10 天至数周后开始抗栓治疗;③对于再发血栓风险相对较低或全身情况较差者,可用抗血小板药物代替华法林,除非合并心脏机械瓣膜;症状性脑出血后至少 4 周内应避免抗凝治疗。

3) 肺部感染:早期评估和处理吞咽困难和误吸问题,避免吸入性肺炎。对意识障碍患者应特别注意预防肺炎。疑有肺炎的发热患者应给予抗生素治疗,但不推荐预防性使用抗生素。

4) 上消化道出血:①高龄和重症脑卒中患者急性期容易发生应激性溃疡导致消化道出血,应使用抑酸护胃药物,必要时停用抗血小板或抗凝药物;②对已发生消化道出血患者,可行冰盐水(加入去甲肾上腺素 1～2 mg)口服,也可用凝血酶、云南白药、酚磺乙胺、氨甲苯酸、生长抑素等止血药;③出血量多引起休克者,必要时输注新鲜全血或红细胞成分输血,及进行胃镜下止血或手术止血。

5) 心脏并发症:心律失常、急性心肌梗死等,需要积极处理,必要时心内科行介入或手术治疗。减轻心脏负荷,慎用增加心脏负担的药物,注意输液速度及输液量,对高龄患者或原有心脏病患者甘露醇用量减半或改用其他脱水剂。

6) 深静脉血栓和肺栓塞的防治:高龄、严重瘫痪和房颤均增加深静脉血栓风险,深静脉血栓形成导致肺栓塞。①鼓励患者尽早活动,下肢抬高,避免下肢静脉输液(尤其是瘫痪侧);②瘫痪侧肢体在患者入院后即可应用气压泵,预防深静脉血栓及相关栓塞事件;不推荐弹力袜预防深静脉血栓;③对易发生深静脉血栓的高危患者,可给予较低剂量的抗凝药物(低分子肝素、普通肝素)进行预防性抗凝治疗,注意出血风险;④当患者出现深静脉血栓或肺动脉栓塞症状时,可使用系统性抗凝治疗或行下腔静脉滤器植入。

7) 继发性癫痫:不推荐预防性应用抗癫痫药物。孤立发作一次或急性期痫性发作控制后,不建议长期使用抗癫痫药物。卒中后 2～3 个月再发的癫痫,按常规进行抗癫痫长期药物治疗。卒中后癫痫持续状态,建议按癫痫持续状态治疗原则处理。

(七) 中医药治疗

1. 中医对脑梗死的认识·脑梗死,中医称之为"缺血性中风"。《医宗金鉴》将中风重证分为闭证和脱证。

中风的发生主要因内伤积损、情志过极、饮食不节、体态肥盛等,引起虚气留滞,或肝阳暴亢,或痰热内生,或气虚痰湿,引起内风旋动,气血逆乱,横窜经脉,直冲犯脑,导致血瘀脑脉,发为中风。病机演变常见于本虚标实之间,风痰入络,血随气逆,横窜经脉,瘀阻脑脉,则发中风;甚则阳极化风,风火相扇,气血逆乱,直冲犯脑,神明不清,可致中风神昏;气虚而无力帅血,导致血液留滞不行,血瘀脑脉而发中风,即所谓"虚气留滞";阴虚则不能制阳,内风动越,上扰清窍,也发本病。

2. 辨证施治·中风急性期首辨中脏腑、中经络;中脏腑者再辨闭证、脱证。中经络者以半身不遂、口舌歪斜、肌肤不仁为主症而无神昏者,为病在经络,伤及脑脉,病情较轻;中脏腑者,初起即见神志昏蒙或谵语者,为病入脏腑,伤及脑髓,病情较重。如起病时神清,但三五日内病情逐渐加重,出现神志昏蒙或谵语者,则是病从经络深入脏腑,病情由轻转重。如《金匮要略·中风历节病脉证并治》云"夫风之为病,当半身不遂……邪在于络,肌肤不仁;邪在于经,即重不胜;邪入于腑,即不识人;邪入于脏,舌即难言,口吐涎"。中脏腑之闭证,由风阳痰火,上冲于脑,导致气血逆乱,蒙蔽清窍,则见猝然昏倒,不省人事,肢体拘急等;邪闭于内,多为实证。中脏腑之脱证,由风阳痰火炽盛,耗灼阴精,阴损及阳,阴竭阳亡,阴阳离决,则出现口开目合,手撒肢冷,气息微弱等;阳脱于外,多为虚证。中脏腑都是中风的重证,可危及患者生命。

(1) 中脏腑

1) 阳闭

证候特征:突然昏仆,不省人事,牙关紧闭,口噤不开,两手握固,大小便闭,肢体强痉,兼有面赤身热,气粗口臭,躁扰不宁;舌苔黄腻,脉弦滑而数。

治法:清热化痰,开窍醒神。

推荐方药:羚羊角汤(《圣济总录》)加减合安宫牛黄丸(《温病条辨》)。方药组成:羚羊角粉、龟甲、生地黄、牡丹皮、白芍、夏枯草、石决明。合用安宫牛黄丸辛凉开窍醒脑。若痰盛神昏者,可合用至宝丹或清宫汤;若热闭神昏兼有抽搐者,可加全蝎、蜈蚣,或合用紫雪丹。

推荐中成药:安宫牛黄丸,清开灵注射液、痰热清注射液。

2) 阴闭

证候特征:突然昏倒,不省人事,牙关紧闭,口噤不开,两手握固,大小便闭,肢体强痉,面白唇暗,四肢不温,静卧不烦;舌苔白腻,脉沉滑。

治法:温阳化痰,开窍醒神。

推荐方药:涤痰汤(《济生方》)合用苏合香丸加减。方药组成:制胆南星、半夏、橘红、枳实、茯苓、石菖蒲、竹茹、人参、甘草、生姜、大枣,合用苏合香丸。若四肢厥冷者,加桂枝;若兼风象,加天麻、钩藤。

推荐中成药:苏合香丸,参附注射液。

3) 脱证

证候特征:突然昏仆,不省人事,目合口张,鼻鼾息微,手撒遗尿,汗多不止,四肢冰冷;舌痿,脉微欲绝。

治法:回阳固脱。

推荐方药:参附汤(《圣济总录》)。方药组成:人参、附子、生姜组成。汗出不止者可加炙黄芪、生龙骨、煅牡蛎、山茱萸、醋五味子。

推荐中成药:参附注射液,生脉注射液。

(2) 中经络

1) 风阳上扰

证候特征:半身不遂,肌肤不仁,口舌歪斜,言语謇涩,或舌强不语,急躁易怒,头痛,眩晕,面红目赤,口苦咽干,尿赤,便干;舌红少苔或苔黄,脉弦数。

治法:清肝泻火,熄风潜阳。

推荐方药:天麻钩藤饮(《中医内科杂病证治新义》)或羚角钩藤汤(《通俗伤寒论》)加减。方药组成:天麻、钩藤、石决明、川牛膝、杜仲、桑寄生、黄芩、栀子、益母草、夜交藤、茯神。

推荐中成药:天麻钩藤颗粒。

2) 风痰阻络

证候特征:肌肤不仁,甚则半身不遂,口舌歪斜,言语不利,或謇涩或不语,头晕目眩;舌质暗淡,苔白腻,脉弦滑。

治法:熄风化痰,活血通络。

推荐方药:半夏白术天麻汤(《医学心悟》)或真方白丸子(《瑞竹堂方》)加减。方药组成:天麻、半夏、橘红、茯苓、甘草、白术、生姜、大枣。临证加减:眩晕较甚痰多,加胆南星、天竺黄、珍珠粉;若肢体麻木,甚则肢体刺痛,痛处不移,加丹参、桃仁、红花、赤芍。

推荐中成药:半夏天麻丸。

3) 痰热腑实

证候特征:半身不遂,肌肤不仁,口舌歪斜,言语不利,或言语謇涩,头晕目眩,吐痰或痰多,腹胀、便干或便秘;舌质暗红或暗淡,苔黄或黄腻,脉弦滑或兼数。

治法:清热化痰,通腑泻浊。

推荐方药:星蒌承气汤加减。方药组成:瓜蒌、胆南星、大黄、芒硝、丹参。大便不通、少阳枢机不利,大柴胡汤加减。

推荐中成药:牛黄清心丸。

4) 气虚血瘀

证候特征:半身不遂,肌肤不仁,口舌歪斜,言语不利,或謇涩或不语,面色无华,气短乏力,口角流涎,自汗,心悸,便溏,手足或偏身肿胀;舌质暗淡或瘀斑,舌苔薄白或腻,脉沉细、细缓或细弦。

治法:益气扶正,活血化瘀。

推荐方药:补阳还五汤加减(《医林改错》)。方药组成:黄芪、当归尾、赤芍、地龙、川芎、红花、桃仁。心悸、气短、乏力明显,加党参、太子参、红参;肢体肿胀或麻木、刺痛等血瘀重者,加莪术、水蛭、鬼箭羽、鸡血藤。

推荐中成药:血府逐瘀丸,丹参注射液。

5) 阴虚风动

证候特征:半身不遂,一侧手足沉重麻木,口舌歪斜,舌强语謇,平素头晕头痛,耳鸣目眩,双目干涩,腰酸腿软,急躁易怒,少眠多梦;舌质红绛或暗红,少苔或无苔,脉细弦或细弦数。

治法:滋养肝肾,潜阳熄风。

推荐方药:镇肝熄风汤加减(《医学衷中参西录》)。方药组成:牛膝、代赭石、龙骨、牡蛎、龟甲、白芍、玄参、天冬、川楝子、麦芽、茵陈。心中烦热者,加黄芩、生石膏;若心烦失眠者,加黄连、莲子心、栀子、首乌藤;阴虚血瘀,加用生地黄、丹参、白芍以熄风通络。

推荐中成药:六味地黄丸,知柏地黄丸,生脉注射液。

(3) 外治法

1) 针灸治疗:①中经络者,取穴以手足阳明经穴为主,辅以太阳、少阳经穴;②中脏腑脱证者,选用任脉穴为主,用大艾炷灸治疗;③闭证者,取水沟、十二井穴为主。

中经络者,上肢取穴肩髃、臂臑、曲池、外关、合谷、内关;下肢取穴环跳、承扶、风市、足三里、血海、委中、阳陵泉、太冲。吞咽障碍者,加风池、完骨、天柱、天容;语言不利者,加廉泉、金津、玉液、哑门;手指握固者,加八邪、后溪;足内翻者,加丘墟、照海。中脏腑者,脱证取穴关元、足三里,施大艾炷隔姜灸,神阙隔盐灸;闭证取穴水沟、十二井、太冲、丰隆、劳宫等。再配合辨证取穴,风痰上扰证,取风池、合谷、丰隆等穴位,疏风化痰通络。气血瘀阻证,取血海、三阴交、曲池等穴位,用于促进血液循环,消除瘀血。阳虚寒凝证,取命门、关元、足三里等穴位,用于温补阳气,散寒通络。阴虚火旺证,取太溪、涌泉、心俞等穴位,用于滋阴降火,安神定志。血瘀阻络证,取血海、脾俞、合谷等穴位,用于活血化瘀,通络止痛。

2) 熏洗:桃红四物汤加减,方药组成:桃仁、红花、当归、川芎、白芍、熟地黄。用法:以上药物煎汤取1 000～2 000 mL,煎煮后趁热以其蒸汽熏病侧肢体,待药水略温后,洗、敷肿胀的手部及病侧肢体。

(张立敏　俞晓飞)

参考文献

[1] 中华医学会神经病学分会,中华医学会神经病学分会脑血管病学组,彭斌,等.中国急性缺血性脑卒中诊治指南 2018 [J].中华神经科杂志,2018,51(9):666-682.

[2] 高峰.急性缺血性脑卒中血管内治疗中国专家共识[J].中国脑血管病杂志,2014,94(010):556-560.

［3］唐秋燕,韦小凤,冯茜,等.中国急性缺血性卒中早期血管内介入诊疗指南对比分析[J].临床荟萃,2022,37(11):1037 - 1043.

［4］吕传真,周良辅.实用神经病学[M].5 版.上海:上海科学技术出版社,2021.

［5］贾建平,陈生弟.神经病学[M].8 版.北京:人民卫生出版社,2018.

［6］王增武,刘静,李建军,等.中国血脂管理指南(2023 年)[J].中国循环杂志,2023,38(03):237 - 271.

［7］王永炎,严世芸.实用中医内科学[M].上海:上海科学技术出版社,2009.

［8］高志,孙培养.中医辨证治疗脑梗死急性期的研究进展[J].中医药临床杂志,2023,35(06):1243 - 1247.

第三十四章 · 蛛网膜下腔出血

蛛网膜下腔出血（subarachnoid hemorrhage，SAH）是因脑底部或脑表面血管破裂，血液流入蛛网膜下腔引起相应临床症状的一种脑卒中；约占急性脑卒中的 10%。以起病突然（数秒或数分钟内发生）、中青年发病居多、发病前有明显诱因（剧烈运动、过度疲劳、用力排便、情绪激动等）为特征。SAH 临床表现差异较大，轻者可没有明显临床症状和体征，重者可突然昏迷甚至死亡。颅内动脉瘤是自发性 SAH 最常见的原发性病因。SAH 预后和死亡率与出血病因、部位、出血量、有无并发症、是否及时治疗密切相关。动脉瘤性 SAH 死亡率高，约 12% 患者到达医院前死亡，存活者多数遗留永久性残疾或认知功能损害。因此，及时诊断 SAH，早期采取相应的治疗方式，预防相关并发症，对改善 SAH 预后至关重要。临床根据 SAH 是否与外伤相关，分为外伤性蛛网膜下腔出血、自发性蛛网膜下腔出血。本章主要介绍自发性蛛网膜下腔出血。

（一）病因

SAH 是一种紧急且严重的脑血管疾病，病死率很高，应尽快行脑血管检查以明确病因，及时治疗。在我国最常见的是颅内动脉瘤性蛛网膜下腔出血（aSAH），占 SAH 的 75%～85%；其次是脑血管畸形（包括脑动静脉畸形和脑动静脉瘘）和烟雾病。SAH 的病因与危险因素密切相关，动脉瘤、高血压、吸烟、酗酒等为 SAH 的独立危险因素，滥用多种药物、感染、血液系统疾病与 SAH 的发病相关。一级亲属中有 2 例以上 SAH 患者，建议做 CTA 或 MRA 进行动脉瘤筛查。动脉瘤增大可能会增高破裂风险，应对未破裂动脉瘤进行定期影像学随访。在评估动脉瘤风险时，除年龄、动脉瘤部位和大小外，尤其要考虑动脉瘤的形态学和血流动力学的因素。

病因分类如下。

（1）血管病变：动脉瘤、动静脉畸形、动脉硬化、高血压、脑血栓、血管淀粉样变、系统性红斑狼疮、毛细血管扩张症、Sturge-Weber 综合征等。

（2）颅内静脉血栓形成：怀孕、服用避孕药、创伤、感染、凝血系统疾病、脱水等。

（3）血液病：白血病、霍奇金病、血友病、淋巴瘤、骨髓瘤、多种原因引起的贫血和凝血障碍、DIC、使用抗凝药物等。

（4）过敏性疾病：过敏性紫癜、出血性肾炎、过敏性紫癜综合征等。

（5）感染、中毒：细菌性脑膜炎、结核性脑膜炎、梅毒性脑膜炎、真菌性脑膜炎、多种感染、寄生虫病等，药物中毒包括可卡因、肾上腺素、单胺氧化酶抑制剂、乙醇、苯丙胺（安非他命）、乙醚、一氧化碳、吗啡、铅、奎宁、磷、蛇毒等。

（6）肿瘤：胶质瘤、脑膜瘤、血管母细胞瘤、垂体瘤、肉瘤等。

（7）约 10% 患者病因不明。

（二）发病机制

SAH 的发病是由各种原因导致血液流入蛛网膜下腔，使脑脊液红染，脑表面呈紫红色；随着血液在脑池、脑沟内淤积，距出血灶越近者积血越多，可压迫脑组织；血液可进一步流入脊髓蛛网膜下腔，甚至逆流入脑室系统；随时间推移，蛛网膜下腔中红细胞溶解，释放出含铁血黄素，使脑皮质黄染；部分红细胞随脑脊液进入蛛网膜颗粒，使之产生梗阻性脑积水；出血后血管异常收缩所至血管痉挛和颅内压增高成为 SHA 致死的主要原因。其主要病理机制包括随年龄增长由于动脉壁粥样硬化、高血压和血涡流冲击等因素影响，动脉壁弹性减弱，管壁薄弱处逐渐向外膨胀突出，形成囊状动脉瘤；动脉瘤壁受持续血流冲击或其他因素影响逐渐变薄，当无法承受血压时发生破裂，血液外流进入蛛网膜下腔，导致颅内压增高，压迫脑组织，引起脑缺血缺氧，损伤脑细胞，破坏血脑屏障，释放血管活性物质等。或由于动脉炎或颅内炎症引起的血管壁病变；或因血管发育异形成的静脉畸形，血管壁薄弱处于破裂临界状态，激动或不明显诱因可导致破裂；此外，肿瘤或转移癌直接侵蚀脑血管，引起血管壁病变，导致破裂出血也较为常见。

（三）中医病因病机

中医典籍中并无 SAH 的病名记载，历代医家依托其发病临床表现而将其归属于"中风""厥证""真头痛"等范畴。因 SAH 与其他脑部出血所致的偏瘫、失语等临床症状相似，主要将其纳入出血性中风的范畴。出血性中风与情志失调，饮食不节，或劳逸不当导致脏腑功能失调；或肝肾阴虚，肝阳上亢，风火相煽；或火热炽盛，气火升腾，气血逆乱，上扰清窍，血溢脉外等有关。蛛网膜下腔是属于"脑户"的范畴，因此其病位在脑，与心、肾、肝、脾密切相关。从《黄帝内经》始载到金元以后对病理因素的进一步认识，出血性卒中的病因不外乎于风、火、痰、气、血、瘀、虚等几个方面，各因素在一定的条件下相互影响，相互作用，导致阴阳失调，气血逆乱，上犯于脑，血随气逆，血逆脉外而发。近现代医家对出血性中风的病因病机提出了各种新的认识，一方面提出风痰上扰，络破血溢是出血性中风的直接原因；痰瘀水毒，郁闭脑窍是其主要病理改变，而痰热腑实是病机转归的关键。另一方面认为出血性中风是在正气内虚的基础上，暗风、伏火邪气内生，或遇气候骤变，情志刺激等扰动脏腑气机，气与血并走于上而致络破脉损，血溢脉络。

（四）诊断思路

1. 症状・SAH 多突然起病，以数秒或数分钟速度发生的头痛是常见的起病形式。

（1）头痛：80%～95% 的患者会出现突发、异常剧烈全头痛，头痛不能缓解或呈进行性加重。Willis 环前部动脉瘤破裂引起的头痛可局限在同侧额部和眼眶。屈颈、活动头部、声响和光线等均可加重头痛，安静卧床可减轻头痛。头痛发作前常有诱因，如过度疲劳、用力排便、情绪激动等。

（2）恶心、呕吐、面色苍白、出冷汗：约 3/4 的患者在发病后伴随着头痛，出现不同程度的恶心、呕吐、面色苍白、出冷汗。

（3）意识障碍：多数患者有短暂意识模糊甚至昏迷。少数患者可无意识改变，可出现畏光、淡漠、怕响声和振动等。

（4）精神症状：部分患者可出现精神症状，如欣快、谵妄、幻觉、痴呆等，常于起病后 2～3 周内自行消失。

（5）自主神经系统过度反应：突然出血和迅速增高的颅内压会引起自主神经系统的过度反应，表现为血压升高、心脏损伤（室性心动过速、心室颤动、Q-T 间期延长、心搏骤停等）、神经源性肺水肿、胃肠道反应等症状。

2. 并发症・严重的并发症是 SAH 死亡的重要原因。

（1）脑积水：是 SAH 常见的严重并发症，临床表现为急性颅内压增高、脑干受压、脑疝等。其中早期梗阻性脑积水（急性期、亚急性期）发生率为 20%。

（2）脑血管痉挛：常在动脉瘤破裂后 3～4 天内出现，7～10 天达到高峰，14～21 天逐渐缓解。脑动脉痉挛的严重程度与神经功能缺损严重程度呈正相关，甚至进展为迟发性脑缺血。血管痉挛是迟发性脑缺血的主要病因，此外微循环障碍、微血栓、皮质扩散去极化及脑自主调节障碍等因素也与其发生有关。

（3）再出血：是 SAH 患者致死、致残的主要原因，病死率可高达 70%～90%。首次出血后 48 h 为再出血高峰，2 周内出血率为 20%～30%，随着时间推移再出血逐渐减少。

（4）水、电解质紊乱：常见低血钠，见于 35% 的患者，好发于出血第 2～10 天。可加重意识障碍、癫痫、脑水肿。引起低钠的原因有脑性盐丧失综合征和抗利尿激素分泌异常综合征。

（5）癫痫：aSAH 后急性癫痫的发生率为 6%～26%。aSAH 后非惊厥癫痫持续状态是临床预后不良的最主要预测因子。

3. 体征

（1）生命体征检查：血压、心率、体温、呼吸频率的测量。

（2）神经系统检查：①脑膜刺激征，出现颈强、Kernig 征和 Brudzinski 征等。在发病数小时至 6 天出现，但以 1～2 天最明显；②单侧或双侧锥体束征；③眼底出血，多见于前交通动脉瘤破裂。因颅内压增高和血块压迫视神经鞘，引起视网膜中央静脉出血。在危重病例中多见，是诊断 SAH 的重要依据之一；④局灶体征少见，可有一侧动眼神经麻痹（常提示同侧后交通动脉瘤破裂）、单瘫或偏瘫、失语、感觉障碍、视野缺损等，或提示原发病和部位，或由于血肿、脑血管痉挛所致；⑤意识水平的评估使用 GCS 昏迷评分；⑥严重程度使用临床分级评分量表（Hunt-Hess 量表）（表 34-1）。

表 34-1 Hunt-Hess 量表

分数	临 床 表 现
1分	无症状，或轻度头痛，轻度颈项强直
2分	中等至重度头痛，颈项强直或脑神经麻痹
3分	嗜睡或混乱，轻度局灶神经功能损害
4分	昏迷，中等至重度偏瘫
5分	深昏迷，去脑强直，濒死状态

注：对于严重的全身性疾病（如高血压肾病、糖尿病、严重动脉硬化、慢性阻塞性肺病）或血管造影发现严重血管痉挛者，评分加 1 分

4. 实验室及其他辅助检查

（1）影像学检查

1）头颅 CT 检查：是目前诊断 SAH 的首选方法。CT 检查的敏感度取决于出血量和出血后的检查时间，在发病后 6 h 内，CT 诊断 SAH 的敏感度为 100%，发病 6 h 后敏感度为 85.7%。CT 上 SAH 的出血量和部位与血管痉挛的发生有很好相关性，改良 Fisher 分级是用于预测脑血管痉挛风险的评分系统（表 34-2）。

表 34-2 改良 Fisher 量表

分数	CT 表现	血管痉挛风险
0分	未见出血或仅脑室内出血或实质内出血	3%
1分	仅见基底池出血	14%
2分	仅见周边脑池或侧裂池出血	38%
3分	广泛蛛网膜下腔出血伴脑实质出血	57%
4分	基底池和周边脑池、侧裂池较厚积血	57%

2）增强 CT 和灌注 CT：增强 CT 可判断 SAH 病因，如显示增强的动静脉畸形或动脉瘤的占位效应。灌注 CTP 可早期检测脑血管痉挛所引发的低灌注和脑缺血。

3) 血管检查:①CTA 诊断动脉瘤的整体敏感度约为 98%,特异度为 100%。CTA 能快速成像,还能显示动脉瘤形态与骨性结构的关系,以指导手术方式的选择及夹闭手术方案的制订,可早于 DSA 成为诊断有无动脉瘤的首选方法。但动脉瘤直径≤3 mm 时,CTA 的诊断结果敏感度下降,需要结合其他检测;②DSA 是 SAH 排查动脉瘤的金标准,可明确动脉瘤的大小、位置、与载瘤动脉的关系,有无血管痉挛等解剖学特点。对于复杂动脉瘤及 CTA 不能明确病因的 SAH 患者需要进行全脑 DSA 检查。20%～25% 的 SAH 患者 DSA 不能发现出血来源或原因。对于首次脑血管造影阴性者,2 周后(血管痉挛消退)或 6～8 周(血栓吸收)后应重复脑血管造影;③经颅多普勒超声(TCD)可以监测大血管的血流速度,可作为出血后血管痉挛的常规监测。

4) 多模式磁共振成像(MRI):多种序列的 MRI 均有助于 SAH 的诊断。在 SAH 急性期,MRI 的敏感度与 CT 相近,但在疾病亚急性期及慢性期,其诊断敏感度优于 CT。MRA 可作为 SAH 的筛选,能检出直径 3～5 mm 的动脉瘤,当动脉瘤直径≥5 mm 时,敏感性下降。

(2) 实验室检查

1) 对疑似 SAH 患者立刻行急诊血液检查:①血液常规,评估介入、手术的安全性;②血糖、心肝肾功能和电解质、B 型利尿钠肽、心梗标志物,评估全身代谢情况、并发症和预后;③凝血功能,评估凝血障碍情况。

2) 腰椎穿刺:对于疑诊 SAH 但 CT 结果阴性的患者,需进一步行腰椎穿刺检查。均匀血性 CSF 是 SAH 的特征表现,腰穿损伤所致的血性 CSF,其颜色从第 1 管至第 3 管逐渐变淡。SAH 出血后 12 h 至 2 周脑脊液黄变检出率为 100%,3 周后为 70%,4 周后为 40%。无色透明的正常脑脊液可以帮助排除最近 2～3 周内发病的 SAH。急性 SAH 者腰椎穿刺前应衡量利弊,并征得家属同意。

5. 诊断标准(《中国蛛网膜下腔出血诊治指南 2019》)

(1) 诊断标准:①突发头痛,伴恶心、呕吐、意识障碍、癫痫、脑膜刺激征阳性及头颅 CT 提示蛛网膜下腔高密度影;②若症状不典型、头颅 CT 阴性,仍疑诊 SAH,则应尽早行腰椎穿刺检查,均匀血性脑脊液亦可确诊 SAH;③SAH 需与偏头痛发作、脑膜炎等鉴别;④若 CT 扫描发现纵裂或横窦区域有高密度影,还应注意与颅内静脉窦血栓形成进行鉴别。

(2) 诊断流程:参照《中国蛛网膜下腔出血诊治指南 2019》(图 34-1)。

(五) 监测与治疗

1. 监测 · SAH 患者须进行生命体征监测(血压、心率、体温、呼吸频率和血氧饱和度)和神经系统评估(GCS、Hunt-Hess 量表),必要时行颅内压监测,以密切观察病情,及时发现梗阻性脑积水和再出血。

2. 内科治疗

(1) 一般处理:患者一般须卧床 14 天,根据出血情况必要时头部抬高 30°。①呼吸管理:保持呼吸道通畅,通气功能严重障碍者应给予气道支持(气管插管或切开)及辅助呼吸;②血压管理:保持收缩压<160 mmHg 和平均动脉压>90 mmHg,临床中目标血压及降压药物选择尚无统一标准,因此需个体化、综合评估患者病情再确定具体控制血压方案;③血糖监测,空腹血糖需控制在 10 mmol/L 以下,同时应避免低血糖;④发热:及时予对症处理;⑤镇痛和镇静:镇痛需要放在优先顺序,可以选择阿片类药物经静脉或口服途径给药(如吗啡、芬太尼、瑞芬太尼、舒芬太尼或哌替啶);镇静治疗可以选择咪达唑仑、异丙酚。

(2) 止血药治疗:SAH 后是否应用止血药物存在争议,抗纤溶药物的使用利弊并存。①针对病因治疗是预防再出血的根本措施。卧床休息有助于减少再出血,但需结合其他治疗措施;②对于需要推迟闭塞的动脉瘤,再出血风险较大且没有禁忌证的患者,短期内(<72 h)使用氨甲环酸或氨基己酸以降低动脉瘤的再出血是合理的;③对于不明原因的 SAH、不愿意手术的患者使用氨甲

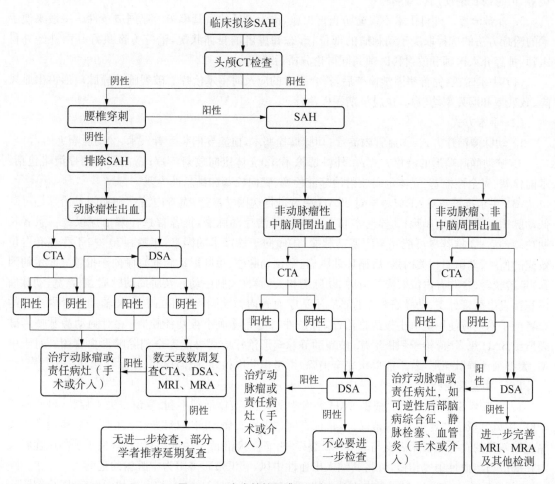

图 34-1 自发性蛛网膜下腔出血诊疗流程

环酸或氨基己酸等止血药是合理的,但要谨防深静脉血栓形成。

(3)并发症治疗

1)颅内压升高、脑积水治疗:①对于颅内压升高的患者,可以使用渗透性脱水剂(如甘露醇、高渗盐水、甘油果糖等)治疗,同时注意血浆渗透压的维持;②颅内压仍高于 20 mmHg,可以使用止痛和镇静治疗;③对于 aSAH 伴发的急性症状性脑积水的患者可行脑脊液分流术。

2)血管痉挛和迟发性脑缺血的处理:①钙离子拮抗剂:推荐使用尼莫地平以改善 SAH 的预后,可用来预防和治疗血管痉挛;一般应在 SAH 后 3 天内尽早使用,按 0.5~1 mg/h 静脉缓慢滴注,2~3 h 内如血压未降低,可增至 1~2 mg/h;②维持体液平衡和正常循环血容量,以预防迟发性脑缺血因扩容后血液稀释,需要注意维持血红蛋白在 90 g/L 以上,血细胞比容维持在 38% 左右,扩容过程中注意监测心功能变化;③可用 TCD 技术检测血管痉挛的发生,脑灌注成像有助于识别迟发性脑缺血的发生。

3)水、电解质紊乱:维持体液平衡,注意钠、钾、钙、镁等电解质及酸碱度平衡。及时纠治低钠血症。

4)癫痫的处理:①对有明确癫痫发作的患者必须给予药物治疗,但不主张预防性使用抗癫痫药物;②不推荐常规长期使用抗癫痫药物。若先前曾有癫痫、脑出血、脑梗死、大脑中动脉动脉瘤破裂等,可考虑长期使用抗癫痫药物。

3. 外科治疗 · 外科手术不仅能防止再出血,也为以后的血管痉挛治疗创造条件。一般来说手术的治疗方法的选择取决于动脉瘤的部位、形态和患者的身体状况,治疗方案最好是由神经外科医师、神经介入医师和放射科医师共同讨论分析后确定。

(1)手术时机:完善病因学检查后,符合手术的应及时手术治疗。破裂脑动静脉畸形再出血风险、致残率和病死率均较高,也应早期积极治疗。

(2)手术方式

1)动脉瘤治疗方式:①血管内治疗:动脉瘤栓塞术,血流导向装置置入术;②动脉瘤夹闭术。

2)脑动静脉畸形的治疗方式:①外科切除术;②立体定向放射治疗;③血管内治疗策略包括:术前栓塞、完全性栓塞、立体定向放射治疗前栓塞、靶向栓塞和姑息性栓塞。

(3)手术推荐意见:①应尽早对 aSAH 患者进行病因学治疗,血管内治疗和夹闭术治疗均可降低动脉瘤再破裂出血风险;②栓塞术和夹闭术均可治疗动脉瘤,推荐首选栓塞治疗以改善患者长期功能预后;③推荐尽可能完全闭塞动脉瘤;④倾向于栓塞术的因素:年龄>70 岁、不存在有占位效应的血肿、动脉瘤相关因素(后循环动脉瘤、窄颈动脉瘤、单叶动脉瘤);倾向于推荐夹闭术的因素:年龄较轻、合并有占位效应的血肿、动脉瘤相关因素(大脑中动脉及胼周动脉瘤、瘤颈宽、动脉瘤体直接发出血管分支、动脉瘤和血管形态不适于血管内弹簧圈栓塞术);⑤支架辅助血管内治疗的患者围手术期应使用抗血小板药物治疗,有条件时可完善血小板功能检查;⑥对脑动静脉畸形破裂所致 SAH 患者,应给予积极治疗,破裂动静脉畸形治疗应尽可能完全消除畸形血管团。对于中型、大型脑动静脉畸形,若不能单次完全消除,可考虑分次栓塞、靶向栓塞、姑息性栓塞。

(六)中医药治疗

1. 中医对 SAH 的认识 · 根据 SAH 突发剧烈头痛、肢体活动不利、意识丧失等症状,可归属于中医"中风""厥证""真头痛"等范畴。《辨证奇闻》"人有头痛连脑,双目赤红,如破如裂,所谓真正头痛也",阐释的真头痛临床表现与 SAH"爆裂样"头痛症状相似。SAH 患者瘫痪、失语等临床症状及内在病因与出血性中风相似,可将其纳入出血性中风,意识障碍多归为中脏腑的范畴。

2. 辨证施治 · SAH 归属于出血性中风,辨证施治可参照第 32 章脑出血的中医药辨证治疗。

3. 外治法

1)针灸:可参照第 32 章脑出血的针灸治疗,再配合以下主要穴位。①疏风柔肝:风池、太阳、曲池、肩髃;②醒神开窍:神门、上星、风户、攒竹;③镇静安神:内关、神门、天柱、百会;④补益气血:气海、关元、三阴交。中医针灸治疗对缓解头痛、改善神经功能有辅助作用。

2)熏洗:用艾叶或辛温解郁之草药配方,熏洗头面部和肢体,可理气活血、开窍醒神。

(张立敏　俞晓飞)

参考文献

[1]中华医学会神经病学分会,中华医学会神经病学分会脑血管病学组,中华医学会神经病学分会神经血管介入协作组.中国蛛网膜下腔出血诊治指南 2019[J].中华神经科杂志,2019,52(12):1006-1021.

[2]贾莉,吕琳,夏敏.动脉瘤性蛛网膜下腔出血处理指南[J].中国卒中杂志,2009,4(7):598-600.

[3]贾建平,陈生弟.神经病学[M].8 版.北京:人民卫生出版社,2018.

[4]吕传真,周良辅.实用神经病学[M].5 版.上海:上海科学技术出版社,2021.

[5]苏彤.中西医结合治疗自发性蛛网膜下腔出血[J].继续医学教育,2021,35(08):159-162.

[6]胡明哲,陈香岩,陈发军.中医药治疗蛛网膜下腔出血研究进展[J].新中医,2020,52(20):18-20.

第三十五章 · 癫痫持续状态

癫痫持续状态(status epilepticus，SE)，是神经重症医学中最常见的危急重症之一。大多数癫痫患者的死亡都发生在此期，给予合理的治疗能改善 SE 患者的预后。SE 传统定义指"癫痫连续发作之间意识尚未完全恢复又频繁再发，或癫痫发作持续 30 min 以上未自行停止"。2015 年国际抗癫痫联盟(International League Against Epilepsy，ILAE)提出新的癫痫持续状态定义，并包含两个可操作性的时间点(t1 和 t2)，即由于终止癫痫的机制失灵或有了新的致痫机制导致了异常久(t1 时间后)的痫性发作，可能导致长期不良后果(t2 时间后)。新定义提出了 t1 和 t2 的概念，t1 提示启动治疗的时间点；t2 提示长期不良后果可能发生的时间点，亦即强化治疗的时间点。不同发作类型 t1 和 t2 不同见表 35-1。

表 35-1　不同发作类型的 t1 和 t2

发作类型	t1(可能导致持续发作时间)	t2(可能导致长期不良后果时间)
强直-阵挛发作	5 min	30 min
伴意识受损的局灶性发作	10 min	>60 min
失神性癫痫持续状态	10~15 min	未确定

SE 年发病率为 41~61/10 万，其中 25%~50% 的患者已诊断癫痫，12%~30% 新诊断的成人患者以 SE 为首发症状，9% 的儿童患者以 SE 为首发症状。1 岁以内和 65 岁以上既是癫痫患病年龄高峰又是 SE 发病年龄高峰。10%~20% 的癫痫患儿和 15% 的成人癫痫患者发生过 SE，在癫痫患者中的年发病率为 1%~5%。SE 若不及时治疗可因高热、循环衰竭、电解质紊乱或神经元兴奋性损伤导致永久性脑损害，致残率和死亡率均很高。在抗癫痫药物被广泛应用前，SE 病死率为 10%~50%。至今 SE 病死率仍高达 13%~20% 以上。

(一) 病因

在已知癫痫病史的患者中，SE 的常见原因是不适当停药。SE 约有 50% 发生在没有癫痫病史的患者中，通常与潜在疾病有关，如急性脑血管病、脑外伤、脑肿瘤、脑炎及药物中毒等。"免疫性"在 2017 年被 ILAE 正式列为癫痫六大病因之一，大约 35% 的自身免疫性脑炎患者会发生 SE。

(二) 分类

1. 根据癫痫发作持续时间及治疗反应分类

(1) 早期 SE，癫痫发作>5 min。

(2) 确定性 SE，癫痫发作>30 min。

(3) 难治性 SE(RSE)，发作通常>60 min，对二线(左乙拉西坦、苯妥英钠、丙戊酸钠或苯巴比妥)抗癫痫药物治疗无效，需全身麻醉治疗。

(4) 超级难治性 SE(SRSE)，全身麻醉治疗 24 h 仍不能终止发作，其中包括减停麻醉药物过程中复发。

2. 根据癫痫发作类型 · 根据是否存在明显抽搐分为惊厥性癫痫持续状态(CSE)与非惊厥性癫痫持续状态(NCSE)。

(三) 发病机制

SE 的发生是由于终止癫痫发作的机制失效或维持癫痫的机制激活所致,涉及神经递质与受体的功能异常、遗传变异、免疫和炎症、线粒体功能障碍及血脑屏障通透性增加等环节。其中,神经递质与受体的功能异常在 SE 的发病中占据主导地位,谷氨酸是中枢神经系统内最主要的兴奋性神经递质,而与 SE 联系最为密切的是 N-甲基-D-天冬氨酸受体(NMDAR)。遗传变异多见于儿童SE。而免疫和神经炎症可能是新发难治性 SE 的常见病因,免疫系统激活后释放的各种炎症介质可通过影响神经元离子通道和转运蛋白的后翻译、神经递质释放和摄取机制及突触和分子可塑性相关基因转录激活的启动效应,从而诱导神经元兴奋性的提高,降低癫痫发作阈值。线粒体相关SE 的潜在致病机制主要包括 DNA 突变、活性氧生成过多、能量生成障碍。上述机制通常是在病程中同时或先后出现并相互促进。血脑屏障通透性增加所导致的白细胞渗入可通过释放各种毒性物质直接损害局部的血管、神经元和胶质细胞。血脑屏障损伤后触发的上述复杂的级联反应增加了神经元的兴奋性,降低了癫痫发作阈值;同时,反复的癫痫发作也可加重血脑屏障的损伤。

癫痫持续时间在 1 h 之内者较易控制,持续 20 min 者,大脑皮质缺氧严重,加重神经细胞的损伤;若持续 60 min,则海马、杏仁核、小脑、丘脑及大脑皮质发生器质性损害,并可导致继发性代谢障碍,出现酸中毒、高颅压、自主神经功能紊乱,甚至休克、心肾及呼吸衰竭;若持续 13 h,大部分病例死亡。

(四) 中医病因病机

SE 归属于中医的"痫证"范畴。《灵枢·癫狂》云"癫疾始作,先反僵,因而脊痛",认为发病与先天因素有关,还指出了痫证发作时先肌肉僵直后脊背痛的临床表现。陈言《三因极一病证方论》曰"夫癫痫病,皆由惊动,使脏气不平,郁而生涎,闭塞诸经,厥而乃成,或在母胎中受惊,或少小感风寒暑湿,或饮食不节,逆于脏气",指出惊恐、痰涎、外感、饮食不节等多种因素导致脏气不平,阴阳失调,神乱而病。痫证的病因可分为先天因素和后天因素两大类。先天因素主要为先天禀赋不足或禀赋异常,后天因素包括情志失调、饮食不节、跌仆外伤或患他病致脑窍损伤等。两者均可造成脏腑功能失调,风、火、痰、瘀闭塞清窍,积痰内伏,偶遇诱因触动,则脏气不平,阴阳失衡而致气机逆乱,元神失控而发病。

本病病位在脑,与心、肝、脾、肾等脏密切相关,基本病机为积痰内伏,经风火触动,痰瘀互结,上蒙清窍而发病。或因惊恐伤及肝肾,肝肾阴亏,不能敛阳而生热,热极可动肝风;或因火热之邪煎熬津液而生痰,因饮食不节,脾胃受伤,健运不利以致精微不布,痰浊内聚,积痰内伏,一遇诱因,痰浊蒙蔽元神清窍;或因气郁化火,火邪灼阴,心肾不交,精不化血,血虚势必动风。病理因素涉及风、火、痰、瘀等,尤以痰邪作祟最为重要。正如《医学纲目·癫痫》所云"癫痫者,痰邪逆上也"。痫证之痰,具有随风气而聚散和胶固难化两大特点,痰聚气逆,闭阻清窍,则痫证发作;痰降气顺,则发作休止;若风阳痰火逆而不降,则见痫证大发。至于发作时间的久暂、间歇期的长短,则与气机顺逆和痰浊内聚程度有密切关系。因痰胶固难化,故痫证久发难愈,反复不止,易发作为 SE。

(五) 诊断思路

1. 症状

(1) 强直阵挛性癫痫持续状态:癫痫大发作的连续反复出现,症状逐渐加重,发作时间延长。

(2) 强直性癫痫持续状态:强直性发作而无阵挛,呈角弓反张型发作。

(3) 肌阵挛性癫痫持续状态:持续数小时至数天的节律性反复全身性抽搐,常无意识障碍。

(4) 失神性癫痫持续状态:反应迟钝到不同程度的意识障碍。10 岁以下患儿多见。

(5) 单侧性癫痫持续状态:癫痫发作时,惊厥的一侧肢体常有暂时性轻瘫。主要见于儿童和婴儿。

（6）部分性运动性癫痫持续状态：持续性身体某一部分抽搐。

2. 并发症

（1）SE 的全身并发症：CSE 可能引起广泛的急性和慢性全身并发症。这些并发症的病因是多方面的，包括抗癫痫药物副作用、住院时间长、肌肉过度痉挛和癫痫发作时间长等。癫痫发作时间长会引起儿茶酚胺类物质增加、交感神经兴奋等，导致外周血管阻力增加。CSE 患者的预期代谢特征包括呼吸性酸中毒、心动过速、高热、高血糖和白细胞增多。

（2）神经系统并发症：急性发作后脑病是一种常见的早期并发症，由长期癫痫发作和使用镇静药物共同引起。局灶性神经功能缺损是另一种并发症，尤其是局灶性运动性癫痫发作患者。这可能是由于癫痫发作活动导致新皮质、海马和基底神经节的局灶性神经元坏死而引起。癫痫发作活动引起的发作后无力通常是一过性的，并在数分钟至数小时内改善。在持续无力的情况下，应排除结构性损伤或骨折。

（3）呼吸系统并发症：1/3 的 SE 患者会出现需要插管的气道受损和呼吸衰竭。呼吸肌收缩的改变和镇静抗癫痫药物的使用都可能导致气道损害，严重时可能导致呼吸衰竭。数据表明，与单独使用抗癫痫药物相比，持续的癫痫发作活动与更高的插管风险相关。

（4）心血管并发症：2/3 的 SE 患者会出现心血管并发症，且与死亡率增加相关。心电图改变最常见，发作活动停止后可持续 24 h。初次就诊时，80% 以上的患者出现窦性心动过速，很少出现心动过缓。一些患者可能出现更严重的心律失常，包括心房颤动或扑动、室性心动过速或心室颤动。

3. 体征

（1）生命体征检查：血压、心率、体温和呼吸频率的测量。

（2）神经系统症状：神志改变通常表现为意识模糊甚至昏迷，瞳孔对光反射迟钝等，伴肌张力改变，部分患者可出现病理征阳性，颅内感染患者有颈项强直等脑膜刺激征阳性。

4. 实验室及辅助检查

（1）脑电图检查：脑电图上持续存在的痫样放电是 SE 不可替代的诊断和治疗依据。SE 脑电图须满足三个条件：持续 30 min 以上或连续描记 60 min，其中 30 min 是癫痫样放电，且最短的一次痫样放电持续不能少于 10 s。视频脑电图可同步监测记录患者发作情况及相应脑电图改变。床边移动脑电图，能随时记录患者发病时临床表现和脑异常放电情况，特别对于非惊厥性癫痫持续状态有很好的实用价值。

（2）实验室检查

1）血常规、生化指标、血气分析：①血常规，白细胞增多提示合并感染可能；②生化指标，筛查代谢如低血糖、低钠血症、低钙血症、高钙血症、低镁症、肾功能衰竭、肝功能衰竭；③血气分析，明确缺氧及酸碱失衡情况。

2）脑脊液检查：癫痫原因不明者，建议行脑脊液检查以排查原因。①脑脊液生化、常规、二代测序，可明确颅内感染；②脑脊液抗体检测可辅助诊断自身免疫性脑炎。

3）抗癫痫药物浓度：监测抗癫痫药物浓度是否达标或过量，如丙戊酸钠、卡马西平、苯妥英钠血药浓度等。

（3）影像学检查

1）头颅 CT：可排查脑的结构性损伤或病变，如颅内出血、脑肿瘤和脑脓肿等。

2）头颅 MRI：病情平稳患者建议完善该项检查，可排查脑的结构性损伤或病变。MRI 较敏感，特别是冠状位和海马体积测量能较好地显示海马病变。由于持续的癫痫发作活动对组织的过度代谢需求，导致血管生成和（或）细胞毒性水肿。最常见的变化为 T2 信号增加（在 FLAIR 上最明显），并且有一些肿胀，可能显示相应的扩散异常，DWI 信号增加，在某些情况下 ADC 值降低，对比后的 T1 成像变化很大，涉及的位置是可变的，包括大脑皮质和皮质下白质海马和颞中叶丘脑。

5. 诊断

（1）诊断标准：①临床表现癫痫持续发作；②脑电图示持续痫样放电。

（2）诊断流程

第一步，是否为癫痫？

第二步，是否为癫痫持续状态？

（六）监测与治疗

1. 监测 · SE 患者须进行生命体征监测（呼吸、心率、脉搏、血氧浓度、血压和体温）。维持患者呼吸和循环系统稳定很重要，须根据患者情况考虑气管插管、建立静脉通路和连续脑电监测等。

2. 内科治疗

（1）对症处理

1）CSE 患者初始治疗失败后，须尽早收入神经重症监护病房。

2）加强脑水肿的监测与降颅压药物合理应用，脑水肿可用 20% 甘露醇 125 mL 快速静滴。

3）维持水电解质平衡对常见的低钠血症予以限水和（或）补充高渗盐，但需控制血浆渗透压升高速度，避免渗透性脑病发生；对于低血钙患者，补钙后尽快明确病因，并定期复查评估补钙效果。

（2）抗癫痫药物选择：目前能用于抗 SE 的药物主要有地西泮、氯硝西泮、苯巴比妥、丙戊酸钠、丙泊酚、戊巴比妥、氯胺酮或硫喷妥钠、磷苯妥英、左乙拉西坦等，以及苯妥英钠、利多卡因、咪达唑仑和其他类别，共 14 种，需要根据不同的治疗目的选用。

可按以下顺序选择治疗方法：地西泮→氯硝西泮→苯巴比妥、丙戊酸钠、左乙拉西坦→咪达唑仑→丙泊酚→氯胺酮→联合用药→生酮饮食→亚低温→电休克治疗。

1）地西泮：适用于 SE 的首次治疗及达不到 RSE 标准且对苯二氮䓬类药物不耐药且无禁忌证的患者。成人 SE 静脉用药时可考虑首剂 10～20 mg 静脉缓慢推注；如无效，5 min 后可再次静脉推注；若有效（癫痫发作停止），则用 80～100 mg 地西泮加入 5% 葡萄糖溶液中静脉滴注（12 h）；若用药有效，但维持中复发，可再次推注 10～20 mg 地西泮；若治疗无效，应停药并改用其他推荐药物。注意事项：静脉用药需要缓慢推注，每分钟不超过 2 mg，注意对患者呼吸及心血管功能的影响。

2）氯硝西泮：氯硝西泮的作用强度是地西泮的 10 倍，目前主张将其作为地西泮治疗失败后的次要选择。成人 SE 可考虑 1～2 mg 静脉缓慢推注，若 10～15 min 无效，可重复 1 次，如仍无效，需停药，选用其他推荐药物。静脉推注后有效者，可用 1～2 mg 静脉推注，每隔 12 h 维持 1 次，发作停止 1～2 天可考虑停用。

3）苯巴比妥：主要适应于地西泮和氯硝西泮治疗失败后的 SE，尤其对儿童 SE 可能更有效。成人 SE 患者可考虑首先缓慢静脉推注 10～15 mg/kg（速度 50～100 mg/min），有效后以 100～200 mg/次，每天 2 次肌内注射维持，持续 1～2 天，无效则停药，选择其他推荐药物。

4）丙戊酸钠：主要适用于对苯二氮䓬类耐药的 SE，由于对意识没有明显影响，因此特别适用于非惊厥性 SE 患者。成人 SE 患者可考虑 20～40 mg/(kg·d) 静脉推注，首剂加倍。先按 3～6 mg/(kg·min) 静脉推注 20～40 mg/kg，然后用同等剂量静脉滴注，次日则按 20～40 mg/(kg·d) 静脉滴注，对于连续治疗 2～3 天有效者，待患者发作停止、神志恢复后，可改为口服治疗（序贯疗法），以控制癫痫的长期发作；若无效则停用，选择其他推荐药物。

5）左乙拉西坦：主要适用于地西泮和氯硝西泮治疗失败的 SE 及联合用药。成人 SE 患者可考虑 1 000～1 500 mg 静脉推注，给药速度为 2～5 mg/(kg·min)，若癫痫发作仍未停止或 EEG 提示有持续性痫样放电，应考虑为 RSE，可追加药量。有效后可持续输注 0.05～2 mg/(kg·h)，负荷量

$1\,500\sim3\,000\,mg/d$，最大剂量 $4\,500\,mg$，无效则停药，选择其他推荐药物。联合用药主要是与苯二氮䓬类合用，用于治疗超级 RSE。与苯二氮䓬类药物联合使用时，推荐使用左乙拉西坦的剂量为 $2\,500\,mg$ 缓慢静脉注射($>5\,min$)，使用的方法有两种，即在苯二氮䓬类药物治疗失败的基础上加用左乙拉西坦，或与苯二氮䓬类药物同时应用。

6) 咪达唑仑：咪达唑仑治疗 SE 的疗效优于地西泮或氯硝西泮，但因其对呼吸的抑制作用及对血压的影响明显强于地西泮，同时受使用时条件(麻醉剂使用)的限制，故咪达唑仑用于 RSE 可能更符合临床实践。成人 SE 的静脉用药可考虑按 $0.1\sim0.2\,mg/kg$ 静脉缓慢推注($2\sim4\,mg/min$)，如无效可重复 1 次，仍无效则停药，选用其他推荐药物。如有效，则可按 $0.1\sim0.3\,mg/(kg\cdot h)$ 静脉泵入，维持 12 h。在维持中复发可重复推注 1 次。

7) 丙泊酚：没有证据表明首选丙泊酚的疗效优于地西泮或氯硝西泮，且其对呼吸的抑制作用及对血压的影响明显强于地西泮，同时也受使用时的条件限制，因而丙泊酚的适应证主要是 RSE，在咪达唑仑治疗失败或不适合使用咪达唑仑时选用。成人 SE 的静脉用药可考虑按 $1\sim2\,mg/kg$ 静脉缓慢推注，如无效可重复 1 次，仍无效则停药，选用其他推荐药物。如有效可按 $1\sim4\,mg/(kg\cdot h)$ 静脉泵入，维持 $10\sim12\,h$。在维持中复发可再推注 1 次。

8) 氯胺酮：主要适用于用咪达唑仑及丙泊酚治疗失败后的 RSE 及多种药物治疗无效患者的联合用药。成人 SE 患者可考虑负荷剂量为 $1\sim3\,mg/kg$(最大 $4.5\,mg/kg$)，按最大速度 $100\,\mu g/(kg\cdot min)$ 静脉推注。氯胺酮通过静脉给药时，既可先静脉推注，然后持续静脉滴入，也可仅通过持续静脉滴入的方式进行治疗。注意事项：氯胺酮属麻醉剂，需要在麻醉师的指导下应用。

(3) 癫痫持续状态处理流程：见表 35-2。

表35-2 癫痫持续状态处理流程

阶段	处 理 策 略
观察期：0~5 min	生命体征监测： 鼻导管或面罩吸氧 静脉通路建立 血常规、血液生化、动脉血气分析 血药浓度
第一阶段：5~20 min，一线治疗	有静脉通路： 静脉注射地西泮：常规剂量 5~10 mg 如有必要可以重复 10 mg(最大速度 5 mg/min) 无静脉通路： 肌内注射咪达唑仑：常规剂量 10 mg
第二阶段：20~40 min，二线治疗	如发作未能终止，启动第二阶段静脉治疗： ① 丙戊酸钠：15~45 mg/kg[<6 mg/(kg·min)]，给药时间 5 min ② 苯巴比妥：15~20 mg/kg(50~100 mg/min) ③ 苯妥英钠：18 mg/kg(<50 mg/min) ④ 左乙拉西坦：1 000~3 000 mg
第三阶段：40~60 min，三线治疗	转 ICU，气管插管/机械通气，持续脑电监测，静脉给药终止 RSE： ① 丙泊酚：2 mg/kg 负荷量静注，可追加 1~2 mg/kg 直至发作控制，然后 1~10 mg/(kg·h)维持(注意：持续应用可能导致丙泊酚输注综合征) ② 咪达唑仑：0.2 mg/kg 负荷量静注，静脉泵注[0.05~0.40 mg/(kg·h)]
SRSE	选择以下手段(可联合)： ① 静脉用氯胺酮 ② 电休克低温 ③ 生酮饮食

3. 外科治疗 · 侵入性措施是作为治疗超级难治性癫痫持续状态的"最后手段"。对于部分难治性癫痫可以通过外科干预成功控制。紧急外科手术切除病灶无论如何应在严格筛选前提而且有清晰的定义才能采用,即患者存在影像学明确的局灶性损伤和(或)电生理证实的局灶性发作的起源,病灶明确时充分讨论,适时考虑手术切除病灶。包括:皮质局部病灶切除术、脑叶和多脑叶切除术、解剖学和功能性大脑半球切除术、胼胝体切开术、多软膜下横切术。

(七) 中医药治疗

1. 中医对 SE 的认识 · SE 归属于中医的"痫证"范畴;痫证以发作性神情恍惚,甚则突然仆倒,昏不知人,口吐涎沫,两目上视,肢体抽搐,或口中怪叫,移时苏醒,一如常人为主要临床表现的一种病证。孙思邈《备急千金要方》首次提出"癫痫"病名。王肯堂《证治准绳·癫狂痫总论》将癫、狂、痫三者加以区别。巢元方《诸病源候论》曰"其发之状,或口眼相引而目睛上摇,或手足瘛疭,或背脊强直,或颈项反折""卒发仆地,吐涎沫、口㖞、目急、手足缭戾,无所觉知,良久乃苏",其对癫痫持续状态临床症状描述详细,并按不同病因分为风痫、惊痫、食痫等。王肯堂《证治准绳·幼科》曰"此五痫应乎五畜,应乎五脏者也",对痫证按五脏分类。

《证治汇补·痫病》中提出阳痫、阴痫及相应治则治法。叶天士《临证指南医案·癫痫》曰"痫之实者,用五痫丸以攻风,控涎丸以劫痰,龙荟丸以泻火;虚者当补助气血,调摄阴阳,养营汤、河车丸之类主之"。王清任《医林改错》则认为痫证的发生与"元气虚"和"脑髓瘀血"有关,并创龙马自来丹、黄芪赤风汤治疗本病证属气虚血瘀者,主张从虚实论治本病。

2. 辨证施治 · 痫证发作首辨病情之轻重。病发持续时间短则病轻,持续时间长则病重;发作间隔时间长则病轻,间隔时间短则病重。从病机方面看,病情轻重与痰浊浅深和正气盛衰密切相关,病初正气未衰,痰浊不重,病情相对较轻,多易愈。如若反复发作,正气衰弱,痰浊不化,愈发愈频,正气更衰,互为因果,病情亦渐重。再辨虚实,痫证发病初期多属实证,反复发作日久则为虚实夹杂。最后辨阳痫、阴痫。痫证发作时有阳痫、阴痫之分;阳痫发作多属实,阴痫发作多属虚。实者当辨风、痰、火、瘀之别,如来势急骤,神昏猝倒,不省人事,口噤牙紧,颈项强直,四肢抽搐者,属风;发作时口吐涎沫,气粗痰鸣,呆木无知,发作后或有情志错乱,幻听错觉,或有梦游者,属痰;如猝倒啼叫,面赤身热,口流血沫,大便秘结,口臭苔黄者,属火;发作时面色潮红、紫红,继则青紫,口唇发绀,或有颅脑外伤、产伤等病变者,属瘀。

痫证遵循"急则治其标,缓则治其本"原则,SE 属急,故开窍醒神以治其标,控制其发作,多以开窍定痫、豁痰熄风、清泻肝火、通络镇惊等法治之;待缓则祛邪补虚以治其本,多以健脾化痰、滋养肝肾、宁心安神等法治之。突然发作或持续不得缓解者以针刺及外治法开窍醒神以促苏醒,再投以煎剂。平日当根据疾病症状辨证论治,调其脏腑气血阴阳,以求根治,防止复发。

(1) 急性期

1) 阳痫

证候特征:突然昏仆,不省人事,面色潮红、紫红,继之转为青紫或苍白,口唇青紫,牙关紧闭,两目上视,项背强直,四肢抽搐,口吐涎沫,或喉中痰鸣,或发怪叫,甚则二便自遗,移时苏醒,舌质红,苔白腻或黄腻,脉弦数或弦滑。

治法:急以开窍醒神,继以泻热涤痰熄风。

推荐方药:黄连解毒汤(《肘后备急方》)合定痫丸(《医学心悟》)。方药组成:黄连解毒汤由黄芩、黄连、黄柏、栀子组成;定痫丸由天麻、川贝母、半夏、茯苓、茯神、胆南星、石菖蒲、全蝎、甘草、僵蚕、琥珀、陈皮、远志、丹参、麦冬、辰砂、生姜、竹沥组成。

推荐中成药:热甚者选用安宫牛黄丸或紫雪丹。痰热者用清开灵注射液。偏阴虚者,用参麦注射液。

2）阴痫

证候特征：突然昏仆，不省人事，面色晦暗青灰而黄，手足清冷，双眼半开半合，肢体拘急，或抽搐时作，口吐涎沫，一般口不啼叫或声音微小，醒后周身疲乏，或如常人，舌质淡，苔白腻，脉多沉细或沉迟。

治法：急以开窍醒神，继以温化痰涎，顺气定痫。

推荐方药：五生饮（《世医得效方》）合二陈汤（《太平惠民和剂局方》）。方药组成：五生饮由生南星、生半夏、生白附子、川乌、黑豆组成；二陈汤由橘红、半夏、茯苓、甘草、生姜、乌梅组成。

推荐中成药：偏阳衰者用参附注射液。

（2）外治法

1）针灸治疗：癫痫持续状态谨慎使用针灸治疗，可采用泻法进行治疗，配穴多以开窍醒神为主，行针不留针，以防滞针对患者造成损伤。常用穴位：百会、太冲、合谷、内关、人中、神门、三阴交、阳陵泉等。

2）穴位贴敷：药物选用石菖蒲、代赭石、地龙、僵蚕各等份，研细末，药末敷在神阙穴上，外用胶布固定。一次敷药 6 h，每日换药 1 次，连续应用 7 天。

（陈恩卓　俞晓飞）

参考文献

［1］中国抗癫痫协会药物治疗专业委员会.终止癫痫持续状态发作的专家共识［J］.解放军医学杂志,2022,47(7):639-646.

［2］中国医师协会神经内科分会癫痫专委会.成人全面性惊厥性癫痫持续状态治疗中国专家共识［J］.国际神经病学神经外科学杂志,2018,45(1):1-4.

［3］王永炎,严世芸.实用中医内科学［M］.上海:上海科学技术出版社,2009.

［4］陈湘君,张伯礼.中医内科学:案例版［M］.北京:科学出版社,2007.

［5］Trinka E, Cock H, Hesdorffer D, et al. A definition and classification of status epilepticus-report of the ILAE task force on classification of status epilepticus［J］. Epilepsia, 2015,56(10):1515-1523.

［6］Al-Faraj AO, Abdennadher M, Pang TD. Diagnosis and management of status epilepticus［J］. Semin Neurol, 2021, 41(5):483-492.

第三十六章 · 异 位 妊 娠

异位妊娠是妇产科常见的急腹症之一,指受精卵在子宫体腔以外的部位种植并发育,习称宫外孕。根据受精卵着床的部位不同,异位妊娠可分为输卵管妊娠、卵巢妊娠、宫颈妊娠、阔韧带妊娠、腹腔妊娠等;其中以输卵管妊娠最为常见,占 90% 以上;剖宫产瘢痕妊娠近年来在国内的发病率明显升高;其他罕见的异位妊娠还有腹膜后妊娠、阴道妊娠、宫内宫外复合妊娠等。由于性开放、性传播性疾病、盆腔炎性疾病、剖宫产、辅助生殖技术应用等多种因素的影响,全世界范围内的异位妊娠发病率均有升高,据统计显示在早期妊娠妇女中的发生率为 2%~3%。随着现代医疗技术诊断方法及治疗方法的提升与改进,绝大多数异位妊娠能够在早期得到确诊并及时治疗,但输卵管妊娠破裂仍然是妊娠相关死亡的重要原因之一,2011—2013 年在美国因输卵管妊娠破裂导致死亡的人数占所有妊娠相关死亡人数的 2.7%。本章重点讨论输卵管妊娠。

(一) 病因

输卵管妊娠的病因尚不明确,主要可能与以下因素有关。

1. **输卵管异常**

(1) 输卵管炎性疾病:输卵管炎性疾病包括输卵管黏膜炎及输卵管周围炎,炎症往往引起输卵管管腔的堵塞、输卵管扭曲狭窄、输卵管周围组织粘连等解剖结构改变及生理功能异常,影响受精卵的运行,而最终导致异位妊娠。

(2) 输卵管发育不良:例如输卵管过长、输卵管肌层薄弱、输卵管收缩力差、输卵管黏膜纤毛薄弱等,容易影响受精卵的正常运送,而引起输卵管妊娠。

(3) 输卵管功能障碍:输卵管功能受到雌孕激素调节,当内分泌调节紊乱将影响受精卵的正常运行;而如果精神紧张引起输卵管痉挛或蠕动异常,也可能干扰受精卵的运送。

2. **受精卵游走** 即一侧卵巢排出卵子并在输卵管受精后,经由宫腔或腹腔移行到对侧输卵管,由于在移行过程当中受精卵逐渐发育增大而不能继续通过输卵管,最终着床在该处时就发生了输卵管妊娠。

3. **避孕失败** 包括宫内节育器避孕失败、口服紧急避孕药失败等因素都能够导致异位妊娠发生的概率增加。

4. **其他** 各种盆、腹腔手术操作可能导致盆腔内组织粘连,进而改变输卵管的解剖结构及生理功能,导致输卵管妊娠的发生风险增加;子宫内膜异位症容易造成女性生殖器官结构和微环境改变,增加了受精卵着床于输卵管的可能性;胚胎畸形或男方精液异常,亦可增加异位妊娠的风险;排卵异常使得受精卵在卵巢内进一步种植、生长、发育,则形成卵巢妊娠;辅助生殖技术的应用也使得异位妊娠的发生率增加,有数据显示辅助生育技术后输卵管妊娠的发生率约为 5%,而既往较为罕见的宫角妊娠、宫颈妊娠、腹腔妊娠、宫内宫外复合妊娠也时有发生。另外,吸烟吸毒、初次性生活年龄过早、多个性伴侣,以及定期的阴道灌洗与盆腔炎性疾病也与异位妊娠发生风险的增加有一定的关系。

(二) 发病机制

正常妊娠需要成熟精子通过游走到达输卵管,最终与卵巢所排出的卵子在输卵管壶腹部完成受精、形成受精卵。受精卵将于受精后 30 h 在输卵管内缓慢向子宫腔方向移动,同时进行有丝分裂,第 3 天时形成桑椹胚进入子宫腔,在受精后第 6～7 天完成着床过程。在这个过程当中,输卵管结构形态异常及运卵功能异常可能是输卵管妊娠发生的重要机制,而其中的主要原因是输卵管炎性疾病。包括沙眼衣原体感染、淋球菌感染、支原体感染等各类生殖道感染疾病引起上行感染后,容易引起包括输卵管黏膜炎及周围组织炎等输卵管炎性疾病或盆腔炎性疾病的发生。相关研究发现这些炎症所引起的输卵管结构形态改变主要发生在输卵管黏膜,可引起黏膜上皮细胞脱落、输卵管纤毛缺损,严重者出现完全堵塞引起不孕,轻者则出现黏膜粘连、管腔变窄,影响到受精卵在输卵管内的运行而在输卵管内着床。除炎症因素之外,既往盆腹腔手术操作(包括输卵管相关手术史)可能导致输卵管在形态上变得细长、迂曲,从而延长或阻止受精卵进入宫腔,最终着床于输卵管。

(三) 中医病因病机

异位妊娠根据其症状及体征特点,可归属于"妊娠腹痛""癥瘕"等中医妇科疾病范畴,病位在少腹,并与胞宫、胞脉、胞络相关。主要病机在于冲任不畅、少腹血瘀。瘀血、痰湿、热毒之邪阻滞冲任胞脉,使得孕卵运行受阻;或先天禀赋不足,或后天脾气亏虚,以致冲任失养,运送孕卵无力,均能够使得孕卵不能按时到达胞宫之内而孕于胞脉、胞络之处。胎元居于异处,阻滞冲任,不通则痛,而下腹疼痛,异位胎元损伤脉络,以致血不循经而外溢,则阴道不规则出血;胎元发育长大,致使脉络破损,血溢妄行则有气随血脱,甚至出现厥脱等危急之候;如离经之血瘀结少腹日久,亦可结而成癥。在疾病发展过程中,胎元阻络、胎瘀阻滞、气血亏脱、气虚血瘀、瘀结成癥则是不同阶段的病理机制。

1. **胎元阻络** 情志抑郁,肝郁不舒,气机阻滞,血行不畅;或经期产后之时房事不节;或感染外邪,邪与血搏,以致瘀血阻滞胞宫冲任;或脾肾气虚,运卵无力,孕卵不能到达子宫,而孕于异处,多发生于未破损期。

2. **胎瘀阻滞** 胎元孕于异处,胎失血养而自殒,或与余血结而成瘀,发生于未破损的晚期。

3. **气血亏脱** 胎元停于异处,逐渐长大,致使脉络破损,血液离经而妄行,气随血脱,以致厥脱,发生于已破损期。

4. **气虚血瘀** 胎元孕于异处而自殒,血溢脉外但量少,气随血泄,离经之血积聚于少腹而成瘀,发生于已破损期。

5. **瘀结成癥** 胎元停于异处而自殒已久,与余血互结成瘀,久积成癥,发生于已破损期。

(四) 诊断思路

1. **症状** 典型症状为停经、腹痛、阴道流血,即"异位妊娠三联征"。

(1) 停经:大部分输卵管妊娠患者存在 6～8 周的停经史,但约有 25% 的患者无明显停经史,而是表现为月经周期改变及经量的异常,常被误认为是月经。

(2) 腹痛:腹痛是输卵管妊娠最常见症状,90%～95% 的患者就诊主诉为腹痛。但输卵管妊娠的腹痛特点往往缺乏特异性,通常与孕卵所在部位及是否发生破裂、流产等因素有关。当输卵管妊娠未发生破裂或流产之前,由于孕卵在管腔内逐渐发育增大,输卵管随之膨胀,腹痛常表现为一侧下腹部隐痛或胀痛。当输卵管妊娠破裂或流产时,常表现为一侧下腹部撕裂样剧痛甚至是全腹疼痛,可伴有恶心、呕吐感;当血液聚集于直肠子宫陷凹处,可出现肛门坠胀感;如血液由下腹部流向全腹刺激到膈肌时,还可引起肩胛部放射痛及胸痛。

(3) 阴道流血:60%～80% 的输卵管妊娠患者主诉有阴道流血症状,流血多见于停经后,阴道出血量少、色暗红,淋漓不尽,可呈持续性出血或间歇性出血,也有少部分患者表现为量多似正常月经量。约 5% 的患者表现为大量阴道出血。阴道流血往往提示胚胎发育异常,导致血 hCG 下降,可伴有蜕膜碎片或管型排出,当病灶去除或滋养细胞完全坏死吸收后出血才逐渐停止。

（4）晕厥与休克：当输卵管妊娠流产或破裂时，由于腹腔内出血及剧烈腹痛，严重者出现失血性休克，休克程度取决于腹腔内出血的速度及出血量，与阴道流血量不成比例。

2. 体征

（1）一般情况：输卵管妊娠未发生破裂及出血之前，患者的生命体征不具备特异性，通常一般情况及生命体征较为平稳。当腹腔内出血不多时，血压可出现代偿性轻度升高；当发生急性大量出血及剧烈腹痛而处于休克状态时，患者表现为面色苍白、脉搏快而细弱、心率增快、血压下降等表现；约<10%的患者会因盆腹腔内积血吸收而体温略有升高。

（2）腹部体征：当输卵管妊娠破裂但出血尚不多时，患者下腹部压痛及反跳痛明显，反跳痛常重于压痛，尤其以患侧为著，但腹肌紧张轻微；当出血量较多时可见全腹膨隆，全腹压痛及反跳痛，压痛部位以输卵管妊娠处为甚，移动性浊音叩诊阳性。

（3）妇科检查：妇科检查可见阴道内少量积血，后穹窿饱满、触痛；宫颈举摆痛阳性，可见血液自宫腔流出；子宫略增大、变软，如内出血较多则可以查及子宫漂浮感；子宫后方或患侧附件区可扪及肿块，其大小、形状、质地随病变不同而有差异，肿块边界往往不清，压痛明显。如病变持续时间较长，肿块机化变硬，边界可逐渐清楚；如妊娠部位发生在输卵管间质部，子宫大小可与停经天数基本符合，但触之一侧宫角部较为突出，破裂后所致征象类似子宫破裂。

3. 实验室及其他辅助检查

（1）超声检查：对于高度怀疑异位妊娠的患者首选经阴道超声检查，输卵管妊娠的典型声像图表现有：①子宫内未见孕囊（gestational sac，GS）；②宫旁探及边界不清、回声不均匀的混合性包块，有时可见肿块内妊娠囊、胚芽及原始心管搏动，此为输卵管妊娠的直接证据（只见于10%～17%的病例）；③直肠子宫陷凹处有积液。

（2）实验室检查

1）血 β-hCG：异位妊娠时血 β-hCG 值往往低于正常宫内妊娠，且在48 h内倍增比例常不足66%，但需要注意部分陈旧性异位妊娠也可能出现血 β-hCG 阴性结果。

2）孕酮：异位妊娠患者的孕酮值显著低于正常妊娠水平，往往只能达到正常月经周期黄体期的低限水平。

（3）后穹窿穿刺：异位妊娠发生破裂出血后，腹腔内血液聚积于直肠子宫陷凹，穿刺可抽出暗红色血液，放置后不凝固。如腹腔内出血较多，移动性浊音阳性时，可直接腹腔穿刺抽出不凝血。

4. 诊断标准　根据《输卵管妊娠中西医结合诊疗指南》（2021年）及《输卵管妊娠诊治的中国专家共识》（2019年），输卵管妊娠诊断流程应包括以下要点。

（1）症状和体征：输卵管妊娠以停经、阴道出血、腹痛三大症状为主要临床表现，部分患者可伴有肛门坠胀感，另有少部分患者可能出现肩部放射痛等症状；输卵管妊娠破裂或流产引起出血量多时，患者可同时伴有晕厥或失血性休克症状，休克程度及速度与腹腔内出血速度、出血量相关。典型体征包括下腹部压痛、反跳痛，妇科检查见阴道内少量血液、子宫颈举摆痛、附件区扪及肿块，若腹腔内出血积聚于直肠子宫陷凹，行后穹窿穿刺或腹腔穿刺可抽出不凝血。

（2）超声检查：首选经阴道超声检查，经阴道超声提示宫内未见孕囊，且附件区见含孕囊包块可明确异位妊娠诊断；如包块独立于卵巢，则应高度怀疑输卵管妊娠，其诊断输卵管妊娠的敏感性为87.0%～99.0%，特异性为94.0%～99.9%。但需要注意，有时超声检查发现宫腔内囊性结构可能是"假孕囊"（即宫腔积液或积血），需要进一步结合血 β-hCG 监测明确诊断。另外，尚有8%～31%的早孕女性在初次超声检查时不能确定妊娠部位，归类为未知部位妊娠，后续需要进一步随访复查。

（3）血 β-hCG 监测：单次血 β-hCG 监测无法判断妊娠活性及部位，需要结合患者病史、症状、体征及超声表现以协助诊断异位妊娠。血 β-hCG 浓度每 48 h 升高<35%或下降有助于诊断异位妊娠;或血 β-hCG>3 500 U/L 而超声未探及宫腔内孕囊时,提示早期流产或异位妊娠可能;若血 β-hCG>1 500 U/L、未见宫内孕囊且子宫内膜厚度<10 cm 时,也提示异位妊娠可能。

(4)诊断性刮宫检查:诊断性刮宫可以辅助诊断异位妊娠,所刮出宫内组织物病理检查见蜕膜而无绒毛组织时可排除宫内妊娠,此时术后次日测定血 β-hCG 无明显下降或持续上升则可诊断为异位妊娠,如诊刮后 12 h 内血 β-hCG 下降<15%提示异位妊娠可能性大;如诊刮组织见绒毛极少则需要进一步随访。

(5)腹腔镜检查:腹腔镜诊断异位妊娠的准确率可达 99%,可在确诊的同时进行手术治疗,但其作为一种有创性检查,不作为诊断异位妊娠的首选方案。此外,2016 年英国皇家妇产科医师学会及早期妊娠学会(RCOG/AEPU)所发表的指南《异位妊娠的诊断和管理》2019 年发表的《输卵管妊娠诊治的中国专家共识》均提出腹腔镜不再是诊断异位妊娠的金标准。

5. 鉴别诊断·输卵管妊娠临床表现易与早期妊娠流产、卵巢黄体囊肿破裂、卵巢囊肿蒂扭转等妇科急腹症及急性阑尾炎疾病相混淆,具体鉴别见表 36-1。

表 36-1　异位妊娠的鉴别诊断

症状	异位妊娠	流产	卵巢黄体囊肿破裂	卵巢囊肿蒂扭转	急性盆腔炎	急性阑尾炎
停经	多有	多有	多无	无	无	无
腹痛	突然撕裂样剧痛,自下腹一侧向全腹扩散	下腹中央阵发性坠痛	下腹一侧突发性剧痛	下腹一侧突发性剧痛	下腹持续性疼痛	持续性疼痛,自上腹部开始由脐周转移至右下腹
阴道出血	量少,暗红色,可有蜕膜管型排出	开始量少,后增多,色鲜红,有小血块或组织物排出	无,或有如月经量	无	无	无
休克	程度与外出血不成正比	程度与外出血呈正比	无或有轻度休克	无	无	无
体温	正常,有时有低热	正常	正常	稍高	升高	升高
盆腔检查	宫颈举摆痛,附件区触痛性肿块	无宫颈举痛,宫颈口稍开,子宫增大变软	可有宫颈举摆痛,附件区可扪及肿块,伴压痛	宫颈举摆痛,患侧卵巢肿块边界清晰,蒂部触痛明显	宫颈举摆痛明显,宫体及附件区可有压痛,或可扪及肿块	无肿块触及,直肠指检右侧高位压痛
hCG 测定	多为阳性	多为阳性	阴性	阴性	阴性	阴性
白细胞计数	正常或稍高	正常	正常或稍高	稍高	升高	升高
后穹窿穿刺	可抽出不凝血	阴性	可抽出血液	阴性	可抽出渗出液或脓液	阴性
超声	宫内无妊娠囊,一侧附件区不均质回声,其内有妊娠囊	宫内可见妊娠囊	附件区肿块	附件区肿块	附件区可有不规则肿块	阑尾区域可有肿块
诊断性刮宫	诊刮组织未见绒毛,术后血 β-hCG 不降	诊刮组织见绒毛,术后血 β-hCG 下降明显	/	/	/	/

(五) 监测与治疗

1. 监测

(1) 生命体征:动态监测生命体征可以助于评估异位妊娠患者一般情况,判断是否存在休克是确立后续治疗方案的重要依据之一。

(2) 血 β-hCG:血 β-hCG 值不仅有助于早期诊断和进行鉴别诊断,在异位妊娠治疗过程当中动态监测血 β-hCG 值变化情况还有助于评估治疗结果及病情进展。具体监测频率及意义见治疗部分。

(3) 超声检查:对于采取期待治疗及药物治疗的输卵管妊娠患者,治疗过程当中需要定期复查经阴道超声,根据附件区包块大小及直肠子宫陷凹积液的变化情况评估治疗结果及病情进展。

2. 治疗 · 输卵管妊娠的治疗方式的选择取决于患者年龄、有无生育要求、妊娠部位、病灶大小等,并根据病情缓急,采取相应的处理。

(1) 期待治疗:当异位妊娠胚胎活性较低,后续可能发生输卵管流产或吸收,可以考虑选择期待治疗。根据《输卵管妊娠诊治的中国专家共识》,符合期待治疗的标准为:无腹痛或合并轻微腹痛的病情稳定患者,超声未提示有明显的腹腔内出血,输卵管妊娠肿块平均直径不超过 30 mm 且未探及心管搏动,血 β-hCG 水平<1 000 U/L,患者签署知情同意,后续须随访血 β-hCG 至阴性。治疗期间必须密切观察患者临床症状变化、生命体征,并动态监测血 β-hCG、血常规、阴超,根据患者病情,随访血 β-hCG 时间间隔为 2~7 天;如连续 2 次监测血 β-hCG 不降或升高,或附件包块增大,或腹痛不断加重,则应立即处理。

(2) 药物治疗:药物治疗主要用于早期异位妊娠,甲氨蝶呤(MTX)、前列腺素(PG)、米非司酮(RU480)等,但其中得到广泛认可和普遍应用的是甲氨蝶呤。

1) 适应证:①生命体征平稳,无明显腹痛及活动性腹腔内出血;②诊断为未破裂或未流产型的早期输卵管妊娠;③血 β-hCG 水平<5 000 U/L,连续 2 次监测血 β-hCG 呈上升趋势或 48 h 内下降小于 15%;④异位妊娠包块最大直径 3.5~4 cm,且未见原始心管搏动;⑤某些输卵管妊娠保守性手术后可疑绒毛残留;⑥具有良好的随访条件;⑦血红蛋白、白细胞、血小板计数正常,凝血功能、肝肾功能正常。

2) 禁忌证:①患者腹痛明显,存在输卵管破裂或流产导致活动性内出血;②超声发现任何部位存在原始心管搏动;③血 β-hCG>5 000 U/L;④宫内妊娠;⑤中到重度贫血、白细胞或血小板减少症,凝血功能障碍,肝肾功能不全,活动性肺部疾病,活动性消化溃疡等;⑥MTX 过敏。

3) 用药方案:对于符合药物治疗适应证的输卵管妊娠患者,可选择 MTX 单剂量、双剂量和多剂量方案进行治疗,具体选择何种治疗方案,需以血 β-hCG 的水平作为参考并患者知情同意。《输卵管妊娠中西医结合诊疗指南》提示,单剂量方案更适用于初始血 β-hCG 低或水平稳定的患者,双剂量方案应视为单剂量方案的替代方案,在初始血 β-hCG 水平高的患者当中,多剂量方案可能更合适。具体用药见表 36-2。

注意:无论选择哪种方案,当血 β-hCG 降至监测标准,就必须每 3 天定期监测血 β-hCG 水平是否平稳下降,2 周后可每周监测 1 次直至转阴,连续 3 次阴性,症状缓解或消失,包块缩小为有效。若在使用 MTX 4~7 天后,血 β-hCG 不降反升、与初始值持平或降幅<15%,均提示治疗失败,此时可在重新评估患者情况后再次予以 MTX 治疗,或直接手术治疗。另外,在 MTX 治疗前必须充分、详尽地告知患者治疗过程中仍存在输卵管破裂风险,患者在接受 MTX 治疗的最后一次剂量后至少 3 个月再妊娠;治疗过程中若病情无改善,甚至发生急性腹痛或输卵管破裂症状,则应立即手术治疗。

表36-2　MTX用药方案

单剂量方案	双剂量方案	多剂量方案
(1) 第1天肌内注射MTX 50 mg/m² (2) 治疗后第4、7天监测血β-hCG水平,若降幅≥15%,每周监测血β-hCG水平直至完全转阴;若降幅<15%,再次肌内注射MTX 50 mg/m²,重复监测血β-hCG;若两个疗程MTX后血β-hCG仍未降低,则考虑手术治疗 (3) 若血β-hCG水平在随访期间不降或升高,考虑再次使用MTX治疗持续性异位妊娠	(1) 第1天肌内注射MTX 50 mg/m² (2) 第4天肌内注射第2剂MTX 50 mg/m² (3) 第1剂治疗后第4、7天监测血β-hCG水平,若降幅≥15%,每周监测血β-hCG水平直至完全转阴;若降幅<15%,第7天肌内注射MTX 50 mg/m²,第11天监测血β-hCG;若血β-hCG在第7天至第11天降幅≥15%,每周监测血β-hCG水平直至完全转阴;若血β-hCG在第7天至第11天降幅<15%,第11天肌内注射MTX 50 mg/m²,第13天监测血β-hCG;若两个疗程MTX后血β-hCG仍未降低,则考虑手术治疗 (4) 若血β-hCG水平在随访期间不降或升高,考虑再次使用MTX治疗持续性异位妊娠	(1) 第1、3、5、7天肌内注射MTX 1 mg/kg,第2、4、6、8注射四氢叶酸0.1 mg/kg,在MTX注射日检查血β-hCG,并持续至血β-hCG较前一次测量下降≥15%;若降幅≥15%,停用MTX,每周监测血β-hCG直至完全转阴;若1个疗程MTX后血β-hCG没有下降,考虑手术治疗 (2) 若血β-hCG水平在随访期间不降或升高,考虑再次使用MTX治疗持续性异位妊娠

（3）手术治疗：手术治疗适用于生命体征不平稳、输卵管妊娠包块破裂、输卵管妊娠包块见心管搏动、存在药物治疗绝对禁忌证、药物治疗失败、合并其他手术指征或自愿手术的患者。手术方式取决于患者有无生育要求、输卵管妊娠的部位、包块大小、内出血程度及输卵管损害程度等综合因素。

1）根治性手术：患侧输卵管切除术为最基本最常用的术式,可以达到迅速止血、挽救生命的目的。对于输卵管破裂口大、出血多、无法保留输卵管的输卵管异位妊娠,已有子女、对侧输卵管正常、后续无生育要求,输卵管广泛损害,药物保守治疗失败等患者,均可行患侧输卵管切除术。一般采用腹腔镜进行手术,对于危急重症患者,应在积极纠正休克的同时,迅速开腹控制止血,并加快输血、输液,待输液上升后手术切除患侧输卵管,输卵管切除前应先探查子宫及对侧输卵管情况。如患者后续无生育要求,可根据患者要求决定术中是否同时结扎对侧输卵管。如为输卵管间质部妊娠,应争取在破裂之前进行手术,手术需要行子宫角楔形切除及患侧输卵管切除,必要时行子宫切除。

2）保守性手术：保守性手术在术中保留输卵管并清除异位妊娠组织,适用于输卵管妊娠未破裂、病灶<5 cm、对侧输卵管缺如或阻塞,以及要求保留生育功能的患者。根据输卵管妊娠部位可进行输卵管切开取胚术、输卵管伞端妊娠挤出术、输卵管病变节段切除及断端吻合术等术式。保守性手术术后需要每周监测血β-hCG水平直到正常,如残留有滋养细胞继续生长并再次引起出血、腹痛等症状,则成为持续性异位妊娠,发生率为3.9%~11%。如术后血β-hCG不降反升,或术后第1日血β-hCG降幅<50%,或术后12天未下降至术前的10%以下,均可诊断为持续性异位妊娠,后续可予MTX治疗,必要时再次手术。

（六）中医药治疗

1. 中医对异位妊娠的认识　中医学认为,"少腹血瘀"是异位妊娠的病机本质,相关记载可见于《金匮要略·妇人妊娠病脉证论治》"妇人有漏下者,有半产后因续下血都不绝者,有妊娠下血者,假令妊娠腹中痛,为胞阻"。历代医家关于其发病原因所述不外乎虚实两端,实者胞脉受阻,虚者运送无力,均使得孕卵不能到达胞宫之内,异位他处,日久则随孕卵生长致使胞脉破裂,血溢妄行,积于少腹,形成少腹血瘀之证,而若失血过多,气随血脱,则成厥脱,甚至阴阳离决之危候。中医治疗异位妊娠根据其病因病机特点,以活血化瘀杀胚为基本治疗原则。据文献报道,在输卵管妊娠药物治疗的患者当中,中西药联合治疗能够加快血β-hCG转阴时间、促进异位妊娠包块吸收,并有利于输卵管的再通及功能恢复。除药物内服之外,中医治疗还可通过中药外敷、中药保留灌肠进行相应的辅助治疗,以提高疗效及保守治疗的成功率。

2. 辨证施治·异位妊娠的中医治疗原则为活血化瘀,消癥杀胚。药物治疗须在有输血、输液及手术准备条件保障下才可进行,并需要向患者告知病情,签署知情同意书。治疗过程中须密切监测患者生命体征、观察病情变化,随时根据病情进行治疗方案的调整,及时采取恰当的处理。

（1）未破损期

1）胎元阻络证

证候特征:不规则阴道出血,或下腹隐痛,血 β - hCG 阳性,妇科检查或可触及一侧附件区局限性包块。舌暗,苔薄白,脉弦滑。

治法:活血化瘀杀胚。

推荐方药:宫外孕Ⅰ号方(山西医学院第一附属医院,现更名为山西医科大学第一医院)加天花粉、紫草、蜈蚣。方药组成:丹参、赤芍、桃仁、天花粉、紫草、蜈蚣。

2）胎瘀阻滞证

证候特征:胎元已亡,腹痛减轻或消失,可有下腹坠胀不适,血 β - hCG 曾为阳性现转为阴性。舌暗,苔薄白,脉弦涩。

治法:化瘀消癥。

推荐方药:宫外孕Ⅱ号方(山西医学院第一附属医院)加田七、九香虫、水蛭。方药组成:丹参、赤芍、桃仁、三棱、莪术、田七、九香虫、水蛭。

（2）已破损期

1）气血亏脱证

证候特征:多有停经或不规则阴道出血,突发下腹剧痛,肛门坠胀,面色苍白,冷汗淋漓,四肢厥冷,烦躁不安,甚或昏厥,血 β - hCG 阳性,妇科检查或可触及一侧附件区包块。舌质淡,苔白,脉细微。

治法:止血固脱。因亡血为内出血所致,因及时手术止血治疗。术后辅以中医益气养血、活血化瘀治疗。

推荐方药:四物汤(《太平惠民和剂局方》)加黄芪、党参。方药组成:熟地黄、白芍、当归、川芎、黄芪、党参。

2）气虚血瘀证

证候特征:下腹隐痛,或有不规则阴道出血,神疲乏力,肛门坠胀,妇科检查或可触及一次附件区包块,血 β - hCG 阳性。舌暗,苔薄白,脉细弦。

治法:益气养血,化瘀杀胚。

推荐方药:宫外孕Ⅰ号方(山西医学院第一附属医院)加紫草、蜈蚣、党参、黄芪、鸡血藤。方药组成:丹参、赤芍、桃仁、紫草、蜈蚣、党参、黄芪、鸡血藤。

3）瘀结成癥证

证候特征:腹痛减轻或消失,小腹坠胀不适,妇科检查或可触及一侧附件区包块,血 β - hCG 曾经阳性现转为阴性。舌暗,苔薄白,脉弦涩。

治法:破瘀消癥。

推荐方药:宫外孕Ⅱ号方(山西医学院第一附属医院)加水蛭、九香虫、乳香、没药。方药组成:丹参、赤芍、桃仁、三棱、莪术、水蛭、九香虫、乳香、没药。

（3）中成药治疗:①大黄䗪虫丸:适用于未破损期和瘀结成癥证;②散结镇痛胶囊:适用于未破损期和瘀结成癥证;③血府逐瘀胶囊:适用于未破损期和瘀结成癥证;④桂枝茯苓胶囊:适用于未

破损期和瘀结成癥证。

（4）中医外治疗法

1）中药外敷治疗：输卵管妊娠采用药物治疗的患者，或经治疗后复查仍发现盆腔有包块患者，可使用中药外敷促进盆腔积液及包块的吸收，改善患者的腹痛症状。《输卵管妊娠中西医结合诊疗指南》提示外敷药物可以选用侧柏叶、黄柏、大黄、薄荷、泽兰等，外敷于下腹患处，每日 1～2 次，以 5～10 天为一疗程。

2）中药保留灌肠：《输卵管妊娠中西医结合诊疗指南》提示生命体征平稳、症状稳定、血 β-hCG 已转阴、经复查后仍发现有盆腔包块的患者，可选择使用中药保留灌肠。可选用毛冬青、大黄、败酱草、银花藤等，水提，100 mL，保留灌肠，每天 1 次。

（陈　静）

参考文献

［1］王玉东,陆琦.输卵管妊娠诊治的中国专家共识[J].中国实用妇科与产科杂志,2019,35(07):780－787.
［2］邓高丕,郜洁,张莹轩,等.输卵管妊娠中西医结合诊疗指南[J].中国实用妇科与产科杂志,2021,37(02):172－180.
［3］谢幸,孔北华,段涛,等.妇产科学[M].9 版.北京:人民卫生出版社,2018.
［4］李业,李建,潘玲文秀,等.异位妊娠中西医病因病机探讨[J].中国中医药现代远程教育,2017,15(22):137－139.
［5］陈君霞,张信美.输卵管妊娠发病机制的最新研究进展[J].国际妇产科学杂志,2014,41(01):3－6.
［6］潘迪.中西医结合药物治疗输卵管妊娠的网状 Meta 分析[D].广州:广州中医药大学,2021.

第五篇

急性中毒及物理
因素所致疾病

第三十七章 · 中　毒

第一节 · 概　述

中毒是指有毒物质进入人体,而产生的一系列病理生理改变和相应临床表现、造成机体损害甚至危及生命的一种全身性疾病。毒物的范围很广,如工业性毒物、农业性毒物、药物过量中毒、动物性毒物、食物性毒物、植物性毒物及其他如强酸强碱、一氧化碳、化妆品、洗涤剂等。一些毒物对人体有剧烈毒性,如氰化物、有机磷、百草枯等。另一些毒物则在一定条件下才具备毒性,如食物、药物、维生素、氧等在平时不具备毒物特性,而在储存不当、过量应用或与其他物质作用后才产生毒性。除了上述常见的中毒以外,临床还可见其他中毒,如乌头类药物中毒、灭鼠药中毒、百草枯中毒、阿片类药物中毒、新型毒品中毒及亚硝酸盐中毒等。

中毒可分为急性中毒和慢性中毒两大类。急性中毒是指毒物经皮肤、黏膜、呼吸道、消化道等途径进入人体后,短时间内(一般认为数分钟到数天)出现中毒表现,具有起病急、症状重、病情变化迅速等特点。急性中毒病情复杂、进展迅速、变化多端,对患者的危害较大,严重者可出现多器官功能障碍或衰竭甚至危及患者生命。属于急症与危重病医学范畴,所以应引起更大的重视。

另有数据显示急性有机磷中毒居农药中毒的首位,也是急性中毒研究的重点。药物中毒是急性中毒的第 3 位,占 17.78%。镇静安眠药及抗精神病药分别占药物中毒的前两位。

急性中毒是急症与危重病学的一个重要组成部分,在发达国家,急性中毒和临床毒理学已形成一个独立的医学专业,有专门的课程和专科临床毒理医师。在我国,关于急性中毒的专门研究起步较晚,但也于 1993 年在北京成立了中国毒理学会,于 1995 年在郑州成立了中华医学会急诊医学会急性中毒防治专业组。对急性中毒的研究和诊治起到了积极的促进作用。

(一) 中毒机制

毒物进入人体后,产生毒性作用,导致机体功能障碍或(和)器质性损害,引起疾病甚至死亡。中毒的严重程度与毒(药)物剂量或浓度有关,多呈剂量-效应关系。不同毒物的中毒机制不同,有些毒物通过多种机制产生毒性作用。

1. 干扰酶的活性 · 人体的新陈代谢主要依靠酶参与催化。大部分毒物是通过对酶系统的干扰而引起中毒。如有机磷、氨基甲酸酯类可直接与胆碱酯酶相结合抑制酶活性。

2. 破坏细胞膜的功能 · 比如河豚毒素可选择性阻断膜对 Na^+ 的通透性,从而阻断神经传导,使神经麻痹。

3. 阻碍氧的交换、输送和利用 · 比如一氧化碳中毒时,一氧化碳与血红蛋白结合形成不易解离的碳氧血红蛋白,使血红蛋白丧失携氧功能;氰化物中毒时氰离子与细胞色素氧化酶中的铁结合,从而使该酶丧失催化氧化还原反应的能力,使细胞利用氧障碍。

4. 影响新陈代谢功能 · 比如毒鼠强、敌鼠钠中毒是因为在体内竞争性抑制维生素 K 的活性,从而抑制凝血酶原的合成。

5. 改变递质释放或激素的分泌·比如肉毒杆菌毒素,使运动神经末梢不能释放乙酰胆碱而致肌肉麻痹。

6. 损害免疫功能·比如抗肿瘤药物使免疫功能下降,氟中毒等可引起脾和胸腺的损害。

7. 光敏作用·比如灰黄霉素进入机体后在日光照射下发生光化学变化,具有毒性作用;沥青在日光照射下发生光化合反应,形成有毒物质,从而对机体产生毒害作用。

8. 对组织的直接毒性作用·如强酸强碱中毒,其毒性作用主要是引起蛋白质变性,造成组织坏死,引起局部充血、水肿、坏死和溃疡。

9. 其他机制·包括非特异性机制和原因不明等。

(二)诊断思路

1. 急性中毒诊断·主要根据毒物接触史、临床表现、实验室及辅助检查结果;目前临床上尚无法做到利用实验室毒物分析来快速明确诊断所有的毒物,因此急性中毒诊断时应考虑以下原则。

(1)毒物暴露:患者毒物接触史明确或有毒物进入机体的明确证据而无临床中毒的相关表现,患者可能处于急性中毒的潜伏期或接触剂量不足以引起中毒。

(2)临床诊断:毒物接触史明确,同时伴有相应毒物中毒的临床表现,并排除有相似临床表现的其他疾病,即可作出急性中毒的临床诊断;有相关中毒的临床表现,且高度怀疑的毒物有特异性拮抗药物,使用后中毒症状明显缓解,并能解释其疾病演变规律者也可作出临床诊断。

(3)临床确诊:在临床诊断的基础上有确凿的毒检证据,即可靠的毒检方法在人体胃肠道或血液或尿液或其他体液或相关组织中检测到相关毒物或特异性的代谢成分;即便缺乏毒物接触史,仍然可以确诊。

(4)疑似诊断:具有某种毒物急性中毒的相关特征性临床表现,缺乏毒物接触史与毒检证据,其他疾病难以解释的临床表现,可作为疑似诊断。

(5)急性毒物接触反应:患者有明确毒物接触的环境或明确的毒物接触史,伴有相应的临床表现,常以心理精神症状为主,尤其群体性接触有毒气体者,在脱离环境后症状很快消失,实验室检测无器官功能损害证据时,应考虑急性毒物接触反应。

(6)急性中毒诊断的其他问题

1)隐匿式中毒:是指患者完全不知情的情况下发生的中毒。

2)不明毒物中毒:毒物接触史明确,但不能确定毒物;临床表现与某种物质明显相关;已知的疾病不能解释相关临床表现;以上条件均具备即可诊断不明毒物中毒或未知毒物中毒。

3)急性中毒具有不可预测性和突发性:除少数有临床特征外,多数临床表现不具备特异性,缺乏特异性的临床诊断指标,以下情况要考虑急性中毒:①不明原因突然出现恶心、呕吐、头昏,随后出现惊厥、抽搐、呼吸困难、发绀、昏迷、休克,甚至呼吸、心搏骤停等一项或多项表现者;②不明原因的多部位出血;③难以解释的精神、意识改变,尤其精神、心理疾病患者,突然出现意识障碍;④在相同地域内的同一时段内突现类似临床表现的多例患者;⑤不明原因的代谢性酸中毒;⑥发病突然,出现急性器官功能不全,用常见疾病难以解释;⑦原因不明的贫血、白细胞减少、血小板减少、周围神经麻痹;⑧原因不明的皮肤、黏膜、呼出气体及其他排泄物出现特殊改变(颜色、气味)。

2. 急性中毒诊断注意事项·毒物检测分析是急性中毒的客观诊断方法,也可以帮助评估病情和判断预后。当诊断急性中毒或疑为急性中毒时,应常规留取残余物或可能含毒的标本,如剩余食物、呕吐物、胃内容物及洗胃液、血、尿、粪等。在合适的条件下保存,在需要时送往具备条件的实验室进行检测。急性中毒的诊断还应包括中毒途径、毒物通用名和中毒程度及并发症。同时,需注意急性中毒迟发性功能障碍,如百草枯中毒迟发性的肝、肾功能障碍,一些毒蕈中毒的迟发性肝、肾功能障碍等。

3. 急性中毒综合征

(1)胆碱样综合征:包括毒蕈碱样综合征和烟碱样综合征。毒蕈碱样综合征表现为心动过缓、流涎、流泪、多汗、瞳孔缩小、支气管分泌液过多、呕吐、腹泻、多尿,严重时可导致肺水肿。主要见于有机磷酸盐、毛果芸香碱和某些毒蘑菇等中毒。烟碱样综合征表现为心动过速、血压升高、肌束颤动、肌无力等。主要见于烟碱样杀虫剂中毒、烟碱中毒、黑寡妇蜘蛛中毒等。

(2)抗胆碱综合征:主要表现为心动过速、体温升高、瞳孔散大、吞咽困难、皮肤干热、口渴、尿潴留、肠鸣音减弱,甚至肠梗阻,严重时可出现谵妄、幻觉、呼吸衰竭等。主要见于颠茄、阿托品、曼陀罗、某些毒蘑菇、抗组胺类药物、三环类抗抑郁药等中毒。

(3)交感神经样中毒综合征:主要表现为中枢神经系统兴奋,抽搐、血压升高、心动过速、体温升高、多汗、瞳孔散大;考虑与体内儿茶酚胺升高有关,主要见于氨茶碱、咖啡因、苯环己哌啶、安非他命、可卡因、苯丙醇胺、麦角酰二乙胺等中毒。

(4)麻醉样综合征:主要表现为中枢神经系统抑制、呼吸抑制、血压下降、瞳孔缩小、心动过缓、肠蠕动减弱、体温降低,严重时昏迷。主要见于可待因、海洛因、复方苯乙哌啶(止泻宁)、丙氧酚中毒等。

(5)阿片综合征:主要表现同麻醉样综合征。主要见于阿片类、严重乙醇及镇静催眠药等中毒。

(6)戒断综合征:主要表现为心动过速、血压升高、瞳孔扩大、多汗、中枢神经系统兴奋、定向障碍、抽搐、反射亢进、竖毛、哈欠、幻觉。主要见于停用以下饮品或药物:乙醇(各种酒类)、镇静催眠药、阿片类、肌松剂(氯苯胺丁酸)、5-羟色胺再摄取抑制剂(SSRI)及三环类抗抑郁药物等。

4. 特殊中毒特征 常见特殊中毒特征见表37-1。

表37-1 常见特殊中毒特征

特殊中毒表现	常见毒物	特殊中毒表现	常见毒物
阵挛性惊厥、癫痫发作	农药:毒鼠强、有机氯杀虫剂、有机氟农药、拟除虫菊酯、二甲四氯、烟碱 医用药物:异烟肼、中枢兴奋剂、氨茶碱、阿托品和乙胺嘧啶 植物毒物:马钱子、白果、马桑和莽草子	皮肤颜色异常 　化学性发绀 　樱红色 　黄染	 高铁血红蛋白血症、胺碘酮 一氧化碳 米帕林(阿地平)、损肝毒物及溶血毒物引起的黄疸(磷、四氯化碳、蛇毒、毒蕈、苯的氨基或硝基衍生物、蚕豆病及氯丙嗪引起的黄疸)
呕吐物或洗胃液颜色异常			
紫红色	高锰酸钾	红色	硼酸、双硫仑反应、万古霉素
蓝绿色	铜盐、镍盐	紫癜	抗凝血灭鼠剂(敌鼠钠盐和溴敌隆)、氯吡格雷、糖皮质激素、肝素、华法林、水杨酸制剂
粉红色	钴盐		
黄色	硝酸盐、苦味酸		
亮红色	红汞、硝酸	特殊气味	
咖啡色	硝酸、硫酸及草酸	水果味	乙醇、盐酸碳氢化合物、氯仿、丙酮、酮酸中毒
棕褐色	盐酸		
暗处发光	黄磷	乙烯基	乙氯维诺
无色或白色	碱类	枯草味	光气
尿色异常		苦杏仁味	氰化物、苦杏仁苷
蓝色	亚甲蓝	大蒜味	砷、二甲基亚砜、铊、硒酸、有机磷
棕褐-黑色	苯胺染料、萘、苯酚、亚硝酸盐	臭鸡蛋味	硫化氢、硫醇
樱桃红-棕红色	安替匹林、锌可芬、可以引起血尿及溶血的毒物	冬青油味	甲基水杨酸盐
橘黄色	氟乐灵	芳香味	苯类芳香烃、有机氯农药毒杀芬
绿色	麝香草酚	鞋油味	硝基苯
黄色	引起黄疸的毒物、呋喃类	皮肤和黏膜出血	敌鼠钠盐杀鼠剂、肝素、水杨酸、华法林等

(三) 实验室检查与毒物检测

1. 目前可以检测的常见中毒毒物种类

(1) 醇类：乙醇（俗称酒精）、乙二醇（玻璃水主要成分）、甲醇（工业酒精中含量高）。

(2) 合成药物：镇静催眠药（包括巴比妥类、苯二氮䓬类及三代安眠药唑吡坦、佐匹克隆等）、中枢神经兴奋药、麻醉药、抗精神病药物（如吩噻嗪类药物）、抗癫痫药、解热镇痛药、消炎镇痛药、降压药、降糖药、抗肿瘤药（如秋水仙碱等）、抗菌药物、其他（如西地那非等）。

(3) 天然药物或毒物

1) 有毒植物：包括乌头（含乌头碱类）、钩吻（含钩吻碱类）、颠茄草、曼陀罗（含莨菪碱类）、雷公藤（含雷公藤碱类）、苦杏仁（含氰苷类）、蓖麻籽（含蓖麻毒素）等。

2) 有毒动物：包括河豚（河豚毒素）、蛇毒、斑蝥（含斑蝥素）等。

3) 菌类或藻类毒素：包括肉毒杆菌（含肉毒毒素）、毒蘑菇（主要含鹅膏毒肽或毒伞肽）、有毒藻类（主要含神经性贝类毒素、麻痹性贝类毒素、腹泻性贝类毒素、血卡毒素 CTX 等）

(4) 毒品或滥用药物

1) 中枢神经抑制剂：阿片生物碱（海洛因、吗啡等）、哌替啶、美沙酮。

2) 中枢神经兴奋剂：安非他明类（冰毒、摇头丸等）、苯丙胺类兴奋剂、可卡因。

3) 致幻剂：大麻、氯胺酮。

(5) 杀虫剂及除草剂

1) 杀虫剂：有机磷杀虫剂、氨基甲酸酯类杀虫剂、拟除虫菊酯类杀虫剂、杀虫双（杀虫单）、杀虫脒。

2) 除草剂：百草枯、五氯酚钠、乙草胺、2,4-D 丁酯等。

(6) 杀鼠剂：有机合成杀鼠剂、香豆素类杀鼠剂、茚满二酮类杀鼠剂、有机氟杀鼠剂、毒鼠强、无机磷化物杀鼠剂。

(7) 气体毒物和挥发性毒物

1) 气体毒物：CO、硫化氢、氰化物毒气、苯系物（苯、甲苯、二甲苯等）、含氯类化合物（三氯丙烷、二氯乙烯等）、苯胺类（硝基苯胺）、氯气、磷化氢、沼气等。

2) 挥发性毒物：小分子醇类（甲醇、乙醇）、醛类（甲醛、水合氯醛）、醚类（乙醚）、卤代烃（四氯化碳、氯仿）和苯（苯胺、硝基苯、苯酚）的衍生物等。氰化物因能形成挥发性较大的氢氰酸而归入此类。

(8) 金属毒物：如铅、汞、砷、铬、镉、铊等。

2. 临床急性中毒毒物检测方法

(1) 常见毒物实验室检测取样标本：①人体的体液，如胃内容物、血液、尿液等；②人体组织，如头发、皮肤等；③患者所接触的可疑中毒物质，如水源、食物、药物等。

(2) 便携式毒物检测方法：①检气管：可以快速检测有毒性气体，辨别有毒气体种类；②便携式气体测定仪：如德国研制的便携式有毒气体检测仪（GDA-FR），用于现场有毒有害气体检测；③毒物测定箱：主要采用化学法进行常见毒物的测定；④快速综合毒性检测仪：主要用于快速检测污染饮用水中的化学毒物和病原体；⑤便携式酒精测试仪：检测酒精中毒；⑥便携式醇类速测箱：检测甲醇、乙醇中毒；⑦常见食物中毒快速检测箱：可检测有机磷农药、有毒性气体、亚硝酸盐、毒鼠强、敌鼠钠、安妥定、氰化物及部分有毒动植物毒物等。

(3) 实验室毒物检测方法：①色谱：气相色谱、高效液相色谱和薄层色谱法；②质谱：电感耦合等离子体质谱、气相色谱-质谱联用、液相色谱-质谱联用法；③光谱：原子吸收光谱、原子荧光光谱、红外吸收光谱、紫外吸收光谱、磁共振波谱及 X 线光谱法；④其他：快速广谱药物筛选系统

（REMEDiHS 分析法）、化学法、胶体金法等。此外，细胞实验和动物实验在评估毒物的细胞毒性作用、检测解毒药物有效性和耐药性、探究毒物的发病机制等方面也逐渐发挥重要作用。

（四）中毒救治

1. 救治原则 ①迅速脱离中毒环境并清除未被吸收的毒物；②迅速判断患者的生命体征，及时处理威胁生命的情况；③促进吸收入血毒物清除；④解毒药物应用；⑤对症治疗与并发症处理；⑥器官功能支持与重症管理。

2. 院前急救

（1）防护措施：参与现场救援的人员必须采取符合要求的个体防护措施，确保自身安全。医护人员应按照现场分区和警示标识，在冷区救治患者（危害源周围核心区域为热区，用红色警示线隔离；红色警示线外设立温区，用黄色警示线隔离；黄色警示线外设立冷区，用绿色警示线隔离）。

（2）脱离染毒环境：切断毒源，使中毒患者迅速脱离染毒环境是到达中毒现场的首要救护措施。如现场中毒为有毒气体，应迅速将患者移离中毒现场至上风向的空气新鲜场所。

（3）群体中毒救治：群体中毒救治，尤其是在医疗资源不足的群体中毒事件现场，应对事件中的毒物接触人员进行现场检伤。现场检伤时一般将中毒患者分为四类，分别用红、黄、绿、黑 4 种颜色表示。红色：必须紧急处理的危重症患者，优先处置；黄色：可延迟处理的重症患者，次优先处置；绿色：轻症患者或可能受到伤害的人群，现场可不处置；黑色：濒死或死亡患者，暂不处置。

（4）现场急救：脱离染毒环境后，迅速判断患者的生命体征，对于心搏停止患者，立即进行现场心肺复苏术；对于存在呼吸道梗阻的患者，立即清理呼吸道，开放气道，必要时建立人工气道通气。有衣服被污染者应立即脱去已污染的衣服，用清水洗净皮肤，对于可能经皮肤吸收中毒或引起化学性烧伤的毒物更要充分冲洗，并可考虑选择适当中和剂中和处理。若毒物遇水能发生反应，应先用干布抹去沾染的毒物后再用清水冲洗，冲洗过程尽量避免热水以免增加毒物的吸收。对于眼部的毒物，要优先彻底冲洗，首次应用温水冲洗至少 10～15 min 以上，必要时反复冲洗；在冲洗过程中要求患者做眨眼动作，有助于充分去除有毒物质。消化道途径中毒如无禁忌证，现场可考虑催吐。尽快明确接触毒物的名称、理化性质和状态、接触时间、吸收量和方式。现场救治有条件时，应根据中毒的类型，尽早给予相应的特效解毒剂。积极的对症支持治疗，保持呼吸、循环的稳定，必要时气管插管减少误吸风险。

（5）患者转运：经过必要的现场处理后，将患者转运至相应医院。转运过程中，医护人员必须密切观察患者病情变化，随时给予相应治疗。转入医院后，应做好患者交接。

3. 院内救治

（1）清除未被吸收的毒物方法：根据毒物进入途径不同，采用相应的清除方法。如皮肤直接接触中毒，主要清除身体所接触的毒物，若患者现场未行相应毒物清除措施或清除效果不满意，院内应进行毒物清除，具体方法同现场急救。

（2）清除经口和消化道未被吸收的毒物方法：如下。

1）催吐：对于清醒的口服毒物中毒患者，催吐仍可考虑作为清除毒物方法之一，尤其是小儿中毒患者，但对大多数中毒患者来说，目前不建议使用催吐。催吐前需注意严格把握禁忌证，包括：①昏迷（有吸入气管的危险）；②惊厥（有加重病情的危险）；③食入腐蚀性毒物（有消化道穿孔、出血的危险）；④休克、严重心脏病、肺水肿、主动脉瘤；⑤最近有上消化道出血或食管胃底静脉曲张病史；⑥孕妇。

2）洗胃：洗胃为清除经消化道摄入毒物中毒的方法之一，在我国广泛使用。但洗胃可导致较多并发症（包括吸入性肺炎、心律失常、胃肠道穿孔等）。一般建议在服毒后 1 h 内洗胃，但对某些毒物或有胃排空障碍的中毒患者也可延长至 6 h；对无特效解毒治疗的急性重度中毒，如患者就诊时即已超过6h,酌情仍可考虑洗胃;对于农药中毒,如有机磷、百草枯等要积极;而对于药物过量,洗胃则要趋向于保守。①适应证:经口服中毒,尤其是中、重度中毒,无洗胃禁忌证。②禁忌证:口服强酸、强碱及其他腐蚀剂者;食管与胃出血、穿孔者,如食管静脉曲张、近期胃肠外科手术等。③并发症:吸入性肺炎是较为常见的并发症,主要是洗胃时呕吐误吸所致。此外,还可能导致急性胃扩张、胃穿孔、上消化道出血、窒息、急性水中毒、呼吸和心搏骤停、虚脱及寒冷反应、中毒加剧等。④洗胃前及洗胃的注意事项:充分评估洗胃获益与风险;征得患者或患者家属同意,患方能理解并予以配合;若患者昏迷,失去喉反射(即气道保护功能),需在洗胃前先经口或经鼻放置气管插管以保护呼吸道,避免或减少洗胃液吸入;洗胃全程对患者实行生命体征监护,如患者感觉腹痛、吸引出血性灌洗液或出现休克、呼吸困难等现象,应立即停止洗胃;洗胃前应检查生命体征,如有缺氧或呼吸道分泌物过多,应先吸取痰液、保持呼吸道通畅,再行胃管洗胃术;在插入胃管过程中如遇患者剧烈呛咳、呼吸困难、面色发绀,应立即拔出胃管,休息片刻后再插,避免误入气管;洗胃液的温度一般为35℃左右,温度过高可使血管扩张,加速血液循环,而促使毒物吸收;洗胃液总量视毒物酌情应用;每次灌入量一般为300~500 mL,并视患者体重予以调整;注重每次灌入量与吸出量的基本平衡,灌入量过多可引起急性胃扩张,使胃内压上升,增加毒物吸收,甚至可能导致胃穿孔等严重的并发症。⑤结束洗胃应满足下述条件之一:洗胃的胃液已转为清亮;患者的生命体征出现明显异常变化。

3)吸附剂:活性炭是一种安全有效、能够减少毒物从胃肠道吸收入血的清除剂,肠梗阻是活性炭治疗的禁忌证,建议当患者在短时间吞服了有潜在毒性、过量的药物或毒物后,立即活性炭口服(成人50 g,儿童1 g/kg对于腐蚀性毒物及部分重金属,可口服鸡蛋清保护胃黏膜,减少或延缓毒物吸收。

4)导泻:导泻也为目前常用清除毒物的方法之一。不推荐单独使用导泻药物清除急性中毒患者的肠道。常用导泻药有甘露醇、山梨醇、硫酸镁、复方聚乙二醇电解质散等。适应证:口服中毒患者;在洗胃或(和)灌入吸附剂后使用导泻药物。禁忌证:小肠梗阻或穿孔、近期肠道手术、低血容量性低血压、腐蚀性物质中毒。

5)全肠灌洗(WBI):WBI是一种相对较新的胃肠道毒物清除方法;尤其用于口服重金属中毒、缓释药物、肠溶药物中毒及消化道藏毒品者。经口或胃管快速注入大量聚乙二醇溶液,从而产生液性粪便。可多次注入直至粪便流出物变清为止。聚乙二醇不被吸收也不会造成患者水和电解质的紊乱。

6)灌肠:经导泻或WBI仍无排便,可以灌肠。视患者病情及是否排便,可予多次灌肠。

(3)毒物吸收入血液后促进毒物排泄的主要方法:如下。

1)强化利尿:强化利尿通过扩充血容量、增加尿量,达到促进毒物排泄目的,主要用于以原形从肾脏排出的毒物中毒。心、肺、肾功能不全者慎用。

2)改变尿液酸碱度:①碱化尿液:弱酸性化合物,如水杨酸、苯巴比妥等中毒时,用碳酸氢钠静脉滴注,尿液pH达8.0能加速毒物排出;②酸化尿液:弱碱性毒物如苯丙胺、士的宁、苯环己哌啶等中毒时,尿液pH<5.0能加速毒物排出,可应用维生素C 4~8 g/d静脉输注;急性肾衰竭患者不宜应用强化利尿法;③碱化尿液和高尿流量(约600 mL/h)的治疗方案可考虑治疗某些重度中毒;④低血钾症是最常见的并发症,但可以通过补钾来校正。偶尔会发生碱中毒手足搐搦症,但低钙血症是罕见的。

3)血液净化:血液净化是指把患者血液引出体外并通过一种净化装置,清除某些致病物或毒物,达到治疗目的的一种医疗技术,常用方法有血液透析(HD)、血液滤过、血液灌流(HP)、血浆置换(PE)。

适应证:①毒(药)物或其代谢产物能被 HD、血液滤过、HP、PE 排出体外者;②中毒剂量大,毒(药)物毒性强;③摄入未知成分和数量的药物或毒物,病情迅速进展,危及生命;④中毒后合并内环境紊乱或急性肾功能障碍或多个器官功能不全或衰竭;⑤毒物进入体内有延迟效应,较长时间滞留体内引起损伤。

相对禁忌证:①严重心功能不全者;②严重贫血或出血者;③高血压患者收缩压>220 mmHg(1 mmHg=0.133 kPa);④血管活性药物难以纠正的严重休克。

(4)氧气疗法

1)氧气疗法:即氧疗,不仅是一种对症处理方法,还是一种治疗手段。急性中毒常因毒物的毒理作用而抑制呼吸及气体交换,有的抑制组织细胞呼吸造成组织缺氧。各种情况导致氧饱和度下降,均可成为氧疗指征,但个别毒物中毒除外,如百草枯中毒常规吸氧会加重病情,除非出现严重呼衰或急性呼吸窘迫综合征(ARDS)。

2)高压氧疗法:将患者置于高压氧环境中(高压氧舱内)吸氧来治疗疾病的方法,是 CO 中毒的特殊疗法。原理:通过提高血氧含量及张力,增加血氧含量,使组织内氧含量和储氧量相应增加,增加血氧弥散及组织内氧的有效弥散距离,有效改善机体缺氧状态。此外,高压氧在亚硝酸盐、苯的硝基胺基化合物、硫化氢、二氧化碳、毒鼠强等物质中毒的救治方面均有一定的作用。适应证:各种原因所致全身或局部缺血缺氧性疾病及其相关病损,如 CO 中毒绝对适应证。禁忌证:未经控制内出血(尤其颅内出血)、严重休克、气胸、严重肺气肿、精神失常等。

(5)一些中毒的特殊解毒药物

1)阿托品:节后抗胆碱药,能阻断节后胆碱能神经支配的乙酰胆碱受体,对抗各种拟胆碱药导致毒蕈碱样作用。适用于拟胆碱药中毒,如毛果芸香碱、毒扁豆碱、新斯的明等中毒;有机磷农药和神经性毒气中毒;含毒蕈碱的毒蕈中毒等。

2)盐酸戊已奎醚(长托宁):对胆碱能受体亚型具有高度选择性,抗胆碱作用强而全面,持续作用时间长,是近年国内应用于治疗有机磷农药中毒解毒疗效较好的药物之一。

3)胆碱酯酶复能剂:适用于有机磷农药、神经性毒气中毒。常用药物为碘解磷定和氯解磷定。

4)纳洛酮:可竞争性结合阿片受体,用于阿片类药物。

5)硫代硫酸钠(次亚硫酸钠):主要用于氰化物中毒。

6)亚硝酸异戊酯和亚硝酸钠(亚硝酸盐—硫代硫酸钠法):为氧化剂,可将血红蛋白中的二价铁氧化成三价铁,形成高铁血红蛋白而解救氰化物中毒。

7)亚甲蓝:氧化还原剂,用于亚硝酸盐、苯胺、硝基苯等中毒引起的高铁血红蛋白血症。

8)氟马西尼:用于苯二氮䓬类药物中毒。

9)奥曲肽:可用于磺脲类药物过量或中毒。

10)抗蛇毒血清及蛇药:包括抗眼镜蛇毒血清、精制抗蝮蛇毒血清、精制抗银环蛇毒血清、精制抗五步蛇毒血清及各种蛇药等,用于毒蛇咬伤,有解毒、止痛、消肿功效。

11)鱼精蛋白:与肝素结合形成稳定的无活性的复合物。用于肝素使用过量治疗。

12)肉毒抗毒血清:用于肉毒中毒。

13)甲吡唑:是乙醇脱氢酶的强效抑制剂。用于乙二醇、乙醇、甲醇中毒,其中甲吡唑是甲醇中毒的首选解毒剂。

14)乙酰半胱氨酸:可用于对乙酰氨基酚中毒。

15)胰高血糖素:可用于β受体阻滞剂、钙通道受体阻滞剂中毒。

16)葡萄糖酸钙:可用于氟化物、钙通道阻断剂中毒。

17)碳酸氢钠:可用于钠通道阻滞剂中毒。

（6）对症治疗与并发症处理：见相关章节。

（五）中医药治疗

1. 中医对该病的认识　对于急性中毒中医药诊治方面，主要是依据辨证论治和整体观念的原则，而不强调具体毒物种类，根据中毒后出现的临床症状和体征，经四诊合参判断证候，因证制订理法方药。针对毒物对机体损伤后出现的某个系统为主的临床症状，可以采取相应的方剂和药物。

2. 辨证施治

（1）神经系统损害：常见的有中毒性脑病、多发性神经炎、神经衰弱症候群。

1）中毒性脑病：多见于化学物质中毒。

证候特征：全身极度疲乏，剧烈头痛，恶心呕吐，精神萎靡或嗜睡，甚至惊厥昏迷，气息失常等。

治法：解毒清火，开窍醒神。

推荐方药：可选用龙胆泻肝汤（出自《医方集解》）为主方，组成：龙胆草、栀子、黄芩、木通、泽泻、车前子、柴胡、甘草、当归、生地。酌情加入蚤休、青黛、黄连、营蒲、郁金等解毒开窍之品，呕吐甚者加服玉枢丹，惊厥重者加服止痉散，昏迷重者加服至宝丹或安宫牛黄丸。表现为脱证时可用生脉饮、独参汤、参附汤等。

2）多发性神经炎：多见于砷、铅、一氧化碳、二硫化碳等中毒。

证候特征：四肢末端呈"手套""袜子"样感的感觉或者运动障碍。常伴有心烦、口渴、脉数等热象。急性中毒恢复期和慢性病例，常伴有肢冷、多汗、脉细弱等虚象。

治法：清营凉血或养血通络。

推荐方药：可选用清营汤（出自《温病条辨》）为主方，组成：水牛角、生地、玄参、竹叶、麦冬、丹参、黄连、金银花、连翘。酌情加入蚤休，桑枝、姜黄、地龙等解毒通络之品。

3）神经衰弱症候群：多见于恢复期。

证候特征：头昏乏力，失眠心悸，记忆力减退，脉细弱或细数等。

治法：养阴清热或养血安神。

推荐方药：可选用天王补心丹（出自《校注妇人良方》）为主方，组成：人参、茯苓、玄参、丹参、桔梗、远志、当归、五味子、麦冬、天冬、柏子仁、酸枣仁、生地等。酌情加入首乌、女贞子、桑椹、煅龙骨、煅牡蛎等滋养收涩之品。

（2）血液系统损害：常见的白细胞增多或减少、血红蛋白变性、出血、贫血等。

1）白细胞增多或减少：白细胞增加多见于多种严重中毒。白细胞减少，多见于苯中毒、放射性物质接触和某些药物中毒等。

证候特征：白细胞增加证见发热、心烦、脉数等热象；白细胞减少证见头昏乏力、神疲脉细弱等虚象。

治法：清热凉血或益气补血。

推荐方药：白细胞增多，可选用黄连解毒汤（出自《肘后备急方》）为主方，组成：黄连、黄芩、黄柏、栀子。酌情加入银花、连翘、蚤休、白薇、生地、丹皮等清热凉血之品。白细胞减少，可选用归脾汤（出自《济生方》）为主方，组成：白术、茯神、黄芪、龙眼肉、酸枣仁、人参、木香、甘草、当归、远志。酌情加入阿胶、首乌、熟地、黄精等补血益气之品治疗。

2）血红蛋白变性：多见于苯、亚硝酸盐等中毒。表现为血液中高铁血红蛋白量增加，使皮肤、黏膜发绀。

证候特征：头昏、胸闷、乏力等症状。

治法：凉血活血、解毒清热。

推荐方药：可选用犀角地黄汤（出自《外台秘要》）为主方，组成：水牛角、芍药、生地、丹皮。酌情加人玄参、丹参、人参、麦冬、五味子等养阴凉血益气之品。

3) 出血、贫血:多见于苯、砷、铅等化学中毒和奎宁等药物中毒,进食蚕豆有时亦可引起,主要由于红细胞过度破坏所致。

证候特征:急性者常有头痛、呕吐、寒战,随后出现高热、面色苍白、黄疸明显、少尿或无尿。

治法:化浊利湿,清热解毒。

推荐方药:可选用茵陈蒿汤(出自《伤寒论》)为主方,组成:茵陈、栀子、大黄。酌情加入滑石、车前子、猪苓、茯苓、泽泻、金钱草、海金砂等清热利湿之品。亦可用甘露消丹加减治疗。出现贫血可用四物汤(出自《太平惠民合剂局方》)、当归补血汤(出自《内外伤辨惑论》)等方剂治疗,四物汤组成:熟地、当归、白芍、川芎,当归补血汤组成:黄芪、当归。

(3) 呼吸系统损害:常见的有呼吸功能抑制、上呼吸道炎和肺炎、肺水肿等。

1) 呼吸功能抑制:多见于有机磷农药、麻醉性的毒物、二氧化碳、一氧化碳、氰化物、硫化氢等中毒。

证候特征:缺氧或二氧化碳储留所引起的发绀、烦躁、嗜睡等症状,如病情发展,常可引起心、脑、胃、肠道、肝和肾等多方面的功能障碍。

治法:清热解毒,理气泻肺。

推荐方药:早期可选用葶苈大枣泻肺汤(出自《金匮要略》)为主方,组成:葶苈子、大枣。酌情加入玄参、桔梗、贝母、瓜蒌、茯苓、五味子、麦冬等养阴清肺、化痰理气之品。痰多者加半夏、竹茹,烦躁不安者加竹叶、黄连等。

2) 上呼吸道炎和肺炎:多由于吸入水溶性较大的刺激性气体如氨、汽油、二氧化硫等引起。

证候特征:流涕,喷嚏,咳嗽,痰带血丝或出血,胸闷,气促,肺部有散在性的干、湿啰音。

治法:清热解毒,宣肺化痰止咳。

推荐方药:可选用桑菊饮(出自《温病条辨》)为主方,组成:桑叶、菊花、杏仁、连翘、薄荷、桔梗、甘草、芦根。酌情加入银花、蚤休、大青叶、鱼腥草等清热解毒之品,胸闷胸痛者加法半夏、川连、瓜蒌,咯血或痰带血者加茅根、藕节、仙鹤草,喉头水肿,声音嘶哑者加射干、山豆根、木蝴蝶。

3) 肺水肿

证候特征:频繁咳嗽,气急,烦躁不安,口唇发绀,咳粉红色泡沫痰,心率增快,两肺满布湿啰音。

治法:宣肺理气,化痰止咳。

推荐方药:可选用杏苏散(出自《温病条辨》)为主方,组成:苏叶、半夏、茯苓、前胡、杏仁、桔梗、枳壳、橘皮、甘草、生姜、大枣。酌情加葶苈子、瓜蒌、泽泻、车前子、鱼腥草、白茅根等泻肺渗湿、清热止咳之品。

(4) 消化系统损害:常见的有急性胃肠炎、中毒性肝炎。

1) 急性胃肠炎:多由于食用有毒动物、植物或误食汞、砷、铅等化学物质中毒。

证候特征:恶心、呕吐、腹痛、腹泻,严重者可引起失水、电解质紊乱和休克等。

治法:清热解毒,健脾和胃,厚肠止泻。

推荐方药:一般可用葛根芩连汤(出自《伤寒论》)为主方,组成:葛根、黄芩、黄连、甘草。酌情加入藿香、麦芽、神曲、广木香等止呕止泻之品。若证型偏于寒湿、呕吐较甚者,宜用藿香正气散(出自《太平惠民合剂局方》)加减治疗,组成:藿香、苏叶、白芷、厚朴、大腹皮、陈皮、半夏、茯苓、白术等。

2) 中毒性肝炎:多见于磷、砷、锑、氯、苯等化学中毒和误服大量巴比妥等药物中毒。

证候特征:食欲不振,恶心呕吐,肝区疼痛,肝脏肿大,黄疸,肝酶增高,严重者可出现急性肝坏死,且伴有其他中毒症状。

治法:解毒清肝或清热利湿。

推荐方药:可选用柴胡清肝饮(出自《外科正宗》)为主方,组成:柴胡、川芎、当归、白芍、生地、柴胡、黄芩、山栀、天花粉、防风、牛蒡子、连翘、甘草等。酌情加入郁金、滑石、木通、车前子等凉血解郁和清利湿热之品。有黄疸者加茵陈、大黄、金钱草。急性中毒性肝炎恢复期,常用逍遥散(出自《太平惠民合剂局方》),组成:甘草、当归、茯苓、白芍、白术、柴胡,加郁金、丹参、五味子、灵芝等药调理。

(5)泌尿系统损害:常见的有急性肾功能衰竭,多见于砷、汞、铋等重金属,磺胺、抗菌素药物及毒蕈等中毒。

证候特征:相继出现食欲不振、恶心呕吐、腹泻便血、胸闷气急、烦躁不安,或嗜睡、昏迷、抽搐等酸中毒的症状。

治法:清热解毒,养阴利湿。

推荐方药:可选用八正散(出自《太平惠民合剂局方》)为主方,组成:车前子、瞿麦、扁蓄、滑石、栀子、甘草、木通、大黄。酌情加生地、丹皮、白茅根、车前草、大腹皮等凉血清热利尿之品。如出现面色苍白、口张目闭、多汗肢冷、脉象微细等脱证现象时,则应按脱证急救。

(6)循环系统损害:常见的有心律失常与心搏骤停。心房或心室纤颤时可发生昏厥和抽搐。锑、砷、磷、一氧化碳、四氯化碳中毒可引起心肌损害,三氯乙烯、苯等中毒可引起心室纤颤,有机磷农药、洋地黄、奎尼丁、普鲁卡因酰胺可引起心律紊乱和传导阻滞。

证候特征:心律失常,包括心律过快、过慢和心律不齐。常有心悸、头昏、出汗、呕吐、心前区不适或心动间歇感。

治法:养血复脉,益气滋阴。

推荐方药:可选用炙甘草汤(出自《伤寒论》)为主方,组成:炙甘草、生姜、桂枝、人参、生地、阿胶、麦冬、麻仁、大枣。酌情加入龟板、牡蛎、五味子、茯苓之类。若身热面赤、口干舌燥、脉虚大者,宜去桂枝加白芍,或用朱砂安神丸加减治疗。若出现呼吸心搏骤停,治宜回阳救脱,可针刺十宣、素髎、人中、中冲、内关等穴位,予强刺激。同时可鼻饲独参汤等。

(闫国良)

第二节 · 急性一氧化碳中毒

一氧化碳(carbon monoxide,CO)是最常见的窒息性气体。人类接触 CO 的机会很多,含碳物质的不完全燃烧均可产生 CO。职业性接触 CO 的作业有 70 余种,主要包括化学工业用 CO 作原料制造光气、甲醇、甲酸、合成氨,用煤、重油或天然气制取氮肥等;采矿的爆破作业;冶金工业中的炼焦、炼钢、炼铁,羰基法提取纯金属镍等;机械制造业中的铸造、锻造车间;耐火材料、建筑材料等工业使用的窑炉、煤气发生炉等。急性一氧化碳中毒(acute carbon monoxide poisoning,ACMP)是最常见的急性职业中毒,也是常见的生活性中毒之一。生活中发生 ACMP 常见于家用煤炉通火炕取暖、室内以炭火盆取暖、燃木炭吃烧烤、煤气灶泄漏、燃气热水器使用不当等。

(一)发病机制

CO 经呼吸道吸入后,立即与血红蛋白结合形成碳氧血红蛋白(HbCO)。CO 与血红蛋白亲和力较 O_2 大 200~300 倍,HbCO 解离速度又仅为氧合血红蛋白 1/3 600。HbCO 不仅不能携带氧,而且还影响氧合血红蛋白(HbO_2)的解离,阻碍氧的释放和传递,导致低氧血症,引起组织缺氧。

CO可与肌球蛋白结合,影响细胞内氧弥散,损害线粒体功能。CO还与线粒体中细胞色素 a_3 结合,阻断电子传递链,延缓还原型辅酶 I(NADH I)的氧化,抑制细胞呼吸。急性CO中毒导致脑缺氧后,脑血管迅即麻痹扩张,脑容积增大。脑内神经细胞ATP很快耗尽,钠钾泵不能运转,细胞内钠离子积累过多,结果导致严重的细胞内水肿。血管内皮细胞肿胀,造成脑血液循环障碍,进一步加剧脑组织缺血、缺氧。由于酸性代谢产物增多及血脑屏障通透性增高,发生细胞间质水肿。由于缺氧和脑水肿后的脑血液循环障碍,可促使血栓形成、缺血性软化或广泛的脱髓鞘变,致使一部分ACMP患者经假愈期,随后又出现多种神经精神症状的迟发性脑病。

(二)诊断思路

1. 症状与体征·中枢神经系统对缺氧最为敏感。轻度中毒以脑缺氧反应为主要表现,如剧烈头痛、头晕、恶心、呕吐、胸闷、心悸、乏力等,一般无阳性体征。继而很快出现嗜睡、意识模糊、大小便失禁,乃至昏迷;此时检查可见皮肤、黏膜呈樱桃红色(面颊、前胸、大腿内侧尤为明显),呼吸、脉搏加快,腱反射减弱或消失,腹壁、提睾反射减弱或消失,甚至出现血压偏低、心律失常、抽搐或强直等。严重中毒者由于脑水肿而出现深度昏迷、去大脑皮质状态,并可合并呼吸衰竭、休克、严重的心肌损害、肺水肿、消化道出血等。此时患者各种反射均消失,可出现病理反射,肤色亦可因末梢循环不良而呈灰白色或发绀;呼吸、脉搏可由弱、快转为慢而不规则,甚至停止,心音弱而低钝;肺内可出现湿啰音;部分患者可有肝、肾受损,出现肝大、黄疸、氨基转移酶及血尿素氮升高、蛋白尿等;还可有皮肤改变,如红斑、水疱或类似烫伤的病变。

2. 实验室及其他辅助检查

(1)血HbCO测定:是ACMP特异性诊断指标之一。方法:取患者及健康对照者血液各 $20\mu L$,分别滴入2个试管内,然后各加入5%氢氧化钠2mL混匀、观察,中毒者样本变成樱桃红色,为HbCO定性阳性。正常人血液中HbCO含量可达5%~10%(尤以吸烟者为多),轻度CO中毒者HbCO在10%~30%,中度中毒30%~50%,严重中毒时在50%以上,但HbCO含量与临床症状间可不完全呈平行关系。

(2)脑电图及诱发电位检查:多数ACMP患者可出现异常脑电图;迟发脑病患者脑电图及诱发电位改变较临床表现出现更早。

(3)脑CT与MRI检查:有助于早期发现ACMP患者的脑水肿表现;急性中毒症状消失后CT或MRI出现新的异常则可提示迟发脑病的可能。

3. 诊断·参照《职业性急性一氧化碳中毒诊断标准》(CBZ23-2002)。诊断主要根据吸入较高浓度的CO接触史和急性发生的中枢神经系统损害的症状和体征,结合及时测定的血HbCO结果,但应注意排除其他疾病。

轻度中毒:出现剧烈头痛、头晕、四肢无力、恶心、呕吐等中枢神经症状但无明显意识障碍者;血HbCO浓度在10%以上。

中度中毒:在上述表现基础上出现一定程度昏迷,但经抢救后恢复且无并发症者;血HbCO浓度可高于30%。

重度中毒:患者有深昏迷或去大脑皮质状态,或有下列任何一项临床表现者:脑水肿、休克或严重的心肌损害、肺水肿、呼吸衰竭、上消化道出血、脑局灶损害如锥体系或锥体外系损害体征、血HbCO浓度多大于50%。

ACMP意识障碍恢复后,经2~60天的"假愈期",可出现下列表现:精神及意识障碍、锥体外系神经障碍、锥体系神经损害、大脑皮质局灶性功能障碍;脑部CT检查发现脑部有病理性密度减低区,脑电图检查发现中度至重度异常;可诊断为ACMP迟发脑病。患者发生迟发脑病的危险因素:高龄、昏迷时间长、清醒后头晕与乏力持续时间较长、有高血压病史、脑力劳动者、精神刺激。早期诊断是提高迟发脑病治愈率的关键;通过在中毒后不同病情演变阶段电生理学和脑 CT(尤其是 MRI)对比,可以早期预测 ACMP 迟发脑病的发生。早期进行心肌酶学及心电图检查动态观察,则有助于早期诊断和及时治疗 ACMP 心肌损害。

4. 鉴别诊断·ACMP 应注意与安眠药中毒、急性脑血管病、糖尿病酮症酸中毒昏迷、脑外伤、脑膜炎及氰化物、硫化氢等毒物所致昏迷鉴别。依据毒物接触史、既往疾病史及中枢神经系统阳性体征,尤其是及时检测血 HbCO 及头颅 CT 检查有助于临床鉴别诊断。

ACMP 迟发脑病应注意与精神病、脑血管性痴呆、帕金森病进行鉴别。依据既往有无高血压、脑动脉硬化、精神病史及毒物接触史,结合发病时间、脑电图、头部 CT 检查进行鉴别。如帕金森病患者多有动脉硬化史,锥体外系损害多从单侧肢体损害开始等。

(三) 治疗

1. 移离现场·一旦发现 ACMP 患者,应立即使其脱离中毒现场,移至空气新鲜处,保持呼吸道通畅,静卧保暖。

2. 氧疗·应尽早投用氧疗,以加速 CO 排除。氧疗既是解毒措施,也是对症治疗。轻度中毒者可予氧气吸入,中、重度中毒者应积极给予常压面罩吸氧治疗,有条件者行高压氧治疗,并密切观察病情变化。高压氧用于治疗 ACMP 已有近 50 年的历史,除能有效供氧外,并具有明显的脑血管收缩作用,有利于治疗和预防脑水肿。一般于 10 min 内将舱内压力升高到 1.5～2.0 附加大气压,吸入 40～90 min,以后再用 1.0～1.5 附加大气压继续间歇高压氧治疗,直至意识完全清醒。据报道,ACMP 早期进行高压氧治疗有效率可达 94.0%,治愈率可达 87.7%,效果优于其他治疗。另一回顾性调查发现,ACMP 6 h 内开始高压氧治疗者,病死率为 13.5%,而发病 6 h 后开始治疗者,病死率为 31.5%,说明早期应用高压氧治疗的必要性。但有学者认为高压氧并不能预防迟发脑病的发生,已对"过度氧疗"(包括高压氧)提出质疑,认为连续给予高浓度的氧、高压氧可能成为"过氧化损伤"的病因,临床应注意掌握治疗时机与疗程。

3. 纠正呼吸衰竭·呼吸兴奋剂主要用于呼吸衰竭患者,多应用尼可刹米(可拉明)静脉注射或滴注;呼吸停止者应立即实施人工呼吸或气管插管人工加压给氧,直至出现自主呼吸。对大量黏痰或泡沫痰阻塞气道可行吸痰,保持呼吸道通畅。血压降低者立即行抗休克治疗。

4. 防治脑水肿、改善脑循环·急性中毒后 2～4 h 即可出现脑水肿,24～48 h 达高峰,可持续多天。应及早应用高渗脱水剂、利尿剂和糖皮质激素(如地塞米松 10～40 mg/d)等药物,以防治脑水肿,促进脑血液循环,维持呼吸循环功能;并予对症治疗和支持治疗。

(1) 纳洛酮:用于急性昏迷患者,具有防治脑水肿、保护脑细胞、促醒的作用。其原理是纳洛酮作用于脑干网状结构上行激活系统及非特异性丘脑皮质系统的阿片受体,阻断类阿片肽对中枢的抑制;对抗抑制性递质氨基丁酸(GABA),降低抑制性神经元的兴奋性;保护脑细胞,增强神经传导功能,促进意识恢复。用法:首次 1.0 mg 静脉注射后,4.0 mg/d 静脉滴注维持,直至清醒。

(2) 醒脑静注射液:主要成分为人工麝香、栀子、郁金、冰片。有清热解毒、凉血活血、醒脑开窍之功。

(3) 中药:脑水肿纠正后,应积极改善脑微循环,以促进脑细胞受损区血液供应,可给予刺五加注射液、红花注射液、银杏叶、丹参制剂、安宫牛黄丸等。

5. 休息及密切观察·经抢救苏醒后,应绝对卧床休息,密切观察 2 周,加强护理,及时发现并治疗迟发性脑病。

(陈莉云)

第三节 · 急性有机磷农药中毒

急性有机磷农药中毒(acute organophosphorus pesticide poisoning，AOPP)是指有机磷农药短时间、大量进入人体后造成的以神经系统损害为主的一系列伤害，属于比较常见的急危重症之一。根据发病顺序临床表现通常分为胆碱能危象(acute cholinergic crisis，ACC)、中间综合征(intermediate syndrome，IMS)和迟发性多发性周围神经病变(organophosphate induced delayed polyneuropathy，OPIDP)，也有学者将急性或慢性接触有机磷农药后出现的神经精神异常也作为其中的表现之一，但在急诊医学科，更多关注的是 ACC 和 IMS。

每年全球有数百万人发生 AOPP，其中 20 万~30 万人死亡，且大多数发生在发展中国家。在我国每年发生的中毒病例中，AOPP 占 20%~50%，其病死率为 30%~40%。AOPP 起病急、进展快，及时、规范的干预及救治可明显降低死亡率。有机磷农药属于有机磷酸酯或硫化磷酸酯类化合物，目前品种已达 100 多种，是我国使用最广泛、用量最大的杀虫剂之一。

(一) 病因

(1) 生活中毒：主要是故意吞服或误服有机磷农药，或饮用和食入被有机磷农药污染的水源、食品，误用有机磷农药治疗皮肤病、滥用驱虫等而引起中毒。

(2) 使用中毒：在使用过程中，施药人员配药时皮肤沾染原液可引起中毒；喷洒过程中，药液污染皮肤或湿透衣服由皮肤吸收，或吸入空气中有机磷农药也可以造成中毒。

(3) 生产中毒：在有机磷农药精制、出料和包装过程中防护不到位，手套、衣服破损或口罩污染等，或因生产设备密闭不严造成化学物泄漏，或在事故抢修过程中有机磷农药污染手、皮肤、吸入呼吸道引起的中毒。

(二) 发病机制

有机磷农药脂溶性高，易挥发，主要经胃肠道、呼吸道，甚至是没有破损的皮肤、黏膜吸收，吸收后迅速分布于全身各脏器和组织，其中在肝脏中的浓度最高，肾、肺、脾脏次之，AOPP 患者脂肪组织内有机磷浓度是血液中的 50 倍左右，脑和肌肉中最少。有机磷农药主要在肝脏内进行多种形式的生物转化和代谢。一般先经氧化反应使毒性增强，而后经水解降低毒性，比如敌百虫在肝内侧链脱去氧化氢转化为毒性更强的敌敌畏，而经水解、脱氨、脱烷基等降解后失去毒性。有机磷农药吸收后 6~12 h 血中浓度达到高峰，其代谢产物 24 h 内主要通过肾脏排泄，少量经肺排出，48 h 后可完全排出体外，少数品种如剧毒类在体内存留可达数周甚至更长时间。

有机磷农药进入人体后其磷原子与胆碱酯酶(cholinesterase，ChE)酯解部位丝氨酸氧原子共价键形式难以逆转地结合，形成化学稳定的磷酰化胆碱酯酶，使得 ChE 丧失活性，失去水解乙酰胆碱能力，导致乙酰胆碱大量蓄积于神经末梢，胆碱能神经持续冲动，产生先过度兴奋后抑制的一系列毒蕈碱样症状(M 样症状)、烟碱样症状(N 样症状)及中枢神经系统症状，严重者可因呼吸衰竭而导致死亡。

长期接触有机磷农药时，胆碱酯酶活力虽明显而持久地下降，但临床症状较轻，可能因人体对积聚的乙酰胆碱耐受性增强，对人体的损害主要以氧化应激和神经细胞凋亡为主，机制尚不完全明确。需要注意的是，胆碱酯酶活性变化并不能完全解释 AOPP 的所有症状，其高低也并不完全与病情严重程度相平行。IMS 又称为中间期肌无力综合征，其发病机制与神经肌肉接头传递功能障碍、突触后膜上骨骼肌型烟碱样乙酰胆碱受体失活有关，其发生受多种因素影响，可能与有机磷农药排出延迟、再吸收或解毒剂量不足有关。OPIDP 则与有机磷农药对胆碱酯酶的抑制效应无关，可能与神经靶酯酶的抑制、老化及轴突发生变性等有关。

（三）中医病因病机

中医文献中没有"有机磷农药中毒"的记载，本病病因为误服或接触有机磷农药，中医认为病因为"毒邪"，可属"中药毒"范畴，多数学者根据中毒后出现腹痛、呕吐、肢冷汗出、口角流涎等症状，推断有机磷农药当属"寒饮湿毒之邪"，在辨证施治方面又可与中医呕吐、胃脘痛、眩晕、头痛、喘证、闭证、脱证等互参。

中医认为"寒饮湿毒之邪"经口、鼻及皮肤进入人体，阻滞气机，气血失和，津液输布不利，最终损伤脏器功能，甚至阳气暴脱，病情危殆。湿毒之邪致病广泛，黏滞难解，易阻遏气机，侵犯上中下三焦。或病重危殆或郁久化热或伤阴耗气，病情迁延。

（1）毒邪直中脏腑：湿毒之邪不解，蕴于中焦，致中气败伤、脾虚胃逆而见恶心、呕吐、腹痛等症；毒邪上逆，耗伤肺气，肺失宣降而见咳嗽喘促、喉间痰鸣；毒邪陷于心包，神明逆乱、阴阳失调、神机化灭；毒邪下陷肝肾，气机逆乱甚则肝风内动而见肌肉震颤、抽搐及癃闭或尿频，甚则二便失禁等。

（2）湿毒久郁则生热：湿热毒邪致病缠绵难愈，病程长，伤阴耗气，临床见"脉缓身重，舌淡黄而滑，渴不多饮……"。重症则生风动血，可见皮肤紫暗，或出现青紫斑块，或咯血，或吐血，或衄血，或便血、尿血；或脏气衰败，阴竭阳脱，见神志昏蒙、烦躁谵语、肢冷汗出、痰鸣漉漉、气促抽搐、恶心呕吐、二便失禁，脉象或促、结、代或微。

（3）湿毒之邪外溢皮肤，损伤卫阳，则肤冷汗出；同时湿毒之邪易夹痰夹瘀，变证频出；或留滞经络，阻滞气血，肌肤筋脉失养，病情迁延。

（四）诊断思路

1. 症状和体征 · AOPP 发病时间与毒物种类、剂量、侵入途径及机体状态（如空腹或进餐）等密切相关。口服中毒在 10 min～2 h 发病，吸入者在数分钟至半小时内发病，皮肤吸收者 2～6 h 发病。各种有机磷农药中毒一般共有的症状包括：呼出气呈大蒜味、瞳孔缩小（针尖样瞳孔）、大汗、流涎、气道分泌物增多、肌纤维颤动等，中毒严重者均可导致意识障碍。具体可出现以下临床表现。

（1）胆碱能危象

1）毒蕈碱样症状：是中毒后最早出现的症状，主要因为副交感神经末梢过度兴奋，表现为平滑肌痉挛和腺体分泌增加。①平滑肌痉挛表现：瞳孔缩小，胸闷、气短、呼吸困难，恶心、呕吐、腹痛、腹泻；②括约肌松弛表现：大小便失禁；③腺体分泌增加表现：大汗、流泪和流涎；④气道分泌物明显增多：表现为咳嗽、气促，双肺有干或湿啰音，严重者发生肺水肿。

2）烟碱样症状：主要因为乙酰胆碱在横纹肌神经肌肉接头处蓄积过多所致。表现为肌纤维颤动（面、眼睑、舌、四肢和全身骨骼肌肌束震颤），甚至全身肌肉强直性痉挛，也可出现肌力减退或瘫痪，严重者因呼吸肌麻痹可引起呼吸衰竭。若交感神经节后交感神经纤维末梢释放儿茶酚胺，则表现为血压增高和心律失常。

3）中枢神经系统症状：早期可表现出头晕、头痛、疲乏、无力等症状，继后出现烦躁不安、谵妄、运动失调、言语不清、惊厥、抽搐，严重者可出现昏迷和中枢性呼吸循环功能衰竭。

（2）IMS：在 AOPP 后 1～4 天，个别 7 天后出现的以曲颈肌、四肢近端肌肉、第 3～7 对和第 9～12 对脑神经所支配的部分肌肉及呼吸肌麻痹为特征性临床表现的综合征。患者可表现为转颈、耸肩、抬头、咀嚼无力，睁眼、张口、四肢抬举困难，腱反射减弱或消失，不伴感觉障碍。严重者出现呼吸肌麻痹，表现为胸闷、气短、呼吸困难，迅速出现呼吸衰竭，如无呼吸支持很快死亡。

（3）OPIDP：少数患者在急性中毒症状消失后 1 个月左右出现感觉及运动型多发神经病，主要累及肢体末端，出现进行性肢体麻木、无力，呈迟缓性麻痹，表现为肢体末端烧灼、疼痛、麻木及下肢无力，严重者呈足下垂及腕下垂，四肢肌肉萎缩。

（4）反跳：反跳是指 AOPP 患者经积极抢救治疗，临床症状好转后数天至一周病情突然急剧恶化，再次出现 AOPP 症状。其原因可能与皮肤、毛发、胃肠道或误吸入气道内残留的有机磷毒物继续被吸收或解毒剂减量、停用过早有关。

（5）其他

1）局部损害：部分患者有机磷农药接触皮肤后发生过敏性皮炎、皮肤水疱或剥脱性皮炎，污染眼部时，出现结膜充血和瞳孔缩小。

2）多脏器损害：AOPP 可直接或间接对肺、心、肝、肾、脑等脏器造成损伤，易并发多脏器功能衰竭。①肺损害：出现肺水肿乃至急性呼吸衰竭。早期肺水肿主要是由于乙酰胆碱堆积引起的 M 效应，使腺体分泌增加，大量分泌物积聚于肺泡内而引起，此外，有机磷农药及其在肺内氧化产物对肺毛细血管及间质产生直接损害作用，使肺毛细血管通透性增强，渗出增加，导致肺水肿；②肝、肾损害：有机磷农药及其代谢产物对肝细胞有直接损伤作用，可致肝细胞水肿、变性、坏死，部分患者可出现不同程度肝功能异常，并有发生急性暴发性肝功能衰竭可能。肾脏损害大多表现轻微，主要以血尿、蛋白尿为主，少数患者有一过性肾功能损害，急性肾功能衰竭则少见，且多数肾功能损害为可逆性；③心脏损害：与有机磷对心脏的直接毒性作用和间接毒性作用有关，可能原因为缺氧、干扰心肌细胞膜离子通道、血流动力学异常、炎症等，影响心肌复极，个别患者可因此猝死；④脑损害：急性有机磷中毒可导致脑水肿，形成原因有：有机磷农药可抑制脑部乙酰胆碱酯酶（AChE）活性，乙酰胆碱蓄积而兴奋交感神经节，释放肾上腺素、去甲肾上腺素等，导致血管痉挛，脑循环障碍，脑血流量减少，血管通透性增加形成脑水肿；有机磷农药可通过血脑屏障，作用脑血管上胆碱能受体、血管通透性增强、引起血管源性脑水肿；继发性脑细胞缺氧，使 Na^+-K^+-ATP 酶活性下降，导致钾离子外移，钠离子内移，细胞内钠离子积聚，水肿液随之积聚于细胞内，引起细胞毒性水肿；⑤此外，AOPP 时毒蕈碱样症状引起的腺体活动增强引起胰腺损害，导致血淀粉酶升高；通过炎症介质引起脾脏损害、血管内皮的损伤、血液系统损害等。

2. 实验室和辅助检查

（1）全血 ChE 活力：全血 ChE 活力是 AOPP 诊断的特异性指标之一，可作为 AOPP 诊断、分级及病情判断的重要指标，反映有机磷农药对血液中 ChE 活力的破坏及中毒严重程度。动态观察全血 ChE 活力恢复情况，对于指导治疗具有重要意义。

（2）毒物检测：患者血、尿、粪便或胃内容物中可检测到有机磷农药或其特异性代谢产物成分，有机磷农药的动态血药浓度检测有助于 AOPP 的病情评估及治疗。通过明确的有机磷农药接触史，典型临床表现，结合胆碱酯酶活力测定，一般无需毒物检测即可临床诊断此病。对于群体中毒、民事或刑事案件等特殊事件，必要时应行毒物检测以明确。

（3）非特异性指标：一些非特异性指标可为病情评估提供参考，但由于缺乏特异性，临床实践中可根据情况选用。如重度 AOPP 时，肌红蛋白、肌钙蛋白 I、血清淀粉酶、血浆 NO 水平等可明显升高，且与病情严重程度相关；丙氨酸转氨酶（ALT）、天冬氨酸转氨酶（AST）、胆红素、凝血功能等可作为肝功能损害的判断指标；血乳酸（LAC）水平反映组织灌注情况，是诊断循环衰竭的重要依据；血气分析可作为呼吸功能的判断指标；血及尿 $β_2$ 微球蛋白含量测定、胱抑素 C 可作为 AOPP 患者早期判断肾功能损害的敏感指标，肌酐、尿素氮为判断肾功能损害严重程度的常用指标；T 淋巴细胞计数及亚群测定可作为 AOPP 并发 MODS 患者免疫功能评价指标等；血浆 K^+、Na^+、Cl^-、Ca^{2+} 等电解质的监测以判断对机体内环境的影响。以上非特异性指标的检测可以作发为 AOPP 脏器功能状况及病情判断的辅助指标，临床诊疗过程中可选用。

3. 诊断

（1）病史和实验室检查：患者有有机磷农药的接触史，如口服、劳动工作中皮肤接触或吸入有机磷农药气雾等。中毒发病时间与毒物品种、剂量和侵入途径密切相关,结合全血 ChE 活力或毒物检测即可诊断。

(2) 病情程度判定:①轻度中毒:以 M 样症状为主,全血 ChE 活力在正常值 50%～70%;②中度中毒:除 M 样症状加重,出现 N 样症状,全血 ChE 活力在正常值 30%～50%;③重度中毒:除 M 样症状及 N 样症状外,出现肺水肿、呼吸衰竭、昏迷、脑水肿等重要脏器功能衰竭的临床表现,全血 ChE 活力在正常值 30% 以下。

(五) 监测与治疗

1. 监测 · 中、重度 AOPP 及有潜在恶化风险的轻度中毒患者要常规监测血压、心电、血氧饱和度,并尽早收住加强监护病房治疗;治疗过程中应密切观察患者呼吸及循环情况,及时建立高级气道并实施机械通气;动态监测血常规、肝功能、肾功能、胆碱酯酶、血气分析及心电图等检查的变化情况;动态评估患者病情及观察患者并发症发生情况,一旦出现抬头无力、转颈、耸肩困难、四肢近端肌力减弱等肌力减退现象,需警惕 IMS 的发生。

(1) ChE 活力监测:目前对 ChE 评定 AOPP 患者病情变化的价值尚存在一定的争议,虽然 ChE 活性是早期用于有机磷暴露及中毒监测的有效指标,但目前国内医院所测定的 ChE 一般指假性胆碱酯酶,假性胆碱酯酶无法准确反应有机磷中毒严重程度。其次,不同农药中毒初始症状及病情进展存在一定的差异,完全根据 ChE 判断病情准确性欠佳,如倍硫磷等脂溶性农药中毒患者一般早期病情较轻微,而随脂肪组织内储存毒物增加,逐渐释放进入血液后则易引起周围性呼吸衰竭,危及患者生命安全。另外,与有机磷农药种类不同对 ChE 活性抑制存在差异有关,进而影响对 AOPP 危重程度的判定,临床上存在部分 ChE 活性明显降低,但中毒症状轻微,甚至无明显中毒症状及体征的情况。因此,要结合各种评分及并发症的出现等情况进行综合判断。比如中毒严重程度评分(PSS 评分)可作为 AOPP 患者病情严重程度评估的一个良好指标。相关研究显示,PSS 评分为 2 分时,血浆 ChE 活力多小于 1 000 U/L,PSS 评分为 3 分时,病死率约 6.8%,PSS 评分越高,AOPP 的中毒程度越严重,其死亡率越高。

(2) 动脉血气分析:需要动态监测 pH、$PaCO_2$、PaO_2、BE,计算 PaO_2/FiO_2 值。动态地监测这些指标有助于评估是否并发呼吸衰竭及判断病情轻重、预后,指导治疗。

2. 治疗 · 急性有机磷中毒属于急危重症,在诊治过程中,需注意以下几点:①及时、彻底清除毒物是关键,口服中毒患者应早期、反复、彻底洗胃。在抢救时首先给予足量的抗胆碱药和复能剂,以减少呼吸道和口腔分泌物,避免肺部渗出过多导致呼吸衰竭。呼吸衰竭时需先插管再洗胃,AOPP 的洗胃时间不应受超过 6 h 生理排空时间的限制。胃肠道是有机磷农药的短暂储存库,具有再次释放的特点,洗胃必须彻底、反复、多次;②血液灌流通过吸附剂可直接吸附有机磷毒物,降低已吸收入血的有机磷浓度,使症状减轻,在 AOPP 抢救中作用显著,应尽早执行,一般在中毒后 2 h 内实施血液灌流,效果较好;③中毒轻重程度和特效解毒剂用药的个体差异较大,同样的途径、同等程度的中毒患者,抢救用药及治疗效果却截然不同。临床证明,尽早达到阿托品化或长托宁化是抢救成功的关键,但仍需警惕过量、中毒,甚至死亡;④ChE 复能剂应早期使用,早期足量可以明显提高抢救成功率。早期使用复能剂后,由于部分 ChE 复活,可以减少阿托品的用量;⑤观察中用药,给药中观察。根据患者的中毒程度、中毒表现、剂量浓度等,及时调整治疗方案,个性化用药,一定要适合患者。因此,及时高效的采取有机磷中毒救治措施,全面的分析中毒原因并提升治疗方案的针对性,能有效地保障治疗效果,降低死亡率。

(1) 现场急救:现场救治时应注意评估患者生命体征,维持生命体征稳定,迅速清除毒物,有条件时尽早给予解毒剂治疗并尽快转运至有救治条件的医疗机构。

AOPP 患者早期可能因胆碱能危象而出现呼吸衰竭,部分患者出现心搏骤停,因此,在现场环境安全,患者脱离中毒环境后,应初步评估患者生命体征,维持生命体征稳定,呼吸、心跳停止者立即行心肺复苏术,同时给予足量解毒剂应用。衣物、皮肤等被有机磷农药污染者,脱去污染的衣物,用肥皂水清洗污染的皮肤、毛发。无催吐禁忌证时尽早进行现场催吐,有条件的可在现场予以解毒剂,保持气道通畅,开通静脉通道,并尽快将患者转运至有救治条件的医疗机构。

(2)阻止毒物吸收:被有机磷农药污染的皮肤、毛发等尚未清洗或清洗不彻底者,应彻底清洗,以终止与毒物的接触,避免毒物继续经皮肤和黏膜吸收。眼部接触者应立即用清水或生理盐水冲洗。经消化道接触者,应尽快予以洗胃、吸附等肠道去污措施。

1)洗胃与催吐:洗胃应在中毒后尽早进行,早期、彻底的洗胃是抢救成功的关键。而催吐仅在不具备洗胃条件时进行,不主张药物催吐。对明确 AOPP 中毒的患者宜用温清水、2%碳酸氢钠(敌百虫中毒者禁用)或 1∶5 000 高锰酸钾溶液(对硫磷中毒者禁用)洗胃。当无法立刻明确患者中毒药物的种类时,临床救治中多应用清水洗胃。其他洗胃液如去甲肾上腺素、活性炭混悬液、氯解磷定等尽管有报道,效果满意,但临床上少用。对于意识障碍的患者,在洗胃前应做好气道保护,必要时可行气管插管后再行洗胃。目前尚无证据显示 AOPP 患者可从反复洗胃中获益,因此,除非有明确的证据显示胃内尚有大量有机磷农药残留,不主张反复洗胃。洗胃与催吐前应严格把握适应证与禁忌证,并注意防止并发症。然而,国内相关研究结果显示,经口中毒患者尽早洗胃可获得积极的效果。基于我国中毒现状及专家组经验,凡口服有机磷农药中毒者,在中毒后 4~6 h 均应洗胃。口服有机磷农药量大,中毒程度重的患者,若就诊时已超过 6 h,仍可考虑洗胃。

2)吸附剂:活性炭是一种安全有效、能够降低胃肠道毒物吸收入血的清除剂,洗胃后可予以活性炭增强肠道毒物清除效果,每次 50~100 g,肠梗阻患者禁用。

3)导泻:导泻为目前常用的清除毒物的方法之一,一般在催吐或洗胃后,常用导泻药物有硫酸钠(15~30 g)、硫酸镁(20~30 g)、20%甘露醇(250 mL)或复方聚乙二醇电解质散,可口服或经胃管注入。婴幼儿和心血管系统功能不稳定者慎用,对于肾功能不全者需要检测血镁浓度,以免高镁血症对神经及呼吸的抑制。

(3)解毒剂:解毒剂的用药原则:肟类复能剂和抗胆碱能药物是目前 AOPP 的主要特效解毒剂,解毒剂的应用遵循早期、联合、足量、重复,中毒早期即联合应用,以复能剂为主,抗胆碱能药为辅的原则。

1)ChE 复能剂:可复活被有机磷农药抑制的 ChE,直接与有机磷化合物结合使其失去毒性,并具有较弱的类似阿托品抗胆碱作用,对横纹肌神经肌肉接头阻断有直接对抗作用。目前常用的药物有氯解磷定(PAM-C1)、碘解磷定(PAM)、双复磷(DM04)、双解磷(TMB4)和甲磺磷定(P4S)等。由于氯解磷定具有使用简单、安全、高效(是碘解磷定的 1.5 倍)等优点,因此临床上大多推荐使用氯解磷定。氯解磷定一般宜肌内注射,也可静脉缓慢注射,首次剂量:轻度中毒 0.5~1.0 g,中度中毒 1.0~2.0 g,重度中毒 1.5~3.0 g,随后以 0.5~1.0 g 每 2 h 一次肌内注射,随后根据病情的情延长用药间隔时间,疗程一般 3~5 天,严重病例可适当延长用药时间。氯解磷定作为解救 AOPP 的首选复能剂,如无法获得氯解磷定,可选用碘解磷定。

2)抗胆碱能药:此类药物通过阻断乙酰胆碱的 M 样作用,减轻或消除 AOPP 的 M 样症状,对抗有机磷农药所致的呼吸中枢抑制、肺水肿、循环衰竭等作用,对 N 样症状及 ChE 活力的恢复无效。使用原则为早期、适量、反复、个体化,直至 M 样症状明显好转或达到"阿托品化"后维持。药物有阿托品和盐酸戊乙奎醚。

阿托品是目前最常使用的抗胆碱能药物,AOPP 患者应迅速给予足量的阿托品,并使其达到"阿托品化"。阿托品用法:一般情况下阿托品静脉注射 1~4 min 即可发挥作用,8 min 效果达峰值,全身性作用可维持 2~3 h,首剂用量:轻度中毒 2~4 mg,中度中毒 4~10 mg,重度中毒 10~

20 mg,一般首次给药 10 min 未见症状缓解即可重复给药,严重患者每 5 min 即可重复给药。重复剂量多采用中度、轻度量,达"阿托品化"后给予维持量。维持量:轻度中毒 0.5 mg 每 4～6 h 一次,中度中毒 0.5～1 mg 每 2～4 h 一次,重度中毒 0.5～1 mg 每 1～2 h 一次;中毒情况好转后逐步减量至停用。阿托品化指标:口干、皮肤和黏膜干燥、颜面潮红、肺部啰音显著减少或消失、瞳孔较前扩大、心率 90～100 次/min 等。阿托品中毒表现:当盲目大量应用阿托品可出现阿托品中毒,表现为瞳孔明显扩大、颜面绯红、皮肤干燥、原来意识清楚的患者出现神志模糊、谵妄、幻觉、狂躁不安、抽搐或昏迷、体温升高、心动过速、尿潴留等。严重者可直接呈现中枢抑制而出现中枢性呼吸、循环功能衰竭。临床应用阿托品需注意:①目前临床阿托品化的指标仅作为临床参考指标,不能因盲目的要求"达标"而无限度地使用阿托品,否则易导致阿托品过量或中毒;②阿托品化与有机磷农药种类、服毒量、中毒时间、洗胃程度、毒物的吸收速度、机体对阿托品敏感性等多个因素有关,主张"在观察中用药和用药中观察"及个体化原则。

盐酸戊乙奎醚是具有选择作用的抗胆碱能药,主要对 M1、M3、M4 受体作用,对心率影响小,用药剂量小,作用时间长,生物半衰期长,重复用药次数少。用药达标的指征为("长托宁"化):口干、皮肤干燥、肺部啰音减少或消失,心率和瞳孔不作为其判断指标。一般首剂用量首剂用量:轻度中毒 1～2 mg,中度中毒 2～4 mg,重度中毒 4～6 mg,维持剂量一般轻度中毒 1 mg 每 12 h 一次,中至重度中毒 1～2 mg 每 8～12 h 一次。由于戊乙奎醚较其他抗胆碱能药物具有副作用小、治疗效果好、使用方便等特点,近年应用较多。

(4)脂肪乳剂:脂肪乳剂可减轻多种亲脂类物质的毒性,从而起到辅助解毒作用。如治疗抗室颤药物中毒、β 受体阻滞剂中毒、抗精神病药物中毒、抗癫痫药物中毒及农药除草剂中毒等。另外,AOPP 可以引起机体的炎症反应,加重肺组织损伤,脂肪乳剂能结合细菌脂多糖(LPS),进而抑制巨噬细胞的激活,减少炎症因子释放。脂肪乳中的磷脂和高密度脂蛋白,在体内和体外结合 LPS 并可起到中和作用,同时使 LPS 诱导的细胞因子反应减弱,抑制 TNF－α、IL－6 的释放,减轻 AOPP 对肺组织的损伤。动物实验发现,脂肪乳联合碘解磷定和阿托品治疗 AOPP,可以减轻急性有机磷中毒导致的肺损伤、预防外周型呼吸肌麻痹、保护肾脏、减轻有机磷中毒所致的肝损伤。

(5)血液净化:截至目前,血液净化在 AOPP 的治疗尚存争议,有很多文献报道血液净化治疗对 AOPP 有效,但因试验设计、样本量等方面的问题和缺陷,循证医学证据不足,得出的结论不能被业界完全认可。另外,血液灌流、血液透析及 CRRT 等在清除毒物的同时,也会不同程度地吸附、清除血液中的解毒药物,降低这些药物的疗效,有潜在的诱发中毒症状反跳的风险。尽管如此,国内大量血液净化治疗 AOPP 的病例经验提示,血液净化治疗 AOPP 效果明显。因此,专家组建议,对重度 AOPP 患者可在解毒剂及综合治疗的同时尽早给予血液净化治疗。血液净化方式首选血液灌流,应在中毒后 24 h 内进行。一般 2～3 次即可,具体需根据患者病情及毒物浓度监测结果来决定。对于合并肾功能不全、MODS 等情况时,应考虑联合血液透析或 CRRT 治疗。

(6)并发症处理

1)IMS:目前尚无特效治疗方法,早期识别,正确、及时的高级生命支持(监测、机械通气等)是救治成功的关键。

2)迟发周围神经病变:尚无特效的治疗方法,早期、及时应用糖皮质激素、维生素 B 族及神经生长因子,中药调理,并配合针灸、理疗及肢体功能训练,可有助于神经功能恢复。

3)反跳:调整或增加解毒剂用量,可重新按胆碱能危象予以解毒剂治疗,同时予以对症支持治疗。如考虑为肠道毒物再吸收,尽早予以通便治疗;如提示吸入性肺炎,可行纤维支气管镜肺泡灌洗,因此,及时寻找可能的诱因,阻断有机磷农药再吸收的途径为治疗的关键。

4)全身及脏器功能支持治疗:见相关章节。

（六）中医药治疗

1. **中医对 AOPP 的认识** · 中医学认为有机磷农药属寒饮湿毒之邪,寒饮湿毒互结体内,相互影响致病,其中湿毒为本病病机关键。首当其冲脾、肺两脏受病,涉及肝肾,本病起病急骤、传变迅速、病情凶险。

急性期毒邪结于脾胃肠,致使脾失健运、胃气上逆、肠腑失司,故可见恶心呕吐、腹胀腹痛、纳呆食少、口吐涎沫或口中异味、呼气有大蒜味、舌苔薄白、脉浮等症状。寒饮湿毒困脾,脾阳不足,聚湿生痰,寒痰上贮于肺,致使肺失宣降、肺气上逆,故可见咳嗽、胸闷气喘、肢体湿冷、喉间痰鸣等症状,严重者可出现呼吸困难,甚至呼吸衰竭。痰浊上蒙清窍,致使头目不利,故可见头晕头痛、神疲乏力、烦躁不安等症状。邪闭于内,阴阳不相顺接,气血逆乱,故可见谵妄昏迷等症状。寒饮湿毒属阴邪,易伤机体阳气而成气虚阳微之象,故可见神志淡漠、鼻鼾息微、面色苍白、四末不荣、舌淡、脉细无力等症状。

2. **辨证施治**

（1）**辨证思路与要点**:本病初起,药物毒邪从口、鼻、皮肤腠理骤入机体,此时邪实为主,正气未虚,当祛邪、排毒为先;若药物毒邪侵犯机体已久,正不胜邪,痰湿内生,诸变证起,气机紊乱,脏腑功能失调,此时当以调治各脏腑功能、调理气机为主,尤以调理中焦气机为要,余毒未净者,当兼以祛除余毒;若药物毒邪颇盛,正气虚甚,出现气血逆乱、蒙闭清窍、阴阳离绝之危象者,当及时抢救,此时扶正固脱为主,兼以祛毒邪。

（2）**证治分类**

1）**邪结胃肠**

证候特征:恶心呕吐,腹胀腹痛,口中不和,头昏头重,舌苔薄白,脉浮。

治法:清除毒邪,上下分消。

推荐方药:大黄甘草散(《金匮要略》)。方药组成:大黄、甘草。临证加减:恶心呕吐甚者,加半夏、生姜、藿香;腹胀甚者,加枳壳、厚朴;腹痛甚者,加木香、白芍;腑实明显,加芒硝,或合用承气汤系列;头昏头重,加石菖蒲;若毒邪经皮肤吸收者,加麻黄汤以发汗排毒。

推荐中成药:枳实导滞丸或藿香正气丸口服,番泻叶 10 g 开水泡服或胃管注入。

2）**痰湿阻滞**

证候特征:肢体湿冷,口吐涎沫,目眦流泪,呼吸气促,喉间痰鸣,烦闷不安,头目眩晕,瞳仁缩小,舌苔白腻,脉濡滑。

治法:化痰利湿,祛瘀通络。

推荐方药:涤痰汤(《奇效良方》卷一)。方药组成:半夏、陈皮、茯苓、胆南星、竹茹、石菖蒲、枳实、人参。临证加减:口吐涎沫,加苍术、鸡内金;喘促甚者,加葶苈子、苏子;头目眩晕,加天麻、僵蚕;痰湿盛者,加泽泻、桂枝、猪苓;血瘀明显者,加桃仁、红花;烦闷不安者,加黄连、淡竹叶、丹参。

推荐中成药:二陈丸、散寒化湿颗粒。

3）**痰浊上扰**

证候特征:流泪流涕,喉间痰鸣,汗出如油,脘腹绞痛,爪甲青紫,四肢搐搦,烦躁头痛,甚则神志昏迷,二便失禁,舌紫暗,脉滑或弱。

治法:化痰降浊,开窍醒神。

推荐方药:礞石滚痰丸(《丹溪心法》)。方药组成:煅礞石、沉香、黄芩、熟大黄。临证加减:喉间痰鸣,加半夏、紫苏子、莱菔子;烦躁头痛,加石菖蒲、川芎;四肢搐搦,加羚羊角、钩藤;脘腹绞痛,加芍药甘草汤以缓解止痛;若毒邪损及肾、气化失司,出现尿频尿急、尿少尿闭,加瞿麦、木通、泽泻等以通利小便;若邪闭神昏者,加至宝丹。

推荐中成药:口服半夏白术天麻丸,神昏者鼻饲玉枢丹、至宝丹或醒脑静注射液静脉注射。

4) 火热内扰

证候特征:高热口干,皮肤干燥,神昏谵语,手足瘛疭,撮空理线,颜面赤红,呼吸气粗,脘腹膨胀,舌赤,脉洪数。

治法:清热除烦,养阴生津。

推荐方药:白虎汤(《伤寒论》)。方药组成:石膏、知母、粳米、甘草。临证加减:热盛者,加金银花、连翘;神昏谵语者,加安宫牛黄丸或紫雪丹;伤阴甚者,加沙参、玉竹、天花粉。

推荐中成药:口服安宫牛黄丸或紫雪丹、清开灵口服液。静脉可选用醒脑静注射液、血必净注射液等。

(3) 其他治疗

1) 催吐法:催吐法属于中医治法"八法"中的"吐"法,即通过药物及外界刺激,使机体通过呕吐的方式将停留在咽喉、胸膈、胃脘等部位的痰涎、毒物或宿食予以排出的一种治疗方法。此法适用于急性有机磷农药中毒初期,一般在发病 1 h 内,方选瓜蒂散(瓜蒂、赤小豆各 500 g,晒干、研成细末、装瓶中备用),使用时取细末 50~100 g 温开水 1 000~2 000 mL 调匀后,嘱患者口服或强行灌服(无法配合者),然后施以羽毛或棉签刺激患者咽部,令其呕吐,如此操作反复多次,直至患者呕吐清水、无异味、无异物为止。研究表明,催吐法能清除患者胃内大部分药毒,一定程度上提高该病治愈率。

2) 导泻法:导泻法属于中医治法"八法"中的"下"法,即通过泻下的方式将积滞在胃肠内的实邪、毒邪以祛除体外的一种治疗方法。方药一般选用承气汤系列,或单味大黄,或番泻叶。研究显示,及时对经口服中毒者采用此法,能大大提高抢救成功率及减少并发症的发生。其中,大黄中的大黄素能刺激胃肠壁,改善胃肠收缩功能,从而有利于肠内毒物的排出,能有效预防肠内毒物和细菌进入血液循环。

3) 中药熏蒸:中药熏蒸法是一种独特的中医外治法。通过皮肤给药途径,利用热效应,促使机体的皮肤、毛囊、汗腺充分开放,毛细血管通透性增加,加速血液循环及新陈代谢,从而更好地将中药中的有效成分(生物碱、植物抗生素等)吸收入皮肤,直达机体,发挥药物的最大疗效。研究显示,联合中药熏蒸法可清除残留在皮肤、毛发等部位的有机磷农药,避免二次吸收所出现的有机磷农药中毒反跳现象,从而改善预后,中药熏蒸方可选用桂枝、荆芥、细辛、茯苓、泽泻、苏合香、生姜、甘草等。

4) 针刺疗法:通过穴位的双向调节作用,临床上联合针刺疗法可有效减轻有机磷农药中毒患者的中枢神经系统及多脏器功能损害,提高临床疗效。有研究表明,高压氧联合针刺治疗有机磷农药中毒迟发性神经病变者,疗效显著,极大程度上提高了患者的生存质量。另有研究报道,经皮穴位电刺激足三里,可降低应用导泻法后的呕吐发生率,增强导泻效果,促使肠内毒物快速排出,减少患者住院期间阿托品使用总量,缩短达到阿托品化时间,促进 ChE 活性恢复,显著提高临床疗效。

(李淑芳　谢雅婷)

第四节·急性酒精中毒

急性酒精中毒是指由于短时间摄入大量酒精(乙醇)或含酒精饮料后出现的中枢神经系统功能紊乱状态,多表现行为和意识异常,严重者损伤脏器功能,导致呼吸循环衰竭,进而危及生命,也称为急性乙醇中毒。乙醇成人致死剂量在 250~500 g,小儿的耐受性较低,婴儿致死量在 6~10 g,

儿童约为 25 g。酒精的吸收率和清除率有个体差异并取决于很多因素,如年龄、性别、体质量、体质、营养状况、吸烟、饮食、胃中现存食物、胃动力、是否存在腹水、肝硬化及长期酗酒等。我国尚无酒精中毒的流行病学资料,血液中酒精清除率的个体差异性很大,慢性饮酒者的酒精清除率高达 7.7 mmol/h[36 mg/(dL·h)],但一般的急诊患者其酒精清除率仅约 4.3 mmol/h[20 mg/(dL·h)]。急诊患者首诊时通常轻度中毒血中乙醇浓度在 16~33 mmol/L(75~150 mg/dL),重度中毒多在 43 mmol/L(200 mg/dL)以上。由于个体差异,少数患者呈现病理性醉酒,指摄入一定量酒后,产生严重的精神病理学异常表现。

(一)病因

急性酒精中毒的患者都有明确的过量酒精或含酒精饮料摄入史、呼出气体或呕吐物有酒精气味,行为表现易激惹、多语或沉默、语无伦次,情绪不稳,行为粗鲁或攻击行为,恶心、呕吐等;或者感觉迟钝、肌肉运动不协调,躁动,步态不稳,明显共济失调,眼球震颤,复视;甚者有出现较深的意识障碍如昏睡、浅昏迷、深昏迷、神经反射减弱、颜面苍白、皮肤湿冷、体温降低、血压升高或降低、呼吸节律或频率异常、心搏加快或减慢,二便失禁等。血液或呼出气体酒精检测乙醇浓度高于 11 mmol/L(50 mg/dL)。

(二)分类

(1)轻度(单纯性醉酒):仅有情绪、语言兴奋状态的神经系统表现,如语无伦次但不具备攻击行为,能行走,但有轻度运动不协调,嗜睡能被唤醒,简单对答基本正确,神经反射正常存在。

(2)中度:具备下列之一者为中度酒精中毒:①处于昏睡或昏迷状态,或 Glasgow 昏迷评分>5 分且≤8 分;②具有经语言或心理疏导不能缓解的躁狂或攻击行为;③意识不清伴神经反射减弱的严重共济失调状态;④具有错幻觉或惊厥发作;⑤血液生化检测有以下代谢紊乱的表现之一者,如酸中毒、低血钾、低血糖;⑥在轻度中毒基础上并发脏器功能明显受损表现如与酒精中毒有关的心律失常(频发期前收缩、心房纤颤或心房扑动等),心肌损伤表现(ST-T 异常、心肌酶学 2 倍以上升高)或上消化道出血、胰腺炎等。

(3)重度:具备下列之一者为重度酒精中毒:①处于昏迷状态 Glasgow 评分≤5 分;②出现微循环灌注不足表现,如脸色苍白,皮肤湿冷,口唇微紫,心率加快,脉搏细弱或不能触及,血压代偿性升高或下降(低于 90/60 mmHg 或收缩压较基础血压下降 30 mmHg 以上),昏迷伴有失代偿期临床表现的休克时也称为极重度;③出现代谢紊乱的严重表现如酸中毒(pH≤7.2)、低血钾(血清钾≤2.5 mmol/L)、低血糖(血糖≤2.5 mmol/L)之一者;④出现重要脏器如心、肝、肾、肺等急性功能不全表现。

(三)发病机制

1. 乙醇代谢 · 乙醇(CH_3CH_2OH)是一种水溶性醇,可快速通过细胞膜,通过胃肠系统吸收,主要是胃(70%)和十二指肠(25%),少量在其余小肠吸收。当胃中无内容物时,血液乙醇水平在摄入后 30~90 min 达到峰值。乙醇由肾和肺排出最多占总量的 10%,90%在肝内代谢、分解。乙醇先在肝内由醇脱氢酶氧化为乙醛,乙醛经醛脱氢酶氧化为乙酸,乙酸转化为乙酰辅酶 A 进入三羧酸循环,最后代谢为 CO_2 和 H_2O。乙醇的代谢是限速反应。乙醇清除率 2.2 mmol/(kg·h)[100 mg/(kg·h)],成人每小时可清除乙醇 7 g(100%乙醇 9 mL)。血中乙醇浓度下降速度约 0.43 mmol/h[20 mg/(dL·h)]。虽然对血中乙醇浓度升高程度的耐受性个体差异较大,但乙醇致死浓度并无差异,大多数成人致死量为一次饮酒相当于纯酒精 250~500 mL。

2. 中毒机制

(1)急性毒害作用

1)中枢神经系统抑制作用:乙醇具有脂溶性,可迅速透过大脑神经细胞膜,并作用于膜上的某些酶而影响细胞功能。乙醇对中枢神经系统的抑制作用,随着剂量的增加,由大脑皮质向下,通过边缘系统、小脑、网状结构到延髓。小剂量出现兴奋作用,这是由于乙醇作用于大脑细胞突触后膜GABA受体,从而抑制GABA对脑的抑制作用。血中乙醇浓度增高,作用于小脑,引起共济失调;作用于网状结构,引起昏睡和昏迷。极高浓度乙醇抑制延髓中枢,引起呼吸或循环衰竭。

2)代谢异常:乙醇在肝细胞内代谢生成大量还原型烟酰胺腺嘌呤二核苷酸(NADH),使之与氧化型的比值(NADH/NAD)增高,甚至可高达正常的2~3倍。相继发生乳酸增高、酮体蓄积导致的代谢性酸中毒及糖异生受阻所致低血糖。

(2)耐受性、依赖性和戒断综合征

1)耐受性:饮酒后产生轻松、兴奋的欣快感。继续饮酒后产生耐受性,需要增加饮酒量才能达到原有的效果。

2)依赖性:为了获得饮酒后特殊快感,渴望饮酒,这是精神依赖性。生理依赖性是指机体对乙醇产生的适应性改变,一旦停用则产生难以忍受的不适感。

3)戒断综合征:饮酒后已形成身体依赖,一旦停止饮酒或减少饮酒量,可出现与酒精中毒相反的症状。机制可能是戒酒使酒精抑制GABA的作用明显减弱,同时血浆中去甲肾上腺素浓度升高,出现交感神经兴奋症状如多汗、战栗等。

(四)中医病因病机

早在《黄帝内经·灵枢》就有急性酒精中毒的疾病描述,提出"酒悖"之名,汉代张仲景《金匮要略》提出"酒疸"病名,《华佗神医秘传》首次提出"酒毒"病名,历代医著有关酒精中毒的疾病描述有"酒癖""酒积""酒禁""酒厥"和"恶酒""留饮"等。现以中医"酒毒"名对应急性酒精中毒。首先,酒为水谷之精微化生,具有散寒行气、活血化瘀、舒筋通络等功效,适量饮用能舒畅气血,使人神清气爽。然而,酒也是湿热之品,过度饮用会损伤脾胃,导致湿热内生。湿邪困脾,脾失健运,则水谷不化,湿浊内生;热邪伤胃,胃热炽盛,则消谷善饥,胃津耗损。湿热邪毒内生,则可引起一系列的脏腑功能失调和病理变化。其次,酒精属于辛温燥烈之品,过度饮用会损伤人体阴液,导致阴虚火旺。酒精中毒者常表现为口渴、咽干、舌红少苔等症状,这些都是由于酒精耗伤阴液所致。同时,酒精还会影响气血运行,导致气血瘀滞,引起胸胁疼痛、脘腹胀满等症状。此外,肝主疏泄,喜条达而恶抑郁,而酒性燥烈,易伤肝。过度饮用酒精会损伤肝阴,导致肝火上炎,引起头痛、目赤、口苦等症状。同时,肝失疏泄,也会引起气机不畅,导致胸胁胀满、嗳气等症状。

综上所述,酒精中毒的中医病因病机主要包括湿热内生、阴虚火旺、气血瘀滞和肝失疏泄等方面。

(五)诊断思路

1. **急性中毒** · 一次大量饮酒中毒可引起中枢神经系统抑制,症状与饮酒量和血乙醇浓度及个人耐受性有关,临床上分为3期。

(1)兴奋期:血乙醇浓度达到11 mmol/L(50 mg/dL)即感头痛、欣快、兴奋。血乙醇浓度超过16 mmol/L(75 mg/dL),健谈、饶舌、情绪不稳定、自负、易激怒,可有粗鲁行为或攻击行动,也可能沉默、孤僻。浓度达到22 mmol/L(100 mg/dL)时,驾车易发生车祸。

(2)共济失调期:血乙醇浓度达到33 mmol/L(150 mg/dL),肌肉运动不协调,行动笨拙,言语含糊不清,眼球震颤,视物模糊,复视,步态不稳,出现明显共济失调。浓度达到43 mmol/L(20 mg/dL),出现恶心、呕吐、困倦。

(3)昏迷期:血乙醇浓度升至54 mmol/L(250 mg/dL),患者进入昏迷期,表现为昏睡、瞳孔散大、体温降低。血乙醇超过87 mmol/L(400 mg/dL)时患者陷入深昏迷,心率快,血压下降,呼吸慢而有鼾音,可出现呼吸、循环麻痹而危及生命。

此外,重症患者可并发意外损伤,酸碱平衡失衡,水、电解质紊乱,低血糖症,肺炎,急性肌病,甚至出现急性肾衰竭。

2. 戒断综合征 长期酗酒者在突然停止饮酒或减少酒量后,可发生下列 4 种类型戒断反应。

(1) 单纯性戒断反应:在减少饮酒后 6～24 h 发病。出现震颤、焦虑不安、兴奋、失眠、心动过速、血压升高、大量出汗、恶心、呕吐。多在 2～5 天缓解自愈。

(2) 酒精性幻觉反应:患者意识清晰,定向力完整。以幻听为主,也可见幻视、错觉及视物变形。多为被害妄想,一般可持续 3～4 周后缓解。

(3) 戒断性惊厥反应:往往与单纯性戒断反应同时发生,也可在其后发生癫痫大发作。多数只发作 1～2 次,每次数分钟。也可数日内多次发作。

(4) 震颤谵妄反应:在停止饮酒 24～72 h 后,也可在 7～10 h 后发生。患者精神错乱,全身肌肉出现粗大震颤。谵妄是在意识模糊的情况下出现生动、恐惧的幻视,可有大量出汗、心动过速、血压升高等交感神经兴奋的表现。

3. 实验室及辅助检查

(1) 血清乙醇浓度:急性酒精中毒时呼出气中乙醇浓度与血清乙醇浓度相当。

(2) 动脉血气分析:急性酒精中毒时可见轻度代谢性酸中毒。

(3) 血清电解质浓度:急慢性酒精中毒时均可见低血钾、低血镁和低血钙。

(4) 血糖浓度:急性酒精中毒时可见低血糖症。

(5) 心电图检查:酒精中毒性心肌病可见心律失常和心肌损害。

4. 诊断与鉴别诊断 急性酒精中毒是一个排他性诊断。在诊断患者酒精中毒以前,应考虑到低血糖、低氧血症、肝性脑病、混合性酒精-药物过量等情况。在确诊后应考虑到有隐蔽性头部创伤及伴随代谢紊乱的可能性。医生可以通过从随行家属处获得充分的病史,反复查体及辅助检查确诊。

饮酒史结合临床表现,如急性酒精中毒的中枢神经抑制症状,呼气酒味;戒断综合征的精神症状和癫痫发作;血清或呼出气中乙醇浓度测定可以作出诊断。本病需与引起意识障碍的其他疾病,如镇静催眠药中毒、一氧化碳中毒、脑血管意外、糖尿病昏迷、颅脑外伤等相鉴别。

(1) 复合中毒:酒精中毒后患者情绪失控再次服用其他药物和毒物表现复合中毒并不罕见,乙醇加重镇静催眠类药物和有机磷农药毒性,减轻甲醇、乙二醇、氟乙酰胺毒性,饮酒后对百草枯的毒性有待探讨。

(2) 诱发病损或并发症:急性酒精中毒后外伤常见,由于患者及陪同人员不能明确叙述病史容易漏诊,急性酒精中毒能使已有的基础疾病恶化,如诱发急性冠脉综合征、出血或缺血性脑卒中等,并发贲门黏膜撕裂症、上消化道出血、心律失常、胰腺炎、横纹肌溶解综合征等,也可并发消化道穿孔。尽可能获得详实的病史,系统、细致的查体和必要的辅助检查有利于减少漏诊、误诊。

(3) 类双硫醒反应:患者在应用某些药物过程中饮酒或饮酒后应用某些药物出现类似服用戒酒药双硫醒(Disulfiram,又名双硫仑、戒酒硫)后饮酒的反应,多在饮酒后 0.5 h 内发病,主要表现为面部潮红、头痛、胸闷、气短、心率增快、四肢乏力、多汗、失眠、恶心、呕吐、视物模糊,严重者血压下降及呼吸困难,可出现意识丧失及惊厥,极个别引起死亡。可能与醛脱氢酶受抑、体内乙醛浓度升高、血管扩张有关。类双硫醒反应临床表现个体差异较大,没有医疗处理,症状一般持续 2～6 h。因类双硫醒反应与多种疾病特点相似,故易造成误诊,应注意鉴别诊断。

(六) 治疗

1. 单纯急性轻度酒精中毒不需治疗 居家观察,有兴奋躁动的患者必要时加以约束;有肥胖通气不良等基础疾病要嘱其保暖、侧卧位防止呕吐误吸等并发症,类双硫醒反应严重者宜早期对症处理。

2. 消化道内酒精的促排措施　由于酒精吸收迅速,催吐、洗胃和活性炭不适用于单纯酒精中毒患者。洗胃应评估病情,权衡利弊,建议仅限于以下情况之一者:①饮酒后 2 h 内无呕吐,评估病情可能恶化的昏迷患者;②同时存在或高度怀疑其他药物或毒物中毒;③已留置胃管特别是昏迷伴休克患者,胃管可试用于人工洗胃。

洗胃液一般用 1% 碳酸氢钠液或温开水,洗胃液不可过多,每次入量不超 200 mL,总量多为 2 000～4 000 mL,胃内容物吸出干净即可,洗胃时注意气道保护,防止呕吐误吸。

3. 药物治疗

(1) 促酒精代谢药物:美他多辛是乙醛脱氢酶激活剂,并能拮抗急、慢性酒精中毒引起的乙醇脱氢酶(ADH)活性下降;加速乙醇及其代谢产物乙醛和酮体经尿液排泄,属于促酒精代谢药。美他多辛能对抗急性乙醇中毒引起的 ATP 下降和细胞内还原型谷胱甘肽(GSH)水平降低,维持体内抗氧化系统的平衡,起到拮抗急慢性酒精中毒引起的氧化应激反应的作用,改善饮酒导致的肝功能损害及改善因酒精中毒而引起的心理行为异常,可以试用于中、重度中毒特别伴有攻击行为,情绪异常的患者。每次 0.9 g,静脉滴注给药,哺乳期、支气管哮喘患者禁用。适当补液及补充维生素 B_1、B_6、C 有利于酒精氧化代谢。

(2) 促醒药物:纳洛酮能特异性拮抗内源性吗啡样物质介导的各种效应,国外有研究报道其在急性酒精中毒的疗效,但共识组专家认为,纳洛酮能解除酒精中毒的中枢抑制,缩短昏迷时间,疗效不同可能与种族差异、用量有关。建议中度中毒首剂用 0.4～0.8 mg 加生理盐水 10～20 mL,静脉推注;必要时加量重复;重度中毒时则首剂用 0.8～1.2 mg 加生理盐水 20 mL,静脉推注,用药后 30 min 神志未恢复可重复 1 次,或 2 mg 加入 5% 葡萄糖或生理盐水 500 mL 内,以 0.4 mg/h 速度静脉滴注或微量泵注入,直至神志清醒为止。

盐酸纳美芬为具有高度选择性和特异性的长效阿片受体拮抗剂,理论上有更好疗效,已有应用于急性酒精中毒的报道,但尚需更多临床研究评估其在急性酒精中毒的疗效和使用方法。

(3) 镇静剂应用:急性酒精中毒应慎重使用镇静剂,烦躁不安或过度兴奋特别有攻击行为可用地西泮,肌注比静脉注射安全,注意观察呼吸和血压;躁狂者首选第一代抗精神病药物如氟哌啶醇,第二代如奥氮平等也应是可行选择,口服比静脉应用更安全。避免用氯丙嗪、吗啡、苯巴比妥类镇静剂。

(4) 胃黏膜保护剂:胃黏膜 H_2 受体拮抗剂或质子泵抑制剂可常规应用于重度中毒特别是消化道症状明显的患者,质子泵抑制剂可能有更好的胃黏膜保护效果。

(5) 监测血糖水平:低血糖是急性乙醇中毒最严重并发症之一,应密切监测血糖水平。急性意识障碍者可考虑静脉注射 50% 葡萄糖 100 mL,肌注维生素 B_1、维生素 B_6 各 100 mg,以加速乙醇在体内氧化。对烦躁不安或过度兴奋者,可用小剂量地西泮,避免用吗啡、氯丙嗪、苯巴比妥类镇静药。

4. 血液净化疗法　强迫利尿对急性乙醇中毒无效。严重急性中毒时可用血液透析促使体内乙醇排出。酒精易溶于水,也具有亲脂性,血液灌流对体内乙醇的清除作用仍存在争议,血液透析可以直接将乙醇和乙醇代谢产物迅速从血中清除,需要时建议将血液透析作为首选,持续床旁血滤(CRRT)也是可行的选择。病情危重或经常规治疗病情恶化并具备下列之一者可行血液净化治疗:①血乙醇含量超过 87 mmol/L;②呼吸循环严重抑制的深昏迷;③酸中毒(pH 在 7.2)伴休克表现;④重度中毒出现急性肾功能不全;⑤复合中毒或高度怀疑合并其他中毒并危及生命,根据毒物特点酌情选择血液净化方式。

5. 戒断综合征治疗　患者应安静休息,保证睡眠。加强营养,给予维生素 B_1、维生素 B_6。有低血糖时静脉注射葡萄糖。重症患者宜选用短效镇静药控制症状,而不致嗜睡和共济失调。常选用地西泮,根据病情每1～2h口服地西泮5～10mg。病情严重者可静脉给药。症状稳定后,可给予维持镇静的剂量,每8～12小时服药一次。以后逐渐减量,一周内停药。有癫痫病史者可用苯妥英钠。有幻觉者可用氟哌啶醇。

(七) 中医药治疗

1. 中医对急性酒精中毒的认识 · 急性酒精中毒的中医病名是酒毒。以解酒毒、清热祛湿为基本原则,其中清除酒毒贯穿于治疗的始终,前期以消食醒酒、调治脾胃为主;中期以解酒毒清肝利胆为主;后期酒毒内陷,侵犯心神,则需及时醒脑开窍,益气固脱。急性酒精中毒病情急而凶险,病机变化迅疾而复杂,治疗宜谨守病机,以"急则治其标"为大法,以祛除酒毒之邪,护卫脏腑为急要。待邪去病缓,以脏腑辨证为主,调治脏腑功能,使邪去为善后。本病还常结合其他治法,如导吐法、洗胃法、针灸及中成药静脉给药等救治措施。

酒毒变证和兼证较多,如并发中风(脑出血)、血证(上消化道出血)、并发急性腹痛(如急性胰腺炎、急性胆囊炎等),如合并外伤等,需要本病和变证兼证同治,遵循变证兼杂病的辨证治疗法则,如治从中风、治从血证、治从胰疸等。

2. 药物治疗

(1) 辨证施治

1) 酒毒脾胃证

证候特点:恶心呕吐,呼气、呕吐物有酒精味,吐出有力,肢体困重,嗳气厌食,恶寒身热,脘腹痞闷,大便或溏或结,气味臭秽,舌质红,苔薄,脉滑数。

病机:酒毒壅滞,损伤脾胃。

治法:消食醒酒,调治脾胃。

推荐方药:葛花解醒汤(出自《内外伤辨惑论》)加减。方剂组成:葛花、白蔻仁、砂仁、生姜、干姜、泽泻、猪苓、茯苓、陈皮、木香、人参、白术、神曲。若兼饮食停滞,加用山楂、神曲、莱菔子消食导滞,健胃下气;若恶心呕吐甚,加橘皮、法半夏、竹茹,以降逆止呕,若食积化热者,可加黄芩、黄连清热泻火;若大便秘结,可合用小承气汤;若胃痛急剧而拒按,大便秘结,苔黄燥者,为食积化热成燥,可合用大承气汤通腑泄热,荡积导滞。

2) 酒毒肝胆证

证候特点:烦躁易怒易激,行为粗暴,头目胀痛,面红目赤,口苦口干,胁腹胀满灼痛,尿黄,耳鸣,或吐血,或黄疸,舌质红或绛,苔黄,脉弦数。

病机:酒毒化热,传及肝胆。

治法:清肝利胆,解酒毒。

推荐方药:栀子大黄汤加减(《金匮要略》)加减。方剂组成:栀子、大黄、枳实、淡豆豉、葛花、白芍药、车前子、泽泻、竹叶。口渴喜饮者,加天花粉、麦冬;若腹胀明显,加郁金、大腹皮、香附、川楝子,以疏肝理气;若腹痛明显,可加川楝子、延胡索理气止痛;嗳气频作者,可加半夏、旋覆花,亦可用沉香降气散降气解郁;若火热内盛,灼伤胃络,而见吐血,并出现脘腹灼痛痞满,心烦便秘,面赤舌红,脉弦数有力等症者,可用(《金匮要略》)泻心汤,苦寒泄热,直折其火;黄疸加茵陈、枳壳等药。

3) 酒毒心神证

证候特点:神志或谵妄或昏迷,步态不稳,震颤,大汗淋漓,四肢厥冷,面色苍白,二便失禁,舌质红绛或紫暗,苔白,脉或疾数或微绝。

病机:酒毒蒙窍,伤气耗阴。

治法:醒脑开窍,益气固脱。

推荐方药:安宫牛黄丸(《温病条辨》)合回阳急救汤(《医林改错》)加减。方剂组成:人参、附子、炙甘草、山萸肉、五味子、麦冬、生龙骨、生牡蛎、肉桂、陈皮。

(2)急救措施

1)导吐:酒毒脾胃和酒毒肝胆证患者神志清醒宜尽早导吐,以压舌板刺激患者咽喉部诱导呕吐;酒毒心神证神志不清者必要时宜温水予洗胃,体质虚弱者慎用导吐法,导吐后顾护胃肠,予流质饮食或易消化的食物将养胃气。

2)促酒毒排泄:中药白茅根、大黄、葛根,水煎煮,取汁 200 mL。神志清醒顿服,对于神志不清者可从胃管注入。

(3)中药注射液急救

1)醒脑静注射液(麝香、郁金、冰片、栀子):每支 10 mL,静脉滴注,成人每日 10~20 mL,加入 5% 葡萄糖注射液或 0.9% 氯化钠注射液 100~250 mL 中滴注。用于酒毒肝胆、酒毒心神证。

2)复方麝香注射液(麝香、郁金、藿香、石菖蒲、冰片):每支 10 mL,静脉滴注,成人每日 10~20 mL,加入 5% 葡萄糖注射液或 0.9% 氯化钠注射液或 10% 葡萄糖注射液 250~500 mL 中稀释后滴注。用于酒毒肝胆、酒毒心神证。

3)复方丹参注射液(丹参、降香):每支 10 mL,静脉滴注,成人每日 10~20 mL,加入 5% 葡萄糖注射液或 0.9% 氯化钠注射液 100~250 mL 中稀释后滴注。用于酒毒心神证。

4)参麦注射液(红参、麦冬):每支 20 mL,静脉滴注,成人每日 20~100 mL,加入 5% 葡萄糖注射液或 0.9% 氯化钠注射液 250~500 mL 中稀释后滴注。用于酒毒脾胃证、酒毒肝胆证及酒毒心神证。

(4)针灸疗法:取人中、涌泉、合谷、足三里 4 个穴位,先进行局部皮肤消毒,缓缓进针,得气后留针观察至患者酒醒。

(5)穴位注射法:对于酒毒导致呕吐患者,可以采用穴位注射甲氧氯普胺注射液治疗,用量为 10 mg,穴位为足三里。

(6)综合措施:监测患者的生命体征,兴奋躁动的患者做好安全防护,必要时加以约束,预防跌倒等损伤意外发生,保暖,防止秽物吸入,保持气道通畅,氧供充足,必要时辅助呼吸,气管插管;维护循环功能,维持水、电解质及酸碱平衡;兼顾基础疾病的防治。

(八)预后

急性酒精中毒多数预后良好。若有心、肺、肝、肾病变者,昏迷长达 10 h 以上,或血中乙醇浓度 87 mmol/L(400 mg/dL)者,预后较差。饮酒驾车或醉酒驾车者易发生车祸可招致死亡。长期饮酒可致中毒性脑、周围神经、肝、心肌等病变及营养不良,预后与疾病的类型和程度有关。早期发现、早期治疗疗效较好。

(王馨璐 闫国良)

第五节 · 镇静催眠药中毒

镇静催眠类药物为中枢神经系统抑制药物,具有镇静催眠、抗焦虑、抗惊厥、肌肉松弛等作用。单次或者短时间内过量服用可引起急性镇静催眠药中毒,长期滥用镇静催眠药可引起耐药性和依赖性而导致慢性中毒,突然停药或减量可引起戒断综合征。

近年来,我国城镇镇静催眠药中毒的发病数日见增多,已成为急诊科最常见的急性药物性中毒之一。其中以苯二氮䓬类药物过量最为普遍。值得注意的是,与其相关的死亡率已呈逐年上升趋势。

(一) 病因/分类

发生镇静催眠药中毒多数因为突然大剂量服用或长期服用导致蓄积;误服(中老年人常见)、有意自杀或他人投喂,与其他镇静剂联合应用产生协调作用,酒精可增加本类药物的中枢抑制作用。中毒途径绝大多数是口服,少数经肌内或静脉注射途径。目前我国市面上常用镇静催眠药主要有三类。

1. 苯二氮䓬类(benzodiazepine, BZD) 作用于氨基丁酸 A 型受体(GABA-A)受体的 α_1、α_2、α_3、α_5 亚基发挥药理作用,具有镇静催眠、抗焦虑、抗惊厥、肌肉松弛等治疗效应,以及致遗忘、致成瘾等不良反应,主要适应证包括失眠、广泛性焦虑障碍、惊恐障碍、急性酒精戒断综合征、癫痫、肌痉挛及麻醉增强等。按药物的半衰期长短分为短效、中效、长效。

(1) 短效类(半衰期<6 h):如瑞马唑仑、咪达唑仑、三唑仑、溴替唑仑等。

(2) 中效类(半衰期 6~24 h):如艾司唑仑、阿普唑仑、劳拉西泮、替马西泮等;

(3) 长效类(半衰期>24 h):如地西泮、硝西泮、氯硝西泮、氟西泮、氟硝西泮等。

2. 新型非苯二氮䓬类(non-benzodiazepine, nBZD) 如唑吡坦、佐匹克隆、右佐匹克隆及扎来普隆等。该类药物与 GABA-A 受体的 α_1 亚基的结合力强,而对 GABA-A 受体的 α_2、α_3、α_5 亚基的结合力弱,因此该类药物具有较强的镇静催眠作用,而抗焦虑、抗癫痫及肌肉松弛的作用较差,故目前获批的适应证只有失眠。因其基本不改变正常的生理睡眠结构,停药后很少产生反跳性失眠,已成为治疗失眠症的标准药物,有逐步取代苯二氮䓬类药物的趋势。

3. 巴比妥类 属于巴比妥酸的衍生物,是作用于中枢神经系统的镇静剂。其应用范围可以从轻度镇静到完全麻醉,还可以用作抗焦虑药、安眠药、抗痉挛药。巴比妥类药物按照作用时间的长短可以分为长效(巴比妥、苯巴比妥)、中效(异戊巴比妥、戊巴比妥)、短效(司可巴比妥钠、硫喷妥钠)。

(二) 发病机制

镇静催眠药均为脂溶性,易通过血脑屏障,作用于中枢神经系统。其吸收、分布、蛋白结合、代谢、排出以及起效时间和作用时间,与药物的脂溶性强弱有关。镇静催眠药大多数在肝脏代谢,可能造成肝损伤,其代谢产物主要经肾脏排出。

BZD 类药物口服后迅速被胃肠吸收,用药 1~2 h 即达到血浆高峰浓度。神经元突触后膜上 GABA-A 及苯二氮䓬受体、Cl^- 通道形成受体蛋白,BZD 类药物作用于 GABA-A 受体的 α_1、α_2、α_3、α_5 亚基,并与这些受体特异性结合后激发受体蛋白,促进中枢抑制性递质释放,并结合 GABA,打开突触后 Cl^- 通道,产生超级化抑制突触电位,发挥催眠效果。BZD 类药物用量过大会导致昏睡、嗜睡、意识不清、昏迷等中毒症状。

BZD 类药物与 GABA-A 受体的 α_1 亚基的结合力强,而对 GABA-A 受体的 α_2、α_3、α_5 亚基的结合力弱,因此具有较强的镇静催眠作用而缺乏明显的抗焦虑、抗癫痫及肌肉松弛等作用,故在产生镇静效应和其他行为之间的剂量差别很大,较 BZD 类药物具有更小的耐受性和依赖性。

巴比妥类对氨基丁酸能神经作用与苯二氮䓬类相似,但苯二氮䓬类主要选择性作用于边缘系统,影响情绪和记忆力。而巴比妥类则作用广泛,主要作用于网状上行激活系统,引起意识障碍。随着剂量的增加,由镇静催眠作用到麻醉,直至延髓麻痹产生呼吸衰竭和循环衰竭。

(三) 诊断思路

1. 症状

(1) 苯二氮䓬类中毒:本药较为安全,但一次给药量过大(如超过治疗量的 10 倍),或反复给药致蓄积可能发生中毒。中毒的特点是中枢神经系统抑制,如头晕、嗜睡、昏睡、意识模糊及共济失调等。一般无锥体外系和自主神经系统症状。重度中毒也可出现严重中枢神经系统抑制,表现昏迷和低体温,不同程度的呼吸抑制,呼吸浅而慢,呼吸困难和呼吸性酸中毒,重者可呼吸停止;由于药物致血管扩张,心输出量减少,可出现血压下降,脉搏加快及尿量减少等,重者休克、心搏骤停、肾衰竭。值得注意的是,BZD 中毒如出现长时间深昏迷、呼吸循环抑制等严重症状,应警惕是否同时服用其他毒物或合并其他疾病。

(2) 新型非苯二氮䓬类中毒:与 BZD 类药物相比,nBZD 类药物依赖、滥用潜力、失眠反弹、呼吸抑制及与其他药物相互作用的报告较少。该类药物最常见的不良反应是头痛、头晕、恶心和嗜睡。剂量过大时亦可抑制中枢神经系统、循环系统,造成意识障碍、昏迷等,其与抗组胺药物、酒精或其他中枢神经抑制药物合用时,可导致不良反应增强。

(3) 巴比妥类中毒:巴比妥类药物 5～10 倍的催眠剂量,即可引起急性中毒。实际吸收的药量超过其本身治疗量的 15 倍时,则有致命危险。中毒症状与剂量正相关。中毒症状为头痛、眩晕、言语不清、视物模糊、复视、色觉异常、共济失调、嗜睡、昏迷、瞳孔缩小(晚期扩大)、对光反射迟钝、血压降低。呼吸先快后慢,甚至发生呼吸和循环衰竭,偶致脑水肿和肺水肿。此外,部分患者可出现肝、肾损害症状,如黄疸、出血、尿毒症等。

2. 体征 · 轻度中毒者查体可见嗜睡、反应迟钝、共济失调、言语含糊等。随着中毒的加重表现为意识模糊或浅昏迷,甚至深昏迷,呼吸、心率减慢,血压下降,瞳孔缩小(晚期扩大),对光反射消失。

3. 实验室及其他辅助检查

(1) 血、尿、胃液中药物定性及定量检测:对可疑中毒者,有条件时行血、尿、呕吐物定性试验有助于确立诊断。血药浓度测定对诊断有意义,但因活性代谢物半衰期及个人药物排出速度不同,与临床毒性表现相关性较差。

(2) 动脉血气分析:了解呼吸抑制程度。

(3) 其他:包括血液生化检查,如血糖、肝肾功能、电解质、心电图等,可判断毒物对机体损害程度。

4. 诊断要点 · 患者有明确的镇静催眠药物服用史,出现意识障碍和呼吸、循环抑制,血、尿液、呕吐物中检测出镇静催眠药成分可明确诊断。

5. 鉴别诊断

(1) 其他毒物中毒:患者有一氧化碳、乙醇、吗啡、海洛因、有机溶剂等相应毒物接触史。

(2) 急性脑血管疾病:有高血压、动脉硬化史、局部定位体征(如偏瘫、脑膜刺激征等),头颅 CT 检查有助于鉴别。

(3) 代谢性脑病昏迷:多有糖尿病、慢性肝肾疾病等病史,及时测定血糖、血酮、血氨、动脉血气、电解质及肝肾功能等有助于诊断。

(4) 癔病性昏迷:患者虽有意识障碍,但呼吸循环功能稳定,无其他异常体征,发病前常有精神刺激史,无毒物接触史,暗示治疗有效。

(四)病情评估

1. 用于评价患者镇静质量和深度的评分 · 常用的有两种,RASS 评分(表 37 - 2)和 Ramsay 评分(表 37 - 3)。两种评分表均是评价躁动、镇静的程度。RASS 评分负数绝对值越大,镇静程度越深。Ramsay 评分分数越高,镇静程度越深。

表 37-2　RASS 躁动镇静评分

分数	程度	症状、体征
4 分	有攻击性	有暴力行为
3 分	非常躁动	试着拔出气管插管、胃管或静脉点滴
2 分	躁动焦虑	身体激烈移动,无法配合呼吸机
1 分	不安焦虑	焦虑紧张但身体只有轻微的移动
0 分	清醒平静	清醒自然状态
−1 分	昏昏欲睡	没有完全清醒,但可保持清醒超过 10 s
−2 分	轻度镇静	无法维持清醒超过 10 s
−3 分	中度镇静	对声音有反应
−4 分	重度镇静	对身体刺激有反应
−5 分	昏迷	对声音和身体刺激均无反应

表 37-3　Ramsay 评分

分数	描　述
1 分	患者焦虑、躁动不安
2 分	患者配合,有定向力、安静
3 分	患者对指令有反应
4 分	入睡,对轻叩眉间或大声听觉刺激反应敏捷
5 分	入睡,对轻叩眉间或大声听觉刺激反应迟钝
6 分	无任何反应

2. 用于评价患者昏迷程度的评分(GCS)　通过对患者睁眼反应、语言反应和肢体反应情况制定的评分指数,三项反应得分相加表示患者意识状态。

3. 中毒程度判断

(1) 轻度中毒:患者意识清醒或嗜睡状态,伴有头痛、眩晕、反应迟钝、共济失调、言语含糊,脉搏、血压、呼吸、瞳孔均匀无明显变化。

(2) 中度中毒:意识模糊或呈浅昏迷、呼吸稍浅慢,血压正常或偏低,瞳孔直径 2~3 mm,对光反应迟钝,腱反射消失,角膜反射消失。

(3) 重度中毒:患者处于深昏迷状态,呼吸减慢,心率慢,血压下降,四肢发绀,瞳孔缩小(晚期扩大),对光反射消失。

(五) 治疗

1. 维持生命体征　呼吸方面:保持气道通畅,谨防误吸,特别是呕吐物误吸。应始终将患者头偏向一侧。深昏迷患者应予气管插管保护气道、维持通气。循环方面:必要时予以心电监护。如出现低血压,多考虑由于血管扩张所致,应补液扩容,维持血压。如无效,则给予适当升压药物。如出现心律失常,酌情给予抗心律失常药物。

2. 迅速清除毒物

(1) 洗胃:由于该类药物能使胃排空延迟,故即便是服药时间超过 6 h 或更长,也应予彻底洗胃。如中毒为苯二氮䓬类或巴比妥类药物可用 1∶5 000 高锰酸钾溶液,如毒物尚未明确,亦可用生理盐水或温开水灌洗。患者洗胃过程中要防止胃管内液体误入气道,造成吸入性肺炎。对于昏迷或危重患者,必要时可先予气管插管行气道保护。

(2) 吸附、导泻:洗胃后灌入活性炭 20～30 g,每 4～6 h 一次。能吸附各种镇静催眠药。可同时注入 50% 硫酸钠 40～60 mL 导泻。

(3) 利尿:补液利尿促进已吸收的药物排泄,可静脉输注 5%～10% 葡萄糖及生理盐水,并予呋塞米 20～40 mg 静推利尿。对巴比妥类药物中毒,可在补液同时静脉滴注 4%～5% 碳酸氢钠100～200 mL 碱化尿液,有利于巴比妥类由周围组织释出并经肾脏排泄。补液同时须注意避免发生代谢性碱中毒及肺水肿。

(4) 血液净化:对严重药物中毒或肾功能不全的患者,可考虑血液净化,以排除体内过多毒物,纠正高钾血症和酸中毒,降低氮质血症。对中效或长效药物清除效果较好,对于短效药物中毒,效果可能不理想。对于苯巴比妥中毒的患者,当患者服用苯巴比妥量＞5 g 或血苯巴比妥浓度＞80 mg/L 时,应尽早予以血液净化治疗,首选血液灌流。

3. 特异性解毒剂　氟马西尼是 BZD 受体特异性拮抗剂,能与 BZD 类药物竞争受体结合部位,从而逆转或减轻其中枢抑制作用。本品适用于可以 BZD 类药物中毒的诊断和重症 BZD 类中毒患者的急救。对乙醇和阿片类药物中毒无效。用法:先 0.2～0.3 mg 静注,继之以 0.2 mg/min静注直至有反应或达 2 mg。因本品半衰期短(0.7～1.3 h),故对有效者每小时应重复给药 0.1～0.4 mg,并根据病情调节用量,以防症状复发。曾长期使用 BZD 类药物的患者,如快速注射本品,会出现戒断症状,如焦虑、心悸、恐惧等,故应缓慢注射。鉴于氟马西尼可引起心动过速、室上性心动过速、室性期前收缩、抽搐和低血压等严重副作用,不推荐常规使用本品。

4. 其他药物治疗

(1) 纳洛酮:阿片受体特异拮抗剂,能阻断和逆转内阿片肽的毒性作用,可使患者从昏迷到清醒时间明显缩短,心率加快,血压升高,可作为抢救镇静催眠药急性中毒的首选药物之一。用药方法为依据病情 0.4～1.2 mg 静脉注射,必要时 30 min 重复 1 次,或用 2～4 mg 加入 5%～10% 葡萄糖液 100～250 mL 中静脉滴注。

(2) 胞磷胆碱:脑代谢活化剂,通过促进卵磷脂的合成而促进脑组织代谢,并降低脑血管阻力,增加脑血流,改善大脑物质代谢,从而改善大脑功能。同时,可增强脑干网状结构上行激活系统功能,促进苏醒。用法:0.25～0.5 g/d 加入 5%～10% 葡萄糖液 250～500 mL 中静脉滴注。

5. 并发症处理　①低体温者,应注意保暖;②昏迷患者易发生吸入性肺炎,应常翻身、拍背、定时吸痰。一旦发生吸入性肺炎,应在使用抗生素前送检标本,进行药敏试验,经验性用药可以应用青霉素和甲硝唑抗感染,并根据药敏试验结果及时调整抗感染策略。昏迷患者还应注意皮肤护理,防止肢体压迫引起的皮肤大疱;③急性肾衰竭:多因休克所致,应及时纠正休克,如已进入少尿或无尿阶段,应保持水、电解质平衡,必要时行 CRRT 治疗。

既往身体健康的轻度中毒患者经急诊处理后神志清楚,生命体征稳定,可回家休息。中度至重度中毒的患者应留院观察治疗。对合并其他药物中毒和(或)伴有脏器功能障碍的重度中毒患者应入 ICU 监护治疗。

(六) 中医药治疗

1. 中医对该病的认识　中医认为,中毒病因主要为不洁或有毒之物进入体内。人体禀赋不足,或脏腑功能失调,卫外不及,或毒邪壅盛,由口鼻、肌腠脂膜侵入人体,渗入血脉,由经络传至脏腑,导致毒入营血,弥浸机体内外而中毒,致使气血失调,津液、水精施布功能受阻,甚则损伤脏器,造成阴阳离决。镇静催眠药急性中毒大致与中医学的昏迷、厥脱及痉证相似,可参考行辨证论治。

2. 辨证施治

（1）热闭证

证候特征：神志不清、发热、烦躁、谵语，面赤、气粗或有惊厥，舌质红绛，舌苔黄或焦黑、脉数大。

治法：清心开窍。

推荐方药：安宫牛黄丸（《温病条辨》）。方药组成：牛黄、郁金、犀角、黄连、黄芩、山栀、朱砂、雄黄、冰片、麝香、珍珠、金箔衣。临证加减：腑实者加生大黄、芒硝。深度昏迷者加服至宝丹。惊厥加服紫雪丹。

推荐中成药：醒脑静注射液。

（2）痰闭证

证候特征：面色垢滞，或有恶心呕吐，舌质淡、胖，苔白或灰腻而润、脉滑或沉滑。

治法：化痰泄浊开窍。

推荐方药：导痰汤（《妇人良方》）、苏合香丸（《太平惠民和剂局方》）。方药组成：胆南星、制半夏、茯苓、橘红、甘草、枳实、生姜。

（3）阳脱证

证候特征：神志恍惚，息微失声，面色苍白，大汗不止，四肢厥冷，二便失紧，舌淡或紫，脉微欲绝。

治法：回阳固脱。

推荐方药：参附汤（《正体类要》）加味：红参、炮附子。临证加减：若大汗不止，加五味子、龙骨、煅牡蛎，潜阳敛汗；四肢逆冷加桂枝、当归、干姜；呼吸困难，加五味子、黄芪。

（4）气阴两虚欲脱证

证候特征：神志淡漠，声低息微，自汗盗汗，呼吸浅慢，舌红无苔，脉细数无力或欲绝。

治法：益气养阴。

推荐方药：生脉散（《内外伤辨惑论》）加味：人参、麦冬、五味子。临证加减：肢冷尿少加附子。肉桂温肾化气；汗多者加黄芪、山萸肉，益气滋阴固脱。

3. 针灸治疗　对伴有意识障碍患者多有益处，其中实证者主要取督脉和手阳明大肠经的穴位为主，具体取穴：水沟穴、十二井穴、合谷穴、太冲穴。虚证者主要取任脉和督脉的穴位为主，具体取穴：百会、水沟、神阙、关元、涌泉。

（汪海慧　闫国良）

第六节 · 乌头类药物中毒

乌头属毛茛科植物。其植物主根为乌头，侧根为附子，独根为天雄，均可入药，是临床常用的祛风散寒、除痹止痛之品，且附子还有回阳救逆之功。乌头类药物中毒是指当过量服用含有川乌、草乌、附子等毒性较大的药物时引起的中毒。其主要形成原因是药物中含有乌头碱，内服 3～4 mg 即可导致死亡。乌头碱经消化道或破损皮肤吸收，作用于中枢神经系统导致中毒。其主要临床表现有口舌和四肢发麻、头晕、头痛、不能站立、全身紧束感、痛觉减退或消失、昏厥、阵发性抽搐、恶心、呕吐、流涎、肠鸣音亢进、腹痛、腹泻、面色苍白、口唇发绀、出冷汗、心律失常、血压下降等症状。

（一）病因

常见的中毒原因如下。

（1）使用剂量不当：过量服用为主要原因。《中国药典》规定川乌、草乌常用量是 1～3 g，附子

3～10g,最大可用30g。

（2）配伍不当:"十八反歌"中指出乌头(附子、川乌、草乌)反半夏、瓜蒌、贝母、白蔹、白及(张子和《儒门事亲》),"十九畏歌"中指出川乌、草乌不顺犀,即川乌、草乌畏犀角(刘纯《医经小学》)。另外,川乌、草乌、附子药学成分相似,如川乌、草乌、附子同用,易中毒。

（3）炮制不当:乌头类禁生用,生用多指外用。内用时要求正确炮制,若炮制过程不遵循中药炮制的国家标准,未达到合格要求,服用时则易引起中毒反应。

（4）用法不当:服用生药,外用药内服,服用药酒或以酒冲服;煎煮时间太短,乌头类入煎剂,一般要求久煎,即煎煮1h以上,可减低其毒性。乌头类药物含有毒性大的双酯型生物碱,乌头碱化学性质不稳定,经加热、水煮后,易水解成毒性较小的单酯型乌头原碱,乌头原碱的毒性只有乌头碱的1/200～1/500。若煎煮此类药物时间太短,服后会出现中毒的现象。同时若长期服用含乌头类的中药汤剂和(或)中成药,易蓄积中毒。

（5）个体差异:由于病者体质不同,耐药能力不一样,年轻人比老年人强;体健者比体弱者强。老年人及体弱者,肝肾功能不全者易中毒,因此体弱者、老年人要慎用。

（6）服药时间不当:药物动力学研究表明,等量的乌头类药品在不同时间服用,测其乌头碱的在体内的血液浓度有显著差异,上午高于下午,中午最高,晚上则最低。故服用乌头类的中药,下午、晚上较为安全,中午服用则增加其中毒概率。

（二）分类

根据毒性(生物碱含量)强弱分类。乌头类药物均含乌头类生物碱,对心脏毒性大。其中以雪上一枝蒿毒性最剧烈,口服150mL即可中毒,是川乌、草乌毒性的几十倍。草乌的毒性大于川乌,附子为川乌的子根加工品,其毒性小于川乌。附子药用有三种规格,盐附子毒性大于蒸制过的黑附片、白附片。乌头碱对中枢神经有强烈兴奋作用,直接作用于心肌,先兴奋,后抑制,用量过大可导致心肌麻痹而死亡(即乌头类药物毒性大小排序:雪上一枝蒿＞草乌＞川乌＞盐附子＞黑附片、白附片)。

（三）发病机制

乌头类药物中毒其主要中毒原因是药物中含有乌头碱,乌头类生物碱主要作用于神经系统,对中枢及周围神经有先兴奋而后抑制甚至麻痹作用,特别对迷走神经有强烈兴奋作用,并可直接提高心肌的应激性,从而导致心律失常,严重中毒致死原因常为严重心律失常和血管运动中枢与呼吸中枢麻痹所致的呼吸循环衰竭。乌头类生物碱通过开放钠离子通道,非选择性阻滞钾离子通道而延长动作电位时程;通过影响钙离子通道,使细胞内钙超载并影响心肌兴奋收缩耦联过程,造成心律失常。其能兴奋心脏迷走神经,降低窦房结自律性和传导性,部分造成传导阻滞甚至停搏,部分触发异常激动或折返,均导致心律失常。此外,乌头类生物碱能直接作用于心肌细胞,造成心肌细胞氧化损伤和凋亡。乌头类生物碱所致氨基丁酸(GABA)等神经递质异常分泌损伤神经系统,抑制胆碱能神经,出现M样症状和N样症状,并作用于呼吸中枢导致死亡。

（四）中医病因病机

乌头类药物中毒的病因十分明确,系进食过量的乌头或附子所致。其病机为:毒邪经胃肠道吸收,入络后循经而行,充斥脉络,故可有口舌辛辣及麻木、肢体抽搐;毒邪入胃,阻于中焦,脾胃气机逆乱而见恶心呕吐、腹痛腹泻;热迫大肠则可里急后重;毒邪攻心,心阳不振则可见心悸怔忡、脉结代;毒入营血,扰动肝风,可见躁动、神昏、厥脱;邪毒迫肺则胸闷如窒。

本病虽以邪实为主,但素体气血不足亦是其内因,故临床可见极小剂量亦可引起中毒者。

（五）诊断思路

1. 症状·乌头类药物中毒表现主要有神经系统、心血管系统、消化系统三大症候群。多数患者首发症状为口周及面部麻木、恶心呕吐、腹痛腹泻、心慌心悸等表现。严重中毒者可表现出昏迷、心律失常及循环、呼吸衰竭，甚至死亡。

（1）神经系统：轻度中毒患者表现为口周及面部的感觉异常和麻木，部分患者可出现头晕、耳鸣、出汗；重度患者可表现为全身发麻、肢体僵硬、烦躁、视物模糊、头痛、抽搐，甚至出现昏迷。

（2）心血管系统：心悸和胸闷极为常见。出现血压下降和休克时，则可表现为面色苍白、肢端湿冷、大汗淋漓。乌头类药物中毒可出现各种心律失常，造成心源性休克、心搏骤停。

（3）消化系统：恶心、呕吐、腹痛和腹泻等症状。

（4）其他：轻度患者可出现气促、咳嗽等表现，严重者则会出现呼吸困难和呼吸衰竭等。

2. 体征

（1）神经系统：头昏眼花、耳鸣、复视、瞳孔先缩小后放大。

（2）呼吸系统：呼吸急促、咳嗽血痰，呼吸困难、口唇发绀，急性肺水肿。

（3）消化系统：恶心呕吐、流涎、腹痛腹泻、肠鸣音亢进，偶有血样便。

（4）循环系统：心慌气急、心动过缓及心律失常，多源性频繁的过早搏动，二联律，或有心音减弱、血压下降、面色苍白、口唇发绀、四肢厥冷、出汗、体温下降。房室脱节、完全性的房室传导阻滞、心室颤动。心电图可见窦性心动过缓，频发性室上性和室性期前收缩、室性心动过速、低电压 ST 段改变，T 波变平（由于心室肌弥漫性传导障碍，心肌复极不一致形成激动折返，发生扭转型室性心动过速）。严重心律失常导致心功能不全，甚至发生阿-斯综合征，此时可能出现阵发性抽搐、肌肉强直、肌体发硬、牙关紧闭、大小便失禁、呼吸因痉挛而窒息，继而衰竭至死。

3. 实验室及辅助检查

（1）体格检查：低血压、面色苍白、口唇发绀、出汗，心律不齐、期前收缩及心音低钝。

（2）血常规检查：血中白细胞和中性粒细胞增多。

（3）血电解质检查：检查钠、钾、氯的浓度，判断电解质状态。

（4）心电图检查：明确心律失常表现或是否有心电图 ST 段和 T 波改变，除外急性冠脉综合征和心肌梗死。

（5）毒物浓度检测：一旦怀疑乌头碱中毒，应紧急采集标本送达当地毒物检测中心，乌头碱阳性可确诊中毒。

4. 诊断标准 · 诊断依据如下。

（1）服用或接触乌头类中草药及其制品病史。

（2）有紊乱性心律失常表现：乌头类生物碱中毒后心电图异常发生率可达80%以上，且以室性心律失常最为常见。同一患者乌头类生物碱中毒可出现一种或多种类型的心律失常，多种类型心律失常往往同时存在，中毒过程中可能会转变为不同类型的心律失常。紊乱性心律失常是乌头类生物碱中毒的重要特点，可表现为多源性室性期前收缩伴短阵室性心动过速，或表现为频繁房性期前收缩合并短阵房性心动过速，也可存在快速性和缓慢性心律失常并存的情况。

（3）毒物检测：血、尿、粪便或胃内容物等检测到乌头类生物碱或其特异性代谢产物能为中毒诊断提供依据。据报道，乌头碱 AC 在血中检测时间窗为 24 h 超过 7 天后才能在尿液中测出。

患者同时满足（1）和（2）即可作出急性乌头类生物碱碱中毒的临床诊断，有条件者可进行毒物检测为确诊提供依据。如仅满足（2）且无其他病因，可作出疑似诊断，需仔细询问病史。如仅满足（3）需结合病史特点及临床症状判断是否中毒。

（六）治疗

1. 治疗原则 · 清除毒物，促进排泄，对症及支持治疗。

2. 治疗措施

（1）洗胃及导泻：乌头类药物中毒 4~6 h 内者应立即洗胃，可选用 0.5%~1% 鞣酸液，或以浓茶替代，亦可在洗胃前注入活性炭吸附毒物后再洗胃，或用 1：2 000~1：5 000 的高锰酸钾溶液或 2% 盐水反复洗胃，再用硫酸钠 20~30 g 导泻。必须注意，催吐或洗胃均应在无惊厥、无呼吸困难及心律正常情况下进行，如已有严重吐、泻、洗胃后可不必再服泻剂。患者如无大便，可用 2% 盐水作高位灌肠。

（2）补液、加速排泄：①50% 葡萄糖溶液注射液，60 mL 加维生素 C 1 g，静脉注射，以氧化并加速毒物的排泄；②灌入通用解毒剂 20 g，或混入水中的药用炭 20 g。

（3）药物治疗：应用阿托品皮下、肌内或必要时静脉注射，每次 0.5~2 mg，每 10 min~2 h 一次，直至恢复正常窦性心律。国内临床经验：应用大剂量阿托品治疗乌头类药物中毒，不但可迅速减轻症状，心脏异位节律也能迅速消失，恢复正常窦性心律。相关原理是阿托品可以对抗迷走神经的兴奋，解除平滑肌的过度紧张，抑制腺体分泌，一般是每 4 h 皮下注射或肌内注射硫酸阿托品 1~2 mg，总量 4~5 mg。需要时可延长使用。用药数次后，多数症状即行消失，严重患者在开始治疗时即可适当增大剂量，缩短间隔时间，必要时可用 0.5~1 mg 静脉缓慢注射。但需防止尿潴留，注意个体耐受性等，以免中毒。注射阿托品后，如果多发性室性期前收缩和阵发性室性心动过速仍然存在，或有心源性脑缺血综合征时，可使用利多卡因、普鲁卡因酰胺、溴苄胺等。一般来说，以迷走神经兴奋为主要表现者（心动过缓、传导阻滞）主要用阿托品；对异位心律失常（室早、室速）明显者，则宜用利多卡因；如两者皆有，可同用阿托品及利多卡因等。乌头类药物中毒所致心律失常的特点是多样易变，抗心律失常的治疗药物及手段亦应因之多样。最好在心电图监测下，依其心律失常的性质选择用药，采取相应措施。

（4）严密监护：心电监护直至恢复正常窦性心律，有心律失常及时处理；注意体温、血压、呼吸，有呼吸中枢抑制时，立即给予呼吸中枢兴奋剂。

（5）生命支持：乌头类药物中毒后严重者出现心律失常、心源性休克、心搏骤停。一旦出现心搏骤停，应立即心肺复苏。①乌头类药物中毒所致的心搏骤停，应根据临床实际，延长心肺复苏时间；②乌头类药物中毒所致的心律失常，如血流动力学不稳定或药物不能控制，可考虑使用电复律或心脏起搏治疗。电击转复亦安全有效，往往一次电击便可奏效。

（6）对症治疗：当出现心律失常时可以用万年青总苷，万年青总苷是从中药万年青中提取出来的有效成分，对窦房结无明显直接抑制作用，但对异位兴奋灶有较好的抑制作用，可延长心肌的绝对不应期，降低应激性，从而产生抗心律紊乱，并兼有加强心肌收缩力的作用，可能还影响心脏电生理，上述作用较阿托品的抑制迷走神经对于心脏更为重要。因为乌头碱直接刺激心肌较之其对迷走神经兴奋所造成的危害性更大。在心力衰竭时，万年青总苷还有治疗作用，而阿托品不仅无治疗作用，反可诱发心力衰竭。因此万年青总苷除与阿托品配合应用外，也有单独治疗的意义，中毒后可尽快用万年青总苷 2 mL 加入 25% 葡萄糖 20 mL 中（2 mg/mL 左右），静脉缓慢推注。若同时配以综合疗法，效果尤佳。

当出现窦性静止时，应用异丙肾上腺素等以着重兴奋心脏上部的起搏点。同时可用能量合剂辅助治疗。不宜应用抑制心肌应激性的药物——利多卡因、普鲁卡因酰胺、钾盐等。

（7）器官支持治疗：当乌头类药物中毒患者并发急性肾功能不全或严重高钾血症、酸中毒等情况时，早期给予持续床旁肾脏替代治疗（CRRT）提高救治成活率。对于无法纠正的呼吸和循环衰竭，可考虑给予 ECMO 支持。

（七）中医药治疗

1. 中医药对乌头类药物中毒的认识．古人对乌头、附子中毒早有认识。《神农本草经》将其列入下品有毒之剂,并记载犀角、川连、芫荽、黑豆等可解其毒。乌头类药物中毒的病因十分明确,系进食过量的乌头或附子所致。治疗宜中西医结合救治。民间有用生姜、甘草、银花煎、犀角、川连、芫荽汁等解毒。《本草纲目》卷四载解乌头、附子、天雄毒药,有防风汁、远志汁、甘草汁、人参汁、黄芪、乌韭、绿豆、寒食汤、大枣肉、井华水、陈壁土等。其病机:毒邪经胃肠道吸收,入络后循经而行,充斥脉络,故可有口舌辛辣及麻木、肢体抽搐;毒邪入胃,阻于中焦,脾胃气机逆乱而见恶心呕吐、腹痛腹泻;热迫大肠则可里急后重;毒邪攻心,心阳不振则可见心悸怔忡、脉结代;毒入营血,扰动肝风,可见躁动、神昏、厥脱;邪毒迫肺则胸闷如窒。本病虽以邪实为主,但素体气血不足亦是其内因,故临床可见极小剂量亦可引起中毒者。对于乌头类药物中毒患者,可单独采用中医辨证治疗,若未能取效者,可采取中西医治疗。结合患者病因不同,选择中西医药物和针灸等综合方法止痛治疗,不仅可减少西药的不良反应,同时可协助改善患者胃肠功能。

2. 辨证施治 · 乌头类药物中毒根据其症情演变,可分为不同证型。毒邪经胃肠道吸收,入络后循经而行,充斥脉络,故可有口舌辛辣及麻木、肢体抽搐;毒邪入胃,阻于中焦,脾胃气机逆乱而见恶心呕吐、腹痛腹泻;热迫大肠则可里急后重;毒邪攻心,心阳不振则可见心悸怔忡、脉结代;毒入营血,扰动肝风,可见躁动、神昏、厥脱;邪毒迫肺则胸闷如窒。

(1)毒邪犯胃

证候特征:口舌辛辣及麻木,肢体抽搐,恶心呕吐,腹痛腹泻,里急后重,舌淡红,苔薄白或少,脉滑或细数。

治法:清热解毒,和胃化湿。

推荐方药:藿香正气散(《太平惠民和剂局方》)合葛根黄芩黄连汤(《伤寒论》)加减。方药组成:藿香叶,紫苏,厚朴,姜半夏,陈皮,茯苓,大腹皮,葛根,黄芩,黄连。泄泻较甚者,可用黄连香薷饮加减;呕吐剧烈者加玉枢丹吞服;里急后重者加白头翁、黄柏;若伴有神昏抽搐、邪入营血者,加服紫雪丹。发现中毒后,在洗胃前,不应阻止呕吐,以免闭门留寇。对洗胃后频繁呕吐者方可使用止吐剂。

(2)气阴两虚

证候特点:心悸怔忡,头晕目眩,少气懒言,咽干口燥,烦渴欲饮,面色㿠白,发热,流涎,汗出不止,舌红或绛,苔少,脉细数或无力。

治法:益气养阴。

推荐方药:炙甘草汤(《伤寒论》)加减。方药组成:炙甘草,党参,生地黄,砂仁,麦冬,苦参,炙黄芪,桂枝,麻仁,生姜。阴液亏损较甚者,加用生地、白芍、麦冬;唇甲青紫、脉涩者,加桃仁、川芎、红花。若患者面白肢冷、汗多喘促,为正虚邪陷、内闭外脱之证,加人参、干姜以回阳救逆。此型病情较重,临床上为取速效,常用生脉注射液。

(3)邪毒入肝,引动肝风

证候特征:胸闷如窒,高热,神昏,四肢抽搐,烦躁不安,舌绛而干,或舌焦起刺,脉弦或数。

治法:平肝熄风,镇心开窍。

推荐方药:羚角钩藤汤(《通俗伤寒论》)或羚羊角汤(《医醇剩义》)加减。方药组成:羚羊角粉,生地黄,钩藤,滁菊花,白芍,淡竹茹,龟甲,牡丹皮,石菖蒲,天麻,姜半夏,全蝎,僵蚕。神昏谵语者,加服安宫牛黄丸;便秘者,加生大黄。此型患者多有意识障碍,在服药过程中,应尽可能鼻饲,以免误入气管,造成窒息。

(陈　乾)

第七节·灭鼠药中毒

灭鼠药是指可以杀灭啮齿类动物(如鼠类)的化合物。国内外已有十余种灭鼠药。目前,灭鼠药广泛用于农村和城市,而绝大多数灭鼠药在摄入后对人畜产生很强的毒力,因此国内群体和散发灭鼠药中毒事件屡有发生。按灭鼠药起效的急缓和灭鼠药毒理作用分类,对有效救治灭鼠药中毒具有重要参考价值。

(一)病因

灭鼠药中毒的常见原因有:①误食、误用灭鼠药制成的毒饵;②有意服毒或投毒;③二次中毒:灭鼠药被动、植物摄取后,以原形存留其体内,当人食用或使用中毒的动物或植物后,造成二次中毒;④皮肤接触或呼吸道吸入:在生产加工过程中,经皮肤接触或呼吸道吸入引起中毒。

(二)分类

1. **按灭鼠药起效急缓分类**

(1)急性灭鼠药:鼠食后24 h内致死,包括毒鼠强(化学名四亚甲基二砜四胺)和氟乙酰胺。

(2)慢性灭鼠药:鼠食后数天内致死,最常用的为抗凝血类灭鼠药,如敌鼠钠盐和灭鼠灵即华法林等。

2. **按灭鼠药的毒理作用分类**

(1)抗凝血类灭鼠药:①第一代抗凝血高毒灭鼠药:灭鼠灵、克灭鼠、敌鼠钠盐、氯敌鼠;②第二代抗凝血剧毒灭鼠药:溴鼠隆和溴敌隆。

(2)兴奋中枢神经系统类灭鼠药:毒鼠强、氟乙酰胺和氟乙酸钠。

(3)其他类灭鼠药:有增加毛细血管通透性药物安妥(ANTU);抑制烟酰胺代谢药杀鼠优;有机磷酸酯类毒鼠磷;无机磷类杀鼠剂磷化锌;维生素B_6拮抗剂鼠立死。

(三)发病机制

1. **毒鼠强**·毒鼠强是我国最常见的致命性灭鼠药,对人致死量为一次口服5~12 mg(0.1~0.3 mg/kg),对中枢神经系统有强烈的兴奋性,中毒后出现剧烈的惊厥。有研究显示,导致惊厥的中毒机制是毒鼠强拮抗中枢神经系统抑制性神经递质氨基丁酸(GABA)。当GABA对中枢神经系统的抑制作用被毒鼠强拮抗后,出现过度兴奋而导致惊厥。由于其剧烈的毒性和化学稳定性,易造成二次中毒,且目前无解毒药。

2. **氟乙酰胺**·氟乙酰胺是一种无臭、无味的水溶性白色粉末,人口服致死量为0.1~0.5 g,亦容易通过摄入、吸入、眼暴露、开放性伤口接触而被吸收。经脱氨(钠)后形成氟乙酸,氟乙酸与三磷酸腺苷和辅酶结合,在草酰乙酸作用下生成氟柠檬酸。由于氟柠檬酸与柠檬酸虽在化学结构上相似,但不能被乌头酸酶作用,反而拮抗乌头酸酶,使柠檬酸不能代谢产生乌头酸,中断三羧酸循环,称之为"致死代谢合成"。同时,因柠檬酸代谢堆积,丙酮酸代谢受阻,使心、脑、肺、肝和肾脏细胞发生变性、坏死,导致肺、脑水肿。氟乙酰胺也易造成二次中毒。

3. **溴鼠隆**·溴鼠隆是全世界最常用的杀鼠剂,对啮齿类动物有剧毒,但对人类的安全性较高。通过抑制维生素K环氧化物还原酶使得凝血因子Ⅱ、Ⅶ、Ⅸ、Ⅹ不能被激活,影响凝血酶原合成,干扰肝脏利用维生素K,抑制凝血因子Ⅱ、Ⅶ、Ⅸ、Ⅹ及影响凝血酶原合成,导致凝血时间延长。其分解产物苄叉丙酮能严重破坏毛细血管内皮作用。

4. **磷化锌**·磷化锌常为粉末、小丸或片剂,是低成本的剧毒灭鼠剂,人致死量4.0 mg/kg。口服后在胃酸作用下分解产生磷化氢和氯化锌。磷化氢抑制细胞色素氧化酶,使神经细胞内呼吸功能障碍。氯化锌对胃黏膜的强烈刺激与腐蚀作用导致胃出血、溃疡。磷化锌吸入后会对心血管、内分泌、肝和肾功能产生严重损害,发生多脏器功能衰竭。

(四) 诊断思路

1. 毒鼠强

(1) 症状及体征:口服毒鼠强后潜伏期短,常在 0.5～1 h 内发病。开始症状为头痛、头晕、乏力、不安、恶心呕吐、腹痛,继而出现阵挛性抽搐及强直性惊厥。惊厥时的表现和脑电图改变类似一般癫痫大发作,严重者因呼吸衰竭而死亡。部分中毒者有心律失常、心动过缓或心动过速、心电图 ST－T 改变、心肌酶谱活性升高及肝肾损害。

(2) 实验室及其他辅助检查:①薄层色谱法和气相色谱分析:检测出血、尿及胃内容物中毒物成分;②中毒性心肌炎致心律失常和 ST 段改变;③心肌酶谱增高和肺功能损害。

(3) 诊断标准:①病史:有误食含有毒鼠强的杀鼠毒饵或染毒食物的历史,或在非法生产中吸入毒鼠强粉尘的历史;②临床表现特点:毒鼠强中毒潜伏期短,一般半小时左右发病。典型症状为抽搐(阵挛性抽搐及强直性惊厥);③毒物检查:呕吐物、洗胃液、血、尿检测到毒鼠强。

2. 氟乙酰胺

(1) 症状及体征:误服氟乙酰胺后潜伏期一般为 2～15 h。开始出现恶心、呕吐、上腹部疼痛、头晕、头痛,重者烦躁不安、尖叫、抽搐(阵挛性抽搐及强直性惊厥)、昏迷,可有心肌损害、心律失常、肾脏损害,严重时引起呼吸衰竭、心脏停搏。

(2) 实验室及其他辅助检查:①疏靛反应法在中毒患者检测标本中,查出氟乙酰胺或氟乙酸钠代谢产物氟乙酸;②气相色谱法检出氟乙酸钠;③血与尿中柠檬酸含量增高、血酮含量上升、血钙下降;④CK 明显上升;⑤心肌损伤 ECG 表现:Q－T 间期延长,ST－T 改变。

(3) 诊断标准:①病史:有误食含有氟乙酰胺的杀鼠毒饵或染毒食物的历史;②临床表现特点:典型症状为抽搐,表现阵挛性抽搐及强直性惊厥。经口中毒者胃肠道刺激症状明显;③化验检查:血、尿中柠檬酸含量增高。血酮含量上升,血钙下降。心肌酶谱活力增高,其中 CK 增高为明显。肝、肾损害时出现相应的化验指标变化;④毒物检查:呕吐物、洗胃液、血、尿检测到有机氟杀鼠剂。

3. 溴鼠隆

(1) 症状及体征:服后出现恶心、呕吐、腹痛、食欲减退、精神不振、低热等。误服量少者无出血现象,不治自愈。服用较大剂量时,除上述症状外,2～4 天后发生出血倾向,尿血、眼结膜下出血、鼻出血、齿龈出血、皮下出血,重者咯血、吐血、便血及其他重要脏器出血,如脑出血、心肌出血。此外,由于出血量多而继发低血压、休克。

(2) 实验室及其他辅助检查:①出血时间延长,凝血时间和凝血酶原时间延长;②Ⅱ、Ⅶ、Ⅸ、Ⅹ凝血因子减少或活动度下降;③血、尿和胃内容物中检出毒物成分。

(3) 诊断标准:①病史:有接触或口服抗凝血杀鼠剂的历史;②临床表现特点:早期出现恶心、呕吐、腹痛、食欲减退、精神不振、低热等,2～4 天后发生出血倾向;③化验检查:凝血时间延长、凝血酶原时间延长,凝血酶原活动度下降,激活的部分凝血活酶时间延长,Ⅱ、Ⅶ、Ⅸ、Ⅹ凝血因子减少;④毒物检查:呕吐物、洗胃液、血、尿检测到抗凝血杀鼠剂。

4. 磷化锌

(1) 症状及体征:口服磷化锌后出现恶心、呕吐、呼气及呕吐物有特殊的大蒜样臭味(磷化氢气味)、腹痛、上消化道出血、口渴、头痛、气短、四肢无力麻木,继而发生肝、心、肾、脑、肺损害,出现黄疸、丙氨酸氨基转移酶升高、心肌酶谱升高、蛋白尿、无尿、脑水肿、肺水肿等。

(2) 实验室及其他辅助检查:①检测标本中检出毒物成分;②血中检出血磷上升;③心、肝和肾功能异常。

（3）诊断标准：①病史：有口服磷化锌灭鼠药的历史；②临床表现特点：误服后口渴、恶心、呕吐、呼气及呕吐物有特殊的大蒜样臭味，而后出现不同程度的多脏器损害，特别是肝、肾损害；③化验检查：出现多脏器损害的相应化验指标变化；④毒物检查：呕吐物、洗胃液、血、尿检测到磷化锌。

（五）治疗

1. 毒鼠强

（1）清除毒物

1）口服后未发生呕吐者，给予催吐，1：5 000 高锰酸钾溶液洗胃，洗胃后灌入 50～100 g 活性炭悬浮液，以 50%硫酸镁溶液 50 mL 导泻。催吐及洗胃要在惊厥控制后进行。

2）血液灌流可清除体内已吸收的毒鼠强，但要反复间歇进行多次后才能明显降低血中毒鼠强浓度。

（2）控制惊厥

1）肌内注射苯巴比妥钠 0.1～0.2 g，或静脉注射地西泮 30～50 mg。无效时静脉注射咪达唑仑或异戊巴比妥钠等，根据病情确定用量，并重复多次注射至惊厥控制为止。为防止大剂量用药引起呼吸抑制，应在严密观察及呼吸控制下给药。抗惊治疗一般持续 3～7 天。

2）惊厥控制后要密切观察，再次发生惊厥时继续给予抗惊药物。毒鼠强化学性质稳定，可长期在体内存留，中毒后如未进行有效的血液灌流清除体内毒物，长时间内血液中仍可检出毒鼠强。因此，需要根据病情长时间给予镇静抗惊药物治疗。

（3）对症支持治疗

1）吸氧，静脉输液，利尿，维持水、电解质及酸碱平衡。

2）并发急性肾衰竭时，联合进行血液灌流和血液透析。

3）保护心、肝、肾功能，静脉滴注 1,6-二磷酸果糖、极化液、能量合剂、肌苷、葡醛酸内酯或硫普罗宁或多烯磷脂酰胆碱等。

（4）其他治疗

1）二巯丙磺钠：临床报道本品对毒鼠强中毒有治疗作用，但实验研究存在相反的结果。因此，本品是否对毒鼠强中毒有特效解毒作用仍需进一步研究，临床上可作为综合对症治疗的一部分，与上述抗惊药物共同使用。

2）维生素 B_6：大剂量维生素 B_6 作用于氨基丁酸系统发挥抗惊效应，已有效地用于治疗肼类化合物（异烟肼、偏二甲基肼）中毒引起的惊厥。实验证实大剂量维生素 B_6 能抑制毒鼠强中毒小鼠的强直性惊厥，降低死亡率。临床显示大剂量维生素 B_6 可缩短毒鼠强中毒的抽搐时间，疗效确切且使用安全。用法：维生素 B_6 首剂 1～5 g 静脉注射，后每 0.5～1 h 给 0.5 g 直到惊厥停止，改为肌内注射 50～100 mg，每天数次。一日总量不宜超过 10 g。

2. 氟乙酰胺

（1）清除毒物：口服后未发生呕吐者，给予催吐，1：5 000 高锰酸钾或 0.15%石灰水洗胃，洗胃后灌入 50～100 g 活性炭悬浮液，以 50%硫酸镁溶液 50 mL 导泻。

（2）解毒治疗

1）特效解毒药为乙酰胺（解氟灵）：乙酰胺在体内水解为乙酸，与氯乙酰胺竞争活性基团。干扰氟柠檬酸的生成。用法：2.5～5 g 肌内注射，每天 2～4 次；或一日总量 0.1～0.3 g/kg，分 2～4 次肌内注射，连用 5～7 天。危重者首次注射剂量可为全日剂量的一半，即 10 g。为了减轻注射局部疼痛，可加入 1%普鲁卡因 1～2 mL。

2）醋酸：无乙酰胺时，可用醋酸 0.1～0.5 mg/kg，每 30 min 一次肌内注射（成人一般用 6～

30 mg)。或无水乙醇 5 mL 溶于 10% 葡萄糖液 100 mL 中静脉点滴,每天 2～4 次。或口服适量白酒或食醋。

(3) 对症支持治疗

1) 控制惊厥:解毒剂不能立即控制抽搐,需辅以抗惊治疗。可肌内注射苯巴比妥钠 0.1～0.2 g,或在呼吸监护下静脉注射大剂量地西泮或马来酸咪达唑仑。

2) 其他:静脉滴注 1,6-二磷酸果糖,防治感染,维持水、电解质及酸碱平衡,昏迷深者亦可试用高压氧治疗。

3. 溴鼠隆

(1) 清除毒物:口服后未发生呕吐者,给予催吐,清水洗胃,洗胃后灌入 50～100 g 活性炭悬浮液,以 50% 硫酸镁溶液 50 mL 导泻。

(2) 解毒治疗:一般在误服抗凝血杀鼠剂后,先予对症处理,观察 4～5 天,无出血倾向,凝血酶原时间及活动度正常时不需要进一步治疗。轻度血尿及凝血酶原时间及活动度不正常,给予维生素 K_1 10～20 mg 肌内注射,每天 3～4 次。严重出血者首次 10～20 mg 静脉注射,继用 60～80 mg 加入 10% 葡萄糖液 250 mL 中静脉滴注,一日总量可达 120 mg。连续用药 10～14 天,至出血现象消失,凝血酶原时间及活动度正常后停药,维生素 K_1、K_4 对此类抗凝血剂中毒所致出血无效。

(3) 对症支持治疗:①给予糖皮质激素,如地塞米松 10～30 mg 静脉注射;②大剂量维生素 C 和芦丁,静脉注射葡糖酸钙;③出血量大者酌情给予成分输血;④积极防治休克、脑出血和心肌出血等并发症。

4. 磷化锌

(1) 清除毒物:口服后未发生呕吐者,催吐后口服 1% 硫酸铜溶液,每 5～15 min 服 15 mL,共 3～5 次。硫酸铜可与磷化锌形成磷化铜薄膜,阻止磷化锌与胃酸作用。继而以 1∶5 000 高锰酸钾溶液洗胃。洗胃后灌入 50～100 g 活性炭悬浮液。以 50% 硫酸钠溶液 50 mL 导泻,禁用硫酸镁及油脂类药物导泻。

(2) 综合对症治疗:磷化锌中毒无特效解毒药,主要采用综合对症治疗,如治疗胃出血,防治肺水肿和脑水肿,保护心、肝、肾功能。解磷注射液、氯解磷定等治疗有机磷农药中毒的解毒药对磷化锌中毒无效,因磷化锌是无机磷化合物,不是有机磷化合物。

1) 应用糖皮质激素:给予甲泼尼龙或地塞米松。

2) 治疗胃出血:给予蛇毒血凝酶(立止血)及其他止血药,用 H_2 受体抑制剂抑制胃酸分泌等。

3) 保护心、肝、肾功能:静脉滴注 1,6-二磷酸果糖、极化液、能量合剂、肌苷、葡醛酸内酯或硫普罗宁或多烯磷脂酰胆碱等。

4) 发生急性肾衰竭时,进行血液透析。

5) 防治肺水肿、脑水肿。

表 37-4 为灭鼠药中毒的临床特点与诊断要点,表 37-5 为灭鼠药中毒临床救治方法。

表 37-4　灭鼠药中毒的临床特点与诊断要点

灭鼠药种类	诊断依据		
	中毒病史	主要临床特点	诊断要点
毒鼠强	误服、误吸、误用与皮肤接触及职业密切接触史	经呼吸道或消化道黏膜迅速吸收后导致严重阵挛性惊厥和脑干刺激的癫痫大发作	① 薄层色谱法和气相色谱分析,检出血、尿及胃内容物中毒物成分 ② 中毒性心肌炎致心律失常和 ST 段改变 ③ 心肌酶谱增高和肺功能损害

（续表）

灭鼠药种类	诊断依据		
	中毒病史	主要临床特点	诊断要点
氟乙酰胺	同上	潜伏期短,起病迅速临床分三型: ① 轻型:头痛头晕、视物模糊、乏力、四肢麻木、抽动、口渴、呕吐、上腹痛 ② 中型:除上述,尚有分泌物多、烦躁、呼吸困难、肢体痉挛、心肌损害、血压下降 ③ 重型:昏迷、惊厥、严重心律失常、瞳孔缩小、肠麻痹、二便失禁、心肺功能衰竭	① 疏靛反应法在中毒患者检测标本中,查出氟乙酰胺或氟乙酸钠代谢产物氟乙酸 ② 气相色谱法检出氟乙酸钠 ③ 血与尿中柠檬酸含量增高、血酮上升、血钙下降 ④ CK 明显上升 ⑤ 心肌损伤 ECG 表现:Q-T 间期延长,ST-T 改变
溴鼠隆	同上	① 早期:恶心、呕吐、腹痛、低热、食欲不佳、情绪紧张 ② 中晚期:皮下广泛出血、血尿、鼻和牙龈出血、咯血、呕血、便血、心、脑、肺出血、休克	① 出血时间延长,凝血时间和凝血酶原时间延长 ② Ⅱ、Ⅶ、Ⅸ、Ⅹ 凝血因子减少或活动度下降 ③ 血、尿和胃内容物中检出毒物成分
磷化锌	同上	① 轻者表现:胸闷、咳嗽、口咽/鼻咽发干和灼痛、呕吐、腹痛 ② 重者表现:惊厥、抽搐、肌肉抽动、口腔黏膜糜烂、呕吐物有大蒜味 ③ 严重者表现:肺水肿、脑水肿、心律失常、昏迷、休克	① 检测标本中检出毒物成分 ② 血中检出血磷上升 ③ 心、肝和肾功能异常

表 37-5　灭鼠药中毒临床救治方法

灭鼠药种类	综合疗法	特效疗法
毒鼠强	① 迅速洗胃:越早疗效越好 ② 清水洗胃后,胃管内注入 · 活性炭 50～100 g 吸附毒物 · 20%～30%硫酸镁导泻 ③ 保护心肌:静滴极化液,1,6-二磷酸果糖和维生素 B₆ ④ 禁用阿片类药	① 抗惊厥:推荐苯巴比妥和地西泮联用 · 地西泮每次 10～20 mg 静注或 50～100 mg 加入 10%葡萄糖液 250 mL 静滴,总量 200 mg · 苯巴比妥钠 0.1 g,每 6～12 h 肌注,用 1～3 天 · 羟基丁酸钠 60～80 mg/(kg·h)静滴 · 异丙酚 2～12 mg/(kg·h)静滴 · 硫喷妥钠 3 mg/(kg·h)间断静注,直至抽搐停止 · 二巯丙磺钠 0.125～0.25 g,每 8 h 一次,肌注,第 1～2 天;0.125 g,每 12 h 一次,肌注,第 3～4 天;0.125 g,每天 1 次,肌注,第 5～7 天 ② 血液净化(血液灌流、血液透析、血浆置换)加速毒鼠强排出体外
氟乙酰胺	① 迅速洗胃:越早越好 ② 1∶5 000 高锰酸钾溶液或 0.15%石灰水洗胃,使其氧化或转化为不易溶解的氟乙酰(酸)钙而减低毒性 ③ 活性炭:尽早应用活性炭 ④ 支持治疗:保护心肌,纠正心律失常;惊厥患者在控制抽搐同时应气管插管保护气道;昏迷患者考虑应用高压氧疗法	① 特效解毒剂:乙酰胺(解氟灵),每次 2.5～5.0 g,肌注,3 次/d。或按 0.1～0.3 g/(kg·d)计算总量分 3 次肌注。重症患者,首次肌注剂量为全日量的 1/2 即 10 g,连用 5～7 天/疗程 ② 血液净化(血液灌流、血液透析):考虑用于重度中毒患者
溴鼠隆	① 立即清水洗胃,催吐,导泻 ② 胃管内注入活性炭 50～100 g 吸附毒物 ③ 胃管内注入 20%～30%硫酸镁导泻	① 特效对抗剂:根据疗效反应调整剂量 · PT 显著延长者:维生素 K₁ 5～10 mg 肌注(成人或>12 岁儿童);1～5 mg 肌注(<12 岁儿童) · 出血患者:初始剂量维生素 K₁ 10～20 mg(成人或>12 岁儿童),5 mg(<12 岁儿童),稀释后缓慢静脉注射,根据治疗反应重复剂量,或静滴维持 ② 严重出血患者同时输新鲜冷冻血浆 300～400 mL

（续表）

灭鼠药种类	综合疗法	特效疗法
磷化锌	① 皮肤接触中毒：应更换衣服，清洗皮肤 ② 吸入中毒：应立即转移患者，置于空气新鲜处 ③ 口服中毒：应考虑洗胃、导泻 · 洗胃前：应考虑控制抽搐和气道保护 · 洗胃：反复洗至无磷臭味、澄清液止。不常规推荐用 0.2%硫酸铜溶液或 1∶5 000 高锰酸钾溶液洗胃 · 导泻：洗胃毕后立即导泻，用硫酸钠 20～30 g 或液体石蜡 100 mL 口服导泻。禁用硫酸镁、蓖麻油及其他油类 ④ 对症支持治疗	目前尚无磷化锌中毒特效治疗手段，临床上主要以支持治疗和对症治疗为主

（陈　乾）

第八节 · 百草枯中毒

百草枯为非选择性、速效触杀性除草剂，又名对草快，属联吡啶类除草剂。化学名 1,1 -二甲基- 4,4 -联吡啶阳离子盐，纯品为白色晶体，生产过程中添加警戒色（墨绿或蓝绿色）、臭味剂。急性百草枯中毒是指短时间内接触百草枯后出现的以急性肺损伤为主，伴有肝、肾等多器官损伤的中毒性疾病，经口服中毒的患者病死率高，严重时可达 50%～70%，多死于呼吸衰竭或多器官功能障碍综合征（MODS）。百草枯的致死摄入剂量为 20～40 mg/kg，相当于 20%百草枯水溶液 5～15 mL，在我国农药毒性分级为剧毒类农药。目前无特效解毒剂，治疗方法仍在探索中。

（一）病因

口服自杀是我国百草枯中毒的主要原因。临床也有误食被百草枯污染的蔬菜导致中毒的病例，儿童百草枯中毒主要是将百草枯药液当做饮料误服所致，职业活动中的百草枯中毒主要是百草枯药液经皮肤、黏膜接触吸收所致。

（二）发病机制

百草枯可经消化道、呼吸道和皮肤吸收，其中消化道是最常见的途径，经口摄入的百草枯主要吸收部位是小肠，吸收率为 5%～15%，吸收速度极快，0.5～4 h 到达峰值。肺是百草枯中毒损伤的主要靶器官之一，它同时会造成严重的肝肾损害。百草枯可被Ⅰ型及Ⅱ型肺泡上皮细胞主动摄取，导致其在肺中的浓度可达血浆中浓度的 6～10 倍，中毒晚期则出现肺泡内和肺间质纤维化，称为"百草枯肺"。百草枯在体内很少降解，经口摄入部分经粪便排出，血液中 90%经肾以尿液形式排出。目前关于其机制的研究主要有以下几个方面。

1. 氧化应激 · 百草枯毒性的主要机制是对机体氧化-还原系统的破坏和细胞内的氧化应激反应。百草枯中毒后消耗还原酶，使氧化和抗氧化反应失衡，产生大量氧自由基，破坏细胞膜和细胞结构引起细胞损伤。

2. 线粒体损伤 · 百草枯进入线粒体后，会被电子链中复合物Ⅰ还原，形成自由基阳离子，与氧气反应形成超氧化物，进而使线粒体内膜脂质过氧化，造成线粒体功能紊乱。同时，百草枯诱导线粒体膜通透性增加，导致膜去极化、解耦联和基质肿胀，引起线粒体不可逆损伤。

3. 细胞因子作用·细胞因子在百草枯中毒大鼠急性肺损伤致肺纤维化中可能起关键的作用。百草枯中毒可引起免疫细胞过度激活,并产生细胞因子(白介素、肿瘤坏死因子-α、转化生长因子-β和血管内皮生长因子等),共同参与调控百草枯导致的早期炎症反应和后期肺纤维化。

4. DNA 损伤及细胞凋亡·百草枯可导致 DNA 损伤,引起核浓缩和 DNA 碎片化,造成基因的异常表达和细胞凋亡。

(三)中医病因病机

本病起于毒物经口、鼻、皮肤侵入体内,致使邪毒内扰,损及脏腑,脏腑功能失调是本病的主要病机所在。病理因素以痰、热、瘀、毒为主,五脏皆可受损。本病初起以邪实为主,毒从口入于胃,伤及脾胃,脾胃为阳明之经,位于中焦,毒物经脾胃入血脉,灌及四旁,毒邪上可扰及心肺,下可损及肝肾。毒邪壅滞脾胃,脾失健运而见脘腹胀满;灼烧食管、胃、肠络,可见腹痛,甚则腐肠烂胃,迫血妄行,出现便血、呕血;腑气不通,浊阴不降反上逆,而见呕吐。毒邪入肺,肺不主气,肺失宣降,可见咳喘不能平卧;毒邪入肾,伤及真元,肾失开阖,膀胱气化不利,可见尿少、尿闭;毒邪扰心,心神不定,可见谵妄、躁动,甚则昏不识人;毒邪入肝,引动肝风,肝风上扰清窍,可见抽动、角弓反张。病甚者,毒入五脏,脏腑真元耗竭,阴阳失调,甚则阴竭阳脱而亡。中期以邪实为主,兼夹正虚,邪实以痰、热、瘀、毒为主。毒邪内扰,脾伤而痰生,蕴而化热,痰热阻滞气机,气推动无力而瘀血内生,痰、热、瘀、毒之邪相互夹杂,可见咳嗽喘促,肺热痰多,或痰中带血,口唇青紫。后期以正虚痰瘀为主,久病毒邪入络,正气虚损,痰瘀互结,可见久病咳喘,稍有活动症状加重,胸闷,声音低怯,自汗畏风,易感外邪,气短乏力。

(四)诊断思路

1. 临床表现

(1)消化系统:口服中毒者有口腔烧灼感,唇、舌、咽及食管、胃黏膜糜烂或溃疡,吞咽困难,恶心、呕吐,腹痛、腹泻,甚至出现呕血、便血、胃肠穿孔。部分患者于中毒后 2～3 日出现中毒性肝病,表现为肝区疼痛、肝脏肿大、黄疸、肝功能异常。

(2)呼吸系统:百草枯靶向作用于肺,前期主要表现为急性肺损伤,后期表现为进行性肺纤维化。中重型患者呈亚急性过程,多在 3～7 日出现胸闷、气短,常在 14～21 日呼吸困难达到高峰,肺功能明显受损,此后发生肺纤维化,多死于呼吸衰竭;暴发型患者病情进展迅速,有的患者 1 日内即可出现肺水肿、肺出血和胸腔积液等,常在数小时至数天内死于循环衰竭或急性呼吸窘迫综合征;少数患者可出现气胸、纵隔及皮下气肿等并发症。

(3)泌尿系统:百草枯在肾脏的分布仅次于肺,早期甚至高于肺,肾损伤常早于肺损伤,与患者预后关系密切。可出现蛋白尿、血尿,血肌酐和尿素氮升高,严重者可发生急性肾衰竭。

(4)中枢神经系统:神经毒性多见于严重中毒患者,表现为头痛、头晕、嗜睡、烦躁不安、手震颤、抽搐、意识障碍和认知能力下降等症状。

(5)循环系统:百草枯可引起心脏自主神经失衡和心脏电生理改变,损害心功能导致中毒性心肌炎,表现为胸闷、心悸、血压下降、心电图 ST 段和 T 波改变,严重者甚至猝死。百草枯中毒后血液呈高凝状态,长期卧床可能增加血栓形成风险。

(6)局部表现:皮肤污染可引起接触性皮炎,甚至出现灼伤性损害,有不少经皮肤接触吸收后引起肺纤维化改变甚至致死的病例报告。眼污染百草枯后可出现刺激症状及结膜或角膜灼伤。呼吸道吸入可出现鼻咽部刺激症状,如喷嚏、咽痛、充血等,长期吸入喷雾微滴会引起鼻出血。

2. 实验室及其他辅助检查

(1)毒物检测:对血液、尿液、胃内容物及残留毒物进行检测是百草枯中毒临床确诊的重要依据。血液、尿液百草枯浓度测定可明确诊断并帮助判断预后。

（2）常规检查：入院后常规检查包括：血、尿、便常规，肝肾功能、电解质、心肌酶、凝血功能、淀粉酶、脂肪酶、传染病和动脉血气等实验室检查，以及心电图、影像学检查，有条件可检查 C 反应蛋白、降钙素原、细胞因子等以更好地了解炎症反应程度。

（3）肺部 CT：轻型中毒可无明显异常，或仅表现为肺纹理增多及小斑片状密度增高影。中重型中毒呈渐进性改变，早期（<7 天）表现为肺纹理增粗、叶间裂增宽，片状磨玻璃密度影或实变以肺底及外带为主，中期（7～14 天）为快速进展期，呈向心性进展，肺渗出范围迅速扩大，形成肺实变，可伴不同程度的胸腔积液；晚期（>14 天）以肺间质纤维化为主，磨玻璃密度影减少或消失，可伴纤维条索和硬化结节等。暴发型中毒以渗出为主，数天内即可侵犯全肺野，病情进展迅速而死亡，无明显分期。

3. **诊断标准** · 根据百草枯接触史、临床表现特点、实验室检查和毒物检测可进行急性百草枯中毒的临床诊断。①百草枯接触史明确，特别是口服摄入途径，即使临床症状轻微；②血、尿中检出百草枯；③典型临床表现，即早期化学性口腔炎、上消化道刺激腐蚀表现，肾、肝、胰腺等器官功能受损，随后出现肺部损伤。满足上述①、②任意一条即可诊断为百草枯中毒，只满足③要考虑百草枯中毒的可能。

4. **严重程度分级**

（1）轻度中毒：除胃肠道症状外，可有急性轻度中毒性肾病，早期尿液快速半定量检测百草枯浓度<10 μg/mL。

（2）中度中毒：在轻度中毒基础上，具备下列表现之一者：①急性化学性肺炎；②急性中度中毒性肾病；③急性轻度中毒性肝病。早期尿液快速半定量检测百草枯浓度 10～30 μg/mL。

（3）重度中毒：在中度中毒基础上，具备下列表现之一者：①急性化学性肺水肿；②急性呼吸窘迫综合征；③纵隔气肿、气胸或皮下气肿；④胸腔积液或弥漫性肺纤维化；⑤急性重度中毒性肾病；⑥多器官功能障碍综合征；⑦急性中度或重度中毒性肝病。早期尿液快速半定量检测百草枯浓度>30 μg/mL。

（五）监测与治疗

1. **监测**

（1）监测百草枯浓度：监测血、尿百草枯浓度有助于判断病情的严重程度和预后。百草枯中毒患者就诊时，应立即抽血检测百草枯浓度，之后 3 天检测 1 次。如果测定血中百草枯浓度为零，可停止检测。每日可进行百草枯的尿半定量测定，晨起留尿，每日 1 次直到阴性。

（2）监测生命体征：需心电监护监测患者血压、心率、呼吸及指尖氧饱和度（SpO_2）变化情况，如出现呼吸循环不稳定应及时处理。

（3）监测患者症状体征：需监测患者呼吸情况、肺部体征、口腔黏膜溃疡、消化道出血、尿量等症状和体征，以及时发现病情变化。

（4）实验室检查及肺部 CT：需监测血常规、肝肾功能、血气分析及感染指标（如降钙素原、C 反应蛋白）、心肌损伤标志物等变化情况，以评价心、肺、肝、肾等器官损伤情况。早期 3～5 天复查肺部 CT 以观察患者肺部渗出情况。

2. **治疗**

（1）阻止毒物继续吸收

1）快速脱离毒源，脱去污染衣物，彻底清洗受污染部位皮肤：皮肤接触时用清水或肥皂水冲洗 10～15 min，禁止剧烈搓洗避免皮肤损伤。眼睛污染时用清水或生理盐水冲洗 10～15 min。

2）洗胃：由于百草枯具有腐蚀性，洗胃时建议采用低压力防止食管或胃穿孔。可用温清水或白陶土混悬液洗胃,直至无色无味,最好在接触毒物1h内完成,大量服毒或胃排空障碍患者可延长冲洗时间或6h后重复冲洗。

3)吸附和导泻:洗胃后及时行肠道吸附和导泻治疗,院内吸附剂常选用蒙脱石散和活性炭片,导泻剂常选用20%甘露醇。方案为蒙脱石散6g少量水冲服后30min序贯甘露醇100～250mL口服,每日可重复多次;或蒙脱石散30g和活性炭30g分别溶于20%甘露醇250mL,首次2h内服完,后每日分次服用。吸附剂还可应用15%漂白土溶液,导泻剂也可使用硫酸钠、硫酸镁或者生大黄;或者应用聚乙二醇电解质溶液进行全胃肠道灌洗。在3～5天肠道毒物清除干净后,可终止吸附和导泻。

(2)促进毒物排出

1)补液利尿:可予补液联合利尿有利于促进百草枯的排泄。

2)血液净化治疗:服毒后6～12内进行治疗。常用方式有血液灌流(HP)、血液透析(HD)或连续性静脉-静脉血液滤过(CVVH)。百草枯是小分子、水溶性、低蛋白结合率物质,理论上应采用HD。临床实践发现,HP对毒物的清除率是血液透析的5～7倍,平均清除率可达73%±15%,是临床清除百草枯公认的首选血液净化方式。百草枯可从肺和肌肉等组织向血液进行二次分布。因此,对于百草枯中毒患者,尤其是服毒量较大者,需要多次行HP治疗。HP联合CVVH应用,在降低患者肺纤维化程度、急性呼吸窘迫综合征、多器官功能衰竭发生率及延长生存时间等方面优于单独应用HP。

(3)药物治疗

1)糖皮质激素和免疫抑制剂:中重度患者可予糖皮质激素联合环磷酰胺以延缓肺纤维化进展。推荐甲泼尼龙初始剂量为3～15mg/(kg·d)或等效剂量的其他糖皮质激素,环磷酰胺剂量范围为2～15mg/(kg·d)。通常在应用3天后逐渐减量,具体初始用量及减量幅度、方法根据患者临床表现和肺部影像学及免疫状况等决定。虽然既往研究推荐糖皮质激素和环磷酰胺的冲击治疗,但是目前单一或联合的冲击治疗对百草枯中毒的确切疗效尚存争议。

2)抗氧化药物:尽早予以自由基清除剂,如维生素C、维生素E、谷胱甘肽、N-乙酰半胱氨酸等对百草枯中毒患者有益。

3)抗纤维化药物:吡非尼酮可有效抑制百草枯中毒患者肺纤维化的进程,提高生存率。尼达尼布在动物实验中存在类似作用。

(4)氧疗:吸氧可加重百草枯中毒患者肺损伤,早期应避免常规给氧。对于氧分压<40mmHg或血氧饱和度<80%的患者可予吸氧。需要辅助通气的患者建议采用小潮气量无创通气(6～8mL/kg),控制氧分压在60～65mmHg或血氧饱和度88%～90%。ECMO虽然可以暂时缓解患者急性缺氧,但是无法阻断肺部病变进展,对于百草枯引起的不可逆的肺部病变,ECMO可作为过渡性支持手段,用于无法维持氧合拟行肺移植但无法立即移植者。

(5)肺移植:目前肺移植是百草枯致肺纤维化终末期呼吸衰竭最后的治疗方法,但因肺脏供体来源少、术后需终身使用免疫抑制剂及治疗费用昂贵等原因,临床推广较难,而且治疗效果有待评价,目前不是常规治疗手段。

(6)对症与支持治疗:应用H_2受体阻滞剂、质子泵抑制剂、硫糖铝、康复新液等保护消化道黏膜。皮肤和口腔黏膜损伤,可使用康复新液及外用重组人碱性成纤维细胞生长因子。除非存在消化道穿孔等肠内营养绝对禁忌证,均应尽早开放胃肠内营养,保护消化道黏膜。保护肝、肾、心功能,防治肺水肿,积极控制感染。

(六)中医药治疗

1.中医对百草枯中毒的认识 · 百草枯是一种高毒性吡啶类的快速接触性除草剂,对人畜具有很强的毒性,目前并未有特效的解毒药物。由于古代对现代化学成分认识的局限性,并未对此病有所记述,但作为病因概念,毒在中医学中论述并不少。本病初起以邪盛为主,气血阴阳脏腑功能虚损较轻,可见恶心呕吐,口、食管灼伤疼痛溃疡,甚则腐肠烂胃,呕血、便血,烦躁不安,急则治其标,当以承气汤类方通腑泻火,以"祛邪气,存正气",正所谓"急下存阴"是也。毒邪入里,毒热壅盛,脾伤则脾失健运,痰浊内生,可见呕逆、腹胀;热灼则迫血妄行,出现便血、呕血;肺为娇脏,津伤则肺损而喘咳;津液亡而小便难;火扰心神,则见谵妄、躁动、心神不定;热毒煎灼津液,津亏而致瘀血,辨证当为"毒邪炽盛,痰瘀闭肺证",病理因素以痰、热、瘀、毒为主,当以解毒活血汤清热解毒,化痰通络。后期以肺纤维化为主,中医认为久病毒邪入络,正气虚损,痰瘀互结,可以予以麦冬汤滋养肺胃,降逆虚火,桂枝茯苓丸化瘀生新,调和气血。

2. 辨证施治

（1）毒邪内侵,蕴结肠胃

证候特征:恶心呕吐,腹痛,口、食管灼痛,甚则呕血、便血,或无尿,烦躁不安,舌红苔腻,脉滑数。

治法:通腑泻下,荡涤肠胃。

推荐方药:调胃承气汤（《伤寒论》）加减。方药组成:大黄、甘草、芒硝、白芍、葶苈子等,诸药煎汤与白陶土或蒙脱石散同服。

推荐中成药:血必净注射液,康复新液漱口。

（2）阴竭阳脱证

证候特征:烦躁不安,或神昏不语,面色苍白,呼吸微弱,汗出淋漓,呼多吸少,张口抬肩,甚则四肢厥冷,脉微细欲绝。

治法:回阳救逆。

推荐方药:参附龙牡汤（《方剂学》）加减。方药组成:熟附子、人参、煅龙骨、煅牡蛎、白芍、山萸肉、炙甘草等。若胃肠毒邪未解,可与大黄附子汤（《金匮要略》）合用。

推荐中成药:参附注射液静脉滴注。

（3）毒邪炽盛,痰瘀闭肺证

证候特征:高热不退,烦躁不宁,咳喘咳痰,或痰中带血,鼻翼煽动,张口抬肩,或口唇溃脓,恶心呕吐,或呕血、便血,舌质暗有瘀点瘀斑,舌苔黄厚腻,脉滑数。

治法:清热解毒,化痰通络。

推荐方药:解毒活血汤（《医林改错》）加减,方药组成:连翘、葛根、柴胡、当归、生地、赤芍、桃仁、红花、枳壳、甘草、瓜蒌、黄芩、桔梗、川贝母等。

推荐中成药:血必净注射液,清开灵注射液静脉滴注,安宫牛黄丸口服。

（4）正虚邪实,痰瘀互结

证候特征:久病咳喘,稍有活动症状加重,胸闷憋气,声音低怯,自汗畏风,易感外邪,气短乏力,口唇爪甲紫暗,舌暗或有瘀斑、瘀点,苔少,脉涩。

治法:益气养阴,祛痰活血。

推荐方药:麦冬汤（《金匮要略》）合桂枝茯苓丸（《金匮要略》）,方药组成:麦冬、半夏、人参、甘草、大枣、桂枝、茯苓、牡丹、桃仁、芍药等。

（周晓燕　王知兵）

第九节 · 阿片类药物中毒

阿片类药物包括从罂粟科植物中提取的化合物及具有类似性质的半合成和合成化合物。阿片类药物有镇痛和中枢神经系统抑制作用,在医疗上常被用于缓解疼痛、止咳、止泻等。常见的阿片类药物有吗啡、哌替啶、可待因、海洛因、美沙酮、芬太尼、丁丙诺啡等。阿片类药物中毒主要是由于单次过量摄入,或短期内反复多次摄入导致。中毒早期可引起中枢神经系统异常兴奋,主要表现为欣快、亢奋、言语增多、幻觉等。随着中毒程度加深,可出现反应迟钝、意识丧失、呼吸抑制等,若不及时治疗,患者可因呼吸循环衰竭而死亡。在全球范围内,2019 年约有 60 万人死于吸毒。其中,近 80% 的死亡与阿片类药物有关,约 25% 的死亡由阿片类药物过量引起。

(一) 病因

阿片类药物中毒最主要的原因是短时间内过量使用阿片类药物和临床治疗过程中的滥用。摄入途径包括口服、静脉注射、皮下、直肠、鼻黏膜或烟雾吸入等。常见急性中毒与以下原因有关。

1. **成瘾者药物滥用** 阿片类药物摄入后可出现欣快感,长期应用可能出现成瘾性,导致躯体及精神依赖。长期使用阿片类药物会增加耐受性,导致患者需要增加剂量才能达到相同的效果,使用的阿片类毒品纯度增大,或静脉途径滥用,可能会增加过量风险导致中毒。使用美沙酮等戒毒治疗时滥用其他阿片受体激动剂,或长时间戒断后恢复阿片类药物的使用,由于对其耐受性下降,增加中毒风险。

2. **非医疗监督的情况下使用处方阿片类药物** 非医疗监督的情况下,患者没有按照医嘱执行导致药物使用方式或剂量使用不规范,或服药期间身体状况发生改变,或长期使用阿片类药物可能导致身体对药物的代谢能力下降,可能会增加过量风险。非医疗监督的情况下,患者可能会忽视中毒症状,甚至危及生命。

3. **滥用阿片类的同时酗酒或使用镇静催眠药物** 将阿片类药物与酒精和(或)其他抑制呼吸功能的物质或药物结合使用,如苯二氮䓬类、巴比妥类、麻醉剂或一些止痛药,可能会增加阿片类药物中毒风险。

4. **医疗过程中过量使用** 据美国疾病控制和预防中心(CDC)统计,在过去 20 年里,美国阿片类药物处方的使用增加了大约 5 倍,与阿片类药物相关的死亡也正在迅速增加。同样,我国阿片类药物的使用一度呈现较快的增长趋势。医疗过程中阿片类药物的高处方剂量(每天超过 100 mg 吗啡或同等剂量)可能增加过量风险。

5. **个体对药物的耐受性低** 慢性病如肝病、肺气肿、支气管哮喘、贫血、甲状腺功能减退症、肾上腺皮质功能减退症者均更易发生中毒。

(二) 药物分类

1. **按来源分类** ①天然阿片类:吗啡、可待因、罂粟碱、蒂巴因等;②半合成类:海洛因、氢吗啡酮、丁丙诺啡等;③人工合成类:包括苯哌啶类(哌替啶、芬太尼、瑞芬太尼等),苯并吗啡烷类(喷他佐辛等),吗啡烷类(左吗喃、左啡诺等),二苯甲烷类(美沙酮、右丙氧芬等)。

2. **按药理机制分类** ①μ 受体完全性激动剂:吗啡、氢吗啡酮、羟考酮、哌替啶、芬太尼、舒芬太尼、美沙酮等;②部分激动剂:丁丙诺啡;③阿片受体混合激动-拮抗剂:如喷他佐辛、地佐辛、布托啡诺、纳布啡等;④阿片受体阻滞药:纳洛酮、纳曲酮等。

(三) 发病机制

1. **药理性质** 阿片类药物调节在中枢神经系统末端传入神经、周围神经系统和胃肠道的伤害感受。阿片受体是跨膜蛋白,类似于其他 G 蛋白偶联受体,被外部分子激活时产生构象改变,从而导致细胞内功能的某些变化。阿片受体分布广泛,丘脑内侧、脑室及导水管周围灰质区、脊髓胶质区与痛觉整合、感受和传导有关,具有中枢及周围神经镇痛作用。边缘系统及蓝斑核与情绪及精神活动有关,具有镇静、欣快感及依赖性。中脑盖前核与缩瞳作用有关。脑干(延髓孤束核区)受体与咳嗽反射、呼吸及交感神经有关,具有呼吸抑制、镇咳的作用。脑干(极后区、迷走神经背核)受体与胃肠活动(恶心、呕吐反射)及胃液分泌有关。此外,阿片样物质对特定受体的特异性和亲和力也不一样。例如,曲马多对 μ 受体位点的亲和力仅是吗啡的 1/6 000。在中枢神经系统内至少存在 4 种阿片受体:μ、κ、δ、σ 受体。不同型的阿片受体激活后作用不同:μ 受体与镇痛(中枢及脊髓)、呼吸抑制、缩瞳、抑制胃肠蠕动、恶心呕吐、欣快、镇静、躯体依赖性等作用有关。μ 受体有 $\mu1$、$\mu2$ 两个亚型,$\mu1$ 为镇痛作用的受体,$\mu2$ 受体可能与呼吸抑制、成瘾性、恶心呕吐等副作用有关。κ 受体与脊髓镇痛、呼吸抑制、镇静、致幻觉等作用有关,但作用效果弱于 μ 受体。阿片 δ 受体与脊髓镇痛、平滑肌效应、缩瞳等作用有关,可调控 μ 受体活性。σ 受体与呼吸加快、心血管激动、致幻觉、瞳孔散大等作用有关。目前所有的阿片受体激动剂均作用于 μ 受体,从而在某种程度上对呼吸产生抑制。

2. 中毒机制

(1) 吗啡:纯品吗啡系白色结晶或结晶性粉末,无臭,易溶水。成人中毒量 60 mg,致死量 250 mg。吗啡可激动 μ、κ 及 δ 受体,与阿片受体结合后对中枢神经系统先兴奋后抑制,以抑制作用为主。抑制大脑高级中枢,导致意识障碍、昏迷。抑制延髓呼吸中枢导致呼吸抑制。兴奋催吐化学感受器产生恶心、呕吐症状。兴奋动眼神经缩瞳核,导致瞳孔针尖样缩小。提高胃窦部与十二指肠起始部平滑肌的张力,抑制其蠕动,使排空时间延长,胃酸分泌受限,具有止泻和产生便秘的副作用。吗啡能使胆道平滑肌收缩,奥狄(oddi)括约肌痉挛,阻止胆汁排出,导致胆绞痛。收缩膀胱括约肌,引起排尿困难。抑制中枢交感神经和释放组胺,外周动静脉扩张导致心动过缓、低血压状态以至休克。慢性中毒可表现为食欲减退、便秘、消瘦、性功能减退,长期应用吗啡能引起欣快症和成瘾性。

(2) 哌替啶:别名度冷丁,白色、无嗅、结晶状的粉末,能溶于水。含有苯环和哌啶环,是苯基哌啶类人工合成阿片类镇痛剂。哌替啶可激动 μ、κ 及 δ 受体,镇痛作用为吗啡 1/10~1/8,10 min 可出现镇痛作用,持续时效 2~4 h,耐受性和成瘾性很强。中毒机制包括:①激动阿片受体,产生的镇静、镇痛、抑制呼吸、烦躁不安等中枢作用;②阻断乙酰胆碱 M 受体,引起口干、口渴、瞳孔扩大、心动过速;③抑制心肌收缩力,降低外周血管阻力,导致低血压及休克;④代谢产物甲哌替啶可兴奋神经肌肉而诱发惊厥。

(3) 海洛因:别名二醋吗啡、二乙酰吗啡,俗称"白粉""白面"。海洛因纯品为白色柱状结晶或结晶性粉末,通过鼻吸、抽吸、皮下注射和静脉注射等方式进入体内。海洛因为罂粟类植物碱半合成的阿片类毒品,由吗啡经乙酰氯和醋酐处理后的半合成衍生物。镇痛作用是吗啡的 4~8 倍,其毒性与成瘾性是吗啡的 5~10 倍。海洛因具有镇痛、镇静、镇咳、平喘、缩瞳、催吐、抑制呼吸、精神欣快、影响内分泌等作用,使用后有短暂的欣快感,疼痛消失,迅速出现头昏、乏力、眼花、心慌、呼吸困难、肢体湿冷、发绀、昏迷、瞳孔缩小等症状。海洛因的致死量为每次 750~1 200 mg。

(四) 中医病因病机

阿片味辛、苦、涩,有毒,辛香走窜,苦温燥烈,入十二经,耗气伤阴。如《王氏医存》云"洋烟味苦……苦则助火。燥非火也,内外津液皆涸"。历代医家对阿片药物中毒中医病机的理论研究主要包括"气血津液受损说""脏腑受损说"和"三焦受瘾说"。目前比较统一的认识为烟毒内蕴,耗伤气血,损及阴阳,气血津液失调,脏腑功能紊乱。

短期大量吸注阿片者,烟毒之气直接入血,伤津耗气,《素问·平人气象论》云"心藏血脉之气",《素问·宣明五气篇》云"心藏神",心气亏虚,可见面色淡白、心悸、心慌、胸闷不适、精神疲倦。气虚则心不主神，心神不宁，可见言语混乱、兴奋或抑郁、幻想、时间和空间感觉消失。心主神明，脑为元神之腑，心脑相通，心主血，上供于脑，血足则脑髓充盈，气血不足推动无力则清窍失养，可见眩晕、呃逆，甚则清窍被扰，化风动血，故可见惊厥、牙关紧闭、角弓反张。气虚损及阳气，心阳受损，不能温煦肢体，兼见畏寒肢冷、面色㿠白，或易汗出。心阳暴脱，突然见冷汗淋漓，四肢厥冷，呼吸微弱，面色苍白、口唇青紫，神志模糊或昏迷，脉微欲绝，甚则阴竭阳脱而亡。

　　长期吸注阿片者，毒邪进入血脉之中，一方面阿片辛香开泄走窜，苦涩凝滞气血，温燥耗伤阴液，气血津液受损，正如《抉癮刍言》云"阿片提神劫病，非能养生却病，久吸脏腑隐受销烁而气血日亏，癮至时则诸虚毕现"。另一方面，阿片损伤脏腑功能，不同的脏腑癮证可同时出现，诚如《救迷良方》云"脏腑赖烟而后快，精神赖烟而后爽。耳目手足赖烟而后安。一旦无烟浸润其间，则肾先苦之，肾苦则呵欠频频。肝因困乏，肝困则涕泪涟涟。脾亦生痰矣。盖脾主信，脾之感也。如此则五脏交相困矣。五脏交困，众体无所秉令，轻则一身痿软，重则诸疾蜂起，则又何病之不用哉"。可见慢性中毒主要机制是气血津液受损，脏腑阴阳失调，气血瘀滞，而见毒瘀互阻，寒热错杂，虚实互见，诸病丛生的复杂病证。毒伤肺气，宣肃失职，通调水道，津停为痰，则见咳嗽、痰多性黏色白易咳或浓痰、胸闷，甚则气喘痰鸣。毒伤脾胃，脾失健运，胃肠郁闭，腑气不通，则见哈欠流涎、不思饮食、食则欲呕，腹痛腹泻，或腑气不通便秘。毒伤心脉，心气虚则见心悸、心慌；气阴两虚，虚火扰神，则五心烦热，午后颧红，咽燥口干，潮热盗汗，烦躁不安，失眠多梦。毒伤肝脏，肝气郁滞、气失条达，则可见精神萎靡，表情痛苦，抑郁消极，心中烦闷，喜叹息，胸胁胀满，肝阴肝血不足，肝阳不潜，风阳上扰而致肝阳化风或阴虚风动，则可见头晕头痛，口苦耳鸣，四肢痉挛，肌肉震颤或身𥄂肉瞤，失眠多梦，手足蠕动。毒伤肾脏，肾阴肾阳虚衰，则可见畏寒或肢冷，颜面苍白，抱腹蜷缩，战栗不止，全身起鸡皮疙瘩，腰膝酸软，筋骨肌肉酸痛，男子遗精阳痿，女子经少。毒邪入络，气机不畅，或气虚推动无力，血为之瘀滞，痰瘀互结，不通则痛，则见面色黧黑，身体羸瘦，肌肤甲错，口唇爪甲紫暗、头痛、牙痛、胃痛、腹痛、关节痛等诸痛，疼痛如针刺刀割，或痛如蚁噬，伴有奇痒，常在夜间加剧。

　　（五）诊断思路

　　1. 临床表现

　　（1）吗啡和海洛因过量：①轻度中毒：头痛、头晕、恶心、呕吐、兴奋或抑郁、幻想、时间和空间感觉消失；②重度中毒：典型的临床"三联征"表现为昏迷、针尖样瞳孔和呼吸抑制。其他表现有皮肤湿冷、面色苍白、发绀、惊厥、牙关紧闭、角弓反张、心律减慢、休克、呼吸浅慢或叹气样呼吸，常并发肺水肿，多死于休克、呼吸衰竭。

　　（2）哌替啶过量：①轻症：可出现轻度的眩晕、出汗、口干、恶心、呕吐、心动过速及直立性低血压等；②重症：可出现呼吸减慢、浅表而不规则，发绀，嗜睡，进而昏迷，皮肤潮湿冰冷及休克，与吗啡及海洛因中毒有所不同，哌替啶中毒时刻出现阿托品样中毒症状，瞳孔扩大、心动过速、兴奋、谵妄、惊厥等。

　　（3）慢性中毒：表现为眩晕、恶心、呕吐、消瘦、食欲不振、便秘、排尿困难、衰老、性欲减退。

　　（4）戒断综合征：①戒断综合征是指停止或减少使用阿片类物质，或使用阿片受体拮抗剂后出现的一组特殊症状群；②症状：精神障碍（如焦虑、抑郁和睡眠障碍）、躁动不安、渴求感、恶心、呕吐、肌肉疼痛、骨关节痛、腹痛、食欲不振、疲乏、发冷、发热等；③体征：流泪流涕、哈欠、流涕、出汗、瞳孔扩大、汗毛竖起、血压升高、脉搏和呼吸加快、体温升高、震颤、腹泻、失眠、男性自发泄精、女性出现性兴奋等。

　　2. 辅助检查

　　（1）毒物检测：血、尿成分定性试验呈阳性反应。血药浓度：治疗量 $0.01\sim0.07\,\mathrm{mg/L}$，中毒量

$0.1\sim1.0\,mg/L$,致死量$>4.0\,mg/L$。

(2) 动脉血气分析:阿片类药物中毒严重者表现为低氧血症、呼吸性酸中毒,动脉血气分析可评价患者严重程度。

(3) 其他检查:包括血糖、电解质、肝肾功能等,主要评估阿片类药物中毒对全身脏器功能的影响。部分阿片类药物中毒时可表现严重心律失常、心动过速等,需行心电图检查。成瘾者的脑电图多有异常,表现为α波频率减慢、波幅增高,慢波数量增多,阵发性θ节律。其他如胸部X线摄片或头颅CT等检查有助于鉴别诊断。

3. 临床诊断·①有应用过量阿片类药物史;②具有阿片类药物中毒特征性临床症状;③血、尿成分检测呈阳性反应;④需排除其他代谢性疾病、神经精神疾病及其他中毒可能。

（六）监测与治疗

1. 监测

(1) 生命体征监测:可予心电监护监测患者血压、心率、呼吸及氧饱和度监测。若患者出现呼吸、循环不稳定,如休克、呼吸抑制、严重低氧血症和心律失常等,应立即采取措施抢救。

(2) 临床症状监测:需监测患者神志、瞳孔及呼吸情况。监测患者意识、瞳孔改变,严重中毒患者可能出现昏迷、瞳孔特征性改变。监测患者呼吸情况,如呼吸节律、呼吸强弱等。

2. 治疗

(1) 清除毒物:经口中毒者尽快催吐、洗胃,洗胃后向胃内灌入$50\sim100\,g$活性炭混悬液,并用50%硫酸钠导泻;忌用阿扑吗啡催吐。

(2) 应用特效拮抗剂

1) 纳洛酮:纳洛酮是阿片受体拮抗药,能竞争性拮抗各类阿片受体$(\mu、\kappa、\delta)$,对μ受体有很强的亲和力,能迅速阻止和逆转阿片类药物所致的呼吸抑制及中枢抑制作用。首次可静脉注射或肌内注射本品$0.4\sim0.8\,mg$,如果未获得呼吸功能改善作用,可隔$10\sim20\,min$重复注射给药,直至产生理想的效果或达到$10\,mg$。如果给$10\,mg$后还未见反应,就应考虑此诊断问题。静脉输注本品可用生理盐水或葡萄糖溶液稀释。把$2\,mg$本品加入$500\,mL$以上任何一种液体中,使浓度达到$0.004\,mg/mL$。纳洛酮注射后突然逆转阿片类抑制可能会引起恶心、呕吐、出汗、心悸亢进、血压升高、发抖、癫痫发作、室性心动过速和心室颤动、肺水肿及心脏停搏,甚至可能导致死亡。

2) 烯丙吗啡(纳洛芬):主要拮抗吗啡作用。用法:首剂$5\sim10\,mg$静脉注射,必要时$10\sim15\,min$后可重复给予,总量不超过$40\,mg$。

(3) 对症支持疗法:重在维持呼吸、循环和脑功能。重症患者出现呼吸抑制时,注意保持呼吸道通畅,吸氧、应用呼吸兴奋剂,如安钠咖(苯甲酸钠咖啡因)、洛贝林、尼可刹米(可拉明)等,必要时机械通气。休克、低血压患者应予以积极扩容维持循环,必要时可给予血管活性药物。昏迷时间较长合并脑水肿患者,可予以甘露醇脱水、呋塞米利尿或糖皮质激素治疗。加强心电监护,及时处理严重心律失常等。维持水、电解质、酸碱平衡和内环境稳定。

(4) 急性戒断症状治疗:同类药物替代治疗。

1) 美沙酮替代递减治疗:美沙酮属人工合成的阿片μ受体激动剂,具有镇痛、镇静和呼吸抑制等作用,可有效控制阿片类戒断症状。首次剂量为$20\sim40\,mg/d$(口服),4 h后若症状控制不理想可酌情增加$5\sim10\,mg$,直至有效控制戒断症状及不出现过量表现(如嗜睡等)。除特殊情况外,脱毒治疗第一天总剂量原则上不超过$60\,mg/d$;有效控制戒断症状后维持原剂量1~2 天;之后逐日递减前1日剂量的20%,减至$5\sim10\,mg/d$时,改为每1~3天减1mg,直至停药。

2) 丁丙诺啡(复方丁丙诺啡)替代递减治疗:丁丙诺啡系阿片μ受体的部分激动剂,舌下及注射给药有效。首次剂量为$4\,mg$,根据情况可在2~4 h后再增加$4\,mg$,随后2~3天可逐步增加剂量到 12～16 mg/d,稳定治疗至少 2 天后进入减量期。减量期可根据患者具体情况采取不同的递减方案。

非替代治疗:主要指使用可控制和缓解阿片类物质戒断症状药物的治疗,常用药物包括:中枢 α_2 受体激动剂(可乐定、洛非西定)和某些中药及成药等非阿片类药物。

(七) 中医药治疗

1. 中医对阿片类药物中毒的认识　鸦片,古代又称底野迦(《唐本草》),阿片、阿芙蓉(《本草纲目》),亚片(《随息居饮食谱》)等。清代医家曹存心的《琉球百问》中记载以牛黄、黄连、肉桂、天麻等组成的戒烟方。清代江南名医何其伟将忌酸丸、补正丸及当时民间的一些戒烟药方汇集成书,名为《救迷良方》,文中历数吸食鸦片之毒害,论述吸毒治疗原则及具体方法。清代医家王燕昌的《王氏医存》提出从"瘾病药有不宜""治瘾者病要法""治瘾病宜达膜原"等方面论述如何戒除瘾病。清末著名医家杜钟骏的《抉瘾刍言》提出"脏腑受瘾"理论论述瘾毒的治疗。近现代医家在此基础上,对阿片药物中毒中医病机理论进一步研究,提出"气血津液受损说""脏腑受损说"和"三焦受瘾说"等,为后世治疗阿片类药物中毒指明了方向。

中医认为,阿片毒品辛温燥烈,吸食成瘾,烟毒稽留,耗气伤血,损阴及阳,累及脏腑,戕伤正气,形成了正虚邪实的病机,应从毒、虚、瘀、痰、火、风来辨证,遵循的总原则是扶正祛邪,扶正即益气养血,滋阴助阳,补益脏腑,祛邪即祛除烟毒,调畅气血。急性中毒轻症者,眩晕、呕逆、心悸不安、言语混乱、兴奋或抑郁、幻想、时间和空间感觉消失,为毒伤心阳,心神不宁之证,治当以温补心阳,安神定悸。急性中毒重症者,冷汗淋漓,四肢厥冷,呼吸微弱,口唇青紫,神志模糊或昏迷,脉微细欲绝,为毒损阴阳,阴竭阳脱之证,当以扶正潜阳,益气固脱。慢性阿片中毒者,病机复杂,正虚邪实,此时毒瘀互阻,寒热错杂,虚实互见,此时"虚、瘀、痰、火、风、毒"诸证夹杂,应以扶正为本,兼以驱邪,随证辨治。

2. 辨证施治

(1) 毒伤心脉,心神不宁证

证候特征:面色淡白,精神疲倦,头晕,胸闷不适,心中悸动,或呕逆,或喃喃自语,语无伦次,或狂躁,或抑郁,舌淡,脉细弱无力。

治法:温补心阳,安神定悸。

推荐方药:桂枝甘草龙骨牡蛎汤(《伤寒论》)合参赭镇气汤(《医学衷中参西录》)加减。方药组成:桂枝、人参、代赭石、芡实、山药、山萸肉、生龙骨、生牡蛎、白芍等。

推荐中成药:参麦注射液、生脉注射液等。

(2) 毒损阴阳,阴竭阳脱证

证候特征:面色苍白,冷汗淋漓,四肢厥冷,呼吸微弱,口唇青紫,神志模糊或昏迷,脉微细欲绝。

治法:扶正潜阳,益气固脱。

推荐方药:参附龙牡汤(《方剂学》)加减。方药组成:熟附子、人参、煅龙骨、煅牡蛎、白芍、山萸肉、炙甘草等。

推荐中成药:参附注射液。

(3) 正虚邪实,毒瘀互阻证

证候特征:面色晦暗,焦躁不安,夜不能寐,心中烦闷,流泪流涕,忽冷忽热,不思饮食,或恶心呕吐,四肢乏力,或震颤,舌暗紫苔白腻,或微黄,脉弦涩。

治法:清解烟毒,扶正祛邪。

推荐方药:忌酸丸方(《救迷良方》)加减。方药组成:附子、柴胡、升麻、沉香、人参、黄芪、白术、陈皮、木香、当归、丹参、延胡索、黄连、黄柏、天麻、甘草、洋金花、杜仲、甘杞子、炒枣仁等。

推荐中成药:益安回生口服液、福康片、济泰片。

(周晓燕　王知兵)

第十节 · 新型毒品中毒

新型毒品是相对于鸦片、海洛因等传统毒品而言的,由人工化学合成的致幻剂、兴奋剂类毒品,可直接作用于中枢系统产生兴奋、抑制或幻觉,具有强烈的精神依赖性。因其滥用多发生在娱乐场所,又被称为"俱乐部毒品""休闲毒品""假日毒品"。新型毒品会对人体各器官系统产生严重损害,尤以神经精神损害为甚。其所致的精神障碍包括感觉、知觉、思维、记忆、注意力、智能、情感、意志、行为等方面的病态精神状况,严重者表现被害妄想、被跟踪、被监视、被窃听、嫉妒妄想及幻听等类精神分裂症状。短时间大量吸食新型毒品,可引起急性中毒症状,严重者可发生昏迷、恶性心律失常、循环衰竭、惊厥抽搐等症危及生命。据《2022 年中国毒情形势报告》,截至 2022 年底,全国滥用毒品人员为 112.4 万名,其中仅冰毒这一种新型毒品滥用人员占比就高达 52.3%(58.8 万人)。

(一) 病因

绝大多数新型毒品中毒为过量滥用引起,滥用中毒绝大多数为中青年,滥用方式包括口服、吸入(如鼻吸、烟吸或烫吸)、注射(如皮下、肌内、静脉或动脉)或黏膜吸收(如口腔、鼻腔或直肠)等。有时误食、误用或故意大量使用也可中毒。毒品中毒也包括治疗用药过量或频繁用药超过人体耐受所致。使用毒品者伴有以下情况时更易发生中毒,如体质衰弱者、严重肝肾疾病、严重肺部疾病、胃排空延迟、严重甲状腺或肾上腺皮质功能减低等。

(二) 分类

根据毒理学性质可分为 4 类:第一类是中枢兴奋药,主要是苯丙胺及其衍生物,代表物是甲基苯丙胺(俗称"冰毒")等;第二类是致幻药,如色胺类(如裸盖菇素)、麦色酰二乙胺、苯烷胺类(如麦司卡林)和氯胺酮(俗称"K 粉")等;第三类是兼有中枢兴奋和致幻作用药,代表药为 3,4 -亚甲基二氧基甲基苯丙胺(MDMA,俗称"摇头丸");第四类则是中枢抑制为主的药物,包括 γ 羟基丁酸(俗称液体迷魂药)、三唑仑等。

(三) 发病机制

1. 甲基苯丙胺 · 又称去氧麻黄碱、甲基安非他明,由麻黄素化学结构衍生而来,属于传统型苯丙胺类兴奋剂。甲基苯丙胺碱纯品为无色、透明,微带苦味,易溶于水。常见的固体是甲基苯丙胺盐酸盐,为无色透明结晶体,形似冰,所以又名"冰毒"。麻古即含甲基苯丙胺的片剂,主要毒性成分是甲基苯丙胺,又称麻谷、麻果。甲基苯丙胺是一类非儿茶酚胺拟交感神经药物,在中枢神经系统作用于单胺类神经细胞的突触前膜,刺激突触前膜内多巴胺、去甲肾上腺素、5 -羟色胺(5 - TH)等神经递质的释放增加,抑制神经元的再摄取,抑制单胺氧化酶(MAO)活性,由此增加突触间隙单胺类神经递质的浓度,从而刺激中枢神经、心脏、呼吸及其他系统。出现中枢神经系统兴奋(如精神兴奋、不吃不睡、冲动、易激惹、偏执型幻觉等)、周围血管收缩、血压升高、心脏兴奋(如心悸、心律失常等)、松弛支气管及肠道平滑肌、瞳孔散大、膀胱括约肌收缩等作用。反复应用后易产生严重的、不可逆的神经毒性损害,可能导致单胺能神经递质突触终端变性、脑灰质萎缩和白质增生及胶质细胞活化,停药后会出现不同程度戒断症状。

2. 氯胺酮 · 外观上是白色结晶性粉末,无臭,易溶于水,具有高度脂溶性,静注后(1～2 mg/

kg)迅速进入中枢神经,25～30 s 内意识消失,作用维持时间 10～15 min。氯胺酮为 N-甲基- D-天冬氨酸受体(NMDAR)的非竞争性抑制药,也可激动阿片类、胆碱能类和单胺类受体,因此具有一定的中枢兴奋作用、致幻作用及镇痛作用。镇痛作用主要是由于丘脑内侧核有选择性地受到抑制,脊髓网状结构束的上行传导受阻,但脊髓丘脑束的传导并未完全阻断,因此表现情感淡漠,躯体痛可有所减轻,但内脏疼痛的改善有限。对大脑边缘系统有兴奋作用,能使意识与感觉分离(又称分离性麻醉状态)。长期滥用可导致神经细胞损伤,引发精神中毒反应、幻觉及精神分裂症状。氯胺酮可使交感神经兴奋,心率、血压、周围血管阻力、肺动脉压和肺血管阻力均增高。对呼吸影响很小,如用量过大、速度过快,或与其他麻醉性镇痛药合用,则可抑制呼吸,甚至使呼吸停止。

3. **亚甲基二氧基甲基苯丙胺** · 属于苯丙胺类兴奋剂,其盐酸盐,为白色粉末,有胶囊、粉剂、片剂等剂型。服用后主要表现为活动过度、摇头扭腰、嗜舞、妄想、不知羞耻、性冲动及幻觉和暴力倾向,故俗称为"摇头丸"。该药具有苯丙胺样中枢兴奋和麦色酰二乙胺样致幻作用,因此滥用后会产生欣快和致幻双重作用。长期滥用可导致神经细胞永久性损伤和非永久性肝细胞损伤。反复多次使用可成瘾,并且会诱发潜在的精神疾病和机体的损害。临床研究已证实,该药可引起记忆力减退、精神偏执狂等大脑和心理疾病,同时诱发横纹肌溶解、弥漫性心血管内凝血、肝坏疽、脑血管意外、恶性高热等危及生命的恶性疾病。

4. **γ 羟基丁酸** · 是一种无色、无味、无臭的中枢神经抑制剂,常见形态为液体或粉末状。该药可以轻易地穿过血脑屏障,刺激氨基丁酸 B 的受体,达到抑制神经系统的效果。该药使用安全范围很小,小剂量可引起镇静、欣快感,通常口服 10 mg 就会产生暂时性记忆丧失,过量使用可导致意识丧失、心率缓慢、呼吸抑制、痉挛、体温下降、昏迷等。当与乙醇及中枢抑制剂合用时,其潜在致命中毒作用增加。用药者反复应用,可产生耐受性和依赖性,一旦停止使用,会产生极度兴奋、精神亢奋、心率加快、失眠、焦虑、震颤和出汗等戒断症状。

(四)中医病因病机

相较于传统毒品(如阿片、海洛因等),中医对于新型毒品中毒病因病机的论述较少。本病病因主要为有毒之品经食管、气道、血脉侵入体内,致使气血津液受损,阴阳失调,形神失控,是本病的主要病机所在。病理因素以气郁、痰、火、毒、瘀为主,四者有因果兼夹关系。其病位在心脑,与肝、胆、脾、肾有密切关系。本病初起多以实证为主,有毒之品经食管、气道、血脉侵入体内,初始即侵扰心、脑,毒邪触动心火,心火暴涨,易扰心神;火热毒邪酿液成痰,痰热随肝气上扰清窍,神明无主,则见神志不安、谵妄、发狂、烦躁等。火毒炽盛,热极生风,扰乱气机,则见高热、抽搐、角弓反张等。毒邪伤阴耗气,气血津液受损,阴阳失调,阴阳难以维系,甚至阴竭阳脱而亡。滥用毒物日久,病机为本虚标实,长期吸食毒物致气血津液受损,阴阳失调,脾胃阳气受损,致脾运化水谷精微功能失调,脾喜燥恶湿,脾虚湿困,湿邪凝聚成痰,痰浊内盛。又遇情志不遂,肝失疏泄,气郁痰结,郁而化火;火热灼血为瘀,或气虚推动无力而成瘀。气郁、火毒、痰阻、瘀血相互影响,闭阻心窍可致多种精神类疾病发生。毒损五脏,心、肝、胆、脾、肾诸脏受累,终至脏腑虚衰。

(五)诊断思路

1. 临床表现

(1)甲基苯丙胺:急性中毒以中枢神经系统症状为主。可有情绪激动、欣快、易激惹、烦躁、震颤、偏执性幻想及惊恐等症状,大剂量使用引起的精神错乱、谵妄、类似妄想性精神分裂症等。心血管系统表现为心悸、心律不齐、心绞痛、自汗、血压升高。消化系统表现为口干、口中金属味、厌食、恶心呕吐、腹泻腹痛等。严重者可表现为高血压危象、恶性高热、致命的恶性心律失常、呼吸循环衰竭、代谢性酸中毒、惊厥抽搐、昏迷甚至死亡。长期滥用可造成慢性中毒,表现为体重下降、消瘦、精神异常(苯丙胺性精神病)。静脉注射方式滥用者可引起各种感染合并症,包括肝炎、细菌性内膜炎、败血症和艾滋病等。

（2）氯胺酮：急性中毒以精神神经系统为主。表现为鲜明的梦幻觉、错觉、分离状态或分裂状态、尖叫、兴奋、烦躁不安、定向障碍、认知障碍、易激惹行为、呕吐、流涎、谵妄和颤抖等。部分患者可出现复视、短暂失明、眼球震颤、肌肉僵硬强直、构音困难、共济运动失调、对疼痛刺激反应降低。心血管系统表现为心律失常、自汗、血压升高。消化系统可表现为恶心呕吐、腹胀、消化道出血等。对呼吸影响很小，如用量过大、速度过快，可出现呼吸抑制。严重者可出现高热、抽搐发作、颅内出血、呼吸循环抑制，甚至死亡。

（3）亚甲基二氧基甲基苯丙胺：过量后可表现为认知障碍及精神病症状，包括谵妄、狂躁、焦虑、容易激动，还可以表现为眼球震颤、共济失调、瞳孔扩大、幻觉等。其他躯体障碍包括高热，血压升高，心率、脉搏加快，出汗，严重时出现肌肉紧张、不能自控地咬牙、手部颤抖、恶心呕吐等。可并发脑血管、心绞痛或心肌梗死、肠系膜缺血、横纹肌溶解、急性肾衰竭。极重者可出现惊厥和循环衰竭。致死原因主要有：高热综合征（高热，横纹肌溶解，代谢性酸中毒）、弥散性血管内凝血、多脏器功能衰竭、休克、恶性心律失常。长期滥用可出现的副作用包括：心理障碍，如心理混乱、抑郁、失眠、焦虑、幻觉及精神错乱，接近半数的滥用者有恐慌和类偏执妄想症。精力分散、动作不协调，因此强调集中注意力的工作无法完成。躯体症状包括：恶心呕吐、消瘦、体温升高、黄疸、抽搐及心血管功能障碍等。

（4）γ羟基丁酸：滥用γ羟基丁酸可导致心率缓慢、呼吸抑制、肌痉挛、体温下降、恶心呕吐、昏迷或其他疾病发作，γ羟基丁酸的急性中毒在神经精神方面的改变表现为中枢抑制，如困倦、嗜睡、短暂性记忆缺失、昏迷、肌痉挛等。而胃肠道反应一般发生于嗜睡昏迷期间，更易导致误吸情况的发生。中毒在呼吸循环方面表现为呼吸抑制、心率减缓、血压下降甚至心搏骤停，往往是导致死亡的主要原因。

2. 辅助检查

（1）毒物监测：口服中毒者可留取胃液及呕吐物，其他途径中毒者可留取尿液、血液进行毒物定性及定量检测，可明确毒物种类和血药浓度。

（2）其他检查：严重中毒者表现为低氧血症、呼吸性/代谢性酸中毒，血气分析可辅助评价患者严重程度。血糖、电解质和肝肾功能、心电图及心肌损伤标志物，可用来评价药物对器官功能损伤。头颅 CT/MRI 检查可协助排除急性脑血管病等其他疾病导致意识障碍原因，避免漏诊的发生。

3. 诊断　通常根据滥用相关毒品史（常见于出入特殊社交和娱乐场所的青年人），临床表现及毒物监测可做出诊断。

4. 鉴别诊断

（1）癫痫：癫痫发作可突然出现意识丧失，甚则扑倒，不省人事，口吐白沫，两目上视或口中怪叫，本病有反复发作病史，且发作时间短，醒后一如常人，无毒品接触史。

（2）急性脑血管病：急性脑血管病可出现昏迷、呕吐、二便失禁、语言障碍等症状，但多发生于有高血压、糖尿病等基础病的老年患者，常伴有半身不遂、口眼歪斜症状，经颅脑影像学检查可见颅内急性病灶，可资鉴别。

（六）监测与治疗

1. 监测

（1）评估生命体征：可予心电监护监测患者血压、心率、呼吸及氧饱和度，并且监测患者体温变化。若患者出现呼吸、循环不稳定，如休克、呼吸抑制、严重低氧血症和心律失常等，应立即采取措施抢救。若患者出现高热，应予以控制体温变化。

（2）评估患者体征及精神症状：应观察患者瞳孔、肌肉张力、震颤等症状变化，并且观察患者精神症状,如出现精神错乱、谵妄、类似妄想性精神分裂症等,应予以镇静及保护性约束,防止患者坠床、自伤或伤及他人。

(3)其他:监测患者肝肾功能、血糖、血气分析、心肌损伤标志物、心电图变化情况,如出现变化提示器官功能受损,需及时予以处理。

2. 治疗

(1)毒物清除:经口服中毒者,催吐、洗胃可以促进未吸收毒物排出,洗胃液以清水或 1∶5 000 锰酸钾溶液洗胃至液体胃液澄清,中重度中毒患者洗胃时注意保护呼吸道,以防窒息及吸入性肺炎发生。之后使用 20%甘露醇加活性炭或硫酸镁导泻,加快肠道内未吸收的毒品排出。可予 5%或 10%葡萄糖＋维生素 C 补液,氯化铵酸化尿液,同时给予利尿处理可加快排泄。严重中毒患者,可行血液净化治疗促进毒物排泄。

(2)解毒剂:新型毒品中毒并无特效解毒剂,但是对于新型毒品中毒导致的中枢抑制或呼吸抑制、意识障碍使用纳洛酮治疗有一定疗效。

(3)对症支持治疗

1)保持呼吸道通畅及氧疗:轻度中毒可予鼻导管或面罩高流量吸氧。对于昏迷者应评估其气道及通气功能,必要时行气管插管,呼吸机辅助通气。

2)维持循环稳定:对于血压偏高的患者,存在继发脑出血风险,可给予 α 受体阻滞剂降压,如酚妥拉明 2～5 mg 静脉注射,或硝苯地平、硝普钠控制血压;当患者出现低血压休克表现时,在给予充分液体复苏的情况下血压仍偏低,可给予血管活性药物,如去甲肾上腺素维持循环。

3)镇静、抗惊厥:对于极度兴奋、烦躁或谵妄患者,可用氟哌啶醇 2～5 mg 肌内注射,每 4～6 h 可重复使用,或地西泮 10～20 mg 静脉注射或肌内注射。注意剂量不宜太大,以免加重意识障碍,同时要注意呼吸抑制的情况。

4)控制体温:新型毒品中毒可导致恶性高热,是本病主要致死原因之一,需积极控制体温,可予冰毯、冰块物理降温,或药物退热治疗。如出现高热惊厥,可予以氯丙嗪、地西泮控制惊厥。对于重度体温过高的控制主要在于消除过多的肌肉活动,肌肉松弛是控制体温的有效办法,可应用注射硫喷妥钠或去极化型肌松药(如罗库溴铵、维库溴铵等)对症治疗。

5)控制心律失常:心动过速予以普萘洛尔 40～60 mg,或者艾司洛尔泵入,控制心率小于 90 次/min。而对于出现慢速心律失常,可考虑阿托品等对症治疗。如出现其他心律失常,可酌选抗心律失常药物对症治疗。如出现室性心动过速、心室颤动等危及生命的恶性心律失常,可予以电复律处理。中毒导致冠脉痉挛引起心肌缺血或心肌梗死等,可予以硝苯地平、硝酸甘油缓解冠脉痉挛。

6)其他治疗:维持水、电解质、酸碱平衡,控制血糖,保护心脑等治疗。对于横纹肌溶解、弥散性血管内凝血(DIC)、多脏器功能衰竭(MODS)等严重并发症治疗可参照有关章节。

7)心理社会干预:耐心细致进行心理疏导,有益于使滥用者获得身心全面康复,并为最终回归社会及预防复吸奠定基础。

(七)中医药治疗

1. 中医对新型毒品中毒的认识 · 目前部分学者认为新型毒品中毒所致精神失常、抑郁、幻觉、妄想等与中医学"癫证""狂证""郁证"等病证相似。明代张景岳《景岳全书》云:狂病多因于火,治以清火为主,方用抽薪饮、黄连解毒汤、三补丸等。清代王清任首创"气血凝滞说",且创制癫狂梦醒汤用以治疗癫病、狂病。

本病病因主要为有毒之品经食管、气道、血脉侵入体内,致使气血津液受损,阴阳失调,形神失控是本病的主要病机所在,病理因素以气郁、痰、火、毒、瘀为主。本病初起多以实证为主,表现为躁扰不安,狂乱无知,骂詈号叫,不避亲疏,或毁物伤人,气力愈常,不食不眠等,辨证当为痰火扰神证,治疗当以清心泻火,涤痰醒神。火退而气郁痰结,表现为精神抑郁,表情淡漠,沉默痴呆,言语无序,或喃喃自语,多疑多虑,喜怒无常,宜予以理气解郁,化痰醒神。毒邪伤阴耗气,气血津液受损,阴阳失调,阴阳难以维系,若患者出现面色苍白,冷汗淋漓,四肢厥冷,呼吸微弱,口唇青紫,神志模糊或昏迷,脉微细欲绝,辨证为阴竭阳脱证,当以回阳救逆急救。久病辨证为本虚标实,本虚当辨气血阴阳,脏腑功能损伤,标实以"气郁、痰、毒、瘀、火"等病理产物为主,以痰结血瘀证最为多见,可予以豁痰化瘀,开窍醒神。本病病机复杂,需仔细辨证,随证加减。

2. 辨证施治

(1) 痰气郁结证

证候特征:精神抑郁,表情淡漠,沉默痴呆,言语无序,或喃喃自语,多疑多虑,喜怒无常,舌红苔白腻,脉弦滑。

治法:理气解郁,化痰醒神。

推荐方药:逍遥散(《太平惠民和剂局方》)合顺气导痰汤(《李氏医鉴》)加减。方药组成:甘草、当归、茯苓、白芍、白术、柴胡、橘红、半夏、胆南星、木香、香附、枳实等。

(2) 痰火扰神证

证候特征:躁扰不安,狂乱无知,骂詈号叫,不避亲疏,或毁物伤人,气力愈常,不食不眠,舌红绛,苔黄腻,脉弦大滑数。

治法:清心泻火,涤痰醒神。

推荐方药:生铁落饮(《医学心悟》)加减。方药组成:天冬、麦冬、贝母、胆南星、橘红、远志、石菖蒲、连翘、茯苓、茯神、元参、钩藤、丹参、辰砂、生铁落(代赭石代)等。若大便秘结者,加大黄、枳实泄热通腑。若痰火壅盛而舌苔黄腻垢者,用礞石滚痰丸逐痰泻火,再用安宫牛黄丸清心开窍。若高热不退者,可加用石膏、知母清热。若高血压者,可重用代赭石,加生龙骨、生牡蛎潜阳降逆。

(3) 阴竭阳脱证

证候特征:面色苍白,冷汗淋漓,四肢厥冷,呼吸微弱,口唇青紫,神志模糊或昏迷,脉微细欲绝。

治法:回阳救逆。

推荐方药:参附龙牡汤(《方剂学》)加减。方药组成:熟附子、人参、煅龙骨、煅牡蛎、白芍、山萸肉、炙甘草等。

(4) 痰结血瘀证

证候特征:经久不愈,面色暗滞而秽,躁扰不安,多言,恼怒不休,甚至登高而歌,弃衣而走,妄见妄闻,妄思离奇,头痛,心悸而烦,舌质紫暗有瘀斑,少苔或薄黄苔干,脉弦或细涩。

治法:豁痰化瘀,开窍醒神。

方药:癫狂梦醒汤(《医林改错》)。方药组成:桃仁、赤芍、柴胡、香附、青皮、陈皮、半夏、苏子、桑白皮、大腹皮、通草、甘草等。

(周晓燕　王知兵)

第十一节·亚硝酸盐中毒

亚硝酸盐中毒是因摄入过量亚硝酸盐而引起的中毒。中毒途径多为经口摄入,常为群体性中毒,多发生于家庭、小型餐馆和街头摊点等场所,是我国最常见的化学性食源性疾病之一。其发病时典型症状为口唇、耳廓、舌、指甲等皮肤和黏膜出现不同程度发绀，并且伴有头晕、头痛、乏力、胸闷、呼吸急促、恶心呕吐、腹痛腹泻等症状，严重者可出现昏迷、惊厥、呼吸衰竭、恶性心律失常、休克等导致死亡。亚硝酸盐具有很强的毒性，中毒潜伏期一般为 1～3 h，但若误食纯亚硝酸盐引起的中毒，潜伏期一般为 10～15 min，个别长达 20 h 后发病。中毒的严重程度及发病的时间都与亚硝酸盐摄入量有关，一般摄入 0.3～0.5 g 时即可出现中毒表现，1～3 g 可致人死亡。

（一）病因

亚硝酸盐是一类无机化合物的总称，自然界中普遍存在，多存在于腌制的咸菜、肉类、不洁井水和变质腐败蔬菜等。一般而言通过正常饮食摄入少量的亚硝酸盐并不会引起中毒，但如果短时间摄入较大量的亚硝酸盐则易发生中毒。常见的亚硝酸盐中毒的原因有以下几种。

1. 误将亚硝酸盐当作调味料食用·亚硝酸盐（常见有亚硝酸钠和亚硝酸钾）为白色或微黄色结晶或颗粒状粉末，无臭味，易溶于水，亚硝酸盐外观和味道都和食盐类似，误将亚硝酸盐当作食盐使用或食用，是引起中毒的主要原因。

2. 食品加工违规超范围使用·亚硝酸盐是一种食品添加剂，不但可使肉类具有鲜艳色泽和独特风味，且有较强的抑菌效果，所以在肉类食品加工中被广泛应用。《食品安全国家标准》（GB2760-2014）规定亚硝酸盐使用标准，按照标准规定使用亚硝酸盐是安全的，部分商家无视国家标准，在加工肉类制品、面制品过程中违规超范围超量使用亚硝酸盐，也是引起中毒的重要原因。

3. 进食过量富含亚硝酸盐的蔬菜·某些蔬菜如小白菜、莴苣、韭菜、菠菜、甜菜、小萝卜叶等，还有人们食用的灰菜、野荠菜等野生植物，都含有丰富的硝酸盐（50～150 mg/dL）和微量的亚硝酸盐类物质（0.2～0.5 mg/dL）。当这些蔬菜贮存时间过长，或者煮熟后放置时间过长，或者腌制不当，一旦开始腐烂，亚硝酸盐含量就会明显增高（其含量可达 5 mg/dL 以上），摄食过多均可发生中毒。

4. 饮用亚硝酸盐高的井水·某些地区的井水中也含有较多的硝酸盐及亚硝酸盐（一般称苦井水）。使用这些水煮饭（粥），存放不当，时间过久，也会引起中毒。

5. 胃肠功能紊乱·在一些特殊情况下，如肠道功能紊乱时，由于胃酸分泌减少，硝酸盐在肠道硝酸盐还原菌（沙门菌属和大肠埃希菌）的作用下，可使大量硝酸盐还原为亚硝酸盐，从而引起亚硝酸盐中毒。

（二）发病机制

亚硝酸盐属于强氧化剂，经肠道吸收后进入血液循环后，能将血红蛋白中低价铁离子（Fe^{2+}）被氧化为高价铁离子（Fe^{3+}），形成高铁血红蛋白（MHb）而失去携带和转运氧的能力。亚硝酸盐同时还阻止氧合血红蛋白（HbO_2）释放氧。正常人体血液中也常含有少量 MHb，约占血红蛋白的 1%；当 MHb 增加时，红细胞内的高铁血红蛋白还原酶及谷胱甘肽等可促使其迅速重新还原为血红蛋白。当亚硝酸盐的摄入量超过了体内生理还原能力，过量的高铁血红蛋白可以造成组织缺氧，从而导致皮肤、黏膜（口唇、指甲）发绀，甚至呼吸衰竭、窒息和死亡。另外，亚硝酸盐对中枢神经系统，尤其对血管舒缩中枢有麻痹作用，还可直接作用于血管平滑肌，引起血管极度扩张，导致血压降低，甚至发生循环衰竭。此外，亚硝酸盐进入人体后，可以与胃酸反应生成一氧化氮（NO），从而产生胃肠道刺激症状，如恶心、呕吐、腹痛等。

（三）中医病因病机

在古代中医典籍中，并没有专门记载亚硝酸盐中毒这个特定的疾病名称。本病病因繁多，常见病因为不洁有毒之品（如腌制的咸菜、肉类、不洁井水和变质腐败蔬菜等）经口侵入体内，致使脏腑功能失调、气血逆乱而发病。亚硝酸盐病理性质属寒湿秽浊之毒，易化痰成瘀，其病位在脾胃，并涉及心、肺、脑等部位。邪毒内侵伤及脾胃,中气败伤而痰湿内生,脾虚胃逆而清浊不分,故可见恶心、呕吐、腹痛等症。毒入于络,气血运行不畅而成瘀,痰滞与瘀血相互搏结、阻碍气机,故可见口唇、耳廓、舌及指(趾)甲等发绀。毒入于肺,肺失宣降,肺气上逆,故可见咳喘不能平卧。邪毒瘀阻心脉,心脉痹阻血行不畅,故可见胸闷心痛、心悸、心神不宁等症。毒邪内侵,扰乱气机,气血逆乱,肝风内动,上扰神明,故可见眩晕、抽搐,甚则神昏。重症可发展为阴阳气血败脱,终至脏真耗竭,阴阳离决而亡。

(四)诊断思路

1. 临床表现

(1)发绀:皮肤、黏膜发绀是最典型临床症状。以口唇、耳廓、指甲、舌尖等部位最为普遍。严重的患者眼结膜、颜面、手足及全身皮肤呈紫黑色。

(2)消化系统:口服中毒患者亚硝酸盐进入人体后,可以与胃酸反应生成 NO,从而产生胃肠道刺激症状,常伴有恶心、呕吐、腹痛等症状,如合并细菌性食物中毒,可能存在腹泻、腹胀症状。

(3)呼吸系统:呼吸系统症状为缺氧表现,如气短、胸闷、呼吸困难、呼吸急促等症,严重者可能出现肺水肿、呼吸衰竭等危及生命。

(4)心血管系统:严重缺氧可能导致心肌损伤,从而引起明显的心血管症状,可能出现面色潮红、胸闷、胸痛、心慌等症状,病情较重者可能出现血压降低、四肢厥冷,甚至心律失常、休克等危及生命。

(5)神经系统症状:中枢神经系统对缺氧最敏感,常为首发症状,表现为头晕、头痛、乏力、视物模糊、四肢麻木等,严重者发生嗜睡、呼吸急促、烦躁不安,甚至惊厥、昏迷。

2. 严重程度分级

(1)轻度中毒:口唇、耳廓、舌及指(趾)甲等发绀,可伴有头晕、头痛、乏力、恶心、呕吐,血液高铁血红蛋白含量在 10%～30%。

(2)中度中毒:皮肤、黏膜明显发绀,可出现心悸、胸闷、呼吸困难、视物模糊等症状,血液高铁血红蛋白含量在 30%～50%。

(3)重度中毒:皮肤、黏膜重度发绀,并可出现嗜睡、血压下降、心律失常,甚至休克、昏迷、抽搐、呼吸衰竭,血液高铁血红蛋白含量高于 50%。

3. 实验室及辅助检查

(1)高铁血红蛋白测定:血高铁血红蛋白测定有助于急性亚硝酸盐中毒的诊断,含量超过 10% 有提示意义。还应注意排除某些药物或化学物质(如伯氨喹、亚硝酸盐、氯酸钾、次硝酸铋、磺胺类、苯丙砜、硝基苯、苯胺等)能引起高铁血红蛋白血症的化合物中毒。

(2)亚硝酸盐测定:取中毒的食物、呕吐物或胃内容物作亚硝酸盐的定量检验,有助于确诊。对于上述检测有困难的医疗单位,尿液亚硝酸盐检测强阳性有助于诊断,尤其是尿液稀释后亚硝酸盐仍为强阳性或呕吐物、胃洗出物、血液等以尿液分析仪测定为强阳性。

(3)其他:如血常规、血气分析、肝肾功能、心肌酶谱、肌钙蛋白(cTn)、心电图等。

4. 诊断 · 急性亚硝酸盐中毒主要诊断依据:①有亚硝酸盐接触史;②中毒特异性临床表现,如皮肤、黏膜发绀,呼吸困难,意识障碍,抽搐等;③血高铁血红蛋白含量增高和亚硝酸盐定量检测可确定诊断。

(五)监测与治疗

1. 监测

(1)评估生命体征:对于中重度亚硝酸盐中毒或恶化风险较高轻度中毒患者需严密监测生命体征,可予心电监护监测患者血压、心率、呼吸及氧饱和度。若患者出现呼吸、循环不稳定,如休克、严重低氧血症和心律失常等,应立即采取措施抢救。

(2)临床症状监测:需监测患者神志、瞳孔,观察患者面色、结膜、口唇黏膜及四肢末梢皮肤的颜色变化,观察小便的颜色和量,观察有无烦躁不安及恶心呕吐现象,甚至抽搐、昏迷等意识障碍。观察有无呼吸困难、呼吸急促等症状,注意观察药物的疗效及不良反应等。

(3)高铁血红蛋白监测:高铁血红蛋白监测有助于亚硝酸盐中毒患者的诊断和治疗。需严密监测高铁血红蛋白变化情况,以指导解毒药物使用。

2. 治疗

(1)迅速清除未被吸收的毒物:亚硝酸盐中毒的抢救关键在于及时有效地催吐、洗胃、导泻等以清除未被吸收的毒物。

1)催吐:适用于神志清楚并能配合的患者,昏迷、惊厥等意识不清患者禁忌催吐。物理催吐可予温水300~500 mL口服,用手指或压舌板刺激咽后壁或舌根诱发呕吐。亦可予以吐根糖浆15~20 mL加入温水200 mL分次口服。

2)洗胃:一般6 h内洗胃效果最佳。但即使超过6 h,考虑毒物仍残留于胃内,仍可选择洗胃以促进未吸收毒物清除。洗胃时应首先留取样本作毒物分析,以清水或1∶5000的高锰酸钾溶液反复洗胃,直至洗出液澄清无味为止。对昏迷、惊厥患者洗胃时应注意呼吸道保护,防止误吸发生。

3)导泻:洗胃后可予以活性炭鼻饲吸附,继之以20%甘露醇、硫酸镁导泻,如硫酸镁15 g溶于200 mL温水中,口服或经胃管注入。

(2)解毒药物

1)亚甲蓝(又称美蓝):是亚硝酸盐中毒的特效解毒药。根据病情给予1%亚甲蓝溶液1~2 mg/kg稀释后缓慢静脉注射,注射0.5~1 h后血液中高铁血红蛋白含量无明显下降或症状缓解不明显,可重复给药。亚甲蓝本系强氧化剂,根据其在体内的不同浓度,对血红蛋白有两种不同的作用。低浓度(1~2 mg/kg)时,在体内还原型辅酶Ⅰ脱氢酶(NADPH)作用下具有还原性,可将血红蛋白中三价铁还原为二价铁,以恢复血红蛋白运输氧的能力。高浓度(5~10 mg/kg)时,部分亚甲蓝不能被还原仍具有氧化性,将正常血红蛋白氧化为高铁血红蛋白,故应小剂量、慢速给药防止病情加重。此外,亚甲蓝作为可溶性鸟苷酸环化酶抑制剂,可以直接拮抗NO作用,能够改善血管的张力。

亚甲蓝液体呈蓝色澄明状,基本不经代谢即随尿排出,反复大剂量应用可在体内蓄积中毒,若应用亚甲蓝后出现皮肤、黏膜及尿液呈蓝色、谵妄、兴奋、抽搐、溶血、黄疸等不良严重反应,应立即停药。另外,亚甲蓝对血管有强刺激性,输注时应避免药液外渗引起组织坏死。

2)维生素C:适用于轻症患者及重症患者的辅助治疗,与亚甲蓝协同作为亚硝酸盐中毒的一线用药。维生素C具有较强的还原作用,可将高铁血红蛋白转化为正常血红蛋白。另外,维生素C还具有阻断体内亚硝酸盐的合成作用。一般用50%葡萄糖注射液60~100 mL加维生素C 1~2 g静脉注射。辅酶A和维生素B₁₂可增强亚甲蓝疗效可同时应用。

(3)氧疗:亚硝酸盐会引起组织严重缺氧,合理氧疗是该病重要的治疗手段。轻度中毒可予鼻导管或面罩高流量吸氧。昏迷患者需保持呼吸道通畅,及时清除口腔内呕吐物或气道分泌物。如合并呼吸中枢抑制、呼吸肌麻痹的患者,可使用呼吸兴奋剂卡拉明、洛贝林等。如出现严重低氧,惊厥昏迷,或者误吸窒息患者,必要时施行人工通气。高压氧治疗尤为适用于严重低氧伴有缺血缺氧性脑病、脑水肿等昏迷患者。

(4)对症治疗:积极维持电解质平衡,维护重要脏器功能。抽搐患者,可予苯巴比妥、地西泮等止痉治疗。有意识障碍、昏迷者,可用阿片拮抗剂纳洛酮对症治疗。合并严重脑水肿患者,予甘露醇、甘油果糖、呋塞米等脱水治疗。如果患者存在休克症状，可予补液及血管活性药维持循环。如合并心律失常，积极控制心律失常。经以上治疗，仍有严重发绀者，可输注新鲜血300～500 mL，必要时行血液净化治疗。

（六）中医药治疗

1. 中医对亚硝酸盐中毒的认识 因古人对现代化学成分认识的局限性，在古代中医典籍中，并没有专门记载亚硝酸盐中毒这个特定的疾病名称。中医文献中有许多类似亚硝酸盐中毒之记载，对其主症的病因、证治论述甚详。汉代张仲景在提出涌吐、泻下等排毒方法仍然行之有效。晋代葛洪《肘后备急方》记载"食诸菜中毒，发狂烦闷，吐下欲死"。宋代太医院编《圣济总录》记载"若误食之，令人吐利不已，心腹切痛，甚者身黑而死。菜亦生于阴湿，食之过多，或与菌蕈同食"。文中记述使用蔬菜后中毒症状"发狂、烦闷、吐利、心腹切痛、身黑"，与亚硝酸盐中毒的"发绀、呕吐、腹泻、胸闷、谵妄"等症状极为相似，并列举出救治方剂。

本病初期毒邪内盛，蕴积脾胃，胃失和降则表现为恶心、呕吐、腹痛等症，治以和中解毒，消痞止呕；毒入于络，气血运行不畅而成瘀，则表现为口唇、耳廓、舌及指（趾）甲等发绀。毒凌心肺，肺失宣降，心脉闭阻，耗伤气血则表现为胸闷气促，甚则难以平卧，心慌心悸，或胸痛，汗出肢冷，治以解毒活血，温补心阳；毒陷脑髓，扰乱气机，气血逆乱，肝风内动，上扰神明，则表现为眩晕、抽搐、神昏，治以活血化瘀，开窍醒神，或兼以祛风止痉。毒入五脏，阴阳气血败脱，终至脏真耗竭，阴阳离决则表现为昏不识人，或瞳仁散大，四肢厥逆，呼吸微弱，脉微细欲绝，治以破阴回阳，救逆固脱。

2. 辨证施治

（1）毒邪内盛，蕴积脾胃

证候特征：唇甲发绀，面色晦暗，头晕，全身乏力，胸闷不适，恶心呕吐，心下痞满，或腹泻。舌质暗紫，苔薄白，脉弦数。

治法：和中解毒，消痞止呕。

推荐方药：甘草泻心汤（《伤寒论》）加减，方药组成：甘草、黄芩、黄连、干姜、半夏、大枣、人参等。腹痛肠鸣者，加木香、白芍等；腹泻者，加莲子肉、生山药、茯苓、白术等；发绀严重者，加当归、川芎、桃仁、红花等；头晕者，加天麻、白术、橘红等。

推荐中成药：玉枢丹（《百选方》）或藿香正气散（《太平惠民和剂局方》）。

（2）毒凌心肺，耗伤气血

证候特征：唇甲发绀，面色晦暗，头晕乏力，胸闷气促，甚则难以平卧，心慌心悸，或胸痛，汗出肢冷。舌质紫暗，或有瘀斑，脉细数，或结代。

治法：解毒活血，温补心阳。

推荐方药：桂枝甘草汤（《伤寒论》）合解毒活血汤（《医林改错》）加减，方药组成：桂枝、炙甘草、连翘、葛根、柴胡、当归、生地、赤芍、桃仁、红花、枳壳等。心阳衰微有欲脱之势者，加人参、附子；阳虚恶寒者，加干姜、附子以温阳散寒。

推荐中成药：生脉注射液。

（3）毒陷脑髓，蒙蔽清窍

证候特征：口唇、面部、指端发绀，甚则全身青紫，头痛昏沉，视物模糊，四肢麻木，烦躁不安，或昏不识人，抽搐惊厥。舌青紫，脉沉细。

治法：活血化瘀，开窍醒神。

推荐方药：通窍活血汤（《医林改错》）合涤痰汤（《奇效良方》）加减，方药组成：赤芍、川芎、桃仁、红花、麝香、石菖蒲、竹茹、制南星、半夏、枳实、人参等。抽搐者，加天麻、钩藤、全蝎。阳虚肢冷者，加干姜、附子以温阳散寒。

推荐中成药:醒脑静注射液或苏合香丸。

(4)阴竭阳脱

证候特征:全身青紫,皮肤湿冷,伴有发绀,昏不识人,或瞳仁散大,四肢厥逆,呼吸微弱,二便失禁。舌发绀,脉微细欲绝。

治法:破阴回阳,救逆固脱。

推荐方药:通脉四逆汤(《伤寒论》)合参附龙牡汤加减。方药组成:炙甘草、附子、干姜、人参、龙骨、牡蛎、白芍等。

推荐中成药:参附注射液。

(周晓燕　王知兵)

参考文献

[1] 百草枯中毒诊断与治疗"泰山共识"专家组.百草枯中毒诊断与治疗"泰山共识"(2014)[J].中国工业医学杂志,2014,27(2):117-119.

[2] 陈灏珠,钟南山,陆再英.内科学[M].9版.北京:人民卫生出版社,2019.

[3] 傅立国,陈谭清.中国高等植物(第三卷)[M].青岛:青岛出版社,2000.

[4] 傅萱,张文武.新型毒品中毒的诊断与治疗[J].临床急诊杂志,2017,18(11):801-804.

[5] 耿刚,贾立群,贾英杰,等.阿片类药物不良反应中医诊疗专家共识[J].中国肿瘤临床,2019,46(07):321-323.

[6] 侯成,卢光照,李文清,等.氟马西尼的药理、药效和剂型应用进展[J].药学实践杂志,2017,35(6):485-489.

[7] 急性酒精中毒诊治共识专家组.急性酒精中毒诊治共识[J].中华急诊医学杂志,2014,23(2):135-138.

[8] 江海峰,赵敏,刘铁桥,等.镇静催眠药合理使用专家意见[J].中国药物滥用防治杂志,2021,27(2):103-106.

[9] 金磊,陈绍红,高学敏,等.中医药戒毒研究的思路与方法[J].中华中医药杂志,2009,24(6):757-761.

[10] 黎敏,李超乾,卢中秋,等.急性中毒诊断与治疗中国专家共识[J].中华急诊医学杂志,2016,25(11):1361-1375.

[11] 李斌.急性一氧化碳中毒患者的急诊救治体会[J].中国冶金工业医学杂志,2023,40(05):594-595.

[12] 李艳萍.急性一氧化碳中毒的诊断与治疗[J].中华全科医师杂志,2005,(11):17-19.

[13] 刘大洪,邓端英,彭伟,等.抗凝血灭鼠药中毒32例救治体会[J].基层医论坛,2014,18(25):3437-3438.

[14] 刘飞,陆峥.苯二氮䓬类药物临床使用专家共识要点解读[J].世界临床药物,2018,39(10):716-720.

[15] 刘剑锋.有机磷农药中毒患者的急救及中医证候[J].世界最新医学信息文摘,2015,15(73):162.

[16] 刘铁桥,司天梅,张朝辉,等.苯二氮䓬类药物临床使用专家共识[J].中国药物滥用防治杂志,2017,23(01):4-6.

[17] 马铭,翟亚楠,邸金威,等.有机磷化合物生物清除剂及其递送技术研究进展[J].中国药理学与毒理学杂志,2023,37(06):471-480.

[18] 沈红,刘中民.急诊与灾难医学[M].3版.北京:人民卫生出版社,2022.

[19] 宋维,于学忠.急性中毒诊断与治疗中国专家共识[J].中华急诊医学杂志,2016,25(11):1361-1375.

[20] 王凤永,周良济.纳洛酮联合氟马西尼治疗苯二氮䓬类药物中毒的临床研究[J].白求恩医学杂志,2017,15(3):338-339.

[21] 王吉耀,葛均波,邹和建,等.实用内科学[M].16版.北京:人民卫生出版社.2022.

[22] 相光鑫,孟庆岩,颜培正,等.对《黄帝内经》中"酒悖"的思考.中医学报,2018,33(236):74-76.

[23] 熊旭东,封启明.实用危重症医学[M].上海:上海科学技术出版社,2023.

[24] 杨立山,卢中秋,田英平,等.急性有机磷农药中毒诊治临床专家共识[J].中国急救医学,2016,36(12):1057-1064.

[25] 银雪艳,邓英光,郭秀彩,等.116例灭鼠药中毒患者的临床特征和用药分析[J].今日药学,2021,31(08):596-600+613.

[26] 张宏顺.乌头类中药的毒性及中毒处理[J].药物不良反应杂志,2005,(02):114-115.

[27] 张荣珍,刘清泉,黄昊.急性酒精中毒中医诊疗专家共识.中国中医急症,2018,27(10):1693-1696.

[28] 张文武.急诊内科学[M].5版.北京:人民卫生出版社,2023.

[29] 郑俊玮,孟适秋,刘王玥,等.镇静催眠药的合理使用与滥用[J].四川大学学报,2023,54(2):231-239.

[30] 中国医师协会急诊医师分会,中国医师协会急救复苏和灾难医学专业委员会,中国急诊专科医联体,等.急性乌头类生物碱中毒诊治专家共识[J].中华急诊医学杂志,2022,31(3):291-296.

［31］中国医师协会急诊医师分会.急性百草枯中毒诊治专家共识（2022）［J］.中华急诊医学杂志，2022，31（11）：1435 - 1444.

［32］中华人民共和国卫生部.GBZ246 - 2013 职业性急性百草枯中毒的诊断［S］.北京：中国质检出版社，2013.

［33］周士慧，张沁园，邓华亮，等.中医药戒毒思路探讨［J］.中华中医药杂志，2018，33（02）：436 - 438.

［34］Fontaneca，Campojv，Phillipsgs，et al. Benzodiazepine use and risk of mortality among patients with schizophrenia：a retro-spective longitudinal study ［J］. J Clin Psychiatry，2016，77（5）：661 - 667.

［35］Justin P Reinert，Kevin Burnham. Non-lactulose medication therapies for the management of hepatic encephalopathy：a literature review ［J］. J Pharm Pract，2021，34（6）：922 - 933.

［36］Koo YH，Choi GJ，Kang H，et al. Effect of flumazenil on emergence agitation after orthognathic surgery：a randomized controlled trial ［J］. Pers Med，2022，12（3）：416.

［37］Masciullo M，Pichiorri F，Scivoletto G，et al. High-dose benzodiazepines positively modulate GABA-A receptors via a flumazenil-insensitive mechanism ［J］. Med Case Rep，2021，15（1）：242.

［38］Razavizadeh AS，Zamani N，Ziaeefar P，et al. Protective efficacy of flumazenil infusion in severe benzodiazepine toxicity：a pilot randomized trial ［J］. Eur J Clin Pharmacol，2021，77（4）：555 - 556.

［39］Schulman S，Furie B. How I treat poisoning with vitamin K antagonists ［J］. Blood，2015，125：438 - 442.

第三十八章 · 中 暑

中暑是指人体暴露于高温高湿环境和(或)剧烈运动后,发生产热与散热失衡,引起一系列病理生理变化的热致疾病,由轻及重表现为中暑先兆、热痉挛、热衰竭和热射病。热射病是中暑最严重的类型,以核心温度超过 40 ℃、中枢神经系统异常和多器官功能障碍为特征,病死率为 9.98%。根据发病原因、易感人群和临床表现不同,热射病分为经典型热射病和劳力型热射病。热射病在临床诊疗过程中,经常存在误诊和漏诊。急诊医护人员应增强对其知识的掌握,有效提高患者生存率、改善预后。

(一) 病因

1. **环境因素** · 户内居住或工作环境高温高湿,通风不足;户外连续数日高温天气,强烈的太阳辐射。

2. **个体因素** · ①年龄:老年人、婴幼儿、孕妇、生活不能自理者;②基础疾病:患有甲状腺功能亢进、严重皮肤疾病、少汗症等;③肥胖或低体重:体重指数(BMI)$>25 \text{ kg/m}^2$ 或 $<18.5 \text{ kg/m}^2$;④防范意识不足:室内降温通风不足,劳动或训练强度过大、时间过长,没有及时补充水分,无充分防暑降温措施时易发生中暑;⑤特殊情况:马拉松比赛、大型运动会,常出现劳力型热射病。

(二) 发病机制

人体保持正常温度需要产热与散热之间的平衡。正常腋下温度为 36~37.4 ℃,直肠温度(核心温度)为 36.9~37.9 ℃。中暑的发生是体温调节从代偿(散热多于产热)到失代偿(产热多于散热),病情从轻到重的连续变化过程。热射病造成人体损伤机制主要表现在两个方面,也称"双通道机制"。第一通道即热暴露后,核心温度升高直接对各器官细胞的损害,引起酶变性、线粒体功能障碍、细胞膜稳定性丧失和有氧代谢途径中断;第二通道则是热暴露后引起的热应激、内毒素血症等导致全身炎性反应综合征(SIRS),并由此引起多器官功能障碍综合征(MODS),称之为热射病"类脓毒症反应"。

(1) **免疫系统**:人体核心温度超过 39 ℃时即出现循环白细胞数量升高,以中性粒细胞为主,其机制可能与血浆中儿茶酚胺及皮质醇分泌增加有关。热应激可激活抗原呈递细胞中的病原体识别受体,上调多种 Toll 受体复合物在巨噬细胞上的表达,增加多种炎症因子的释放。增加的细胞因子机制一方面与炎症细胞激活有关,另一方面与肠道损伤相关。免疫功能紊乱参与热射病引起的 SIRS,肠道屏障受损引起的肠源性内毒素血症是热射病相关 SIRS 的关键环节,是热射病导致 MODS 的核心病理生理。

(2) **中枢神经系统**:高热引起大脑和脊髓细胞快速死亡,继发局灶性脑出血、水肿、颅内压增高。热射病患者早期即出现脑水肿,损伤区域主要位于下丘脑、小脑和海马,受损区可见神经细胞凋亡、坏死、细胞因子(IL-1、IL-6、TNF-α)和过氧化物释放增加,出现意识障碍。小脑 Purkinje 细胞对高热反应极为敏感,中暑后常发生构音障碍、共济失调。

(3) **心血管系统**:热射病患者常表现高动力循环状态,外周血管阻力降低,心动过速及心排血指数(CI)升高。随着核心温度的持续升高直接引起心肌细胞变性、凋亡,引起心肌缺血、坏死,诱发心律失常,加重心力衰竭,继而心排血量下降和皮肤血流减少,影响散热,形成恶性循环。

(4)呼吸系统:高热时呼吸频率增快和通气量增加,如持续不缓解可引起呼吸性碱中毒。热损伤导致肺血管内皮损伤及失控的 SIRS 引起大量细胞因子在肺部聚集,微血栓形成,最终诱发急性呼吸窘迫综合征(ARDS)。

(5)消化系统:热射病时热损伤和胃肠道血液灌注减少,引起缺血性溃疡,易发生消化道出血。高温直接引起胃肠道上皮细胞损伤,上皮细胞间紧密连接蛋白破坏、通透性增加。生物屏障、机械屏障及化学屏障功能障碍,引起肠腔内的革兰阴性菌及内毒素易位入血,发生肠源性内毒素血症。热直接损伤肝细胞和炎症反应间接导致肝细胞功能损伤,表现为肝细胞坏死和胆汁淤积,严重者发生肝衰竭。

(6)泌尿系统:严重脱水、心血管功能障碍和横纹肌溶解等,可发生急性肾损伤(AKI)。热射病动物模型可见肾小球及间质充血,肾小管变性和坏死。

(7)骨骼肌系统:热射病患者由于肌肉局部温度增加、缺氧和代谢性酸中毒等,常发生严重肌肉损伤,引起横纹肌溶解和血清肌酸激酶(CK)升高,其主要原因为热打击对骨骼肌细胞的直接毒性效应,使蛋白变性,细胞膜完整性受到破坏。同时,过度的运动、脱水等也共同导致骨骼肌溶解。

(8)血管内皮和凝血系统:在中暑进程中,血管内皮细胞(VEC)是受损的重要靶器官和效应细胞,热应激通过直接热损伤、炎症反应、氧化应激、细胞凋亡等均可造成 VEC 损伤,继发释放多种炎症介质,进一步放大炎症反应,参与 MODS 的病理生理。VEC 损伤与凝血功能障碍也有密切相关。损伤的 VEC 释放组织因子和 von Willebrand 因子,激活外源性凝血途径。同时,受损 VEC 从抗凝特性转为促凝特质。肝损伤等多种因素都可以导致凝血系统紊乱甚至诱发弥散性血管内凝血(DIC)。

(三)中医病因病机

中暑,又名中暍、中热等,最早见于《黄帝内经》。中暑由外感暑热之邪、内因正气不足而成。病因主要有暑热外邪、正气虚弱、脾虚湿盛及肺气虚衰等。暑热为阳邪,其性炎热、升散,侵及人体,传变极速,直入气分可导致津气耗伤,甚或出现津伤、气脱、神伤的危重证候。如暑热未及时清解,极易迅速内传或直入心营,导致气营(血)两燔、痰热闭窍、生痰动风;或损伤血络,迫血妄行而见各种血证;或蒙蔽心包而出现舌謇肢厥,出现神昏谵妄;或引动肝风而痉厥抽搐,其病位主要在心或心包。中暑后期,一般表现为津气两虚或兼余邪留恋的证候。

(四)诊断思路

1. 症状 近年来,随着认识不断提高,原标准的部分条款已不能适应现状,如原标准中"先兆中暑"和"轻症中暑"在临床表现上很难区分;热痉挛和热衰竭部分患者临床症状较轻,无器官功能障碍,诊断为"重症中暑"有所不妥。因此,2019 版《职业性中暑的诊断》修订诊断标准,取消了中暑"严重程度分级"和"轻症中暑"。临床上根据患者临床表现,直接诊断为"热痉挛""热衰竭"和"热射病"。并将"先兆中暑"更名为"中暑先兆","中暑先兆"不属于中暑诊断范畴。

(1)中暑先兆:在高温环境中出现大量出汗、口渴、头昏耳鸣、胸闷心悸、乏力及注意力不集中等症状,体温正常或略高。如及时转移到阴凉通风处,降温,补充水和盐分,短时间内即可恢复。

(2)热痉挛:是一种短暂、间歇发作的肌肉痉挛,可能与钠盐丢失相关。热痉挛常发生于初次进入高温环境工作,或运动量过大时,大量出汗且仅补充水分者。

(3)热衰竭:多见于老年人、儿童和慢性病患者,也可见于从事高温作业的工人。应激时体液和钠丢失过多,所致的以有效血容量不足为特征。临床表现为头昏、头痛、多汗、口渴、恶心呕吐、继而皮肤湿冷、血压下降、心律失常、脱水、体温升高,一般不超过 40 ℃。有时可表现为肌肉痉挛,体位性眩晕和晕厥。热衰竭如得不到及时诊治,可发展为热射病。

（4）热射病:是由于暴露在高温高湿环境中机体体温调节功能失衡,产热大于散热,核心温度迅速升高,超过 40℃,伴有皮肤灼热、意识障碍（如谵妄、惊厥、昏迷）及多器官功能障碍的严重急性热致疾病,是中暑最严重的类型。根据发病原因、易感人群和临床表现不同分为以下 2 种类型。

1）经典型热射病（CHS）:见于体温调节能力不足者（如年幼者、孕妇、年老体衰,或有慢性疾病、免疫功能受损的患者）。一般为逐渐起病,前驱症状不易发现,1～2 日后症状加重,出现神志模糊、谵妄、昏迷等,或伴大小便失禁,体温可高达 40～42℃,常伴有急性心力衰竭、急性肾损害等表现。

2）劳力型热射病（EHS）:见于健康青年人（如官兵、运动员、消防员、建筑工人）,夏季更容易发生。高温、高湿环境下高强度训练或从事重体力劳动一段时间后突感全身不适,如极度劳累、持续头痛、行为异常、判断力受损、面色潮红或苍白、恶心呕吐、晕厥等,可伴有大量出汗或无汗,继而体温迅速升高达 40℃以上,出现谵妄、癫痫发作、意识水平下降和昏迷等中枢神经系统受损表现。也有患者缺乏先兆表现而在运动中突然晕倒或意识丧失。

CHS 与 EHS 区别:CHS 表现常与基础疾病表现混杂在一起,容易引起误诊;EHS 常有严重的横纹肌溶解、急性肾损伤、急性肝损伤,DIC 出现更早,甚至在发病几小时内即可出现,进展较快,如得不到及时有效救治,病死率高达 50%。

（5）并发症（热射病多器官损伤表现）

1）中枢神经系统:中枢神经系统功能障碍是热射病的主要特征,早期即可出现严重损害,表现为谵妄、嗜睡、癫痫发作、昏迷等;还可出现行为异常、幻觉、角弓反张、去大脑强直等。部分患者后期可遗留中枢神经系统损害,主要表现为注意力不集中、记忆力减退、认知障碍、语言障碍、共济失调等。

2）心血管系统:早期表现高动力状态,心脏指数增加及外周血管阻力降低,随着心血管损害加重,转变为低动力状态。心功能不全表现以心动过速、低血压为主,极少数表现为窦性心动过缓。

3）呼吸系统:热射病早期主要表现为呼吸急促、口唇发绀等,需要机械通气患者约占 60%,大约 10% 的患者可发展为急性呼吸窘迫综合征（ARDS）。

4）消化系统:胃肠功能紊乱表现为恶心、呕吐、腹泻、腹痛、水样便,严重者可出现消化道出血、穿孔、腹膜炎等。肠道屏障受损,肠道细菌和毒素移位,可诱发肠源性内毒素血症。重度肝损伤是 EHS 的重要特征,与热损伤和内脏缺血相关,表现为乏力、纳差和巩膜黄染。

5）泌尿系统:热射病患者常出现肾损伤,与热损伤、血容量不足导致的肾前性损害、横纹肌溶解及 DIC 等因素有关,表现为少尿、无尿,尿色呈浓茶色或酱油色。

6）骨骼肌系统:横纹肌溶解是热射病的严重并发症,表现为肌肉酸痛、肌无力、僵硬、茶色尿、酱油色尿,后期可出现肌肉肿胀和骨筋膜室综合征,最终可导致急性肾损伤。

7）凝血功能:热损伤和热相关肝功能异常均会导致凝血功能障碍,表现为皮肤瘀点、瘀斑及穿刺点出血、结膜出血、黑便、血便、咯血、血尿、颅内出血等。合并 DIC 者约占 45%,提示预后不良。

2. 体征·中暑先兆可见心率增快,全身汗出明显;热痉挛典型阳性体征为全身肌张力增高;热衰竭体征为皮肤湿冷,血压降低;热射病可见高热伴意识状态改变,呼吸频率快,心律失常,全身肌肉压痛,皮肤瘀点、瘀斑,多部位出血等。

3. 实验室及其他辅助检查

（1）血常规和感染指标:发病早期因脱水致血液浓缩可出现血红蛋白和血细胞比容升高,血小板(PLT)在发病初期正常,继而迅速下降,尤以发病后 1～3 日为甚,严重时可低于 $10 \times 10^9/L$。白细胞总数和中性粒细胞增高,增高的程度与中暑的严重程度相关,合并感染者升高更加明显,伴有 C 反应蛋白(CRP)、降钙素原(PCT)及白介素-6(IL-6)等其他感染指标升高。

(2) 生化检测:电解质紊乱明显,早期因脱水等呈低钾、低钠、低氯等,病情进一步进展,伴有骨骼肌溶解者可表现为高钾、低钙、高磷血症等。合并脱水及并发肾损伤者出现血肌酐、尿素氮(BUN)、尿酸(UC)不同程度升高。早期肝功能可正常,热射病并发肝损时谷草转氨酶(AST)、谷丙转氨酶(ALT)迅速升高,3～4 天达峰值(部分可在 2 周时达峰),AST 最高可达 9 000 U/L 以上,ALT 最高可升至 1 万 U/L 以上;总胆红素(TBil)升高相对滞后,发病后 24～72 h 后开始升高,最高可达 300 μmol/L 以上,可伴有低蛋白血症。热射病横纹肌溶解症 24 h 内肌酸激酶(CK)升高并不明显,之后逐渐升高,发病 5～7 天达高峰,其峰值最高可达 40 万 U/L,当 CK>5 000 U/L 表明肌肉损伤严重,CK>1.6 万 U/L 提示与急性肾衰竭相关;肌红蛋白(Mb)常>1 000 ng/mL,最高可达 7 万～8 万 ng/mL。

(3) 凝血功能:热射病早期即伴随凝血功能障碍表现为血小板<$100 \times 10^9/L$,并进行性下降;纤维蛋白原(Fib)进行性下降或<1.5 g/L;D-二聚体升高,纤维蛋白原降解产物(FDP)>20 mg/L,或 3P 试验阳性;凝血酶原时间(PT)延长 3 s 以上,部分活化凝血活酶时间(APTT)延长 10 s 以上。发病早期应每 4～6 h 复查凝血功能。如有条件可行血栓弹力图(TEG)仪和凝血、血小板功能分析仪作为基于细胞凝血理论的全血监测设备,早期识别凝血障碍。

(4) 动脉血气分析:常提示代谢性酸中毒和呼吸性碱中毒、高乳酸血症、低氧血症等。

(5) 心电图:多表现为快速型心律失常(窦性心动过速、室上性心动过速、心房颤动等)、传导异常(右束支传导阻滞、室内传导阻滞等)、QT 间期延长、非特异性 ST 段改变等,少数表现为心动过缓。

(6) 超声检查:心脏超声检查有助于了解心脏腔室形态、收缩及舒张功能、射血分数。下腔静脉宽度和变异度测量有助于评估容量状态。严重肝脏受损可表现为肝实质回声增粗,分布欠均匀。

(7) 头颅 CT 和 MRI:病情轻者头颅 CT 多无阳性发现,热射病者可见脑实质弥漫性水肿,凝血功能差者可出现蛛网膜下腔出血。热射病后期 MRI 表现为基底节、双侧内囊、苍白球、壳核和小脑缺血、软化灶。部分患者 MRI 显示双侧小脑、尾状核、皮质下白质异常和海马区均匀增强。严重者会出现小脑缺血坏死甚至脑萎缩。

(8) 脑电图:持续脑电监测可有助于早期发现意识障碍者异常波形,热射病的脑电图改变往往能够随病情缓解而完全恢复,这与原发性神经系统疾病的异常脑电图在预后方面有着明显区别。

4. 诊断标准 · 热射病是中暑最严重的类型,《热射病急诊诊断与治疗专家共识(2021 版)》明确其诊断标准。病史信息:暴露于高温、高湿环境;高强度运动。临床表现:①中枢神经系统功能障碍表现(如昏迷、抽搐、谵妄、行为异常等);②核心温度超过 40 ℃;③多器官(≥2 个)功能损伤(肝脏、肾脏、横纹肌、胃肠等);④严重凝血功能障碍或 DIC。病史信息中任意一条加上临床表现中任意一条,且不能用其他原因解释时,应考虑热射病诊断。

直肠温度作为核心温度,如果在急诊诊治中不能第一时间测量,而采取其他测量体温的方法,应换算为直肠温度。通常情况下,直肠温度较腋温高 0.9 ℃、较口温高 0.7 ℃、较耳温高 0.5 ℃、较膀胱温低 0.2 ℃。

热痉挛、热衰竭和热射病从临床表现、意识状态、核心温度进行分类(表 38-1)。

表 38-1　热痉挛、热衰竭、热射病诊断标准

类别	诊断标准		
	临床表现	意识状态	核心温度
热痉挛	大量出汗后出现短暂、间歇发作的肌痉挛,伴有收缩痛,多见于四肢肌肉、腹肌,尤以腓肠肌为著,呈对称性	清楚	轻度升高或正常
热衰竭	多汗、皮肤湿冷、头晕、面色苍白、恶心、心率增加、低血压、少尿,理化检查可见血细胞比容增高、高钠血症、氮质血症	可伴有眩晕、晕厥	体温升高但不超过 40℃
热射病	皮肤干热、无汗、谵妄、昏迷等,可伴有全身性癫痫样发作、横纹肌溶解、多器官功能障碍综合征	意识障碍	体温高达 40℃ 及以上

热痉挛、热衰竭和热射病病史信息中均有暴露于高温高湿环境和(或)高强度体力活动。热射病以意识状态改变伴高热为首发症状,同时合并凝血功能障碍,继而导致多器官功能衰竭,甚至造成患者死亡。在急诊诊疗过程中注意误诊和漏诊情况,并与相关疾病鉴别,以发热伴意识障碍为主要症状的患者,与脑出血、脑炎、脑膜炎、癫痫、糖尿病酮症酸中毒、甲状腺危象等相鉴别;以凝血功能障碍为主要症状的患者,与脓毒症、淋巴瘤、再生障碍性贫血等相鉴别。

(五) 监测与治疗

1. 监测·重点进行气道梗阻风险、循环状态、意识水平、器官功能及转运风险的评估。

(1) 气道梗阻风险的评估:对于意识不清患者,禁止喂水;已发生呕吐或口腔内有异物者,尽快清理口腔异物或分泌物。昏迷患者应将头偏向一侧,保持呼吸道通畅,及时清除气道内分泌物或呕吐物,防止误吸。对于需要气道保护的患者,尽早建立人工气道,进行气管插管;如现场无插管条件时,行手法维持气道开放或置入口咽/鼻咽通气道,及时呼叫专业救援团队。同时持续监测动脉血氧饱和度(如 SpO_2),维持 $SpO_2 \geq 90\%$,根据情况选择不同吸氧方式及时进行氧疗。

(2) 循环状态的评估:及时评估循环状态,脱水严重、出现低血压者应及时、快速建立静脉通路进行液体复苏。无低血糖者输注液体首选含钠液体(如生理盐水或林格液),避免早期大量输注葡萄糖注射液,防止血钠进一步下降,加重神经损伤。及时进行心电监测,处理心律失常。

(3) 意识水平的评估:患者意识不清并伴有抽搐、躁动时,因干扰治疗且抽搐、躁动会使产热和耗氧量进一步增加,加剧神经系统损伤,此类患者应及时给予镇静药物处理,使患者保持镇静,并防止舌咬伤等意外。

(4) 转运风险的评估:当患者需要进行转运时,在完成气道梗阻风险、循环状态、意识水平等评估并进行有效干预后,转运中也应进行快速、有效、持续的降温,即便转后送,也应在转运过程中做到有效持续的降温。

(5) 器官功能的评估:中暑是一个连续进展的过程,病理生理复杂,常并发多脏器功能损伤,治疗过程中应加强重要脏器功能监测和维护,严重者及时进行肺、肾、肝、心等重要脏器的替代治疗。

2. 治疗·积极降温,维持生命体征稳定,保证重要脏器功能,评估病情,必要时多学科诊疗。根据《热射病急诊诊断与治疗专家共识(2021 版)》,"十早一禁"是治疗的首要原则,即早降温、早扩容、早血液净化、早镇静、早气管插管、早补凝抗凝、早抗炎、早肠内营养、早脱水、早免疫调理,在凝血功能紊乱期禁止手术。

(1) 现场急救:快速识别,立刻采取现场处置措施,迅速将患者脱离高温、高湿环境,停止劳动、训练等,转移至通风阴凉处除去患者全身衣物以加强散热。有条件者最好将患者转移至室温为 16~20℃ 的空调房间。现场应快速测量核心温度(直肠温度)而非体表温度,快速准确地测量体温是实现有效降温治疗的前提。需注意的是,体表温度仅能作为参考,不能作为诊断的主要依据。

(2)降温治疗:体温管理目标是维持直肠温度在37.0~38.5℃。病死率与体温过高及持续时间密切相关。快速、有效、持续降温是首要治疗措施。降温方法的选择应因地制宜,根据现场条件灵活选择,亦可多种降温方法联用。由于中暑患者多存在体温调节中枢功能障碍,不建议使用药物降温,包括非甾体药物及人工冬眠合剂。

1)蒸发降温:用15~30℃水喷洒或向皮肤喷洒水雾并配合持续扇风可以实现有效降温。但要注意维持皮肤温度在30~33℃以防止血管收缩,降低降温作用;也可用薄纱布覆盖患者尽可能多的皮肤,间断地向纱布喷洒室温水,同时持续扇风;或用湿毛巾擦拭全身,或用稀释的酒精擦拭全身,并持续扇风。在大多数情况下,蒸发降温可能是现场最容易实现的方法。①冰敷降温:将患者头戴冰帽或头枕冰袋;将冰袋进行简单包裹后置于颈部、腹股沟(注意保护阴囊)、腋下等血管较丰富的部位进行降温;应注意每次放置不多于30 min。冰敷时需注意避免冻伤。为防止冰敷对血管的收缩,降低降温作用,冰敷同时应对皮肤进行按摩。②冷水浸泡:这种方法主要应用于热射病患者。用大型容器(如浴桶、油布、水池)将患者颈部以下浸泡在冷水(2~20℃)中可以达到快速降温的目的。冷水浸泡降温的不良反应主要是寒战、躁动等,由寒战引起的外周血管收缩可能会减弱传导降温的效果。③体内降温:适用于热射病患者。选用4~10℃生理盐水进行胃管灌洗(1 min内经胃管快速注入,总量10 mL/kg,放置1 min后吸出,可反复多次);或直肠灌洗(深度不小于6 cm,以15~20 mL/min的速度注入总量200~500 mL,放置1~2 min后放出,可反复多次),灌肠时注意灌入速度不宜过快。建议在60 min内灌洗25 mL/kg或总量1000~1500 mL的4℃生理盐水。该方法的关键是保持较快的输注速度,否则达不到降温效果。④控温毯:将控温毯的启动温度设定为38.5℃、停机温度37.5℃、毯面温度4℃,配合冰帽或冰枕,可实现快速降温。⑤连续性血液净化治疗(CBP):血液净化不仅是热射病脏器支持的重要手段,同时也可以实现血管内降温作用。通过控制体外加温装置及病房温度可实现较快速的降温。

2)液体复苏:应在现场快速建立静脉通路,输注液体首选生理盐水或林格液,加强液体复苏及循环监测,积极评估循环状态和组织灌注情况。若存在循环不稳定或组织低灌注表现,应进一步评估心功能(建议床旁超声)和液体反应性(补液试验或被动抬腿试验)。根据液体反应性结果决定是否继续进行液体复苏。有条件者予有创血流动力学监测,同时通过尿量、乳酸水平等,动态观察组织低灌注表现。做到既要充分液体复苏,又要避免液体过负荷。将平均动脉压(MAP)65 mmHg作为初始复苏目标。液体复苏不理想者,应尽早使用血管活性药物,首选去甲肾上腺素,治疗后仍不达标者可联合使用肾上腺素;多巴胺主要使用在快速性心律失常风险低或心动过缓患者。充分液体复苏及血管活性药物治疗血流动力学仍未达标者,可静脉使用氢化可的松,剂量为200 mg/d。

3)氧疗及气道保护:神志不清、呕吐及抽搐患者,及时保持呼吸道通畅,清除气道内分泌物及呕吐物,防止误吸。根据实际情况,条件允许的情况下,必要时建立人工气道,或用手法维持气道开放及置入口咽/鼻咽通气道,保证气道通畅。合理氧疗,使用鼻导管或面罩等维持动脉血氧饱和度≥90%。保持患者气道通畅十分重要。抬高床头、侧卧位以防止误吸,通过口咽通气道或鼻咽通气道保持气道通畅,必要时进行气管插管。根据患者的病情选择氧疗方式,未插管的患者可选择鼻导管吸氧或面罩吸氧;面罩吸氧不能改善时,可选用经鼻高流量氧疗或无创正压通气支持。

无创正压通气的患者须具备以下基本条件:①意识清醒,能够配合治疗;②血流动力学稳定;③无误吸、严重消化道出血,无气道分泌物过多且排痰不利等情况,无需气管插管进行气道保护;④无面部创伤影响使用鼻/面罩;⑤能够耐受鼻/面罩。

当存在以下情况时,应积极进行气管插管,主要指征包括:①伴意识障碍,谵妄且躁动不安、全身肌肉震颤、抽搐样发作等症状者;②为配合治疗,行深度镇静状态;③气道分泌物多,存在排痰障碍;④误吸风险高或已发生误吸;⑤呼吸衰竭,且氧合状况有进行性恶化趋势;⑥血流动力学不稳定,对液体及血管活性药物治疗反应欠佳。

合并严重的凝血功能障碍者,不建议早期行气管切开术。氧合目标:SpO_2 目标值 90%～99%,动脉氧分压(PaO_2)目标值为 60～100 mmHg,动脉二氧化碳分压($PaCO_2$)维持在 35～45 mmHg 或基础水平。

4)镇静:如果患者抽搐或躁动不宁,不能配合治疗,现场应积极镇静,控制抽搐、躁动可用地西泮 10～20 mg 静脉注射或肌内注射,静脉注射在 2～3 min 内推完。首次用药后不能控制者,则在 20 min 后再静脉注射 10 mg,24 h 总量不超过 50 mg。如果抽搐控制不理想时,可在地西泮的基础上加用苯巴比妥 5～8 mg/kg,肌内注射。

5)维持内环境平衡:及时进行血生化及动脉血气分析检查,根据检查结果及时纠正酸碱失衡及电解质紊乱,必要时进行血液净化治疗,有效维持内环境稳定。

6)抗感染治疗:中暑患者常规无须抗感染治疗。当存在合并误吸或存在其他部位感染证据时,可根据病情选择抗生素治疗,治疗前应留取血液或体液标本进行培养,误吸者应常规覆盖厌氧菌。

7)并发症处理:见相关章节。

(六)中医药治疗

1. 中医对中暑的认识·中医将中暑归为"暑热病"范畴,将其称为"伤暑""中热""冒暑""痧证"等。中医对于中暑的治疗和调护等具有独特的优势,汉代医圣张仲景在《金匮要略·痉湿暍病脉证并治》中记载"太阳中热者,暍是也",意为暑邪伤人先从太阳开始,故称太阳中暍,并首开暑病辨证论治之先河,将白虎加人参汤作为治疗暑病的代表方剂。《医林绳墨》详细描述了中暑的症状,并强调需依据病情虚实用药,"伤暑者,由其暑热劳伤元气之所致也,其症日间发热,头疼眩晕,躁乱不宁,无气以动,亦无气以言,或身如针刺,小便短赤,此为热伤元气也,宜以黄连香薷饮,或清暑益气汤、黄连解毒汤,量其虚实而与之"。中暑有阴、阳之分,"动而得之者为阳暑",是烈日下劳作或在高温、通风不良、湿度较高的环境下长时间劳作所引发,而"阴暑"是过于避热贪凉引起,正如明代张景岳所说"阴暑者,因暑而受寒者也"。根据 1994 年国家中医药管理局发布的《中医内科病证诊断及疗效标准》,中暑分为阳暑、阴暑、暑厥和暑风。治疗可分为清泻暑热、益气生津及和中健脾。清泻暑热可选用白虎汤为基本方,加用三石(生石膏、寒水石和滑石)及黄连;益气生津之法多以白虎汤为基础,加人参以益气养阴;和中健脾则多选用芳香健脾利湿之药,以芳香化浊,宣畅气机,清热解暑。外治则可选用刮痧、按摩等方法进行治疗。

2019 年 8 月,中暑中医诊疗专家共识意见起草小组(简称"专家组")依据循证医学原理,广泛搜集循证资料,并组织国内急诊专家就中暑的证候分类、辨证治疗、诊治流程、疗效标准等一系列关键问题进行讨论总结,形成了《中暑中医诊疗专家共识意见》初稿。

2. 辨证施治·辨轻重缓急在高温环境下出现全身乏力,头昏肢倦,胸闷恶心,口渴多汗等症,如离开高温环境,休息后可恢复正常,为先兆中暑。面色潮红,胸闷烦躁,皮肤干燥,呼吸急促,大量汗出,恶心呕吐,面色苍白,血压下降,为轻度中暑。上述症状持续不解,继现汗闭高热,头痛呕吐,神昏肢厥,或肢体痉挛抽搐等症,为重症中暑。

暑热为阳邪,对中暑患者应迅速移于风凉处,积极有效地降低体温是治疗的首要措施,但也要避免体温过低,切忌潮湿,忌用冷水冲洗。李梴《医学入门》谓"若道途卒倒,汤药不便,恐气脱难治,急扶阴凉处,不可卧湿冷地",戴思恭《证治要诀》中谓"中暑……切不可以冷水及用十分冷剂"。暑热之邪侵犯人体,多停留于气分,易耗气伤津,治疗以清热为主,兼益气养阴;重者可入营血,治疗以清营凉血为主。引动肝风者,则治以清热凉肝熄风。暑邪兼湿者兼治以淡渗利湿。

（1）轻症

1）气分暑热证

证候特征：壮热汗出，口渴引饮，面赤气粗，大便燥结，小便短赤，舌质红苔黄，脉洪数。

治法：清热生津。

推荐方药：白虎汤（《伤寒论》）加减。方药组成：生石膏、知母、甘草、粳米。气虚者加人参，或太子参，或西洋参。

推荐中成药：仁丹。

2）气分暑湿证

证候特征：身热汗出，胸脘痞闷，下利稀水，小便短赤，面赤耳聋，不甚渴饮，舌质红苔黄滑，脉滑数。

治法：清热祛湿，宣通三焦。

推荐方药：三石汤（《温病条辨》）加减。方药组成：石膏、寒水石、滑石、杏仁、竹茹、白通草、金银花。

推荐中成药：藿香正气软胶囊（或丸、或水），十滴水。

（2）重症

1）暑伤气阴证

证候特征：身热，体倦少气，精神不振，口渴心烦，小便短赤，舌红苔少而干，脉虚数或细数。

治法：清暑益气，养阴生津。

推荐方药：清暑益气汤（《温热经纬》）合生脉散（《医学启源》）加减。清暑益气汤组成：西洋参、石斛、麦冬、五味子、黄连、竹叶、荷梗、知母、甘草、粳米、西瓜翠衣。生脉散组成：人参、麦冬、五味子。

推荐中成药：参麦（生脉）注射液。

2）暑入营血证

证候特征：身热夜甚，口渴或不渴，神烦少寐，时有谵语，或痰壅气粗，声如拽锯，舌绛少苔而干或苔黄燥，脉细数或细滑数。

治法：清营凉血，或加豁痰开窍。

推荐方药：清营汤（《温病条辨》）合犀角地黄汤（《外台秘要》）加减。清营汤组成：水牛角、生地黄、玄参、麦冬、黄连、金银花、连翘、竹叶心、丹参。犀角地黄汤组成：芍药、生地黄、牡丹皮、水牛角。

推荐中成药：清营汤送服安宫牛黄丸，或至宝丹。

3）暑热动风证

证候特征：高热不退，烦闷躁扰，甚至神昏，手足抽搐，发为痉厥，舌绛而干，脉弦而数。

治法：凉肝熄风，清热止痉。

推荐方药：羚角钩藤汤（《通俗伤寒论》）加减。方药组成：羚角片、双钩藤、桑叶、滁菊花、鲜地黄、生白芍、川贝、淡竹茹、茯神木、生甘草。抽搐明显者加生牡蛎、代赭石；伴瘀血者加地龙、水蛭。

推荐中成药：安宫牛黄丸。

3. 外治法

（1）刮痧疗法：刮百会、大椎、关元、神阙、曲泽、内关、劳宫、委中、涌泉诸穴，各刮 50～80 下。刮痧前，迅速将患者移至阴凉通风处，解开衣服，采取降温措施。

（2）按摩疗法：拇指指端按揉天柱穴。按揉合谷、大椎、曲池、人中诸穴各 3～5 min。如突然晕倒、神志不清或神昏严重者，应先掐人中穴，待神志清醒后再按揉其他穴位。

（郭　健）

参考文献

［1］宋景春,宋青,张伟,等.热射病性凝血病诊疗中国专家共识[J].解放军医学杂志,2023,48(11):1237-1247.

［2］全军热射病防治专家组.军事训练防治中暑/热射病降温方法专家共识[J].解放军医学杂志,2023,48(08):871-878.

［3］徐光勋,张胜男,姚卫海.中暑中医诊疗专家共识意见[J].北京中医药,2022,41(08):862-864.

［4］刘树元,宋景春,毛汉丁,等.中国热射病诊断与治疗专家共识[J].解放军医学杂志,2019,44(03):181-196.

［5］熊旭东,封启明.实用危重症医学[M].上海:上海科学技术出版社,2023.

［6］Yang M,Wang L,Zhang Y,et al. Establishment and effectiveness evaluation of a scoring system for exertional heat stroke by retrospective analysis [J]. Military Medical Research,2021,8(01):48-61.

［7］Liu S,Song J,Mao H,et al. Expert consensus on the diagnosis and treatment of heat stroke in China [J]. Military Medical Research,2020,7(01):23-43.

第六篇

重 症 康 复

第三十九章 · 气道康复管理

　　危重患者康复期间做好气道管理是维持急危重症患者生命体征的重要手段,也是急诊医师必须掌握的基本技能之一。气道管理的目标是保证一个开放、通畅的呼吸系统,以及避免肺部受到污染。中国急诊气道管理协作组结合急诊气道管理的特点,提出"优先维持通气与氧合,快速评估再干预,强化降阶梯预案,简便、有效、最小创伤"为原则的急诊气道管理专家共识。同时,据统计2017年全球慢性呼吸道疾病(chronic respiratory diseases,CRD)的患病率约为7.1%,总患病人数达5.449亿人,我国慢性阻塞性肺疾病患病人数约1亿人,CRD已成为致残、致死的主要疾病负担。近年来,许多研究表明气道黏液高分泌是临床常见的呼吸道病理改变,在慢性阻塞性肺疾病、支气管哮喘、支气管扩张症、肺囊性纤维化等慢性气道炎症性疾病的进展与转归中起重要作用。

(一) 气道康复过程中的病理状态

　　气道黏液高分泌是指各种致病因素引起气道黏膜杯状细胞和黏膜下腺增生肥大,并产生过量黏液的病理生理过程,是慢性气道炎症性疾病的重要病理生理特征之一,也存在于急性呼吸道感染患者的气道中,包括新型冠状病毒感染(COVID-2019),是影响气道炎症性疾病的发生、发展、预后的重要危险因素。健康成人气道每日产生的黏液量为10~100 mL,具有湿润气道和肺固有免疫功能的作用。正常人无痰或仅有少量泡沫痰或黏液痰,如痰量增加及痰液性质改变提示存在气道黏液高分泌。凡排除上呼吸道鼻后滴漏所导致的咳痰外,具有如下任何一个条件的,可确定存在气道黏液高分泌:①咳出白黏痰、黄痰或黄脓痰;②X线胸片或肺薄层CT显示黏液栓塞的征象,如指套征、支气管黏液嵌塞。

(二) 气道康复措施

　　在做好紧急气道管理之后,何时开展,如何开展,如何完善气道康复管理及评估,让患者有效地减少并发症的发生,促进患者的早期康复,同样是需要密切关注的问题。

　　1. 提高气道分泌物流动性 · 首先,气道康复管理中最重要的环节是做好痰液充分引流,尤其是急危重患者往往存在肺部基础疾病、咳嗽、咳痰明显,气道黏液高分泌,甚至合并呼吸衰竭,需要高流量吸氧装置、无创呼吸机甚至有创呼吸机等高级呼吸支持条件。那么,积极治疗原发疾病同时,应该尽早开展气道康复管理,除了体位引流、物理机械排痰和危重患者使用电子气管镜抽吸气道分泌物外,更重要的是吸入超饱和湿度气体,充分湿化气道分泌物,提高气道分泌物的流动性。实施方法如下:①吸入温度接近37℃超饱和湿度气体;②提高潮气量和肺泡通气量:在保证不过度通气的前提下,彻底呼气后的深长吸气,或通过机械辅助通气给予恰当的压力支持和最佳的外源性呼气末正压;③产生与气道黏膜纤毛运动频率(9~11 Hz)一致的吸气和(或)呼气振荡气流;④呼气末期维持适当的气道内压力(常用4~6 cmH$_2$O),防止气道塌陷;⑤体位引流:利用黏液本身的重力,通过改变体位,促进分泌物的排出。

　　2. 增强咳嗽廓清能力 · ①锻炼吸气肌肉和(或)呼气肌肉及声带功能;通过无创呼吸机辅助通气增加吸气潮气量,从而增加咳嗽时的呼气峰流速;②对于气管切开患者,同样可以通过呼吸肌肉功能训练及咳嗽能力训练(呼气阻力训练、吸气阻力训练、咳嗽训练)促进拔管,减少拔管失败率。

3. 综合气道黏液廓清的方法·①患者在无创通气辅助下吸入超饱和湿度气体和全身运动;再在无创通气辅助下经鼻罩吸入超饱和湿度气体和经口通过呼气相正压震荡装置呼气;②全身运动可以锻炼全身肌肉,无创通气能够提高患者运动耐力和提高潮气量,超饱和湿度气体促进气道黏液的湿化;呼气相正压震荡装置产生呼气振荡气流、呼气相正压,促进被充分湿化的气道黏液位移流动而被清除,同时锻炼呼气肌肉;③此外,联合药物的气道廓清,比如雾化吸入糖皮质激素和支气管舒张剂等不仅有药物本身的疗效,同样可湿润气道,稀释痰液,防止痰痂形成。

4. 营养康复·除了需要提供充分的蛋白、能量和与代谢相关的微量元素外,对于进食期间存在低氧血症者,在进食前开始吸氧,避免进食期间的低氧血症,保证消化道的消化吸收功能最佳化。

5. 心理康复·焦虑和抑郁影响患者呼吸康复的积极性,同时,长期气道廓清作业,存在负面情绪;给予认知行为治疗、正念、动机性访谈等,提高其呼吸康复的依从性,并争取患者家属的协助。

(三) 中医康复治疗

针刺治疗、推拿和按摩、艾灸、中药穴位贴敷联合人工叩背排痰法、药膳对气道康复均有一定疗效。其中针刺治疗与现代康复的结合更为密切,越来越多研究提示针刺可促进肺康复治疗效果,并且可通过多个靶点发挥作用,能够减少肺部感染的发生,加快患者康复的速度,提升生活质量,帮助患者恢复相关功能,因此中医应用前景广泛。

(四) 气道康复评估

在气道康复管理评估中,清除气道分泌物疗效的评估最为重要,具体评估方法如下。

(1) 痰量:单位时间的痰量,可通过容积和(或)重量评估。

(2) 痰性质:痰黏稠度、咳痰容易程度。

(3) 功能评估:肺功能、运动耐力、外周氧饱和度、动脉血气分析、氧合指数。

(4) 影像学评估:X线胸片、胸部CT检查,评估黏液栓。

(5) 机械通气患者的评估:通过吸气流量-时间曲线和压力-时间曲线,评估气道是否存在分泌物、分泌物处于小气道或大气道、脱机序贯氧疗时机。

(6) 体征:心率、呼吸频率,肺部的呼吸音、啰音。

综上,气道康复管理近年来越来越受到国内外同行的重视,但是其广泛性、接受程度和完成程度,无论是在发达国家还是中低收入国家,远未得到充分的利用。所以,在循证医学证据指导下,通过提前干预、综合评估,联合多学科(急诊医学科、重症医学科、呼吸内科、康复医学科、营养科、中医内科等)制订个性化康复训练方案,可减少患者并发症,提高运动能力、减轻呼吸困难症状、减少住院率,提高患者生活质量。而作为患者则应积极配合医生指示,视自身情况,尽早有效开展呼吸康复与锻炼活动。

(费雪洁)

参考文献

[1] GBD Chronic Respiratory Disease Collaborators. Prevalence and attributable health burden of chronic respiratory diseases, 1990-2017:a systematic analysis for the Global Burden of Disease Study 2017 [J]. Lancet Respir Med, 2020,8(6):585-596.

[2] Wang C, Xu J, Yang L, et al. Prevalence and risk factors of chronic obstructive pulmonary disease in China (the China Pulmonary Health [CPH] study): a national cross-sectional study [J]. Lancet, 2018,391(10131):1706-1717.

第四十章 · 认知功能康复

认知是大脑接收处理外界信息从而能动地认识世界的过程。认知功能涉及记忆、注意、语言、执行、推理、计算和定向力等多种区域。认知障碍指上述区域中的一项或多项功能受损,它可以不同程度影响患者的社会功能和生活质量,严重时甚至导致患者死亡。神经系统退行性疾病、心脑血管疾病、营养代谢障碍、感染、外伤、肿瘤、药物滥用等多种原因均可导致认知功能障碍,认知障碍按严重程度分为轻度认知功能障碍(mild cognitive impairment,MCI)和痴呆两个阶段。MCI 是认知功能处于正常与痴呆间的一种过渡状态,65 岁及以上老年人群中患病率为 10%～20%,超过一半的 MCI 患者在 5 年内会进展为痴呆。MCI 较健康老年人发生痴呆的比例高 10 倍,因此,MCI 的干预对延缓痴呆的发生、发展至关重要。患者在 ICU 住院期间和出院后更易发生认知障碍(cognitive impairment,CI),从而导致生理紊乱、睡眠障碍和心理压力。重症患者转出 ICU 后,CI 发生率可高达 62%。CI 的出现影响并降低了患者及其家属的生活质量,阻碍了患者在出院后尽早回归社会生活和工作。2012 年,美国重症医学会针对 ICU 抢救治疗后的亚急性/慢性生理和心理问题,提出了 ICU 后综合征(post-intensive care syndrome,PICS)的概念,其主要针对转出 ICU 后及出院后出现的躯体、认知和精神障碍。而在 ICU 治疗后期——重症后恢复阶段亦同样可能出现上述功能障碍,表现为重症多发性神经病,重症性肌病,感知、记忆和思维障碍,谵妄、焦虑、抑郁等精神心理异常,创伤后应激障碍(post-traumatic stress disorder,PTSD)等。

(一)重症患者认知功能评估方法

1. 早期认知功能评估 · 重症患者 ICU 治疗期间精神状态的改变间接反映重症疾病的严重程度,是重要的预警因素,需要尽早评估和干预,避免预后不良结局。早期的精神改变主要表现为谵妄,目前推荐使用 ICU 意识模糊评估法(CAM-ICU,表 40-1)和重症监护谵妄筛查表(ICDSC,表 40-2)对重症患者的谵妄进行评估。CAM-ICU 评价条目少,操作简单,但只能对谵妄进行定性诊断,具有较高的特异度,在排除 ICU 谵妄方面更具优势。ICDSC 具有更高的灵敏度,其评价范围全面,适合不同亚型谵妄。此外,ICDSC 在诊断亚临床谵妄方面具有积极的意义,可早期识别具有潜在治疗获益的患者。但是 ICDSC 包含了对语言功能的评估,对机械通气患者有一定的局限性。因此,在临床工作中两者同时运用,可能使评估结果更具准确性。重症患者后期精神改变主要表现为 PTSD,可通过修订版事件影响量表(IES-R)、PTSD 清单(PCL)等多种诊断量表及早发现和干预。

表 40-1　ICU 意识模糊评估法(CAM-ICU)

第一步:先使用 RASS 评估患者镇静深度,若评分为 -4 分或 -5 分则停止谵妄评估,若评分≥-3 分则继续进行谵妄评估

+4	好斗	好斗的,暴力的,对工作人员构成即刻危险
+3	非常躁动	拉扯或拔除引流管或导管,有攻击性
+2	躁动	频繁的无目的的活动,与呼吸机对抗
+1	不安	焦虑,但活动无强烈的攻击性
0	清醒且冷静	

(续表)

-1	嗜睡	不完全清醒,但可被声音持续唤醒(眼神接触10 s)
-2	轻度镇静	可被声音短暂唤醒并有眼神接触(<10 s)
-3	中度镇静	对声音有活动或睁眼反应(但无眼神接触)
-4	深度镇静	对声音无反应,但对身体刺激有活动或睁眼反应
-5	无法唤醒	对声音或身体刺激均无反应

第二步:使用CAM-ICU评估患者有无发生谵妄

1. 精神状态突然改变或波动(任一问题回答"是",该特征为阳性):如该特征为阳性,进行下一项;如该特征为阴性,停止,患者无谵妄

A. 与基础水平相比患者的精神状态是否有突然变化

B. 患者的精神状态(如RASS评分、GCS评分或以往的谵妄评估)在过去的24 h内有无起伏波动

2. 注意力不集中(视觉测试或听觉测试,其中之一即可,错误≥3个该特征为阳性):如该特征为阳性,进行下一项;如该特征为阴性,停止,患者无谵妄

跟患者说"我要给您读10个数字,任何时候当您听到数字'8',就捏一下我的手表示",然后用正常的语调朗读下列数字,每个间隔3 s。

6 8 5 9 8 3 8 8 4 7

当读到数字"8"患者没有捏手或读到其他数字时患者做出捏手动作均计为错误。

3. 意识水平的改变:采用RASS标准,RASS≠0,该特征为阳性;如该特征为阴性,进行下一项;如该特征为阳性,停止,患者有谵妄

4. 思维无序(4个问题,1个指令,错误≥2个该特征即为阳性):是否有证据表明患者不能正确回答以下3个及以上问题,或者不能遵从以下命令

(1) 问题(问题分A、B两套,连续测试时交替使用):

A组问题:	B组问题:
① 石头会漂在水面上吗?	① 树叶会漂在水面上吗?
② 海里有鱼吗?	② 海里有大象吗?
③ 1斤比2斤重吗?	③ 2斤比1斤重吗?
④ 你能用锤子钉钉子吗?	④ 你能用锤子劈开木头吗?

(2) 指令:对患者说"举起这么多手指"(在患者面前举起2个手指),"现在用另一只手做同样的事"(不重复手指的数目)。如果患者不能移动手臂,要求患者"比这个多举一个手指"

CAM-ICU总体评估

特征1和特征2阳性,加上特征3或特征4阳性,即CAM-ICU阳性,患者存在谵妄

表40-2　重症监护谵妄筛查量表(ICDSC)

筛 查 项 目			评分
1. 意识水平改变。从A~E选一 注意:可能需要重新评分,如患者最近接受过镇静治疗			
A. 对正常刺激反应过度	SAS=5、6或7分	记1分	
B. 正常清醒状态	SAS=4分	记0分	
C. 对轻度/中度刺激有反应(能遵嘱),如果意识丧失与最近的镇静或镇痛有关,记0分。	SAS=3分	记1分	
D. 仅对加强或重复的刺激有反应(如大声呼唤、疼痛刺激)	SAS=2分	**停止评估	
E. 无反应	SAS=1分	**停止评估	
2. 注意力不集中。出现以下任一异常,则记1分 A. 不能遵嘱或 B. 容易被外源刺激分散注意力或 C. 很难转移注意力 患者眼神是否随你移动?			

（续表）

筛查项目	评分
3. 定向力障碍。出现以下任一异常，则记 1 分 对时间、地点或人物辨认有错误 患者能否认出一直在照顾他/她的 ICU 护理人员？患者是否不认识没照顾过他/她的 ICU 护理人员？你在哪里？（举例：学校、医院等）	
4. 幻觉或妄想。出现以下任一异常，则记 1 分 A. 可疑有幻觉或幻觉导致的行为（幻觉＝没有刺激时，对不存在的事物的感知） B. 妄想或与真实性测试完全不符（妄想＝坚定不变地相信某个错误的理念） 过去 24 h 内是否有幻觉？是否害怕周围的人或事物？（这种害怕与临床环境并不相符）	
5. 精神运动型兴奋或反应迟钝。出现以下任一异常，则记 1 分 A. 反应过度，需要镇静药物或有潜在风险（如拔静脉通道或殴打医护人员）需要制动 B. 反应迟缓或临床上能观察到反应变慢或反应迟钝 基于一线护理人员值班时的观察与记录	
6. 不恰当的言语或情绪。出现以下任一异常，则记 1 分 A. 不恰当的混乱或不流畅的言语 B. 与环境或事物相关的不恰当的情绪 患者是否对目前临床症状无动于衷（如情感缺乏）？ 言语或情绪的一些不当？患者是否有无理要求？	
7. 睡眠-觉醒周期失调。出现以下任一异常，则记 1 分 A. 晚上睡眠＜4 h B. 晚上频繁醒（不包括医护人员的唤醒或环境吵闹） C. 日间睡眠≥4 h，一天中多数时间处于睡眠状态 基于一线护理人员的评估	
8. 症状波动。记 1 分 24 h 内，以上指标（1～7）的波动（如从一项跳至另一项）	

ICDSC 的总分（1～8 项相加）_____分；ICDSC 的总分≥4 分，诊断谵妄，其敏感性达到 99%
注：SAS，Ricker 镇静-躁动评分

2. **后期认知功能评估**·重症患者后期或出院后存活期间常伴有长期认知功能损害。认知功能评估主要依赖于神经心理测验。其中简易精神状态量表（minimum mental state examination，MMSE，表 40-3）和蒙特利尔认知评估量表（Montreal cognitive assessment，MoCA）是认知筛查应用较广泛的量表。MMSE 和 MoCA 涉及的方面均包括定向力、注意力和计算力等方面。MMSE操作简单，用时少。但 MMSE 缺乏对执行功能及长期记忆功能的评估。而 MoCA 包含的项目更多、更复杂，虽然评估所用时间更长，但在识别认知功能障碍及痴呆方面的灵敏度优于 MMSE。由于认知功能损害对长期预后的严重影响，无论是何种方法，均需要对认知功能尽早筛查，为认知障碍评估、治疗效果追踪和监测提供最佳的指标和证据。重症患者的早期认知康复治疗亦理应成为重症后管理的重要组成部分。

表 40-3　简易精神状态量表（MMSE）

编号	评价项目	回答	得分（分）
	（1）请您告诉我：		
M1	现在是哪一年？		1　　0
M2	现在是什么季节？		1　　0
M3	现在是几月份？		1　　0

（续表）

编号	评价项目	回答	得分（分）	
M4	今天是几号？		1	0
M5	今天是星期几？		1	0
M6	这是什么城市（城市名）？		1	0
M7	这是什么区（城区名）？		1	0
M8	这是什么街道？		1	0
M9	这是第几层楼？		1	0
M10	这是什么地方？		1	0
	（2）现在我告诉您三样东西的名称，我说完后您重复一遍记住，过一会儿还要问您，"皮球""国旗""树木"，请您重复（仔细说清楚，每样东西用一秒，如果患者不能完全说出，可以重复，最多6遍，但记第一遍得分）。			
M11	皮球		1	0
M12	国旗		1	0
M13	树木		1	0
	（3）现在请您算一算，从100中减去7，所得的数再减7，一直算下去，将每减一个7后的答案告诉我，直到我说"停"为止（每一个正确答案1分，如果上一个错了，如 $100-7=90$ ，下一个对，如 $90-7=83$ ，第二个仍给分）。			
M14	$100-7=93$		1	0
M15	$93-7=86$		1	0
M16	$86-7=79$		1	0
M17	$79-7=72$		1	0
M18	$72-7=65$		1	0
	（4）现在请您说出刚才我让您记住的是哪三样东西？			
M19	皮球		1	0
M20	国旗		1	0
M21	树木		1	0
	（5）命名			
M22	（检查者出示手表）请问这是什么？		1	0
M23	（检查者出示铅笔）请问这是什么？		1	0
M24	（6）请您跟我说"大家齐心协力拉紧绳"		1	0
M25	（7）请您念一念这句话（"请您闭上眼睛"），并按这句话的意思去做		1	0
	（8）我给您一张纸，请您按照我说的做，"用右手拿起这张纸，双手把它对折起来，放在您的左腿上"（闭眼完成）。			
M26	右手拿纸		1	0
M27	双手对折		1	0
M28	放在左腿上		1	0

（续表）

编号	评价项目	回答	得分
M29	请您写一个完整的句子（由患者自己写，必须有主语、谓语，有一定的内容。语法、标点、拼写错误可以忽略）	（请写于表格下面空白处）	1　　　0
M30	请您照着这个样子把它划下来（必须划出 10 个角，两个五边形交叉，交叉图形呈四边形方能得分，线条不平可以忽略）	（请绘于图形下面空白处）	1　　　0
M31		总分：	

（二）重症患者认知功能锻炼方法

1. **重症患者认知功能锻炼目标**·评估患者的认知功能障碍及其严重程度，根据评估结果、可能的病因、患者的自身及其周围条件，予以个性化的认知训练，以达到尽可能维持目前的认知状态，恢复或者部分恢复受损的认知功能，从而延缓疾病的临床进展，提高患者的生活质量。

2. **重症患者认知功能锻炼原则**·遵循个性化和标准化相结合、独立训练与群体训练相结合、传统医疗和现代医疗相结合、家庭和社会相结合、专业医疗与日常生活相结合、训练与评定相结合的原则。认知锻炼的实施建议每周 5～6 次，每次不超过 1 h，强调以患者为主体，时间和强度遵循个体化原则。

3. **对谵妄的干预**·ICU 患者认知功能改变的常见原因，需积极干预。管理应重视以非药物管理措施为基础，合理使用药物控制谵妄。非药物管理措施，即早期活动、减少夜间光线和噪声打扰等均可显著降低谵妄的发生率。非药物管理措施是谵妄治疗的基础，应贯穿于治疗全程。

4. **常见的训练方法**

（1）记忆力训练：陪患者一起看老照片、回忆往事、鼓励讲述自己的故事等方式，帮助其维持远期记忆；引导患者将图片、词组或者实物进行归类和回忆，提高其逻辑推理能力；采取记数字、询问日期，重述电话号码，回忆之前出示的钢笔、眼镜、钥匙等物品名称等方法，以提高其瞬间记忆能力；通过出示数种日常用品如钢笔、眼镜、钥匙等，5 min 后让患者回忆之前所出示的物品名称，或引导患者记忆一段信息，按一定间隔复述信息，反复进行并逐渐延长间隔时间等方式，训练其延迟记忆能力。

（2）定向力训练：建议将定向力训练融入日常生活中，选择患者与之有感情的、感兴趣的时间、地点、人物的常识性记忆进行训练和强化，可以获得事半功倍的效果。

（3）语言交流能力训练：提倡以患者能够接受的方式进行交谈和互动，帮助维持其口语和交流能力，在此过程中注重鼓励与表扬，遵循从易到难原则，可利用图卡命名和看图说话等方式锻炼表达能力；通过抄写听写、看图写字、写日记等锻炼书写能力；也可以通过朗读和歌唱激活其大脑相应功能。

（4）视空间与执行能力训练：参考日常生活能力量表，结合生活技能相关的条目进行针对性的训练，如穿衣、如厕、洗浴、识别钱币、接打电话、开关电视，也可以练习更复杂的项目，如使用洗衣机、银行取钱等；如果患者在训练中出现错误，用鼓励的方式正确示教，避免责备，不强迫其选择和回忆。

（5）计算能力训练：根据病情选择难易程度，循序渐进，以简单算数运算为佳。

《2023 重症后管理专家共识》明确指出，更新版 ESCAPE 集束化方案是重症后管理的优秀方案,是针对重症患者抢救期后优化治疗、进行康复管理的综合策略,其以患者和家庭为中心,包含早期活动与康复、营养支持、优化镇静镇痛治疗、睡眠管理、精神评估和认知功能训练、情感支持等多方面。由此可见,认知功能锻炼是其重要组成部分之一。因此,我们对于急危重症患者认知功能的早期评估和积极干预,不仅可以让患者更好的康复,提高其生活质量,而且可以节约综合卫生资源,减轻家庭经济负担和缓解社会压力。

（费雪洁）

参考文献

［1］中国医学装备协会呼吸病学装备专业委员会,中国残疾人康复协会肺康复专业委员会中青年肺康复专业学组.针对气道黏液高分泌的呼吸康复治疗中国专家共识[J].国际呼吸杂志,2021,41(22):1686 – 1696.

［2］中国老年医学学会认知障碍分会,认知障碍患者照料及管理专家共识撰写组.中国认知障碍患者照料管理专家共识[J].中华老年医学杂志,2016,35(10):1051 – 1060.

［3］中国医师协会呼吸医师分会,中华医学会呼吸病学分会,中国康复医学会呼吸康复专业委员会,等.中国慢性呼吸道疾病呼吸康复管理指南(2021年)[J].中华健康管理学杂志,2021,15(6):521 – 538.

［4］汤铂,陈文劲,蒋丽丹,等.重症后管理专家共识[J].中华内科杂志,2023,62(5):480 – 493.

第四十一章 · 重症康复运动处方

一些因急性疾病、复杂手术或多重创伤而入住重症监护室 ICU 的患者,在 ICU 期间会出现肢体和呼吸肌相关的肌无力。这种情况被称为 ICU 获得性虚弱(ICU-acquired weakness, ICU - AW),可由重症多发性神经病、重症肌病或重症多发性神经肌病引起。败血症、全身性炎症反应综合征和多器官功能衰竭是 ICU - AW 发展的重要危险因素。骨骼肌总量的下降是导致并发症和死亡率的另一个重要危险因素,高龄患者尤其应引起注意。由于长期制动和机械通气可能导致严重的肢体肌肉萎缩,所以有必要通过早期活动来减少制动的持续时间。

重症监护室的康复治疗分为两种形式,一种是用于清除残留的气道分泌物的气道康复管理,另一种是用于改善躯体和呼吸功能的运动疗法,包括早期活动、体位管理和肢体训练。近年来,在重症监护室为患者提供早期康复的重要性和必要性日益受到重视。大量临床实践证明,重症监护室中的早期康复在改善患者预后、提高患者生活质量和促进患者回归正常生活方面都有显著的效果。高效的 ICU 早期重症康复建立在系统评估和协同工作的基础上,由多学科合作共同推进。

(一) 运动疗法

1. **运动疗法的目标** · 重症监护室主要通过各种生命支持技术最大程度地挽救患者生命。随着早期重症康复的介入,它的深度和广度得到了进一步扩展,逐步开始关注减少疾病与插管给呼吸系统带来的不良影响,预防因各种并发症导致的撤离呼吸机困难和住院时间延长,维持和改善身体功能,提高生活质量及降低死亡率。因此,重症康复运动疗法的目标如下。

(1) 减少患者对机械通气的依赖,促进分泌物的排出,预防肺不张,改善通气、顺应性和通气血流比,减少呼吸阻力和呼吸做功,优化氧合。

(2) 改善呼吸和外周肌肉功能,减少废用性肌萎缩。

(3) 促进患者身体、精神和认知功能最大程度地恢复,重返生活和工作。

(4) 减少并发症,降低死亡率,缩短总的 ICU 住院时间。

2. **运动疗法的实施前提** · 实现以上目标的前提,最直接的首先是与最大化氧运输有关,也就是心肺功能;第二就是使骨骼肌肉和神经系统功能最大化,这就需要运动疗法的介入。

运动疗法应确保患者的功能得到最优化。通过建立一个详细的测试结果的基线,并持续记录评估结果的变化;维持或重建充足的肺泡通气和灌注及相应的肺野,从而总体上优化氧气的输出,帮助患者延长自主呼吸,进而避免、延迟或最小化使用机械通气的需要,最小化呼吸做功,最小化心脏做功。设计和保持舒适的姿势,并注意区别氧气输送最优化和治疗性体位姿势的不同。对于由于病情而功能受限的患者,保持或重建一般性的活动、力量、耐力和协调性,最大程度地涉及患者日常生活所包括的自理、改变体位、转移、坐立、站立、步行等;通过治疗目标的制订和治疗组成员的相互作用将治疗效果最优化。同时基于重症监护室内客观的监测结果和主观的调查结果共同进行患者的调整治疗。

(二) 重症康复的可行性和安全性

由于危重症患者长期制动,经常导致神经肌无力和身体机能受损。早期康复已被证明是安全、可行和重要的,即使患者使用机械通气并接受连续的肾脏替代治疗、体外膜氧合或股动脉导管插入术等,也可以安全地进行。

被动和主动关节活动训练对颅内压升高的患者同样安全可行,而不影响颅内压。在康复过程中应预防气管内插管、鼻饲管或胸管等移位,关注患者血流动力学的变化、低血压、高血压或血氧饱和度降低等情况。充分了解康复治疗的注意事项以确定康复治疗的开始和中止标准十分重要(表41-1)。

表41-1　重症康复开始和终止标准

系统	开始标准	终止标准
心血管系统	收缩压:90~180 mmHg 平均动脉压(MAP):65~110 mmHg 心率:40~120 次/min 没有新发的心律失常和心肌缺血 没有伴随血乳酸≥4 mmol/L 的休克征象 没有新发的不稳定性深静脉血栓和肺动脉栓塞 没有可疑的主动脉狭窄	收缩压:<90 mmHg 或>180 mmHg 平均动脉压(MAP):<65 mmHg 或>110 mmHg,或较基线值变化超过 20% 心率:<40 次/min 或>120 次/min 新发的心律失常和心肌缺血
呼吸系统	吸入氧浓度(FiO_2)≤0.6 血氧饱和度(SpO_2)≥90% 呼吸频率:≤40 次/min 呼气末正压(PEEP)≤10 cmH_2O 没有呼吸机人机对抗 没有不安全的气道隐患	SpO_2≤90% 或较基线值变化下降 20% 呼吸频率:>40 次/min 出现呼吸机人机对抗 人工气道脱离或移位
神经系统	里斯满躁动-镇静评分(RASS)-2~+2 颅内压<20 cmH_2O	意识状态差 烦躁不安
其他	没有不稳定的四肢和脊柱骨折 没有严重的肝肾基础疾病或新发的进行性加重的肝肾功能损害 没有活动性出血 体温≤38.5℃	连接患者身上的任何治疗和监测管线的脱离 患者自觉心悸、呼吸困难或气短加重,疲劳乏力不能耐受 患者跌落或跌倒

注:本表根据澳大利亚对重症患者进行早期康复安全标准的专家共识进行归纳

(三) 运动疗法的指导原则

1. **多系统评估**　根据团队对多系统评定和讨论的结果,决定患者准备活动的时间,即进行多系统的评估包括唤醒、药物、导管和管道、机械通气和呼吸支持;对重力和活动刺激的反应;确定是否存在禁忌证,制订预防措施和团队配合。

2. **确定参数**　对于一个既定患者,应基于客观和主观的检测确定治疗方案和安全参数。规定重力和活动刺激参数(活动和运动的类型、强度、持续时间和频率)是通过观察患者对这些刺激的直接和长期的反应而定,并基于患者的反应,逐步进级。

3. **提高活动负荷**　床头渐进式评估—横腿端坐—端坐和逐渐放下腿—脚支撑着坐在床边—站立—原地踏步—迈步到床旁椅子—椅子上运动—逐渐减少辅助和增加步数—自主行走(功率自行车)。如果患者的生理反应随着活动负荷的增加发生合理的变化,而且患者的状态持续稳定,那么就可以尝试进行到下一步。

4. **反复评估调整强度**　患者在每次进行活动前要进行再评估,评估贯穿治疗的始终。监控患者在每个水平过程和后续中的情况,并记录反应和结果。

对于进级的患者,应增加强度。可以利用辅助设施和设备如增加负重、弹力带、抬腿和功率自行车等增加肌肉的抗阻运动。增加的量与支持及辅助的减少相对应,持续时间增加也就是总体运动强度的增加和改善。即患者随着治疗的进展,对安全的限制逐步减少,能忍受更强的重力负荷和运动压力。随着运动强度的增加和持续时间的延长,活动的频率可以相应地减少。监控反应直至病情恢复和休息状态,进行定性和定量的评估直至回到休息状态基线的情况。

(四)运动功能评定

在重症监护室的活动和运动应根据患者的情况选择适当的强度和类型。因此,运动前应准确评估患者的合作水平、肌肉力量、关节活动度、功能状态和心肺储备,并根据这一评估确定康复目标。

在进行运动功能评定前需进行里斯满躁动-镇静评估(richmond agitation sedation scale,RASS)或标准化 5 问题问卷测评(standardized five questions,S5Q),了解患者的意识状态和配合程度,并按康复介入开始及暂时中止时机的标准判断是否允许运动康复的介入。运动功能评估是判断患者适合开展哪种运动功能干预的前提。常见功能问题的评定包括肌张力、肌力、关节活动度和活动能力、运动模式、协调性和平衡等。其中肌张力和关节活动度无论患者清醒与否均可评定,其他评估则须在意识清醒条件下实施。评定量表推荐采用常用的标准量表。量表的测定要考虑重症患者的意识、使用药物、诊疗措施等多种因素的影响。

(1)肌张力评定:推荐采用改良 Ashworth 量表(MAS)。

(2)肌力评定:推荐徒手肌力测试(MRC)。

(3)关节活动度评定:推荐采用关节活动测量仪进行主动和(或)被动关节活动度评定。

(4)活动能力评定:包括转移、行走和体力活动消耗水平。转移和行走能力评定推荐采用 DE Morton 活动指数(DEMMI)评定。

(5)体力活动消耗水平:推荐采用自觉疲劳程度量表(RPE)。

(6)运动功能恢复评定:对于脑损伤患者推荐采用 Brunnstrom 运动功能恢复六阶段分级评定。

(7)脊髓损伤:采用美国脊髓损伤学会(American Spinal Cord Injury Association,ASCIA)制订的标准评定。对于存在意识障碍、严重认知障碍、严重情感障碍或生命体征不稳定等情况的患者不适用。

(五)运动处方的制定

1. 渐进式运动方案·渐进式运动治疗方案是一般采用的方案,即在入住 ICU 的 24 h 内,由康复治疗团队依据患者病情及能力制订个性化的训练方案,按照循序渐进的原则协助患者进行被动或主动的阶段性肢体锻炼,使患者最大程度达到身体功能的恢复。渐进式运动疗法(表 41－2)是延缓患者肌肉萎缩的有效方法,能够提高肌力和自理能力,改善心肺功能,有利于患者的早期康复,降低其他并发症的发生风险。此外,进行大量的床上被动活动,也难以避免长期卧床产生的不良反应,因此在患者意识清楚、生理指标平稳的情况下,应尽早进行床边活动,防止 ICU－AW 的发生和发展。

表 41－2　早期重症康复渐进式运动方案

患者状态	第一阶段	第二阶段	第三阶段	第四阶段	第五阶段
意识认知状态	昏迷/镇静 S5Q:0 分	清醒 S5Q:0～5 分	清醒 S5Q:4～5 分	清醒 S5Q:5 分	清醒 S5Q:5 分
躯体活动和肌肉功能	不能耐受床上坐起的体位	不能耐受转移到椅子上(即使 MRCsum ≥36 分)	MRCsum≥36 分	MRCsum≥ 48 分	MRCsum≥48 分

（续表）

患者状态	第一阶段	第二阶段	第三阶段	第四阶段	第五阶段
体位管理	每2h变换体位 急性呼吸窘迫综合征患者进行俯卧位通气	每2h变换体位 抬高床头30°	被动地从床转移到椅子上 坐在床边	主动地床椅转移 辅助下站立（≥1人/助行架）	主动地床椅转移 辅助下站立（助行架）/独立站立
早期活动	卧位持续被动关节牵拉/被动下肢功率自行车训练 神经肌肉电刺激	卧位被动/主动上下肢功率自行车训练 神经肌肉电刺激	坐位下主动上下肢功率自行车训练 日常生活能力训练	坐位下主动上下肢功率自行车训练 辅助下原地踏步 日常生活能力训练	坐位下主动上下肢功率自行车训练 辅助下/助行架辅助下步行 日常生活能力训练
满足下列情景，即可进入下一阶段	能够耐受此阶段活动 生命体征稳定 不需要增加呼吸支持	能够耐受此阶段活动 能够耐受全关节范围主动活动 能够耐受足下垂的体位	能够耐受此阶段活动 能够耐受直立坐位>30 min	能够耐受此阶段活动 能够耐受直立站立位>30 min	计划增加步行距离和减少帮助

注：本表根据欧洲呼吸学会和欧洲重症医学委员会对重症患者早期康复的体位管理和早期活动联合推荐的经验归纳

2. 按患者的配合程度分类 · 重症康复运动处方的制订主要依赖于患者是否可以配合，依据患者的配合程度进行对应的康复处方制订。

（1）患者无法配合（S5Q<3分或RASS<－2分）：无法自主配合的患者应进行严格的体位管理，侧卧位可以用来防止软组织挛缩、关节挛缩、周围神经压迫和压力性溃疡。直立位可用于增加肺容量和进一步改善气体交换，虽然需要谨慎以防止对心肺系统的不利影响。为了安全地改变镇静患者或重症监护患者的位置，可以考虑使用升降设备。体位改变通常以2～4 h的间隔进行，这可以帮助减少肺部并发症如院内感染性肺炎和肺不张的发生。

被动活动训练和牵伸是维持活动度和软组织长度的重要治疗方法。通过使用持续被动关节活动（continuous passive motion，CPM）装置，可以更好地防止挛缩和保存肌纤维的结构。此外，严重烧伤、创伤和中枢神经损伤的患者发生软组织挛缩的风险很高，因此可以使用额外的矫形器，如踝足矫形器来预防关节挛缩并减少肌肉张力。随着技术的进步，被动式床边功率自行车（bedside cycle ergometer，BCE）被用于在镇静状态下、制动和卧床不起的患者，帮助维持其关节活动度。在患者恢复意识后，可以使用主动辅助和主动阻力模式进行下肢肌肉强化练习。床边功率自行车已被证实可以用于改善ICU出院后的股四头肌力量并帮助增加运动能力。

神经肌肉电刺激（neuromuscular electrical stimulation，NMES，）对于预防ICU机械通气患者肌肉萎缩具有一定的疗效。神经肌肉电刺激是以皮肤组织低频脉冲电流为前提所施行的电疗法，能够有效起到止痛作用，同时改善肌肉力量，且患者对其有较高的耐受性，在治疗过程中不需要患者的配合，短期内可有效改善重症患者骨骼肌代谢，保持肌肉肌力。由于电极片直接接触患者的皮肤，在进行神经肌肉电刺激治疗过程中应注意观察皮疹、过敏等不良反应的发生，并及时进行处置。

利用倾斜床提供部分承重，可以帮助患者从卧床逐渐过渡到承担全身重量。虽然倾斜床干预的证据水平不高，但它可以帮助改善下肢力量，预防踝关节挛缩，并提高患者的觉醒程度。

（2）患者可以配合（S5Q≥3分或RASS≥－2分）：如果患者对外部刺激的反应是适当的，有良好的配合度，则可以尝试从被动运动过渡到主动运动。动态平衡训练包括床上转移，坐在床边，从床转移到椅子上，站在床边，原地踏步，以及有或没有辅具状态下的行走。在站立和行走阶段，应尤其注意预防监护设备、导管或导尿管的脱落。

除了以上提到的运动疗法,有氧运动和抗阻训练也可以应用。一般使用床边功率自行车进行有氧耐力运动,在一些由于严重多发性骨折(如下肢骨折)导致运动受限的患者中,可以使用上肢功率自行车。抗阻训练能帮助提升肌肉的质量和力量,为了达到治疗效果,最佳方式为:选择阻力强度为一次可重复最大重量(1RM)的 50%～70%,在患者的耐受范围内进行三组 8～10 次的重复。可以在运动前、运动中和运动后使用 Borg 自觉疲劳量表评估患者的疲劳程度,以监测患者的运动强度(表 41 - 3)。

表 41 - 3　不同配合类型患者的运动处方表

无自主意识不能配合的患者 RASS＜－2 分 S5Q＜3 分	能配合且合适的患者 RASS≥－2 分 S5Q≥3 分
被动为主 被动活动:每个关节重复 5 次,每天 1 次 牵伸:20 min 被动功率自行车:20 min 神经肌肉电刺激:每次 60 min,强度 45 Hz,每天 1 次 持续被动关节活动(CPM):每天 20 min 夹板固定:每隔 2 h 穿脱一次	主动为主 运动疗法:循序渐进 强度:Borg 评分 11～13 分 时间:每次做 3 组,每个动作重复 8～10 次 频率:每天 1～2 次 日常生活能力训练:平衡,站立,步行,床旁活动 功率自行车:循序渐进增加至连续训练 20 min

3. **中医功法康复方案**　中医传统功法包括:太极拳、八段锦、易筋经、五禽戏、六字诀、少林内功等。对于重症患者进行中医功法康复,主要针对的康复对象为清醒且可配合的重症患者。适合于重症康复的中医功法有六字诀、站桩等。六字诀是一种吐纳法,它是通过"嘘""呵""呼""呬""吹""嘻"六个字不同发音口型,唇齿喉舌用力不同,以牵动不同的脏腑经络气血运行。根据患者体能配合的程度,可以进行不同的功法康复训练,卧位患者可进行"嘘""呵""呼""呬"和"嘻"字功的训练,能够坐立的患者可行"吹"字功训练。具体训练方法如下。

(1) 卧位功法康复

1) 嘘(xū)字功养肝,口型为两唇微合,有横绷之力,舌尖向前并向内微缩,上下齿有微缝。呼气念嘘字,两手从两侧起,手背相对向上提,经章门、期门上升入肺经之中府、云门。两臂如鸟张翼向上,向左右展开,手心向上;同时足跟下蹬,足尖翘起,两眼随呼气之势尽力瞪圆,呼气尽吸气时,两臂划弧徐徐下落,两手重叠于丹田之上,气沉丹田,小腹微微隆起,两足放松,恢复原状。如此动作 6 次为一遍,做一次调息。

2) 呵(hē)字功补心气,口型为半张,舌顶下齿,舌面下压。呼气念呵字;两手掌心向里由小腹前抬起,经体前到至胸部两乳中间位置向外翻掌,上托至眼部。呼气尽吸气时,同时足跟下蹬,足尖翘起,翻转手心向面,经面前、胸腹缓缓下落,垂于体侧,再行第二次吐字。如此动作 6 次为一遍,做一次调息。

3) 呼(hū)字功培脾气,口型为撮口如管状,舌向上微卷,用力前伸。呼字时,足跟下蹬,足尖翘起,两手自小腹前抬起,手心朝上,至脐部,左手外旋上托至头顶,同时右手内旋下按至小腹前。呼气尽吸气时,左臂内旋变为掌心向里,从面前下落,同时右臂回旋掌心向里上穿,两手在胸前交叉,左手在外,右手在里,两手内旋下按至腹前,自然垂于体侧。再以同样要领。右手上托,左手下按,作第二次吐字。重复 6 次,调息。

4) 呬(sī)字功补肺气,口型为开唇叩齿,舌微顶下齿后。呼气念呬字,两手从小腹前抬起,逐渐转掌心向上,至两乳平,两臂外旋,翻转手心向外成立掌,指尖对喉,然后左右展臂宽胸推掌如鸟张翼。呼气尽,随吸气之势两臂自然下落垂于体侧,重复 6 次,调息。

5)嘻(xī)字功理三焦,口型为两唇微启,舌稍后缩,舌尖向下。两手如捧物状由体侧抬起,经腹至胸部,外旋上托至头部;同时足跟下蹬,足尖翘起。呼气尽吸气时,两手心转向面部,沿胆经之路线下落,气沉丹田,小腹隆起,两组放松恢复原状,重复 6 次,调息。

(2)坐、立位功法康复:六字诀中吹(chuī)字功补肾气,口型为撮口,唇出音。呼气读吹字,坐床上,两腿自然弯曲,两手置于风市穴处,两臂后拉,手心向外,经长强、肾俞划弧向前经胸前俞府,两臂撑圆,俯身前屈,腿渐伸直,双手从足趾端摸涌泉穴。呼气尽吸气时,徐徐直身,下肢放松恢复原状,重复 6 次,调息。

(3)站桩:能够下床站立的患者在医护陪同保护下可进行双重基本式站桩,一般采用休息式站桩或高位式站桩,即体势高度比身高略低一拳左右。每次持续时间为患者体力范围承受之内。

(张国辉)

参考文献

[1] 曹仁发. 中医功法养生[M]. 上海:复旦大学出版社,2016.

[2] 王振伟,陈路军,杨佩兰,等. AECOPD 患者早期介入中医肺康复的随机对照研究[J]. 中国中医急症,2011,20(11):1734 – 1736.

[3] Sommers J, Engelbert RH, Dettling-Ihnenfeldt D, et al. Physiotherapy in the intensive care unit: an evidence-based, expert driven, practical statement and rehabilitation recommendations [J]. Clinical Rehabilitation, 2015, 29 (11):1051 – 1063.

[4] Hodgson CL, Stiller K, Needham DM. Expert consensus and recommendations on safety criteria for active mobilization of mechanically ventilated critically ill adults [J]. Critical Care, 2014,18(6):658.

[5] Ann Parker, Thiti Sricharoenchai, Dale M Needham. Early rehabilitation in the intensive care unit: preventing physical and mental health impairments [J]. Curr Phys Med Rehabil Rep, 2013,1(4):307 – 314.

[6] Jang M, Shin M, Shin Y. Pulmonary and physical rehabilitation in critically ill patients [J]. Acute Crit Care, 2019,34 (1):1 – 13.

[7] Fossat G, Baudin F, Courtes L, et al. Effect of in-bed leg cycling and electrical stimulation of the quadriceps on global muscle strength in critically ill adults: a randomized clinical trial [J]. JAMA, 2018,320:368 – 378.

[8] Sosnowski K, Dip G, Lin F. Early rehabilitation in the intensive care unit: an integrative literature review [J]. Aust Crit Care, 2015,28(4):216 – 225.

第四十二章 · 重症患者中医康复和调理

随着重症医学的不断发展、临床救治率的提高,重症患者的存活率不断上升,重症患者残存的认知和身体功能障碍逐渐凸显,严重困扰患者及其家庭,甚至对医疗保健系统造成的负担,产生了持续而深远的影响。随着对生活质量要求的提升,患者对后续康复治疗的需求也显著增加。

重症康复患者和家属常常会有疑虑:刚做完手术能不能康复吗? 重症患者能做康复吗? 什么时候开始康复比较好? 目前已有国内外专家共识认为重症患者的早期康复治疗是安全而有效的,故康复可以且应当尽早介入重症患者,甚至有学者提出重症康复可在患者尚处在加强监护病房(ICU)时就对其进行早期康复干预,重症康复的目标已经从"让重症患者由原来的活下来"向"活得好"发生转变。尽早地开展康复治疗,可以让重症患者通过康复获得多个层面的支持,其不仅可以改善症状,有效防治并发症,而且维持现存功能及促进功能全面恢复,以及预防功能退化和功能障碍,改善功能性活动能力,提高生活质量,通过训练让患者坐起来、站起来,甚至是走出 ICU;同时缩短机械通气时间、ICU 住院时长和总住院时长,降低医疗支出,减轻患者家庭和社会负担。一般来说重症康复的最佳时机,只要是没有禁忌证,越早越好。

随着康复需求的不断增长,中医康复的重要性及其地位越来越受到社会和医学界的重视。中医康复学的起源与发展"康复"一词,最早见于《尔雅》,"康,安也""复,返也",即为恢复健康之意。《黄帝内经》提出了"天人相应""形神兼备"等康复原则,奠定了中医康复学的理论基础。

在中医整体观和辨证施治的指导之下,中医康复强调人与自然的统一,将治疗、康复、预防、保健统为一体,建立了属于自己的康复观。

1. 整体康复观 · 中医学认为,人是一个大的整体,即机体自身是一个整体,并与周围的环境构成一个整体。因此,中医康复的原则就是要达到整体康复,即:人体各部分功能的协调统一,形体与精神的协调统一,机体与外在环境的协调统一。因此,在中医康复过程中不拘泥于局部的功能障碍,而是从整体出发,全面考虑,标本兼治。此外,还应因时、因人、因地而制宜。因此"天人相应""形神合一"的整体观念是中医康复理论体系的核心。

2. 辨证康复观 · 中医学强调辨证论治,中医康复学也讲究辨证康复。首先对病情进行评估,包括机体气血阴阳虚实的判断、精神情志饮食状态等评估,然后辨病与辨证相结合,制订个性化方案。同病不同症,则康复手段亦不同。如针灸、按摩均有补泻手法的差异,膳食指导、中药调理也均有所不同。

3. 功能康复观 · 中医康复以身心障碍者为研究对象,其目的是消除或减轻身心障碍引起的负面影响,促使功能恢复、形神合一。即通过中医康复手段,恢复脏腑组织生理功能,恢复其日常生活活动能力,甚至是恢复其参与社会职业活动的体力、技能、智能等。

中医康复学是指在中医学理论的指导下,采用各种中医康复治疗技术和方法,改善和预防伤残者的身心功能障碍,增强自立能力,使其重返社会,提高生存质量的一门学科。常用的中医康复技术和方法,包含针灸、气功、推拿、食疗、药物及太极拳、五禽戏,八段锦等方法,在治疗具体临床疾病时,更注重以"功能"为导向,在积极治疗病因、逆转病理、消除症状的同时,着重改善伤病残者的身心功能,促使潜在功能得到最大限度的发挥,以保持最佳状态,使之重归家庭,重返社会。

一、胃肠功能康复的中医调理

胃肠功能障碍是严重感染、休克、心肺功能衰竭等多种危重疾病的常见并发症。在 ICU 病房收治的患者中,约 2/3 的重症患者曾发生过胃肠功能障碍。据统计并发胃肠功能障碍或衰竭的重症患者往往病情恶化或预后不良,其 ICU 入住时间普遍延长,治疗费用明显提高,而且诱发多脏器功能衰竭,同时存活率也明显下降。因此,胃肠功能在危重病患者的疾病演变过程中具有非常重要的地位,也是目前重症医学研究热点之一。

胃肠功能障碍可归属于中医学"痞满""胃痛""腹胀满"或"泄泻""便秘""便血"等范畴。脾胃位处人体中焦,不仅是全身气机升降出入的"枢纽",更是"气血生化之源""后天之本"。古代文献多次强调脾胃功能的旺盛对全身情况的重要影响,如《灵枢·五癃津液别》云"脾为之卫"。《景岳全书·杂证谟·脾胃》篇云"凡欲查病者,必须先查胃气,凡欲治病者,必须常顾胃气。胃气无损,诸可无虑"。李东垣《脾胃论》提出"内伤脾胃,百病由生"的论点,认为脾胃是人体生、长、寿、养的根本,若脾胃受伤,人体的精气血精液受其影响出现一系列病理现象,人体正常的生命活动自然无法维系。《黄帝内经》认为"有胃气则生,无胃气则死",更是体现了中医学对胃气的重视。可见,中医学早已认识到胃气在危重病患者的治疗中起关键作用,保胃气是从患者整体和个体角度出发制定的基本治疗原则,是疾病好转的前提,有助于恢复胃肠动力、营养支持及药效发挥。

(一)胃肠功能康复的评估

重症患者胃肠功能损伤有其变化规律。早期以"邪滞胃肠,腑气不通"为主,该"邪"既可以是饮食积滞、痰饮、瘀血等有形实邪,也可以是气机壅滞不畅的无形邪气。患者多表现为壮热、神昏、烦躁不安、腹胀满、大便不通、舌红或红绛、苔厚腻或燥、脉洪大有力。在邪正斗争的病情转归中或疾病后期,正气会有所消耗。"正虚"为正气耗伤,无力传导,患者表现为疲惫无力,精神不振,少气懒言,语音低微,甚至四末不温,舌淡,脉沉细无力。在充分认识疾病发生和发展规律的基础上,结合患者自身特点制订相应的治疗方案。胃肠功能障碍可以分为实、虚两种。"邪气盛则实,精气夺则虚""盛者责之,虚者责之",意在强调虚实辨证是分析病机的重要环节,也是临床诊治的重要前提。故对于危重患者,中医认为比较重要的观察指标有:必须尽早关注其食欲变化、大便通畅情况、腹部情况(腹部是否有胀气、是否松软等)、肛门排气情况、舌苔状况,尤其舌苔厚腻者提示胃肠有湿浊之邪,同时要关注患者的体温、神志变化等。

(二)胃肠功能的康复方法

《素问·灵兰秘典论》指出"脾胃者,仓廪之官,五味出焉""小肠者,受盛之官,化物出焉""大肠者,传道之官,变化出焉"。其含义是脾胃主饮食物的受纳和运化,是储藏饮食物的第一道关口,五味的营养靠脾胃的作用得以消化吸收和运输;小肠接受、盛放来自胃的饮食物,将水谷进行消化,化生为精微物质,濡养全身;大肠是饮食物继续向下传送的器官,生成糟粕(大便)并排出体外。六腑生理功能为传化水谷,"六腑以通为用,以降为顺"。中医治疗胃肠相关疾病,即是以维护胃肠的生理功能为目的。不论"补""泻",均以保持胃肠通畅、气机和降为目标,从中可以看出中医对胃肠功能的认识和西医一致。

重症患者胃肠功能损伤治疗应遵循"谨守病机,辨证施治"原则,早期以"邪滞胃肠,腑气不通"为主,治以攻邪消滞,通腑泄热。根据病情轻重,可以选用承气类方、大柴胡汤、黄龙汤等口服,或大承气汤灌肠。在邪正斗争的病情转归中或疾病后期,正气会有所消耗。此时应遵循"正气存内,邪不可干"的原则,尤其注意扶助正气,治疗以补为主,以补为通,助力传导。近年来,中医药在防治危重病患者并发胃肠功能衰竭方面取得了丰富的临床经验及研究成果。

1. 中药辨证治疗法

(1) 通腑泻下法:通腑泻下法顾名思义就是通畅六腑、泻下导滞的一种方法。临床上常使用的中药方剂有大承气汤、小承气汤、调胃承气汤。承气类汤具有清热解毒、攻积导滞、泻下降火、荡涤胃肠、活血化瘀等多种功效,不仅可以保护胃肠黏膜、排出细菌和毒素、促进胃肠蠕动,维持菌群平衡,可改善危重患者的营养状况和预后,对消化道出血亦有独特的治疗作用。在危重病早期对患者使用可以预防,并于并发症出现后使用可有效保护患者的胃肠黏膜,对恢复胃肠营养亦有利。

大承气汤以泻下治疗为主,兼有行气,是一种峻下药,适合于阳明腑实重证的痞满燥实。小承气汤是一种轻下剂,适用大便酸臭,便泄不调,或呕吐肠痛。调胃承气汤是泻下与甘缓配伍的一种缓下药,是治疗阳明燥虚而不痞满的药物,该药的泻热功效比大承气汤、小承气汤弱,但药性较为温和,适用于症状较轻或身体较弱的患者。临床根据病情轻重,可以分别选用承气类方、大柴胡汤、黄龙汤等口服,或大承气汤灌肠等。

大承气汤保留灌肠方法:将大承气汤(大黄 15 g、芒硝 15 g、枳实 12 g、厚朴 12 g)加水 200 mL,浸泡 2 h,水煎至 50 mL,凉至 38 ℃左右,用 50 mL 注射器抽吸后连接肛管(20 号以下),患者取左侧卧位,用小枕将臀部垫高 10 cm,铺一次性防水治疗巾,戴手套,取石蜡油球润滑肛管前段,排气后轻轻插入肛门 20~30 cm,缓慢注入大承气汤,注入时间＞20 min,药液注射完毕后再注入温开水 5~10 mL,抬高肛管尾端,使管内溶液全部注完,拔出肛管;灌肠后告知患者卧床休息 2 h 以上。每日 1 次,连续 7 天,并根据患者肠功能恢复情况随时终止。采用大承气汤保留灌肠可使结肠黏膜有选择性吸收和排泄,药物吸收后直接进入体循环较口服药物起效更快;同时不经过上消化道,可避免胃酸和消化酶对药物的影响,也避免了消化道黏膜的刺激且温热药液灌肠可直接刺激直肠壁的感受器,加强肠道蠕动,促进胃肠动力。

(2) 益气解毒通腑法:该方法适用于余邪未清,正气尚足的,反复使用抗生素效果不佳或耐药的患者。可选用半夏泻心汤,主要药方为人参、黄芩、半夏、黄连、炙甘草、干姜、大枣。针对湿热滞胃症患者可在原有汤药基础上加入淡竹叶、白蔻仁、杏仁、薏苡仁等;针对肝气郁结症患者可在原有汤药基础上加入陈皮、川芎、枳壳、柴胡等;针对脾胃气虚证患者则可在原有汤药基础上加入茯苓、白术、木香、砂仁等。

(3) 健脾益气法:中医认为,脾胃为气血生化之源,后天之本。脾的功能旺盛则是保证机体健康与抵御外邪的重要因素。该方法主要用于中后期或病程久、年纪大体质弱的患者,伴有腹部隐痛,乏力少气懒言,可实现对胃肠黏膜屏障功能的保护或使其恢复作用,加速患者胃肠功能的恢复,减少患者住院天数,改善危重症胃肠功能障碍患者的反流、恶心呕吐、腹部不适等症状。

推荐方药:①补中益气汤:党参、升麻、甘草、黄芪、陈皮、当归、白术、柴胡;②参苓白术散:党参、白术、茯苓、山药、扁豆、薏苡仁、砂仁、桔梗;③香砂六君子汤:党参、白术、茯苓、陈皮、半夏、砂仁、木香。针对湿热滞胃症患者可在原有汤药基础上加入淡竹叶、白蔻仁、杏仁、薏苡仁。针对肝气郁结症患者可在原有汤药基础上加入陈皮、川芎、枳壳、柴胡。

2. 针刺及其他疗法 · 应用针刺治疗可促进腹部术后胃肠功能恢复及临床症状改善,显著减少胃潴留及腹腔内压力水平,加速胃肠功能的恢复时间。常用的穴位有:中脘、足三里、天枢、上巨虚、下巨虚、内庭、太冲。若时间较长,元气较弱者,可以加关元、气海、脾俞、胃俞等。针刺可以单独使用,也可以联合中药一起使用,增加疗效。如针刺联合大承气汤保留灌肠治疗危重症患者胃肠功能障碍,可减轻机体炎症反应,改善肠道屏障功能,促进胃肠功能恢复,有利于肠内营养尽早开始及吸收。

若患者病势较急,病情较重,正邪相争日久,正气耗伤明显,尤其伴有腹痛腹泻、怕冷畏寒、肢软乏力等症状者,可进行艾灸治疗,艾灸通过温热刺激推动气血在血液中运行,使阳气得温,继而布散全身,达到温补脏腑的作用。所选取的穴位为关元、天枢、中脘、神阙、气海等,施灸后均具有调理脾胃、温阳止泻等作用。对患者腹部关元、天枢、中脘、神阙、气海等穴位进行温和灸,1~2次/d,20~40 min/次,平均30 min。

二、肺功能康复的中医调理

ICU的危重症患者中,急性呼吸窘迫综合征、重症肺炎、卒中相关性肺炎及运用机械通气的患者,常伴有呼吸系统的功能障碍,如肺部感染、呼吸衰竭,多伴有呼吸不利或呼吸困难的症状,部分患者又伴有喘息、胸闷、食欲减退、体重下降、外周肌肉萎缩、焦虑等全身症状,经治疗后都会不同程度地遗留肺功能问题。肺功能低下容易造成缺氧,易诱发多种慢性疾病,不仅对心血管的影响,易加重高血压,诱发心肌梗死、脑血栓等一系列疾病,缺氧还会直接影响人的神经系统,造成组织和细胞的损伤。

由于生活水准的提高,肺功能的康复需求也日益增加。尽早地进行呼吸功能训练,有助于提高患者的呼吸频率,增加肺活量,减轻缺氧及呼吸困难等不适,还可促进排痰,使患者能更快地恢复正常呼吸,提高肺功能,增加肺抵御病毒侵袭的能力。

重症肺炎患者肺康复治疗中,近几年中医康复方案的应用崭露头角,并且在肺康复治疗中的发展与应用前景广泛。中医认为,重症肺炎消耗机体正气,在肺康复治疗中,需要调节机体内环境,平衡阴阳、气血、脏腑、经络等,进而促进机体抵抗力的增强。中医肺康复理论根据患者个人不同体质、不同病情制订简易、可行、特色的个体化的肺康复方案,中医康复疗法还可减少单独应用西医治疗所致的副作用。其中针灸、穴位按摩、太极拳、五禽戏等,均可用于肺康复治疗中。

(一)肺功能康复的评估

1. 辨病期·中医学"肺胀""喘证"等病症具有"咳、痰、喘、悸、肿、胀、暗"等特点,多因痰浊阻滞、肺气不足为主要原因,导致气道壅滞不利,肺不敛降,肺气胀满所致。《灵枢·胀论》曰"肺胀者,虚满而喘咳"。《金匮要略》对肺胀的证治论述"咳而上气,此为肺胀,其人喘,目如脱状",其病主要由久病肺虚,如内伤久咳、支饮、喘哮、肺痨等肺系慢性疾病,迁延失治,痰浊潴留,壅阻肺气,气之出纳失常,还于肺间,日久导致肺阴阳俱虚,成为发病的基础。其病因病机多因肺脏长期遭受多种外邪侵袭,宣肃功能失常,日久肺气受损。肺虚日久,子盗母气,肺脾两虚,病势深入,耗伤肾气,最终导致肺脾肾俱虚。由于肺脾肾的亏虚,水津代谢失常,痰浊内蕴,正气亏虚,无力推动血行,瘀阻血脉。痰瘀互结,阻遏气机,肺气郁闭,气体交换受阻,清气不能输送濡养全身,浊气难以排出而滞于胸中,渐成肺胀。急性发作期为"标",缓解期为"本",标为病之变,本为病之原。病属本虚标实,其病变在肺,损伤脾肾。累及与心,日久不愈,痰浊、水饮、血瘀互结。

2. 辨证型·根据患者的临床表现,如咳嗽咳痰,咳嗽的时间,咳嗽的声音,频率,痰色、痰量、是否容易咳出,以及伴随症状食欲情况、睡眠状况、大小便等来辨别证型。

(1)痰浊阻肺证:喘而胸满闷塞,甚则胸盈仰息,咳嗽,痰多黏腻色白,咳吐不利,兼有呕恶,食少,口黏不渴,舌苔白腻,脉象滑或濡。

(2)痰热壅肺证:咳嗽,咳痰黄稠而量多,胸闷,气喘息粗,甚则鼻翼煽动,或喉中痰鸣,烦躁不安,发热口渴,或咳吐脓血腥臭痰,胸痛,大便秘结,小便短赤,舌红苔黄腻,脉滑数。

(3)痰蒙神窍证:神志恍惚,表情淡漠,谵妄,烦躁不安,撮空理线,嗜睡,甚则昏迷,或伴肢体动,抽搐,咳逆喘促,咳痰不爽,苔白腻或黄腻,舌质暗红或淡紫,脉细滑数。

(4)阳虚水泛证:腰膝酸软,耳鸣,身体水肿,腰以下尤甚,按之没指,小便短少,畏冷肢凉,腹部胀满,或见心悸,气短,咳喘痰鸣,舌质淡胖,苔白滑,脉沉迟无力。

(5)肺脾气虚证:是指本脾肺两脏气虚,以咳嗽、气喘、咳痰、食少、腹胀、便溏等为主要表现的虚弱证候。

（6）脾肾阳虚，寒饮内停：面色㿠白或黧黑，四肢不温，心气不足，伴有心悸，咳嗽痰多，痰色清晰，舌胖润滑，脉象沉迟。

（7）肺肾气虚证：面色黧黑，头晕健忘，咳嗽无力，呼多吸少，气不接续，或见汗出肢冷，面青，形体疲惫，颧红，手足心热，舌红干瘦干润，脉沉脉或见脉沉细。本证多见于老年人。

（二）肺功能康复的方法

中医辨证肺功能康复治疗的原则多为化痰祛瘀、止咳平喘、健脾益气、补肾纳气等，并加以个体化肺康复干预，能改善患者中医证候、呼吸困难严重程度，增强运动耐力，延长疾病缓解时间，降低病情复发率，减缓病情进展速度，提升患者的生活质量，提高躯体和社会功能的和谐度，使患者获得良好的生活信心与能力。

1. 急性期的康复

（1）中药康复治疗

1）痰浊阻肺证

治法：宜健脾益肺，化痰降气。

方药：苏子降气汤合三子养亲汤加减。药用紫苏子、白芥子、莱菔子、半夏、厚朴、肉桂、甘草、前胡等。

2）痰热壅肺证

治法：清肺化痰，降逆平喘。

方药：越婢加半夏汤或桑白皮汤加减。药用麻黄、石膏、半夏、桑白皮、苏子、杏仁、浙贝、黄芩、山栀等。

3）痰蒙神窍证

治法：涤痰开窍，熄风。

方药：涤痰汤加减，另可配服安宫牛黄丸或至宝丹，药用半夏、竹茹、枳实、菖蒲、橘红、制南星、茯苓等。

4）阳虚水泛证

治法：温肾健脾，化饮利水。

方药：真武汤合五苓散加减。药用茯苓、猪苓、附子、桂枝、白术、泽泻、芍药、生姜等。

（2）针灸康复治疗：常用穴位包括大椎、定喘、肺俞、脾俞、肾俞等，单刺不留针。具体的操作方法：针尖朝脊柱方向斜刺入皮肤 1～2 cm，然后轻微提插捻转（平补平泻）约 15 s 后起针。也可用膻中、内关、公孙、足三里、中脘、天枢、气海的穴位。具体的操作方法：患者仰卧位，膻中穴平刺 1～2 cm，余下穴位直刺入皮肤 0.5～1.5 cm，留针 30 min，其间每隔 10 min 捻转 1 次，隔天 1 次。

2. 稳定期的康复

（1）中药康复治疗

1）肺脾气虚证

治法：健脾益肺，降气化痰。

方药：玉屏风散合六君子汤加减。常用药：黄芪、白术、防风、党参、茯苓、甘草、陈皮、半夏等。兼阳虚者，可加桂枝、干姜。

2）脾肾阳虚，寒饮内停

治法：温阳化饮。

方药：茯苓、桂枝、白术、甘草、肉桂、淡附片、吴茱萸。若给药后中阳渐复，寒饮渐化，可改用桂附八味丸以温阳下焦。若痰饮较重，可加用补中益气汤和二陈汤。

3）肺肾气虚证

治法：宜补肺纳肾，降气平喘。

方药：平喘固本汤合补肺汤加减。常用药：人参、虫草、熟地黄、核桃仁、山萸肉、山药、五味子、肉桂、附子、紫河车等。

（2）针灸康复治疗

1）体针：取肺俞、膏肓、太渊、太溪、肾俞、足三里治虚，为主穴；取列缺、尺泽、膻中、定喘治标，为辅穴，平补平泻手法，每日 1 次，留针 30 min。

2）埋线疗法：定喘、肺俞、肾俞、丰隆、足三里进行穴位埋线，2 周埋线 1 次，左右侧穴位交替取穴。

3）穴位隔姜灸治疗：用新鲜老姜切成 5 mm 厚的姜片，用牙签穿刺数孔，施灸时将姜片放于穴区，置中等艾柱放姜片上点燃，待患者局部灼痛感更换艾柱再灸，一般灸 3 壮或 5 壮，以局部潮红为度。穴位选择包括一组：定喘（双侧）、风门（双侧），二组：大椎、厥阴俞（双侧）、脾俞（双侧），三组：大杼（双侧）、膏肓（双侧）、肾俞（双侧）。每次选一到两组，1 次/d。

4）穴位贴敷：将上述中医药辨证口服方剂中的中草药研磨成粉末状并过 80 目筛，混合生姜汁调成糊状并制作成 2 cm² 的饼剂。取穴：足三里、肺俞、肾俞、神阙、大椎。每次操作前将药饼置于胶布上制成敷贴后敷于上述穴位上，每次贴敷 4～5 h，每周 2～3 次，持续治疗 9 个月。

（3）六字诀呼吸吐纳康复法："六字诀"吐纳法是一种以呼吸吐纳为主要方法的传统健身方法，首先记载于陶弘景《养性延命录》中，呼吸吐纳同时配合简单肢体导引动作，具有平调阴阳、行气活血、强身健体、祛除疾病的作用。

"六字诀"呼吸操原理通过"嘘、呵、呼、呬、吹、嘻"（对应的脏腑分别是"肝、心、脾、肺、肾、三焦"）的吐纳训练，来调整与控制体内气息的升降出入，动员呼吸肌参与训练，从而加深呼吸深度、提高肺通气量；以音助气，音气共振，促进胸腔、腹腔、全身经脉气血循行，改善人体肺脏功能，达到祛除疾病的目的。另外，呼吸吐纳同时配合上肢的推、展、扩胸等动作，各关节屈伸旋转活动，提高神经肌肉兴奋性，将调身、调心、调息三者融合，以达到改善全身心的效果。

三、心功能康复的中医调理

冠心病的急危重症如急性心肌梗死（AMI），临床病死率高，危害大，随着急诊经皮冠状动脉介入治疗技术的应用与普及，AMI 的早期病死率大大降低，但术后仍然存在心绞痛复发，支架内再狭窄、支架内血栓形成等问题，给患者恢复带来了难题。同时，手术本身给患者生理、心理带来的影响也使术后患者总体生活质量大大下降。研究表明，40%～44% 的患者在手术后 1 年内出现心绞痛复发，超过 50% 的患者术后出现不同程度的乏力、气短、焦虑、抑郁等生理和心理问题，严重影响了患者的远期预后，如何帮助患者改善术后生活质量成为临床亟待解决的问题。

康复医学疗法是改善 AMI 远期预后的重要方法，近年来得到了广泛的重视，尤其是中西医结合综合康复疗法更是得到了临床医生的肯定。中医"治未病"思想注重预防，亦注重既病防变；形神一体观强调从整体上看待患者的状态，不仅关注症状的改善、各项生理指标的恢复，更要关注其心理状态、社会功能的恢复，并且中医有一些切实可行、有效的方法，可以提高疗效，使患者早日康复。中医心脏康复则是在中医理论的指导下，运用针灸、推拿、药膳、太极拳、中药等诸多方法，针对冠脉支架术后、心力衰竭等心血管疾病的心脏康复患者，达到"未病先防""瘥后防复"的目的。近年来关于心脏康复的临床研究越来越多，其中传统医学约占十之一二，在辨证论治及整体观念指导下中草药、传统运动及中医外治皆可在一定程度上改善心血管患者的生活质量，帮助患者提高心肺功能，降低血压和心脏负荷，有助于控制患者的病情和预防并发症，减少患者再次发生心肌梗死和猝死的风险,并使患者通过活动和努力尽可能改善生活质量。

（一）心功能康复的评估

1. 辨病位 中医学讲求整体观念,人体五脏系统是一个整体。心脏虽位居上焦,《黄帝内经》认为"心为阳中之太阳",心阳具有温煦推动的作用,但该作用的发挥与中焦脾胃之阳、下焦肾命之阳均有联系。若中焦脾胃阳虚,则运化无力,水饮内停,进而出现心悸气短或不得卧,咯吐泡沫痰,久泻久痢,小便不利,舌淡胖,苔白滑,脉沉迟无力等虚寒证候,治疗应以温补中焦脾胃为主,下焦之阳气为人体之根,肾阳亏虚,机体失却温煦,进而表现出心悸,头目眩晕,面色白或黧黑,腰膝酸冷疼痛,畏冷肢凉,下肢尤甚,舌淡、苔白、脉沉细无力等一系列虚寒证候,因此应以温元阳,即肾阳为主。故临床根据症状,在扶助心阳的同时辨其病位,有针对性的顾护其他脏器。

2. 辨虚实 心血管疾病,对应中医病名有"胸痹""心痛""心悸""怔忡"等范畴。其病因与体质因素、寒邪外受、饮食失节、情志失调、久病劳损等有关,病位在心脉,与肝脾肾多脏相关,主要病机有"胸阳不振""心脉痹阻""气血亏虚""心神失养"等。

中医学认为,冠心病从发病到出现明显症状经历一个漫长的过程其病机转变经历了一个由实转虚的过程,支架植入的患者则经历了急性缺血、梗死,其中医病机一般为瘀血阻滞络脉,导致气血无以供养于心,证候表现一般为虚实夹杂为主,实证以瘀血、气滞病机为主,虚证以气血亏虚为主,后期康复阶段主要为以虚为主,兼有血瘀。脏腑阳气亏虚是其发病之本,而痰浊、瘀血、水饮痹阻心脉则是发病之标,治疗时应坚持急则治标、缓则治本的原则,在病情较轻或者恢复期时,应充分发挥心脏康复的作用。

3. 辨证型 其证候特点,多本虚标实,虚实夹杂,实证常见寒凝、痰湿、血瘀证等,虚证见气虚,阴虚、阳虚等,以上诸证可同见多个。

（1）寒凝心脉:是指素体阳虚,阴寒凝滞,气血痹阻,心阳不振所致恶寒畏冷,心胸闷痛、遇寒痛增、得温痛减,苔白,脉沉迟或沉紧的一类证候。临床表现为卒然心痛如绞,心痛彻背,喘不得卧,多因气候骤冷或骤感风寒而发病或加重,伴形寒,甚则手足不温,冷汗自出,胸闷气短,心悸,面色苍白,苔薄白,脉沉紧或沉细。

（2）心脉瘀阻:心脉瘀阻是由于心气不足,气机郁滞,痰凝所致。以心前区胀痛为主,疼痛部位较固定,可伴有心悸。检查发现口唇、指甲呈青紫,舌苔发紫,或有瘀斑、瘀斑。

（3）痰湿内阻:胸部憋闷、心前区隐痛、心悸怔忡、气短、心下逆满、肢体困重、口腻纳差。这些症状表明患者可能存在痰湿内阻的情况,即痰湿在体内阻遏气血运行,导致心胸不畅。

（4）心血不足:心悸怔忡,虽静卧不能减轻,头晕目眩,面色无华,唇舌色淡,脉细弱,或结代。兼见失眠多梦,易惊健忘。

（二）心功能康复的方法

1. 中药辨证施治

（1）中药调治:我国历代中药调治对心功能康复治疗发挥了重要作用,积累了丰富的实践经验,近年来也取得了丰硕成果。治疗需分清标本虚实,治标常以通阳散寒、化痰除湿、行气解郁、活血化瘀,扶正常用益气、温阳、养阴等法,以"益气活血""活血化瘀"法最为常用,佐以活血化瘀、补益气血、散结导滞、利水渗湿之品,在此基础上可三因制宜、辨证论治、随症加减。

急性期:在心血管病急性发作期可以口服中药制剂苏合香丸、速效救心丸,须结合西医检查及治疗,以就其急。

慢性恢复期:中医认为心脉痹阻是本病的主要病机,其病理变化主要表现为本虚标实,虚实夹杂。结合患者当下的症状和体征,临床多采用活血化瘀、温通心阳、行气化痰之法。处以相应的中药制剂。

1) 寒凝心脉

治法:温通散寒。

方药:枳实薤白桂枝汤。枳实、厚朴、薤白、桂枝、瓜蒌。

2) 心阳不振

治法:温振心阳。

方药:桂枝甘草龙骨牡蛎汤。桂枝、甘草、牡蛎、龙骨。

3) 心脉瘀阻

治法:活血化瘀。

方药:血府逐瘀汤。当归、生地、桃仁、红花、枳壳、赤芍、柴胡、甘草、桔梗、川芎、牛膝。

4) 痰湿内阻

治法:化痰燥湿,宣通心阳。

方药:瓜蒌薤白汤合二陈汤加减。全瓜蒌、薤白、制半夏、茯苓、陈皮、桂枝、胆南星、甘松、苦参、丹参、枳实和炙甘草。若郁久化火者,可用黄连温胆汤清热化痰。半夏、陈皮、竹茹、枳实、茯苓、炙甘草、大枣、黄连。

5) 心血不足

治法:补血养心。

方药:归脾汤。木香、甘草、人参、白术、茯苓、黄芪、当归、龙眼肉、远志、酸枣仁。若兼见阴虚,症见潮热,盗汗,心烦口干,去熟地加生地、麦冬、玉竹、百合、五味子,以滋养心阴;若兼见心气虚怯,症见善恐易惊,可加炒枣仁、生龙齿、珍珠母,以养心镇惊;兼见脾虚,症见纳食不旺,食后脘胀者加炒二芽,炒白术,佛手片,以健脾和胃。

(2) 中成药:气虚血瘀者中成药可选用复方丹参滴丸、芪参益气滴丸、通心络胶囊等益气活血、通脉止痛;房颤患者或合并心悸、心慌症状者,中成药可选用参松养心胶囊或稳心颗粒等益气活血养阴、复脉定悸。

2. 情志调养　精神调养是中医康复学的重要组成部分。精神因素在疾病发生、发展和转归中有着重要影响。精神调养在疾病康复过程中起着首要作用。中医理论具有整体观念的基本特点,其强调的是形神合一的有机整体,而不仅仅是人的形体躯壳。《黄帝内经》认为心主喜、肝主怒、肺主忧、脾主思、肾主恐。情志过极,都会耗损脏腑阳气,如若耗损过度,则会成为致病因素,影响相应内脏的功能。然而五志与五脏的联系并不是一对一的简单联系,"心"作为君主之官,具有统领协调的作用,因此情志过极致病均会影响于心阳,再波及其他脏腑阳气。中医注重精神调摄在疾病恢复中的作用,常用的中医情志疗法有五志相胜疗法、言语开导疗法、清心静神疗法、文娱移情疗法等。

3. 中医特色疗法　在长期的临床实践中,中医探索出了许多有效的特色康复手段,如针刺、灸法、推拿、穴位贴敷、穴位注射、热奄包、泡浴、熏洗等均具有扶阳心阳的作用。临床常用的重点穴位有内关、心俞、膻中,也可随不同症状和体质选取相应的配穴。

(1) 针刺疗法:由于经络外连肢节,内连脏腑,具有运行气血、沟通内外的作用;而针刺相应穴位,可以疏通经络,调和阴阳。目前针灸治疗冠心病的重点穴有内关、心俞、膻中,配穴则分为四类,第一类为厥阴俞、膈俞、巨阙、郄门,前三者位于心脏体表投影区,郄门为心包经郄穴,均与心和心包功能直接相关;第二类为足三里、丰隆、三阴交,用之可健脾化痰,补益心气;第三类为心经原穴神门,可养心宁神;第四类为随证加减穴。

(2) 灸法:具有温经通络、行气活血的功效,且简单易行,在掌握要领后可自行独立操作。有报道证实,艾灸内关穴可改善心前区皮温,有效增强冠状动脉灌注能力;热敏灸心俞、厥阴俞、膻中、内关、三阴交可改善症状、血脂及血液黏度等指标,并减少硝酸甘油用量。灸法是热、光、烟的综合刺激,对机体具有内源性调节作用,主要包括内源性修复和保护作用,多适用于寒证、虚证、阴证,临床上心血管患者在后期康复过程中可用艾条或温灸器于内关、关元、至阳、三阴交、心俞、膻中等穴位,达到温经通络、行气活血的功效。

(3)穴位贴敷:在中医整体观念指导下,将药物疗法与经络穴位主治功能相结合,通过中医辨证,选取药物制成膏剂、丸剂或药饼,贴敷于相应穴位以治疗疾病,其作用直接,用药安全,易于接受。自制的中药复方通冠散穴位贴敷治疗冠心病心绞痛,能明显改善临床症状,提高生活质量。

四、脑卒中康复的中医调理

脑卒中包括缺血性卒中和出血性卒中,以发病突然、迅速出现局限性或弥漫性脑功能缺损为共同临床特征,为一组器质性脑损伤导致的脑血管疾病。

中医古称"中风",其证候群主要包括偏瘫、脑神经麻痹引起的口眼斜,以及感觉障碍、语言障碍、失认症、精神异常等。中风是临床常见病和多发病,是人类三大死亡率最高的疾病之一,约有70%的患者遗留有偏瘫、失语等不同程度的残疾,给社会和家庭带来沉重负担。为最大限度地改善患者的肢体功能、提高其生存质量,适时介入康复治疗,具有十分重要的意义。

中医学认为,本病的发生是积损正衰、情志过极、饮食不节、气虚邪中等多种致病因素长期作用于机体所导致的复杂的病理过程。本病病机复杂,归纳起来,不外风、火、痰、瘀、虚五端,在一定条件下各种致病因素相互作用,相互转化,引起虚气留滞,内风旋动,气血逆乱,横窜经络,直冲犯脑,从而导致血瘀脑脉或血溢脉外而发中风。气血不足或肝肾阴虚是致病之本,风、火、痰、瘀是发病之标。病位在脑,与心、肝、脾、肾密切相关。

循证医学研究表明,早期康复有助于改善脑卒中患者的受损功能,减轻残疾程度,提高生存质量。通常主张在生命体征稳定48 h后,无颅内压过高等严重的并发症,原发神经病学疾病无加重或有改善的情况下,开始进行康复治疗。脑卒中康复是一个长期的过程,病程较长的脑卒中患者仍可从康复中受益,但效果较早期康复者差。对伴有严重并发症者,如血压过高、严重精神障碍、重度感染、急性心肌梗死或心功能不全、严重肝肾功能损害或糖尿病酮症酸中毒等,应在治疗原发病的同时,积极治疗并发症,待患者病情稳定48 h后方可逐步进行康复治疗。

(一)脑卒中康复的评估

1. **辨病期** · 中风的病期可以分为急性期、恢复期、后遗症期三个阶段。急性期是指发病后2周内,中脏腑可至1个月;恢复期是指发病2周后或1个月至半年以内;后遗症期指发病半年以上。

2. **辨病势** · 根据临床表现,凡半身不遂、口舌斜、舌强语謇而神志清醒者为中经络。若有神志昏蒙者,则属中脏腑。鉴别要点是有无神志障碍。若先中脏腑,神志逐渐转清,半身不遂未再加重或有恢复者,病由中脏腑向中经络转化,病势为顺,预后多好。若属中脏腑的重病,如神昏偏瘫症状在急性期,尚属顺境。如见呃逆频频,或突然神昏,四肢抽搐不已,或背腹骤然灼热而四肢发凉甚至手足厥逆,或见戴阳证及呕血证,均属病势逆转,病情危重,预后不良。

中风恢复期后仍有半身不遂、偏身麻木、言语不利、口舌斜等症,均属中风后遗症范畴,多为虚实夹杂证。若渐而痴呆,或阵发癫痫,或抑郁不解等,则为中风继发症或并发症。

3. **辨证型** · 本病的发生,轻者仅限于血脉经络,重者常损伤相关脏腑,因此临床上将中风分为中经络和中脏腑两大类。

(1)中风偏瘫急性期

中经络:病情较轻,病邪较浅。主要表现为半身不遂,舌强语謇,口舌斜,可伴头昏耳鸣,腰膝酸软等,脉弦或浮数。一般无神志改变。

中脏腑:病情较重,邪入脏腑。主要表现为突然昏仆,不省人事,或伴牙关紧闭,口噤不开,两手握固,肢体强直和痉挛,大小便闭;或肢体瘫软,口张目合,手撒肢冷,多汗,大小便自遗等。

（2）中风偏瘫恢复期

气虚血瘀证:半身不遂,言语謇涩或不语,口舌斜,兼见形体虚羸,气短乏力,偏身麻木,肌肤甲错,或自汗出等,舌暗或有瘀斑,脉细涩。

肝肾阴虚证:半身不遂,言语謇涩或不语,口舌斜,兼见头晕头痛,耳鸣盗汗,手足心热等,舌红绛或暗红,少苔或无苔,脉弦细数。

脾虚痰湿证:半身不遂,言语謇涩或不语,口舌斜,兼见形体肥胖,头重如裹,倦怠乏力,脘痞纳呆,四肢不温,舌胖大或有齿痕,苔腻,脉弦滑。

（二）脑卒中康复的方法

急性期(1～3周)治宜祛邪为主,采用平肝熄风、活血化瘀、化痰通腑及醒脑开窍等方法治疗。闭证当醒脑开闭为主,脱证当益气固脱为主。恢复期(发病后2周或1个月至半年以内)及后遗症期(发病半年以上),治宜扶正祛邪,采用养阴熄风、益气活血的方法。偏瘫常用治法有针灸、推拿、中药、饮食、运动及娱乐康复法,其中针灸及运动康复法对功能恢复有明显的疗效,尤其能提高肢体运动、语言及吞咽功能。

1. **急性期康复**

（1）中药康复

1）中经络

治法:平肝潜阳,熄风通络。

方药:镇肝熄风汤加减。常用药:牛膝、代赭石、龙骨、牡蛎、龟甲、芍药、天冬、川楝子等。肝风甚者,可加天麻、钩藤、菊花等;兼有痰热者,加胆南星、竹沥、川贝母;心烦失眠者,加栀子、黄芩、珍珠母、夜交藤、远志。

2）中脏腑

治法:开窍熄风。

方药:先灌服或鼻或至宝丹,继而服用羚麻钩藤饮。常用药:羚角片、黄、白芍、天麻、钩藤膝、栀子、桑寄生。

（2）针灸康复:针灸选穴以阳明经为主,配以太阳、少阳经穴,也可以阳经为主,辅以阴经腧穴,同时可予醒脑开窍法,在针刺基础上可用电针治疗,硬瘫电针用连续波,软瘫用疏密波。针灸疗法通常在患者生命体征平稳后即可施治。

1）中经络:治宜调神通络,行气活血,以针刺为主,平补平泻。本证常用的穴位有水沟或百会、内关、水沟、极泉、尺泽、委中、足三里、三阴交等。兼症治疗:口舌斜者,加合谷、颊车、地仓、阳白、风池、太阳、迎香;上肢瘫痪者,加肩髃、曲池、手三里、合谷、外关;下肢瘫痪者,加环跳、阳陵泉、阴陵泉、风市、足三里、解溪、昆仑等;便秘者,加丰隆、支沟;尿失禁、尿潴留者,加中极、曲骨、关元。留针20～30 min,每次取3～5穴,交替使用。兼症也可配合头针治疗。

2）中脏腑:治宜醒脑开窍,本证常用的穴位有百会、内关、水沟、素髎。闭证兼开窍启闭,只针不灸,宜泻法;闭证先开关醒神,可取十二井穴放血,水沟穴大幅度捻转提插,或加刺十宣、太冲、合谷;脱证兼回阳固脱,重用灸法,宜补法。脱证在闭证的基础上加灸关元、气海、神阙。神清后用补法针刺足三里、太溪、中脘、内关,留针20 min。每次取3～5穴,交替使用。

2. **恢复期康复**

（1）中药辨证治疗

1）气虚血瘀证

治法:补气化瘀。

方药:补阳还五汤。常用药:黄芪、地龙、红花、丹参、赤芍、当归、全蝎、鸡血藤、麦冬、水蛭等。初得半身不遂轻症加防风、秦艽、络石藤;痰浊内阻加陈皮、半夏、天竺黄;痰阻窍络加石菖蒲、郁金、远志;脾胃虚弱加党参、白术。

2)肝肾阴虚证

治法:滋补肝肾。

方药:杞菊地黄汤加减。常用药:枸杞子、菊花、地黄、山茱萸、山药、泽泻、牡丹皮、茯苓等。心悸失眠者,可加酸枣仁、五味子、夜交藤等。

3)脾虚痰湿证

治法:健脾化痰祛湿。

方药:半夏白术天麻汤加减。常用药:半夏、白术、天麻、橘红等。脾虚重者,可加木香、砂仁、陈皮、半夏、人参、茯苓、白术;舌强语謇者,可加石菖蒲、郁金、远志。

(2)中药外治:可配合中药熏蒸、熨、洗,以温经通络、活血化瘀,常用中药如苏木、川椒、川乌、透骨草、伸筋草、威灵仙、荆芥、防风、桂枝、红花、当归、川芎、乳香、没药、木瓜、牛膝、桑枝等。每次30 min 左右,每日 1～2 次。对中风后手足挛缩效果更佳。因偏瘫患者感觉功能减退,对热刺激不敏感,且耐受力亦差,故应注意温度调节,避免烫伤。药液冷却后需及时加热。

(3)针灸:以疏通经络、调和气血为治疗大法,取手足阳明经穴为主,辅以太阳、少阳经穴。初病可单刺患侧,久病则刺灸双侧。初病宜泻,久病宜补。常用穴有肩髃、曲池、合谷、外关、环跳、阳陵泉、足三里、解溪、昆仑等。加气海、关元、血海、肾俞。肝肾阴虚者,加太冲、太溪、肾俞、命门等;脾虚痰湿者,加丰隆、中脘、阴陵泉等。

(4)情志康复:中医学历来重视情志因素在疾病发生、发展及康复治疗中的重要作用。对于偏瘫患者,精神紧张是康复的最大障碍,选择适合的娱乐活动,如欣赏音乐歌舞、琴棋书画、益智游戏、养花、阅读等,有助于改善患者的身体功能,振奋精神和调节情绪,避免产生孤独寂寞感,从而达到调整脏腑、平衡阴阳、促进身心康复的功效。

(赵　颖)

参考文献

[1] 王婷,卢蓬,程迪.中医药技术在急危重症患者中的应用[J].中医药管理杂志,2022,30(14):206-208.
[2] 林莎,莫恩君,王贞贞,等.运用中医重症医学基本理论探讨疾病诊治与康复要点[J].中医药管理杂志,2022,30(21):180-182.
[3] 运苛政,武慧.中医药防治胃肠功能衰竭研究概况[J].河南中医,2011,31(07):818-820.
[4] 李玉花,胡马洪,金东.重型脑外伤胃肠功能障碍的中医认识[J].中国中医急症,2010,19(05):793,835.
[5] 林妍妍,荆纯祥,罗敏怡,等.肺康复在慢性呼吸系统疾病中的应用研究进展[J].中国医药科学,2021,11(10):26-30.
[6] 张谦,周腾飞,田新原,等.脑卒中后气管切开患者的综合肺康复进展[J].中国康复,2023,38(02):106-110.
[7] 范国颖.中医外治技术在心脏康复中的应用进展[J].中国实用医药,2017,12(32):190-191.
[8] 张美玉,张贺翔,赵辉,等.心脏康复中医特色疗法研究进展[J].中华养生保健,2024,42(02):87-89,93.